Mezger

Gesichtete Homöopathische Arzneimittellehre

Gesichtete Homöopathische Arzneimittellehre

Bearbeitet nach den Ergebnissen der Arzneiprüfungen, der Pharmakologie und der klinischen Erfahrungen

Von Dr. med. Julius MEZGER †

(Mit einem Vorwort von Dr. med. Martin STÜBLER, Augsburg)

7. Auflage

Band II

Kalium muriaticum – Zingiber

HAUG

Karl F. Haug Verlag · Heidelberg

CIP-Kurztitelaufnahme der Deutschen Bibliothek

Mezger, Julius:

Gesichtete homöopathische Arzneimittellehre: bearb. nach d. Ergebnissen d. Arzneiprüfungen, d. Pharmakologie u. d. klin. Erfahrungen / von Julius Mezger. (Mit e. Vorw. von Martin Stübler). – Heidelberg: Haug

ISBN 3-7760-0846-6

ISBN 3-7760-0466-5 (gültig bis 5. Aufl.)

NE: HST

Bd. 2. Kalium muriaticum – Zingiber – 7. Aufl. – 1987.

2. Auflage 1951 Saulgau	5. Auflage 1981
3. Auflage 1966 Ulm	6. Auflage 1985
4. Auflage 1978 Heidelberg	7. Auflage 1987

Verlags-Nr. 8702 · ISBN 3-7760-0846-6

Gesamtherstellung: Konkordia Druck GmbH, Bühl/Baden

Inhalt zu Band II

Kalium muriaticum

(Kalium chloratum Dr. SCHÜSSLER)

Pharmakologie

KCl = **Kaliumchlorid** oder Kalium muriaticum ist nicht am Gesunden geprüft worden.

Wirkung

Es wird ihm eine resorbierende Wirkung hauptsächlich auf Exsudate mit serös-fibrinöser Flüssigkeit, auf Entzündungen, nachdem die Infiltration erfolgt ist, zugeschrieben. Auch kruppöse, fibrinöse und diphtherische Beläge auf den Schleimhäuten stellen eine Anzeige dar.

Zum Nasenrachenraum und den Tuben scheint eine spezifische Beziehung zu bestehen; hier unterscheidet es sich wenig von *Kalium carbonicum* und *Kalium bichromicum.* Bei chronischen Katarrhen in diesen Organen und chronischer Mandelentzündung mit Pfröpfen zeigt sich öfter gute Wirkung.

Gegen Mastitis und weiche Drüsenanschwellungen hat es anscheinend günstig gewirkt. Daß auch krebsartige Tumore dadurch geheilt wurden, halte ich für eine diagnostische Täuschung, wie man aus der Kenntnis der beiden Bestandteile wohl urteilen darf. – Die biochemische Schule SCHÜSSLERS hat folgende 5 Punkte als Leitsymptome herausgestellt.

1. Fibrinöse, weißgraue Ausschwitzungen, ganz gleich von welchem Organ ausgehend.
2. Weißgrauer Belag an der Zungenwurzel.
3. Anschwellung der Drüsen.
4. Weißgrauer, dicker, faserstoffhaltiger Schleim.
5. Verschlimmerung der Beschwerden durch gewürzte und durch fette Kost.

Klinische Anzeigen

Augen: Indolente Form von Keratitis parenchymatosa mit wenig Rötung und Schmerzen, weiße Absonderungen.

Chorioretinitis mit diffuser Glaskörpertrübung.

Bindehautkatarrh mit weißem, schaumigem Sekret.

Ohren: Katarrh der Tuba Eustachii mit Verstopfung der Tube. Chronischer Mittelohrkatarrh.

Hals: Aphthen, Soor, Krupp, Diphtherie (? wohl eher zur Nachbehandlung empfehlenswert), Rachenkatarrh; weißgraue Pfröpfe in den Mandeln bei chronischer Tonsillitis.

Atmungsorgane: Bronchitis mit dickem, weißem Schleim.

Lungenentzündung, fördert die Resorption der Infiltrate.

Rippenfellentzündung, als Resorptionsmittel bei Fibrinauflagerungen nach Exsudaten, Schwartenbildung.
Drüsen: Empfohlen für weiche Lymphknotenschwellungen. Mastitis, chronische oder subakute Formen.
Leukorrhö mit nicht reizendem Schleim.
Rheumatismus in Muskeln und Gelenken mit Schwellung und Entzündung.
Bursitis praepatellaris (von H. SCHULZ und STAUFFER empfohlen).
Ganglion am Handgelenk.

Dosierung

Da es sich um die katalysatorische Anregung eines körpereigenen Stoffes handelt, genügen die D 4 bis D 12.

Kalium nitricum

(Nitrum)

Wirkung

Das bemerkenswerteste Ergebnis der Arzneimittelprüfungen des **Kalisalpeters** oder **Kaliumnitrats** sind die asthmatischen Zustände, also dieselben Erscheinungen, gegen die es in beiden Schulen angewendet wird. Die Beziehung zu spastischen Erscheinungen am Herzen und den Atmungsorganen, welche dem Nitrat eigen ist, wird durch den Kalium-Anteil verstärkt. An der Kurzatmigkeit scheint auch das Herz beteiligt zu sein, das durch Kalium geschwächt wird.
An den Verdauungsorganen findet man gastroenteritische Symptome, bei denen eine Verschlimmerung durch den Genuß von Kalbfleisch vorhanden ist. Dieses Prüfungssymptom hat sich bewährt und ist auch verständlich durch die Tatsache, daß Muskelfleisch reichlich ist an Kalium, und zwar bei jungen Tieren reicher als bei alten. Der Durchfall hat oft blutigen, ruhrartigen Charakter.
Die kongestiven Erscheinungen mit heftigem Blutandrang zum Kopf, die hier wie bei *Amylnitrit, Glonoinum* und anderen Salpetersäure- und Salpetersäureverbindungen hervortreten, machen Kalium nitricum geeignet bei drohender Apoplexie. Diese Wirkung auf die Gefäße ist eigentlich charakteristisch für die Nitrite, also die Salze der salpetrigen Säure, und nicht für die Nitrate, zu denen Kalium nitricum und *Natrium nitricum* gehören. Man vermutet daher im Organismus für diese Salze und auch für das *Nitroglycerin* eine Reduktion zu Nitriten.
Die Neigung zu Blutungen verstärkt noch letztere Indikation zu Gehirnblutungen.
Infolge einer großen Empfindlichkeit gegen feuchte Kälte rechnet man Kalium nitricum zu den Mitteln der hydrogenoiden Konstitution nach GRAUVOGL.
In großen Dosen wird Kalium nitricum wie andere Kalisalze, zum Beispiel *Kalium aceticum*, als Diuretikum gebraucht.

Literatur

JÖRG: Materialien, Bd. 1. 1825.
HAHNEMANN: Chronische Krankheiten, 2. Aufl. 1838. Arch. homöop. Heilk., Bd. 11 [1831]: 195; Bd. 17 [1838]: 123.

Arzneimittelbild

Leitsymptome: *Große Kurzatmigkeit mit asthmatischer Beklemmung der Brust.*
Kongestionen zum Kopf mit Kopfschmerzen.
Neigung zu Blutungen.
Neigung zu ödematöser Schwellung des ganzen Körpers.
Verschlimmerung der Durchfälle durch Kalbfleischgenuß.
Verschlimmerung durch Kälte, besonders feuchte Kälte.

Geist und Gemüt: Ängstlich, furchtsam und schreckhaft. Angst mit Schweiß.

Apoplexie.

Kopf: Heftige Kopfschmerzen mit Völlegefühl und Schwindel, schlimmer durch Bücken und Bewegung des Kopfes, besser durch Fahren im Wagen (vgl. *Acidum nitricum*). Blutandrang zum Kopf. Schwere und Betäubungsgefühl im Kopf.

Asthma bronchiale, auch mit Herzschwäche verbunden.

Atmungsorgane: Schnupfen mit wunder Nase, Nase fließt im Freien und hört im Hause auf. Nasenbluten. Husten trocken oder mit schleimigem Auswurf, morgens von 3 bis 5 Uhr schlimmer. Husten mit blutigklumpigem Auswurf. Krampfartiges Zusammenschnüren der Brust mit heftiger Erstikkungsangst. Muß nach Luft ringen, um einen tiefen Atemzug zu tun. ⊙ Atemnot so groß, daß der Atem kaum so lange angehalten werden kann, um zu trinken. Heftige Stiche in der Brust beim Atmen und beim Husten. Das Stechen in der Brust benimmt den Atem.

Herzschwäche mit Kollapsneigung.

Herz: Stechen in der Herzgegend. Herztätigkeit verlangsamt oder beschleunigt. Puls schwach. Erwacht nachts an Herzklopfen, das zum Aufsitzen nötigt.

Durchfälle.

Verdauungsorgane: Übler Mundgeruch. Trockenheit des Mundes mit Durst. Zahnschmerzen schlimmer durch Kälte. Appetitlosigkeit oder Heißhunger, Aufstoßen. Erbrechen von Speisen und von Blut. Magenschmerzen und Magenkrampf. Durchfall wäßrig, schleimig, blutig. Verschlimmerung der Durchfälle nach Kalbfleisch.

Nierenblutung nach Erkältung, Nephritis.

Harnorgane: Harnmenge vermehrt. Vermehrter Harndrang. Strangurie mit blutigem Harn.

Geschlechtsorgane: Regel zu früh und verstärkt, mit schwarzem Blut, mit Kreuz- und Leibschmerzen.

Glieder: Rheumatoide Schmerzen in allen Teilen.

Haut: Rapide Neigung zu Anschwellung am ganzen Körper. Pusteln, Bläschen und Furunkel.

Dosierung

Als Diuretikum werden nach STAUFFER D 2 bis D 3 gebraucht, bei den anderen Anzeigen kommen D 3 bis D 12 in Betracht.

Vergleichsmittel

Asthmatische Zustände mit Herzschwäche: *Antimonium arsenicosum, Ammonium carbonicum, Antimonium tartaricum, Laurocerasus, Quebracho, Kalium carbonicum.*
Asthma bei Einfluß von Feuchtigkeit: *China, Natrium sulfuricum, Thuja.*
Drohende Apoplexie: *Glonoinum, Opium, Arnica, Asterias.*
Herzstiche und Rhythmusstörungen des Herzens: *Kalium carbonicum, Kalmia.*

Kalium phosphoricum

(Kaliumphosphat)

Pharmakologie

Bei der Einführung des **Kaliumphosphats** durch SCHÜSSLER in den Arzneischatz ist der Gedanke Pate gestanden, die heilsamen Kräfte des *Phosphors,* oder genauer der *Phosphorsäure*, mit derjenigen des *Kaliums* zu verbinden. Man kann sagen, daß die Erwartungen, die sich an diese Verbindung knüpften, sich erfüllt haben. Die angegebenen Anzeigen stammen aus klinischer Erfahrung. Die chemische Formel lautet KH_2PO_4.

Arzneiwirkung

Von der *Phosphorsäure* her kennen wir die Apathie und Kopfmüdigkeit, mit Unfähigkeit zu geistiger Arbeit, Benommenheit bis zur Tagesschläfrigkeit. Hierzu tritt noch die Reizbarkeit und Unruhe des Kaliums. Depression, ängstliches Wesen, auch

Geschlechtsverkehr trifft sich ebenfalls bei der *Phosphorsäure* mit entsprechenden Symptomen bei Kalium. Man verwendet Kalium phosphoricum bei geistiger Überanstrengung und Erschöpfung und nach erschöpfenden Krankheiten, wenn die Nervenschwäche neben der Muskelschwäche im Vordergrund steht; eine depressive Gemütsstimmung kann damit verbunden sein. Die dem Kalium eigentümliche Verschlimmerung morgens setzt sich auch hier durch, ebenso der Mangel an Widerstandskraft gegen Kälte. Kalium phosphoricum hat ganz allgemein die Rolle eines Nervenmittels übertragen bekommen in allen Fällen, wo eine scharfe Anzeige für eine Arzneimittelwahl nicht zu erheben ist.
An sonstigen Organbeziehungen soll nur der Darmkatarrh mit schmerzlosen stinkenden Durchfällen bei Morgenverschlimmerung und Abhängigkeit von nervösen Ursachen genannt werden. Nervöse Durchfälle, Colitis mucosa werden als Anzeigen genannt, auch typhöse Durchfälle.
Alopecia areata, Retinitis albuminurica, Ulcus ventriculi sind Anzeigen, wo wir besser den elementaren *Phosphor* vorziehen würden.

Literatur

Die Kenntnis der Wirkung stammt überwiegend aus der „biochemischen" Literatur SCHÜSSLERS und seiner Schüler. Eine Arzneimittelprüfung wurde von H. C. ALLEN (Med. Advers., Bd. 28, S. 194) vorgenommen.

Arzneimittelbild

Modalitäten: *Verschlimmerung morgens, Verschlimmerung durch geistige Anstrengung und seelische Erregung. Verschlimmerung nach Samenverlust (Geschlechtsverkehr).*

Dosierung

Meist wird D 6 bis D 12 gewählt.

Vergleichsmittel

Nervöse Erschöpfung: *Acidum phosphoricum, Acidum picrinicum, Ferrum picrinicum, Strychninum nitricum.*

Kalium sulfuricum

(Kaliumsulfat)

Anwendung

Die Verordnung gründet sich nicht auf Prüfungen am Gesunden, sondern allein auf die Angaben SCHÜSSLERS, der aber dabei von einer Reihe von falschen Voraussetzungen ausging. Er stellte aus dem Arzneimittelbild von *Schwefel* und *Kalium carbonicum* ein neues Arzneimittelbild zusammen, was an und für sich nur mit vielen Vorbehalten angängig ist, abgesehen davon, daß der *Schwefel* ja im *Kalium sulfuricum* in der Sulfatform vorliegt. Es ist nach LEESER auch unwahrscheinlich, daß das *Kalium* in seiner Sulfatform im Organismus eine physiologische Rolle spielt, wie SCHÜSSLER annahm. Ferner gibt es keine Stütze für die Behauptung SCHÜSSLERS, daß Kalium sulfuricum überall im Organismus in Begleitung des *Eisens* zu finden sowie besonders in der Haut enthalten sei (vgl. LEESER). Man hat deshalb kein großes Zutrauen zu den theoretischen Grundlagen der Anzeigen SCHÜSSLERS. Es ist jedoch anzunehmen, daß seine Indikationen durch Beobachtung am Kranken erarbeitet wurden. Durch vielfache Erfahrung sind diese hinreichend gesichert.

Es entspricht nach SCHÜSSLER dem 3. Grad der Entzündung der Schleimhäute mit gelbschleimigen Absonderungen. Es wird verwendet bei Bindehautentzündungen mit mildem, profusem Katarrh, Lidrandentzündung, bei Otitis media mit stinkender Absonderung, bei Husten mit auffallendem Rasseln und reichlichem, schwerlöslichem Auswurf. Das Schleimrasseln soll zeitlich schon vor anderen Symptomen auftreten. Kehlkopf- und Bronchialkatarrh, Heiserkeit; bei Magenkatarrh mit gelb-schleimiger Zunge; bei chronischem Tripper mit dickem, gelbem Sekret; bei Nierenentzündung und Albuminurie nach Scharlach; bei Fluor albus dick, gelb, mild.

Gemütszustand: Weinerlich und ängstlich, traurig.

Haut: Papulöse Ausschläge; Abschuppung der Haut nach Masern, Scharlach, Rose usf.

Glieder: Wandernde Schmerzen bei Rheumatismus, Gicht, mit Verschlimmerung durch Wärme. Neuralgien im Gesicht, Kopf und Zähnen.

Modalitäten: Verschlimmerung durch Wärme, im warmen Zimmer, am Abend. Besserung im Freien, in frischer Luft.

Wegen der milden, schleimigen Beschaffenheit der Absonderungen, des Gemütszustandes und der Modalitäten wird es das „biochemische Pulsatilla" genannt. Es kann auch die Wirkung von *Pulsatilla* vervollständigen, wenn man es auf dieses folgen läßt.

Dosierung

D 3 bis D 12 in Verreibungen oder flüssig.

Vergleichsmittel

Gelbschleimige Absonderungen: *Pulsatilla, Hepar sulfuris, Sulfur, Calcium sulfuricum, Mercurius.*

Kalmia

Herkunft des Mittels

Kalmia latifolia, der Berglorbeer (Fam. nat. Ericaceae), ist in Nordamerika von Kanada bis Florida heimisch. Verwendet werden die frischen Blätter. Er gilt als giftig, da bei Rindern und Schafen Vergiftungen beobachtet wurden, während andere Tiere keinen Schaden davontrugen.

Hauptrichtung

Die Verwendung als Herzmittel gründet sich auf den Gehalt an Acetylandromedol oder Andromedotoxin (ein toxisches Diterpen) und Dihydrochalkon Phlorrhizin; außerdem ist Arbutin nachgewiesen. Die toxische Wirkung ist jedoch im Verhältnis zu *Digitalis* geringer. Willmar SCHWABE (Allg. homöop. Ztg. 1940: 96) hat durch Untersuchung an Fröschen festgestellt:

„1. Kalmia besitzt eine ausgesprochene Herzwirkung. Es schlägt das Herz in stärkeren Konzentrationen unter Verlangsamung vor allem der diastolischen Phase bis zum systolischen Herzstillstand und wirkt tonisierend in schwächeren Dosen auf den geschädigten Herzmuskel.

2. Kalmia greift am Zentralnervensystem an, und zwar a) spinal in ähnlicher Weise wie *Strychnin,* jedoch wesentlich schwächer. Erst auf starke äußere Reize, die zu Eigenbewegungen des Tieres führen, werden Krämpfe in der typischen, für *Strychnin* bekannten Stellung sowie Muskelflimmern ausgelöst; b) zerebral: Kalmia wirkt auf das Gehirn stark beruhigend, in ähnlicher Weise wie *Adonis vernalis*." – Durch diese Versuche ist die homöopathische Verwendung bei Herzleiden bestätigt worden.

Die Vergiftungen sind weithin denen von *Rhododendron* und *Ledum*, 2 weiteren in der Homöopathie verwendeten Ericaceen, ähnlich und bestehen in Erbrechen und Durchfall mit Kollaps, Benommenheit und Trunkenheit, Gefühllosigkeit und Konvulsionen, während die Gliederschmerzen sich erst bei langsam ablaufenden Arzneimittelprüfungen entwickeln können.

Der durch Kalmia beeinflußbare Rheumatismus wechselt häufig die Stelle und soll nach klinischer Beobachtung von oben nach unten wandern. Eine Verschlimmerung durch Bewegung aus der Arzneimittelprüfung herauszulesen, halte ich nicht für gerechtfertigt. Nicht selten wird Kalmia gegen neuroartikulären Rheumatismus erfolgreich gebracht. Wertvoll ist besonders der Gebrauch bei Karditis im Zusammenhang mit akutem Gelenkrheumatismus.

Die Ähnlichkeit mit *Digitalis* kennzeichnet jedoch Kalmia nicht genügend. Denn es hat sich hauptsächlich bei entzündlichen Herzerkrankungen, wie Endo- und Myokarditis im akuten und chronischen Stadium, bewährt, während es bei den Herzerkrankungen, für welche die *Digitalis* in erster Linie zuständig ist, also den Dekompensationen des Herzens, als zu schwach gilt und besser durch ein Mittel der Digitalis-Reihe ersetzt wird.

Eine sehr häufige Indikation für Kalmia ist gegeben bei Schmerzen in der Herzgegend, wie sie so häufig von den Patienten vorgebracht werden und bei denen eine Druckschmerzhaftigkeit über der Herzgegend vorhanden ist, ohne daß bei der klinischen Prüfung ein Befund zu erheben ist. Bei diesen Patienten läßt sich eine toxische Schädigung des Herzmuskels durch vorausgegangene Infektionskrankheiten annehmen. Mit Kalmia läßt sich damit viel erreichen. Auch Extrasystolie und andere Herzrhythmusstörungen fallen unter die Wirkung von Kalmia.

Arzneimittelbild

Leitsymptome: *Rheumatische und neuralgische Schmerzen, die Stelle wechselnd, mit Taubheitsgefühl.*
Herzaffektionen, ⊙ besonders entzündlicher Art. ⊙ Bevorzugte Verwendung gegen monartikulären Rheumatismus, mit und ohne Herzbeteiligung. ⊙ Akuter Gelenkrheumatismus im Zusammenhang mit Endo- und Myokarditis.
⊙ Die rheumatischen Beschwerden steigen von oben nach unten.
(Eine besondere Seitenbeziehung konnte ich aus den Prüfungen nicht entnehmen.)

Kopf- und Gesichtsneuralgie bei Herzleiden.

Kopf: Schwindel und Benommenheit des Kopfes. Schmerzen im Kopf, im Gesicht und den Zähnen. Schmerzen in der Schläfe und im Augapfel. Augenflimmern und plötzliches Schwarzwerden vor den Augen. Gefühl wie Steifigkeit in den Augen bei Bewegung. Geräusche in den Ohren.

Verdauungsorgane: Gastroenteritische Erscheinungen ohne charakteristische Kennzeichen.

Harnorgane: Harndrang und reichlicher Harnabgang.

Akute Endo- und Myokarditis bei Polyarthritis, Diphtherie usf. Chron. Myokarditis, jedoch nicht bei Kompensationsstörungen.
Toxische Schädigung des Herzens.

Herz: Puls sehr verlangsamt (bis auf 32/Min.), auch beschleunigt. Puls schwach und unregelmäßig oder lebhaftes Herzklopfen, dabei Angst und Herzbeklemmung, ausgesprochenes Schwächegefühl. ⊙ Schmerzen am Herzen, scharf und stechend, in den linken Arm ausstrahlend, Stiche in der Brust.

Gelenkrheumatismus, akut und chronisch, hauptsächlich monartikuläre Arthritis, auch Arthrosis deformans.
Monarthritis durch Go-Infektion.
Neuralgien.

Glieder, Muskulatur, periphere Nerven: Rheumatoide Schmerzen in den Rücken- und Lendenpartien, in der Wirbelsäule, den Schulterblättern. Schmerzen in allen Gelenken und Krachen der Gelenke.
Neuralgische Schmerzen mit Taubheitsgefühl, Ziehen, Reißen und häufigem Hin- und Herziehen. ⊙ Neuralgien, meist rechtsseitig. Prickeln in der Haut mit Kältegefühl.

Dosierung

Bei akuten Herzentzündungen und akutem Gelenkrheumatismus dürfte D 2 bis D 4 zu empfehlen sein. Bei chronischen Herzaffektionen wurden gelegentlich bei niederen Verdünnungen unangenehme Verschlimmerungen mit Kollaps beobachtet (M. Schlegel). Man gelangt mit D 6 jedoch auch zum Ziel. Bei monartikulärem Rheumatismus auf gonorrhoischer Basis empfiehlt Stiegele Ø.

Beispiele

Angina pectoris mit Arthrosis deformans der Knie

Eine 69jährige Arztwitwe kommt zu mir mit stenokardischen Anfällen. Das Herz ist nach links verbreitert, der Puls beschleunigt, schwach, ungleich und unregelmäßig. Der Blutdruck RR 180/140. Bei der geringen Anstrengung treten Herzbeklemmungen auf, auch nachts im Bett hat sie schon mehrfach Anfälle von Herzasthma gehabt. Das Gesicht ist zyanotisch, die Bewegungen müde und schwerfällig. An der Diagnose Koronarsklerose konnte kein Zweifel sein. Außerdem leidet die Patientin an Arthrosis deformans beider Knie und erheblichen Schmerzen im rechten, während links nur wenig Beschwerden vorhanden waren. Sie stellt mit ihrem schlaffen Gewebe und der zur Fülle neigenden Körperbeschaffenheit den Typus der „gichtischen" Konstitution der alten Ärzte dar. Wegen der Knie, deren ausgesprochene arthrotische Veränderungen röntgenologisch festgestellt wurden, sucht sie, da ich nicht rasch einen Erfolg aufweisen konnte, einen Beinspezialisten auf. Dieser legt sehr stramme Verbände an, welche aber alsbald anginöse Beschwerden von seiten des Herzens auslösen und daher wieder abgenommen werden müssen. Ich stelle ihr nun dar, ihre „zwei Krankheiten" entspringen ein und derselben Veranlagung, sie müßten daher auch durch die gemeinsame Wurzel behandelt werden. Dies sieht sie auch leicht ein, da sie ja den Zusammenhang durch die Herzbeschwerden infolge der Knieverbände erkannt hatte. Die nächste Verordnung war Kalmia latifolia D 2, 3mal täglich 5 Tropfen. Das Ergebnis hat mich selbst überrascht. Sie erzählt mir erstaunt bei der nächsten Beratung nach 14 Tagen, die beträchtlichen Schmerzen am rechten Knie seien verschwunden, am Herzen fühle sie sich viel freier, sie könne jetzt längere Strecken gehen ohne Asthma. Der Befund bestätigte dies: Die unregelmäßige Herztätigkeit hat sich weitgehend geregelt, der Puls war kräftiger und gleichmäßig. Der Erfolg war dauernd. Bei dem noch schwergeschädigten Herzen schien es mir ratsam zu sein, Kalmia D 2 noch weiter zu geben; sie steht jetzt $^3/_4$ Jahre nach dem Beginn der Kalmia-Verordnung noch unter meiner Beobachtung und fühlt sich ausgezeichnet. Die Knie sind abgeschwollen; wie weit die Knochenveränderungen sich zurückgebildet haben, wage ich nicht zu entscheiden; jedenfalls ist die Patientin beschwerdefrei geblieben.

[*Beobachtung des Verfassers*]

Rechtsseitige Angina

H. Triebel schreibt in „Erfolge und Mißerfolge in meiner Praxis"*:

„Am 1. 6. 1950 wurde ich von dem behandelnden Kinderfacharzt zu einem Konsil zu einem 8jährigen Mädchen gebeten. Das Kind war im Oktober 1949 an einer rechtsseitigen Angina erkrankt. Im Oktober stellten sich unter erneutem Fieberanstieg Gelenkschmerzen ein, und es entwickelte sich eine Polyarthritis. Mitte Dezember wurde eine Endokarditis diagnostiziert. Die Blutsenkung war zu diesem Zeitpunkt auf 85/94 mm gestiegen. Anfang Januar 1950 zeigten sich Symptome einer Perikarditis mit Herzbeutelerguß. Am 20. 1. 1950 wurde eine Pankarditis festgestellt, die Diagnose von einem hinzugezogenen Internisten bestätigt. Trotz der Anwendung verschiedener Mittel bis zum *Aureomycin* traten nur leichte Schwankungen im Krankheitsverlauf ein, keine anhaltende Besserung. Am 31. 5. betrug der Puls 140/min, die Senkung 57/74. Die Temperatur schwankte um 38°. Am 1. 6. fand ich bei dem Mädchen, die Herzdämpfung nach links und rechts verbreitert, systolische Geräusche über allen Ostien, Temperatur 38,4°, Puls 120/min. Die subjektiven Beschwerden äußerten sich in plötzlich auftretenden heftigsten Schmerzen, die von der Herzgegend aus nach links strahlten. Während der Untersuchung trat ein solcher Schmerzanfall auf, bei dem das Kind laut aufschrie und dann lange weinte. Diese Art der plötzlich auftretenden heftigsten Schmerzen finden sich im Arzneimittelbild von Kalmia latifolia, das ich in der D 3 3stündlich verordnete. Bei einer eintretenden Besserung sollte sofort seltener eingegeben werden. Am 10. 6. bestand kein Fieber mehr, die Verbreiterung der Herzdämpfung war deutlich zurückgegangen, der Puls auf 80/min abgesunken, die Schmerzanfälle hatten

* Dtsch. homöop. Mschr. 1959: 297

schon nach 4 Tagen völlig aufgehört. Kalmia weiter 3mal täglich. Am 13. 6. notiert der Kinderfacharzt: Allgemeinbefinden besser, Puls gut, Senkung in der ersten Stunde 18. Weil am 18. 6. keine Symptome mehr bestehen, die Kalmia erforderlich gemacht hätten, wird es abgesetzt und 3mal täglich *Crataegus* D 1 verordnet, um den noch geschwächten Herzmuskel günstig zu beeinflussen. Interkurrent trat zu dieser Zeit ein Nasenfurunkel auf, und die Schmerzen in der Herzgegend zeigten sich, wenn auch schwächer, wieder in der gleichen Art wie vorher. Die Temperatur stieg zwar kaum an, wohl aber der Puls und die Senkung, die wieder 21/44 betrug. Sofort wurde Kalmia wieder eingesetzt. Der gleiche gute Erfolg wie beim erstenmal zeigte sich schon nach 2 Tagen. Am 3. 7. notierte ich: Allgemeinbefinden gut, munter, keine Schmerzen mehr, guter Appetit. Von da an besserte sich der Zustand anhaltend, die Senkung war am 14. 7.: 6/18, am 3. 8.: 7/20. In den folgenden Jahren habe ich die Patientin mehrfach wegen anderer Erkrankungen behandelt. Sie war immer voll leistungsfähig, nahm in der Schule am Turnunterricht teil und trieb leichten Sport ohne jede Beschwerdung. Eine Röntgenuntersuchung am 13. 5. 1957 ergab: Kein Anhalt für krankhafte Veränderungen an Herz und Lungen. Man hört nur noch ein ganz leichtes systolisches Geräusch über der Pulmonalis und einen leicht akzentuierten II. Pulmonalton."

Kreosotum

Herkunft des Mittels

Kreosotum wird bei der Destillation des Buchenholzteers gewonnen; es ist die zwischen 200 bis 220° überdestillierende Fraktion. Es enthält ein Gemisch von Phenolen, also Benzolabkömmlingen mit mehreren OH-Gruppen. Die wichtigsten sind Guajacol, Kreosol und Kresol. Die eiweißfällende und ätzende Kraft des Kreosots entspricht etwa einer abgeschwächten Carbolsäurewirkung, der es sehr nahesteht und mit deren Arzneimittelbild es sich ungefähr deckt.

Hauptwirkung

Die Hauptwirkung beruht auf einer starken Reizwirkung der Zellen, die bis zur Zerstörung gehen kann. Diese Eigenschaft hat zu der Verwendung als Heilmittel bei der Tuberkulose geführt, da man angenommen hat, die Tuberkelbazillen damit im Körper abtöten zu können. Obwohl man damit bis zur Grenze der Verträglichkeit ging und infolgedessen allerlei Nebenwirkungen mit in Kauf nehmen mußte, ließ sich dieses Ziel nicht erreichen. Jedoch wurde dadurch die begleitende Bronchitis nicht selten günstig beeinflußt; daher hat sich das Kreosotum und seine Abkömmlinge seither als ein Heilmittel bei Bronchitis gehalten und bewährt. Besonders die eitrige Bronchitis wird als Anzeige für Kreosotum genannt, während spätere Stadien der Lungentuberkulose mit Neigung zu Blutungen vermieden wurden. Aber gerade diese „Nebenwirkungen" des Kreosots müssen für eine vorsichtigere Dosierung als eine Hauptanzeige gelten, wie auch aus dem Studium der Arzneimittelprüfung hervorgeht.
Die Reizwirkung an den Schleimhäuten ruft eine Wundheit derselben hervor, dazu auch scharfe Sekrete, welche diese anfälligen Schleimhäute noch weiter angreifen, so daß sich eine Neigung zu Blutungen ergibt. Das Blut als solches ist ebenfalls in den Einfluß des Kreosots einbezogen und in seiner Zusammensetzung verändert, wodurch die hämorrhagische Tedenz verstärkt wird. Diese tiefgreifende Veränderung macht es verständlich, daß Kreosot nicht selten mit Erfolg gegen Geschwüre der Schleimhäute ebenso wie der äußeren Haut verordnet wird, wobei wir uns auch erinnern, daß Kreosotum als Teerpräparat zweifellos krebserzeugende Tendenz besitzt

und auch als Heilmittel gegen Krebs verwendet werden kann. Die Absonderungen dieser Geschwüre sind scharf, wundmachend und blutig.
Brandiger Zerfall ist ein weiteres Ergebnis des tiefgreifenden Einflusses des Kreosots, und es wird daher als ein sehr wirksames Mittel gegen diabetische Gangrän empfohlen, besonders wenn diese feuchter Art ist. Von STIEGELE wurde diese Anzeige klinisch bestätigt. Diese Beziehung zu den diabetischen Gewebsveränderungen scheint überhaupt tieferer Natur zu sein, denn diabetischer Pruritus ,besonders am weiblichen Genitale, wird ebenfalls sehr günstig beeinflußt. Auch diabetischer Katarakt der Augen in den anfänglichen Stadien wird als Anzeige genannt.
Eine besondere Bedeutung kommt noch den Erscheinungen von seiten der weiblichen Geschlechtsorgane zu. Hier wird ein wundmachender, scharfer und übelriechender Ausfluß mit Anschwellung und starkem Jucken und Brennen der Vulva beobachtet, als dessen Ursache katarrhalische Veränderungen und Ulzerationen der Portio anzusehen sind. Stinkender, fleischwasserähnlicher Fluor zeigt die Tendenz zu karzinomatöser Entartung an. Es treten wehenartige Schmerzen im Unterleib, gefolgt von Schleimabgang aus der Vagina auf. Die Blutung ist, wie man nach der beschriebenen Veränderung der Schleimhäute nicht anders erwarten kann, verstärkt und tritt zu früh ein, sie dauert lange an und ist wundmachend und übelriechend. Kreosotum ist als ein Hauptmittel bei der Behandlung des Fluors und auch der Menorrhagie anzusehen.
Wenn die Erscheinungen von seiten der Verdauungsorgane auch sehr eindrucksvoll sind, so wird es trotzdem nicht sehr oft als Heilmittel dabei verwendet. Am Magen bestehen Symptome einer Gastritis, selbst bis zur Geschwürsbildung. Das wichtigste Symptom, das dazu noch ex usu in morbis stammt, ist das Erbrechen von Speisen, die mehrere Stunden im Magen unverdaut liegengeblieben sind. Die Fälle von Magengeschwür oder Zwölffingerdarmgeschwür, die ich sich bessern gesehen habe, sind nicht zahlreich; vielleicht nur aus dem Grund, weil ich es immer erst herangezogen habe, wenn andere Mittel versagt haben. Aber es waren um so schwerere und zunächst überhaupt scheinbar therapieresistente Fälle, zum Teil mit partieller Stenose und sehr erschwerter Entleerung des Magens. Auch für tiefgreifende Entzündungen der übrigen Schleimhäute des Darmkanals, zum Beispiel des Mastdarms mit Verdacht maligner Entartung, kommt Kreosotum in Frage.
Eine Empfehlung gegen Neigung zu Zahnkaries hat sich in der Homöopathie bis heute gehalten.
Die Haut ist infolge der durch Kreosotum bedingten Gewebsveränderungen zu sämtlichen Entzündungserscheinungen, von der Urtikaria, dem Erythem, Pickeln und Blasen bis zur Bildung von Furunkeln und Geschwüren, geneigt. Dabei ist ein starkes Hautjucken vorhanden, das sich in der Bettwärme und durch Kratzen verschlimmert. Deshalb wird es auch gegen **Pruritus senilis** und ganz besonders bei **Diabetes** gebraucht (Pruritus vulvae).
So unähnlich äußerlich die beiden Arzneistoffe in ihrer Substanz auch sind, so kommt doch bei den Arzneimittelprüfungen und ebenso bei den Indikationen die Verwandt-

schaft zu *Carbo vegetabilis* und *animalis* zum Vorschein als gemeinsame Abkömmlinge des Kohlenstoffs und Ergebnis unvollkommener Verbrennung.

Literatur

WAHLE: Arch. homöop. Heilk., Bd. 16, H. 2 (7 Prüfer).
SYRBIUS: Allg. homöop. Ztg. 12:33 (7 Prüfer).
Obengenannte Prüfungen und weitere einzelne finden sich in den Enzyklopädien ALLEN (Bd. V u. X), HUGHES (Bd. III).

Arzneimittelbild

Leitsymptome *Schleimhäute mit tiefgreifenden Katarrhen mit scharfer, wundmachender, blutiger, auch eitriger Absonderung und Neigung zu Geschwüren.*
Haut mit heftigem Juckreiz und allen Stadien von entzündlichen Hautveränderungen mit Ekzemen, Pusteln, Blasen, Furunkeln, Geschwüren.
Entzündung des Zellgewebes mit Neigung zu Gangrän.
Kleine Wunden bluten stark.
Die rheumatoiden Erscheinungen werden im allgemeinen besser durch Bewegung; ob dieser Modalität auch auf andere Symptomgruppen, zum Beispiel die Gebärmutterblutungen, wie angegeben wird (soll beim Gehen und Sitzen aufhören und im Liegen wiederkommen), eine Bedeutung zukommt, ist noch zu untersuchen.
Scharfe, wundmachende und übelriechende Absonderungen.

Geist und Gemüt: Sehr niedergedrückt und lebensüberdrüssig, sehr verzweifelt. Schreckhaftes Wesen. Alles geht sehr zu Herzen.

Kopf: Ziehende, klopfende, reißende Kopfschmerzen.

Katarakt bei Diabetes. Gerstenkorn.

Augen: Augenlider rot und geschwollen, Gerstenkorn. Wunde Lidränder.
Scharfe Absonderung der Bindehäute.

Ohren: Entzündung des inneren und äußeren Ohres. Schlechtes Gehör und Ohrgeräusche.

Kopf- und Gesichtsneuralgien

Gesicht: Mager und blaßgelblich. Ziehende, spannende Gesichtsschmerzen, auch im Zusammenhang mit Zahnschmerzen.

Bronchitis und Bronchitis foetida, Tbc pulmonum. Lungen- und Kehlkopftuberkulose und -karzinom. Bronchektasien, Lungengangrän, verschleppte Lungenentzündung. Hämoptoë.

Atmungsorgane: Flüssiger Katarrh und verstopfte Nase. Nasenbluten. Nimmt einen schlechten Geruch in der Nase wahr. Heiserkeit und Schmerzen im Kehlkopf. Schwere und Druck auf der Brust, unter dem Brustbein. H u s t e n t r o c k e n u n d k r a m p f h a f t o d e r m i t r e i c h l i c h e m S c h l e i m. Brechreiz beim Husten. ⊙ Husten bei Lagewechsel im Bett. Reichlicher, eitriger Auswurf nach jedem Husten.

Karies der Zähne,
Hyperemesis gravidarum. Gastroptosis.
Ulcus ventriculi und duodeni mit partieller Pylorusstenose.
Magenkarzinom.
Azetonämisches Erbrechen.

Verdauungsorgane: Starker Speichelfluß. Lippen, Gaumen und Zahnfleisch wund. Ziehende Zahnschmerzen, Zähne wie zu lang. ⊙ Zähne werden sehr rasch schwarz und faul. Geschmack meist bitter. Wundheit und Kratzen im Hals.

Aufstoßen von bloßer Luft oder saures Aufstoßen. Übelkeit mit Speichelspucken. Würgen früh nüchtern, wie sonst in der Schwangerschaft. ⊙ Erbrechen unverdauter Speisen einige Stunden nach dem Essen. Erbrechen süßlichen Wassers früh nüchtern. Nagen bei leerem Magen, mit nachfolgendem Würgen, das durch Essen vergeht. Empfindlichkeit gegen Druck, so daß die Kleider gelöst werden müssen.

Hämorrhoiden,
Kolitis,
Rektumkarzinom.

Im Bauch starke Aufgetriebenheit, zusammenziehende Schmerzen, Geschwürschmerz. Durchfälle bis zu dysenterieähnlichen Erscheinungen. Stuhl aussetzend, hart und trocken. ⊙ Durchfall übelriechend, blutig mit wundem After. ⊙ Hämorrhoiden blutend, brennend, mit wundem After.

Diabetes. Reizblase.

Harnorgane: Harn sehr reichlich oder vermindert und dunkel, übelriechend und wundmachend. Plötzlicher Drang, so daß es kaum auf das Klosett reicht.

Menorrhagie, Metrorrhagie,
Fluor infolge Zervixkatarrh, Zervixerosionen, Uteruskarzinom. Blut und Fluor übelriechend. Puerperalfieber mit blutigen und faulen Sekreten.
Pruritus vulvae.

Weibliche Geschlechtsorgane: Regel tritt zu früh ein und fließt zu stark und zu lange; sie ist übelriechend und scharf, von dunkler Farbe. Ausfluß weißlich oder gelblich, scharf und brennend, die Vulva ist dabei wund und geschwollen und juckt heftig, mit Brennen beim Wasserlassen. Brennende Schmerzen in den Geschlechtsteilen beim Beischlaf.

Das Jucken nötigt zum Kratzen, ⊙ das jedoch nicht bessert, sondern den Juckreiz noch verschlimmert. Wehenartige Schmerzen im Unterleib, gefolgt von Ausfluß. Wie elektrische Stiche in der Scheide, aus dem Unterleib kommend. Verlangen zum Beischlaf; Begattungsgefühl früh zwischen Schlafen und Wachen.

Muskel- und Gelenkrheumatismus. Neuralgien.

Glieder, Muskulatur und Nerven: Rücken- und Kreuzschmerzen, Schmerzen in Muskeln, Gelenken und Nerven, besser durch Bewegung.

Feuchte Gangrän bei Diabetes.
Pruritus senilis,
Pruritus diabeticus.
Furunkulose bei Diabetes.

Haut: Urtikaria, Pickel, Bläschen und Furunkel überall mit heftigem Jucken. ⊙ Kleine Wunden bluten stark. ⊙ Unheilsame nässende Geschwüre und Rhagaden. Heftiger Juckreiz, der sich in der Bettwärme und durch Kratzen verschlimmert.

Allgemeines: Pulsieren in allen Arterien, Frieren und Hitze mit Schweißen.

Dosierung

Am häufigsten werden die D 3 bis D 6 gebraucht, doch haben sich auch höhere Verdünnungen bewährt. D 3 und D 4 besitzen noch den Geschmack nach Kreosot.

Vergleichsmittel

Bronchitis, Bronchektasien und dergleichen mit foetidem Auswurf: *Acidum nitricum, Sulfur, Sulfur jodatum, Pix liquida, Carbo vegetabilis, Arsenicum.*
Karzinom der Atmungs- und Genitalorgane: *Argentum nitricum, Arsenicum, Carbo vegetabilis* und *animalis, Hydrargyrum, Phosphorus.*
Gangrän: *Arsenicum, Secale* (trocken).
Kleine Wunden bluten stark: *Phosphorus.*
Schärfe des Fluors: *Jodum, Acidum fluoricum, Arsenicum, Lilium tigrinum, Sepia, Sulfur, Mercurius.*
Zahnkaries: *Mezereum, Staphisagria.*
Azetonämisches Erbrechen: *Arsenicum, Ignatia, Ipecacuanha.*

Kresol

Herkunft des Mittels

Die Kresole sind Ortho-, Meta-, Paraphenole von der Formel CH_3-C_6H_4-OH. Man kann sie aus dem Teer gewinnen oder synthetisch herstellen. Reinkresol (Trikresol) wird erhalten durch Rektifikation des Kresols in einem alkalischen, später sauren Milieu. Kresol ist ein Derivat des Toluols und wird zur Herstellung der Kunststoffe verwendet.

Wirkung

Seine Toxizität tritt hervor bei der Herstellung des Kresols und bei der technischen und medizinischen Anwendung der Kresole. Diese besitzen eine bedeutende antiseptische Wirkung und werden häufig als Kresolseifenlösung verwendet. Die toxische Wirkung manifestiert sich in einer Hautreizung vom Brennen angefangen bis zur Schorfbildung, selbst bis zur trockenen Gängrän, an den Verdauungsorganen in einer schweren, selbst tödlichen Affektion; weiter ist das Nervensystem, die Nieren und das hämatopoëtische System betroffen.

Literatur

Das Arzneimittelbild ist aus toxikologischen Beobachtungen chronischer Vergiftungen und aus einer Reihe von Versuchen an 5 Personen von JULIAN zusammengestellt. Auch die klinischen Vorschläge stammen von diesem (Arch. homéop. Normandie 1960, Juli: 152 – Allg. homöop. Ztg. 207 [1962]: 455).
JULIAN berichtet über 18 erfolgreiche Beobachtungen mit Kresol: 3 Fälle von Parkinsonscher Krankheit, 1 Fall von manisch-depressiver Psychose, 3 Fälle von Epilepsie (mit Seltenerwerden beziehungsweise Aufhören der Anfälle, wobei es jedoch nötig war, das Mittel fortlaufend einzunehmen), 5 Fälle von Hochdruck, 2 Fälle von chronischer, zur Urämie führender Nierenentzündung, 1 Fall von Lupus erythematodes. 3 Fälle von Psoriasis.

Arzneimittelbild

Etat cancérinique.
Neoplasmen.
Arteriosklerose.

Allgemeines: Schwäche. Abmagerung. Appetitlosigkeit. Schlaf unruhig, gestört durch ängstliche Träume, Erscheinung von Käfern (Küchenschaben). Euphorie, bis zu einem Zustand von Exstase.
⊙ Hypochrome Anämie mit Thrombopenie und Leukopenie. Etat cancérinique. Neoplasmen.
⊙ Manisch-depressive Psychose mit Delirium (hört Glocken).

Manisch-depressive Psychose.

Geist und Gemüt: Angstgefühl gegen Abend.
Hört Glocken und Gefühl von Ameisenlaufen gegen Abend.
Erscheinung von Käfern.
Euphorischer Zustand bei schwerem organischem Befund (Paralyse, Polyneuritis). Zustand von Exstase.
Schwindel, Gefühl wie betrunken, blitzartige Betäubung.
Geschwätzige, bewegliche Gemütsverfassung; übermäßige Gestikulation mit Euphorie und ständigem Bedürfnis, sich zu bewegen und zu gehen.
Patient spricht in einem fort. Heiteres Mienenspiel, möchte die ganze Welt umarmen. Kindisches Wesen.
Blindes Vertrauen, Gleichgültigkeit, innere Unruhe.
Kann seine Gedanken nicht fixieren, macht aber den Eindruck, gründlich zu denken, wenn man ihn fragt.
Wiederholt sich oft.
Bewegungen gestört, läuft ständig umher.
Eine Kleinigkeit bringt ihn außer sich, fürchtet sich vor allem, augenblicklich ängstlich erregt, leicht außer Fassung.

Nervös, cholerisch, sensibel, übermäßig erregbar. Zittern der Arme. Schaudern überläuft den Patienten am ganzen Körper.
Alpträume, Träume von Käfern.

Augen: Mouches volantes. Störungen der Akkommodation.

Ohren: Ohrgeräusche, Schwindel.

Spastische und paretische Lähmungen auf der Grundlage von Myelitis, Poliomyelitis, amyotrophischer Lateralsklerose.
Parkinson.
Tetanie. Epilepsie.

Nervensystem: Kopfschmerzen, besonders am Morgen, beim Erwachen, Schmerzen in der Hinterhauptregion, sich gegen die Schläfen ausbreitend, beiderseits, mit dem Gefühl von Schlägen in den Schläfen. Hitzewallungen, besonders morgens mit Schweißen.
Spastische Kontraktionen, krampfhafte Stöße, Krämpfe. Chvostek manchmal positiv.
Einschlafen der Hände, besonders der linken Hand, gegen Morgen. Zittern, Steifheit, Prickeln, an Armen und Beinen. Lähmigkeit und Lähmung der Beine mit Muskelatrophie und paradoxen Pyramidenzeichen: Patellarklonus und Babinskireflex positiv. Schlaffe Lähmung der Mm. peronaei und tibiales. Lähmung der kleinen Muskeln der Hände, Lähmung der Zunge. Gangstörung, wie betrunken.

Emphysem

Atmungsorgane: Husten trocken, in Anfällen auftretend, mit scharfem Auswurf. Verhärtung des Kehlkopfes mit Schlingbeschwerden. Kehlkopfkrebs. Lungenödem. Lungenkongestion. Herzasthma.

Myokarditis.
Hypertonie.
Arterielle Thrombose.
Gangrän, diabetisch, neuritisch.
Arteriitis, chron. Raynaudsches Gangrän.

Kreislauf und Herz: Puls langsam oder Sinustachykardie. Neigung zu kollabieren. Hypertrophie des linken Ventrikels. Herz groß; Hypertension, oft bei jungen Leuten.
Arterielle Thrombose der Extremitäten, Gangrän ohne Schmerzen (diabetisch, neuritisch). Raynaudsche Gangrän.

Dyspepsie.
Gastritis. Leberschaden.

Verdauungsorgane: Übermäßige Speichelsekretion. Zahnfleisch blutend.
Übelkeit beim Erwachen; Mund bitter am Morgen; Sodbrennen. Aufschwulken von Wasser am Morgen. Übler Geruch des Atems.
Röte und Brennen im Schlund; diphtherieähnliche Beläge.

Appetitlosigkeit oder, seltener, normaler Appetit oder sogar Heißhunger.
Magenverstimmung mit Erbrechen und Durchfall, in unregelmäßigen Anfällen. Leibschmerzen mit viel Gasbildung. Plätschern. Spastische Verstopfung, mitunter blutige Stühle.
Leber groß, schmerzhaft.

Chron. Nephritis, Nephrosklerose mit erhöhtem Reststickstoff.

Harnorgane: Oligurie mit granulierten Zylindern; Hämaturie.

Deformierende Polyarthrose.

Bewegungsorgane: Gelenkschmerzen überall.
Amyotrophie der Mm. peronaei, tibiales und der Hände.
Muskelkraft herabgesetzt. Steifigkeit, Gefühl von Eingeschlafenheit und von Prickeln der Arme und Beine. Schmerzen in den Waden.

Psoriasis. Ekzem.
Follikulitis.
Ichthyose.
Lupus erythematodes.

Haut: Prickeln, Hitzegefühl; Gefühl von Ameisenlaufen und von Prickeln in den Gliedern.
Pigmentation verstärkt, gelb bis gelbbraun, in Haut und Schleimhäuten. Blauschwarze Pigmentation der Haut, der Skleren. Braune Flecken im Gesicht.
Verlust der Geschmeidigkeit der Haut, die eine lederartige Beschaffenheit annimmt mit gelber oder braungelber Verfärbung. Bläschen mit Brennen. Ekzem besonders im Nacken. Follikulitis mit juckenden Auswüchsen des Epithels, Rhagaden. Trockene Krusten, weiß, stärker gelbbraun. Gangrän.

Dosierung

Von JULIAN bei chronischer Nephritis, bei Nephrosklerose, bei Zerebralsklerose in C 5 und C 7, 2mal täglich, erfolgreich angewendet und empfohlen.

Vergleichsmittel

Kreosot hat sich wie das chemisch verwandte Kresol bei entzündlichen Hautaffektionen Neigung zu Gangränbildung (jedoch feuchter), Morgenübelkeit und Erbrechen, bei Neigung zu Blutungen bewährt.
Plumbum hat Ähnlichkeit mit Kresol durch Nephrosklerose, durch Lähmung der Muskulatur (der Extensoren der Unterarme).
Acidum nitricum: Chronische Nephritis mit Reststickstofferhöhung, ebenso *Cuprum arsenicosum* und *Calcium arsenicosum*.

Beispiel

Parkinsonsche Krankheit

JULIAN berichtet über Erfolge bei Parkinsonscher Krankheit, Hochdruck, manisch-depressiver Psychose, Epilepsie (wobei die Patienten anfallsfrei geblieben sind, solange sie Kresol eingenommen haben), Hochdruck, chronischer, zur Urämie führender Nierenentzündung, Lupus erythematodes, Psoriasis.
Ro., Albert, 55 J., Landwirt, zieht uns am 1. 9. 1958 wegen Morbus Parkinson zu Rate.
Er hat diese Nervenerkrankung seit 6 Jahren und ist zu verschiedenen Malen nach der klassischen Methode mit *Atropin, Diparkol, Artane* und *Pardisol* behandelt worden, ohne eine Linderung seines Leidens zu verspüren und ohne einen Stillstand in der Entwicklung seiner Krankheit feststellen zu können.
Es handelt sich um einen stark gealterten Mann. Er sagt uns, daß „alles zusammenfällt", daß sein Gehirn „nicht mehr kommandiert", er spricht mit Mühe, langsam und stoßweise. Seine Hände zittern stark, ebenso seine Zunge, und an seinen Mundwinkeln läuft ständig etwas Speichel herunter. Seine Greiffähigkeit ist stark behindert; er kann sich nicht allein aus- und anziehen und nur schwer allein essen. Eine weitere Beschreibung erübrigt sich; es handelt sich um eine vorgeschrittene Parkinsonsche Krankheit.
Ausschließliche Behandlung Kresol C 5 und C 7.
Er kommt am 1. 10. wieder, um uns seine Genugtuung über eine sehr gute Besserung während und gegen Ende der Behandlung auszudrücken. Diese ist weniger gut, nachdem er 3 Wochen lang das Arzneieinnehmen eingestellt hat.
Kresol wird weiter von Nutzen sein; die Besserung des Patienten macht Fortschritte, er zittert weniger, geifert nicht mehr, er bleibt aber gebrechlich, und sein Zustand erfordert, daß er immer unter dem Einfluß des Heilmittels bleibt.
Zusammenfassung: Ein an vorgeschrittener Parkinsonkrankheit leidender Patient findet durch Kresol eine fühlbare Besserung, aber es zeigt sich, daß er ständig unter dem Einfluß des regelmäßig einzunehmenden Heilmittels stehen muß.

Lac caninum

Herkunft des Mittels

Lac caninum wird in der Weise potenziert, daß die Verdünnungen mit 90% Alkohol hergestellt werden. Dadurch wird das Milcheiweiß zum Ausfällen gebracht und kann also nicht für die Erklärung der Wirkung herangezogen werden.

Wirkung

Die Hundemilch wurde schon von DIOSCORIDES, RHASIS und PLINIUS als Arzneimittel erwähnt und von SEXTUS zur Beseitigung der Kindesfrucht empfohlen. Bei vielen tödlichen Vergiftungen wurde sie als Gegenmittel gebraucht. Von anderen wurde sie bei Lichtscheu, Otitis und anderen Krankheiten der Augen und Ohren erwähnt.
Die Arzneimittelprüfung wurde durch Dr. SWAN veranlaßt, nachdem Dr. REISIG (New York) Lac caninum in Verdünnungen jahrelang gegen manche Erscheinungen der Syphilis, gegen Scharlach und Diphtherie mit Erfolg verwendet hatte. An der Prüfung beteiligten sich 17 Prüfer, darunter bekannte Homöopathen wie S. SWAN, C. LIPPE, E. A. FARRINGTON. Gebraucht wurden nur Hochpotenzen und Höchstpotenzen nach SWAN und FINCKE (Einglaspotenzen), nur einzelne Male auch C 31 und C 32 der Mehrglasverdünnung.
Es hat sich also in der Mehrzahl um substantielle Potenzen gehandelt. Mit Vorbehalt gebe ich das Arzneimittelbild, wie es aus dem außerordentlich umfangreichen Proto-

koll (Swan: Mat. med. of Nosodes and morb. Prod. New York 1888) ausgezogen wurde, wieder. Dabei wurden die Symptome, die erst nach Monaten, selbst nach mehr als 1 Jahr (!) nach der Prüfung eingetreten waren, ausgeschieden. Möglicherweise wurden in das Symptomregister auch klinische (geheilte) Symptome aufgenommen. H. C. Allen berichtet in Mat. Med. of the Nosodes ebenfalls ausführlich über Lac caninum. Sehr eindrucksvoll sind die entzündlichen Erscheinungen im Rachenring, die sich bei der Arzneimittelprüfung ergeben haben und auf eine starke Organotropie zu diesem Gebiet schließen lassen. Merkwürdigerweise wurden bei 3 Prüfern diphtherieartige Beläge beobachtet, die sich von einer wirklichen Diphtherie nicht unterscheiden ließen und auch in einem Fall von an der Prüfung unbeteiligten Ärzten als echte Diphtherie bezeichnet wurden. Diese Beobachtung muß, wenn sie der Prüfung zugeschrieben werden soll, unsere Verwunderung hervorrufen. Doch einerlei, ob man diese Beläge dem Arzneistoff zuschreiben oder sie als eine interkurrente Erkrankung bezeichnen will, die Verwendung von Lac caninum bei Anginen, Diphtherie und dergleichen ist von dieser Anerkennung nicht abhängig, denn auch bei anderen Prüfern haben sich genügend Symptome von seiten des Rachenrings ergeben, die den Gebrauch für einschlägige Krankheitszustände gerechtfertigt erscheinen lassen.
Deutlich treten Organbeziehungen zu den weiblichen Geschlechtsorganen und zu den Brüsten hervor. Die Regel ist verfrüht, stark und schmerzhaft, das Blut grünlich zersetzt und übelriechend, Verschlimmerung der Halssymptome während der Regel, Brüste außerordentlich schmerzhaft bei Berührung und schon bei der Erschütterung des Treppensteigens. (Bei Milchmangel der Wöchnerinnen, ebenso wie bei überschüssiger Milchsekretion und zum Abstillen wird die regulierende Eigenschaft gelobt.) Auch die Erscheinungen von seiten des Magens und Darmes verdienen beachtet zu werden; Hunger und Appetit stimmen nicht überein; Appetitlosigkeit, jedoch sobald er anfängt zu essen, ist er überhaupt nicht zu sättigen; oder Heißhunger, aber gleich satt; großer, immerwährender Durst. Diabetes kann Gegenstand der Behandlung werden; Gastritis bei Milchallergie kann damit nach eigener Erfahrung vorzüglich beeinflußt werden. Verstopfung mit vergeblichem Drang, auch frustrane Tätigkeit des Mastdarmes bei nicht hartem Stuhl wird angetroffen. Auch eine Dyskinese der Harnentleerung wird erzeugt.
Als ein Mittel zur Beseitigung der Folgen von Diphtherie wurde es von den Amerikanern hervorgehoben; nicht nur diphtherische Lähmung, sondern auch toxische Herzmuskelschäden sollen damit geheilt worden sein. Bei akuter Diphtherie wird die Wirkung gelobt.
Das Gedächtnis ist geschwächt; zerstreutes Wesen mit Vergeßlichkeit und Mangel an Sammlung tritt auf. Die Prüfungssymptome werden sehr schlimm genommen und als eine unheilbare Erkrankung angesehen. Eine krankhafte Vorstellungskraft spiegelt allerlei Dinge vor. Man sei, zum Beispiel von einer Menge von Schlangen umgeben. Besonders eine Prüferin, Dr. Laura Morgan, von der ein großer Teil typischer Symptome stammt, war in diesen Phantasien außerordentlich produktiv, so daß man den Eindruck gewinnt, sie hat ihrer Einbildungskraft die Zügel schießen lassen. Kent

(Mat. med.) ist auch der Ansicht, daß diese Symptome nicht alle zuverlässig seien. Er meint jedoch, das Mittel steigere die Einbildungskraft und Erregbarkeit der Sinne, so daß es leicht für die Prüfer sei, sich Symptome einzubilden. Dies scheint tatsächlich der Fall zu sein. In Selbstversuchen mit Lac caninum D 12 beobachtete ich selbst derart lebhafte und schreckliche Träume, daß der seelische Eindruck mir noch einige Tage nachging, eine Erscheinung, die ich sonst von mir nicht kenne. Auch bei SWANS Prüfern werden zahlreiche Träume leichteren oder sehr bedrückenden und angstvollen Inhalts angeführt.

Unter den Modalitäten ist das Wandern, besonders der Seitenwechsel der Beschwerden, in der Prüfung belegt und klinisch bestätigt. Halsentzündung beginnt rechts und wandert nach links. Migräne, die auf der einen Seite beginnt und am nächsten Tag auf die andere Seite gewandert ist, wird mit Lac caninum geheilt. Es war nur eine einzige Prüferin, welche dieses Schlüsselsymptom, und auch nur beim Kopfschmerz, beobachtet hat. Es hat aber, wie die klinische Erfahrung zeigt, für den ganzen Organismus Gültigkeit.

Die Zeit der Verschlimmerung ist wohl auf den Morgen zu legen. Während der Regelblutung ist eine Zeit allgemeiner Verschlimmerung. Zur Nachbehandlung von Folgen früher schon vor vielen Jahren durchgemachter Diphtherie wird es rühmend erwähnt.

Dr. Wm. WESSELHOEFT berichtet von einem Manne von 45 Jahren, den er 18 Monate lang wegen einer Impotenz behandelt hatte. Nachdem der Erfolg ausgeblieben war, schickte er ihn zu LIPPE (Graf zu LIPPE-BIESTERFELD, aus Deutschland eingewandert, der unter seinen Kollegen als anerkannter Meister der Arzneikunst galt). Dieser stellte unter anderem fest: Sehr empfindlich gegen Kälte und gegen Luftwechsel; Brennen am Damm, schlimmer in der Bettwärme; trockener Ausschlag am Damm, am After und der Innenseite der Oberschenkel; bei Erkältung hin- und herziehende Schmerzen mit häufigem Wechsel der Stelle. Die Impotenz dauerte 6 Jahre an. 10 Jahre vor der Behandlung hatte der Patient eine schwere Diphtherie durchgemacht, seit welcher er nie wieder seine volle Kraft erlangt hat. Die Diphtherie war damals von einer zur anderen Seite gezogen, um wieder zur ursprünglichen Seite zurückzukehren. LIPPE verordnete ihm nun, obwohl Impotenz keine Indikation für dieses Mittel ist, eine Hochpotenz von Lac caninum (CM) und nahm eine Gabe von *Pulsatilla* in Aussicht, falls es noch nötig werden sollte. Doch kam es nicht dazu, denn die Ehefrau war bereits nach 3 Monaten schwanger und bekam in der Folge noch ein weiteres Kind. Beide Kinder waren von vorzüglicher Gesundheit. (Nach H. C. ALLEN: Materia med. of the Nos., S. 52.)

An derselben Stelle wird ein Fall von Diphtherie mit dem „Gefühl, als sei das Bett zu hart, Frieren bei Bewegung, Schmerz überall, Verlangen nach kalten Getränken und besser dadurch" angeführt, der rasch durch Lac caninum geheilt wurde. Ein weiterer Fall mit postdiphtherischer Lähmung der Nackenmuskeln, so daß der Kopf nach vorne fiel, wird schnell durch eine Dosis geheilt.

FINCKE (Brooklyn) beschreibt in der „Zeitschrift des Berliner Vereins homöopathischer Ärzte" (Band 5, S. 194) 18 Fälle von mit Lac caninum geheilter Diphtherie, er ließ seine Hochpotenzen 2stündlich nehmen. Eine endgültige Stellungnahme müssen wir uns bis zur Vornahme einer neuen Arzneimittelprüfung und weiterer klinischer Erprobung vorbehalten.

Arzneimittelbild

Leitsymptome und Modalitäten: *Heißhunger, ist überhaupt nicht satt zu kriegen, oder Appetitlosigkeit, kann aber doch essen, wenn er mit essen beginnt.*

Schluckschmerzen, ⊙ *von einer Seite zur anderen wandernd. Graue Membranen auf den Tonsillen.*

Starke Schmerzen in den weiblichen Geschlechtsorganen bei der Periode, Menses treten zu früh und zu stark auf.
Brüste sind sehr schmerzhaft bei Berührung und bei Erschütterung.
Sehr häufiger Harndrang, sehr reichlicher Harnabgang.
Kopfschmerzen mit häufigem Harndrang ohne eigentliche Besserung durch Harnabgang.
Kopfschmerzen, beginnend auf der einen Seite, wandern am anderen Tag zur anderen Seite. Dieser Seitenwechsel der Beschwerden, zwar nur bei den Kopfschmerzen in der AMP beobachtet, hat sich als typisch für das ganze Arzneimittelbild herausgestellt und hat sich besonders bei Anginen oft bewährt.
Seitenwechsel der Beschwerden alle paar Stunden. Folgen von früher durchgemachter Diphtherie.
Verschlimmerung während der Periode; Halsschmerzen und Husten beginnen mit der Periode und hören mit derselben auf.
Verschlimmerung am Morgen.
Verschlimmerung durch Kälte.
Besserung durch Rückwärtsbeugen (Rücken- und Kreuzschmerzen, Bauchschmerzen, Schmerz im Zeigefinger).

Allgemeines: Wenn Patientin geht, scheint sie auf Luft zu gehen; wenn sie liegt, scheint sie zu schweben. Große Unruhe und Ruhelosigkeit.

Geist und Gemüt: Sehr zerstreut, macht Einkäufe und geht weg, ohne sie mitzunehmen. Kann die Gedanken nicht sammeln, sehr nervös, schreibt falsche Worte und verschreibt sich. Große Angst und Verzagtheit, meint, von einer Unzahl Schlangen umgeben zu sein. Sieht Spinnen. Meint, seine Krankheit sei unheilbar.

Migräne

Kopf: Kopfschmerz auf der einen Seite, dann auf der anderen, besser durch Abkühlung; scharfe schießende Schmerzen. ⊙Migräne den einen Tag auf der einen, den andern Tag auf der andern Seite.

Schnupfen mit wechselseitig verstopfter Nase.

Atmungsorgane: Schleimhäute der Nase wund, borkig. Nässender Schnupfen mit Verstopfung der Nase und reichlichem Tränen der Augen. Rauhe, heisere Stimme. Kitzeln im Kehlkopf und unter dem Brustbein mit Hustenreiz und trockenem Husten, schlimmer durch Sprechen, Lachen und Niederlegen. Heftige Schmerzen in den tiefen Brustmuskeln beim Atmen.

Herz: Scharfer Stich über der Herzspitze. Oppression und Enge hinter dem Brustbein. Atemnot.

Anginen und Diphtherie mit abwechselndem Befallensein der beiden Seiten. Folgen von Diptherie.

Verdauungsorgane: Lippen trocken, wie verbrannt. Zahnschmerzen, durch kaltes Wasser besser. Zunge weißlich oder braun belegt. Bläschen, welche Geschwüre auf der Schleimhaut des Mundes hinterlassen. Schaumiger Schleim im Mund, der nachts aus dem Mund läuft. Fauliger Geschmack, schlimmer durch Essen von Süßem. Abneigung gegen Süßes.

Hals entzündet und schmerzhaft, beständiger schmerzhafter Drang zu schlucken; Schmerz durch Essen gebessert. Ständige Neigung zu schlucken, Leerschlucken bessert. ⊙ Schmerz im Hals, der schnell von einer Seite zur andern wechselt. Die Schmerzen ziehen in die Ohren. Die Gaumenmandeln sind mit Membranen bedeckt, auch auf dem Gaumenbogen, dem harten Gaumen und der Rachenwand zeigen sich solche gelblich-weiße Desquamationen der Schleimhaut, die zum Teil von mehreren beobachtenden Ärzten als Diphtherie bezeichnet wurden (bei 3 Prüfern). Trokkenheit, Brennen und Klumpengefühl im Hals mit fortwährendem Schlingdrang.

Verdauungsstörungen bei Milchallergie.

Zäher Schleim im Rachen, der mit dem Taschentuch entfernt werden muß. Beim Essen muß er seine ganze Aufmerksamkeit darauf richten, daß die Speisen nicht in die Nase aufsteigen.

Gastritis mit nervösen Appetitstörungen. Schwangerschaftserbrechen(?).

Den ganzen Tag hungrig, Heißhunger, aber gleich satt; oder kann überhaupt nicht satt werden trotz reichlichen Essens. Appetitlos, aber sobald sie anfängt zu essen, stellt sich der Hunger ein; kein Appetit auf Fleisch. Großer Durst immerfort auf kleine Mengen Wasser. Schwächegefühl und Leerheit in der Magengrube. Übelkeit am frühen Morgen beim Erwachen.

Krampfartige Schmerzen im Bauch, besser durch Rückwärtsbeugen. Bauch sehr empfindlich gegen Druck und gegen Druck der Kleider. Bauch sehr gespannt, als ob er bersten wollte.

Verstopfung mit vergeblichem Drang.

Verstopfung mit häufigem, vergeblichem Drang. Stuhl schafkotartig oder großkalibrig, mühsam zu entleeren. Auch weicher Stuhl kann nicht entleeert werden, viel Tenesmus.

Diabetes

Harnorgane: Lästiger Harndrang bei Tag und Nacht mit häufigem, unbezähmbarem Drängen, das auch nach dem Harnlassen nicht aufhört. Ungewöhnlich reichlicher Harnabgang, auch während der Nacht mit quälendem Tenesmus. Nachtropfen des Harns. Harn dunkel oder mit rotem Satz.

Regelstörungen mit Dysmenorrhö; Fluor; Periode zu früh, zu stark; oder Weißfluß statt der Periode.

Geschlechtsorgane: Halsentzündung, mit der Periode beginnend und mit derselben aufhörend. Blut scharf, stark, grünlich-zersetzt und sehr übelriechend. Regelblutung hört sofort auf, wenn die Füße in kaltes Wasser gestellt werden. Ausfluß nur bei Tage, beim Stehen oder Gehen. Blutiger Ausfluß.

Schmerzen bei der Periode besser durch Rückwärtslehnen. Abgang von Winden aus der Scheide. Jucken der Vulva. Geschlechtliches Verlangen wird durch Berührung der Brüste oder Druck auf die Vulva beim Sitzen heftig erregt.

Milchmangel der Mütter, Galaktorrhö auch zum Abstillen.

Brüste sehr schmerzhaft bei Berührung und bei der geringsten Erschütterung, beim Treppensteigen, besonders während der Periode. Muß die Brüste mit der Hand halten.

Postdiphtherische Lähmung. Rheumatische Gliederschmerzen wandern. Ischias.

Glieder, Muskeln, Gelenke: In allen Muskeln und peripheren Nerven rheumatoide Schmerzen, auch in den Gelenken. Ruhe und beginnende Bewegung verschlimmert. Schmerzen längs den Hüftnerven. Sichtbare Venen gestaut. Rücken- und Kreuzschmerzen. Schmerzen im Zeigefinger besser durch Rückwärtsbeugen.

Haut: Herpesartige Ausschläge, besonders in den Achselhöhlen. Pusteln und Geschwüre um die Vulva und auf dem Mons veneris. Jede Schramme entzündet sich. Übelriechende Achselschweiße, die Wäsche gelb oder orange färbend.

Wärmeregulation: Viel Kältegefühl und Frostigkeit; kann nachts nicht schlafen wegen Frieren. Heftiges Fieber beim Erwachen morgens mit Schweiß.

Dosierung

Als ausgezeichnet gelobt in Hochpotenzen von der amerikanischen Schule, welche es in chronischen Fällen in einzelnen Gaben, in akuten aber in 2stündigen Intervallen verordnete. Aber auch mittlere Potenzen sind nach eigener Erfahrung bewährt.

Vergleichsmittel

Beschwerden, die rasch die Stelle wechseln: *Pulsatilla, Kalium bichromicum.*
Tonsillitis: *Lachesis, Apis, Mercurius cyanatus.*
Besserung durch Rückwärtsbeugen: *Mandragora, Belladonna, Bismutum, Dioscorea.*
Brüste schmerzhaft bei der Regel: *Calcium carbonicum, Conium, Aristolochia, Phytolacca.*
Spätfolgen von Diphtherie: *Diphtherinum.*
Lähmung nach Diphtherie: *Gelsemium.*
Milchmangel der Wöchnerinnen: *Agnus castus, Galega off. (Tee), Urtica urens, Lac defloratum.*

Beispiel

Doppelseitige Tonsillitis

Frau R. S., 39 J. 3 p. wurde von mir vor 5 Jahren wegen chronischer Sinusitis behandelt und geheilt. Erkrankt jetzt an rechter Tonsillitis mit Fieber zwischen 38,5° und 39°. Rechte Tonsille hochgradig geschwollen, ohne Belag, linke Tonsille weniger stark geschwollen. Bereits von Anfang an heftige Kiefersperre, so daß die Tonsillen nur mit Mühe einsehbar waren. Verordnung Mercur. sol. D 6. Nach 4 Tagen keine Veränderung, Schmerz und Kloßgefühl hat sich jetzt auf die linke Seite verlagert. Mund kann nicht mehr geöffnet werden, Sprechen nicht mehr möglich wegen Kiefersperre, Ernährung nur noch mittels Röhrchen mit flüssiger Nahrung. Verständigung nur durch Schreiben möglich. Es wird nun auf Lac caninum D 30 3mal täglich übergegangen. Schon am nächsten Tag subjektive Erleichterung und absinkende Tendenz der Temperatur. Der Schmerz in den Tonsillen wechselt aber weiterhin von einer Seite zur anderen unter Rückgang der Heftigkeit der Kiefersperre und der Schmerzen. Nach 10 Tagen Lac caninum fühlt sie sich subjektiv fast völlig wiederhergestellt, die Tonsillen sind nur noch wenig vergrößert. Es wird noch eine Behandlung mit Barium jodatum D 6 angeschlossen, wodurch die Mandeln wieder einen normalen Befund aufweisen.
[Der Verfasser]

Lac vaccinum defloratum

Wirkung

Die abgerahmte Kuhmilch wurde von SWAN (Mat. med. of Nosodes and Morb. Prod. 1888) in die homöopathische Therapie eingeführt und auf seine Veranlassung von Dr. Laura MORGAN einer Prüfung mit Hochpotenzen unterzogen. SWAN war der Ansicht, daß die für die Wirkung maßgebenden Bestandteile in den Mineralsalzen zu sehen seien. Jedenfalls muß man annehmen, daß die Eiweißstoffe bei der Potenzierung mit hochprozentigem Alkohol ausgefallen sind und daher für die Erklärung der Wirkung nicht herangezogen werden können. Es besteht jedoch die Möglichkeit, daß hormonartige Substanzen, die bei der Milchbildung im Spiel sind, an der Wirkung beteiligt sind. Das Ergebnis der Prüfung von MORGAN muß mit dem größten Vorbehalt entgegengenommen werden, da die Autorin offenbar mit wenig Kritik zu Werke ging. Eine weitere Prüfung findet sich in der Allg. homöop. Ztg. als Referat von OEHME (AHZ, Bd. 88, Seite 167) einer Arbeit von PIERSON (N. Amer. J. No. 87, 343, desgl. in Hom. World, Vol. 81, p. 151, mit 5tägigem Einnehmen von C 15 alle Stunden einige Tropfen).

In der Therapie soll es sich bewährt haben bei

Widerwillen gegen Milch und üblen Folgen von Milchgenuß; (wohl das wichtigste Symptom).

Migräne mit Erbrechen und Verstopfung; während des Anfalls starke Harnabsonderung.

Verstopfung mit großkalibrigen, harten Stühlen und vergeblichem Drang; der After reißt bei der Entleerung unter großem Schmerz ein.

Diabetes mellitus mit großem Durst und sehr reichlicher Harnabsonderung sowie übermäßigem Appetit.

Milchmangel bei Wöchnerinnen; es soll innerhalb 12 bis 14 Stunden die stockende Milchabsonderung in Gang bringen.

Abnorme Milchabsonderung außerhalb der Stillzeit.

Abmagerung der Brüste mit Schlaffheit, auch Fettsucht, wobei beim therapeutischen Gebrauch der Rückgang der übermäßig starken Brüste besonders auffiel.

Fettsucht der jungen Mädchen mit 11 bis 20 Jahren, ehe die volle Reife erreicht ist, soll gut auf Lac defloratum ansprechen, besonders wenn kalte, blaue Hände vorhanden sind.

Schwangerschaftserbrechen soll oft schnell durch Lac defloratum gebessert werden.

Wassersucht infolge Herzleiden, Leberzirrhose und Nierenentzündung soll es Besserung bringen.Milchallergiker scheinen sich nach eigener Erfahrung gut für die Behandlung zu eignen.

Verspätete oder unterdrückte Regel ist ebenso wie Regelkrämpfe eine Indikation.

Für Freunde des therapeutischen Experiments ist hier reichlich Gelegenheit geboten, das Echte aus dem noch nicht Gesicherten herauszusuchen.

Literatur

Eine weitere Arbeit neben den oben angeführten Literaturstellen ist in der Zschr. Klass. Homöop. Bd. XII (1968) S. 167 von J. ZINKE erschienen. KENT hat in seinen Arzneimittelbildern Lac defloratum ausführlich behandelt. Karl F. Haug Verlag, Neuauflage: Heidelberg 1977)

Arzneimittelbild

Leitsymptome: *Ernährungsstörung, entweder Abmagerung mit welken, abgemagerten Brüsten – oder ⊙ Fettsucht, besonders mit starken Brüsten.*

Störung der Milchsekretion: stockende Milchsekretion im Puerperium, oder

⊙ Milchabsonderung außerhalb der Stillzeit. Absonderung von reichlich wasserhellem Harn bei großem Durst.

⊙ Widerwille gegen Milch und Unverträglichkeit von Milch (Kopfschmerzen, Übelkeit, Erbrechen, Durchfall, Verstopfung).

Trocken-harte, großkalibrige Stühle mit heftigen Schmerzen beim Stuhlgang.
Migräne mit reichlichem Harnabgang, heftiger Übelkeit und Erbrechen, Blindheit und Geräuschempfindlichkeit.
Verschlimmerung am Morgen.
Allgemeine Frostigkeit und Unverträglichkeit von Kälte und kalter Berührung.

Allgemeines: Große Schlappheit und Abneigung gegen Anstrengung. Große Ruhelosigkeit mit höchsten und anhaltenden Beschwerden bei mangelndem Nachtschlaf. Abmagerung, besonders an den Brüsten. ⊙ Fettsucht.

Geist und Gemüt: Verlust des Gedächtnisses, kann sich an Gelesenes nicht mehr erinnern. Gleichgültigkeit. Depression mit Weinen, wünscht, nicht mehr zu leben. Große Verzweiflung über seine Krankheit; ist überzeugt, binnen 24 Stunden zu sterben.

Kopf: Schwindel beim Bewegen des Kopfes im Bett, schlimmer beim Niederliegen, muß aufsitzen. Schwindel beim Öffnen der Augen im Liegen, schlimmer beim Aufrichten.

Migräne, meist wöchentlich auftretend.

Kopfschmerz zuerst in der Stirne, dann sich ausdehnend zum Hinterkopf, sehr heftig, mit großer Lichtempfindlichkeit selbst gegen Kerzenlicht; tödliche Übelkeit, mit Erbrechen, schlimmer bei Bewegung und Aufrichten; heftig fröstelnd, ohne daß äußere Wärme bessert; häufiges und reichliches Urinieren von ganz hellem Harn (ohne Besserung dadurch). ⊙ Besserung der Kopfschmerzen durch Kälte trotz allgemeiner Frostigkeit, besser durch Druck und Einbinden, schlechter durch Licht, durch Erschütterung (Husten), durch Geräusch.

Nach Kränkung heftiger Stirnkopfschmerz über den Augen, übelriechender Atem, Appetit gering, Übelkeit; Urin dick und dunkel. Schmerz im Vorderhaupt, als ob der Kopf bersten wollte, mit Blindheit; Schmerz wird besser durch Binden des Kopfes, schlimmer durch Licht und Geräusch, Verstopfung, Stühle groß, Hände und Füße kalt.

Kopfschmerz schlimmer während der Menses, durch Sprechen, alternierend mit Tonsillitis.
Kopfschmerz mit Gefühl, als ob der Scheitel gehoben würde.
⊙ Kopfschmerz steigend und fallend mit der Sonne.

Augen: Verschleiertes Sehen vor dem Kopfschmerz.

Gesicht: Tödliche Blässe. Blasse Gesichtsfarbe mit Ausbruch von Ekzem. Gesicht, Nacken, Arm und Körper röten sich wie rosenrot mit Schwellung.

Schlund: Globus hystericus unter dem Brustbein zum Hals mit Erstickungsgefühl.

Verdauungsorgane: Völliger Verlust des Appetits. Großer Hunger auf große Mengen, oft. Milch verursacht Übelkeit. Saures Aufstoßen. Übelkeit und Erbrechen am Morgen mit tödlicher Übelkeit, schlimmer durch Bewegung oder Aufrichten im Bett.

Schwangerschaftserbrechen, Milchallergie.

Aufblähung im Epigastrium mit Anfällen von Atemnot. Bauch wund und druckempfindlich. Der Gedanke an Speisen erregt Übelkeit.
Verstopfung mit chronischem Kopfschmerz (s. unter Kopf). Stuhl trocken und hart, mit großer Anstrengung entleert, den After wundmachend, mit reichlichem Blutabgang und unter großen Schmerzen.

Harnorgane: Häufiger und reichlicher Abgang von ganz hellem Harn. Häufiger scharfer Harn. Harn dunkel und dick. Ständiger brennender Schmerz in der Nierengegend, über die Hüften zur Blasengegend laufend, auch von der Kreuzbeingegend und den Glutäen nach vorn zu den Schenkeln, schlimmer beim Niederliegen. Harn ganz blaß, kann ihn nicht halten.

Weibliche Geschlechtsorgane: ⊙ Menses verspätet um 1 Woche mit Blutandrang zum Kopf, kalten Händen, Übelkeit und Schwindel. Nach Eintauchen der Hände in kaltes Wasser plötzliche Unterdrückung der Menses. Periode unregelmäßig, teils sehr dunkel und scharf, teils farbloses Wasser. Herabdrängende Schmerzen in der Eierstockgegend. Ziehende Schmerzen in der Gebärmuttergegend mit Hitze und drückendem, herabhängendem Schmerz; kann keinen Druck auf den Bauch ertragen. Gelblich-weißer Ausfluß.

Brüste: Verminderte Milchsekretion, schmerzhaft. Brüste hängen schlaff herab, Brüste schrumpfen.

Herz: Druck um das Herz mit Atemnot und Gefühl, als ob er innerhalb 24 Stunden sterben müsse. Scharfer Schmerz in der Herzspitze, als ob ein Messer auf und ab schneiden würde.

Wärmeregulierung. Frösteln den ganzen Tag über. Innerliche Kälte bei äußerlicher Wärme. Kälte läuft über den Rücken herab, Hände kalt wie Eis. Blaue Fingernägel.
Trockene, heiße Haut. Erwacht nachts mit kaltem Schweiß. Fieber; gebadet in warmem Schweiß, besonders an Gesicht, Nacken und Händen. Schweiß klebrig, scharfriechend.

Dosierung

Nur in Hochpotenzen zu verwenden. Muß mindestens in der C 30, besser in der C 200 verordnet werden (ZINKE).

Lachesis

A. Allgemeines über Schlangengifte

Die einzelnen Schlangengifte bestehen aus einer Anzahl verschiedener Bestandteile, welche in allen Schlangengiften, jedoch in unterschiedlichem Verhältnis enthalten sind. Daher erklärt sich auch die große Wirkungsverwandtschaft der Schlangengifte untereinander. Man unterscheidet neurotoxische, gerinnungsfördernde und zytolytische (also auch hämolytische) Wirkung. Während bei den Elapiden (Nattern), zu denen *Naja* und *Elaps* gehören, die neurotoxische Wirkung am stärksten hervortritt und dementsprechend der Tod bei den Gebissenen durch Nervenlähmung (Atemlähmung) erfolgt, steht bei den Crotaliden (Lachesis, *Crotalus, Agkistrodon, Bothrops lanceolatus*) und den Viperiden (*Vipera berus*) die Wirkung auf das Blut durch Hämolyse und endovaskuläre Gerinnung (Thrombose) im Vordergrund. Man stellte sich seither vor, daß die blutungserzeugende Wirkung auf dem *Haemorrhagin*, die thrombenbildende Wirkung auf *Koagulin*, die Giftwirkung auf die Nerven auf dem *Neurotoxin* beruhe. Diese Bezeichnung durch die Wirkung sagt jedoch nichts über die noch nicht genügend erschlossene chemische Struktur der betreffenden Stoffe aus.

Die Einführung der Schlangengifte in die Homöopathie geht auf Constantin HERING zurück, der 1837 eine Broschüre über die Wirkungen des Schlangengiftes herausgab*. Darin wurden sowohl die Wirkung von Bissen wie von Arzneimittelprüfungen am Gesunden zusammengestellt.
In der Homöopathie werden 8 Schlangengifte angewendet, unter diesen haben Lachesis muta (in der Homöopathie meist als Lachesis trigonocephalus bezeichnet), *Crotalus horridus, Naja tripudians* und *Vipera berus* größere Bedeutung erlangt, seltener werden *Crotalus terrificus* (unter dem Namen *Crotalus cascavalla*), *Bothrops lanceolatus, Agkistrodon mokeson* (unter dem Namen *Cenchis contortrix*) und *Elaps corallinus* verordnet. Diese Giftschlangen besitzen 2 Fangzähne in ihrem Unterkiefer, welche Rillen oder einen Hohlkanal besitzen; durch diese injizieren sie beim Biß das Gift der supralabialen Speicheldrüsen ihrem Opfer wie mit einer Hohlnadel.

Über die biochemische Struktur** der Schlangengifte ist trotz umfangreicher Untersuchungen noch nichts Endgültiges bekannt. Wir wissen jedoch, daß sie bis zu 92% aus Proteinen bestehen. Damit ist die Tatsache erklärt, daß sie als Antigene wirken, wenn sie parenteral zugeführt werden. Das auf solche Weise gewonnene Immunserum hat spezifischen Charakter, es kann jedoch auch gegen verwandte Schlangen, ja sogar gegen Skorpionstiche mit Erfolg angewendet werden. Damit wird es einleuchtend, daß auch die toxischen Wirkungen der Schlangengifte untereinander verwandt sind.

Die Schlangengifte unterliegen, oral eingenommen, dem Verdauungsprozeß. Es ist aber keine Frage, daß sie in feindispersen Zustand gebracht, unverändert die Schleimhaut durchdringen und ihre spezifische Wirkung entfalten. So hat HERING bei der Verarbeitung des Lachesis-Giftes zu Potenzen eindeutige Symptome an sich und anderen Prüfern festgestellt. Man beobachtete auch allergische Zustände durch die Einatmung des Staubes von Schlangengiften. Damit ist die gelegentlich aufgestellte Behauptung, die orale Verabreichung der Schlangengifte sei unwirksam, widerlegt, sofern die 120 Jahre alte orale Schlangengift-Therapie der Homöopathie überhaupt einer solchen Bestätigung bedarf. Anders ist es, wenn man größere Dosen von Schlangengiften, wie sie in der Therapie des Krebses und der Epilepsie gebraucht wurden, verwenden will; in diesem Fall ist die parenterale Einverleibung unerläßlich.
Man darf wohl mit Recht die Schlangengifte als einen modifizierten Speichel betrachten, sie gehören daher unter die Verdauungsenzyme. Dieser Annahme widerspricht nicht ihr toxischer Charakter, der durch ihre Wirkung auf die Enzymsysteme des Gebissenen zustande kommt.
Unter den in den Schlangengiften vermuteten Proteinasen ist ein trypsinähnliches bemerkenswert. Dieses bewirkt am Ort des Bisses eine Art von parenteraler Verdauung

* HERING, C.: Die Wirkung des Schlangengiftes, zum ärztlichen Gebrauch zusammengefaßt, Allentown/Pa. 1837.
** Eine Zusammenfassung der biochemischen Forschungen der Schlangengifte gibt der Aufsatz von O. LEESER, Actions and Medicinal use of snake-venoms (Brit. Homoeop. J. Juli 1958), ebenso LEESER: Lehrbuch der Homöopathie, Bd. C: Tierstoffe. Ulm/Donau 1961. Karl F. Haug Verlag.

der Eiweißstoffe, die sich in lokaler Entzündung mit Schwellung, Blutaustritt und Nekrose äußert. In dieser Hinsicht zeichnen sich die Crotaliden und Viperiden aus, während die Elapiden wenig oder keine lokale Wirkung zeigen.
Die in den Schlangengiften angenommenen Proteinasen rufen Blutgerinnung, durch Überführung von Fibrinogen auf Fibrin, hervor. Unter bestimmten Bedingungen scheint die Giftproteinase so rasch auf das Fibrinogen zu wirken, daß es zersetzt wird und die Blutgerinnung ausbleibt. Damit wird das Gift gerinnungshemmend. Daher beobachtet man sowohl eine starke Tendenz zu Blutungen wie zur Erzeugung von Thrombosen.

Als Wirkung der Proteinase wird es auch angesehen, daß unter ihrem Einfluß sich vom Globulin eine blutdrucksenkende Substanz (*Bradykinin*) abspaltet, welche als verantwortlich angesehen wird für die extreme Erschöpfung und die kollapsartigen Zustände mit kaltem Schweiß bei Lachesis und *Crotalus*.

Ein großer Teil der Giftwirkung ist auf die Phospholipasen zurückzuführen. Sie spalten von Lecithin und Cephalin beim Gebissenen die ungesättigte Fettsäure ab, wodurch sich Lysolecithin und Lysocephalin bilden. Diese Lysophosphatide haben einen starken lytischen Effekt auf alle Zellmembranen, besonders auch die der roten Blutkörperchen. Die hämolytische und zytolytische Wirkung der Schlangengifte wird heute auf die Phospholipase zurückgeführt. Der bei Gebissenen manchmal beobachtete Ikterus findet auf diese Weise seine Erklärung.

Da auch die Leukozyten der auflösenden Wirkung der Phospholipasen unterliegen, können Leukopenie und Agranulozytose Folgezustände der Schlangengifte sein. Die Schädigung und Herabsetzung der Zahl der Leukozyten hat wiederum eine schlechte Heilungstendenz der hämorrhagisch-nekrotischen Geschwüre und ein Ausbleiben der leukozytären Reaktion durch Bildung einer normalen Eiterbildung zur Folge.

Da Cephalin als Bestandteil der Blutplättchen der Träger des Enzyms Thrombokinase zu sein scheint, welches Prothrombin zur Bildung von Thrombin aktiviert, dürften die Phospholipasen auch eine Rolle im ersten Stadium der Blutgerinnung spielen. Zerstörung der Thrombokinase dürfte damit zu verzögerter Blutgerinnung und damit zu einer Neigung zu Blutungen führen, eine Eigenart, die wir besonders vom Arzneimittelbild von *Crotalus* kennen. Bei *Crotalus horridus* wurde im Gift der Fangzähne in der Tat ein sehr hoher Gehalt an Phospholipasen gefunden. Bei den Bothrops-Spezies andererseits ergab sich ein niederer Gehalt an Phospholipase; das Gift derselben ist dementsprechend koagulierend. Diese koagulierende Wirkung wird allgemein den proteolytischen Enzymen zugeschrieben. Bothrops-Gifte in äußerst geringen Konzentrationen wandeln tatsächlich Prothrombin in Thrombin um und setzen so den Gerinnungsprozeß in Gang.
Ein Test für Schlangen- und Bienengifte wurde aus der Aktion ihrer Phospholipasen auf Eidotteremulsionen entwickelt, deren Koagulierung durch Hitze aufgehoben wird.

Die neurotoxische Wirkung, seither einem Neurotoxin genannten Bestandteil zugeschrieben, wird heute ebenfalls einer Aktion der Phospholipasen zugeschrieben. In erster Linie ist es das Cephalin sowohl der Achsenzylinder als der Medullascheiden, welches zersetzt wird. Mitbestimmend, ob in einem Schlangengift die neurotoxische oder die hämolytische Wirkung der Phospholipase überwiegt, mag jedoch auch der Gehalt an proteolytischem Enzym sein.
Ob *Zincum* ein Bestandteil der Schlangengifte ist, bleibt noch umstritten. Ebenso ist noch keine Klarheit geschaffen über die Rolle, welche der *Schwefel* in den Schlangengiften, und besonders als Bestandteil der aktiven Atomgruppen, spielt.
Im Gift der *Naja naja* wurde ein aktives Prinzip isoliert, welches eine Affinität zur Muskulatur, besonders zu der des Herzens besitzt. Dieses „Cardiotoxin" bewirkte bei Katzen einen scharfen Abfall des Blutdrucks. Die Systole und Diastole wurden in einer Konzentration von 1:50000 bis 1:10000 verlängert, während bei einer Konzentration von 1:400 bis 1:300 das Herz in Systole zum Stillstand kam.

Klinische Anwendung der Schlangengifte

Die Anwendung der Schlangengifte erstreckt sich hauptsächlich auf folgende Krankheitsgruppen:

1. Sepsis und septischer Verlauf aller Infektionskrankheiten. Übergang in septische Zustände bei Verletzungen. Phlegmone, Karbunkel, Erysipel und Mastitis mit septischer Tendenz, Appendizitis, Peritonitis, Pelveoperitonitis, Puerperalfieber, akuter Gelenkrheumatismus, Endocarditis acuta und lenta, Grippe mit Hämorrhagie und Kollaps sowie viele andere. – Lachesis und *Crotalus* bei septischer Diphtherie, auch *Naja*. Mit Lachesis und *Crotalus* konkurriert in erster Linie *Pyrogenium*.
Bei Hepatitis epidemica scheint Lachesis nicht selten von günstiger Wirkung zu sein. Dies mag ein Hinweis sein, daß der Ikterus, den man bei Bißfolgen gefunden hat, nicht bloß durch Hämolyse, sondern durch Entzündung der Leber bedingt ist.

2. Endokrine Störungen von seiten der Schilddrüse (Basedow) und der Hypophyse (beziehungsweise Ovars) bei klimakterischen Beschwerden.

3. Am Gefäßsystem
a) vasomotorische Störungen: Wallungen, Hypertonie, hypotone Regulationsstörungen, Kollapszustände. – Bei Hypertonie wird meist Lachesis genannt, bei Hypotonie *Naja*. Doch habe ich bei Hypotonie mit Schwächeanfällen mit bestem Erfolg auch Lachesis gebraucht.
b) Thrombophlebitis – *Vipera berus*, Lachesis; Endarteriitis obliterans (?) – Lachesis, *Vipera*. Variköser Symptomenkomplex – *Vipera*.
c) Embolie und embolische Infarkte: *Crotalus, Vipera berus, Cenchris*. Als gerinnungshemmende Mittel sind die Gifte von Crotalus, Vipera berus und Cenchris (Agkistrodon mokeson) von Bedeutung und werden bevorzugt bei Thrombophlebitis eingesetzt.

4. Organische Herzleiden: Myocarditis chronica und Myodegeneratio cordis – *Naja, Lachesis. Angina pectoris – Lachesis, Crotalus.* Myokardinfarkt – Lachesis, *Crotalus.* Akute Endokarditis nach Angina und Polyarthritis rheumatica, Endocarditis lenta – Lachesis, *Crotalus.*

5. Nervensystem: Neuritiden.

6. Die Kachexie bei malignen Tumoren, bei Tuberkulose usw. können bei Vorhandensein der Leitsymptome oft gut beeinflußt werden.

7. Agranulozytose. Bei bisher 6 Fällen von Agranulozytose hat DONNER* Lachesis (D 8 oral) versucht und alle mit einer einzigen Ausnahme geheilt. Der letztere Fall betraf eine Arztgattin, die nach Karzinomoperation mehrfach bestrahlt wurde und dadurch ihre Agranulozytose bekam. Mit Lachesis wurde in kurzer Zeit ein wesentliches Ansteigen der Leukozytenzahl und eine Besserung des weißen Differentialbildes beobachtet. Einige Monate später starb aber die Kranke, wohl an Karzinommetastasen, also nicht an Agranulozytose.

B. Besonderes über Lachesis

Lachesis muta, früher als L. trigonocephalus bezeichnet, Buschmeister (Fam. nat. Crotalidae), ist in Mittel- und Südamerika heimisch. Verwendet wird das frische Gift, das während des Bisses ausströmt. Das Tier erreicht eine Länge bis zu 3,6 Meter. Der Biß wirkt meist tödlich.

Toxikologie

Siehe auch den vorhergehenden Abschnitt „Allgemeines über die Schlangengifte".
1. Entsprechend der sowohl Blutungen erzeugenden als auch die Blutgerinnung steigernden und die Blutzellen zerstörenden Wirkung ergeben sich folgende Symptome: Septisch-gangränöse Wunden mit mangelhafter Reaktion und gestörter Leukozytenabwehr, mit blauroter oder purpurroter Hautfärbung. Ausbleiben einer „gesunden" Eiterbildung.
Embolie- und Thromboseneigung, auch Blutzersetzung und Ausbleiben der normalen Blutgerinnung.
Septische Fieberzustände mit Schüttelfrösten und heftigem Fieber und Schweißen, verbunden mit Petechien, Purpura, hämolytischem Ikterus.
Allgemeine und örtliche Blutstase mit Zyanose. „Schläft sich in die Verschlimmerung hinein", wohl als Folge der während des Schlafes verlangsamten Atmung. Ingangkommen von Absonderungen bringt Besserung hervor, zum Beispiel Menses, Schweiß.
2. Effekte an der Muskulatur des Herzens und der Blutgefäße: Einerseits Spasmen zum Beispiel am Herzen mit krampfartiger Beklemmung, stenokardisch, mit Neigung zu Hypertonie, andererseits mit Erschlaffung, Herz- und Kreislaufschwäche, mit

* DONNER: Allg. homöop. Ztg. 1937 – Zwölf Vorlesungen über Homöopathie, 2. Aufl., S. 99. Ulm/Donau 1959. Karl F. Haug Verlag.

Hypotonie und Kollaps; ebenso: Puls stark beschleunigt und kräftig oder schwach und elend (Biphasigkeit).
Beengungsgefühl am Hals, Gefühl, als würde der Hals zusammengeschnürt. Schlukken von Flüssigkeit oder Leerschlucken schwieriger als von fester Nahrung.
Hitzewallungen zum Kopf mit Schweißausbrüchen. Hitze und Kopfschmerzen, schlimmer durch Sonnenbestrahlung, durch Wärme, bei feuchtwarmem Wetter.

3. Seelisch sehr erregt und geschwätzig; argwöhnisch, eifersüchtig; heruntergestimmt und traurig, depressiv.
Große Empfindlichkeit gegen Berührung mit Umschnürungsgefühlen, besonders am Hals, aber auch an Magen und Bauch.

4. Unter den Modalitäten und Leitsymptomen sind die wichtigsten und markantesten:
Große Geschwätzigkeit – Überempfindlichkeit gegen Berührung, zum Beispiel der Kleider, mit Umschnürungsgefühl und Beengung – Verschlimmerung nach Schlaf – Verschlimmerung bei feuchtwarmem Wetter, durch warme Bäder, durch Sonnenbestrahlung – vorwiegende Linksseitigkeit – Zyanose.
Das Arzneimittelbild gründet sich auf die Beobachtungen an Gebissenen und auf die von Constantin HERING vorgenommene Arzneimittelprüfung des Giftstoffes, welcher das Mittel in die Therapie eingeführt hat. Es hat sich zu einem der bedeutendsten und wertvollsten Mittel der Homöopathie entwickelt.

Klinische Anwendung: Sepsis und septischer Verlauf von Infektionskrankheiten. Hinweisend sind langanhaltendes Frieren und Schüttelfröste; kalte Glieder mit heißem Kopf; Fieber mit heißen Wallungen und Schweißen. Verschlimmerung nach Schlaf, schreckt mit Atemnot und Bangigkeit aus dem Schlaf auf; Neigung zu Kreislaufkollaps. Überempfindlichkeit der Haut gegen Berührung der Kleider oder des Bettes. Warme Anwendungen werden schlecht ertragen und rufen Kollaps hervor. (Appendizitis, Peritonitis, Pelveoperitonitis, Cholezystitis, Puerperalfieber, Karbunkel, Phlegmone und andere).

Bei akutem Gelenkrheumatismus mit septischem Hinziehen der Krankheit oder auch schon von Beginn an empfehlenswert, wenn Verschlimmerung durch Schlaf oder durch heiße Packungen zugegen sind. Endokarditis mit Herzbeschwerden aus dem Schlaf heraus.

Diphtherie und Scharlachdiphtherie: Beginn auf der linken Seite und erst nachher auf die rechte Seite hinüberziehend; Überempfindlichkeit am Halse gegen Berührung. Flüssiges kann schwerer geschluckt werden als feste Speisen (entspricht der Verschlimmerung durch Berührung und Besserung durch festen Druck). Heiße Getränke werden abgelehnt. Neigung zu Kollapszuständen. Typhöser Zustand mit Delirien und schwatzhafter Erregung. Blutungen aus Mund und Nase.

Bei Grippe ist Lachesis oder *Crotalus* manchmal als epidemisches Mittel zu betrachten. Hinweisend sind die Schüttelfröste und starken Kongestionen zum Kopf mit Nasenbluten.

Weiterhin kann Lachesis bei allen anderen Infektionskrankheiten mit entsprechenden Symptomen hilfreich und für die Genesung entscheidend sein.
Bei linksseitig beginnender Angina und bei abszedierender Angina ein Hauptmittel (*Crotalus* hat Beziehung zu beiden Seiten).

Besonders will Lachesis bei **Viruskrankheiten** an vorderster Stelle beoachtet werden; außer Grippe kann es Morbus Bang (H. Bergmann) und das Q-Fieber (eigene Beobachtung) heilen.

Herz- und Gefäßsystem: Wenn eine Hypotonie mit Schwächeanfällen und Neigung zu Kollaps verbunden ist (hypotone Regulationsstörungen), wird man von Lachesis Hervorragendes sehen. Der Blutdruck steigt an und hält sich nach längerem Gebrauch von Lachesis auf normaler Höhe; ähnlich *Naja*. Hypertonie mit starker Kopfkongestion und anfallsweise auftretendem Schwindel mit Kopfschmerz wird günstig beeinflußt.
Thrombose und Thrombophlebitis: Warme Anwendungen werden schlecht ertragen; bläuliches Aussehen der entzündeten Partien, Empfindlichkeit gegen leichte Berührung, Schüttelfröste und andere septische Zeichen.

Bei Embolie gibt es meines Erachtens kein sichereres Mittel als Lachesis und das besonders bei Blutungen angezeigte *Crotalus*. Es stoppt bei Fällen, die immer wieder Embolien bekommen, diese prompt. Bei Koronarinfarkt sind die Schlangengifte unentbehrlich, sie regulieren die desorganisierte Herztätigkeit oft auffallend.

Bei organischen Herzleiden sind es besonders die aus dem Schlaf heraus auftretenden stenokardischen Anfälle, die Lachesis indizieren. Atemnot und Beklemmung, schlimmer durch Schlaf und schlimmer durch heiße Anwendungen. Bei Patienten, die bei warmen Bädern oder Diathermie und dergleichen kollabieren, darf man in erster Linie an Lachesis denken. Derartige Patienten leiden sehr beim Übergang in die warme Jahreszeit und bei schwülem, dämpfigem Wetter oder bei Reisen vom Hochgebirge und Höhenlagen in das Flachland. Sicher ist es nicht nur die Durchblutung des Herzmuskels, welche sich bei solchen Patienten vermindert, sondern es ist auch die periphere Gefäßregulation gestört.

Bei Angina pectoris kann Lachesis auf Grund solcher Beschwerden eine wertvolle Hilfe sein.

Bei Endokarditis sowie bei toxischer und infektiöser Myokarditis gehört Lachesis, wie *Crotalus* und *Naja*, zu den wichtigsten Mitteln. Bei Endocarditis lenta kann ein Versuch gemacht werden, doch sind hier meines Wissens keine Heilungen beschrieben.

Endokrine Störungen: Die Verschlimmerung der Beschwerden durch die Unterbrechung einer Sekretion gibt den Hinweis bei Beschwerden der Wechseljahre. Je heftiger die Kongestionen sind, je mehr darf man einen Erfolg von Lachesis erwarten. Eine vorhandene Hypertonie unterstreicht diese Wahl. Unverträglichkeit eines warmen Raumes, Verschlimmerung durch Schlaf, Beengungsgefühl am Hals, Geschwätzigkeit können weiter hinweisend verwertet werden.

Bei Dysmenorrhö ist Lachesis angezeigt, wenn vor dem Eintritt der Menses betäubender Kopfschmerz mit heißem Kopf und Gesicht und große Erregung des Gehirns gefunden wird. Der Eintritt der Blutung bringt Erleichterung; mit dem Aufhören oder einer Unterbrechung derselben wieder Verschlimmerung.

Basedow und die zahlreichen nervösen Störungen mit basedowoidem Einschlag finden durch Lachesis eine Unterstützung bei Vorhandensein von heftigen Hitzewallungen, bei der für diese Gruppe obligaten Verschlimmerung durch Wärme in jeder Form. Die für Lachesis charakteristische Geschwätzigkeit wird bei solchen Fällen manchmal angetroffen.

Bei Neuritis aller Art, einschließlich Ischias, kommt Lachesis in Frage durch die Berührungsempfindlichkeit, durch die Verschlimmerung durch Schlaf und durch warme Anwendungen. Die infektiöse Genese ist in diesen Fällen gegeben.

Polyarthritis rheumatica acuta mit nächtlicher Verschlimmerung „aus dem Schlaf heraus" findet in Lachesis ein ausgezeichnetes Heilmittel.

Die Kachexie bei malignen Tumoren und bei Tuberkulose in den späten Stadien kann bei Vorhandensein der Leitsymptome oft gut beeinflußt werden.

Bei Wunden und Geschwüren sind das bläuliche Aussehen, der geschwürige Zerfall und die umsichgreifende Gangrän sowie die stinkenden Absonderungen kennzeichnend. Ein Pus bonum et laudabile wird stets vermißt. Das Blut ist dunkel, zersetzt, wie verkohlt, die Gerinnungsfähigkeit ist aufgehoben, oder es besteht Neigung zu Thrombosierung. Auch hier wirkt Wärme unangenehm (im Gegensatz zu *Pyrogenium*).

Alle Hauterkrankungen, für die Lachesis in Frage kommt, haben bläulich-zyanotisches Aussehen, zum Beispiel Erysipel, Scharlach, Karbunkel.

Bei Agranulozytose, sei es infektiöser Natur oder nach Röntgenbestrahlung, scheint es nach F. Donner ein wertvolles Heilmittel zu sein.

Einen wertvollen Beitrag hat Prinzing zu der Anzeigestellung für Lachesis und seine Dosierung geleistet. In Reihenversuchen hat er bei einer großen Anzahl von Kriegsverwundungen die Wirkung von Lachesis untersucht und sie in Vergleich gestellt zu solchen Fällen, die nur mit Aqua bidestillata behandelt wurden, und einer weiteren Gruppe, die nur die bei allen Fällen gleiche äußere Behandlung bekommen hatten. Über die optimale Dosis schreibt er (Hippokrates 1948, 8:242):

„Ich mußte mich aus dem einfachen Grunde, weil mir kein unglücklicher Zufall passieren durfte, von höheren Dosierungen her an die optimale Dosis heranschleichen und begann mit ‚D 30' oral 3mal täglich 10 Tropfen. Das war zu schwach, die Wirkung war kaum angedeutet. Nun spritzte ich 0,5 ccm ‚D 30' subkutan. Das wirkte viel stärker, radikal umstimmend, und damit beobachtete ich an 239 damit behandelten und bis zum Ende beobachteten Fällen folgendes: 192 Fälle (80%) heilten ohne auffällige Reaktion und ohne Stockung in 5 bis 60 Tagen. Die anfangs schmierig belegten Wunden reinigten sich in durchschnittlich 2 Tagen, die Granulationen wurden leuchtend rotgelb, der Hautsaum bläulich bis schwarzblau, das Sekret gelbschleimig, geruchlos und versiegte rasch. Die Wunde heilte unter trockener Borke."

,,Das Intervall: Das Intervall wurde dadurch ermittelt, daß bei 41 Fällen mit zwei oder mehr Lachesis-Injektionen – im ganzen 50mal – festgestellt wurde, am wievielten Tag nach der Injektion Stillstand oder Vergrößerung der Wunden eintrat und wie eine neue Lachesis-Injektion nun wirkte. Stillstand oder Vergrößerung der Wunden trat auf vom 4. bis 10. Tag nach der Injektion, am häufigsten am 8. Tage. Das Mittel lag bei 7,6 Tagen. Wurde hier die Injektion wiederholt, so verkleinerten sich die Wunden weiter im alten Tempo. Bei schwereren Fällen und allen Schweißdrüsenabszessen war es nötig, die Injektion am 4. Tag zu wiederholen.

Heilungszeiten: Bei 15 vergleichenden Versuchen, die leichte und schwere Fälle umfaßten, heilten die Lachesis-Fälle in 30,4 Tagen, die Fälle mit Aqua bidestillata in 56 Tagen und die reinen Verbände in 44,3 Tagen. Lachesis war den Verbänden um 13,8 Tage voraus, dem Aqua bidestillata, das ungünstig gewirkt hatte, um 25 Tage. In guter Übereinstimmung damit heilten die 215 Lachesis-Fälle im Mittel von 34 Tagen. Tonsillenabszesse brachen nach Lachesis in 3 Tagen auf und waren nach 7 Tagen verheilt; ebenso beginnende Abszesse an anderen Körperteilen. Fünf Schweißdrüsenabszesse, die zum Teil schon 3 Monate bestanden hatten, in 7, 9, 10, 16 Tagen, im Mittel also in 10,5 Tagen. Bedingung war, daß die Injektion genau jeden 4. Tag wiederholt wurde."

,,Zwei Geschwüre nach Erfrierung, die 10 und 11 Monate bestanden hatten, heilten in 52 und 36 Tagen, solche die nur 1 bis 2 Monate alt waren, brauchten 24–29 Tage.

Sechs Fisteln nach Schußbrüchen, bei denen kein Sequester und sonstiger Fremdkörper nachzuweisen war, und die doch nicht heilten, schlossen sich in 42–49 Tagen dauerhaft.

Von 5 Schußbrüchen mit Osteomyelitis, die vor der Sequesterentfernung eine 2monatige Lachesis-Kur durchgemacht hatten, heilte einer nach der Sequesterentfernung primär, die andern in 11 bis 59 Tagen – im Mittel in 25 Tagen – unter erneuter Anwendung von Lachesis nach der Operation. Die Gesamtdauer dieser Schußbrüche betrug 9 Monate gegenüber 17,2 Monaten bei unbehandelten Kontrollen. Lachesis kürzte hier den Verlauf um 8,2 Monate ab. Bei frischen Schußbrüchen allerdings konnte es den Ausbruch von Osteomyelitis nicht verhindern.

Indikationen: Lachesis ist ein gutes Mittel für infizierte Wunden mit lokaler Infektion. Die Wunden haben schmierige, mit punktförmigen Blutungen und Thromben bedeckte Granulationen, sondern ein trübes, blutig-seröses, blutig-eitriges oder eitriges Sekret von süßlichem oder üblem Geruch ab, die Umgebung ist bläulich bis schwarzblau verfärbt. Aber die Allgemeinerscheinungen sind gering. Das Aussehen ist bleich und abgezehrt. Subjektiv bessern kalte Anwendungen und warme verschlimmern. Fieber ist in der Regel nicht vorhanden, und wenn, dann fällt es nach der Injektion von Lachesis. Nach derselben ist die Sekretion 2 bis 3 Tage vermehrt, dabei reinigen sich die Wunden, die Granulationen werden leuchtend gelbrot, dann wird das Sekret gelbschleimig und versiegt rasch. Die Wunde heilt unter einer trockenen Borke. Die Hauptindikationen waren die oben beschriebenen Wunden, Abszesse (Tonsillar-, Schweißdrüsen-), Schwielen, denen kein Fremdkörper mehr nachzuweisen war und die doch nicht heilten, Schußbrüche, deren Infektion lokal geworden war.

Gegenindikationen: Eine solche sind Wunden mit Zeichen von Allgemeininfektion, sowohl solche, die von vornherein als solche kenntlich sind, wie solche, die erst nach der Lachesis-Injektion durch massive Blutung, langdauernde blutig-seröse Sekretion, Auftreten von Fieber, langdauernde Schwellungen, Vergrößerungen der Wunden zeigen, daß die Allgemeininfektion noch nicht erloschen ist. Das sind Schußbrüche mit Fieber, sehr große Wunden mit ausgedehnter Zertrümmerung der Muskulatur, die auch monatelang fiebern, Wunden mit braun und gelb gestippten, schlaffen Granulationen, die in ihrer Vorgeschichte sehr langdauerndes, hohes Fieber haben, Wunden mit sehr blassen Granulationen und blassem Sekret, das den Verband grün färbt, Knochenfisteln mit graugrünen Belägen und Erysipel und Ikterus in der Vorgeschichte, beginnendes und ausgebildetes Erysipel. (In allen diesen Fällen hat sich nach PRINZING *Pyrogenium* bewährt [*Der Verfasser*]). Ferner Wundinfektionen mit Wunddiphtherie, Proteus vulgaris, und natürliche mechanische Hindernisse, wie Splitterverletzungen, bei denen die Splitter nicht entfernt wurden."

Im Gegensatz zu anderen Autoren hat PRINZING Lachesis bei septischen Zuständen, bei Verwundungen mit Allgemeininfektion nicht bewährt gefunden. ,,*Pyrogenium* scheint für Kriegsverletzungen geeigneter zu sein als Lachesis, weil es bei gleicher Heilungsbeschleunigung sowohl auf allgemeine Sepsis wie auf lokale Wundinfektionen wirkt und bei Störungen im Heilverlauf übersichtliche, einfache Verhältnisse aufweist, da sie nur in fehlerhafter Organtätigkeit, mechanischen Hindernissen und seltenen anderen Infektionen bestehen. Auf koli- und proteusinfizierte Wunden und auf Wunddiphtherie wirkt weder Lachesis noch *Pyrogenium*."

Diesen an einem reichen Krankengut gewonnenen und kritisch angelegten Versuchen PRINZINGS stehen Beobachtungen von anderer Seite gegenüber, die sich an niedrigere Potenzen halten. Von tierärztlicher Seite wird bei Haustieren D 6 – D 8 empfohlen (THIENEL). SALLER empfiehlt als durchschnittliche Dosis die D 8, etwa jeden 2. Tag 1 ccm i. v. „Es gibt aber Patienten, welche Lachesis nicht vertragen und bei denen man auf D 10 gehen muß, um Vergiftungserscheinungen zu vermeiden. Andererseits kann man bei manchen Patienten unbeschadet auf Lachesis D 7 gehen und muß es manchmal sogar, um eine Wirkung zu erzielen" (SALLER: Über die Wirkung von Schlangengiften, speziell Lachesis [Biol. Heilwsn. 61: 135]).

Die Verordnung von Lachesis bei Entzündung der Speicheldrüsen und bei Stomatitis auf Grund der Organotropie hat mir bei Versagen anderer Mittel, wie zum Beispiel *Mercur*, wiederholt sehr gutes Ergebnis gebracht.

Literatur

HERING, C.: Wirkungen des Schlangengiftes, Allentown 1837, enthält eine ausführliche Sammlung der nach Schlangengiften aufgetretenen Erscheinungen über Lachesis trigonocephalus, *Crotalus horridus, Naja tripudians* und Vipera-Arten. Außerdem wurde noch das Ergebnis einer Prüfung mit der C 30 hinzugefügt. Einige Symptome traten beim Herstellen (Verreiben) und beim Einnehmen der C 1 und C 2 auf.

HERING, C.: Arch. homöop. Heilk., Bd. 10, H. 2, S. 1; Bd. 24, 13, H. 1, S. 165; Bd. 14, H. 1, S. 170; Bd. 15, H. 1, S. 1.

ALLEN: Encyclopedia, Bd. V.

HUGHES: Cyclopaedia, Bd. III und Bd. IV, Anhang.

Arzneimittelbild

Leitsymptome: *Große geistige und seelische Erregung, die sich oft in endlosem Redestrom Luft macht.*

Linksseitige Wirkung betont. Die Symptome beginnen gern auf der linken Seite und gehen dann auf die rechte über oder treten auf der linken Seite verstärkt auf.

Überempfindlichkeit gegen Berührung, fühlt sich beengt durch die geringste Berührung, besonders am Hals, wo Erstickungsgefühl auftritt, und in der Magengegend. Gefühl innerer Spannung und Zusammenschnürung, ⊙ besser durch den Eintritt von Absonderungen (Auswurf, Menses, Schweiße).

⊙ Das Ausbleiben von Absonderungen verschlimmert.

Hitzewallungen mit starker Bangigkeit und lästigen Schweißen, unterbrochen durch Frieren und Kälteschauer. Fieber ohne Schweiße, mit trockener Haut und trockenem Mund, oder Frieren im Wechsel mit Schweißen.

Neigung zu Herzschwäche und unvermittelt auftretenden Kollapszuständen sowie zu Herzkrämpfen. ⊙ Hypotonie mit Schwächeanfällen.

Bläuliche Farbe der Haut und Schleimhaut an den kranken Teilen.
⊙ *Innersekretorische Störungen der Schilddrüse (Basedow) und der Wechseljahre mit heftiger Erregung der Blutzirkulation.*
⊙ *Verschlimmerung durch Wärme jeder Art: Sommer, warmes Zimmer, warme Bäder.*
Verschlimmerung durch Schlaf, schläft sich in die Verschlimmerung hinein. Schlimmer am Morgen nach dem Schlaf.
Wein, Bier und Tabak verschlimmern.
Frische Luft und ⊙ *Bewegung bessern.*
⊙ *Ruhe verschlimmert.*

Epilepsie, Psychosen, Delirium tremens, Apoplexie, Meningitis, Sonnenstich.

Geist und Gemüt: Erhöhtes Gefühl von Wohlbefinden, Heiterkeit, geistige Arbeitskraft gesteigert. Vermehrte Phantasie, voller origineller Einfälle. Große Redelust und Mitteilsamkeit. Will immer Geschichten erzählen, springt von einem Gegenstand zum andern.
Sehr empfindlich und leicht gereizt. Jede Erregung greift sehr an. Ängstliche, traurige und mutlose Stimmung, Mangel an Arbeitslust, argwöhnisch und eifersüchtig. Sehr ängstlich und mißtrauisch, glaubt, seine Umgebung beleidige ihn absichtlich. Den unschuldigsten Begebenheiten legt er gehässige Absichten unter.
Ungewöhnliche, ans Verrückte grenzende Eifersucht, ebenso töricht wie unwiderstehlich. Ungewöhnlich streitsüchtig, so daß er mit jedermann und über die selbstverständlichsten Dinge Streit anfängt.
Gedächtnis gestört, kann die Worte nicht finden, macht Schreibfehler.
⊙ Delirien und Wahnideen, glaubt vergiftet zu werden, fühlt sich durch fremde Gewalt getrieben.
Er ist genötigt, produktive Arbeit bei Nacht durchzuführen, da er bei Tage zu ermüdet ist.

Schlaf: ⊙ Schlaflosigkeit infolge innerer Unruhe. Erwachen in der Nacht mit Schreck; mit Erstikkungsgefühl. Sehr lebhafte Träume; angstvolle Träume ⊙ von Schlangen. Schläft in die Verschlimmerung hinein.

Kopf: Schwindel und Blutwallungen zum Kopf, unterbrochen durch Frösteln und

Schaudern. Leichter vorübergehender Schwindel beim Schließen der Augen. Kongestive Kopfschmerzen mit Klopfen, Spannen und Hämmern, ⊙ mit Verschlimmerung durch Sonne. Kopfschmerz über den Augen bis in die Nasenwurzel. Kopf heiß, Glieder kalt. Gesicht dunkelrot gedunsen oder blaß und kalt. Kopfschmerz wellenartig aufsteigend, linksseitig, ⊙ mit Nasenbluten, welches Erleichterung bringt. ⊙ Gefühl, als ob die Augen nach hinten gezogen würden.

Grippe, manchmal epidemisches Mittel (Hämorrhagien, Kollaps, Kreislaufschwäche, Nasenbluten).
Bronchitis, Stauungsbronchitis.
Keuchhusten, Pneumonie.

Atmungsorgane: Schnupfen mit Kopfschmerzen. Nasenbluten. Berührung am Kehlkopf ruft Erstickungsanfälle hervor. Selbst lockere Kleidung wird nicht ertragen. Hartnäckiger Kitzelhusten, der aus dem Schlaf aufweckt, erwacht mit Erstickungsgefühl und Kitzelhusten. ⊙ Im Begriff einzuschlafen, stockt der Atem; fährt hoch mit Erstickungsgefühl. Husten bei Berührung des Kehlkopfes. Ist ständig genötigt, tief Atem zu holen.

Myodegeneratio, Myokarditis und Endokarditis nach Infektionskrankheiten,
Chron. Myokarditis,
Angina pectoris. Endokarditis lenta.
Basedow, Hypertonie,
Kreislaufkollaps bei Hypotonie.
Kreislaufstörungen im Klimakterium.
Herzinfarkt.
Embolie, Thrombophlebitis.

Herz- und Blutzirkulation: Zusammenschnürendes Gefühl am Herzen, erwacht aus dem Schlaf mit Erstickungsgefühl, ⊙ kann nicht niederliegen. Wallungen mit Angst und Beklemmung, muß dabei die Kleider öffnen. Hitzegefühl wechselnd mit Frost, ⊙ Schweißausbruch bringt oft Erleichterung.

Puls klein, schwach und unregelmäßig, vor allem aber sehr beschleunigt. Ohnmachtsartige Schwächezustände mit kalten Gliedern ⊙ und Zyanose. Er will ständig niedersinken vor Schwäche. Er fällt plötzlich bewußtlos nieder, wie vom Blitz getroffen, mit unwillkürlichem Stuhl.

Septische Angina,
Septische Diphtherie.
Stomatitis ulcerosa.
Parotitis. Gallenblasenentzündung, mit und ohne septische Tendenz, auch bei Steingalle.
Hepatitis mit Ikterus,
Akute Leberatrophie.
Peritonitis, Appendizitis mit septischem Verlauf.

Verdauungsorgane: Der Zerfall kariöser Zähne geht schneller vor sich als gewöhnlich. Zahnschmerzen, oft vom Oberkiefer in die Ohren ziehend, periodisch auftretend, oft nach dem Erwachen vom Schlaf, oft nach dem Essen, auch von warmen und kalten Getränken. Zahnfleisch blaurot und geschwollen.

Die linke Hälfte der Zunge ist geschwollen.

Aphthöse und ulzerierte Stellen im Mund, mit vorausgehendem brennendem Schmerz und Rauhigkeit. Entweder Speichelfluß oder ausgeprägte schmerzhafte Trockenheit im Mund mit Brennen. Schluckschmerzen mit Schmerz bis in die Ohren, schlimmer beim Leerschlucken. Feste Nahrung kann besser geschluckt werden als flüssige. ⊙ Flüssigkeiten kommen durch die Nase zurück. Beim Schlucken Gefühl, als ob ein Klumpen im Halse stecke.

Trockenheit im Hals mit Erstickungsgefühl, besonders wenn der Hals äußerlich berührt wird. Die linke Seite ist mehr befallen als die rechte. Äußere Berührung oder Druck ruft Erstickungsgefühl hervor, selbst die Berührung des Hemdes ist unerträglich. Muß die Kleider lockern, besonders in der Magengegend. Selbst das Nachthemd muß gelockert werden.

Auftreibung des Leibes mit großer Empfindlichkeit gegen den Druck der Kleider. Abgang von Blähungen erleichtert.

Krampfhaftes Schlucksen.

Hämorrhoiden

Durchfällige Stühle mit Zusammenschnüren am After. Klopfen am After wie mit Hämmern. After wund mit wäßrigen Stühlen oder Verstopfung.

⊙ Blutende, bläuliche Hämorrhoiden.

Männliche Geschlechtsorgane: Vermehrtes geschlechtliches Bedürfnis. Morgens beim Erwachen, auch nach dem Mittagsschlaf starke Erektionen und verliebte Gedanken; oder Verlust der Libido. Nächtliche Samenverluste.

Dysmenorrhö, Ovarialneuralgie, **Puerperalfieber.**

Weibliche Geschlechtsorgane: ⊙ Regelkrämpfe, Eintritt der Blutung bringt Besserung. ⊙ Schmerzen am linken Eierstock.

Neuralgie, Ischias. **Akuter Gelenkrheumatismus** mit schleichendem und septischem Verlauf und Endokarditis.

Glieder: Neuralgische und rheumatoide Schmerzen in allen Teilen, ⊙ mit großer Empfindlichkeit gegen Berührung, dabei oft Kältegefühl.

⊙ Rheuma mit Spannungsgefühl in den Gelenken; erwacht nachts an Gliederschmerzen. Zittrige Schwäche, lähmungsartig.

Zellgewebsentzündung, Erysipel, Mastitis, **Karbunkel**

Haut: Wunde Stellen sind blaurot verfärbt, die Umgebung von Geschwüren (infolge des Bisses) hat

mit septischer Tendenz und septischem Fieber.

blauroten Rand. Erysipelartige Entzündung, scharlach- und roseolenartiger Ausschlag. Pickel. Überempfindlichkeit gegen Berührung, leichte Berührung ist unerträglich.
⊙ Hautjucken nach dem Baden, etwa 30 Minuten lang, besser durch Kratzen (eigene Beobachtung).

Thrombophlebitis und Embolie. Septisches und remittierendes Fieber. Fröste und Hitzewallungen der Wechseljahre.

Wärmeregulation: Starke Erregung im Gefäßsystem mit Wallungen. Frostschauder und Schüttelfröste. Fieber ohne Schweiße mit trockener Haut und trockenem Mund und ständigem Durst. Viel Frieren im Wechsel mit Schweißen. Hitzewallungen mit Schweißausbrüchen, verbunden mit Beklemmung.
⊙ Der Eintritt des Schweißes bringt Erleichterung.

Dosierung

Wird unter der D 8 kaum gebraucht, meist wird die D 12 bis D 30 verordnet, auch bei akuten Erkrankungen.
Bei Injektionen gehen die Angaben weit auseinander. Während PRINZING die D 30 alle 8 Tage, bei Schweißdrüsenabszessen alle 4 Tage, als beste Dosis ermittelt hat, wird von anderen (DONNER, SALLER) die D 8 etwa alle 2 Tage empfohlen (vgl. Allgemeines über die Schlangengifte zu Beginn des Kapitels).
In eigener Erfahrung haben sich mir hohe Potenzen ausgezeichnet bewährt.
Wenn auch fraglos orale Gaben von unzweideutiger Wirkung sind, so möchte ich die Injektion (subkutan oder intravenös) in lebensbedrohenden Zuständen nicht missen, da die Unmittelbarkeit der Wirkung doch in die Augen springend ist.

Vergleichsmittel

Geschwätzigkeit: *Agaricus, Cimicifuga, Hyoscyamus, Moschus, Stramonium.*
Verschlimmerung nach Schlaf: *Nux vomica, Opium, Magnesium carbonicum.*
Linksseitigkeit: *Argentum nitricum, Spigelia, Thuja,* die jod-, brom- und fluorhaltigen Mittel.
Schwindel beim Schließen der Augen: *Theridion, Argentum nitricum, Thuja, Moschus.*
Stinkende Sekrete: *Arsenicum, Carbo vegetabilis* und *animalis, Hepar sulfuris, Kreosotum*, Magnesiumsalze, *Acidum nitricum, Sepia, Sulfur.*
Blutungen und blutende Sekrete: *Acidum nitricum, Crotalus, Carbo, China, Kreosot, Natrium nitricum* und *sulfuricum, Secale.*
Septische Prozesse: *Arsenicum, Chininum arsenicosum, Carbo, Pyrogenium, Echinacea, Magnesium carbonicum* und die entsprechenden Nosoden.
Hitzewallungen im Klimakterium: *Acidum sulfuricum, Aristolochia, Glonoinum, Jaborandi, Sanguinaria, Pulsatilla, Sepia.*

Verschlimmerung im Frühjahr: *Jodum* und jodhaltige Mittel.
Verschlimmerung durch Sonnenhitze: *Apis, Glonoinum, Belladonna, Gelsemium, Jodum, Selenium, Natrium muriaticum.*
Gefühl, als ob die Augen nach rückwärts gezogen würden: *Paris.*
Apoplektischer Zustand: Opium, Arnica, Stramonium, Hyoscyamus.
Tonsillitis und Diphtherie: *Apis, Crotalus, Mercurius, Phytolacca.*
Entzündliche Gehirnaffektionen: *Apis, Belladonna, Baptista, Bryonia, Hyoscyamus, Helleborus.*
Stenokardie und pektanginöser Zustand: *Cactus, Crataegus, Latrodectus, Arnica, Aurum, Naja, Crotalus, Aconitum.*
Oophoritis: *Apis* (rechts), *Mercurius bijodatus, Thuja, Argentum nitricum, Sulfur, Naja.*
Herz- und Kreislaufkollaps: *Acidum hydrocyanicum, Ammonium carbonicum, Arsenicum, Carbo, Camphora, Crotalus, Tabacum, Veratrum.*
Zyanose: *Carbo vegetabilis, Acidum hydrocyanicum, Aranea diadema, Laurocerasus, Crotalus, Cuprum, Veratrum.*

Beispiel

Akute Endokarditis

(Dr. H. TRIEBEL in der „Dtsch. homöop. Mschr.“, 10. Jahrg., S. 298).
Im September 1950 ließ mich eine 35jährige Frau rufen, die schon seit ihrer frühesten Jugend an einem Herzfehler litt. Das Herz erschien perkutorisch mitralkonfiguriert, mit systolischen und diastolischen Geräuschen über allen Ostien. Ich hatte sie vorher schon wegen einer chronischen Tonsillitis behandelt. Das Herz hatte ihr keine besonderen Beschwerden verursacht, und ihre Leistungsfähigkeit war immer zufriedenstellend gewesen. Jetzt war sie fieberhaft erkrankt mit Husten und Schmerzen in der Gegend des rechten Schulterblattes. In den nächsten Tagen traten Schmerzen an verschiedenen Körperstellen, besonders links, auf. Die Temperatur stieg allmählich auf 39,4°. Am 4. Tag konzentrierten sich die Schmerzen auf die Herzgegend und wurden stechend. Das Gefühl von Herzklopfen verstärkte sich, es tratenBeklemmungen auf. Das Herz war perkutorisch nach links vergrößert, und die Herzgeräusche verschärften sich. Es hatte sich eine Endokarditis entwickelt. Ich gab zunächst *Kalmia latifolia* D 4. Das Mittel blieb aber ohne jede Wirkung. Im Gegenteil, in den nächsten Tagen verschlechterte sich der Zustand weiter. Jetzt traten auch Halsschmerzen links auf, die linke Mandel war entzündet und belegt. Die scharfen Schmerzen zeigten sich nicht nur am Hals, sondern auch vom Gesicht links bis zum Hinterkopf. In der 7. Nacht erwachte die Kranke mehrfach mit Atemnot. Jede Berührung der Herzgegend und des Halses wurde unerträglich. Der Puls war stark beschleunigt, die Temperatur lag zwischen 38,5° und 39,2°. Es hatte sich ein Krankheitsbild entwickelt, das nach Lachesis verlangte. (Von früher her war mir auch die große Redelust der Patientin bekannt.) Ich gab eine intravenöse Injektion von Lachesis D 12. Die genaue Beobachtung der Wirkung verdanke ich dem Mann der Kranken, der früher Sanitäter gewesen war. Er merkte bald, daß die Kranke unruhiger wurde, sie kam ihm auch heißer vor. Er maß daher stündlich die Temperatur. Sie stieg im Lauf von 2 Stunden um 1°, dann sank sie in den nächsten 4 Stunden um 2° ab, lag also jetzt um 38°. Nach Ablauf dieser Reaktion fühlte sich die Kranke allmählich wohler, die Herzunruhe ließ nach, die Schmerzen wurden wesentlich erträglicher. Am nächsten Tag verspürte sie zum erstenmal Appetit. In den nächsten 4 Tagen besserte sich das Befinden aber nur sehr langsam weiter. Die Temperatur hielt sich zwischen 38° und 38,3°. Ich gab die zweite Injektion von Lachesis D 12. Die Reaktion wiederholte sich in fast genau der gleichen Form. Anstieg der Temperatur um 1° in etwa 2 Stunden. Abfall bis 37,3° in den folgenden 4 Stunden. Ohne weitere Arznei trat eine fortschreitende weitere Besserung ein, so daß die Kranke nach weiteren 10 Tagen aufstehen konnte. Am Herzen bestand wieder der gleiche Befund wie vor der Erkrankung. Einige Zeit später wurden dann die Tonsillen entfernt, die völlig vereitert waren, also keine Funktion mehr erfüllen konnten. Ich sah Frau S. noch vor einigen Wochen, sie steht nicht mehr in Behandlung, es geht ihr gut, sie ist leistungsfähig und tanzt noch gerne und ohne Beschwerden.

Lachnanthes tinctoria

Herkunft des Mittels

Lachnanthes tinctoria, die Rotwurzel (Familie der Haemodoraceae), wächst in den sandigen Sümpfen in der Nähe der Küste von Nordamerika. Die Pflanze gehört in die gleiche Familie wie *Aletris* und ist auch mit Iridaceae verwandt. Die Tinktur wird aus der ganzen Pflanze hergestellt.
Die Inhaltsstoffe wurden noch nicht untersucht. Es dürfte sich um die roten Farbstoffe der Wurzeln und Rhizome handeln. Ferner wurde Chelidonsäure gefunden. Eine nahe Verwandte von Lachnantes, Haemodoron corymbosum, enthält ein Glykosid Haemocorin, das als Cellobiosid eines purpurroten Aglykons identifiziert wurde.

Klinisches

Die Verwendung erstreckte sich seither auf rheumatisch-neuralgische Zustände, wobei die Symptome im Gebiet der Hals- und auch der übrigen Wirbelsäule besonders bemerkenswert zu sein scheinen. Bei Halssteifigkeit, Halsrheumatismus, Nackenschmerz, wie verrenkt, wird Lachnanthes in niederer Verdünnung spezifische Wirkung zugeschrieben. Wegen der Brustsymptome jedoch auch bei Lungentuberkulose gebraucht, wofür jedoch neuere Erfahrungen gesammelt werden müßten. Bemerkenswerte Fiebersymptome.

Literatur

Die Arzneimittelprüfung wurde von Dr. LIPPE an 4 Prüfern vorgenommen (ALLEN: Encyclopedia, Bd. V). Die Prüferin Nr. 4 nahm nur 2 Körnchen der C 6, die Symptome wurden bis zum 25. Tag aufgezeichnet. Es wurden nur die Symptome der ersten Tage dieser Prüferin aufgenommen.

Arzneimittelbild

Geist- und Gemüt: Lebhaft, singt und pfeift. Schlechtgelaunt und schläfrig. Wurde sehr erregt über eine Kleinigkeit. ⊙ Erhebliche Geschwätzigkeit. Ruheloser, oft unterbrochener Schlaf.

Kopfneuralgie.

Kopf: Benommenheit und Schwindel. Kopfschmerz mit Herauspressen der Augen. Dumpfe Schmerzen in der Stirne und den Schläfen. Schmerz in der Stirne, von der rechten nach der linken Seite ziehend, besser durch Essen. Halbseitige, stechende Schmerzen, nach der anderen Seite oder nach dem Hinterkopf und Nakken ziehend. Ziehende Schmerzen in der Stirne, welche ihn mehrmals aus dem Schlafe wecken. Schmerz im Scheitel, wie vergrößert und wie nach oben ausgedehnt. Die Kopfhaut ist schmerzhaft bei Berührung. Gefühl, als ob die Haare sich sträuben.

Augen: Pupillen stark erweitert. Zusammenpressendes Gefühl in den Augäpfeln. Die Augenbrauen und die

Augenlider werden nach oben gezogen. Bei geschlossenen Augen sichtbares Zucken der oberen Lider. Wenn er einige Zeit liest, wird alles dunkel vor seinen Augen, so daß er wegsehen muß. Wenn er einige Zeit auf eine Stelle sieht, wird diese dunkel, oder es bildet sich ein gelber Fleck auf dem Papier.

Ohren: Gefühl von Kitzeln und Jucken im Gehörgang, Singen in den Ohren.

Atmungsorgane: Heftiges Nasenbluten, das Blut ist blaß, Brennen im Kehlkopf. Kurzes Husten mit wundem Hals bei Nacht im Bett, am Einschlafen hindernd.

Verdauungsorgane: Gefühl, als seien die Zähne zu lang und gelockert. Dicker, zäher Speichel.
Kratzen im Hals, mit Stechen im Hals beim Schlucken, zunehmende Trockenheit, nachher Heiserkeit. Plötzliche Übelkeit, häufiges Rumpeln und Kollern im Bauch, Stechen im After.

Herz und Blutzirkulation: Herztätigkeit verlangsamt.

Zervikalsyndrom, Spondylarthrose, Osteochondrose der Wirbelsäule. Tortikollis.

Muskulatur und Bewegungsorgane: Hitzgefühl in der Brust und Herzgegend. Stechen in der Brust. Kochendes und brodelndes Gefühl in der Brust und der Herzgegend.
Steifheit des Genicks und Schmerz über den ganzen Kopf bis zur Nase ziehend. Gefühl im Nacken wie verrenkt. Brennen in der Wirbelsäule, am Schulterblatt, in der Nierengegend, am Iliosacralgelenk, auch ziehende und stechende Schmerzen.
Ziehende Schmerzen in den Gelenken der Arme und der Finger. Ziehen und Brennen in den Beinen. Beim Laufen plötzliches Gefühl, als ob der Fuß aus dem Gelenk gesprungen wäre, so daß er stolpert. Krämpfe in den Waden und den Füßen.

Haut: Pickel auf der Haut. Jucken, Brennen, Stechen und Prickeln der Haut.

Wärmeregulation: Körper eiskalt, kann auch im Bett nicht warm werden. Trockene Hitze, die

Füße brennen. Hitzewallungen im Wechsel mit Frösteln. Schweiß in der Nacht mit ruhelosem Schlaf.

Dosierung

D 3 bis D 6 empfehlenswert.

Lactuca

Herkunft des Mittels

Lactuca virosa, der Giftlattich (Fam. nat. Compositae), ist in Europa heimisch. Verwendet wird die frische, zur Zeit der Blüte gesammelte Pflanze.

Wirkung

Der Milchsaft, Lactucarium genannt, besitzt eine dem *Opium* vergleichbare sedative Wirkung, ohne jedoch, wie sämtliche Untersucher übereinstimmend angeben, in therapeutisch gebrauchten Dosen giftig zu sein. Er wurde von alters her gegen nervöse Aufregung, Schlaflosigkeit, Schmerzen aller Art, spastische Zustände aller Organe, Hustenanfälle, Keuchhusten, ferner gegen sexuelle Erregung und gegen Wassersucht angewendet. Die wirksamen Bestandteile sind die Bitterstoffe *Lactucin* und *Lactucopicrin*. Als Nebenwirkung wurde gelegentlich beobachtet: leichte Eingenommenheit des Sensoriums, Pupillenerweiterung, Schwindel, Übelkeit, mäßiges Kopfweh und beschleunigter Stuhl. Eine zentralanalgetische Wirkung, wie bei *Morphium,* ist nicht vorhanden.
In den Prüfungen am Gesunden, die mit der Essenz aus der ganzen Pflanze vorgenommen wurde, zeigt sich neben der sedativen Wirkung deutlich die gegenpolare Erscheinung der Spasmen, besonders an den Atmungs- und Verdauungsorganen. Auch am Nervensystem wird neben der Betäubung die nervöse Gereiztheit festgestellt. Die Herztätigkeit ist verlangsamt oder beschleunigt.

Literatur

Eine Prüfung an 15 Personen nahm SEIDEL (Journal für homöopathische Arzneimittellehre, 2. Jahrgang [1837]) vor, ferner J. SCHIER (Allg. homöop. Ztg., Bd. 131, S. 97 u. 113).
Weitere toxikologische Beobachtungen und die Ergebnisse der Arzneimittelprüfung in ALLEN, Encyclopedia, Bd. V u. X, sowie HUGHES, Cyclopaedia, Bd. III.

Arzneimittelbild

Geist und Gemüt: Auffallend gereizte Stimmung, Ängstlichkeit, Traurigkeit. – Heitere Delirien.

Schlaflosigkeit.
Erhöhte Schmerzempfindlichkeit.

Nervensystem: Gefühl auffallender Leichtigkeit und Wohlbefindens, Eingenommenheit des Kopfes, Betäubung und Verwirrung, Kopfschmerzen, Schlaf wie betäubt oder unruhig. Schwindelgefühl.

Augen: Erweiterung der Pupillen.

Nase: Überempfindlichkeit des Geruchsinns.

Herz: Heftiges Herzklopfen, Pulsbeschleunigung oder Puls vermindert, ab und zu aussetzender Puls. Frostschauder, friert den ganzen Tag.

Spastische Zustände an den Luft- und Verdauungswegen.

Atmungsorgane: Ständiger, krampfartiger Hustenreiz vom Kehlkopf ausgehend, Heiserkeit, Räuspern. Bellender Husten aus der Tiefe der Luftröhre ohne Auswurf. Beengung auf der Brust und Präkordialangst, Neigung zum Tiefatmen und Verlangen nach frischer Luft. Brustkorb wie zusammengeschnürt.

Kehlkopfkatarrh. Bronchitis.

Verdauungsorgane: Bitterer Geschmack, Übelkeit, Aufstoßen, erschwertes Schlingen infolge Versagens der Schlundmuskeln. Kältegefühl im Magen. Ausgeprägte Blähsucht. Drücken und Zwicken im Magen und Bauch wie von Steinen, besser nach Abgang von Blähungen oder Stuhl. Muß sich krümmen vor Schmerzen. Beengung im Leib und Gefühl, als ob alle Organe, besonders die Leber, hart und geschwollen wären.
Stuhl durchfällig, wie gehackte Eier oder von dunkelgrauer Farbe.

Harnorgane: Harnabsonderung bedeutend gesteigert, vermehrter Harndrang.

Sexuelle Erregung.

Geschlechtsorgane: Erotische Träume.

Haut: Heftiges Jucken.

Bewegungsorgane: Schmerzen in den Muskeln des Rumpfes sowie in den Muskeln, Gelenken und Nerven der Glieder.

Dosierung

Ø und niedere Verdünnungen. Das Mittel sollte bei Reizhusten sowie bei der Bekämpfung von Schlaflosigkeit und von Schmerzen mehr beachtet werden. In seinem Wirkungscharakter hält es die Mitte zwischen *Opium* und *Baldrian* und kann wegen seiner Ungiftigkeit unbedenklich verordnet werden.

Vergleichsmittel

Krampfartiger, trockener Reizhusten: *Ammonium, bromatum, Belladonna, Conium, Drosera, Hyoscyamus, Spongia.*

Lapis albus

Pharmakologie

Lapis albus wurde von GRAUVOGL in die Therapie eingeführt. Es ist ein Gneis, aus dem die Bad Gasteiner Quellen entspringen. GRAUVOGL hat angenommen, daß die bei der Gasteiner Bevölkerung häufig vorkommenden Kröpfe durch dieses Wasser hervorgerufen werden und hat den Gneis zu einer Verreibung verarbeitet. Es wird als Fluorcalciumsilicat angesehen, das eine ähnliche Zusammensetzung besitzen dürfte, wie ein in England von BELLOWS analysierter Gneis, der 14 Teile Kalk, 55 Teile Fluor, 15 Teile Silicium enthielt.
Fragmentarische Arzneimittelprüfungen ergaben als häufigstes Symptom einen andauernden brennenden, stechenden Schmerz in der Brust, im Epigastrium und im Uterus, der zuweilen sehr intensiv war. Weiterhin wurde eine deutliche Anschwellung der Schilddrüse beobachtet. DEWEY hat von dem Mittel reichen Gebrauch gemacht und es bei skrofulösen Drüsenanschwellungen am Hals angewendet; er hat gefunden, daß das Mittel dann besonders wirksam ist, wenn die Drüsen noch weich sind, während er bei „steinerner Härte" *Calcium fluoratum, Cistus* und *Carbo animalis* vorzog. Zum Beispiel konnte er bei einem 20jährigen Mädchen eine fast gänseeigroße Drüsenanschwellung in der rechten Supraklavikulargrube mit Lapis albus D 6, 4mal ein Pulver, innerhalb 3 Wochen beseitigen, so daß die Anschwellung kaum mehr bemerkbar war. Es zeigte sich dabei eine enorme Zunahme des Appetits, wie ihn die Kranke noch nie gehabt hatte – eine Beobachtung, die auch sonst mit diesem Mittel gemacht wurde. – Bei einer 35jährigen Dame konnte er einen faustgroßen Kropf, der einer Behandlung mit *Spongia, Jodum* und *Thuja* widerstanden hatte, mit D 6 auf normale Größe zurückbringen. DEWEY hebt hervor, daß er es für notwendig hält, Lapis albus auch bei chronischen Zuständen gegebenenfalls in häufigen Gaben zu geben. (Nach einem Referat eines Vortrags von DEWEY aus dem Jahre 1896 von F. DONNER in der Allg. homöop. Ztg. 1949: 68.)

Klinische Anwendung

Skrofulöse Lymphknotenschwellung, sowohl bei weichen (nach DEWEY) wie auch bei sehr harten.
Strumen bessern sich sicher öfter damit, aber nicht regelmäßig. STAUFER empfiehlt es bei Kröpfen mit harten Bindegewebseinlagerungen; es wirke ähnlich wie *Calcium fluoratum* und *Hepar sulfuris* erweichend auf den Kropf. Er läßt es bei zunehmendem

Mond 1mal täglich in D 4 bis D 30 nehmen, worauf er bei abnehmendem Mond ein Jod-Mittel folgen läßt.
Myome, besonders solche schmerzhafter Art, werden ebenfalls genannt sowie Dysmenorrhö, besonders wenn diese mit Schmerzen in den Brüsten verbunden ist. Nach den Bestandteilen zu schließen, ist auch eine gewisse Wirkung bei Krebs, wie angegeben wird, in gewissen Fällen nicht auszuschließen.
Bei Fisteleiterungen und chronischer Mittelohreiterung verschiedentlich als wirksam genannt. Auch DONNER empfiehlt es neuerdings wieder „bei chronischen Mittelohr- und Nasennebenhöhleneiterungen und auch bei sonstigen länger sich hinziehenden Fisteleiterungen". Bei Uterusmyomen von elastischer Konsistenz, von VOISIN empfohlen.
Die Beschaffung des Ausgangsmaterials scheint heute auf Schwierigkeiten zu stoßen, da die Entnahmestelle nicht genau bekannt ist.

Dosierung

D 4 bis D 6.

Vergleichsmittel

sind die Kalk, Fluor und Kieselsäure enthaltenden Mittel unserer Arzneimittellehre, ebenso jodhaltige Substanzen.

Latrodectus mactans

Toxikologie

Latrodectus mactans (Fam. nat. Araneida), schwarze Witwe, ist eine nur stark erbsengroße Spinne. Das Weibchen frißt das Männchen nach dem Begattungsakt auf, daher und wegen der schwarzseidenen Farbe der Name „schwarze Witwe". Diese in den warmen Gebieten von ganz Amerika heimische Spinne kann durch ihren Biß gefährlich werden. Die Giftigkeit übertrifft die der Schlangengifte erheblich, doch kommen selten Todesfälle vor, da die Giftmenge gering ist. Das Gift des Latrodectus ist 15mal stärker als das der Klapperschlange. Nach BOGEN sterben 5 % der von der Spinne gebissenen Menschen. Mäuse sterben fast immer, bei 14 von 18 gebissenen Meerschweinchen trat der Tod durch Bronchospasmus ein (BLAIR). Intravenöse Injektionen von *Kalk* haben sich wie bei Bienen- und Skorpionenstichen gut bewährt. Die Muskeln am ganzen Körper verkrampfen sich unter heftigen Schmerzen, die erst nach Elimination des Giftes aus dem Körper unter Ausbruch von Schweißen nachlassen. Wie im Gift der Kreuzspinne werden auch hier Hämolysine gefunden, daher kann es zu schwarzen Blutungen aus dem Darm und zu Erbrechen von schwarzem Blut kommen. Dieses Toxin bringt eine eigenartige Gefäßverkrampfung hervor. Die auch äußerlich eiskalte Haut wird wechselnd blaß und blau, die Extremitäten sterben unter Verkrampfungen ab, und auch innerlich krampft sich alles zusammen, so daß das reflektorische Erbrechen keine Erleichterung bringt. Unter starker Schwellung von Hals und Kopf, Übelkeit, Erbrechen und kaltem Schweiß tritt ein krampfhaftes Schütteln und Zittern des ganzen Körpers ein. Tremor und gesteigerte Reflexerregbarkeit bilden sich im Tierversuch aus.

Bemerkenswert sind die angina-pectoris-ähnlichen Erscheinungen, welche zu bewährter Anwendung in der Homöopathie geführt haben. Leibschmerzen und eine eigentümliche Starre der Bauchmuskulatur stehen im Vordergrund der Beschwerden, die den Eindruck einer Blinddarmentzündung, eines perforierten Magengeschwürs, einer Nieren- oder Gallenkolik oder dergleichen erwecken. Dabei wird Leukozytose und Blutdrucksteigerung um 20 bis 40 mm Hg gefunden. Diesem Anstieg des Blutdrucks steht jedoch auch ein Kreislaufkollaps gegenüber mit Kälte der Haut und fadendünnem Puls und Pulsbeschleunigung.

Von der Mehrzahl der Beobachter wird das Abdomen als Hauptangriffspunkt angesehen (vgl. Roy UPHAM: Schlangen- und Insektengifte, Karl F. Haug Verlag). Bei den von SEMPLE berichteten Fällen von Bißfolgen treten jedoch mehr die pektanginösen Beschwerden hervor bis zu schwerster, lebensbedrohender Angina pectoris (s. ANSCHUTZ: New, Old and Forgotten Remedies).

Die geschilderte Verkrampfung der Bauchmuskulatur, der Brustorgane und des Gefäßsystems ist jedoch nicht auf diese Regionen beschränkt, sondern wird ebenso an der willkürlichen Muskulatur des ganzen Körpers angetroffen; es werden Tremor der Hände und Muskelspasmen der Glieder beschrieben, die in einem Falle über Wochen und Monate andauerten. Diese Spasmen haben sowohl klonischen wie tonischen (Starre) Charakter.

Wie bei allen Spinnengiften ist auch Frostigkeit stark ausgeprägt; diese tritt besonders in der Nachwirkung der Bisse auf und ist mit Schwitzen – trotz des Kältegefühls – und mit Schwäche verbunden.

Klinische Wirkung

Klinisch wird von verschiedenen Seiten über Erfolge bei Angina pectoris und Herzinfarkt berichtet, doch kann keineswegs in allen Fällen ein Erfolg erwartet werden. Eine weitere Ausgestaltung des Symptomenbildes durch eine Arzneimittelprüfung und durch klinische Beobachtungen wäre daher sehr erwünscht.

Alle toxikologischen Beobachtungen wurden bisher an Gebissenen beobachtet. Die homöopathische Verreibung wird jedoch aus dem ganzen Tier hergestellt. Da dieses jedoch außer dem Chelicerengift der Giftklauen noch andere Toxine des Tierkörpers enthält, ist bei einer Prüfung mit einem solchen Präparat auch eine Erweiterung der Wirkung zu erwarten.

Literatur

ANSCHUTZ: New, Old and Forgotten Remedies, Philadelphia 1917.
Eine von COLEMANS vorgenommene Arzneimittelprüfung war mir nicht zugänglich.
Eine Zusammenstellung wichtiger Daten enthält „Bisse und Stiche einiger Gifttiere". Sandoz A.G.
Einen wertvollen Beitrag leistete BLAIR (Arch. Int. Med. 54, [6]1934, 831) ausführlich angeführt von LEESER: Tierstoffe, Ulm 1961, Karl F. Haug Verlag.

Arzneimittelbild

Leitsymptome: *Angina-pectoris-ähnliche Zustände mit höchsten Schmerzen und Todesangst, aussetzender Atmung. Haut eiskalt, blaß und blau (marmoriert).*

Geist und Gemüt: Angst bis zum Aufschreien mit Beklemmungsgefühl auf der Brust. Aufregungszustände, daß der Patient befürchtete, irrsinnig zu werden. Schlaflosigkeit.

Herzinfarkt.

Brustorgane: Heftige Schmerzen in der Herzgegend, die in die linke Achsel ausstrahlen, mit dem Gefühl höchster Angst, als ob der Tod einträte. Schmerzen im linken Arm bis in die Hand und die Fingerspitzen. Der linke Arm ist von Schmerzen und Taubheit wie gelähmt, Puls 130, sehr schwach; die Haut kalt wie Marmor, Gesichtsausdruck äußerster Angst.

Atmung langsam und nach Luft ringend, Atmung krampfhaft angehalten, kann nur ab und zu einen Atemzug tun. Meint ersticken zu müssen. Puls beschleunigt und schwach bis zur Unzählbarkeit, fadenartig, oder absinkend auf 40 Schläge. Blutdruck nicht mehr meßbar.

Kalte Haut. Ausbruch von kaltem Schweiß.

Ansteigen des Blutdrucks; jedoch auch kollapsartiger Zustand.

Klonische Krämpfe in der Brust.

Noch nicht therapeutisch ausgewertet.
Zu berücksichtigen bei Angina subdiaphragmatica.

Bauchorgane: Heftige Leibschmerzen mit Übelkeit und dem Gefühl des Wegsackens im Epigastrium, Heißhunger, Erbrechen von schwarzem Blut, Entleerungen von dunklem Blut mit dem Stuhl.

Verstopfung. Kolikartige Leibschmerzen. Eine eigentümliche Starre der Bauchmuskulatur, klonische Krämpfe der Bauchmuskeln; dabei jedoch keine Druckempfindlichkeit des Bauches (zum Unterschied von einem ähnlichen Zustand beim „akuten Abdomen").

Muskulatur und Glieder: Zittern der Hände. Klonische und tetanieartige Krämpfe in allen Gliedern, besonders auch in den Brust- und Bauchmuskeln. Krampfhafte Steifigkeit der Muskeln, von der eine Region des Rumpfes nach der anderen und dann die Extremitäten ergriffen werden. Schmerzhaftigkeit im Epigastrium, die Bauchmuskeln waren gespannt und wurden mehr und mehr steif, bretthart. Schmerzen in der Nackenmuskulatur breiteten sich in die Lumbalgegend aus, dann zur Brust mit dem Gefühl des Zusammenschnürens.
Krampfhaftes Schütteln und Zittern des ganzen Körpers.

Haut: Die auch äußerlich eiskalte Haut wird wechselnd blaß und blau marmoriert, Schwellung von Kopf und Hals.
Die Haut in der Lumbosakralgegend, über den Hüften und Oberschenkeln ist auf die leiseste Berührung äußerst schmerzhaft, so daß die Patientin vor Schmerzen schrie. Brennen der Fußsohlen.
Von dem gebissenen Finger aufsteigende, schmerzhafte Lymphangitis; Anstieg der Leukozyten auf 19150 (Blair).

Dosierung

D 6 bis D 12 und höher.

Vergleichsmittel

Angina pectoris mit den typischen Beschwerden: *Aconitum, Arnica, Aurum, Arsenicum, Cactus, Crotalus, Glonoinum, Lachesis, Tabacum.*
Tremor: *Tarantula hispanica, Aranea diadema* und *ixobola.*

Lathyrus sativus

Herkunft des Mittels

Lathyrus sativus (Fam. Leguminosae), die Saatplatterbse oder Kichererbse, ist zu unterscheiden von der Ackererbse, welche der Gattung Pisum angehört. Lathyrus sativus und die wirkungsgleiche *Lathyrus Cicera* werden in den südlichen Ländern (Italien, Spanien, Algier, Abessinien, Indien) als Futterpflanze angebaut.
Verwendet werden die reifen Samen (Ø – D 1). Wesentlicher Wirkstoff ist das Oxalyl-Aminoalanin, ein Neurotoxin. Toxikologische Bedeutung wird auch dem extrem hohen Gehalt an Mangan beigemessen (5,0–50,0 mg/%).

Wirkung

In Hungerjahren, wenn der Weizen knapp war, wurden beide Lathyrusarten unter das Brot gemischt. Dabei wurden Vergiftungserscheinungen, die als Lathyrismus bezeichnet werden, und zwar bei Tieren und beim Menschen, beobachtet. Die Wirkstoffe, welche die Vergiftung hervorrufen, scheinen in ungleichmäßiger Menge vorzukommen, denn jahrelang ist der Genuß von Lathyrus ungiftig; zu anderen Zeiten werden jedoch massenhafte Vergiftungen beobachtet; man muß also mit einer Ungleichheit der Wirkstoffkonzentration rechnen. Daher wäre es zweckmäßig, die Arznei aus der Ernte einer solchen Endemie zu gewinnen. Möglicherweise handelt es sich auch um einen Pilzbefall der Erbsen.

Aus den Gefangenenlagern des 2. Weltkrieges in Frankreich wurden Vergiftungen beschrieben. Der Lathyrismus ist schon von alters her bekannt.

Es ist nicht sicher festgestellt, ob die Wirkung primär auf die Rückenmarksbahnen einwirkt und eine Degeneration derselben hervorruft oder ob diese Wirkung erst mittelbar durch Kontraktion der Blutgefäße hervorgerufen wird. – Das Krankheitsbild gleicht am meisten der spastischen Spinalparalyse, allenfalls manchen Fällen von multipler Sklerose. Lathyrus wird auch bei der Poliomyelitis empfohlen. REHM glaubt, prophylaktisch gegeben, der Poliomyelitis vorbeugen zu können. Dies bedarf der Bestätigung, da bei der Poliomyelitis spastische Lähmungen nie im Vordergrund stehen.

Literatur

CLARKE: Dictionary, S. 249.
ANSCHUTZ: New, Old and Fogotten Remedies, S. 329.
ALLEN: Encyclopedia, Bd. V.
HUGHES: Cyclopaedia, Bd. III.
GESSNER, O.: Die Gift- und Arzneipflanzen von Mitteleuropa.
Eine Arzneimittelprüfung an 21 Prüfern wurde von Jos. SCHIER in der Allg. homöop. Ztg. Bd. 141, und in der Zschr. Berl. Ver. homöop. Ärzte, Bd. 19, S. 279, veröffentlicht. Die Ergebnisse dieser Prüfer liegen im Rahmen der toxikologischen Beobachtungen; es haben jedoch nur 4 Prüfer angesprochen.

Arzneimittelbild

Leitsymptome: *Allmählich oder plötzlich einsetzende spastische Lähmungen der unteren Körperhälfte. – Sensibilitätsstörungen, Krämpfe, Gliederzucken.*
Beginn oder Verschlimmerung bei feuchtkaltem Wetter.

Geist und Gemüt: Gedrückt, hypochondrisch. Wie berauscht. Schwindel.

Verdauungsorgane: Gewicht und Druck im Magen. Einschießende Schmerzen rechts und links vom Magen. Übelkeit und Erbrechen, auch von Blut. Durchfälle mit heftigem Drang. Insuffizienz des Sphincter ani.

Harnorgane: Harninkontinenz. Starker Druck auf die Blase; wenn dem Drang nicht nachgegeben wird, strömt der Harn mit großer Kraft davon. Harn geht erst nach einigem Warten und vollkommen kraftlos ab (bei einem Manne).

Geschlechtsorgane: Impotenz. Von Zeit zu Zeit Erektionen und Pollutionen. Libido verstärkt.

Rücken: Lumbago. Schmerz so heftig, daß Bewegung unmöglich ist. Schmerzen zwischen den Schulterblättern und das Rückgrat entlang, die plötzlich auftreten und ebenso schnell verschwinden.

Multiple Sklerose, spastische Spinalparalyse.
Myelitis.
Poliomyelitis (?)

Glieder: Reflexe gesteigert. Zittern der Arme bei Bewegungen.
Ganz vorwiegend werden die Beine und der Teil des Körpers von der Taille abwärts betroffen.
Plötzlich eintretende Paraplegie bei jüngeren Menschen; bei jungen Männern häufiger als bei jungen Frauen. Die Beinstrecker und die Adduktoren sind verkrampft, so daß die Beine schlecht gebeugt und abduziert werden können.
Beim Gehen bleiben die Knie gestreckt, die Beine überkreuzen sich, so daß das eine Bein über das andere stolpert und die Knie gegeneinanderstoßen. Die Füße werden plantarwärts gezogen, so daß der Gang auf den Zehenballen ausgeführt wird und die Ferse den Boden nicht berührt.
Schwanken beim Stehen nach Vorwärts und seitwärts.
Die Beine sind blau und zyanotisch; kalt oder brennend. Vorwiegend Kälte in den Beinen, welche bei Nacht in ein heißes, brennendes Gefühl umschlägt mit Bedürfnis, sich aufzudecken (*Secale*).
Schwund der Muskeln der Glutäen und der Beine.
Wiederherstellung der Lähmungen ist selten.
Achillessehnenreflex und Patellarsehnenreflex gesteigert.

Haut: Parästhesien der Haut wie Prickeln, Ameisenlaufen, Kältegefühl.
⊙ Gürtelgefühl, als ob ein in kaltem Wasser ausgewundenes Tuch um die Taille gelegt wäre (Bayr).

Dosierung

Von BOERICKE wird C 3 empfohlen. Von anderen werden Hochpotenzen in einzelnen Gaben verwendet. Bis jetzt liegen nur einzelne günstige Erfahrungen vor (s. bei CLARKE: Dictionary).

Vergleichsmittel

Poliomyelitis: *Gelsemium.*
Multiple Sklerose: *Agaricus, Formica, Aranea ixobola, Alumina, Zincum, Argentum, Kresol.*

Laurocerasus

Herkunft des Mittels

Prunus Laurocerasus, der Kirschlorbeer, gehört zu den Rosaceen und ist der Zwetschge (P. domestica), dem Mandelbaum (P. communis), der Traubenkirsche (P. padus), der Vogel- oder Süßkirsche (P. avium), der Sauerkirsche (P. cerasus), der Weichselkirsche (P. mahaleb), dem Pfirsichbaum (P. persica), der Aprikose (P. armeniaca) sowie der Schlehe (P. spinosa) und dem Weißdorn (Crataegus) nahe verwandt. Diese alle enthalten Blausäure. Der Kirschlorbeer ist ein bis zu 6 m hoher Strauch beziehungsweise Baum mit immergrünen Blättern.
Vorkommen in Kleinasien, dem Balkan und in Persien.
In Deutschland als Zierpflanze angepflanzt.

Pharmakologie

Pharmakologisch verwendet werden die frischen im August gesammelten Blätter. Die Inhaltsstoffe sind das Blausäureglykosid Prulaurasin ($C_{14}H_{17}NO_6$), ätherisches Öl (0,05 %), Gerbstoff, 5 bis 7 % Asche mit As, Cu, Zn, Mn, Al und Li als Spurenelemente. Prulaurasin ist eine razemische Mischung von d- und l-Mandelnitril βetaglukosid. Aus diesem wird durch das spezifische Ferment Prunasin Blausäure abgespalten, welche für die Wirkung als sehr wesentlich anzusehen ist. HCN, das mit Schwermetallen Komplexe bildet, schaltet nach WARBURG das eisenhaltige Atmungsferment aus und lähmt die Blutatmung. Es handelt sich also um eine Blockierung des Atmungsferments durch das CN-Ion und damit des Sauerstoffaustausches zwischen Blut und Zellgewebe. Es entsteht so eine histiotoxische Anoxie. Die tödliche Dosis liegt bei 1 mg/kg Körpergewicht; für einen erwachsenen Menschen stellen 50 mg HCN oder 0,15 bis 0,25 g Zyankali oder 50 g bittere Mandeln oder 50 g Bittermandelwasser oder 60 g Laurocerasus-Tinktur die mittlere tödliche Dosis dar.
Infolge Lähmung des Atmungsferments passiert das Oxyhämoglobin ohne Sauerstoffabgabe die Kapillaren; somit wird das Venenblut arteriell. Eine therapeutisch angewandte Sauerstoff-Inhalation kann nicht zur Wirkung kommen. Die akute Vergiftung mit HCN mit ihrem plötzlichen Verlauf ist für das Vergiftungsbild wenig ergiebig. Bei der chronischen Vergiftung kommt es zu Reizerscheinungen an den Schleimhäuten der Augen, des Rachens, der oberen Luftwege. Kratzen im Hals mit trockenem

Reizhusten, dann Angstzuständen, Schwindel, Erbrechen, viszeralen Krämpfen, Atemnot (wobei die rosige Gesichtsfarbe auffällt). Infolge Abfangens von *Jod* durch Thiocyanat-Verbindungen kann Kropfbildung entstehen.
Nach BÜCHNER sind alle Phasen der Hypoxie bis zur Anoxie, die am klinischen Beispiel der Höhenkrankheit, ebenso wie im Unterdruckkammerexperiment feststellbar wird, genau mit den funktionellen Störungen und Gewebsschädigungen der Blausäure-Vergiftung pathologisch-anatomisch identisch.
Man wird aber bei Laurocerasus neben der Blausäure auch andere Bestandteile, besonders das Glykosid, an das die Blausäure gebunden ist, für die Wirkung als mitverantwortlich bezeichnen dürfen.
Die klinischen Zustände, für welche Laurocerasus in Frage kommt, können zusammengefaßt werden in den Begriff der respiratorisch-pulmonalen Insuffizienz (s. UNGER: Dtsch. homöop. Mschr. 1960, S. 53 u. S. 102) beziehungsweise der kardiopulmonalen Insuffizienz (UNSELD: Dtsch. homöop. Mschr. 1953, S. 385). Alle diese Zustände erhöhter Widerstandsbelastung führen zu pulmonalem Hypertonus, Pulmonalsklerose und schließlich zur Rechtsinsuffizienz des Herzens. Vor allem sind es Lungenemphysem, in erster Linie chronische Bronchitis, dann lang dauernde Bronchialasthma, Kyphoskoliose, fibröse Lungentuberkulose, Silikose, Pneumothorax, Pleuraverschwartung, Morbus Boeck sowie die Mitralstenose, welche die häufigste Ursache der Rechtsinsuffizienz bilden. Hinzuzufügen sind noch das Tropfenherz des Asthenikers und die Beri-Beri-Krankheit. Als Symptomentrias dieser Krankheitszustände wie auch des Arzneibildes von Laurocerasus hebt UNGER die Zyanose, pulmonale Dyspnoe und Reizhusten hervor.
Bei der kardiopulmonalen Insuffizienz versagen *Digitalis* und *Strophanthin*, ja sie führen infolge Erhöhung des Blutdrucks in den Blutgefäßen der Lunge zu einer Verschlechterung. Hier tritt nicht selten Laurocerasus als Retter in die Bresche, neben anderen entlastenden Maßnahmen wie ein Aderlaß von 200 bis 300 ccm oder Blutegel in der Lebergegend und Saftfasten. Arzneilich konkurriert mit Laurocerasus am ehesten *Convallaria*.
Keines der Symptome von Laurocerasus ist so bestimmend für die Wahl wie die Zyanose. Es ist aber auffallend, daß diese bei der Arzneimittelprüfung nirgends in Erscheinung tritt, vielmehr beobachtet wurde, daß das Blut der mit Laurocerasus Vergifteten eine hellrote Farbe behält. RITTER (Die Behandlung der Herz- und Gefäßkrankheiten, Berlin-Saulgau 1947, Karl F. Haug Verlag) bemerkt hierzu, daß die Zyanose als hervorragende Indikation für die Anwendung von Laurocerasus nicht ausreichend begründet sei. Andererseits bemerkt UNSELD zu dieser Auffassung RITTERS: „Ich möchte diesem Einwand nicht ganz beipflichten, nachdem die genannten autoptischen Befunde in der Regel von sogenannten fulminanten, das heißt unmittelbar zum Tode führenden Vergiftungen stammen, die sich ganz ohne Gegenwehr des Organismus vollziehen. Dabei allerdings kommt es zu der genannten plötzlichen Fermentblockade mit daraus resultierender Unverwertbarkeit des Blutsauerstoffs. Anders bei der dem homöopathischen Denken viel näher liegenden ‚chronischen' Gifteinwirkung bei der

nach PETRI zufolge Erythrozytenvermehrung hohe Hämoglobinwerte gefunden werden. Hier liegt offenbar eine chronische Erstickung mit dem Ergebnis einer durch Plethora (und wohl auch Hypoxämie?) bedingten Zyanose vor. Daß bei den Arzneimittelprüfungen am Gesunden die Zyanose nicht beschrieben und wohl auch nicht beobachtet wurde, ist weiter nicht verwunderlich, da der dazu erforderliche Grad von Schädigung dabei nicht erreicht wurde. Zwei autoptische Berichte von GERSTEL beweisen übrigens, daß das Blut bei Vergifteten durchaus nicht immer hellrot, sondern dunkel und blaurot sein kann. Unter dem Gesichtspunkt der chronischen Erstickung scheint mir dann eine recht gute Entsprechung des Laurocerasus-Bildes mit der dauernden Erstickungsnot der kardiopulmonalen Insuffizienz gegeben" (UNSELD: Dtsch. homöop. Mschr. 1953, S. 358).

Literatur

ALLEN: Encyclopedia, Bd. V u. Bd. X.
HARTLAUB und TRINKS: Reine Arzneimittellehre, Band 2.
Die Arzneimittelprüfung wurde von JÖRG mit 12 Prüfern, außerdem von HARTLAUB, NENNING, TRINKS und HARTMANN an einer weiteren Anzahl von Prüfern vorgenommen. Eine größere Zahl von Vergiftungen ist dabei berücksichtigt.

Arzneimittelbild

Leitsymptome: *Zyanose, pulmonale Dyspnoe und Reizhusten ist die hervorstechende Symptomentrias.*
Gefühl von Kälte mit Untertemperatur, aber Unverträglichkeit äußerer Wärme.
Krämpfe der willkürlichen und unwillkürlichen Muskulatur. Schlafstörungen, ⊙ *besser bei Hochlagerung des Oberkörpers.*
Besserung im Freien.

Allgemeines: Gefühllosigkeit und gänzlich aufgehobene Empfindung; Verschwinden allen Schmerzes.
Konvulsionen der heftigsten Art, in ¼stündigen Abständen wiederkehrend, mit folgender Lähmung und mit Zuckungen der Muskeln.
Plötzliches Niederfallen mit Krämpfen und Schaum vor dem Mund.
Besserung im Freien.

Geist und Gemüt: Traurig, zu nichts aufgelegt. Verzweifelt und weinerlich, möchte lieber sterben. Große Angst bei geringen Anlässen.
Reizbarkeit, alles regt ihn auf. Alles ärgert ihn, geht widerwillig an die Arbeit.
Lebhaft und heiteren Gemüts, hat Freude an seiner Arbeit. Träger Gedankenfluß, Unfähigkeit, die Gedanken

zu sammeln. Benommenheit des Kopfes wie berauscht. Gedächtnis geschwächt. Verlust der Sprache.

Schlaf: Große Schläfrigkeit bei Tag und Nacht. Schlaf unruhig, mit ständigem Herumwerfen. Schlaflosigkeit wegen Aufgeregtheit und Anfällen von Hitze. Schlaf oft unterbrochen. Schreckhafte Träume. ⊙ Schlafstörung als Frühsymptom einer latenten Rechtsinsuffizienz mit Besserung durch Bettruhe und Hochlagerung des Oberkörpers (UNGER).

Kopf: Verwirrung und Benommenheit des Kopfes. Schwindel, wie wenn sich alles um ihn im Kreise drehte, nach dem Aufrichten vom Bücken oder vom Sitzen. Schweregefühl im Kopf, Gehirn wie umwölkt.
Völle und Hitzegefühl im Kopf, Zusammenschnürungsgefühl.
Kopfschmerz, besser an der frischen Luft, schlimmer im warmen Raum und beim Bücken.
Gefühl von Kälte an der Stirne wie von einem Luftzug; Eiskälte am Scheitel. Gefühl, wie wenn der Schädel auseinandergepreßt würde. Gefühl von Drücken in Stirne und Schläfe.

Augen: Brennen der Augen mit Tränen. Trockenheit der Augen. Pupillen erweitert. Dunkelheit vor den Augen. Gegenstände erscheinen zu groß.

Nase: Häufiges Niesen, Schnupfen mit verstopfter Nase.

Gesicht: Gesicht erdfahl, graugelb, eingefallen.
⊙ Zyanose. Krampfhafte Verzerrung des Gesichts.

Atmungsorgane: Trockenheit und Rauhigkeit in der Luftröhre infolge von zähem, schwerlöslichem Schleim. Heiserkeit mit vergeblichem Hustenreiz. Kitzeln im Kehlkopf und in der Luftröhre, zum Husten reizend. Krampfhaftes Zusammenschnüren im Kehlkopf. Hustenanfälle mit heftigem Erstickungsgefühl. Husten mit zähem, festsitzendem Schleim, der sich später löst. ⊙ Reizhusten morgens 3 Uhr (UNGER).

Respiratorisch-pulmonale Insuffizienz bei Rechtsinsuffizienz.

Herz: Puls beschleunigt und kleiner; häufiger, aber deutlich verlangsamter, schwacher Puls.

⊙ Zusammenschnürungsgefühl im Hals bei Leiden des Herzens und Kreislaufs.
Bettruhe und Hochlagern des Oberkörpers bringen Besserung der Herzbeschwerden (UNGER).

Verdauungsorgane: Mund: Vermehrter Speichel im Mund mit Trockenheitsgefühl im Hals. Zunge weiß belegt.
Hals: Brennen und Rauheit im Hals. Beim Trinken zusammenkrampfendes Gefühl in den Halsmuskeln. Die Getränke rollen hörbar durch den Schlund.
Magen: häufiges Luftausstoßen und Aufschwulken des Mageninhalts. Übelkeit. Krampfhafter Schmerz im Magen. Brennen, Stechen und krampfartige Schmerzen im Bauch; aufgetriebener Leib.
Durchfälle, krampfartiges Zusammenziehen des Afters. Unwillkürlicher Stuhlgang infolge Lähmung des Schließmuskels. Stuhlverstopfung.

Harnorgane: Harnmenge vermehrt oder vermindert. Aber auch Harnverhaltung. Harn satzig.

Geschlechtsorgane: Periode zu früh und zu stark. Stechende Schmerzen in den Brüsten.

Wärmeregulation: Viel Frieren, selbst am warmen Ofen. Frieren, schlimmer im Freien. Körpertemperatur weit unter dem normalen Stand. – Hitzegefühle und Schweißausbrüche.

Muskulatur; Glieder, Gelenke: In allen Bewegungsorganen spannende, stechende oder reißende Schmerzen mit Steifigkeitsgefühl und Verrenkungsschmerz. – Krämpfe in allen Gliedern.

Dosierung

Während von STIEGELE und UNSELD die Tinktur angewendet wurde, hat H. UNGER die D 3 bis D 4 als besser gefunden. Die Schlafstörungen haben sich mit diesen Potenzen wesentlich gebessert, während D 1 und D 2 eine nächtliche Unruhe gebracht haben. Bei hochgradiger Rechtsinsuffizienz kann jedoch auch die Tinktur in Frage kommen.

Vergleichsmittel

Acidum hydrocyanicum. Die Blausäure ist der die Wirkung bestimmende Bestandteil von Laurocerasus.

Die hervorstechenden Symptome Zyanose, Dyspnoe und Reizhusten sind bei *Carbo vegetabilis* zu finden. Auch bei diesem ist der Gasstoffwechsel der Lunge beeinträchtigt.

Beispiel

Latente Herzinsuffizienz und Reizhusten

E. Martin, eine 57 Jahre alte Fleischersfrau, befindet sich seit Jahren wegen einer chronischen Bronchitis mit Bronchialasthma in meiner wechselnden Behandlung. Es besteht bei ihr eine latente Rechtsinsuffizienz mit hochgradiger Dyspnoe, flächenhafter Zyanose, auch an den Händen, quälendem, trockenem Husten, der meist um 2 Uhr morgens in Verbindung mit Dyspnoe, Tachykardie anfallsweise einsetzt. Auch hier besserte Laurocerasus nicht nur die latente Herzinsuffizienz und beseitigte den Reizhusten, sondern erzielte immer wieder einen wohltuenden Schlaf (UNGER, l.c.).

Ledum

Herkunft des Mittels

Ledum palustre (Fam. nat. Ericaceae), Sumpfporst, wächst in den Sümpfen Norddeutschlands, Skandinaviens, Rußlands, im nördlichen Asien und in Nordamerika. Zur Tinktur werden trockene, junge Sprossen verarbeitet.

Hauptwirkstoffe

In allen Teilen der Pflanze wird ein brennend und bitter schmeckendes, ätherisches Öl festgestellt, dessen wichtigster Bestandteil das kristallisierende Ledol oder Porstkampfer ist. Im Porstkampfer findet sich ein weiteres ätherisches Öl Ericolin, das heute von manchen als unreines Arbutin angesehen wird (auch in uvae ursi vorkommend), an Menge und Bedeutung aber zurücktritt. Arbutin findet sich auch frei in der Pflanze.

Ledol ruft örtlich eine starke Reizung hervor, daher Erbrechen und Durchfälle, auch Schädigung der Nieren und der ableitenden Harnwege und der Geschlechtsorgane. Nach Resorption werden beobachtet Schwindel, an Alkoholrausch erinnernde Zustände, starke Schlafsucht, Tachykardie, Kollaps. Ledum wurde daher zur Steigerung der Wirkung dem Bier zugesetzt.

Bei den Vergiftungen werden bei den in der Homöopathie verwendeten Ericaceen Ledum, *Rhododendron chrysanthemum* und *Kalmia* ganz ähnliche Bilder erzeugt: Erbrechen, Durchfall, verbunden mit Kollaps, Benommenheit, eine Art von Trunkenheit, Gefühllosigkeit und Konvulsionen, so daß LEESER eine Verwandtschaft von Ledol mit Andrometoxin, welches bei *Rhododendron* und *Kalmia* die Wirkung bestimmt, anzunehmen geneigt ist. Bei der feineren Symptomatik des Arzneimittelversuches lassen sich die genannten 3 Arzneipflanzen jedoch auseinanderhalten.

Ein weiterer Wirkstoff ist das Arbutin, ein Phenolglykosid, das besondere Bedeutung in den *Folia uvae ursi* infolge der harndesinfizierenden Wirkung durch Freisetzung von Hydrochinon bekommt. Letztere gehört ebenfalls in die Familie der Ericaceen. Bei Ledum tritt jedoch dieser Effekt völlig in den Hintergrund.

Ledum wurde äußerlich, zum Beispiel gegen Läuse bei Schweinen und Rindern, verwendet, wobei sich eine antiparasitäre Wirkung entfaltet. Diese äußerliche Verwendung gegen Insekten gab Veranlassung für den homöopathischen Gebrauch bei Insektenstichen und ganz allgemein gegen punktförmige Stichwunden und Bißwunden, zum Beispiel Rattenbisse und deren Folgen in Form von Infektionen. Dieser Gebrauch ist ein fester Bestandteil der homöopathischen Therapie geworden und hat sich oftmals bewährt. Lymphangitis, Phlegmonen und Dermatiden infolge von Stichwunden, sei es infolge von Insektenstichen, Bissen oder Verletzungen mit scharfen Instrumenten oder Splittern, bessern sich schnell und überzeugend durch den innerlichen Gebrauch mit niederen Potenzen, der durch Umschläge mit der stark verdünnten Tinktur noch unterstützt werden kann. Auffallenderweise hat sich bei der Arzneimittelprüfung gerade der stechende Schmerz neben anderen Schmerzqualitäten besonders herausgestellt. Außerdem haben sich viel Jukken, Schwellung der Haut, Friesel, Exantheme, Pickel und Petechien ergeben.
Der Standort der Pflanze in den Sümpfen läßt vermuten, daß die Wärmeregulation bevorzugt beeinflußt wird. Die Prüfungen haben in der Tat ergeben, daß über sehr reichliches Frieren und Frösteln geklagt wird. HAHNEMANN hält es daher für passend „für langwierige Übel, bei welchen vorzüglich Kälte und Mangel an tierischer Wärme vorwaltet". Eigenartigerweise hat die Prüfung ergeben, daß Wärme, vor allem Bettwärme, trotzdem nicht ertragen wird, so daß der Prüfer sich aufdecken muß. Bei Patienten mit Gliederschmerzen bringt selbst Übergießen mit kaltem Wasser Besserung. Bei Muskel- und Gelenkrheumatismus, bei Neuralgien und Neuritiden sowie bei Gichtanfällen ist es unter diesen Modalitäten ein beachtenswertes Mittel.

Literatur

HAHNEMANN: Fragmenta de viribus.
HAHNEMANN: Reine Arzneimittellehre, 2. Aufl., Bd. 4.
ALLEN: Encyclopedia, Bd. III.
LEMBKE: Bd. 39.
LEMBKE: N. Zschr. homöop. Klin. 10: 113.

Arzneimittelbild

Leitsymptome: *Mangel an Eigenwärme und allgemeine Frostigkeit begleiten die Beschwerden.*
Bettwärme ruft Hitze und Brennen in den Gliedern hervor, durch Aufdecken und Abkühlung besser werdend. ⊙ *Besserung durch Eintauchen in kaltes Wasser und durch kalte Umschläge.*
⊙ *Infektionen von punktförmigen Stichwunden, von Insektenstichen, Nadelstichen, Rattenbissen usw.*
Neigung zu Blutungen aus den Schleimhäuten, petechiale Blutungen unter der Haut.
Verschlimmerung durch Weingenuß und durch Bier (allgemein und Gelenke).
Verschlimmerung durch Bettwärme, Verschlimmerung nachts und durch Bewegung.

Allgemeines: Kältegefühl und Mangel an toxischer Wärme ist beherrschend. Die Glieder und der ganze Körper sind schmerzhaft wie zerschlagen und zerstoßen.

Gemüt: Ärgerlich aufbrausend, traurig, sucht die Einsamkeit.

Gehirn: Gefühl wie betrunken und betäubt. Wüstheit und Schwere im Kopf. Heftige Schwindelanfälle. Kopfschmerzen. Unruhiger, unterbrochener Schlaf.

Nasenbluten.

Nase: Vermehrte Schleimabsonderung, blutiger Schleim, Nasenbluten.

Ohren: Getöse in den Ohren wie Glockenläuten oder Sturmwind.

Augen: Entzündung der Bindehaut, Schmerzen in den Augen. Erweiterung der Pupillen.

Bronchitis und Bronchialasthma. besonders der Trinker. Keuchhusten. Lungenbluten.

Atmungsorgane: Druck und Beengung auf der Brust mit erschwerter Atmung und Schmerzen bei der Atmung. Stechen und Kitzeln in der Luftröhre, Zusammenpressen im Kehlkopf. Auswurf von hellrotem Blut beim Husten.

Magenkatarrh der Trinker. Darmblutung.

Verdauungsorgane: Wunder Rachen, Gefühl wie geschwollen, Pflockgefühl im Hals, Drüsen neben dem Kieferwinkel geschwollen. – Erscheinungen von Magendarmkatarrh ohne besondere Kennzeichen. Schleimige, blutige Stühle.

Harnorgane: Vermehrter Harndrang. Stechen an der Harnröhrenmündung. Dünner Harnstrahl infolge geschwollener Harnröhre; muß drücken beim Harnlassen.

Männliche Geschlechtsorgane: Erektionen und nächtliche Samenverluste.

Weibliche Geschlechtsorgane: Regel zu früh und zu stark.

Akuter und chronischer Gelenkrheumatismus, Muskelrheuma im Nacken, Schulterrheuma, Lum-

Bewegungsorgane: Rheumatoide Schmerzen mit Steifigkeit in den Muskeln neben der Wirbelsäule, im Nakken, zwischen den Schulterblättern, in den Lenden, im

bago, Kokzygodynie.
Gicht mit Ablagerungen.
Ischias.

Kreuz. Reißen und Zucken in den Schultern, Ellbogen und Händen. Schmerzen in Hüften, Schenkeln, Knien, Waden, Knöcheln, Füßen. Auch objektive Schwellungen an den Gelenken sind von HAHNEMANN berichtet, doch dürfte es sich hier vielleicht um Beobachtungen an Kranken handeln.

⊙ Die Schmerzen ziehen von unten nach oben (*Kalmia* von oben nach unten). Die kleinen Gelenke sind besonders deutlich betroffen: Finger und Zehen, die Grundgelenke der Großzehe und des Daumens, die Ferse. Bewegung verschlimmert teilweise die Gelenkschmerzen, teilweise bessert sie dieselben.

⊙ Abkühlung, selbst kalte Umschläge oder Übergießen mit kaltem Wasser bringt Besserung der Schmerzen, sogar bei Kältegefühl.

Zittern der Hände.

Insektenstiche.
Dermatitis oder Lymphangitis nach Insektenstichen.
Stichverletzungen.
Blaues Auge nach Quetschungen.
Purpura rheumatica.

Haut: Hautjucken überall. Blaue Flecken wie Petechien. Ausschlagknoten im Gesicht, der Stirne und Nase wie bei Branntweintrinkern; beißendes Jucken wie von Läusen mit roten Flecken und Frieselausschlägen. Ungeheures, fressendes Jucken auf beiden Fußrücken; nach dem Kratzen wird es immer heftiger; nur dann ließ es nach, als der Patient sich die Füße ganz wundgekratzt hatte; in Bettwärme weit heftiger. Schwäche, juckende Nadelstiche an mehreren Teilen des Körpers, die zum Kratzen reizen.

Pickel und Furunkel auf der Stirne.

Dosierung

D 3 bis D 6, auch hohe Potenzen werden empfohlen. Äußerlich 1 Teelöffel der Tinktur auf $^1/_4$ l Wasser.

Vergleichsmittel

Verletzungen, Stichwunden: *Staphisagria, Arnica.*
Ekchymosen: *Bellis, Acidum sulfuricum, Hamamelis.*
Purpura rheumatica: *Crotalus, Lachesis, Acidum sulfuricum.*
Gichtknoten: *Ammonium phosphoricum, Colchicum, Antimonium tartaricum, Sulfur, Silicea, Acidum benzoicum, Lycopodium, Berberis.*
Verschlimmerung durch Bettwärme: *Sulfur, Secale, Acidum fluoricum, Calcium fluoricum.*

Verschlimmerung durch Abkühlung trotz objektiver Kälte: *Secale*.
Verschlimmerung durch Wein: *Antimonium crudum, Nux vomica, Acidum sulfuricum, Alumina, Selen, Zincum.*

Beispiel

Ledum-Polyarthritis

(nach einem Bericht von HAAKSHORST, R.: Klass. Homöop. V [1961]: 125).

Am 7. 11. 1960 suchte mich erstmalig die 22jährige Patientin Frl. K. auf. Sie gab in der Vorgeschichte an, seit Anfang August 1960 unter gelenkrheumatischen Beschwerden im Bereich des linken Knie- und Fußgelenks erkrankt zu sein. Die Gelenke sollen eine Schwellung mit dunkelbläulicher Verfärbung gezeigt haben. Wenige Tage nach dem Auftreten des Krankheitsbildes wurde die Patientin in eine Klinik eingewiesen.

Aus dem Bericht der Klinik geht hervor, daß bei der Aufnahme in der letzten Augustwoche 1960 eine deutliche Schwellung des linken Fuß- und Kniegelenks neben ausgeprägter Bewegungseinschränkung und lokal erhöhter Hauttemperatur bestand. Das rote und weiße Blutbild soll unauffällig gewesen sein. Die Patientin war subfebril, und als Ausdruck der entzündlichen Vorgänge fand sich neben einer leicht vermehrten Alpha-2-Fraktion im Elektrophoresediagramm lediglich eine mit 66/97 nach W. beschleunigte Blutsenkung. Im Rachenabstrich fanden sich anfänglich hämolytische Streptokokken, die später unter antibiotischer und antiphlogistischer Behandlung nicht mehr nachzuweisen waren.

Therapeutisch wurden täglich oral 800000 E *Penicillin* sowie 0,4 g *Aspirin* und 30 bis 10 mg *Prednison* gegeben. Das letztgenannte Medikament wurde in Form von 2 Prednison-Stößen von jeweils 300 mg mit hoher Anfangsdosierung und Ausschleichen der Gabe verordnet. Im Laufe der Behandlung kam es zu einem Rückgang der vorübergehend noch gesteigerten Blutsenkung und der leicht subfebrilen Temperaturen. Am 5. 11. 1960 wurde die Patientin auf eigenen Wunsch und gegen ärztlichen Rat entlassen.

2 Tage nach der Krankenhausentlassung am 7. 11. 1960 stellte sich die Patientin bei mir vor. Sie gab an, bei Bewegungen Schmerzen zu haben und nach Wärmeapplikation keine Besserung zu spüren. Ich fragte sie darauf, ob sie festgestellt habe, daß kühle Umschläge Erleichterung brächten. Leider konnte mir die Patientin diese Frage nicht beantworten, da sie kalte Umschläge nicht versucht habe. Ich verzichtete hier bewußt auf die weitere Befragung.

Das linke Knie- und Fußgelenk zeigten eine mäßige, teigige Schwellung mit leicht livider Verfärbung. Die Bewegung in beiden Gelenken war nach allen Richtungen um mehr als ein Drittel eingeschränkt.

Ich schickte die Patientin zunächst mit der Anweisung nach Hause, kühle Umschläge um die Gelenke zu machen und mir deren Wirkung mitzuteilen. Nach wenigen Tagen rief mich die Patientin an und teilte mir mit, daß sie nach kühlen Gelenkumschlägen eine deutliche Besserung spüre. Ich gab ihr daraufhin Ledum D 12, 3mal täglich 1 Tablette.

Am 28. 11. 1960 stellte sich die Patientin wieder bei mir vor und gab an, daß sich die Beschwerden wesentlich gebessert hätten, sie könne jetzt sogar wieder Treppen steigen. Am 15. 12. 1960 gab sie an, daß es ihr sehr gut gehe. Eine Schwellung war weder am Fuß- noch am Kniegelenk mehr festzustellen. Da sich der Zustand wesentlich gebessert hatte, wurde die Patientin arbeitsfähig geschrieben.

Am 23. 1. 1961 gab die Patientin an, daß ihr das Arbeiten keine Beschwerden mache.

Die Blutkörperchensenkung betrug am 7. 11. 1960 72/103, am 5. 1. 1961 28/43, am 17. 2. 1961 13/25 mm. Das Blutbild hielt sich während der Behandlung im Rahmen der Norm. Eine Beteiligung des Herzens war auskultatorisch und durch EKG nicht festzustellen.

Drohender Abszeß nach Injektion

52jährige Patientin. Sie zeigte mir eine handtellergroße Rötung und Schwellung sowie eine erhebliche Schmerzhaftigkeit des linken Glut. max. Sie hatte von dem behandelnden Arzt wegen rheumatischer Beschwerden im Abstand von 8 Tagen ein Depot-antirheumatikum injiziert bekommen. Nun bahnte sich ein großer Abszeß an. Dabei kam mir Ledum in den Sinn, da der Prozeß durch einen Stich verursacht worden war. In der Tat habe ich durch die einmalige Gabe von Ledum bei eingetretenem Nagel in die Fußsohle oder bei stark zerfetzten Wunden immer eine schnelle Heilung ohne Sulfonamide oder Antibiotika erzielen können. Ich verordnete Ledum D 4, stündlich, am nächsten Tag 2 stündlich 5 Tropfen. Sonst keinerlei Anwendungen. Am nächsten Tag waren Schwellung und Rötung schon erheblich zurückgegangen. Nach 8 Tagen war kaum noch ein Befund zu erheben. Nach einem Bericht von H. HERTEL, AHZ Bd. 216 (1971): 67.

Lemna minor

Lemna minor (Fam. nat. Lemnaceae), die Wasserlinse, wurde von COOPER (London) in den homöopathischen Arzneimittelschatz eingeführt. Eine Prüfung wurde nicht vorgenommen, das Arzneimittelbild ist das Ergebnis klinischer Erfahrung. – Die Inhaltsstoffe sind noch nicht endgültig geklärt. Es wurde in der Wasserlinse Jod und Brom gefunden. Interessant ist die Feststellung, daß Lemna Radium zu speichern vermag. Doch ist der Gehalt gering ($\sim 2 \times 12^{-12} - \sim 4 \times 10^{-12}$) (nach GESSNER-ORZECHOWSKI.

Literatur

COOPER: Hahnemann Monthly, 1894, und ANSCHUTZ: New, Old and Forgotten Remedies, 1917.
CLARKE: Dictionary.

Arzneimittelbild

nach klinischen Erfahrungen

Modalitäten: *Verschlimmerung bei feuchtem, regnerischem Wetter, besonders bei schwerem Regen.*

Nasenpolypen, geschwollene Nasenmuscheln.
Atrophische Rhinitis.
Ozaena.
Bronchialasthma mit Nasenpolypen, schlimmer bei feuchtem Wetter.

Nase: Eitriger Geruch, Verlust des Geruchs. Schleiig-eitrige Absonderung, sehr reichlich. Trockenheit im Nasenrachenraum und Krustenbildung. Schleim läuft von der Nase in den Rachen. Macht die verstopfte Nase frei, wenn eine ödematöse Schwellung oder Nasenpolypen vorhanden sind. Verschlimmerung bei feuchtem Wetter, bei starkem Regen.
Gefühl eines Fadens von der Nase in das Ohr.

Verdauungsorgane: Eitriger Geschmack im Mund beim Aufstehen am Morgen. Trockener Rachen und Kehlkopf. Neigung zu geräuschvollem Durchfall.

Dosierung

D 6 bis D 30. COOPER gab 1 Tropfen der Tinktur, den er erst wiederholte, wenn die Wirkung abgeklungen war. CLARKE gab D 3, 3mal täglich.

Leonurus cardiaca

Anwendung

Die Verwendung von **Leonurus cardiaca** (Fam. nat. Labiatae) ist uralt und wird schon

bei DIOSCORIDES erwähnt und wurde auch in den alten Kräuterbüchern des 15. und 16. Jahrhunderts aufgenommen. THEOPHRASTUS schreibt: „Herzgespann / oder Herzgesperr / ist also genannt, / dieweil es zum zittern des hertzen / und dem bresten / so man herzgespann an den Kindern nennet / dienlich gebraucht wird."
Herba Leonuri Cardiacae wird seit langem ähnlich wie *Radix Valerianae* bei nervösen und funktionellen Herzstörungen, bei durch Meteorismus bedingten gastrokardialen Symptomen, klimakterischen Beschwerden, „Basedow-Herzklopfen", Neurasthenie, auch Epilepsie sowie als Emmenagogum empfohlen (GESSNER, O.: Die Gift- und Arzneipflanzen). H. SCHULZ hebt die Wirkung bei Meteorismus und dadurch bedingtes Herzklopfen und Beengung hervor. Die Verdauung befördernde und antidiarrhoische Wirkung geht neben der Herzbeziehung ebenfalls auf alte Empfehlung zurück; daher dürfte es beim gastrokardialen Symptomenkomplex wohl zu beachten sein.
Die emmenagoge Wirkung hat auch schon zur Anwendung als Abortivum geführt. Eine 40jährige Frau nahm eine Abkochung zum Zweck der Abtreibung. Wenig nachher trat Würgen und Erbrechen, heftige Leibschmerzen mit blutigen Stühlen auf. Letztere wiederholten sich, sobald sie mehr als nur eine geringe Menge Wasser gegen den aufgetretenen heftigen Durst zu sich nahm. In der Nacht darauf häufiger Stuhldrang mit blutigen Stühlen. Später enthielten die Stühle größere Mengen Blut ohne Schleim. Die Zunge war trocken und mit Rissen bedeckt. Auch die Konjunktiven waren trocken. – Die Leibesfrucht wurde nicht ausgestoßen (CLARKE: Dictionary, Vol. 2, S. 269). Diese Beobachtung einer Magen-Darm-Wirkung interessiert insofern, als die organotrope Beziehung zu den Verdauungsorganen offenkundig wird, wodurch die Verordnung von Leonurus beim enterokardialen Symptomenkomplex gestützt wird. Auf eine Empfehlung von A. STIEGELE geht der Gebrauch bei im Liegen auftretenden Herzklopfen zurück.
Obwohl Leonurus 3 digitalisähnliche Bitterstoffe enthält, hat es keine Bewährung bei den für Digitalis gültigen Indikationen gefunden.

Dosierung

D 2 bis herab zur Tinktur in Quantitäten wie Baldrian-Tinktur.

Leptandra

Herkunft des Mittels

Leptandra virginica, der virginische Ehrenpreis (Fam. nat. Scrophulariaceae), wächst im westlichen Nordamerika. Verwendet werden die frischen, 2jährigen Wurzeln.
Wird in der Homöopathie als Lebermittel gebraucht.
Inhaltsstoffe: Iridoide, darunter Aucubin (chromogenes Glukosid), Gerbstoff, ein nichtglykosidischer Bitterstoff, Harz (Leptandrin) Fett mit Ölsäure, β-Sitosterol, Linolsäure u. a.

Literatur

HALE: New Remedies, Symptomatology, S. 392.
ALLEN: Encyclopedia, Bd. V.
HUGHES: Cyclopaedia, Bd. III.
Die Prüfung ist völlig unzureichend, doch sind die klinischen Erfahrungen bewährt.

Arzneimittelbild

Leitsymptom: *Durchfälle mit teerartigen stinkenden Stühlen.* ⊙ *Leberleiden.*

Kopf: Dumpfer Kopfschmerz, neuralgische Kopfschmerzen in der rechten Schläfe.

Darmkatarrh, Leberstörungen mit schwärzlichen Stühlen.
Durchfall mit teerartigen Stühlen und Blutabgang.
Darmkrebs (?).
Postcholezystektomie-Syndrom (UNGER).

Verdauungsorgane: Zunge gelb belegt, Übelkeit und Erbrechen mit tödlicher Schwäche beim Aufrichten. Ständiges Brennen und Schmerzen in der Magengrube und Lebergegend. Schwäche und Elendigkeitsgefühl im Magen mit dumpfem Schmerz bis in den Rücken, gefolgt von reichlichen, schwarzen, unverdauten Stühlen. Großes Unbehagen und Schmerzen in den Gedärmen mit Rumpeln und Stuhldrang. Reichliche, gußartige, übelriechende Stühle. ⊙ Tonfarbige Stühle mit Gelbsucht.

Dosierung

∅ bis D 3.

Lespedeza capitata und Lespedeza Sieboldi

Anwendung

Lespedeza capitata, eine in Nordamerika heimische Papilionacee, soll eine sichere Wirkung bei Urämie besitzen, selbst wenn der Harnstoffgehalt im Blut eine Höhe von 1,80 g erreicht und der Blutdruck erhöht ist. Das Mittel ist in der 1. Dezimale zu 10 bis 60 Tropfen täglich zu verschreiben. Es soll neben den in der Homöopathie üblichen Mitteln, welche durch die besondere Symptomatologie des Patienten angezeigt sind, gegeben werden. – Die Wirkung wird Flavonglykosiden zugeschrieben.

Literatur

Dr. BORLIACHON: L'Homoeopathie Française, Mai 1957 (zit. nach Dr. Léon VANNIER et Jean POIRIER: Matière Med. Homoep. 1958).

Einen Selbstversuch mit Lespedeza Sieboldi (Lespedeza capitata kann nur sehr schwer beschafft werden) unternahm H. STORCH (Dtsch. homöop. Mschr. 1960: 269) und bekam folgende Blutwerte:

	NaCl	Harnstoff
28. 12. 1959	542,88 mg %	24,00 mg %
nach 12 Tagen Lespedeza Sieboldi D 1 und Pause		
26. 1. 1960	556,92 mg %	38,55 mg %
nach 10 Tagen Lespedeza Sieboldi Ø und Pause		
29. 2. 1960	615,00 mg %	33, 18 mg %

Wenn diese Befunde auch innerhalb der klinischen Normalwerte bleiben, so zeigt sich doch unter der Einwirkung von Lespedeza Sieboldi bei der Versuchsperson eine deutliche Retention von Kochsalz und eine geringe von Harnstoff, die auf eine Nierenwirksamkeit des Mittels schließen lassen.
Weiter berichtet STORCH über 8 Kranke mit leichter bis schwerer chronischer Nephritis, von denen 5 regelmäßig zu Gewichts-, Urin- und Blutkontrollen sowie Blutdruckkontrollen in der poliklinischen Sprechstunde des Referenten in Magdeburg erschienen sind. Er begann mit 3mal 20 Tropfen der D 1 und ging, wenn diese vertragen wurden, auf 3mal 10 Tropfen zurück. Blieb aber die diuretische Wirkung aus, was die Patienten am besten durch Beobachtung des nächtlichen Harndranges und der Harnmenge feststellen konnten, so ging er auf die Tinktur über. Sofort stellte sich die Diurese beziehungsweise Nykturie wieder ein.

Folgendes Beispiel: Frau H. U., 55 Jahre, leichte chronische Nephritis.

Datum	RR	Gewicht	NaCl (mg %)	Harnstoff (mg %)	Urin
30. 4. 59	220/110	63,8 kg	645,84	57,4	E. opal. Ery. +
8. 7. 59	180/110	63,8 kg	610,0	51,7	E. opal, Leuko. +, mäßig Epi.
11. 8. 59	165/100	64,1 kg	549,9	19,24	E. leichte Trübung, mäßig Epi.
Hatte weniger Arznei genommen.					
14. 9. 59	200/100	62,7 kg	566, 28	18,88	E. Trübung, Ery. +
Hatte 4 Wochen keine Arznei genommen.					
12. 1. 60	210/110	62,6 kg	620,48	59,04	E. negativ

Dosierung von Lespedeza Sieboldi

Nach STORCH 3mal 20 Tropfen täglich der D 1, absteigend auf 3mal 10 Tropfen. Wenn die erwünschte vermehrte Diurese und Nykturie damit nicht eintrat, Urtinktur.

Lilium tigrinum

Herkunft des Mittels

Lilium tigrinum, Tigerlilie (Fam. nat. Liliaceae), ist in Ostasien heimisch. Verwendet wird die frische, blühende Pflanze ohne Zwiebel. Sie ist verwandt mit unserem Türkenbund, *Lilium Martagon*. Die Inhaltsstoffe sind noch nicht untersucht.

Hauptrichtung

Die Hauptrichtung geht auf die weibliche Sexualsphäre, wo sie einen Zustand nervöser Reizung mit neuralgischen Schmerzen und sexueller Erregung sowie ein starkes Abwärtsdrängen des ganzen Beckeninhalts, wie wenn alles zur Scheide hinausgepreßt werden sollte, hervorbringt. Die Regel ist verstärkt, es ist ein scharfer Ausfluß mit Schwellung der Vulva vorhanden. Als Begleiterscheinungen dieser starken Erregung der Beckenorgane sind die nervösen Symptome am Herzen zu betrachten. Auch das Gemütsleben spiegelt die Vorgänge der Unterleibsorgane in typischer Weise wider. Lilium ist eines unserer wichtigsten gynäkologischen Mittel – für Verlagerungen des Uterus, für subakute und chronische Entzündungen, für Fluor, für Neuralgie der Ovarien, besonders wenn als Begleiterscheinungen nervöse Beschwerden des übrigen Organismus beobachtet werden.

Literatur

Prüfung an 5 Männern und 9 Frauen, in der 4. Auflage von HALES „Neue Arzneimittel“. Weitere Prüfung an 8 Männern durch Ch. MOHR am American Institute of Homoeopathy (MOHR-SULZER: Zschr. Berl. Ver. homöop. Ärzte 8: 84).
ALLEN: Encyclopedia, Bd. V.
HUGHES: Cyclopaedia, Bd. III u. IV, Anhang.

Arzneimittelbild

Leitsymptome: *Gefühl des Herabdrängens in den weiblichen Geschlechtsorganen, wie wenn der ganze Beckeninhalt zur Scheide hinaus wollte. Muß deshalb die Hand gegen die Scham pressen.*
Nervöse Herzstörungen mit Angstgefühlen.
Verschlimmerung im warmen Raum, abends und nachts.
Besserung im Freien.
Besserung durch Bewegung, Beschäftigung.

Geist und Gemüt: Große Ruhelosigkeit. Ständig von innerer Hast getrieben, obwohl sie sich kraftlos fühlt, wie unter dem Druck drängender Pflichten. Gefühl innerer Unruhe, fühlt sich aber unfähig zu geistiger Arbeit.
Verzweifelt und voller Angst, glaubt, schwer krank zu sein. Sehr niedergestimmt und zum Weinen geneigt. Fürchtet, verrückt zu werden.

Sexuelle Erregung mit obszönen Reden. Sexuelle Erregung wechselt ab mit schlechtem Gewissen darüber.

Kopf: Kopfschmerzen in der Stirne oder der Schläfe und über dem (linken) Auge. Schwindel und Schwarzwerden vor den Augen. Blutandrang zum Kopf mit Kopfschmerzen, besser im Freien.

Herzneurose in Begleitung von Frauenleiden, Hysterie.

Herz und Kreislauf: Scharfer und lebhafter Schmerz in der linken Brust mit Flattern des Herzens. Plötzlich erwacht sie aus dem Schlaf an einem Schmerz, als würde das Herz heftig gepackt und als ob der Griff allmählich wieder nachließe, die Herztätigkeit wurde dadurch unterbrochen, ebenso die Atmung, besser durch Reiben und Druck, Schmerz in der Herzgegend, schlimmer beim Vorwärtsneigen und beim Bücken, am Nachmittag und besonders nachts beim Niederliegen.
Gefühl eines elektrischen Stromes in den Fingern der linken Hand, dann auch der rechten Hand, aufsteigend in die Hände und Arme. Prickeln in den Fingern beider Hände, sich auf die Arme ausbreitend, mit einem Gefühl starken Aufeinanderpressens, wie wenn das Blut durch die Venen gepreßt würde.
⊙ Gefühl von Zusammenschnüren am Herzen mit Schmerz und Eingeschlafensein im rechten Arm, besser im Liegen auf der linken Seite und in der frischen Luft und durch Reiben.
Beschäftigung bessert die Herzbeschwerden.
Pulsieren in den Arterien durch den ganzen Körper.
Berstendes Gefühl in den Venen der Hände und Füße.

Durchfall und Tenesmus des Mastdarms und der Blase bei Frauenleiden.

Verdauungsorgane: Heißhunger, kaum zu stillen. Leib aufgetrieben. Sehr viel Drang auf Mastdarm und Blase, mit ständigem Drang, Darm und Blase zu entleeren. Durchfälle, morgens aus dem Bett treibend.

Harnorgane: Ständiger Harndrang, verbunden mit Stuhldrang und Schmerzen in der Harnröhre beim Wasserlassen.

Gebärmutterverlagerung.
Ovarialneuralgie.
Fluor mit Pruritus.
Trichomonasfluor.
Subinvolution nach Entbindung.
Nymphomanie.

Weibliche Geschlechtsorgane: Herabdrängen im Bauch, als wolle der ganze Inhalt des Beckens zur Scheide herauskommen. Dabei auch Drang auf die Blase und den Mastdarm. Muß die Hand ge-

gen die Scheide drücken ⊙ oder die Beine kreuzen. Scharfe Schmerzen in der Gegend der Eierstöcke. Regel zu stark und zu früh oder zu schwach, fließt nur beim Herumgehen, während sie beim Ruhen aufhört. Dünner, scharfer, bräunlicher Ausfluß, der die Labien wundmacht, mit Schwellung. Scharfe Schmerzen in den Brüsten.
Leidenschaftliche Erregung des Geschlechtstriebs der Frauen.

Glieder: Rheumatoide Schmerzen in allen Muskeln und Gelenken.

Dosierung

Im allgemeinen dürfte die D 4 bis D 6 entsprechend dem starken und heftigen Charakter des Mittels zu empfehlen sein. Bei großer Erregung müßte man sich an die höheren Verdünnungen halten. STIEGELE verwendet gegen Fluor D 2.

Vergleichsmittel

Sepia, Helonias, Cimicifuga.

Lithium carbonicum

Anwendung

Dem Lithium hat man die Fähigkeit zugeschrieben, Harnsäure im Organismus zu lösen, und es daher bei Gicht und harnsaurer Diathese verordnet. Da man jedoch solche Konzentrationen im Organismus, wie sie zur Erreichung dieses Erfolges notwendig sind, nicht erzielen kann, so wäre die Anzeige für Lithium und die lithiumhaltigen Wässer in Frage gestellt, wenn nicht bei der Arzneimittelprüfung sowohl rheumaähnliche Gliederschmerzen wie auch Tenesmen der Blase und Harnveränderungen im Sinne der harnsauren Diathese aufgetreten und damit Hinweise auf die rheumatisch-gichtische Diathese gegeben wären. Auch kann sich die Verwendung gerade der lithiumhaltigen Heilquellen auf eine alte Erfahrung stützen, so daß man Lithium eine Affinität zu den Nieren- und Harnwegen zuschreiben darf.
Lithium wird in neuerer Zeit zur Therapie manischer Zustandsbilder, zur Prophylaxe manisch-depressiver Erkrankungen und zur Vorbeugung einer manischen oder depressiven Rückfallphase verwendet. Dabei können folgende Nebenerscheinungen auftreten: gastrointestinale Beschwerden, Muskelschwäche, Durst, Polyurie, fein-

schlägiger Tremor, kurzdauernde EKG-Veränderungen. Bei Langzeitgebrauch kann sich eine euthyreode Struma entwickeln. Gegen diese werden Schilddrüsenpräparate empfohlen unter Weitergebrauch der Lithiumbehandlung.
Nach diesen Ergebnissen aus der Therapie, einschließlich der dabei zutage getretenen Nebenerscheinungen, läßt sich schließen, daß das seither aufgestellte Arzneibild der Homöopathie recht unvollständig ist.

Literatur

ALLEN: Encyclopedia, Bd. V.
HUGHES: Cyclopaedia, Bd. III u. IV, Anhang. Die Prüfung kann nicht als genügend bezeichnet werden.
HERING: Homöop. Vschr. 14: 97.

Arzneimittelbild

Leitsymptome: *Häufiges Harnlassen mit Brennen in der Harnröhre. Trüber Harn mit viel Schleim und mit rotbraunem Satz.*
Besserung durch Essen (Kopf und Magen).
Besserung durch Harnlassen (Herzschmerzen).

Kopf: Kopfschmerzen, die sich durch Essen bessern.

Augen: die rechte Hälfte der Gegenstände wird nicht wahrgenommen.

Verdauungsorgane: Nagende Schmerzen im Magen, die sich durch Essen bessern. Durchfällige Stühle.

Harnsaure Diathese, Nierensteinleiden, Nierenbecken- und Blasenkatarrh.

Harnorgane: Tenesmus der Blase. Trüber und schleimiger Harn. Braunroter Satz.

Herz: Schmerzen am Herzen, morgens, die sich bessern durch Harnlassen.

Glieder: Rheumatoide Erscheinungen am ganzen Körper.

Dosierung

Meist werden tiefe Verreibungen verordnet. Nicht selten bedient man sich des *Lithium benzoicum,* da die Benzoesäure eine ähnlich geartete Richtung auf die harnsaure Diathese besitzt.

Vergleichsmittel

Harnsaure Diathese: *Colchicum, Ledum, Berberis, Antimonium crudum* und *tartaricum, Lycopodium, Sulfur, Ammonium phosphoricum, Acidum benzoicum, Calcium carbonicum, Silicea.*

Lobelia inflata

Herkunft des Mittels

Lobelia inflata, der indische Tabak (Fam. nat. Campanulaceae), ist in Nordamerika heimisch. Sie hat große Ähnlichkeit mit dem echten Tabak. Verwendet wird die frische, blühende Pflanze.
Lobelia zeichnet sich durch ungewöhnlichen Reichtum an chemisch nahe verwandten Alkaloiden aus. Es handelt sich um Derivate des Piperidins; Lobelin, Lobelanidin, Lobelanin sind die Hauptalkaloide.

Wirkung

Die Hauptwirkung äußert sich in einer Verstärkung der Aktivität aller vegetativen Funktionen. Das wichtigste Alkaloid ist das Lobelin, welches eine Erregung des Atemzentrums und Vertiefung und Vermehrung der Atemzüge hervorruft. Der Extrakt lähmt die Nervenendigungen des Lungenvagus und der Bronchialmuskeln, so daß die Atemluft frei und unbehindert aus- und einströmt. Dieser Lähmung geht ein spastischer Zustand voraus, wie sich aus der Arzneimittelprüfung ergibt. Pharmakodynamisch hat Lobelin große Ähnlichkeit mit Nikotin. Infolgedessen wird Lobelin als Simile gegen die Abstinenzerscheinungen bei der Entwöhnung des Tabakrauchens gebraucht. Dabei wird *Lobelinum sulfuricum* in Dosen von 0,002 g, 4- bis 6 mal 1 Tablette, in absteigender Dosierung gegeben.
Außer der Beziehung zum Pneumogastrikus besteht eine starke Schleimhautreizung (Rachen, Bronchien, Magen).

Literatur

Arzneimittelprüfungen wurden vorgenommen von NOACK (Hygea 1841), JEANE (Amer. Inst. Homoeop. Trans., Bd. I), BARALLIER (Des effets physiol. de la Lobelia inflata. Paris 1864). Diese Prüfungen zusammen mit Vergiftungen finden sich in ALLEN, Encyclopedia, Bd. V, und HUGHES, Cyclopaedia, Bd. III.

Arzneimittelbild

Leitsymptome: *Große Übelkeit mit Erbrechen, dabei kalter Schweiß.*
Spasmen in Speiseröhre und Magen sowie in den Bronchien, begleitet von Aufstoßen, Übelkeit und Brechreiz.
Verschlimmerung morgens.
Besserung der Magenbeschwerden durch einen Schluck Wasser.

Geist: Narkotischer Zustand, Verlust des Bewußtseins mit heftigen Konvulsionen. Rasende Delirien mit Hitze im Gesicht.

Kopf: Kopfschmerzen, dumpfer schwerer Druck unmittelbar über den Augenbrauen von Schläfe zu Schläfe.

Bronchialasthma.
Heuasthma.
Krampfhusten.

Atmungsorgane: Kurzer, trockener Husten. Äußerst erschwertes Atmen infolge von Zusammenschnüren der Brust, wodurch die Atmung behindert wird. Kurze Einatmung und verlängertes Ausatmen.

Herz: Verlangsamte oder beschleunigte Herztätigkeit.

Verdauungsorgane: Starker Speichelfluß; schlechter Geschmack im Mund; Kratzen im Hals und im Kehlkopf. Kloßgefühl im Kehlkopf, durch Schlucken nicht beseitigt. Heftiges Aufstoßen und große Übelkeit, die sich nach einem Schluck Wasser bessert. Tödliche Übelkeit mit kalten Schweißen im Gesicht und heftigem Würgen, dabei elendes Gefühl im Magen. Klumpengefühl und Schwere im Magen. Durchfälliger Stuhl.

Dosierung

Bei Hyperemesis D 3 bis D 6. Bei Asthma ebenso, allenfalls auch D 2 bis D 1.

Vergleichsmittel

Übelkeit und Erbrechen, besser durch Essen: *Mandragora, Tabacum, Petroleum.* Bronchialasthma: *Aralia, Arsenicum, Jodum, Kalium carbonicum.*

Lolium temulentum

Herkunft des Mittels

Lolium temulentum, der Taumellolch oder Schwindelhafer (Fam. nat. Gramineae), ist in Europa, Asien und Nordeuropa beheimatet. Die Tinktur wird aus den reifen Samen gewonnen.

Toxikologie

Die Giftwirkung war schon im Altertum bekannt. Sie kam besonders durch Vermischung des Brotgetreides mit den Samen des Taumellolches, der auf den Getreideäkkern wächst, zustande. Auch die Beimischung zum Bier zur Steigerung der berauschenden Wirkung ist vorgekommen.
Als wirksamer Bestandteil ist die Pyridinbase Temulin zu betrachten. Sie ruft zentrale Lähmung, Ataxie, motorische Lähmungen und Temperatursenkung hervor und kann in seltenen Fällen zu tödlicher Atemlähmung führen. Die Lähmungserscheinungen können mehrere Tage bestehen.

Literatur

Das Arzneimittelbild wurde den Vergiftungen entnommen. Es stimmt ausgezeichnet mit einer von Jos. SCHIER an 10 Personen vorgenommenen Prüfung überein. Es wurde dabei fast nur die Tinktur verwendet, von den 10 Personen haben 4 trotz Verwendung sehr reichlicher Mengen der Tinktur in keiner Weise angesprochen (SCHIER, Jos.: Allg. homöop. Ztg. 132 [1896] : 97).
ALLEN: Encyclopedia, Bd. V.
TRINKS: Allg. homöop. Ztg. 8: 135, 351.

Arzneimittelprüfung

Geist und Gemüt: Stimmung deprimiert. Nervöse Aufregung durch einige Tage. Gedanken am Morgen verwirrt. Kopf benommen. Unlust, zu denken und zu arbeiten.

Schwindel zerebraler Genese, auch bei Zerebralsklerose.

Kopf: Schwindel und Taumeln, Unsicherheit beim Gehen. Wenn sie einen Schritt geht, glaubt sie wieder ebenso weit zurückzukommen; beim Niedersitzen verliert sich der Schwindel. Benommenheitsgefühl. Druck im Kopfe, als ob etwas von innen herauspreßte. Gefühl im Kopfe, wie wenn er ausgestopft wäre mit einer dicken Masse, die sich durch Ohren und Stirn einen Ausweg suchte, $^1/_2$ Stunde lang drückender Scheitelkopfschmerz. Erwachen mit drückendem Kopfschmerz in der Stirn, der sich allmählich steigert und klopfend wird; verschwindet nach dem Mittagessen. Kurzdauernde Schmerzen über dem Linken Supraorbitalrande, Stirnkopfschmerz. Hinterkopfschmerz, Gänsehaut über dem Hinterkopf, wie wenn ein Eisklumpen dort läge.
Überempfindlichkeit des Nervensystems wochenlang: Kaltes Überlaufen beim Berühren von Gegenständen wie Samt, Papier, Kohlen, beim Knarren von Türen, Kritzeln über Glas, Verrücken von Tischen und dergleichen. Zittern der Züge.
Das Schlucken und die Aussprache sind erschwert.

Auge: Druck und Brennen in den Augen, Gefühl von Trockenheit in den Lidern und in der Bindehaut. Es ist ihr trüb vor den Augen.

Ohrensausen.

Ohr: Sausen in beiden Ohren, Schwerhörigkeit, wie wenn die Ohren mit Wolle verstopft wären.

Nase: Spontanes Nasenbluten, 5 Minuten lang.

Kreislauforgane: Ab und zu Stiche in der Herzgegend, besonders beim Tiefatmen. Pulsfrequenz abwechselnd vermindert und vermehrt.

Verdauungsorgane: Schwellung der Unterlippe; im Mundwinkel linsengroße, sehr empfindliche Blase. Geschmacks- beziehungsweise Geruchshalluzination: Die Speisen schmecken abscheulich, wie wenn sie erbrochen wären. Gefühl von angenehmer Wärme längs der Speiseröhre bis in den Magen; vermehrtes Wärmegefühl im Magen. Ekelgefühl, besonders vor gezuckertem Kaffee. Aufstoßen von Luft, Brechneigung. Sooft sie niesen muß, stellt sich Brechreiz ein, doch ohne Übelkeit. Appetit schlecht. Gefühl im Magen, wie wenn er verdorben wäre. Gähnen, kein Hunger, kann aber, sobald es zum Essen kommt, fast so viel essen wie sonst. Übelkeit und Erbrechen. Bei leerem Magen vor dem Essen bekommt sie, sobald sich Hunger einstellt, einen starken, krampfartigen Schmerz in der Magengegend von links nach rechts, der sofort nach dem Essen verschwindet. Wacht nachts auf mit starkem Magenkrampf, so daß er sich krümmen muß. Auflegen der Hand bessert den Schmerz vorübergehend. Jede Bewegung steigert den Schmerz; durch Abgang von Blähungen wieder gebessert.

Magenbeschwerden besser durch Essen.

Heißhunger, bald darauf Durchfall. Breiiger Durchfall mit gelindem Zwicken im Unterleib und starkem Zwang zuvor. Häufiger erfolgloser Zwang zum Stuhl. Stuhlverstopfung in der Nachwirkung.

Geschlechtsorgane: Regel tritt 4 bis 5 Tage später ein wie gewöhnlich, ist aber doppelt so stark wie sonst, das Blut dunkel, stückig, dauert 7 Tage statt sonst 5.

Glieder: Unbeholfenheit und Zittern der Hände, welche deutlich geschwollen erscheinen. Steifheit in den Hand- und Fingergelenken. Reißen in den Phalangen sämtlicher Finger der linken Hand. Die Fingergelenke entzündet, gerötet und geschwollen, empfindlich gegen Druck und schmerzhaft bei Bewegung, ähnlich wie nach Insektenstichen, sie jucken stark am 2. oder 3. Tage. Abends erscheinen an den befallenen Gelenken stecknadelkopfgroße Bläschen, welche die ganze Nacht

Tremor.

hindurch mächtig jucken. Der reißende Schmerz in den Fingergelenken zieht immer zentripetal.
Lähmigkeitsgefühl in den Knien, namentlich beim Gehen. Füße sehr kalt bis zum Sprunggelenk.

Wärmeregulation: Anhaltendes Frostgefühl mit Absinken der Körpertemperatur von 36,9° auf 35,7°. Nach 8 Stunden kehrte die Temperatur wieder zur Norm zurück (nach 0,5 bis 1,0 ml des wäßrigen Extraktes). Die Herzfrequenz sank dabei von 69 auf 58. Bei noch stärkeren Gaben Anstieg der Pulsfrequenz von 69 auf 82. Bei Tierversuchen ebenfalls beträchtlicher Temperaturanstieg nach vorherigem Abfall.

Dosierung

In Frage kommen Dilutionen von D 3 an aufwärts.

Vergleichsmittel

Conium, Onosmodium, Phosphorus, Argentum nitricum, Lathyrus.

Luffa operculata

(Esponjilla)

Herkunft des Mittels

Luffa operculata ist eine in Kolumbien und einigen mittelamerikanischen Ländern unter dem Namen Esponjilla (gleich Schwämmchen) angewendete Droge, die zu den Kürbisgewächsen (Cucurbitaceae) gehört. Sie ist eine kleinere Abart des Luffa-Schwammes mit giftigen Eigenschaften. Inhaltsstoffe: 3 Triterpensaponine. Die Bitterstoffe gehören zu der Gruppe der Cucurbitacine. Hauptwirkstoffe: Cucurbitacin D und Cucurbitacin C. Diese Substanzen lassen eine nahe Verwandtschaft zu *Bryonia* erkennen.

Anwendung

Bei der volkstümlichen Anwendung wird eine kleine Menge der Droge mit Wasser aufgebrüht (ca. 1:200) und bei Sinusitis aufgeschnupft, worauf eine sehr starke Sekretion mit Verflüssigung des Sekretes dazu führen soll, die chronisch entzündlichen Schleimhautveränderungen nach mehrmaliger Anwendung zum Abklingen zu bringen. Diese Anwendung hat gezeigt, daß bei Überdosierungen nicht nur die individuell unterschiedlichstarke Schleimsekretion sehr unangenehm und lästig werden, sondern daß es auch zu einer Atrophie der Schleimhaut kommen kann. Die Droge wurde auf

der Internationalen homöopathischen Liga im Jahre 1962 durch Vorträge von Wilmar SCHWABE und durch Martin STÜBLER bekannt.
W. SCHWABE hat Erfahrungen an 90 Fällen von Sinusitis frontalis und maxillaris gesammelt. Von den 15 akuten Fällen sprachen 9 ausgezeichnet mit rascher Heilung an. Die chronischen Sinusitiden reagierten durchweg noch besser: in über 80 % kam schon nach wenigen Tagen eine reizlose Sekretion in Gang, mit deren Auftreten auch die subjektiven Beschwerden abklangen. Hierfür ein Beispiel:

Heilgymnastikerin, 50 Jahre alt, in der Kindheit mehrfach Stirn- und Kieferhöhlenentzündung. 1941 schweres Sinusitisrezidiv: 34 Kieferhöhlenspülungen ohne Dauererfolg. Seither immer Neigung zu starken Kopfschmerzen. Die Kieferhöhle bleibt auf dem Röntgenbild verschattet.
1962: erwacht seit 2 Jahren mit Kopfschmerzen, nimmt jeden Tag 5 bis 10 Schmerztabletten, um arbeiten zu können. Klagt über Müdigkeit, Inappetenz, Krankheitsgefühl, Lustlosigkeit, Gewichtsverlust, Absonderung übelriechenden Schleims aus dem Rachen.
Befund: sehr mager, Größe 166 cm, Gewicht 47 kg, gelblich-blasse Gesichtsfarbe, Augen stark haloniert, Sinus frontalis und maxillaris druckschmerzhaft. BSG 4/12. Temperatur 37,1° rektal.
Cinnabaris, Mercurius solubilis, Hepar sulfuris von kurzem Erfolg.
Anfang April 1962 *Depot-Penicillin* wegen putrider Bronchitis und Bronchiolitis, die schnell ausheilten. Die Kopfschmerzen und Schleimabsonderungen blieben unbeeinflußt.
Ende April 1962 Luffa D 6, 3mal täglich 8 Tropfen. Am Tage darnach Schleimausschwemmung; vom 2. Tage ab vollständig frei von Kopfschmerzen bis heute.
Seitdem vollkommene Wandlung der Persönlichkeit: 8 kg Gewichtszunahme, frische Gesichtsfarbe, fröhlich-lebendiges Wesen.

W. SCHWABE berichtet weiter über 9 Patienten mit Bronchialasthma, von denen 4 eine auffallende Besserung erfuhren. Bei Patienten mit Nasenpolypen zeigte sich teilweise ein beschleunigtes Wachstum derselben.
Sehr gut sprachen die Rhinitiden an, und zwar sowohl die chronische Form wie die allergische und vasomotorische Form dieser Erkrankung. Von den 8 chronischen Rhinitiden gingen 6 bis zur völligen Beschwerdefreiheit zurück bei einer Behandlungsdauer von nur 4 Wochen. Von den 6 Fällen mit Rhinitis vasomotorica zeigten 5 eine eindeutige Besserung.
Von 7 Heuschnupfenpatienten zeigten die meisten ein wesentlich milderes Auftreten der allergischen Erscheinungen. Weitere günstige Erfahrungen ergaben sich bei chronischer Pharyngitis und Laryngitis.
Als einer der hauptsächlich wirksamen Bestandteile ist *Jod* zu betrachten. Es empfiehlt sich daher, bei der Behandlung auf das Auftreten von Jodismus-Symptomen zu achten. Dadurch ist der Anwendung eine bestimmte Grenze gesetzt. Durch den Jod-Gehalt wird auch das oben erwähnte Auftreten von Schleimhautatrophie bei mißbräuchlicher Anwendung erklärt.
Eine Arzneimittelprüfung wurde von W. SCHWABE an 11 Personen (6 Männer und 5 Frauen) mit D 5, D 3 und D 2 je 1 Woche lang vorgenommen. Er bezeichnete diese Prüfung als eine orientierende Voruntersuchung. Das unten folgende Arzneimittelbild stützt sich auf diese Prüfung.
Die Bitterstoffe von Luffa wurden von KLOSS in den Laboratorien von Dr. Wilmar SCHWABE untersucht.

Arzneimittelbild

Allgemeines: Müdigkeit, körperliche Ermattung.

Geist und Gemüt: Antriebslosigkeit, Gleichgültigkeit. Gereiztheit, Niedergeschlagenheit.

Kopf: Heftige Kopfschmerzen von der Stirn bis zum Nacken ziehend. Uncharakteristische Kopfschmerzen. Schmerzen im Hinterkopf. Stirnkopfschmerzen mit Flimmern vor den Augen und Schwindel. Als Nebenwirkung: starker Haarausfall, Verkleinerung der Schilddrüse.

Nase: Schnupfen, besonders morgens, klare, weiße oder gelbe Nasensekretion. Empfindlichkeit der Nasenschleimhaut. ⊙ Trockene Nase mit Schorfauflagerung an den Nasenwänden; ausgesprochenes Trockenheitsgefühl; trockene Zimmerluft wird sehr lästig empfunden; Besserung der Beschwerden im Freien.

Mund und Rachen: Trockener Hals und Rachen, trockene Zunge. Brennen der Zungenspitze.

Magen: Durst- und Hungergefühl, das nicht gestillt werden kann. Magenschmerzen. Als Nebenwirkung: Heißhunger mit Abmagerung. Leeregefühl im Magen.

Darm: Darmentleerung angeregt. Verstopfung.

Herz und Kreislauf: Als Nebenwirkung Tachykardie, Kurzatmigkeit bei der geringsten Anstrengung.

Haut: Pickel und kleine Eiterpusteln im Gesicht, Unterlippe und Kinn.

Dosierung

Günstige Ergebnisse wurden mit D 6 bis D 12 berichtet, wobei bei chronischen Prozessen den höheren Potenzen der Vorzug zu geben ist.
Bei Beginn der Behandlung wird nicht selten eine Verschlimmerung der Kopfschmerzen durch Sekretstauung beobachtet.

Vergleichsmittel

Jod und jodhaltige Substanzen, *Gelsemium, Cinnabaris, Mercurius bijodatus, Hepar sulfuris, Magnesium fluoratum, Acidum fluoricum.*

Lycopodium

Herkunft des Mittels

Lycopodium clavatum, der Bärlapp, Keulen- oder Kolbenbärlapp (Fam. nat. Lycopodiaceae), auch als Schlangenmoos bezeichnet, wächst auf allen 5 Kontinenten in Wäldern. Verwendet werden die reifen Sporen, die infolge ihrer Kleinheit sich sehr schwer verreiben lassen. Jedoch ist die arzneiliche Aufschließung von der sorgfältig durchgeführten Verreibung abhängig.

Pharmakologie

Die Tinktur wird aus den zerriebenen Sporen einer Bärlappart, Lycopodium clavatum (Fam. nat. Lycopodiaceae) hergestellt, die in der Pharmazeutik als Bestäubungsmittel für Pillen, ferner als Wundpuder verwendet wurde. Diese Sporen enthalten ein fettes Öl, das etwa die Hälfte ihres Gewichts ausmacht. Die Sporenmembran besteht aus einem unlöslichen Komplex von Sporonin, früher Sporenpollenin genannt. Die Asche besteht ungefähr zur Hälfte aus *Aluminium*. Auch Spuren von Alkaloiden werden in den Sporen vermutet: Lycopodin, Clavatin und Clavotoxin, die im Kraut zu 0,12 % enthalten sind. Herba Lycopodii ist toxisch, 0,2 g töten Mäuse und Frösche unter den Erscheinungen der Curare-Vergiftung. Diese Wirkung kommt den Alkaloiden zu, die außerdem (besonders Lycopodin) antipyretisch wirken (vergl. GESSNER/ORZ.: Gifte und Arzneipflanzen, 3. Aufl., S. 97, 1974). Weitere wesentliche Inhaltsstoffe sind fette Öle, die aus einem komplizierten Gemisch verschiedener Fettsäuren bestehen.
Lycopodium war schon den Arztbotanikern des 16. Jahrhunderts bekannt. Bei Hieronymus BOCK [1552] lesen wir über die Wirkung des Krautes – die Sporen wurden nicht verwendet: „Inn Wein gesotten und daruon getrunken / zyrmahlet es den Stein / füret jhn auss / vnnd soll ein gewiss Experiment sein. Etliche distillieren ein schön Wasser auss disem Kraut / vnd brauchens zu gedachtem presten. Das Pulver von disem kraut eins quintleins schwer inn rottem Wein gedrunken / stillet den durchlauff vnnd rote Ruhr. Berlappenkraut zerstossen / oder inn Wein gesotten / vnnd auff alle hitzige presten gelegt / vertreibet den schmertzen / vnnd legt die Hitz / dienet sehr wol zum Hitzigen Podagra / vbergelegt. Beerlappen inn rotem Wein gesotten vnd den mundt damit ausgespühlet / befestigt die wacklenden Zän." Die Indikationen stimmen demnach weitgehend überein mit denen, die aus der Arzneimittelprüfung mit den Sporen entwickelt wurden.
Im Vordergrund des Arzneimittelbildes aus den Sporen steht hinsichtlich der Wirkung die Leber, und zwar in ihrer Stoffwechselfunktion, indem Lycopodium den oxydativen Abbau der Stoffwechselprodukte, besonders der Proteine, hemmt und damit zur Ansammlung unvollständig abgebauter und schlechtverbrannter Stoffwechselprodukte, insbesondere von Harnsäure, führt. Anstelle des normalerweise als Endprodukt des Eiweißstoffwechsels entstehenden Harnstoffes wird reichlich Harnsäure gebildet. Ein großer Teil der Lycopodium-Symptome findet in dieser Beziehung zur Stoffwechselfunktion der Leber ihre Erklärung. Es entsteht ein Zustand der harn-

sauren Diathese mit dem Erscheinen von reichlichen Uraten im Harn, die sich durch entsprechendes Sediment anzeigen. Die Steindiathese mit der Bildung von Steinen in den Harnwegen, desgleichen in der Gallenblase, wurde von jeher dem Arzneimittelbild von Lycopodium zugeordnet.

Auch die Verschlimmerungszeit zwischen 16 und 20 Uhr, welche für die Verordnung von Lycopodium so wesentlich ist, dürfte durch die vermehrte Bildung saurer Stoffwechselprodukte, welche um diese Zeit in normalem Rahmen physiologisch ist, bedingt sein. Entgegen der sonst häufig vertretenen Ansicht, daß diese Modalität eine Folge der einige Stunden zuvor eingenommenen Hauptmahlzeit sei, möchte ich den Zusammenhang mit dem Höhepunkt des Energiestoffwechsels um diese Zeit annehmen.

Der Höhepunkt der Leberfunktionen und des Energiestoffwechsels liegt in der Zeit zwischen 16 und 17 Uhr. An diesem Kulminationspunkt des Sympathikotonus befindet sich die Leistungskurve sowohl des geistigen Arbeiters wie des Sportlers auf dem Höhepunkt. Die Hormonabgabe der Nebennieren (*Adrenalin*) wie auch die Körpertemperatur sind hier am höchsten, ebenso der Stoffabbau und das Herzminutenvolumen. Der Reststickstoff ist am größten zwischen 16 und 18 Uhr, nachdem er zwischen 14 und 16 Uhr seinen Tiefstand durchschritten hat. Diese Tatsachen machen es wohl verständlich, daß das Stoffwechselmittel Lycopodium ebenfalls um diese Sonnenzeit seinen Höhepunkt besitzt.

Nebst der genannten Beziehung von Lycopodium zur Leber als Stoffwechselorgan mit der Auswirkung dieser Funktionsstörung auch an den Nieren sind sämtliche Teile des Magen-Darm-Kanals samt den angeschlossenen Drüsen von der Wirkung betroffen. Dies zeigt sich an einer Störung der Sekretion der Schleimhäute und der Anhangsdrüsen, also auch der Leber (in ihrer Funktion als gallenabsonderndes Organ), als auch an der Motorik des Verdauungskanals. Mund und Hals befinden sich in einem entzündlichen Zustand. Es bilden sich Geschwürchen im Mund, die Zunge ist weiß oder gelb belegt und ist dabei geschwollen, Brennen im Mund. Die Rachenorgane sind gereizt, es entsteht ein Zusammenschnürungsgefühl im Hals, daß weder Festes noch Flüssiges geschluckt werden kann. Die Speicheldrüsen, die Mandeln und die Lymphknoten am Hals sind geschwollen. Lycopodium ist ein wichtiges Heilmittel für entzündliche Zustände an diesen Organen, besonders auch bei rechtsseitiger akuter Angina oder Diphtherie, oder wenn diese rechts beginnt und sich dann nach links ausbreitet.

Am Magen entstehen Beschwerden wie: Heißhunger, aber trotzdem voll nach wenigen Bissen, oder Hunger gleich nach dem Essen, obwohl der Magen voll und gespannt ist. Es ist viel Sodbrennen und saures Aufstoßen vorhanden, auch Verlangen nach Süßem. Der Leib ist durch Gasbildung stark aufgetrieben. Die Taillengegend ist sehr empfindlich gegen Berührung und gegen den Druck der Kleider. Besonders empfindlich ist die Lebergegend, welche bei Berührung und bei Rechtslage schmerzt. In der Zeit nachmittags von 16 bis 18 Uhr traten in der Gallenblasengegend Kolikanfälle auf. Lycopodium ist ein großes Mittel für Darmträgheit, wenn der Fall dem Lycopo-

diumbild entspricht. Am Darm ist das wichtigste Symptom das Gefühl, als sei nach der Stuhlentleerung noch viel zurückgeblieben.
Die Steindiathese, welche wir schon an der Gallenblase angetroffen haben, finden wir wiederum an den Nieren. Die Ausscheidung von kristallinischen Harnkonkrementen führt zu einem schmerzhaften Brennen längs der Harnröhre. Ja, Kinder schreien schon vor dem Harnlassen. Rückenschmerzen in der Nierengegend, die sich durch Harnlassen bessern. Der Harn ist im allgemeinen hochgestellt, er setzt nach dem Erkalten einen rotgelben Sand ab; der Geruch ist scharf urinös oder übelriechend. Auch hier fallen die Schmerzen, welche durch Stein- oder Grießbildung bedingt sind, in die Zeit zwischen 16 und 18 Uhr.
Daß Lycopodium auch noch ein günstiger Einfluß bei Multipler Sklerose zugesprochen wird, verstehen wir am ehesten aus dem hohen Gehalt der Asche an *Aluminium.* In den Prüfungssymptomen zeigt sich diese Beziehung an der Erzeugung von Spasmen der willkürlichen Muskulatur, die allerdings mehr klonischen Charakter haben. Diese Neigung zu krampfartigem Strecken und Beugen wird an den Händen, Armen und Beinen beobachtet, so daß chorea-ähnliche Bewegungen zustande kommen. Auch der Hals wird in einer nickenden Bewegung vorwärts und rückwärts gebeugt. Im Gesicht entstehen Verzerrungen der Gesichtsmuskeln und fächerartige Bewegungen der Nasenflügel, die aber sich nicht an den Rhythmus der Atembewegung halten. Diese Bewegung der Nasenflügel ist ein Leitsymptom für Lycopodium bei den verschiedenartigsten Krankheiten. Als beachtenswertes Mittel wird Lycopodium beim Tic douloureux genannt.
Von großer Bedeutung ist Lycopodium bei Erkrankungen aus dem rheumatischen Formenkreis. Die Rechtsseitigkeit der Beschwerden gibt hier oft den Hinweis, zusammen mit dem psychischen Verhalten und den Kennzeichen der harnsauren Diathese. Arthritis, Arthrosis und Gicht finden sich oft beim Lycopodium-Patienten.
Es gibt kein Mittel, das eine so sichere Rechtsbeziehung hat wie Lycopodium (vergleiche *Chelidonium, Sanguinaria, Mandragora*), obwohl sich diese Betonung bei Lycopodium in der Arzneimittelprüfung nicht feststellen ließ. Es ist leicht zu erkennen, daß diese Rechtsbeziehung ihren Grund in der Homolateralität mit der Leber hat. Die Beschwerden beginnen rechts und können sich später auch auf die linke Seite ausdehnen. Der Unterleib und die Beine befinden sich in einem Zustand venöser Stase. Das rechte Bein ist kalt, das linke heiß; nicht selten auch umgekehrt (durch die Arzneimittelprüfung ist nur das erstere belegt.).
Krampfadern und Unterschenkelgeschwüre können unter die Einwirkung von Lycopodium fallen. Infolge dieser Stase ist nicht selten der untere Teil des Körpers aufgedunsen, während der obere abgemagert ist. Im allgemeinen besteht eine deutliche Tendenz zur Abmagerung infolge fehlerhaften Umbaus der Eiweißstoffe. Von den innersekretorischen Drüsen sind die Keimdrüsen deutlich betroffen. Davon wird bei Lycopodium-Typen zur Behandlung der Impotenz und Sterilität der Männer mit Erfolg Gebrauch gemacht.
Wenn der Einfluß auf die Sphäre des Geistes und Gemüts hier zuletzt bespro-

chen wird, so soll dies nicht bedeuten, daß dieser etwa von untergeordneter Bedeutung wäre. Das Gegenteil ist der Fall. Der Lycopodium-Patient ist sehr häufig mit sehr hohen geistigen Fähigkeiten ausgestattet sowohl auf verstandesmäßigem wie künstlerischem Gebiet. Er ist geistig sehr gewandt, lebhaft und beweglich, doch befällt ihn leicht eine Unsicherheit und Angst zu versagen, wenn er vor besondere Aufgaben gestellt wird oder auch schon seiner gewohnten Tätigkeit gegenüber. Das Gedächtnis versagt ihm, und er verspricht sich leicht. Seine geistige Vitalität entspricht nicht seiner oft überdurchschnittlichen Begabung. Er verfällt in Melancholie und zieht sich mißtrauisch von den Menschen zurück, gibt sich argwöhnischen Vermutungen hin. Besonders aber ist Ärgerlichkeit ein oft beherrschender Charakterzug; er wird geradezu fortgerissen von seinem Ärger, wozu ihm sein Argwohn nur allzu leicht den Stoff liefert. Bei dem geringsten Widerspruch braust er zornig auf und beklagt sich über die ungerechte Behandlung.

Nicht selten trifft man eine merkwürdige Verzagtheit an. Er glaubt, nicht mehr gesund zu werden, oder er traut sich in seinen Unternehmungen nichts zu, ist ängstlich und verzagt und verfällt in einen Mangel an Selbstvertrauen.

Der Kontakt mit seiner Umgebung ist in der schwersten Weise gestört, es bildet sich eine Menschenscheu aus. Schüchternes, unsicheres Wesen ist ein wertvolles Kennzeichen des Lycopodium-Menschen. „Wenn ihr Menschen zu nahe kommen, fällt es ihr gleich wie Angst auf die Magengrube." Der Abstand zu anderen Menschen kann noch vergrößert werden durch eine Unlust zu reden und durch maulfaules Wesen.

Die Menschenscheu kann so weit gehen, daß Mütter ihre eigenen Kinder und ihre eigene Familie fliehen. Trotz dieser Menschenscheu hat der Patient merkwürdigerweise auch wieder Angst vor dem Alleinsein.

Ärger ruft Bangigkeit in der Herzgrube hervor und steigert die meisten seiner Beschwerden.

Er kann sich nicht freimachen von traurigen Gedanken und gedrückter Stimmung, er steigert sich in Verzweiflung und Weinen hinein.

Die Zahl der möglichen negativen Eigenschaften ist noch zu ergänzen durch Mißtrauen und übelnehmerisches Wesen, andere Leute werden gerne verdächtigt.

In geschäftlichen Dingen ist er kleinlich genau und sparsam, er kann knickerig bis zum Geiz sein (klinische Beobachtung).

Die A b w e i c h u n g e n v o n d e r s e e l i s c h e n M i t t e l l a g e treten also, wie geschildert, in vielfältiger Weise von harmonischer Ausgewogenheit ab. Sie sind, so verschieden sie sind, sehr bestimmend für die Wahl von Lycopodium.

Diese Patienten haben ein g e l b l i c h e s K o l o r i t, wodurch sich eine harnsaure Diathese anzeigt, tiefliegende, halonierte Augen und schlaffen Tonus der Haut, die dem Patienten das Aussehen gibt, als sei er älter als seinen Jahren entspricht, einer Haut, die zu Falten neigt. Man kann bei solchen Patienten oft keinen wirklichen Befund erheben, aber sie klagen über Abspannung, depressive Stimmungslage und geistige Ermüdung oder aber über Beschwerden der Verdauungsorgane wie Appetitlosigkeit, Gasbildung und Verstopfung, oft sind es aber auch Gallenstein- oder Niërensteinträger –

dann gibt das genannte seelisch-geistige Verhalten den Ausschlag für Lycopodium, und man wird dann auch mit keinem anderen Mittel den gewünschten Erfolg haben. Im kindlichen Alter beobachten wir einen Lymphatismus mit Beteiligung aller Lymphdrüsen und Schleimhäute in Nase, Rachen, Bronchien und Lunge mit dicken gelbgrünen, auch eitrigen und übelriechenden Absonderungen; Anschwellung aller Lymphdrüsen mit Entzündung der Mandeln, besonders der rechten Seite oder rechts beginnend und nach links wandernd. Die äußerlich fühlbaren Lymphdrüsen wurden bei der Prüfung deutlich affiziert, sie sind schmerzhaft und geschwollen, desgleichen die Speicheldrüsen. Der mit Harnsäure beladene Urin schmerzt beim Harnlassen, so daß die Kinder dabei Schmerzen äußern und sich gegen das Harnlassen sperren.
Als eine wesentliche Beziehung ist auch die zu den Geschlechtsorganen anzusehen. Männer verlieren frühzeitig die Libido, oder sie leiden an gesteigerter Erregbarkeit mit Pollutionen. Eine allgemeine Verschlimmerung wird durch Koitus und durch Pollutionen ausgelöst, besonders auch seitens der seelisch-geistigen Verfassung. Bei Frauen werden Menorrhagien erzeugt, die zum Teil durch venöse Stauung, teils durch direkte Einwirkung auf das Genitale bewirkt sind.

Typus

Chronische Zustände infolge Selbstvergiftung durch Stoffwechselprodukte, insbesondere Harnsäure. Die Haut ist infolgedessen gelblichblaß und welk, um die Augen Schatten oder brauner Hof. Die Nasolabialfalten sind tiefgezogen und die Wangen durchfurcht. Der Ernährungszustand wird bei längerer Dauer schlecht, die Beine können infolge der venösen Stase anschwellen. Hagerkeit bei welker, gelblicher Haut, welche dem Patienten ein älteres Aussehen geben als dem Alter entspricht, und Abmagerung besonders am Oberkörper zeichnen die äußere Erscheinung. Rötlich-blonde Haare und eine sommersprossige Haut findet man nicht selten bei den Lycopodium-Patienten.
Vielfach sind es geistig lebendige Menschen mit überdurchschnittlicher Intelligenz und lebhaftem, aktivem Temperament, das leicht in die cholerische und hypochondrische Phase umschlägt.
Verstand und Gedächtnis werden bei alten Leuten geschwächt. Kinder sind öfter frühreif und geistig lebhaft, dabei künstlerisch veranlagt oder altklug. Sie besitzen manchmal große geistige Gaben, sind aber rasch erschöpft und besitzen keine Ausdauer. Man hat den Eindruck, als habe der gestörte Stoffwechsel die Entwicklung des Gehirns in ungesunder Weise beschleunigt, darum sind diese Kinder auch reizbar und unwirsch, dabei überempfindlich gegen Sinneseindrücke. Auch der erwachsene Lycopodium-Patient ist geistig leicht beweglich und temperamentvoll. Der Geist ist scharf, der Körper schwach.
Wo er auf Widerspruch stößt, braust er auf und geht zum Angriff über; es handelt sich also meist um cholerische und hypochondrische Typen.
Die Natur tat uns jedoch nicht den Gefallen, stets den Typus in dieser Vollendung dar-

zubieten, es genügen einige wenige charakteristische Symptome des Arzneibildes für die Wahl von Lycopodium.

Literatur

Hahnemann: Chronische Krankheiten, 1. u. 2. Aufl.
Allen: Encyclopedia, Bd. VI u. X.
Hughes: Cyclopaedia, Bd. III u. IV, Anhang.
Schelling: Allg. homöop. Ztg., Bd. 25, S. 357; Bd. 82, S. 121.
Martin: Homöop. Vjschr., Bd. 10.
Segin: Hygea, Bd. 19, S. 11.
Genzke: Hygea, Bd. 22, S. 355, 446.
Huber: Zschr. Ver. homöop. Ärzte Österr. 1857, 1, S. 333.
Baumgartner: Zschr. Ver. homöop. Ärzte Österr. 1862, 1, S. 166.
Bei Allen sind noch einige Prüfungen mit Höchstpotenzen aufgenommen, die zum Teil von kranken Personen (Patienten) stammen.

Arzneimittelbild

Leitsymptome: *Meist depressive, ärgerlich-reizbare Menschen, Patient kann nicht den geringsten Widerspruch ertragen.*
Der Druck der Kleider in der Gürtelgegend macht großes Unbehagen.
Obwohl heißhungrig, kann er sich nicht satt essen, da nach wenigen Bissen ein Gefühl von Völle und Auftreibung eintritt mit Gasbildung.
Harn übelriechend, mit rotem Sand, beim Wasserlassen Brennen in der Harnröhre hervorrufend.
⊙ *Kolikanfälle von 16 bis 20 Uhr.*
Blähsucht, ⊙ *erträgt keine Zwiebel und Knoblauch.*
(Gallenstein- und Nierensteinkoliken.)
Übler Gerucht der Ausscheidungen (Harn, Schweiß, Stuhl).
Venöse Stase durch Stauung von seiten der Leber und durch Erschlaffung der Venen. Es werden aber auch Spasmen in den Gefäßen beobachtet; der rechte Fuß ist kalt, der linke warm. ⊙ *Noch häufiger wird der linke Fuß kalt, der rechte Fuß warm gefunden.*
⊙ *Meist chronische Leiden, zur Abmagerung führend.* ⊙ *Die Abmagerung schreitet von oben nach unten fort.*
⊙ *Bevorzugt wird die rechte Seite befallen, Krankheiten beginnen rechts und breiten sich nach der linken Seite aus.*
Krampfartige Verzerrung der Gesichtsmuskeln. ⊙ *Besonders schnelle, fächerartige Bewegungen der Nasenflügel (als Begleiterscheinung von Erkrankungen der Verdauungs- und Atmungsorgane), Krämpfe in den Armen und Beinen.*
Brennen zwischen den Schulterblättern (Phosphorus, Medorrhinum).
⊙ *Beschwerden werden schlimmer in der Wärme, durch schwüles Wetter, im geschlossenen Raum,* ⊙ *bei eintretendem Wetterwechsel an der Meeresküste, durch warme Umschläge, durch Bettwärme. Kälte kann aber wegen der schlechten Blutzirkulation auch nicht ertragen werden.*

Kühle und frische Luft bessern, Bedürfnis, ins Freie zu gehen. Ruhe verschlimmert, Besserung durch Bewegung (bei Gliederschmerzen).
Großes Bedürfnis, sich mehrmals am Tage niederzulegen.
Hauptverschlimmerungszeit von 16 bis 18 Uhr (Koliken, Fieber). ⊙ Diese Zeit zieht sich öfters auch noch bis 20 Uhr hin. Eine zweite Verschlimmerungszeit liegt morgens; diese betrifft besonders das Allgemeinbefinden und die Nervenspannkraft.
Verschlimmerung vor und während der Periode.

Allgemeines: Zerschlagenheitsgefühl am ganzen Körper. Muß mehrmals am Tage vor Mattigkeit niederliegen. Großes Bedürfnis, sich niederzulegen. Jählings Sinken der Kräfte, wie Ohnmacht. Große Magerkeit. Er wird mager und blaß. Zittern in allen Gliedern.

Geist und Gemüt: Gedrücktes Gemüt.
Traurige Stimmung, muß den ganzen Tag weinen ohne Grund. Weinerlichkeit mit Frostigkeit. Große Furchtsamkeit. Große Bangigkeit in der Herzgrube.
Übermütig und ausgelassen lustig. Bald höchst vergnügt und lacht über die geringsten Dinge, bald melancholisch und herabgestimmt.
Große Furcht von Schreckbildern, abends, die sich der Phantasie aufdrängen.
Mißtrauisch und höchst argwöhnisch, übelnehmend.
Sehr mißmutig, verzagt und melancholisch, gleich vor der Regel.
Äußerst reizbar, schreckhaft, fährt leicht zusammen. Jedes Geräusch tut ihr weh.
Höchst empfindlich im Gemüt und leicht gerührt; sie weint über Dank. ⊙ Weint, wenn sie einen Freund oder einen Bekannten sieht oder ein Geschenk bekommt.
Ärgerlichkeit, leichte Erregbarkeit zu Ärger und Zorn. Es fallen ihr eine Menge unangenehmer Begebenheiten ein, über die sie sich ärgern muß.
Zornige Wut, teils über sich, teils über andere.
Kann nicht den geringsten Widerspruch ertragen und kommt gleich außer sich vor Ärger.
Sucht Händel, macht unbegründete Vorwürfe, schimpft aufs heftigste und schlägt den so Beleidigten.
Das Kind wird unfolgsam.

Unlust zu reden.
Verlangen nach Einsamkeit. Menschenscheu, Patientin flieht ihre eigenen Kinder.
⊙ Lebensüberdruß, Selbstmordgedanken.
Jedoch auch: Furcht, allein zu sein.
Wenn ihr Menschen zu nahe kommen, dann fällt es ihr gleich wie Angst in die Magengrube. Menschenscheu.
Gleichgültig; Unempfindlichkeit des Geistes gegen äußere Eindrücke.
Gedächtnisschwäche. Kann nicht denken, keinen Gedanken festhalten. Es wird ihm schwer, sich auszudrücken und die passenden Ausdrücke zu finden, besonders abends. Gebraucht falsche Worte, macht Schreibfehler. Versprechen mit Worten und Silben. Mangel an Konzentration und Verwirrung der Gedanken.
Unfähigkeit zu geistiger Arbeit. Geistesabwesend.
Häufiger Schwindel, besonders am Morgen beim Aufstehen und vormittags, so daß er fällt oder schwankt.

Schlaf: Ständiges Gähnen, besonders am Morgen. Unwiderstehliche Schläfrigkeit den ganzen Tag.
Ruheloser Schlaf oder Schlaflosigkeit. Schlaf durch wirre, lebhafte, schreckhafte Träume unterbrochen: Aufschrecken im Schlaf. Erwachen am Morgen ohne Erfrischung.
Tagesschläfrigkeit, beim Sitzen schläft er gleich ein.
Schlechter Schlaf, wegen großer Aufgeregtheit. Er schwatzt laut im Schlaf. Er erwacht in der Nacht oft aus schreckhaften Träumen. Früh beim Erwachen müde und schwer.

Kopf: Eingenommenheit des Kopfes, wie betrunken. Schwindel, morgens früh und vormittags. Kopfschmerzen mit Hitzegefühl, klopfend, drückend, reißend, zum Bersten, besser in kühler Luft und bei Bewegung im Freien, schlechter bei Anstrengung, beim harten Auftreten, beim Husten, von Wärme und von Hunger, wenn das Essen nicht zur rechten Zeit genommen wird, nach dem Essen aber wieder vergehend. Blutandrang zum Kopf. Kopfschmerz, besser bei unbedecktem Kopf und an der frischen Luft. Der Kopf ist äußerlich bei Berührung sehr empfindlich. Kopfausschlag mit geschwollenen Halsdrüsen. Ausfallen der Kopfhaare in Massen. Grauwerden der Haare.

Konjunktivitis. Nachtblindheit.

Augen: Bindehaut gerötet, sieht wie ein Stück rohes Fleisch aus, reichliche Eiterabsonderung oder trockenes Kratzen. Augenlider gerötet und geschwürig. – Überempfindlichkeit gegen Licht. Künstliches Licht blendet ihn sehr.
Halbsichtigkeit, die rechte Hälfte des Gesichtsfeldes fällt aus.
Pupillen stark erweitert, einige Tage vor und während der Regel.

Ohren: Geräuschempfindlichkeit. Laute Ohrgeräusche.

Nase: Nase wund und geschwollen. Katarrh mit verstopfter Nase, atmet mit offenem Mund, Absonderung von gelbgrünem, eitrigem Schleim, von zäher, übelriechender, wundmachender Beschaffenheit.
⊙ Fächerartige Bewegungen der Nasenflügel, schnell und nicht synchron mit den Atembewegungen (entsprechend den Zuckungen des Gesichts). – Geruchssinn übermäßig verschärft. Verlust des Geruchs.

Tic des Gesichts.

Gesicht: Gesicht gelblichblaß, altes Aussehen, faltige Haut. Beträchtliche Röte des Gesichts am Morgen. Zuerst Röte der Wangen, dann erschreckendes Erbleichen, nach dem Essen. Wundheit an den Nasenlöchern, den Mundwinkeln, Nässe hinter den Ohren.
Verzerrungen der Gesichtsmuskeln, der Lippen- und Backenmuskeln (ohne Schmerzen).

Chronischer Bronchialkatarrh, Lungenentzündung, Grippepneumonie.

Atmungsorgane: Starkes Rasseln auf der Brust, Atmung mühsam und keuchend. Krampfartiges Zusammenziehen und Druck auf der Brust. Stiche in der Brust beim Atmen. Überwältigend heftiger Husten, besonders in der Nacht. Auswurf gelbgrün, eitrig, salzig schmeckend, übelriechend.

Zahnschmerzen, schlimmer beim Kauen.
Paradentose, Aphthen, Pharyngitis granulosa, Stomatitis, **Angina,** Diphtherie, chron. Magenkatarrh.
Leberleiden bei harnsaurer Diathese.
Gallensteinleiden mit Kolikanfällen.
Hypercholesterinämie (VOISIN).

Mund, Hals und Magen: Zahnschmerzen, schlechter beim Kauen, besser durch warme Speisen. Zähne wie zu lang.

Zunge weiß oder gelb belegt. Brennen der Zunge und Schwellung derselben. Bläschen und Geschwürchen an Zunge und Mundschleimhaut, Schwellung des Zahnfleisches mit Neigung zum Bluten, ⊙ Zähne gelockert. Speichel läuft im Mund zusammen. Geschmack sauer oder bitter.

Zusammenschnürungsgefühl im Hals, kann weder Festes noch Flüssiges herunterschlukken. Essen und Trinken kommen wieder zur Nase heraus. Gefühl eines Balles und Wundheit im Hals.

Geschwürige Entzündung der Mandeln mit stechenden Schmerzen beim Schlucken.

⊙ Angina, rechts beginnend, nach links sich ausbreitend.

Wundheit, Trockenheit und Brennen im Hals am Morgen; Räuspern mit Auswurf von Schleim, am Morgen. Schwellung der Lymphknoten, der Speicheldrüsen (Parotis und Submandibularis).

Kann sich nicht satt essen, da sie sonst ein unbehagliches Gefühl in der Lebergegend bekommt. Heißhunger, aber voll nach wenigen Bissen. Hunger gleich nach dem Essen, obwohl Magen und Bauch voll und gespannt sind.

Je mehr man ißt, um so mehr verlangt der Magen. Oder völlige Appetitlosigkeit. Verlangen nach warmen Speisen und Getränken, ⊙ kalte Speisen vermehren die Beschwerden. Es wurde jedoch auch Ablehnung von Fleisch und festen Speisen beobachtet.

Abneigung gegen Brot. Nachtdurst, muß oft trinken und nur wenig auf einmal.

⊙ Übermäßiges Verlangen nach Süßem.

Nach dem Essen unwiderstehliche Schläfrigkeit. Viel Sodbrennen und saures Aufstoßen. Erbrechen, sauer oder bitter.

Auftreibung des Leibes durch starke Gasbildung. Aufstoßen oder Winde bessern nur vorübergehend. Beengung um die Gürtelgegend, erträgt den Druck der Kleider nicht. ⊙ Erträgt keine Zwiebel und Knoblauch.

Überempfindlichkeit gegen Berührung. Schmerzen in der Lebergegend. ⊙ Kann nicht auf der rechten Seite liegen.
⊙ Gallenkoliken von 16 bis 18 Uhr.
Krampfartige Schmerzen durch Blähsucht mit Besserung durch Zusammenkrümmen.

Spastische Obstipation.
Hämorrhoiden.

Darm: Dünne, blaßgelbe oder grünliche, übelriechende Stühle oder Stuhl verstopft, große, harte Stühle mit dem Gefühl, als bliebe viel zurück. Stuhl zu Anfang klumpig, dann weich. Nach dem Stuhl langanhaltender Krampf im After, Hämorrhoiden sehr schmerzhaft. Afterkrampf, so daß beim Stuhl der After vorgepreßt wird.

Blasen- und Nierenbeckenkatarrh.
Nierensteinleiden.

Harnorgane: Harndrang vermehrt, vergeblicher Drang ⊙ wegen Krampfes in der Harnröhre, Harnstrahl unterbrochen wegen Krampfes. Schwäche der Blase, ⊙ muß beim Harnlassen lange warten und pressen, Strahl langsam und schwach. Schmerzhaftes Brennen längs der Harnröhre beim Harnlassen und nachher. ⊙ Kinder schreien vor dem Harnlassen.
Rückenschmerzen in der Nierengegend, die sich durch Harnlassen bessern (vergleiche *Acidum fluoricum)*, Harn vermehrt oder dunkel und konzentriert, roter Satz und rotgelber Sand. Scharfer Geruch des Harns.

Impotenz.
Pollutionen.

Männliche Geschlechtsorgane: Überreiztheit des Geschlechtstriebes, nächtliche Pollutionen oder fehlender Geschlechtstrieb oder Impotenz bei vorhandenem Trieb. ⊙ Vorzeitiges Erlöschen der Potenz.

Weibliche Geschlechtsorgane: Regel verfrüht und scharf, ⊙ zu lange und zu stark. ⊙ Neigung zu Zwischenblutungen (Blutstauungen in den weiblichen Geschlechtsorganen) oder Verzögerung der Regel.
Fluor wundmachend und brennend.
⊙ Nymphomanie.
Vor Eintritt der Regel mißmutig und verzagt; starkes Frieren; kalte Füße; schwere Füße; Auftreibung des Leibs.
Bei der Regel: arges Jucken in der Scham, welche geschwollen schien; Kopfschmerzen; Kreuzschmerzen.

Chronisch-rheumatische Leiden.
Gicht.
Multiple Sklerose.
Alterstremor.

Muskulatur und Glieder: Zerschlagenheit, Schwäche und Kraftlosigkeit der Glieder, Krämpfe, Zucken und Zittern, große Unruhe, häufiges Einschlafen der Glieder.

Krampfartiges Zusammenziehen und Strecken der Glieder, fast schmerzlos. Die Bewegungen der Glieder waren fast wie bei Chorea minor. Unwillkürliches heftiges Schütteln, erst des rechten, dann des linken Beines. Unwillkürliches Schütteln der Hände. Unwillkürliches Strecken der Finger und Beugen zur Faust. Unwillkürliches Beugen und Strecken des Halses.

Klamm in der Wade, zum Schreien, nachts, auch am Tage beim Sitzen mit gebogenen Knien. Muskelkrämpfe in den Fingern und Zehen.

Zwischen den Schulterblättern Brennen wie von heißen Kohlen.

Rheumatoide Schmerzen in allen Gliedern, schlimmer in der Ruhe, besser durch Bewegung.

Schwellung der Lymphknoten.

Anschwellung der Füße, besonders vor der Periode.

Krampfadergeschwüre.

Blutzirkulation: (gehemmt infolge Stagnation der Leber und infolge Erschlaffung des venösen Systems): Finger und Zehen sterben leicht ab. Kalte Hände und Füße. Der rechte Fuß ist kalt, der linke warm, ⊙ oder der linke Fuß ist kalt und der rechte Fuß warm. Einschlafen der Beine. Die Beine sind oft gedunsen und geschwollen.

Haut: Süchtigkeit der Haut, allerlei Ekzeme, Schrunden, Intertrigo, Bläschen, Furunkel, schorfiger Hautausschlag auf dem Kopfhaar. Hautjucken überall. Neigung zur Eiterung überall, an Zähnen, ⊙ Nierenbekken, Drüsen, Mandelabszeß, chronische Mandelentzündung.

Chron. Ekzem, Neigung zu Eiterung an Zähnen, Lymphdrüsen, Mandelabszeß, **chron. Tonsillitis.**
Paradentose (Komplementärmittel *Kalium carbonicum*).

Wärmeregulation: Sehr empfindlich gegen Kälte, Neigung zu Erkältungen. Häufiges Frieren, innerer Frost, kalte Glieder. Hitzewallungen mit Schweißen. Beim Fieber häufige Frostschauder, übelriechende Schweiße, sauer oder nach Zwiebeln riechend. Jeden Nachmittag tritt zwischen 16 und 20 Uhr ein Anfall von Frösteln und Frieren auf, kann 2 Stunden lang nicht warm werden, dabei Übelkeit und Brechreiz ohne folgenden Schweiß; der Fieberanfall geht schließlich in einen unruhigen Schlaf über.

Dosierung

Alle Potenzen von D 3 bis D 30 und höher zeigen durchgreifende Wirkung. Hochpotenzen in einzelner Gabe mit mehrwöchiger Nachbeobachtung. In den weniger zahlreichen Fällen, wo Lycopodium in akuten Zuständen gegeben wird, kann die Gabe niedrigerer Potenzen auch mehrmals täglich wiederholt werden.

Vergleichsmittel

Venöse Stauung: *Sulfur* (rote Lippen, Hitzewallungen, streckt nachts die Füße aus dem Bett), *Pulsatilla, Sepia, Aristolochia, Mandragora, Aesculus, Calcium fluoratum.*
Magendruck sofort nach dem Essen: *China, Antimonium crudum,* 1–2 Stunden nachher *Nux vomica.*
Rechtsseitigkeit: *Chelidonium, Sanguinaria, Mandragora.*
Leberleiden: *Chelidonium, Carduus, Magnesium carbonicum, Berberis, China, Mandragora, Quassia, Leptandra.*
Meteorismus: *Carbo vegetabilis, China, Sulfur, Magnesium carbonicum, Graphites, Nux moschata, Kalium carbonicum.*
Verlangen nach Süßigkeiten, die nicht ertragen werden: *Argentum nitricum, Sulfur, Magnesium carbonicum.*
Übelriechender Harn: *Acidum benzoicum* (wie Pferdeharn), *Sulfur, Sepia, Acidum nitricum, Magnesium carbonicum, Kreosotum.*
Rotsatziger Harn: *Berberis.*
Nierensteinleiden: *Silicea, Equisetum, Berberis, Acidum oxalicum, Calculi renales.*
Schreien vor dem Harnlassen: *Berberis.*
Kopfschmerzen, besser durch Essen: *Mandragora, Psorinum, Ignatia, Anacardium, Phosphor.*
Gliederschmerzen, besser durch Bewegung: *Rhus, Pulsatilla, Ferrum, Magnesium carbonicum, Sepia, Mandragora.*
Mangel an Selbstvertrauen: *Silicea.*
Erträgt keinen Widerspruch: *Silicea, Sepia.*
Ärgerlich aufbrausend: *Nux vomica, Anacardium, Magnesium carbonicum.*
Kalium carbonicum ist komplementär zu Lycopodium, besonders bei chronischen rheumatischen Prozessen, Paradentose, Pharyngitis, Tonsillitis.
Lycopodium folgt gut auf vorausgegangene Behandlung mit *Calcium carbonicum, Sulfur* oder Magnesiumsalzen (besonders *Magnesium muriaticum).*
Die Abmagerung schreitet von oben nach unten fort: *Natrium muriaticum.*
Lycopodium folgt oft gut auf *Mandragora e radice.*

Beispiele

Chronische Polyarthritis rheumatica

Es handelt sich um eine 56jährige Frau, E. G. aus M., die schon einige Jahre an einer anscheinend primär chronischen Polyarthritis rheumatica leidet. Man könnte auch der Auffassung sein, daß es sich hier vielleicht um eine Gelenkerkrankung im Sinne der Gicht handelt, die als Begleiterscheinung des frühen Klimakteriums aufgetreten ist. Auf jeden Fall wurde die Patientin schon 2 Jahre lang täglich mit 10 bis 20 mg eines Kortison-Präparates therapiert.
Es wird Sie sicher nicht verwundern, und Sie werden es einleuchtend finden, wenn ich sage, daß die Ausgangssituation für eine homöopathische Behandlung außerordentlich schwierig ist, ja, diese homöopathische Therapie verunmöglichen kann, wenn eine Vorbehandlung mit Radium- und Röntgenstrahlen oder *Kortison* vorausgegangen ist. Wir haben es hier einmal mit in therapeutischer Absicht gesetzten Gewebsschädigungen zu tun, wie sie bei den Bestrahlungen unvermeidlich sind, und zum andern mit Substitutionen, die eine Inaktivität der zugeordneten Drüsenfunktion mit sich bringen. Diese Therapiearten verändern also noch zusätzlich zum eigentlichen Krankheitsvorgang die Körpergewebe und vitalen Funktionen. Wer sich seiner Arzneimitteldiagnose nicht ganz sicher ist, sollte sich bei der Übernahme derart vorbehandelter Krankheitsfälle größte Zurückhaltung auferlegen. Gerade die Feststellung der Symptome ist hierbei schwierig geworden, weil sie sich nicht mehr unbeeinflußt präsentieren. Und außerdem sind die Reaktionsfähigkeit und damit auch die Reparationsmöglichkeit des kranken Organismus deutlich abgewandelt. Es steckt hier ein erhöhtes Risiko in der homöopathischen Behandlung solcher Krankheitsfälle. Der mögliche Mißerfolg wird immer nur der homöopathischen Methode zur Last gelegt werden.
Aber bei unserer Patientin gab es einige hinweisende Symptome, die mich in der Mittelwahl sicher machten. Neben den Gelenkschwellungen – teilweise waren einige Gelenke noch frisch gerötet und heiß, die beiden Handgelenke waren weitgehend versteift – quälte die Patientin ein stark aufgetriebener Blähbauch mit Leistenbrüchen bei gleichzeitig bestehender chronischer Verstopfung. Die Gallenblase war vor 10 Jahren schon operiert worden, doch heute noch hat die Patientin immer wieder einen bitteren Geschmack im Mund. Alle Beschwerden wurden bei der fast hochmütig zu nennenden und schwer zugänglichen, ja mürrischen Frau in der Nachmittagszeit für einige Stunden schlimmer. Seltsamerweise wurden kühle Anwendungen angenehm empfunden, und leichte Bewegungen in frischer Luft besserten sogar etwas die Beschwerden. Witterungsänderungen und starker Wind verschlimmerten die Krankheitserscheinungen. Obwohl die Patientin ein ausgesprochenes Verlangen nach Süßem angab, konnte sie Süßigkeiten schlecht vertragen.
Sie sagt wörtlich: „Alles, was ich esse, wird in meinem Bauch zu Luft. Aufstoßen und Blähungsabgang erleichtern nur vorübergehend." Weder Korsett noch Bruchband noch Gummizug der Hose werden auf dem Leib vertragen.
Der Patientin wurde zu Beginn der Behandlung jede andere medikamentöse Therapie untersagt. Sie erhielt für 6 Wochen die 6. LM von Lycopodium.
Wie zu erwarten, erlebten wir eine erhebliche Verschlimmerung während der Übergangszeit. Man muß sich klarmachen, daß wir der Patientin durch den Entzug von *Kortison* und Analgeticis sozusagen Korsettstangen und Krücken gleichzeitig weggenommen haben. Von der Patientin wurden recht viel Energie und Zutrauen gefordert. Aber mit dem Hinweis, daß die vorausgegangene, jahrelang durchgeführte Therapie ihr keinen Heilungserfolg gebracht hatte, ließ sie sich überreden, wenigstens 6 Wochen durchzustehen und die vermehrten Beschwerden auszuhalten.
Sie wurde dafür mit einem schönen Erfolg belohnt. Der Erfolg bestand darin, daß die vorhandenen noch frischeren Gelenkveränderungen sich weitgehend besserten und daß die Patientin keine neuen rheumatischen Schübe mehr bekommen hat. Die Besserung nahm zu. Die letzten Gaben von Lycopodium erhielt die Patientin vor nicht ganz 2 Jahren. Der Behandlungserfolg hat bis heute angehalten. Die Patientin kann seitdem ihren Aufgaben als Hausfrau ohne Einschränkungen wieder nachkommen.
(ZULLA: Lycopodium und seine Beziehungen zum klinischen Alltag [Zschr. Klass. Homöop. 1962: 160]).

Kiefererkrankung durch Knochensplitter nach Zahnextraktion

Eine 45jährige Patientin muß sich wegen Fisteln mehrere Backenzähne ziehen lassen. Nach der Extraktion heilen die Zahnlücken nicht, es bildet sich vielmehr eine eitrige Entzündung mit starker Schwellung und Rötung des Zahnfleisches aus, so daß der Zahnarzt eine Nachoperation wegen Verdacht auf Knochensplitter vorschlägt. Wegen der lokalen Entzündung und dem schlechten Allgemeinzustand der Patientin muß der Eingriff jedoch hinausgeschoben werden.

Die Patientin ist sehr mager, am Nachmittag besteht eine ausgeprägte Blähsucht, das Gesicht ist gelblichblaß, im Harn wird ein rötlicher Satz bemerkt. Sie erhält nun Lycopodium D 12. Darauf erhob sich eine mächtige Revolution in dem kranken Kiefer mit einem beträchtlichen Anwachsen der Eiterung, worauf sich nun spontan 2 Knochensplitter ausstoßen. Die Heilung erfolgt dann ohne weitere Verzögerung und ohne daß eine Lokalbehandlung nötig geworden wäre. Bei Weitergebrauch von Lycopodium hat sich die Patientin dann sehr wohl gefühlt und hat auch ein frisches Aussehen gewonnen. [*Beobachtung des Verfassers*]

Gallenkoliken

Ein 23jähriger Student litt mit 18 Jahren an einem Magenulkus mit anschließender Gastroduodenitis und Hypersekretion, dann Hepatitis epidemica; einige Monate später die ersten Gallenkoliken. Diese wiederholten sich bis zu seinem 24. Lebensjahr ziemlich oft, so daß ihm von der Ambulanz der inneren Klinik einer Universität der Rat zur Operation gegeben wurde. Nach der Röntgenuntersuchung war mit Wahrscheinlichkeit Gallensteinleiden angenommen worden. Die Behandlung wurde zuerst mit *Belladonna* D 5 und *Chelidonium* D 3 geführt, ohne daß von einem Erfolg berichtet werden konnte. Die Befragung ergab nun, daß die Anfälle immer in die Abendstunden fielen. Darauf Lycopodium D 6, 2mal täglich. Als dies einige Monate regelmäßig eingenommen wurde, blieben die Anfälle aus. Nachkontrolle wegen einer anderen Erkrankung nach 3 Jahren ergab Beschwerdefreiheit von seiten der Gallenblase. Seit 18 Jahren beschwerdefrei.
[*Beobachtung des Verfassers*]

Lycopus virginicus

Herkunft des Mittels

Lycopus virginicus, der virgische Wolfstrapp oder Wolfsfuß (Fam. nat. Labiatae) ist in Nordamerika heimisch und steht dem einheimischen Lycopus europaeus sehr nahe. Der wichtigste Bestandteil ist das Lycopin, vermutlich ein Flavonglykosid, ferner ätherisches Öl und Gerbstoffe, in der Asche Fluor.

Pharmakologie

Bei Tierversuchen wurde durch Lycopus virginicus eine Inaktivierung sowohl des thyreotropen, wie des gonadotropen Hormons der Hypophyse erzeugt. Aus dieser Wirkung ist die ganze Anwendung in der Homöopathie zu erklären. Assmann, der Lycopus zuerst in der deutschen Homöopathie eingeführt hat, empfiehlt es bei leichten bis mittelschweren Hyperthyreosen, bei Herzerkrankungen nervöser Art, beim Herzklopfen der vegetativen Dystonie, bei Jodintoxikationen, bei toxischen Adenomen. Bei klimakterischer Hyperthyreose, bei welcher zugleich auch die Hemmwirkung auf die gonadotropen Hormone erwünscht ist, ist es besonders indiziert.

Literatur

ALLEN: Encyclopedia, Bd. VI.
HUGHES: Cyclopaedia, Bd. III.
Dr. MORRISON hat eine Prüfung an sich selbst vorgenommen, mit der Tinktur besonders, jedoch auch mit der C 200. Da dieser Prüfer jedoch nicht herzgesund war, haben seine Prüfungen keine genügende Beweiskraft.
Dr. CHANDLER hat ebenfalls mit der Tinktur geprüft und hat zahlreiche Herzsymptome beobachtet.
ASSMANN hat Tinktur, die getrocknete Droge in Pulverform und D 3 ohne Ergebnis geprüft (AHZ, 195 [1950]: 54).
Dr. KOPP, Homoeop. World 25 [1900]: 502). Letztere Prüfung hat eine reichliche Anzahl von Herzsymptomen ergeben, es ist jedoch nicht bekannt, mit welcher Dosierung und über welche Zeit geprüft wurde, vermutlich war ihm auch der Prüfstoff bekannt.

Arzneimittelbild

Wesentlich bei den klinischen Ergebnissen ist die beobachtete sedative Wirkung auf die Herztätigkeit, das Absinken der Pulsfrequenz und das Weicherwerden der Pulswelle. Die Angst und psychische Unruhe legt sich. ASSMANN: „Mir ist kein Mittel bekannt, das diese rein hormonale Angst so ausgeprägt hat wie Lycopus." Schlaflosigkeit, Schweiße, feinschlägiger Tremor, Gewichtsabnahme und Grundumsatzsteigerung bessern sich. Es muß jedoch mit längerem Gebrauch gerechnet werden, es kann monatelange und jahrelange Anwendung verordnet werden. Auch ist eine Erstverschlimmerung nicht ausgeschlossen, ehe eine Stabilisierung des Zustandes Platz greift. Auch die Struma pflegt bei Lycopus zurückzugehen. Auch die Rückbildung des Ex ophtalmus wird genannt.
Man wird nicht in den Fehler verfallen dürfen, Lycopus als das einzige Mittel der Homöopathie für die hyperthyreotischen Krankheitszustände anzusehen. Es bleiben uns jedoch sehr oft schwerwiegende Eingriffe wie Operationen und Bestrahlungen erspart. Hier ist Lycopus ein sehr häufig gewähltes Mittel.

Dosierung

D 1 bis D 6. Vorwiegend werden die tiefen Potenzen gewählt.
Wird fast ausschließlich bei Morbus Basedow und nervösen Herzstörungen verordnet. Es werden Gaben von D 1 und auch, da man eine funktionelle Steuerung der Herzaktion im Auge hat, Dilutionen bis D 6 gewählt. Es wird von vielen Kollegen, besonders in Norddeutschland, sehr gerühmt.

Magnesium carbonicum

Physiologie und Toxikologie

Magnesium dient als plastisches Element dem Körperaufbau; es ist im Skelettsystem mit 1,4% enthalten. Andererseits ist es ein wichtiger katalytischer Faktor, der eine große Anzahl komplizierter Stoffwechselvorgänge steuert. Der Magnesium-Spiegel des Blutes liegt etwa bei 2 mg% und etwas höher. Das Verhältnis *Magnesium* zu *Calcium* beträgt im Blutserum 1:5. Zwischen dem Serum-Magnesium und dem intrazellulären *Magnesium* findet ein Austausch statt in der Weise, daß das *Magnesium* am Ende der trophotropen Phase teilweise in das Blutserum auswandert, zum Beispiel am frühen Morgen, beim Zyklus der Frau in der Altersinvolution (v. NIDA: Arch. Gynäk., 188 [1957]: 247).
Die besondere Bedeutung von *Magnesium* besteht darin, daß es eine Anzahl lebenswichtiger Fermente des Zellstoffwechsels aktiviert. Besonders sind es Fermente, die zum Typ der Esterasen gehören. Bei Magnesium-Mangel schwindet die Aktivität der trophotropen Zellelemente, wodurch es zu Grundumsatzerhöhung und im weiteren Verlauf zu schweren trophischen Störungen bei den als Ver-

suchstieren verwendeten Ratten, wie Wachstumsstillstand, Hautatrophie, Haarausfall, ferner Calcium-Einlagerungen in innere Organe und in das Skelett, kommt. Im Kleinhirn werden die Purkinjeschen Zellen geschädigt.
Die Antigene, zum Beispiel Mikroben und Gifte, werden durch die Antikörper gebunden und unschädlich gemacht. Diese Reaktion ist an die Gegenwart von Komplementen gebunden, welche wiederum zur Entfaltung ihrer Wirkung des *Magnesiums* bedürfen.
Eine ausschlaggebende Rolle spielt *Magnesium* bei der Muskelkontraktion; hierbei wirkt es in 2 Phasen als Katalysator und als Koppelungsstoff.
Eine bedeutsame Aufgabe fällt dem *Magnesium* im Zwischenstoffwechsel zu. Der Brenztraubensäurekreisprozeß im Kohlenhydratstoffwechsel wird durch *Magnesium* als Katalysator und als Enzymregulator gesteuert.
Mehrere wichtige Phosphatasen werden durch *Magnesium* aktiviert, ebenso die fermentative Synthese des Desoxyribonukleins. Das Properdinsystem, welches der körpereigenen Abwehr dient, kommt seiner Aufgabe nur in der Gegenwart von genügendem Gehalt an *Magnesium* nach. Der therapeutische Gebrauch von *Magnesium* bei septischen Erkrankungen findet in diesen Feststellungen eine Stütze.
Auch die Cholinesterase wird durch *Magnesium* aktiviert, es kommt dadurch zu einem Absinken des Cholesterin-Spiegels im Blute. Die Höhe des Magnesium-Spiegels verhält sich umgekehrt proportional zur Höhe des Cholesterinesterase-Spiegels im Blutserum. Bei Magnesium-Anreicherung im Serum sinkt der Cholesterin-Spiegel ab. Der Cholesterin-Spiegel im Blut verhält sich beim Gesunden umgekehrt proportional zur Höhe des Magnesium-Spiegels.
Trotz der geringen Menge erfüllt das Metall viele vorwiegend katalytische Funktionen im Kohlehydrat-, Fett- und Eiweißstoffwechsel sowie bei komplementverbrauchenden Abwehrvorgängen.
Bei Magnesium-Mangel von Versuchstieren, erzeugt durch weitgehenden Magnesium-Entzug in der Nahrung, ergibt sich eine starke Kalkeinlagerung an den großen Gefäßen und in der Herzmuskulatur, woraus sich eine besondere Beziehung des *Magnesiums* zum Herzmuskel vermuten läßt.
SELYE berichtet, daß ein experimenteller Herzinfarkt, erzeugt durch hohe Dosen von Mineralkortikoiden und Na_2HPO_4 und NaH_2PO_4, durch $MgCl_2$ verhindert werden kann. $MgSO_4$ und $MgCO_3$ haben jedoch keinen Einfluß auf den Ablauf eines Herzinfarktes. Auch toxische Schädigungen durch *Neosalvarsan* können durch $MgCl_2$ verhindert werden.
Nach Experimenten von LABORIT* überleben Kaninchen, bei denen durch Unterbindung der Arteria coronaria ant. ein Vorderwandinfarkt gesetzt wurde, diese Operation regelmäßig, wenn ihnen ein Magnesium-Asparaginat und Kalium-Asparaginat injiziert wurde. Auch gingen die elektrokardiographischen Zeichen des Infarkts in wenigen Tagen zurück im Gegensatz zu nicht mit $MgCl_2$ behandelten Tieren. Diese

* LABORIT, MOYNIER, COIRAULT, THIEBAULT, GUIOT et al.: Presse méd. 2. 8. 1958, S. 1307.

Versuche lenken unser Augenmerk stark auf die Rolle, welche dem *Magnesium* bei arteriosklerotischen und thrombotischen Krankheiten der Gefäße und des Herzens einschließlich des Infarktes zukommt.
Bei erhöhtem Plasma-Magnesium werden die gleichen Veränderungen des EKG gefunden wie bei Vermehrung des *Kaliums* im Blutplasma: spitzes T, Verlängerung der Überleitungszeit PQ und QRS-Verbreiterung.
Durch klinische Befunde wurde erwiesen, daß Leukopenien, die nach forcierter Chloramphenicol-Behandlung bei Typhus auftreten, durch intravenöse Zufuhr von *Magnesium* behoben werden können. Es wurde dabei Mg-Ascorbat verwandt. Ebenso konnte Leukozytensturz nach Myleran-Behandlung der Leukämie und schwere Granulopathien nach Barbituraten mit Mg-Ascorbat aufgefangen werden (NIEPER, H. A.: Medizinische, Stuttgart [im Druck]). Die schwere Panmyelophthise der Uranarbeiter konnte gebessert werden mit Magnesium-Gaben.
Diese experimentellen Ergebnisse zeigen therapeutische Möglichkeiten für eine Magnesium-Therapie auf, welche unter anderem in Störungen der Entgiftung des Organismus, der Infektabwehr, einer Erschöpfung des Bindegewebes und in Vorbeugung und Behandlung der Arteriosklerose gesehen werden können.
Als Substrat, welches der Sitz dieser Intoxikationszustände, welche von *Magnesium* beherrscht werden können, ist in erster Linie das gesamte Bindegewebe und das aktive Mesenchym, vielfach auch als retikulo-histiozytäres System bezeichnet, anzusehen. Das Properdin des Blutserums tötet in Gegenwart von *Magnesium* als Katalysator Bakterien und Viren.
Sehr bemerkenswert ist die Feststellung DELBETS*,daß die kanzerisierende Zelle an Magnesium verarmt bei Zunahme des Mg-Blutspiegels. Von Delbet ist es wahrscheinlich gemacht worden, daß eine reichliche Zufuhr von *Magnesium* durch magnesiumreiches Trinkwasser die Krebsmortalität erheblich herabsetzt. Beispielsweise ist die Zahl der Krebstodesfälle im Sektionsmaterial Pariser Krankenhäuser 10mal höher als bei denen eines Kairoer Krankenhauses. DELBET führt dies auf das sehr magnesiumreiche Nilwasser zurück. Die Zahl der Sarkomfälle in Kairo jedoch entspricht der der Pariser Krankenhäuser.
Auch nach sowjetischen Berichten gibt es einen Zusammenhang zwischen der Häufigkeit des Magenkrebses und dem Gehalt des Erdreichs und Wassers an Magnesiumsalzen. Die niedrigsten Erkrankungszahlen wurden in jenen Landesteilen ermittelt, in denen der Gehalt des Trinkwassers an Magnesiumsalzen 30 mg je Liter überschreitet. Die relativ meisten Fälle mit Magenkrebs waren dagegen in Gebieten mit Magnesiumgehalten von 5 bis 8 mg pro Liter zu verzeichnen.
Die Beeinflussung der Schilddrüse durch Magnesium, die sich bei der AMP zu erkennen gibt, zeigt sich auch durch eine Verminderung des Magnesiumplasmaspiegels bei Hyperthyreose. Bei 15 Fällen unter 23 Hyperthyreotikern wurde Verminderung desselben gefunden (H. ITO, Zschr. f. exper. Medizin 96 [1968]: 1).

* DELBET, P.: Politique préventive du Cancer. Paris 1944, Denoël.

Gegen Epitheliome der Haut wird der Gebrauch von *Magnesium muriaticum* und *sulfuricum* in der Homöopathie erwähnt.
Magnesium ist ein regelmäßiger Bestandteil des Knochen- und des Zahngewebes. Bei Magnesium-Mangelernährung von syrischen Hamstern zeigen sich schwere Veränderungen regressiver Natur am Schmelzorgan. Schmelz und Dentin sind schlecht ausgebildet. Am alveolären Knochen zeigt sich eine verstärkte Resorption und Apposition von Knochengewebe wie bei Osteodystrophie (YAMANE, G. M.: J. Dent. Res. 33 [1954], 5:691).
Bei Tieren, die mit einer Magnesium-Mangelnahrung gefüttert worden waren, zum Beispiel beim Hund, zeigt sich nicht nur die Trophik der epithelialen Gebilde gestört in Form von Hautatrophie und Haarausfall, sondern es bildet sich eine erhebliche Bindegewebsschwächung aus; es entstehen Hämorrhagien, Abschilferung der Haut, Verzögerung des Wachstums, Abmagerung bis zur Kachexie und Kalkverlust der Zähne. Die Blutgefäße sind stark verkalkt, da eine kompensatorische Einwanderung des verwandten *Kalks* in die Gefäße erfolgt, besonders in die großen Gefäße und das Herz.
Bei Rindern entsteht bei einer magnesiumarmen Ernährung die Weidetetanie, die durch übermäßige Düngung mit Kalidünger und Mangel an *Magnesium* entsteht. Auch bei Hunden und Ratten ist die Überregbarkeit der an Magnesium-Mangel leidenden Tiere die hervorstechendste Eigenschaft; diese steigert sich bis zum Auftreten von Krämpfen, an denen die Tiere zugrunde gehen. Diese Erkenntnis hat dazu geführt, daß man in neuerer Zeit dem mineralischen Dünger regelmäßig Magnesiumsalze neben einer Anzahl von Spurenelementen zusetzt.
Beim Menschen kann es durch eine Anzahl von Krankheitszuständen zu einer Magnesium-Verarmung infolge Verlustes von *Magnesium* kommen. Hierzu gehören langdauernde parenterale Flüssigkeitszufuhr, chronischer Alkoholismus, osteolytische Knochenerkrankungen, Hyperparathyreodismus, idiopathische Steatorrhö, und Malabsorptionssyndrom verschiedener Genese, chronische Colitis ulcerosa, gehäufte Durchfälle, Erkrankungen der Tubuli renales, diabetische Azidose, Coma diabeticum, akute Pankreatitis, Sprue, Kwashiorkor, primärer Aldosteronismus, Verbrennungen.
Die klinischen Erscheinungen dabei sind Muskeltremor, Zuckungen, bizarre Bewegungen, gelegentliche klonische Krämpfe, oft Delirien mit Desorientiertheit und Verwirrtheit bis zu Halluzinationen und Manie; ferner Muskelschwäche, Ataxie, und Apathie. Der Tod kann während eines Krampfanfalles eintreten. Der Tremor wechselt und ist unregelmäßig, er kommt und geht (vgl. bei der Arzneimittelprüfung das zeitweilige Verschwinden und Wiederauftreten der Symptome). Geräuschempfindlichkeit und bilateraler Nystagmus, positiver Babinski.

Arzneimittelprüfung und klinischer Gebrauch

Bei den verschiedenen Magnesiumsalzen, die in der Homöopathie verwendet werden, nämlich *Magnesium* carbonicum, *muriaticum*, *sulfuricum*, *phosphoricum*, ist die

Wirkung von *Magnesium* gegenüber der Säure dominierend, wird jedoch durch letztere in der Richtung der Säure modifiziert.
Als Prototyp aller Magnesiumsalze kann Magnesium carbonicum gelten. Die folgenden Angaben können in Abwandlung auch für die anderen Magnesium-Fälle in Anwendung kommen.
Bei den Arzneimittelprüfungen ergibt sich eine ungewöhnliche Übererregbarkeit des zentralen wie des vegetativen Nervensystems. Während durch intravenöse Injektionen von größeren Dosen von Magnesiumsalzen Narkose, Verlust der Motilität und Sensibilität hervorgerufen werden, beobachtet man bei kleinen Dosen im mikrotoxikologischen Versuch Erscheinungen gesteigerter Erregbarkeit. Die nervöse Übererregbarkeit zeigt sich auch im Psychischen. Die Prüfer sind von Angst oft ganz beherrscht, sie verbinden mit den auftretenden Symptomen eine ungerechtfertigte Angst und glauben, unheilbar krank zu werden. Kinder geraten aus Angst vor dem Arzt in Verzweiflung und Geschrei, so daß sie nicht untersucht werden können.
Oft sind sie sehr übelgelaunt und mißgestimmt; wegen ihrer Gereiztheit gehen ihnen die anderen aus dem Weg. Sie brechen bei jeder Angelegenheit in Zorn aus und werden ausfällig. Die Gedanken kommen trotz stärkstem Bemühen nicht von ärgerlichen Ereignissen los.
In besonderem Maße unterliegt das vegetative Nervensystem dem Einfluß des *Magnesiums*. Als typisch haben hier krampfartige und kolikartige Zustände an allen Hohlorganen zu gelten. Am Gefäßsystem beobachtet man derartige Spasmen, die zu teilweiser Drosselung der arteriellen Blutzufuhr führen. So können migräneartige Bilder unter Umständen dem Aussetzen der Sehkraft oder Pelzigkeit und Kältegefühl einzelner Glieder mit objektiver Temperaturherabsetzung der Haut an diesen, zum Beispiel an einem Bein, entstehen.
Am Gallensystem kommt es zu einer Dyskinese der Gallenwege, die zu stockendem Gallenabfluß, selbst mit Fieberanfall, führen kann. Es ist hier also in erster Linie die Cholekinese, die von den Magnesiumsalzen beeinflußt wird, und in zweiter Linie die Gallenbildung.
Ein solcher Krampf an den Gallenwegen kann immerhin so lange anhalten, daß die Stühle graue Farbe annehmen. Von dieser Anregung der Gallenausscheidung wird bei der Duodenalsondierung mit *Magnesiumsulfat* Gebrauch gemacht; während die Gallenproduktion, wie behauptet wird, nicht vermehrt wird. Doch scheint letzteres einer Nachprüfung bedürftig, denn bei den Arzneimittelprüfungen mit *Magnesium sulfuricum*, die vom Verfasser angestellt wurden, hat sich ein Widerwille gegen fette Kost und eine Verschlimmerung der Beschwerden durch Fett ergeben. Diese Beobachtung spricht für eine Störung der Gallenabsonderung.
Die Leber wird in einer dem *Schwefel* ähnlichen Weise angegriffen, das heißt, es ist besonders die Stoffwechselseite der Leber, die dem *Magnesium* unterliegt. Von den verschiedenen Magnesiumsalzen haben *Magnesium muriaticum* und *Magnesium sulfuricum* die stärkste Beziehung zur Leber, bei letzterem auch mit grauen (durchfälligen oder verstopften) Stühlen sowie Verschlimmerung durch Fettgebackenes. Nach

Stille (Uetersen) hat *Magnesium* bei Ratten im Leberregenerationstest einen kräftigen durchblutungssteigernden Effekt, indem es in der Pfortader und den Lebervenen eine anhaltende Durchflußvermehrung bewirkte, während der arterielle Blutdruck dabei nur gering verändert war (Materia Medica Nordmark 1955, Nov.: 448).
Der gesamte Verdauungskanal vom Mund bis After steht unter dem Einfluß von Magnesium carbonicum. Im Mund fällt der Durst mit salzigem Geschmack sowie Brennen auf der Zunge und im ganzen Mund auf, wodurch ein Bedürfnis entsteht, reichlich und oft kühle Getränke zu sich zu nehmen. Erbrechen kann auftreten mit krampfartigem Charakter und kollapsähnlichem Zustand unter Schweißausbruch. Der Stuhlgang ist durchfällig unter Kolikschmerzen und übelriechend oder trocken, kleinknollig wie Ziegenkot. Am After wird über lebhaftes Jucken geklagt. Wochenlang anhaltende Hämorrhoidenblutung.
Der saure Charakter des Erbrochenen, das saure Aufstoßen und die sauren Durchfälle, die für Magnesium carbonicum hervorgehoben werden, sind Ergebnis klinischer Beobachtung und nicht der Arzneimittelprüfung. Hier wurde nur 1mal Sodbrennen und saueres Aufstoßen erwähnt und dies nur in flüchtiger Form. Dagegen gehört Sodbrennen bei *Magnesium* zu den markanten Symptomen. Jedenfalls ist es sicher, daß die Wirkung nicht an die Anwesenheit von Hyperazidität gebunden ist; selbst bei völliger Anazidität habe ich schon vorzüglichen Erfolg gesehen. So habe ich bei einer Dame mit perniziöser Anämie und einer damit im Zusammenhang stehenden Achylie die täglichen starken Durchfälle am frühen Morgen unter Magnesium carbonicum während längerer Zeit immer wieder zum Verschwinden bringen können.
Bei mehreren Fällen von Analekzem von sehr langer Dauer hat Magnesium carbonicum, besonders in hohen Potenzen und einzelnen Gaben, durchschlagend geholfen. An den Tonsillen ist eine deutliche Wirkung feststellbar. Wir haben hier Schluckschmerzen und verschleimten Rachen. Sowohl bei den alten Prüfungen wie bei meiner Nachprüfung wurde Abstoßen von Mandelpfröpfen aus den Gaumenmandeln beobachtet. Chronisch-hypertrophische Mandeln beziehungsweise Tonsillitis chronica gehen in Magnesium-Fällen auf die Behandlung mit *Magnesium* auffallend zurück. *Magnesium fluoratum* ist hier besonders zu empfehlen.
An den Atmungsorganen wird ein Schnupfen mit wäßriger und schleimiger Absonderung hervorgerufen. Der Husten, trockenen oder schleimigen Charakters, kann krampfartigen Charakter annehmen. Husten wie die verstopfte Nase bessern sich im Freien. *Magnesium* carbonicum und *phosphoricum* haben sich bei Keuchhusten in geeigneten Fällen bewährt.
Von besonderer Bedeutung scheint die organotrope Beziehung zu zwei wichtigen Organen, der Schilddrüse und der Prostata, zu sein, die sich bei der vom Verfasser vorgenommenen Prüfung herausgestellt hat. Bei den Kropfträgern unter den Prüfern wurden Druckgefühl und Spannung in der Schilddrüse angegeben. Bei der Hahnemannschen Prüfung findet sich auch einmal ein Schilddrüsensymptom ähnlicher Art. Die Verbindung dieser lokalen Beschwerden mit der Reizbarkeit und Labilität des vegetativen Nervensystems hat Bissel Veranlassung gegeben, *Magnesium* bei Hyperthy-

reosen und bei vegetativer Dystonie mit hyperthyreotischem Einschlag zu verwenden. Hierbei wurden gute Ergebnisse erzielt. Bei Schilddrüsenveränderungen wird zwar nicht die Gesamtkonzentration des *Magnesiums* im Plasma beeinflußt, wohl aber der freie ionisierte Anteil des *Magnesiums* am Gesamtplasmamagnesium. Unter normalen Bedingungen sollen etwa 30% des Plasma-Magnesiums an Albumine gebunden sein, dieser Anteil soll bei Hyperthyreosen stark zunehmen, bei Hypothyreosen abnehmen (BISSEL, G. W.: Amer. J. Med. Sci. 210 [1945]: 195).

An den männlichen Geschlechtsorganen werden Schmerzen in den Hoden und der Prostata angegeben. Ein Gefühl wie von einem Ball in der Gegend der Prostata wird wahrgenommen. Die Verwendung bei Prostatahypertrophie hat zu auffallenden Erfolgen, die von einer Anzahl Kollegen – zum Teil bei eigener Erkrankung – bestätigt werden konnten, geführt und bei Patienten mit totaler Harnretention, bei denen die Operation unvermeidlich schien, die völlige Wegsamkeit wiederhergestellt beziehungsweise gebessert. Wo *Sabal* nicht befriedigt, sollte daher noch ein Versuch mit Magnesiumsalzen, eventuell *Magnesium jodatum*, gemacht werden. Auch wo dieses Ergebnis nicht erzielt werden konnte, haben sich die Magnesiumsalze bei schmerzhaften Blasentenesmen gut bewährt.

Bei den Frauen fällt die sehr dunkle Farbe der Blutung auf; außerdem ist diese verstärkt und fließt nachts stärker. Sie kann infolge von Krämpfen schmerzhaft sein. Die verschiedensten Beschwerden im ganzen Körper sind vor und während der Regel verstärkt. Eine gewisse Beziehung von *Magnesium* scheint zu manchen Formen weiblicher Sterilität zu bestehen [*nach eigener Beobachtung*].

Beispiel

Basedow

Eine 45jährige Telefonistin wird von mir einige Monate lang ohne Erfolg an einer Myokarditis und Herzneurose behandelt. Sie hatte derartige Herzbeschwerden, daß sie ohne Unterbrechung im Bett liegen mußte. Als schließlich die erforderliche Krankenhausbeobachtung möglich war, wurde dort eine Erhöhung des Grundumsatzes um 35% festgestellt, obwohl keine Vergrößerung der Schilddrüse festzustellen war. Während des 9wöchigen Krankenhausaufenthaltes nahm sie gut an Gewicht zu (65,5 kg), auch hob sich der Allgemeinzustand; eine Senkung des Grundumsatzes war jedoch nicht eingetreten. Sie wurde in weitere ambulante Behandlung entlassen, „da sie für 6–8 Wochen noch nicht arbeitsfähig ist, wie überhaupt der Dienst als Fernsprecherin für sie künftig wohl nicht mehr in Frage kommt". Die letztere Bemerkung aus dem Entlassungsbefund des Krankenhauses entsprach auch durchaus meinem Eindruck. Die nervöse Erregtheit war ungemein heftig. Sie konnte immer nur für kurze Zeit das Bett verlassen und mußte meist auch diese Erlaubnis mit nächtlichen Anfällen von Tachykardie büßen. Gegen Morgen bekam sie oft heftige Herzkrämpfe, die, wenn sie in geringerem Maße auftraten, im Halbschlaf wahrgenommen wurden. Morgens lag überhaupt die Zeit der allgemeinen Verschlimmerung mit Depressionen und Unlust. Nachts kamen nicht selten Nachtschweiße und Wallungen. Trotz deutlicher Frostigkeit kann sie keine Wärme ertragen. Zu ihrer Charakteristik ist noch zu ergänzen, daß sie häufig Wahrträume hatte, man kann sagen, an Wahrträumen litt. Die Zeit der Kriegs- und Nachkriegsjahre hatte auch ihre Familie furchtbar mitgenommen, und sie ahnte das Unheil immer in ziemlich präziser Form voraus. Die Verschlimmerung in der Nacht gegen Morgen, in welche Zeit Herzkrämpfe und tachykardische Zustände fielen, die allgemeine Abspannung und Depression am Morgen veranlaßten mich, *Magnesium* in die Wahl zu ziehen. Ich gab ihr, da sie immer auch an Beschwerden von seiten der Gallenblase mit Unverträglichkeit von Fett und heftiger Verstopfung mit zeitweise grauen Stühlen litt, *Magnesium muriaticum* D 12. Nach 20 Tagen wurde der Grundumsatz wiederholt und

+ 1,4% festgestellt. Hand in Hand mit dieser objektiv feststellbaren Besserung ging eine subjektive Hebung des Allgemeinzustandes. Sie hatte bereits angefangen, ihren Haushalt wieder in die Hand zu nehmen, der eine volle Arbeitskraft verlangte. Nach weiteren 3 Monaten kehrte sie wieder in ihren Beruf zurück. Diesen versah sie neben ihrem dreiköpfigen Haushalt allein. Es war also eigentlich eine doppelte Arbeit, die sie nun trotz ihrer äußerst sensitiven Konstitution ausübte. Die einzige Arznei, die sie in diesen Monaten erhielt, war *Magnesium muriaticum* D 12. – Epikritisch ist noch zu ergänzen, daß in der Zeit des Krankenhausaufenthaltes einige Granulome entfernt wurden.

Prostatahypertrophie mit völliger Harnverhaltung

Ein 70jähriger Oberregierungsrat i. R. leidet seit 8 Jahren an einer zunehmenden Prostatahypertrophie, die seit 4 Monaten zu völliger Harnverhaltung geführt hat. Er wird seither 3mal täglich katheterisiert. Nach Aussage des Blasenspezialisten ist eine totale Operation wegen bereits eingetretener Nierenschädigung nicht mehr durchführbar. Er erhält Magnesium carbonicum D 12, 3mal täglich. Nach 9 Tagen geht der Harn schon teilweise spontan ab. Nach 2 Monaten war die Harnabsonderung völlig normal. Die vorgenommene Kontrolle ergibt keinen vermehrten Restharn. Die Behandlung war ausschließlich mit Magnesium carbonicum D 12, am Schluß mit D 6 durchgeführt worden.

An der Muskulatur und den Gliedern finden wir überall rheumatoide Schmerzen; außerdem eine schmerzhafte Zerschlagenheit in der Muskulatur wie durch einen Muskelkater. Besserung durch Bewegung und Aufenthalt in frischer Luft treten hier deutlich hervor. Reißende, ziehende, bohrende Schmerzen neuralgischer Art sind häufig und gehören zum Bild. Sie werden auch im Gesicht (Trigeminusneuralgie) und von den Zähnen ausgehend gefunden. Sie treten nachts in der Bettwärme schlimmer auf und bessern sich öfter durch Bewegung. Ob *Magnesium phosphoricum* vor den anderen Magnesiumsalzen den Vorzug verdient, möchte ich entschieden bezweifeln. Die letzteren sind hier ebenso zuverlässig.
Die Haut zeigt ausgeprägte Nesselsucht hartnäckigster Art, bis zu mehrmonatiger Dauer. Die Quaddeln tragen zum Teil Bläschen nach Art des Strophulus infantum und wechseln oft rasch. Ferner finden sich akneartige Knötchen am Kopf sowie an anderen Körperteilen, die sich bis zu Furunkeln entwickeln können. Häufig ist Jucken auf der Haut, Ameisenlaufen und Kribbeln.
Der Altersumbau und -abbau geht nicht zuletzt mit einer Leistungsminderung des Bindegewebes einher, wo neben anderen Faktoren das *Magnesium* einzugreifen vermag. Wenn die enzymatischen Stoffwechselvorgänge, die so mannigfach durch *Magnesium* gesteuert werden, sich im Alter verlangsamen, ist der Zeitpunkt für eine Magnesium-Therapie gekommen. Die Abhängigkeit des Cholesterin-Spiegels von dem Magnesium-Gehalt des Blutserums wurde schon berührt. Auch hier spricht sich der entscheidende Einfluß des *Magnesiums* auf die Atherosklerose aus. Nach meinen Erfahrungen ist *Magnesium* in homöopathischer Dosierung ein bedeutsames Mittel zur Behandlung der Atherosklerose; besonders in den frühen Stadien derselben kann man mit *Magnesium* eine Besserung des Zustands und einen Rückgang der üblichen Beschwerden wie Benommenheit, Schwindel, Gedächtnisschwäche und Hemmung der ganzen Lebensfunktionen beobachten. Aus diesem Grunde wird heute verschiedenen Handelspräparaten gegen Atherosklerose und auch gegen Thrombose ein Magnesium-Bestandteil eingefügt.
Bei vorgeschrittener Atherosklerose geht die Rolle, die *Magnesium* spielt, allerdings

dann auf andere Erdalkalien über, nämlich das seither sehr vernachlässigte *Strontium* und auf *Barium.*
Am Herzen und Gefäßsystem beobachten wir auf der einen Seite ausgesprochene Kongestionen, besonders zum Kopf, Blutwallungen und Herzklopfen, auf der anderen Seite Neigung zu kollapsartiger Schwäche mit Übelkeit und Ausbruch von Schweißen. An den peripheren Gefäßen werden Drosselung mit Kälte einzelner Gebiete mit dem Gefühl von Pelzigkeit beobachtet. Die migräneartigen Kopfschmerzen, zum Teil mit ausfallender Sehkraft, dürften auf ähnliche Zustände zurückzuführen sein. Am Entstehen neuralgiformer Schmerzen, verbunden mit Kältegefühl, sind wahrscheinlich solche Spasmen der Gefäße maßgebend beteiligt.
Bei vielen Fällen von Ekzemen auf allergischer oder seborrhoischer Grundlage muß an *Magnesium* gedacht werden, die Symptomatik von seiten der Haut gleicht weithin der von *Sulfur*: es wird über Verschlimmerung des Juckreizes in der Bettwärme und Besserung bei Abkühlung berichtet. Zur Eröffnung der Behandlung bei psorischer Gesamtsituation ist *Magnesium* von hohem Wert. Symptome wie Hautjucken beim Auskleiden und Trockenheit der Haut verdienen Beachtung.
Bei der Blockierung der Abwehrfunktionen ist es nicht verwunderlich, daß *Magnesium* bei septischen Zuständen von entscheidender, ja lebensrettender Bedeutung sein kann; siehe die oben erläuterte Beziehung zum Mesenchym und Properdin. Der Einsatz erfolgte meinerseits in verzweifelten Fällen, durch die Feststellung des Versagens der Abwehrkräfte.

Bei einer sehr **schweren Phlegmone der tiefen Gesäßmuskulatur** mit septischer Temperatur, welche 3malige Operation mit tiefer Durchtrennung der Glutaeen nötig gemacht hatte, ohne eine Änderung zu erzielen, trat, nachdem *Lachesis, Chininum arsenicosum, Hepar sulfuris* und *Echinacea* erfolglos geblieben waren, mit Magnesium carbonicum D 6 eine sofortige gründliche Wendung zur Besserung ein. Hinweisend war eine gleichzeitige Furunkulose und der sehr ängstliche, reizbare Gemütszustand der etwa 55 Jahre alten Patientin. Die Phlegmone war durch Kalk-Injektionen entstanden (Spritzeninfektion).
Ein 58jähriger Diplomingenieur mußte wegen eines Gallensteinleidens operiert werden. Nach zunächst komplikationslosem Verlauf trat am Tage der beabsichtigten Entlassung aus dem Krankenhaus ein Schüttelfrost mit hohem Fieber auf. Solche Fieberanfälle wiederholten sich dann mehrmals in Abständen von 2 bis 3 Tagen und ließen sich durch antibiotische Behandlung nicht unter Kontrolle bringen. Da man einen Abszeß im Operationsgebiet vermutet hatte, wurde eine zweite Laparotomie angeschlossen, ohne daß ein Grund für das Fieber gefunden werden konnte. Es wurde nun durch Blutkultur **Hospitalismus** festgestellt, eine **Beckenvenenthrombose** angenommen und die antibiotische Behandlung gegen Staphylokokken intensiv fortgesetzt, ohne einen Erfolg zu zeitigen. Der Chirurg äußerte sich äußerst bedenklich. Nach weiteren 3 Wochen wurde es mir ermöglicht, da man das Letzte versuchen wollte, außerdem *Lachesis* D 12 und *Chininum arsenicum* D 4 einzusetzen; auch jetzt keine Änderung des Verlaufs. Die Fieberanfälle blieben nicht aus. Wegen des völligen Darniederliegens der Infektionsabwehr und der Annahme einer Beckenvenenthrombose kam nun statt der genannten homöopathischen Mittel Magnesium carbonicum D 6 zum Einsatz, 3stündlich 1 Tablette bei gleichbleibendem Gebrauch der Antibiotika. Von diesem Tage an ist kein Fieberanfall mehr eingetreten, und die Temperatur normalisierte sich in einigen Tagen.
Post hoc – oder propter hoc? wird hier der Kritiker mit Recht fragen. Wenn ich nicht solche Fälle bei Magnesium-Therapie schon mehrfach gesehen hätte, würde ich mich nicht für das propter hoc entscheiden. Offenbar gibt es jedoch Fälle, bei denen die sonst hilfreichen Mittel erst ihre Wirksamkeit entfalten können, nachdem Magnesium eingesetzt wird.

Ausgehend von der Erkenntnis (Voelkel), daß *Magnesium* thrombozytenstabilisierende Wirkung besitzt, wurde prophylaktisch von SCHNITZLER* an alle Wöchnerinnen und operierte Patienten tägliche Gaben von *Magnesium* zu 600 mg/dosi intramuskulär oder oral bis zum 10. oder 12. Tage verabfolgt. Dabei ging die Zahl der Thrombosen zurück, tiefgreifende Thrombosen oder gar Embolien wurden nicht beobachtet. *Magnesium* gehört zu den Mitteln, die bei akuter und chronischer Thrombophlebitis sehr zu beachten sind und sich mir oft hilfreich erwiesen haben. Durch Magnesium wird erhöhtes Blutcholesterin gesenkt, ebenso wie durch Nikotinsäure. Es sind daher gegen Hypercholesterin ebenso wie als Vorbeugung gegen Arteriosklerose Magnesiumsalze üblich geworden.

Bei allen Ergebnissen der Klinik wurde von dem Gedanken ausgegangen, einen Magnesium-Mangel auszugleichen und das *Magnesium* im Serum und der Zelle anzureichern. Die Verordnung erfolgte auf die Diagnose, beziehungsweise auf den pathologischen Prozeß hin. Wenn wir homöopathische Potenzen bei den erwähnten pathologischen Prozessen verwenden wollen, so werden wir dies nur mit Erfolg können, wenn der einzelne Patient dem Arzneimittelbild ähnlich ist. Mit homöopathischen Dosen können wir zwar dann keinen Mangel an *Magnesium* decken, wir können aber das körpereigene *Magnesium* in seiner Funktion aktivieren und einen normalisierenden Einfluß auf die Magnesium-Bilanz ausüben. Man kann sich wohl denken, daß schon eine Verschiebung des *Magnesiums* in seinem Verhältnis von Serum-Mg und intrazellulärem *Magnesium* auf diese Weise angeregt werden kann. Jedenfalls sprechen die Erfolge für die Verwendung homöopathischer Potenzen. Ein mengenmäßiger Ersatz ist dann eine Aufgabe der Diätetik. Bei dem reichen Gehalt der Nahrung an *Magnesium* begegnen wir hier keinen Schwierigkeiten. Die an *Magnesium* reichsten Nahrungsmittel sind chlorophyllhaltige Gemüse und Milch. Besonders vermag die Futterpflanze Klee einen Magnesiummangel bei Tieren auszugleichen.

Die Hypermotilität, die sich bei Mg-Mangel einstellt, kann die Form eines tetanischen Zustandes annehmen. Aus diesem Grunde wird angenommen, daß der Mg-Stoffwechsel von der Nebenschilddrüse gesteuert wird.

Bei der normokalzämischen Tetanie, auch als chronische konstitutionelle Tetanie oder konstitutionelle idiopathische Tetanie bezeichnet, wird heute von verschiedenen Autoren als Ursache ein Magnesium-Mangel angenommen und Behandlung mit *Magnesium* als erfolgreich empfohlen. Als Symptomatik dieser „latenten Tetanie" sind anzuführen: Kopfschmerzen, Ohnmachten, Parästhesien, Kribbeln in den Extremitäten, ängstliche Überregbarkeit, Würgen oder Globusgefühl im Hals und Ösophagus, viszerale Spasmen und Gefäßkrämpfe in den Extremitäten, Brüchigkeit der Nägel und der Kapillaren und – sehr selten – Kontrakturen der Extremitäten und tetanische Krisen. Die Tatsache, daß Sterine, also das Dihydrotachysterin (AT 10), zusammen mit Kalk-Gaben dabei hilfreich sind, kann in der Weise erklärt werden, daß durch die Sterine die intestinale Absorption sowohl von *Kalk* wie von *Magnesium* gesteigert wird.

* SCHNITZLER, B.: Thrombozytenprophylaxe mit Magnesium (Münch. med. Wschr. 1957, 3: 81).

Für das Zustandekommen der ungewöhnlichen Widerstandslosigkeit gegen Kältereize kann man ein Versagen der zentralen Regulierung der Kapillaren annehmen. Der Organismus besitzt nicht mehr die Fähigkeit, einen Kältereiz durch entsprechende Regulierung des Gefäßsystems zu parieren. Es bleibt nach der Einwirkung der Kälte bei der primären Engerstellung der Gefäße, ohne daß die sekundäre Steigerung der Durchblutung folgt. Dies bereitet den Boden für ständige katarrhalische Infektionen. Dagegen vermag Bewegung im Freien die Zirkulation durch milden Reiz anzuregen und dadurch eine allgemeine Erleichterung zu bewirken.

Ein Fall von schwerer **exsudativer Diathese** sei in folgendem berichtet:
Ein kleines Mädchen wird von mir von ihrer Geburt an ärztlich betreut. Während des 1. Lebensjahres schon entwickelten sich die Anzeichen einer ausgesprochenen exsudativen Diathese mit großer Nervenschwäche. Die Nächte waren durch viel Geschrei unterbrochen, alle katarrhalischen Beschwerden steigerten die nächtliche Unruhe ins Unerträgliche. Vom 2. Lebensjahr ab waren die Mandeln vergrößert und zerklüftet, wodurch Anlaß gegeben war zu chronischen Mittelohreiterungen, die einige Jahre hindurch öfter rezidivierten.
Die homöopathische Behandlung war nicht in der Lage, über die augenblickliche Hilfe hinaus die sehr anfällige Konstitution zu bessern. Es war ein Fall, bei dem man den Eindruck hatte, daß in unserem Arzneimittelgut eine Lücke bestehe, denn alle einschlägigen Konstitutionsmittel versagten. Die kleine Person hielt die ganze Familie mit ihren immer wiederkehrenden Bronchitiden, Anginen, Mittelohreiterungen, dem schlechten Appetit, zusammen mit der unerhörten Ängstlichkeit, die sich in viel Geschrei bei Tag und Nacht Luft machte, in Atem. Die Eltern konnten sich nicht entschließen, die großen und zerklüfteten Mandeln enukleieren zu lassen. Schließlich erhielt das Kind im 5. Lebensjahr Magnesium carbonicum. Damit bahnte sich ein Wandel an. Es fing an zu essen, die Mandeln schrumpften, der Schlaf wurde gut. Es dauerte immer noch etwa 1 Jahr, bis die unerhörte Erkältlichkeit beseitigt war; doch auch dies gelang durch immer wieder in längeren Pausen wiederholte Verordnung in Verdünnungen D 6 bis D 30. Die hier gemachte Erfahrung kam der Mutter des Kindes zugute. Sie war eine sehr impulsive junge Frau, die sehr zu Zorn geneigt war und sich über ihre Kinder sehr aufregen und auch sehr übertrieben sorgen konnte. Sie litt selbst an häufigem Bronchialkatarrh, an chronischer Tonsillitis mit Eiterpfröpfen, an Fluor vaginalis und an einem ungemein heftigen Durst nach kalten Getränken. Trotz reichlicher Nahrungsaufnahme nahm sie ständig an Gewicht ab. Eine leichte Struma ergab für die letzteren Symptome die Erklärung im Sinne einer Hyperthyreose. Wärme konnte sie nicht ertragen, litt aber noch mehr unter der Kälte. Magnesium carbonicum kam durch alle diese Erscheinungen in Frage, nicht zuletzt auch durch die gute Wirkung bei der kleinen Tochter. Magnesium carbonicum D 12 brachte unsere Patientin in einen besseren und stabileren Zustand.

Eine eigenartige Erscheinung ist das bei der Arzneimittelprüfung öfter beobachtete Verschwinden der Symptome, um nach Tagen oder Wochen ohne erkennbaren Anlaß mit aller Heftigkeit wieder aufzutreten. Dieses Untertauchen für 3 oder 4 Wochen ist auch schon bei den alten Prüfungen aufgetreten und trug mit dazu bei, *Magnesium* für „hysterische", unberechenbare Patienten zu empfehlen. Die Erscheinungen zeigen dabei anfallsweises oder krisenartiges Auftreten, besonders von seiten der Magen-Darm-Erscheinungen, wie Erbrechen, Koliken und Durchfall.
Die Verschlimmerungszeit ist morgens nach dem Erwachen anzusetzen, zum Teil auch schon um 4 Uhr. Besserung durch Bewegung in frischer Luft wird in bezug auf das Allgemeinbefinden und bei den nervösen Störungen des Gehirns und bei Kopfschmerzen, zum Teil auch Gliederschmerzen beobachtet. Im allgemeinen herrscht jedoch eine allgemeine Frostigkeit vor. Lokale Beschwerden verlangen Wärme, zum Beispiel die neuralgischen Schmerzen.

Typus und klinische Anwendung

Der Typus ist durch eine starke nervöse Überempfindlichkeit gegenüber allen äußeren Eindrücken und eine Gereiztheit des Gemüts gekennzeichnet. Der Gemütszustand steht unter stärksten seelischen Spannungen. Entweder handelt es sich um überängstliche Hypochonder, die an ihrer Genesung verzweifeln und ihre Erkrankung viel schlimmer nehmen, als es objektiv gerechtfertigt ist, oder um zu Zornesausbrüchen neigende Choleriker, mit denen schwer auszukommen ist, oder um ewige Nörgler und Querulanten – kurzum schwierige Naturen. Am häufigsten sind die von ihren Zornesanfällen völlig beherrschten und hingerissenen Menschen, wie man sie kaum unter Nux- oder Staphisagria-Typen findet. Doch fehlt es auch nicht an Menschen, bei welchen der Gemütszustand trotz der Zugehörigkeit zum Magnesium-Typ ausgeglichen und harmonisch ist und sich die Funktionsstörungen nur im körperlichen Befinden äußern.

Diese Überreiztheit des Zentralnervensystems steht im Zusammenhang mit einem ebenso launischen Verhalten des vegetativen Nervensystems. Die Labilität der vegetativen Nerven zeigt sich sowohl in der Neigung zu Spasmen, die sich an den arteriellen Blutgefäßen in der Form von Kongestionen und Herzklopfen mit Pulsieren durch den ganzen Körper oder der Drosselung einzelner Gefäßgebiete (zum Beispiel Sehstörungen durch Spasmen der Netzhautgefäße oder kalte absterbende Glieder mit Kältegefühl und neuralgischen Schmerzen) erkennen lassen, wie auch in einer kollapsartigen Schwäche mit Übelkeit und Schweißausbruch.

Der Magnesium-Patient ist immer ein „Abendmensch". Als ausgeprägter Vagotoniker hat er seine schwierige Zeit morgens von 3 Uhr ab; erst im Laufe des Vormittags lassen seine seelischen und körperlichen Hemmungen nach, um allmählich am Abend „in Fahrt" zu kommen. Wir müssen *Magnesium* hier vergleichen mit *Kalium carbonicum, Ammonium carbonicum, Causticum, Lachesis* und den anderen Schlangengiften, *Aristolochia, Nux vomica* und anderen, von denen es erst durch eine differenzierte Erhebung der übrigen Symptome unterschieden werden kann. – Wenn es sich beim Magnesium-Patienten jedoch um Krankheiten der Verdauungsorgane handelt, so ist daneben eine Verschlimmerung im Anschluß an die Mahlzeiten, besonders wenn er am Abend mehrere Mahlzeiten hinter sich hat, zu erwarten.

Die ungewöhnlich starke Erkältlichkeit der Magnesium-Naturen auf der Basis einer allgemeinen Frostigkeit, trotz des Verlangens nach Aufenthalt in der frischen Luft, dürfte vermutlich ebenfalls auf diese ungeregelte Blutzirkulation der peripheren Gefäße zurückzuführen sein. Dadurch leidet die Anpassungsfähigkeit an die Temperatur der Umgebung. Bewegung im Freien überwindet die Spasmen des Gefäßsystems. Die Affektion der Verdauungsorgane einschließlich der Leber bringt eine gelblichblasse Hautfarbe hervor.

Sehr wesentlich beteiligt an der Entstehung des Magnesium-Typs scheint eine Überreizung der Schilddrüse im Sinne einer Hyperthyreose zu sein. Dementsprechend handelt es sich um Menschen mit schlechtem Ernährungszustand, mit chronischen

Verdauungsleiden und chronischen Krankheiten der Geschlechtsorgane (Uterus, Prostata) bei hyperthyreotischer Stoffwechsellage. Die starke Übererregbarkeit des vegetativen Nervensystems und eine aus der klinischen Arbeit sich ergebende Hagereit des Magnesium-Typs stellen eine Stütze für die hyperthyreotische Grundlage dar. Auch für die außerordentlich häufigen vegetativ-nervösen Störungen infolge von Dysthyreose oder im Anschluß an Morbus Basedow sollte es immer wieder in die Wahl gezogen werden. Bei diesen Indikationen werden Magnesiumsalze heute auch im schulmedizinischen Lager als 10%ige Injektion gebraucht.
Schon das Wissen von der Steuerung des Magnesium-Stoffwechsels durch die Nebenschilddrüse läßt vermuten, daß *Magnesium* für die Behandlung von Störungen der Nebenschilddrüse im Sinne einer Tetanie in Frage komme. Bei latenter Tetanie und bei vegetativer Dystonie mit tetanischem Einschlag gehören Magnesiumsalze wie *Magnesium fluoratum* und *phosphoricum* zu unseren besten Mitteln.
Die von alters her stark in den Vordergrund gestellte Neigung zu Säurebildung im Magen-Darm-Kanal mit saurem Erbrechen und Aufstoßen sowie sauren Durchfällen findet bei den alten und neuen Prüfungen keine Bestätigung, ist aber bei erprobter Bewährung als ein klinisches Symptom zu werten. Noch häufiger scheinen mir aber hypazide Gastritiden, verbunden mit Hepatopathien und Cholezystopathien, auf *Magnesium* anzusprechen.
Zum Bild von Magnesium carbonicum (und wohl auch anderen Magnesiumsalzen) gehört das anfallsweise, intermittierende Auftreten der Erscheinungen mit einem Aussetzen oder Untertauchen und späterem, oft erst nach einigen Wochen einsetzendem Wiederauftreten der Beschwerden. Ferner sind die Symptome einem häufigen Wechsel – oft ohne erkennbare äußere Ursache – unterworfen.
Bei exsudativer Diathese der Kinder kann es von entscheidender Bedeutung sein in Fällen hochgradiger Erkältlichkeit, wenn die Kalkmittel und *Schwefel* versagen oder wenn bei der elterlichen Generation oder den Großeltern Hyperthyreose vorliegt. Mandeln sowie Schleimhäute der Nase und des Rachens zeigen sich stark hypertrophisch; dementsprechend ist die Nase undurchgängig, eine Erkältung löst die andere ab, wenn diese nicht zum ständigen Gast geworden ist. Ich habe in solchen renitenten Fällen schon die erstaunlichsten Rückbildungen der Hypertrophie der Nasenschleimhäute und der stark geschwollenen Tonsillen beobachtet, zusammen mit einer Hebung der Widerstandskraft gegenüber neuen Erkältungen. Manchmal ist es eine scheinbar unbeeinflußbare Appetitlosigkeit mit ständigem Durst, welche an *Magnesium* denken läßt und allein damit gebessert werden kann. Man darf die Magnesiumsalze hier nicht außer acht lassen; sie haben sich mir in verzweifelten Fällen als das entscheidende Konstitutionsmittel erwiesen.
An *Magnesium* denke man besonders bei überängstlichen Kindern, bei denen schon der Anblick des Arztes ein wildes Angstgeschrei, das durch nichts zu beschwichtigen ist, erzeugt. Es ist erstaunlich, wie solche übernervösen, exaltierten Kinder, welche ganze Familien bei Tag und besonders bei Nacht außer Rand und Band bringen, durch Magnesiumsalze umgewandelt werden können.

Literatur

HARTLAUB und TRINKS: Reine Arzneimittellehre, 2. Bd.
HAHNEMANN: Chronische Krankheiten, 1. und 2. Aufl.
ALLEN: Encyclopedia, Bd. VI.
HUGHES: Cyclopaedia, Bd. III.
Eine Neuprüfung ist vom Verfasser 1936–39 an 29 Prüfern vorgenommen worden; davon verwendeten 17 Prüfer D 6, dann D 2 und D 1; ferner 11 Prüfer D 12. Dabei wurde festgestellt, daß mit D 6 und D 12 eine kräftige Wirkung mit typischen Symptomen geliefert wurde, zu welchen die nachfolgend geprüften tieferen Potenzen nichts wesentlich Neues beigetragen haben. Die Dauer der Prüfung betrug mit D6 bis D1 12 Wochen, mit D 12 (und D 15) 4–8 Wochen. Siehe MEZGER, J.: Arzneimittelprüfung mit Magnesium carbonicum und Magnesium sulfuricum (Dtsch. Zschr. Hom. 1944: 136).

Arzneimittelbild

Leitsymptome und Modalitäten: *Große nervöse Unruhe und Überreiztheit, ärgerlich und streitsüchtig, oder voller Ängstlichkeit und Bangigkeit; meint, unheilbar krank zu sein.*
Große körperliche Unruhe, kann trotz der Schmerzen nicht ruhighalten, Schmerzen treiben ihn nachts aus dem Bett.
Tagesschläfrigkeit, könnte Tag und Nacht fortschlafen. Kann ab 3 Uhr nachts nicht mehr schlafen.
Besserung der psychischen Angegriffenheit und der somatischen Beschwerden durch Bewegung, besonders an der frischen Luft.
Übler Geruch aller Ausscheidungen (Schweiß, Stuhl, ⊙ Menstrualblut, Harn), Foetor ex ore.
Verschlimmerung vieler Beschwerden durch Wärme (zum Beispiel Husten, Kopfschmerzen, Zahnschmerzen, Gliederschmerzen), trotz vorhandener Frostigkeit, daher wird auch Kälte nicht ertragen.
Kann vor 9 oder 10 Uhr nichts essen. Verlangen nach trockenem Brot.
Spasmen an allen Hohlorganen, zum Beispiel Magen, Darm, Luftröhre (Husten), Uterus mit krampfartigen, kolikartigen Beschwerden. Spasmen an den Gefäßen (Ischämie) sowie Erschlaffung derselben (Kollapsneigung mit Schweißen).
Anfallsweises, periodisches Auftreten der Beschwerden, welche für Tage und Wochen in Latenz gehen können, um dann ebenso unerwartet wieder aufzutreten (zum Beispiel psychische Verstimmung, Magensymptome, Gliederschmerzen). Häufiger Wechsel der Beschwerden sowohl in bezug auf Lokalisation wie Art der Beschwerden.
Während der Periode oder vor derselben sind alle Beschwerden verschärft beziehungsweise treten neu auf (zum Beispiel Halsschmerzen, Schnupfen, Magenbeschwerden, Gliederschmerzen, psychische Symptome).
Verschlimmerung durch Temperaturextreme: Verschlimmerung durch Kälte, besonders bei lokalen Beschwerden. Verschlimmerung des Allgemeinbefindens durch Wärme, der Hautsymptome durch Bettwärme.
Verschlimmerung durch Aufregung, durch Ärger, durch Schreck (besonders infolge von Geräuschen).

Verschlimmerung nach dem Essen, daher bei Verdauungsbeschwerden Verschlimmerung am Abend nach mehreren Mahlzeiten.
Verschlimmerung durch Fleischgenuß (Haut), durch Milch.
Verschlimmerung von 3 bis 5 Uhr und nach dem morgendlichen Erwachen.
Verschlimmerung nach Schlaf, auch dem Mittagsschlaf.

Allgemeines: Große Reizbarkeit und Übererregbarkeit des Nervensystems.
Gelblichblasses Aussehen.
Neigung zu Abmagerung (im Tierversuch Grundumsatzerhöhung bei Mg-Mangelernährung).

Vegetative Dystonie auf der Grundlage innersekretorischer Störungen (Schilddrüse und Hypophyse-Zwischenhirn).

Geist und Gemüt: Nach vorübergehender euphorischer Stimmung mit gesteigertem Wohlbefinden und Arbeitslust tritt bald eine große Gereiztheit, Arbeitsunlust, innere Unruhe und Ängstlichkeit, Schreckhaftigkeit ein, dabei Schweißausbruch. Im einzelnen wurden folgende Symptome verzeichnet: ,,Die Arbeitskameraden gehen mir aus dem Wege, um keinen Streit mit mir zu bekommen. Ich muß ständig an mich halten, um nicht bei jeder Kleinigkeit zu schimpfen. Jedes Gespräch reizt mich zu Widerspruch. Keine Lust zu Vergnügungen, will nicht ins Konzert, Kino und Theater."
Ängstlichkeit und Bangigkeit in der Magengrube (mit Übelkeit), als hätte er ein schlechtes Gewissen und als stände ihm ein Unheil bevor. Von ungewöhnlicher Besorgnis erfüllt über die Natur der auftretenden Beschwerden, glaubt, nicht mehr gesund zu werden.
⊙ Kind will sich nicht berühren und nicht untersuchen lassen; schreit aus Angst.
Eingenommenheit des Kopfes, Arbeitsunlust, kann nicht lernen, unfähig zu geistiger Arbeit. Die Tage der geistigen und gemütlichen Beeinträchtigung sind unterbrochen durch einzelne Tage mit guter Arbeitsleistung und gehobener Stimmung.
Bei Bewegung in frischer Luft tritt eine auffallende Besserung aller Geistes- und Gemütssymptome ein.

Schlaf: Vertiefung des Schlafes und Tagesschläfrigkeit werden mehrfach angegeben, ebenso unruhiger und unterbrochener Schlaf. Kann Tag und Nacht fortschlafen, trotzdem nach dem Erwachen nicht erquickt. Schlaflosigkeit ab 3 Uhr.

Kongestive Kopfschmerzen (> kühle, frische Luft) Kopfneuralgie (> Wärme). Migräne.

Kopf: Deutlich kongestive Kopfschmerzen und Schwindel, die eine Besserung an der frischen Luft erfahren. Sie zeigen eine Verschlimmerung bei hartem Auftreten, bei Hitzeeinwirkung und beim Bücken. Eine zweite Art von Kopfschmerzen ist davon zu unterscheiden: Diese haben meist einen stechenden Charakter, sind in der Mehrzahl der Fälle halbseitig und zeigen neuralgischen oder migräneartigen Charakter (⊙ und bessern sich durch Wärme). Verstärkter Haarausfall.

Trigeminusneuralgien

Gesicht: Fahl, gelblichblaß, mit tiefen Nasolabialfalten. Subikterische Skleren.
Nächtliche Gesichtsschmerzen, muß dauernd umhergehen, die kranke Seite halten und immer wieder mit dem Kopfe wackeln.
Eiterblüten im Gesicht. Spasmen im Gesicht, als ob Eiweiß darauf eingetrocknet wäre.

Augen: Vorübergehende Störungen der Sehkraft (Gefäßspasmen der Retina).

Chron. Otitis media

Ohren: Schmerzhaftes Bohren und Stechen im Ohr. Röte und Entzündung des Gehörgangs. Empfindlichkeit gegen Geräusche, schrickt dabei zusammen. Klingen und Läuten im Ohr.

Hyperthyreose

Schilddrüse: Druckgefühl am Hals, als ob die Atmung behindert wäre; Spannungs- und Druckgefühl, Anschwellung und Druckempfindlichkeit der Schilddrüse (bei Prüfern mit leichter Struma). Druck am Hals, als sei das Tuch zu fest gebunden. (Das anfallsweise Auftreten und Wiederverschwinden der Beschwerden weist auf eine Störung der zentralnervösen Steuerung hin [Dienzephalon – Hypophyse?].)

Chron. Nasen- und Nasennebenhöhlenkatarrhe

Luftwege: Schnupfen, morgens mit verstopfter Nase und wäßriger oder schleimiger Absonderung, dabei zum Teil Kopfschmerzen mit Besserung im Freien.
Husten von der Trachea ausgehend, trocken oder mit Abhusten von geballtem Schleim. Husten meist

schlimmer im warmen Zimmer. Krampfartiger Husten gegen 3 Uhr morgens.

Herz- und Kreislaufstörungen, auch auf endokriner Grundlage. Thrombophlebitis.

Herz und Kreislauf: Zeitweise auftretendes Herzklopfen mit Schwindel. Heftiges Herzklopfen und Herzstechen beim Laufen. Bei anfallsweise auftretendem Erbrechen große kollapsartige Schwäche und Schmerzen in der Herzgegend. Herzklopfen mit Angstgefühl, besser beim Umhergehen.
Erwacht morgens an Übelkeit, Schweißausbruch und Leibschmerzen, dabei kalte Hände.

Blut: Lymphozytose und Vermehrung der Retikulozyten.

Aphthen, Stomatitis.

Mund: Salziger, bitterer oder saurer Geschmack, schleimiger, pappiger Mund. Brennen auf der Zunge, bitterer Geschmack mit großem Verlangen nach reichlichen Getränken. Trockenheit im Mund, Verlangen nach sauren, saftigen Früchten, auch nach Bohnenkaffee und nach pikanten Speisen. Abneigung gegen warme Speisen. Ekel vor Fleisch. Weder Hunger noch Appetit, noch Geschmack. Verlangen nach trockenem Brot. Hunger, und doch kein Appetit zu Brot. Fleischgenuß macht trockene Haut und Hitze. Schmerzhafte Bläschen im Mund. Zahnschmerzen, früh am Morgen, nachts aus dem Bett treibend, schlimmer im warmen Zimmer, besser durch Druck und durch Kühles. 2 Weisheitszähne brechen durch bei einem Erwachsenen.

Chron. hypertrophische Tonsillitis

Rachen verschleimt und zum Räuspern nötigend; Schluckschmerzen, schlimmer morgens. Spontanes Ablösen von übelriechenden Mandelpfröpfen.

Chron. Gastritis (acida und hypacida).

Magen: Appetitlosigkeit und Übelkeit morgens. Kann vor 9 oder 10 Uhr nichts essen. Übelkeit, schlimmer durch jede Bewegung, anfallsweise auftretendes Erbrechen von Speisen mit großer Schwäche und Herzschmerzen, Schweißausbruch und kalten Händen. Sodbrennen und saures Aufstoßen. Magenkrampf. ⊙ Erbrechen, sauer oder ohne Säure. Kolikartige Leibschmerzen mit durchfälligem Stuhl, Grimmen und Kneipen, besser durch Zusammenkrümmen, ⊙ besonders nach Aufregung und geistiger Anstrengung. Starke Auftreibung des Leibs, erleichtert durch Winde. Häufiges Rumpeln im Bauch.

Darmkatarrhe, Pädatrophie.
Obstipation.
Hämorrhoiden.
Analekzem.

Durchfall wäßrig hinausschießend, sehr übelriechend, schlimmer frühmorgens; ⊙ saure Durchfälle, der ganze Säugling riecht sauer, die Milch geht geronnen und unverdaut ab.
Verstopfung mit hartem, bröckeligem Stuhl, kleinknollig wie Ziegenkot, gelbgrün. Vergeblicher Stuhldrang und Spasmusgefühl im After und Mastdarm*. Jucken im After, Schmerzen wie Nadelstiche. Hämorrhoiden bluten mehrere Wochen lang.

Hepatopathie,
Cholezystitis,
Cholelithiasis,
Dyskinese der Gallenwege, mit und ohne Koliken.

Leber: Stuhl des öfteren grau und durchfällig. Kolikartige Bauchschmerzen, anfallsweise und sehr heftig auftretend, werden von Schmerzen in der rechten Schulterpartie begleitet. Beim Liegen auf der linken Seite Gefühl, als ob der Bauchinhalt nach links herüberfalle. Legt sich deshalb auf die rechte Seite.

Harnorgane: Häufiges Urinieren, Harn reichlich und hell. Blase schmerzt bei jedem Schritt, Stechen in der Blase, Brennen in der Harnröhre beim Harnlassen. Unaufhaltbarer Drang zum Harnlassen. Beim Gehen läuft der Harn unwillkürlich ab.

Prostatitis,
Prostatahypertrophie.

Männliche Geschlechtsorgane: Sowohl vermehrte wie verminderte Libido. Pollutionen. Druck und ziehende Schmerzen in den Hoden. Brennen und Stechen in der Prostata, besonders bei Darmbewegung, nach Entleerung der Blase und des Mastdarms jeweils besser werdend.

Menorrhagie,
Oligomenorrhö,
Dysmenorrhö,
Fluor.

Weibliche Geschlechtsorgane: Gelbschleimiger, später wäßriger, weißlicher, übelriechender Scheidenfluß. Regelblut auffallend dunkel, selbst pechartig, schwer auszuwaschen. Blutung zu früh und zu stark oder verspätet. Die Regelblutung kann (durch Spasmen) ein bis mehrere Tage unterbrochen sein, um

* KENT schreibt Magnesium carbonicum eine Inaktivität des Rektums zu. Diese ist jedoch in den Prüfungen nicht belegt. Alle Anzeichen der Arzneimittelprüfung sprechen für einen spastischen Zustand des Darmkanals.

dann erneut einzusetzen. Die Blutung ist nachts stärker als am Tage.
Krampfartige Schmerzen bei der Periode. Vor und während der Regel treten die verschiedensten Störungen am ganzen Körper auf, zum Beispiel Halsweh, Schnupfen, Magenbeschwerden, Gliederschmerzen, Frösteln usf.

Akne, Dermatitis, nässendes Ekzem, generalisierte Epidermophytie, Urtikaria.

Haut: Kribbeln und Jucken am ganzen Körper, Ameisenlaufen. – ⊙ Heftiges Hautjucken überall mit Ausnahme des Gesichts, der Hände und Füße nach dem Baden (sowohl kalt wie warm). Nesselartige Quaddeln im Gesicht, an Hals und Schultergürtel, die plötzlich auftreten und ebenso rasch wieder verschwinden, um an anderen Stellen wieder aufzutreten. Zum Teil nehmen die Quaddeln durch aufgesetzte Pusteln das Aussehen eines Strophulus an. Diese mit D 12 erzeugte Erscheinung war infolge des Juckreizes sehr lästig und dauerte mehrere Monate.
Bildung akneartiger Knötchen am Kopf und ganzen Körper, Furunkel an allen Teilen.
Haut schmerzhaft bei Berührung; spontane Ruptur von Handvenen mit Bluterguß.
Fleischgenuß macht trockene Haut. ⊙ Hautjucken beim Auskleiden, Haut trocken. Haarausfall.

Hartspann

Glieder, Muskulatur und periphere Nerven: Schmerzhafte Zerschlagenheit der Glieder und Muskeln mit Schmerzen bei Druck und Bewegung wie Muskelkater nach Anstrengungen.
⊙ Beim Liegen auf einer harten Liege werden durch den Druck auf die Wadenmuskeln Wadenkrämpfe ausgelöst.

Chron. Polyarthritis. Neuralgie und Neuritis.

Tetanische Krämpfe (Tierversuche). ⊙ Krämpfe in den Muskeln.
Rheumatoide Schmerzen in allen Muskeln und Gliedern, besonders nachts oder morgens 3 Uhr. Kann sich nicht ruhighalten. Bewegung bessert oft. ⊙ Heftige Schmerzen im Fuß und Unterschenkel mit Kältegefühl; Patientin verlangt trotz ungewöhnlich heißen Wetters noch eine Bettflasche; das linke Bein fühlt sich bei Berührung deutlich kühler an als das rechte; Verschlimmerung bei einsetzender Be-

wegung; das Kältegefühl war immer mit Schmerzen verbunden; es handelte sich dabei um einen Gefäßspasmus (Nebenwirkung bei einer mit Magnesium behandelten Patientin).

Periarthritis humeroscapularis dextra (bei Leberstörungen)

Schmerzen in der rechten Schulter wie verrenkt.

Wärmeregulation: Überempfindlichkeit gegen Kälte. ⊙ Große Neigung zu Erkältungskrankheiten, besonders des Rachens und der Tonsillen. Kältegefühl und Frostschauder, kann auch im Bett nicht warm werden.

Septisches Fieber.

Starke Hitze, die kaum im Bett bleiben läßt. Hitze mit viel Schweiß, bei Tag und bei Nacht. Übelriechender oder saurer Nachtschweiß.

Dosierung

Zur Verwendung gelangen D 3 bis D 12 und hohe Potenzen. Nach den vom Verfasser vorgenommenen Arzneimittelprüfungen, bei denen sich D 12 außerordentlich wirksam gezeigt hat, kann man zu den höheren Verdünnungen das beste Zutrauen haben.

Vergleichsmittel

Neuralgien, mit Besserung durch Zusammenkrümmen und durch Wärme: *Colocynthis.*
Gliederschmerzen mit Besserung durch fortgesetzte Bewegung und durch Massieren: *Pulsatilla, Rhus, Bellis.*
Morgendurchfälle: *Sulfur, Podophyllum, Aloe.*
Übelriechende oder saure Durchfälle der Säuglinge, Milch geht geronnen und unverdaut ab: *Calcium carbonicum, Aethusa.*
Meteorismus, Völlegefühl im Bauch, Verschlimmerung aller Magen- und Leberbeschwerden nach dem Essen: *Antimonum crudum, Chininum sulfuricum, Carbo vegetabilis, Lycopodium, Sulfur.*
Leber- und Gallenblasenstörungen mit Schmerzen in der rechten Schulter: *Chelidonium, Mandragora.*
Schlaflosigkeit nachts 3 Uhr mit Hautjucken: *Sulfur.*
Verschlimmerungszeit nachts 3 Uhr mit nervöser Erregung oder Angst: *Jodum, Hedera, Acidum fluoricum, Magnesium fluoratum, Kalium carbonicum.*
Chronische, rezidivierende Tonsillitis: *Calcium jodatum, Barium jodatum, Acidum* und *Calcium fluoratum, Calcium phosphoricum, Silicea, Magnesium jodatum.*
Zahnende Kinder mit ängstlich-verzweifeltem oder ungebärdigem Verhalten: *Chamomilla.*
Bewegung in frischer Luft bessert: *Jodum, Hedera, Pulsatilla, Acidum fluoricum, Sulfur.*

Nervöse Ruhelosigkeit und Angst, schlimmer nachts gegen Morgen, bei Schilddrüsenstörungen: *Jodum, Hedera, Acidum fluoricum, Magnesium fluoratum.*
Magnesium carbonicum folgt gut auf *Sulfur*. Nach Magnesium carbonicum folgt gut *Mandragora, Lycopodium.*
Septische Fieberzustände mit Schüttelfrost und Schweißausbrüchen nach Versagen von *Lachesis* und *Pyrogenium* und *Arsenicum.*

Beispiele

Siehe im einleitenden Text ,,Physiologie und Toxikologie".

Magnesium fluoratum

Herkunft des Mittels

Magnesium fluoratum, Magnesiumfluorid, MgF_2, wurde auf Veranlassung von J. MEZGER in die Therapie eingeführt. Eine Arzneimittelprüfung wurde nicht durchgeführt. Die klinischen Indikationen ergeben sich aus den Anzeigen für *Magnesium* und *Fluor*.

Wirkung und klinische Anwendung

Magnesium fluoratum verdankt seine Einführung dem Bedürfnis, die funktionellen Kräfte im Bereich des aktiven Mesenchyms (des retikuloendothelialen Systems oder retikulohistiozytären Systems), welche sowohl den Magnesiumsalzen wie den Fluorverbindungen eigen sind, zu vereinigen.
Fluor in seinen verschiedenen Verbindungen besitzt eine starke Einwirkung auf das gesamte Bindegewebe samt dem lymphatischen System und den Schleimhäuten, die ihm vorgeschaltet sind. Unter den Halogenen entspricht *Fluor* am meisten allen chronischen Entzündungen (Entzündung der Lymphknoten, der Tonsillen, der Schleimhäute), während *Jod* häufiger für die akuten und subakuten Entzündungen dieser Gewebe in Frage kommt. *Fluor* vermag das erschöpfte, toxisch blockierte und gealterte Bindegewebe wieder aufzufrischen und zu tonisieren. Selbst bei chronischen Eiterungen bewährt es sich vielfach.
Es ist experimentell nachgewiesen, daß *Magnesium* die Schäden durch eine Reihe von Giften verhindern oder aufzuheben vermag (siehe im Kapitel *Magnesium carbonicum*). Dies geht auf seine ungemein vielfache, den Enzymhaushalt beeinflussende Wirksamkeit zurück. Von dieser entgiftenden Kraft werden nicht nur die Autotoxine, sondern auch alle Erregertoxine der Bakterien wie der Viren erfaßt. Auch das Properdin des Blutserums wird zu seiner Infektionsabwehr erst durch einen ausreichenden Gehalt am *Magnesium* instand gesetzt.
Magnesium fluoratum als Vereinigung der Wirkung von *Fluor* und *Magnesium* ist an-

gezeigt bei den Spätfolgen von allen Keimbesiedelungen mit Viren, Streptokokken, Enterokokken, Staphylokokken und anderen Erregern der Nase, der Nasennebenhöhlen, des Nasenrachenraums und der Tonsillen einschließlich der Lymphdrüsen. Es ist ein vorzügliches Mittel bei allen fokalen Infekten im Nasenrachenraum sowie den davon ausgehenden Intoxikationszuständen und Mesenchymverschlakkungen. Es eignet sich als Basistherapie bei allen Folgeerscheinungen durchgemachter Grippeerkrankungen, Nasennebenhöhlenerkrankungen und Mandelentzündungen infolge der zurückgebliebenen Toxine wie auch der noch bestehenden chronischen Entzündungen. Oft handelt es sich dabei um Müdigkeit und allgemeine Abspannung, Kopfschmerzen, nervöse Reizbarkeit, Appetitlosigkeit und andere unspezifische Erscheinungen; oft treten rheumatisch-neuralgische Schmerzen und Muskelrheumatismus, Bandscheibenbeschwerden längs der ganzen Wirbelsäule (Halswirbelsyndrom, Schulterarmsyndrom, Brustwirbelsyndrom, Lendenwirbelbeschwerden, Schmerzen in der Articulatio sacroiliaca) oder rheumatische Arthritiden auf. In diesen Fällen, bei denen eine planmäßige Mesenchymentschlackung (nach Entfernung eines etwa noch vorhandenen aktiven Fokus) mit den einschlägigen Nosoden vorzügliche Erfolge verspricht, ist als homöopathisches Drainagemittel Magnesium fluoratum angezeigt, besonders wenn auf den in solchen Fällen zu nennenden Schwefel kein voller Erfolg eingetreten ist.
Zunächst sind bei solchen chronischen oder im Übergang von akuten zu chronischen Krankheitsprozessen nach alter homöopathischer Übung *Sulfur* oder auch *Hepar sulfuris* die Mittel der Wahl. Wenn man damit im Laufe einiger Wochen nicht vollständig zum Ziele kommt, wie es oft der Fall ist, und es tritt nicht die Symptomatologie eines anderen homöopathischen Mittels in den Vordergrund, so gehe man zu Magnesium fluoratum über. Während dieser Zeit gibt man zweckmäßigerweise die in Frage kommenden Nosoden in einzelnen Gaben. Im Laufe der Behandlung wird dann das angezeigte Konstitutionsmittel ins Blickfeld kommen, womit dann die Behandlung zum Abschluß kommt. Durch eine derart geführte Behandlung werden nicht nur die Toxine ausgeschwemmt, sondern auch die als Fokus zu betrachtenden Entzündungsherde zurückgebildet.
Die im Senium Platz greifende Verlangsamung der Stoffwechselvorgänge infolge Hemmung der enzymatischen Prozesse und der Erschöpfung des Bindegewebes sprechen ebenso für eine Magnesium-Therapie wie auch die Neigung zur Erhöhung des Cholesterin-Spiegels infolge Magnesium-Mangels in dieser Lebensphase. Der Cholesterin-Spiegel steht im umgekehrten Verhältnis zum Magnesium-Spiegel. Für das alternde Bindegewebe besitzt *Fluor* eine alte Empfehlung. Also auch im Gebiet der Geriatrie besteht ein synergistisches Verhältnis von *Fluor* und *Magnesium*. Brüchige Nägel, Haarausfall, Prostataadenom.
Die Verbindung von *Magnesium* und *Fluor*, MgF_2, besitzt alle Eigenschaften der Magnesiumsalze, wovon hier nur die bevorzugte Organotropie zum Stoffwechsel und zu den Verdauungsorganen, besonders der Leber, zu Gastritis, Säuglingsatrophie und Milchnährschäden genannt werden soll. Auch hier fügt *Fluor* seine eigenen Funktio-

nen hinzu: zum Beispiel wurde bei der Arzneimittelprüfung des Verfassers bei *Calcium fluoratum* eine deutliche Beziehung zum Pankreas festgestellt, die auch für Magnesium fluoratum Gültigkeit hat.
Die vielfachen Zeichen venöser Stase mit Neigung zu Thrombose werden durch den Fluor-Anteil mit seiner Affinität zur kapillaren und venösen Strombahn noch verstärkt. Magnesium fluoratum eignet sich besonders für chronische Thrombosen und Thrombophlebitiden mit Infiltration des periphlebitischen Bindegewebes.
Auch bezüglich der Schilddrüse vereinigen sich die Fähigkeiten des *Magnesiums* und des *Fluors*, da beide Elemente eine Organotropie zu diesem Organ besitzen. Man kann diese Verbindungen mit gutem Erfolg bei Strumen aller Art einsetzen, auch bei Basedowstrumen. Besonders geeignet erscheint es dem Verfasser bei den Zeichen vegetativer Dystonie, die äußerlich oft das Bild einer Hyperthyreose (bei normalem Radiojodtest) darbieten.
Hier folgt, wie auch sonst, das Fluorpräparat auf *Jod*, das für die akutere Phase geeignet ist.

Die wichtigsten Modalitäten sind:
Verschlimmerung am frühen Morgen ab 3 Uhr und in den ersten Stunden nach dem Aufstehen (Mißstimmung, Abspannung, Appetitlosigkeit und Übelkeit, Benommenheit des Kopfes und Schwindel).
Verschlimmerung nach Schlaf, vor allem nach dem Mittagsschlaf. Depressive Verstimmung, Gereiztheit und Angst, Arbeitsunlust kennzeichnen das geistige Verhalten. Verschlimmerung eine Reihe von Tagen vor der Periode.
Besserung durch Bewegung in der frischen Luft.
Weitere klinische Indikationen: Chronische Pharingitis, chronische Tonsillitis. Herzinsuffizienz, Altersherz, Hypertonikerherz, Koronarsklerose neben Digitalis und Strophanthus, Osteoporose.

Dosierung

Wurde bis jetzt in seiner Eigenschaft als Funktions- und Drainagemittel fast ausschließlich in D 6 und D 12 2mal täglich gebraucht.

Vergleichsmittel

Bei den Folgen zurückliegender Infektionskrankheiten mit Entzündungsresten geht oft voraus *Sulfur* oder *Hepar sulfuris*, letzteres bei betonter Empfindlichkeit gegen Kälteeinwirkung.
Bei Atheromatose folgt gut *Strontium* oder *Barium carbonicum*. Bei Hyperthyreose ist bei lebhaften Kreislaufstörungen, größerer nervöser Erregung und extremerer Störung der Wärmeregulierung *Jod* oder einem jodhaltigen Mittel der Vorzug zu geben, während bei Platz greifender Beruhigung Magnesium fluoratum angezeigt ist.

Magnesium jodatum

Anwendung

Wurde vom Verfasser in die Therapie eingeführt und gegen folgende Erkrankungen verwendet:

1. **Struma,** besonders bei Exsudativen.
2. **Hyperthyreosen.**
3. **Chronische Tonsillitis und adenoide Wucherungen des Rachenrings.**
4. **Chronische Leberanschwellung (verschiedener Genese).**
5. **Prostatahypertrophie.**

Der Magnesium-Typus (s. *Magnesium carbonicum*) ist dabei zu beachten. Bei der Prostatahypertrophie kann ein Versuch mit Magnesiumsalzen gemacht werden ohne Beachtung der Magnesium-Symptomatik.

Dosierung

D 4 bis D 30, letztere besonders bei Hyperthyreosen.

Magnesium muriaticum

(Magnesium chloratum)

Prüfung und Anwendung

Das salzsaure Magnesium gehört in der Homöopathie zu den hochgeschätzten und häufig gebrauchten Mitteln, obwohl die Prüfungen, auf die sich das Arzneimittelbild stützt, nicht umfangreich sind. HAHNEMANN hat das Symptomenregister in den Chron. Krankheiten zusammengestellt, schreibt aber selbst dazu: ,,Es ist wenig, was ich von dieser Arznei vorzulegen habe.“ Außer HAHNEMANN selbst, seinen Schülern HARTLAUB, JAHR und SCHRETER führt er besonders die Ergebnisse des im dunkeln bleibenden Prüfers NENNING und seiner Prüfergruppe an. Diesem in Böhmen lebenden Prüfer war es durch die Gesetze der österreichisch-ungarischen Monarchie verboten, seine Forschungen in das Ausland weiterzugeben.

Wegen dieser nicht befriedigenden experimentellen Grundlage entschloß sich der Verfasser, eine Neuprüfung vorzunehmen. An dieser nahmen im Jahre 1939 16 Personen, acht ärztliche Prüfer und acht weibliche Personen, von denen 2 Ärztinnen und 6 Krankenschwestern waren, teil. Als Prüfstoff wurde ausschließlich D 12 verwendet. Das Alter der Prüfer lag zwischen 23 und 45 Jahren. Jeder Prüfer wurde 2 Wochen lang unter Plazebo beobachtet. Die Dauer der Prüfstoffeinnahme betrug im Mittel 28,7 Tage, die Nachbeobachtung etwa 10 Tage.

Über die physiologischen und toxikologischen Grundlagen des Magnesiums siehe bei *Magnesium carbonicum*.

Die Anwendung in der Homöopathie erfolgt vornehmlich bei Verdauungsschwäche, Dyspepsie, Leberstörungen, bei Gebärmutterkongestion mit Metrorrhagie, bei Neuralgien und Myalgien.

Literatur

HAHNEMANN: Chron. Krankheiten, 2. Aufl. Bd. IV.
HARTLAUB/TRINKS: Annalen, Bd. IV, 1834, S. 134.
TRINKS: Handbuch der hom. Arzneimittell., Leipzig 1847, Bd. II.
J. MEZGER: AHZ Bd. 217 (1974): 94.

Arzneimittelbild

Leitsymptome: *Bangigkeit und Ängstlichkeit, Mißmut und Verdrießlichkeit.*
Große Unruhe und Bedürfnis sich zu bewegen. Morgens unausgeschlafen und müde, kann morgens nicht munter werden.
Allgemeinbefinden und nervöse Beschwerden bessern sich durch Umhergehen an der frischen Luft.
Neuralgien, besser durch warmes Einhüllen und durch Druck (Kopf).
Neuralgisch-myalgische Beschwerden besser durch fortgesetzte Bewegung, durch Massage.
Verschlimmerung durch Seebäder und Aufenthalt an der See.
Leber- und Magenleiden, akut und chronisch mit schafkotartigem Stuhl, mit viel Durst und Sodbrennen.
Verschlimmerung an den Verdauungsorganen durch Milch, durch Zigaretten, Wein, durch kalte Getränke. Widerwillen gegen Süßigkeiten und gegen Fleisch, aber auch Naschhaftigkeit auf Süßigkeiten.
Aufregung verursacht schlechten Schlaf, Kopfschmerzen und Müdigkeitsgefühl sowie Magenbeschwerden.

Allgemeines: Nach Aufregung sehr schlechter Schlaf, Kopfschmerzen, Müdigkeit und Bangigkeitsgefühl auf der Brust.
Tagesschläfrigkeit und Müdigkeit mit Schwere in den Gliedern.
Gewichtsabnahme in Verbindung mit den dyspeptischen Beschwerden und der Dysthyreose.

Hypochondrie durch Magen- und Leberleiden.

Geist und Gemüt: Sehr ängstlich und bange, mit Langeweile. Bang und weinerlich nach dem Mittagessen. Verdrießlichkeit und mißmutig nach dem Aufstehen. Verdrießlich und unaufgelegt zu geistiger Arbeit. Unentschlossenheit. Es verdroß ihn zu sprechen, er wollte einsam seinen Gedanken nachhängen.

Tagesschläfrigkeit, Schlafstörungen.

Schlaf: Tagesschläfrigkeit. Der Schlaf ist nicht erfrischend, früh ist er müde. Früh ist sie unausge-

schlafen, kann die Augen nicht aufbringen. Viel Gähnen.
Schlaf nachts sehr unruhig. Kann erst sehr spät einschlafen. Abends im Bett, sobald sie nur die Augen schließt, Unruhe im ganzen Körper. Nachts konnte sie an keiner Stelle Ruhe finden und mußte sich immer umwenden. Um 2 Uhr nachts erwachte er und konnte eine Stunde nicht schlafen; Unruhe trieb ihn zu beständigem Umhergehen im Zimmer, dabei säuerlicher Mundgeschmack.

Kopf: Eingenommenheit des Kopfes mit Völlegefühl. Schwere und Drücken im Kopf mit Hitzegefühl. Kopfschmerzen nach Aufregung.
Die Kopfschmerzen und die Symptome des Geistes und Gemüts bessern sich durch Bewegung in der frischen Luft; sie verschlimmern sich durch Erschütterung.

Kopfneuralgien.

Reißende, bohrende Kopfschmerzen, morgens früh einsetzend. Durch Einhüllen des Kopfes und starken Druck bessern sich Kopfschmerzen.

Gesicht: Gesicht blaßgelb. Subikterus. Reißende Gesichtsschmerzen.

Dysthyreose,
Hyperthyreose.

Schilddrüse: Verdickung der Schilddrüse mit Gefühl der Enge am Hals, am 3. Tag einsetzend und über die ganze Prüfung anhaltend.

Nasenrachenkatarrh, vor allem chronischer.

Atmungsorgane: Schnupfen mit wunden, schorfigen Nasenlöchern, mit reichlicher Schleimabsonderung oder verstopfter Nase, Verlust des Geruchssinnes.
Ausfluß widrigen, eiterartigen Nasenschleims.

Bronchitis,
Laringitis.

Heiserkeit mit Wundheitsgefühl in der Kehle und Brust. Hitze und Trockenheit in der Kehle. Nachts öfter bei trockenem Husten erwacht, wozu sie sich aufsetzen muß. Husten mit Kribbeln im Hals, mit zähem Schleimauswurf. Tiefer, rauher, angreifender Husten, mit rauher Sprache, Pfeifen in der Kehle und leichtem Auswurf salzig-süßlichen Schleims. Im Freien ist ihr schlimmer auf der Brust; jedes Einatmen reizt zum Husten.

Herz und Kreislauf: Herzstiche, den Atem versetzend. Herzklopfen im Sitzen, bei Bewegung vergehend. Starkes Herzklopfen, mit Pulsieren der Adern. Nach 5minütlichem Bad in der Nordsee wird sie schwach, sie konnte vor Schwäche kaum sprechen. Ohnmachtsanfall beim Mittagessen, mit Ängstlichkeit, Übelkeit und Gesichtsblässe; sie zittert am ganzen Körper; sodann Aufstoßen, worauf ihr besser wird.

Dyspepsie, Gastritis, Leberleiden, besonders chronische.

Verdauungsorgane: Zahnfleisch geschwollen und schmerzhaft, leicht blutend. Zahnschmerzen, besser durch Warmes. Lippen brennend, aufgesprungen. Große Trockenheit im Mund. Zunge wie Leder. Kaum zu stillender Durst. Zunge brennend. Verlangen nach Kuchen. Wundschmerz im Hals, schlimmer beim Schlucken, Trockenheit und Rauheit im Hals oder Bildung zähen, fadenziehenden Schleims. Bitterer, saurer oder pappiger Geschmack im Mund. Heftiges Sodbrennen nach dem Essen, verbunden mit Brechreiz und Würgen, Verschlimmerung beim Bücken, besser beim Hintenüberstrecken, an den meisten Tagen beobachtet. Magenschmerzen mit krampfhaftem Erbrechen; Liegen und Überwärmen bessert. Übelkeit mit Ohnmachtsgefühl im Hals, Aufsteigen in den Hals. Schmerzen in der Lebergegend, nach dem Erbrechen und nach dem Durchfall Erleichterung. Übelkeit in den Mittags- und Abendstunden oder nach dem Abendessen. Appetitlosigkeit. Fette Speisen und Zigaretten werden nicht ertragen.

⊙ Milch wird nicht ertragen (Übelkeit, Magenbrennen, Durchfall).

Unverträglichkeit von Wein.

⊙ Drückender Leberschmerz, am schlimmsten beim Liegen auf der rechten Seite. Starke Flatulenz, Leib aufgetrieben, übelriechende Winde. Krämpfe, Kneipen und Schneiden im Bauch, besser durch Druck und Zusammenkrümmen.

Obstipation; hepatogen. Colitis ulcerosa.

Stuhl knollig-hart, massig, wie Schafkot oder wie verbrannt, grau. Verstopfung während der ganzen Prüfungszeit. Stuhl mit Schleim überzo-

gen oder Durchfall mit heftigem Drang, grünlich. Durchfall nach reichlichem Obstgenuß.
Vergeblicher Drang zum Stuhl. Gefühl, als gehe der Stuhl wieder zurück.

Hämorrhoiden.

Bei und nach dem Stuhl Brennen und Schründen im After. Vorfall des Afters bei dem Durchfall.
Nach dem Stuhl Leibweh und Übelkeit.

Prostatahypertrophie.
Blasenatonie.

Harnorgane: Harnabgang nur unter Anstrengung der Bauchmuskeln. Öfteres Harnen mit Brennen in der Harnröhre. Unwillkürliches Harnen beim Gehen, und als er den Harn, stillstehend, lassen wollte, ging keiner ab. Gefühl, als ob er den Harn nicht halten könne. Der Harn geht nur tröpfelnd ab und es bleibt immer noch etwas zurück.
Schmerzhafte Blasenentleerung (bei einem Manne); Schmerz bei voller Blase zum Zusammenkrümmen zwingend. Die Schmerzen sind von krampfartigem Charakter und bessern sich bei Bettwärme. Harn dunkelgelb, riecht scharf.

Geschlechtsorgane, männliche: Erektionen morgens. Schmerzen in den Hoden, wie im Samenstrang und Kreuz.

Metrorrhagie, Fluor albus.
Uterine Kongestion.

Geschlechtsorgane, weibliche: Regel dunkel, in schwarzen Klumpen. Regel zu früh und zu stark, erscheint wieder bei einer in den Wechseljahren stehenden Frau, nachdem sie bereits ausgeblieben war. Große Aufgeregtheit bei der Regel.
Weißfluß nach dem Stuhl und dem Harnlassen.

Myalgie, Neuralgie,
Wirbelsäulensyndrom.

Glieder: (Ein schon vor der Prüfung vorhandener Kreuzschmerz mit linker Ischialgie steigert sich erheblich; beim Pressen zum Stuhl, beim Husten, Niesen und Schneuzen schießt ein blitzartiger Schmerz in das linke Bein ein. Scharfes Anwinkeln des Beines im Knie- und Hüftgelenk erleichtert den Schmerz. Bewegung verschlimmert anfänglich, Besserung bei fortgesetzter Bewegung. Druck auf den Hüftnerv in ganzer Länge ist schmerzhaft*. Kann ab 3 Uhr wegen Ischiasschmerz nicht schlafen.)
Schmerz im Kreuz und Hand- und Fußgelenk sowie in der Achillessehne, besser durch Wärme und durch massieren.

(Schmerz im N. ischiadicus nach mehrstündiger Radfahrt, schlimmer beim Sitzen und Stehen, besser beim Herumgehen, am besten in der Wärme. Ein Vierteljahr vorher hatte sie einen ähnlichen Ischiasschmerz.)*

Lumbago mit Schmerz beim Bücken und Bewegung. (Die schon vor der Prüfung vorhandenen Gliederschmerzen steigern sich; heftiger Schmerz im linken Oberarm, besser durch Hochheben und durch Wärme.)*

Rheumatische Schmerzen, vorwiegend reißender Art. Sie bessern sich durch fortgesetzte Bewegung und durch Wärme. Eingeschlafenheitsgefühl der Glieder. Muskelkrämpfe in den Waden, die ganze Nacht, wovon ein Schmerz zurückbleibt. Unruhe in den Füßen, so daß er sie immer bewegen muß.

Haut: Kopfschuppen und Haarausfall verschlimmern sich.

Epitheliome, Verrucosis.

Ein zu Beginn der Prüfung vorhandenes mykotisches Ekzem beider Füße, nässend und stark juckend, näßt vom 20. Tag ab nicht mehr und ist gegen Ende der 26 Tage dauernden Prüfung praktisch verschwunden. 8 Tage nach Ablauf der Prüfung zeigt es sich wieder und nimmt allmählich wieder den gleichen Zustand an.

Dyshidrosis lamellosa sicca, mit der der Prüfer behaftet ist, und die in den Tagen vor Beginn der Prüfung wieder aufgeflammt war, juckt nicht mehr und verschwindet. Heftiges Jucken der Haut, das durch Kratzen vergeht oder an einer anderen Stelle wiederkommt. Gefühl von Ameisenlaufen oder von auf der Haut kriechenden Würmern.

Wärmeregulation: Neigung zu übelriechenden, die Wäsche gelbfärbenden Achselschweißen.

Hühneraugen entzünden sich.

Hitzegefühl am ganzen Körper in der Nacht, Schweiß mit Durst. Hitze in den Füßen, vor Mitternacht, sie muß sie aus dem Bett strecken.

* Diese Zeichen von 2 Prüfern, die nicht voll den Anforderungen entsprechen, die man an die Gesundheit der Prüfer stellen soll, habe ich hier aufgenommen, da die Symptome durchaus den Modalitäten entsprechen, wie man sie vielfach mit Magnesium muriaticum heilen kann.

Dosierung

In allen Potenzen, von der D 3 ab verwendbar. Dilutionen erst ab D 1 lieferbar, Triturationen ab D 2 herstellbar.

Vergleichsmittel

Siehe bei *Magnesium carbonicum*.

Magnesium phosphoricum

Herkunft des Mittels

Magnesium phosphoricum, zweibasisches Magnesiumphosphat, $MgHPO_4 + 7\,H_2O$, wurde von SCHÜSSLER in die Therapie aufgenommen als **Krampf- und Neuralgiemittel**. Es wird seither sehr häufig in der Biochemie und Homöopathie verwendet und wurde von ALLEN auch einer Prüfung am Gesunden unterworfen. Da *Magnesium* im Phosphor-Stoffwechsel eine fermentative Rolle spielt, hat diese Kombination der beiden Elemente ihre innere Begründung.

Anwendung

Seine Anwendung erfolgt bei Schmerzen krampfartigen und kolikartigen Charakters an allen Hohlorganen sowie bei neuralgischen Schmerzen, bei welchen neben den krampfartigen Schmerzen auch solche schneidender, stechender Art beobachtet werden. Wie bei allen Magnesium-Modalitäten finden wir auch hier den anfallsweisen Charakter mit symptomenfreien Pausen. Die Schmerzen kommen und vergehen plötzlich, sind schlimmer bei Nacht und zeigen deutliche Verschlimmerung bei Kälteeinwirkung. Bewegung bessert nicht, im Gegensatz zu den übrigen Magnesiumsalzen. Druck und Zusammenkrümmen bessern die Schmerzen, ebenso Wärme.

Typus

Der Typus entspricht dem bei *Magnesium carbonicum* geschilderten, insofern es sich um äußerst reizbare, unruhige Menschen handelt. Es tritt bei Magnesium phosphoricum eine verstärkte Empfindlichkeit gegen Kälte und Verschlimmerung zutage.

Wenn man ein Arzneimittel lediglich auf seine Wirkung auf Schmerzen und Krämpfe hin verordnen will, so ist es wünschenswert, wenn dieses eben nur diese schmale Angriffsfläche besitzt. Dies trifft aber auf Magnesium phosphoricum mit seinen umfassenden konstitutionellen Beziehungen sicher nicht zu. Es dürfte deshalb ratsam sein, bei der Verordnung von Magnesium phosphoricum Vorsicht walten zu lassen. Man wird auch dann, wenn man die Schmerzmodalitäten genau beachtet, doch in manchen Fällen darüber hinaus das Auftreten von Magnesium-Symptomen erwarten müssen. Die Wirkung von Magnesium phosphoricum nimmt ihren Weg über die Gesamtkonstitution in seiner psycho-physischen Ganzheit. Wenn Nebenerscheinungen bei der Verordnung gegen Krampfschmerzen nicht oft beobachtet werden, so dürfte dies meines Erachtens darauf zurückzuführen sein, daß man an diese Möglichkeit zu wenig denkt und daß solche Symptome oft nicht im unmittelbaren zeitlichen Zusammenhang mit der Verordnung, sondern erst mit Verzögerung und auch intermittierend (eine Eigenschaft aller Magnesiumsalze) in Erscheinung treten. Solche Erwägungen sollten vor einem gedankenlosen und routinemäßigen Gebrauch warnen. In diesem Sinne ist auch die Bemerkung KENTS zu verstehen, wenn er schreibt: Wenn die Prüfung vollständig wäre, hätten wir wahrscheinlich Lebersymptome, da sowohl *Magnesium* wie *Phosphor* Lebersymptome besitzen.

Literatur

Magnesium phosphoricum wurde von H. C. ALLEN einer Prüfung unterzogen, die in Medical Advance 1889, Dezembernummer, leider zusammen mit klinischen Symptomen veröffentlicht wurde. Diese Arbeit war mir nicht zugänglich. Eine Bearbeitung dieser Veröffentlichung wurde von HESSE in der „Zeitschrift des Berliner Vereins homöopathischer Ärzte", Bd. 11, S. 436, vorgenommen. Auf diese stützt sich das folgende Arzneimittelbild, eine Trennung der klinischen Symptome von den Symptomen der Arzneimittelprüfung konnte hier nicht durchgeführt werden.

Arzneimittelbild

Leitsymptome: *Schmerzen scharf, durchdringend, stechend, wie mit einem Messer, blitzartig kommend und gehend, intermittierend.*
Kolikartige Leibschmerzen, besser durch Wärme und durch Zusammenkrümmen.
Sämtliche Beschwerden bessern sich durch Wärme, durch Zusammenkrümmen (Koliken), Druck, und verschlimmern sich durch Kälte in jeder Form (kalte Luft, Kaltwerden), durch Berührung, und (im Gegensatz zu den übrigen Magnesiumsalzen) durch Bewegung.

Allgemeines: Die Prüfer fühlen sich schlechter in Bewegung und besonders im Freien, im Gegensatz zu den anderen Magnesiumsalzen; sie müssen zu Bett.

Geist und Gemüt: Unmöglichkeit, klar zu denken, auswendig zu lernen, zu studieren.
Depression und Ängstlichkeit.
Schlaf gestört durch häßliche Träume; Erwachen um 3 Uhr. Tagsüber schläfrig.

Neuralgien und Neuritiden, bes. im Gebiet des Kopfes.
Schulkopfschmerz.

Kopf: Schmerzen in allen Teilen des Kopfes, besonders aber im Hinterkopf beginnend, schießend, stechend, die Stelle wechselnd, intermittierend, stets durch äußere Wärme und durch Druck gebessert. Blitzartig durch den Kopf schießende Schmerzen. Kopfschmerzen wie elektrische Schläge, vom Kopf in allen Körperteile ausstrahlend. Kopfschmerz regelmäßig in der Schule. Kopfschmerzen mit gerötetem Gesicht (klinisch). Schmerzen neuralgischer Art im Gesicht, in den Augen und Ohren.

Atmungsorgane: Nase wechselt zwischen reichlicher Absonderung und Verstopfung.

Zahnschmerzen. Zahnbeschwerden der kleinen Kinder.

Verdauungsorgane: Große Abneigung gegen Kaffee. Zahnschmerzen, die Stelle wechselnd, schlimmer von Kälte.
Schlechter, fauler Geschmack im Munde, besonders morgens. Mund wie verbrannt, wie wund.
Krampfhaftes Zusammenschnüren im Hals.
⊙ Krampfhafter Schluckauf.

Kolikschmerzen an Magen, Gallenblase und Darm.

Kolikartige Schmerzen nach einem Schluck kalten Wassers, besser durch Zusammenkrümmen und Aufstoßen. Blähungsauftreibung des Leibes mit krampfartigen Schmerzen, besser durch Zusammenkrümmen und Wärme. Schmerzhaftigkeit und äußerste Empfindlichkeit des Epigastriums gegen Berührung; saures Aufstoßen, saures Erbrechen jeden Mittag 12 Uhr. Leib von Blähungen aufgetrieben mit kolikartigen Schmerzen, besser durch Druck, Wärme und Zusammenkrümmen.
Unmittelbar nach dem Frühstück plötzlicher Durchfall, zuerst dickbreiig, dann wäßrig, zuletzt mit Blut gemischt.

Nierenkolik.

Harnorgane: Krampfhafter Blasenzwang mit beständigem schmerzhaftem Drängen. Phosphaturie, Sand im Harn.

Geschlechtsorgane: Männer: Fast ständiges geschlechtliches Verlangen seit Beginn der Prüfung.

Dysmenorrhö, auch membranöse.

Frauen: Menses 8 Tage zu früh. Schwellung und Schmerzhaftigkeit der äußeren Genitalien.
Kolikschmerzen vor der Periode, nachlassend, sobald das Blut anfängt zu fließen; Wärme bessert.

Ischias und andere Neuralgien. Beschäftigungskrämpfe (zum Beispiel bei Pianisten), Schreibkrampf.

Bewegungsorgane: Schmerzen in den Gelenken, Muskeln und Nerven, schlechter durch Bewegung, besser durch Wärme. Rückenwirbelsäule auf 6 Zoll Länge sehr schmerzhaft und empfindlich gegen Berührung wochenlang (Nebenwirkung), bei Verordnung gegen Neuralgie.
Wundschmerz im Kopf, Rücken, Kreuz.

Wärmeregulierung: Übereinstimmend Frostigkeit, die Kälte läuft den Rücken herauf und herunter, oder

Gefühl, als ob der Rücken mit kaltem Wasser begossen würde. Es bleibt beim Frost, es folgen weder Hitze noch Schweiß.

Dosierung

Wenn es als Kolikmittel angewendet wird, D 4 bis D 12. Bei Beachtung der Magnesium-Konstitution auch Hochpotenzen. Es wird empfohlen, Magnesium phosphoricum in heißem Wasser gelöst zu geben.

Vergleichsmittel

Kolikschmerzen, besser durch Wärme und Zusammenkrümmen: *Colocynthis.*

Magnesium sulfuricum

Prüfung des Mittels

Das Bittersalz wurde vom Verfasser an 14 Personen einer eingehenden Nachprüfung am Gesunden unterzogen. Geprüft wurde hauptsächlich D 12, von einem Teil der Prüfer außerdem D 4 und D 2. Nur einer der Prüfer zeigte mit D 12 keine sichere Wirkung, dagegen wurde bei allen anderen mit dieser Potenz der ganze Umfang des Prüfungsbildes erhalten. Das Ergebnis zeigte weitgehende Übereinstimmung mit den alten Prüfungen. Auch läßt sich die Verwandtschaft mit den anderen Magnesiumsalzen deutlich erkennen. Die erste Prüfung wurde von NENNING mit seiner Prüfergruppe vorgenommen.

Physiologie

Siehe bei *Magnesium carbonicum.*

Nach der vom Verfasser vorgenommenen Prüfung läßt sich die Beziehung zum **Gallensystem** gegenüber den anderen Magnesiumsalzen, einschließlich *Magnesium muriaticum*, noch unterstreichen, da bei 3 Prüfern graue Stühle aufgetreten waren, teils mit Durchfall, teils mit Verstopfung. Einer der Prüfer, der weder mit D 12 noch mit D 4 noch mit D 2 in 3mal täglich gegebenen Dosen reagiert hatte, erhielt 2 Tage lang alle 2 Stunden D 2, worauf er in der Nacht einen Fieberanfall mit 40° Fieber erlitt, der im Verlauf von 3 Tagen abebbte. Die körperliche Untersuchung ergab keinerlei Symptome, außer einer deutlichen Druckempfindlichkeit der Gallenblase. Man mußte mit Wahrscheinlichkeit einen Anfall von Gallenblasenentzündung, vielleicht ausgelöst durch einen Spasmus der Gallenblase, annehmen. Fett und Fettgebackenes, auch Fleisch und Wurstwaren wurden von den Prüfern verschiedentlich abgelehnt. Bei den alten Prüfungen haben sich die Galle-Leber-Beziehungen allerdings nicht annähernd so deutlich ergeben.
Der intermittierende Charakter der Beschwerden zeigte sich, wie bei anderen Magnesiumsalzen, auch hier wieder auffallend, und zwar bei den Magen-Darm-Symptomen wie auch bei den rheumatoiden Beschwerden sowie dem anfallsweise auf-

tretenden Herzklopfen. Dies war so in die Augen springend, daß die Prüfer immer eine andere Ursache als den Prüfstoff glaubten anschuldigen zu müssen, da sie bei gleichbleibendem Einnehmen auch gleichmäßig fortschreitende Symptome erwarteten.

Von den Modalitäten läßt sich analog den anderen Magnesiumsalzen die Besserung vieler Beschwerden bei Bewegung in frischer kühler Luft erkennen, zum Beispiel die nervöse Verfassung des Geistes und Gemüts, die Kopfschmerzen, die rheumatoiden Schmerzen. Außerdem kann man in den Prüfungsprotokollen auch die für die anderen Magnesiumsalze geltende Verschlimmerung am frühen Morgen finden. Eisenbahnfahren scheint die Magen-Darm-Symptome Erbrechen, Übelkeit und heftigen Durchfall lebhaft zu erneuern.

Neben den rheumatoiden Gliederschmerzen finden wir hier wie bei dem kohlensauren Salz eine dem Muskelkater ähnliche Schmerzhaftigkeit, besonders an den angestrengten Muskelpartien.

Die Beziehung zu den weiblichen Geschlechtsorganen, die wir von *Magnesium carbonicum* kennen, klingt nach den alten Prüfungen auch hier an. Bezüglich der Schilddrüse und der männlichen Geschlechtsorgane wurden keine auffallenden Symptome erhalten; man muß jedoch mit der Möglichkeit rechnen, daß hier vielleicht eine weniger günstige Auswahl von in dieser Hinsicht nicht disponierten Prüfern vorlag. Denn die Art unserer Prüfungen setzt zum großen Teil eine schon vorhandene Sensibilisierung voraus. Jedenfalls ließ die therapeutische Verwendung bei Hyperthyreose und bei Prostatahypertrophie eine einwandfreie Wirkung in dieser Richtung erkennen.

Typus

Der Typus dürfte dem von *Magnesium carbonicum* in den Hauptzügen entsprechen (siehe dort).

Literatur

Eine Arzneimittelprüfung wurde von NENNING veranstaltet mit seiner Prüfergruppe (HARTLAUB u. TRINKS: Annalen 4: 466).
HENCKE prüfte an sich selbst (N. Arch. Homöop. 1, 3: 185).
Beide Prüfungen in der Enzyklopädie von ALLEN.
Die Prüfung des Verfassers findet sich in der Dtsch. Zschr. Homöop. 1944: 136, 162.

Arzneimittelbild

Leitsymptome: *Überreiztheit des zentralen und vegetativen Nervensystems.*
Starke Gemütsspannungen.
Leber- und Gallenmittel. Graue, meist durchfällige Stühle. Durchfall auf Fettgebackenes, Widerwille gegen fette Speisen.
Intermittierendes Auftreten der Beschwerden, oft mit langen beschwerdefreien Pausen.
Dunkles, klumpiges Regelblut. Die Zeit der Periode und die dieser vorausgehenden

Tage sind begleitet von Verschlimmerung aller anderen Beschwerden.
Neigung zu Krämpfen an allen Hohlorganen, Spasmen.
Verschlimmerung frühmorgens.
⊙ *Verschlimmerung bei Aufenthalt an der See.*
Besserung durch Bewegung in der frischen Luft. Verschlimmerung durch Eisenbahnfahrten, ⊙ *durch Fahren im geschlossenen Auto, weniger im offenen Wagen und auf dem Motorrad.*

Geist und Gemüt: Bange, trübe Stimmung, als stehe Unglück bevor. Angst wie zum Sterben. Verdrießlichkeit und große Gereiztheit; sehr aufgeregt und empfindlich, übelnehmend.

Schlaf: Erwacht morgens um 3 Uhr und kann nicht mehr einschlafen. Erwacht nachts mit Herzklopfen. Aufgeregte Träume mit ängstlichem Inhalt. – Unwiderstehliche Tagesschläfrigkeit.

Kopf: Kopfschmerzen mit Völlegefühl und Blutandrang oder Reißen, Stechen und Bohren in verschiedenen Teilen des Kopfes. Schwindel und Eingenommenheit des Kopfes. Alle nervösen Beschwerden des Kopfes, des Geistes und Gemüts sind meist schlimmer am Morgen, besser im Freien, in der frischen Luft und durch Kaltwaschen.

Gesicht: Gesichtsfarbe aschgrau. Reißen in den Gesichtsknochen.

Atmungsorgane: Fließ- und Stockschnupfen mit Wundheit der inneren Nase. Husten mit rauhem Hals, teils leicht löslich, teils krampfartig, besonders früh nach dem Erwachen.

Gastrokardiales Syndrom.

Herz und Kreislauf: Herzklopfen und Kurzatmigkeit bei körperlicher Arbeit. Stechen in der Herzgegend ohne äußeren Anlaß. Ein $^1/_2$ stündiger Anfall von Herzklopfen, der ihn nötigt, die Arbeit zu unterbrechen und niederzusitzen, schlimmer durch Wärme. Erwachen nachts mit starkem Herzklopfen infolge eines angstvollen Traumes.

Verdauungsorgane: Halsweh beim Schlucken und Stechen bis ins Ohr; vermehrte Schleimabsonderung im Rachen.

Gastritis, Gastroenteritis, Obstipation.

Durst mit Verlangen nach reichlichen Getränken,

auch nach Obst, grünem Salat und derlei kühlenden Speisen. Trockenheitsgefühl im Mund, bitterer Geschmack. Schlechter Appetit. Abneigung gegen Fleisch und Wurst. Abneigung gegen Fett und Fettgebackenes, Durchfall nach Pfannkuchen. In der Nachwirkung aber auch auffallendes Bedürfnis nach Fett. Übelkeit, Erbrechen, Sodbrennen, Magendrücken, wie wenn man zuviel gegessen hätte.
Durchfall von grauer Farbe, Verstopfung mit Stuhl von grauer Farbe, mit Schleim überzogen. Durchfall und Erbrechen, das sich beim Eisenbahnfahrten so steigert, daß sie mehrere Stunden das Klosett kaum verlassen kann.

Gallenblasenentzündung und Spasmen der Gallengänge. Gallensteinkoliken. Dyskinesie der Gallenblase.

Leber und Gallenblase: Schmerz beim Atmen in der Lebergegend vorn und hinten. Nächtlicher Anfall von Fieber mit Hitze und Frieren mit Druckempfindlichkeit in der Gallenblasengegend; Temperatur bis 40°.

Harnorgane: Reichliches und häufiges Harnlassen, Brennen in der Harnröhre.

Weibliche Geschlechtsorgane: Regel zu früh oder zu spät, zu schwach oder zu stark. Blut dick und schwarz. Regel 2 Tage aussetzend und dann wiederkehrend. Bei der Regel viele Beschwerden: Schwere im Kopf, Schmerzen in den Oberschenkeln und im Kreuz, 2 Tage vor der Regel wiederholt sich ein Anfall von Übelkeit, Erbrechen und Durchfall, nachdem diese Beschwerden schon einige Zeit sich wesentlich abgeschwächt hatten.
Dicker Weißfluß mit Zerschlagenheitsschmerz in den Schenkeln und im Kreuz.

Glieder, Muskulatur und periphere Nerven: Rheumatoide Schmerzen in der Muskulatur der verschiedensten Körperteile. Ischiasartige Schmerzen, schlimmer nachts und in der Ruhe, besser beim Gehen.
Starke Schmerzen in der Brustmuskulatur und in den Armen, beim Bewegen wie Muskelkater. Betasten dieser Muskeln macht Schmerzen bei einem Arbeiter, der diese Muskelgruppen anstrengend gebrauchte; er beobachtete einen starken Rückgang der Muskelkraft und Herzklopfen sowie Kurzatmigkeit bei der Arbeit.

Warzen.

Haut: Juckreiz am ganzen Körper, am schlimmsten im Bett. Juckende Aknepusteln am Rücken. Furunkel im Nacken. Feuchte Hände durch Handschweiß.

Wärmeregulation: Frostigkeit, Schüttelfrost. Fieber mit Hitze und Schweiß.

Dosierung

Meistgebrauchte Verdünnungen D 6 bis D 12 und hohe Potenzen.
Gegen Warzen werden auch tiefe Potenzen von Magnesium sulfuricum und *Magnesium muriaticum* empfohlen.

Vergleichsmittel

Siehe unter *Magnesium carbonicum*.
Verschlimmerung an der See: *Natrium muriaticum, Jodum.*

Beispiel

Trigeminusneuralgie

WOHLGEMUTH schreibt in seiner Arbeit „Zur Homöopathie der Trigeminusneuralgie" (Dtsch. homöop. Mschr. 1960: 79):
Die Plötzlichkeit des Anfall-Eintrittes war für mich leitend für die Wahl von Magnesium. Es handelte sich um einen jungen Mann von grazilem Körperbau, welcher sich die Schwere der Kriegsgefangenschaft dadurch leichter zu machen suchte, daß er sich als „starschi antifaschist" der sowjetischen Lagerleitung zur Verfügung stellte. Er litt seit Monaten an einer immer heftiger werdenden Trigeminusneuralgie, die von meinen Lagerkollegen Prof. Dr. BARTH und Dr. OTT bereits mit Zahnextraktionen, Zahnfleisch- und Alveolarresektionen angegangen, aber in keiner Weise gebessert war. Der Mann war verzweifelt und wollte sich aufhängen, wenn es nicht bald besser mit ihm würde; er war Choleriker; ich zweifle nicht, daß er eines Tages damit Ernst gemacht hätte. Auch hier hatte ich Gelegenheit, den Mann bei seinen Schmerzanfällen zu beobachten, sie kamen urplötzlich, er warf sich dann auf seinem Bett mit plötzlichen Umdrehungen hin und her, sprang inzwischen auch einmal auf, schrie und jammerte vor unerträglichen Schmerzen. Der Habitus des Patienten, die Plötzlichkeit der Anfälle und die Anamnese, welche häufige Muskelkontraktionen in Form von Sehnenhüpfen hier und da, Schluckauf, Schwindelanfälle usw. angab, leiteten mich auf *Magnesium*, welches auch in diesem Falle in der Art eines Sekundenphänomens die Anfälle zum Stop brachte; er erhielt *Magnesium sulfuricum*, gewöhnlichen Zucker āā.
Epikritisch ist zu diesem Fall folgendes zu berichten: Etwa 2 Monate später bekam der Patient aus voller Gesundheit nach Alkoholgenuß einen so schweren Anfall, daß er nur mit *Morphium* zu beherrschen war. Der kleine Magnesium-Vorrat war verbraucht, und neues Material war nicht zu beschaffen. Nunmehr schritten wir zur Extraktion zweier weiterer, erst vor kurzem gefüllter Zähne, der Inhalt des Zahnkanals erwies sich als aashaft stinkend. Seitdem endgültige Heilung.
(Diese Krankengeschichte mag auch erweisen, welch großer Spielraum in der Dosis gegeben ist. Mangels einer homöopathischen Potenz gab WOHLGEMUTH die unpotenzierte Substanz mit sofortigem Erfolg. Es wäre zu erwarten gewesen, daß dieselbe Wirkung mit dem Arzneireiz einer homöopathischen Potenz eingetreten wäre [*Verfasser*].)

Magnolia grandiflora

Herkunft des Mittels

Magnolia grandiflora gehört in die Familie der Magnoliaceae und wächst in Mexiko. Die Tinktur wird aus den Blüten bereitet.

Dem Arzneimittelbild wurden die Angaben von CLARKE (Dictionary) zugrunde gelegt, der sich auf das Handbuch von ALLEN stützt.
Inhaltsstoffe: Hauptsächlich ätherische Öle.
Der Extrakt wird als blutdrucksenkendes Mittel empfohlen.

Arzneimittelbild

Leitsymptome und Modalitäten: *Schmerzen rheumatischer Art, häufig den Ort wechselnd oder alternierend.*
Rheumatische Schmerzen in der Brust- und der Herzgegend.
Verschlimmerung durch Luftzug, besonders bei feuchtem Wetter.
Besserung bei trockenem Wetter.

Rheumatische Symptome: Neuralgische Schmerzen im Kopf. Schmerzen in der Brust mit Erstickungsgefühl. Steifigkeit in den Flanken der Brust wie nach Luftzug bei Überhitzung.
Schmerzen in der Herzgegend, beim Tiefatmen, beim Liegen auf der linken Seite, am Morgen beim Aufstehen. Die Brustschmerzen wechseln mit Schulterschmerzen, Schmerzen in der Herzgegend wechseln mit Schmerzen in der Milzgegend.
Rheumatische Schmerzen im Rücken und den Gliedern, wandernd. Steifigkeit durch geringsten Luftzug bei feuchtem Wetter. Abneigung gegen Bewegung (im Gegensatz zu *Rhus toxicodendron, Pulsatilla, Hedera).*

Weibliche Geschlechtsorgane: Blutiger Ausfluß im Intermenstruum. Menses verspätet, blaß und spärlich.

Dosierung

Im allgemeinen D 3 bis D 12.

Vergleichsmittel

Wegen der Symptome wie Verschlimmerung durch Luftzug bei feuchtem Wetter und nach Überhitzung ist Magnolia mit *Rhus toxicodendron* zu vergleichen, von welcher sie sich aber deutlich durch die Abneigung gegen Bewegung unterscheidet.
Weitere Vergleichsmittel: *Dulcamara, Thuja.*

Mancinella

Herkunft des Mittels

Hippomane mancinella (Fam. nat. Euphorbiaceae) wächst in Mittelamerika. Es besitzt in hohem Grade die giftigen Erscheinungen der Euphorbien, die in einer heftigen Reizung der Haut mit Bläschenbildung und in Reizung aller Schleimhäute, mit denen der Saft in Berührung kommt, bestehen. Verwendet werden gleiche

Teile der frischen Blätter, Rinde und Früchte. Arbeiter, welche diese Bäume umhauen, sind durch den milchartigen Saft gefährdet, indem sie Hautausschläge und heftige Entzündung der Augen erleiden. Selbst der Rauch des brennenden Mancinellaholzes ist den Augen schädlich. Menschen, denen der Tau der Bäume auf den unbedeckten Kopf herabtropft, bekommen die typischen Bläschenausschläge. Die Eingeborenen haben den Saft als Pfeilgift verwendet, auch als Ätzmittel bei syphilitischen Geschwüren wurde er gebraucht.
Inhaltsstoffe: die für die Wirkung verantwortlichen Bestandteile sind noch nicht isoliert.
Zur Tinktur verwendet wird die Stammrinde, die frischen Blätter und Früchte.

Anwendung

Gegen bläschenartige Hautausschläge wurde es unter anderem von A. STIEGELE empfohlen.
Neben den Hauterscheinungen haben für den homöopathischen Gebrauch noch die geistigen Symptome auf Empfehlung von HERING Beachtung gefunden, der davon Erfolge gesehen hat bei psychischen Störungen, die mit Angst, den Verstand zu verlieren, verbunden waren.

Literatur

Prüfung mit der Tinktur an mehreren Personen (HERING: Allg. homöop. Ztg. 1850, 2. Suppl.: 127) von BUTE.
ALLEN führt noch weitere Prüfungen und toxikologische Beobachtungen an (Encyclopedia, Bd. VI).

Arzneimittelbild

Depressive Verstimmung, Mutismus (VOISIN).

Geist und Gemüt: Die Gedanken vergehen plötzlich; vergißt, was sie tun will. Fürchtet, den Verstand zu verlieren. Gefühl von unnatürlicher Leichtigkeit, als flöge man durch die Luft.
Tiefe innere Ruhe. – Heiterkeit-Traurigkeit. Stumpfheit des Geistes mit Gleichgültigkeit.

Augen: Heftiges Brennen der Augen mit Lichtscheu und Entzündung der Bindehaut und der Augenlider. Brennen in den Augen, nur wenn man sie schließt.

Verdauungsorgane: Weißbelegte Zunge, Brennen und Prickeln; Mund und Zunge sind mit kleinen Bläschen bedeckt. Übelriechender Speichelfluß. Das Zäpfchen hängt lang herab. Tonsillen sind geschwollen. Der Mund ist so schlimm, daß er nur flüssige Nahrung zu sich nehmen kann. Wiederholtes grünes Erbrechen. Kolik mit grünen oder blutigen Entleerungen.

Pemphigus, Erysipel.

Haut: Jucken, Stechen und Brennen im Gesicht mit aufsteigender Hitze, das Gesicht ist gerötet und geschwollen. Am nächsten Tag bilden sich kleine Bläschen von der Größe eines Stecknadelkopfes mit gelber Flüssigkeit gefüllt; am folgenden Tag vergehen sie durch Abschuppung. Große Blasen, besonders an den Fußsohlen. An allen Stellen, die mit dem Saft oder dem Tau der Bäume in Berührung kommen, bilden sich Bläschen und Blasen, die nachher ohne Eiterung verschwinden mit folgender Abschuppung. Frieselartiges Erythem.

Dosierung

D 4, D 3.

Vergleichsmittel

Unter den Euphorbiaceen, *Croton* und *Euphorbium*, ferner *Rhus toxicodendron*, *Cantharis*, *Mezereum*.

Mandragora officinarum e radice

Herkunft des Mittels

Mandragora officinarum (Fam. nat. Solanaceae), die Alraune (das Wort Alraune stammt aus dem Althochdeutschen und bedeutet Geheimnis), wächst im Nahen Osten und in den Mittelmeerländern. Sie kann als eines der ältestbekannten und bedeutsamsten Arzneimittel gelten und wurde schon im Papyros EBERS erwähnt. PYTHAGORAS gibt an, daß die Mandragora wegen ihrer menschenähnlichen Wurzel im Kultus sämtlicher Völker als Zaubermittel verwandt wurde. Alle Überlieferungen sind mit einem geheimnisvollen Zauber umgeben, welche ihren Grund vermutlich in der narkotisierenden und erotisierenden Wirkung haben dürfte. Als Liebestrank wird sie selbst in der Bibel erwähnt, da der Erzvater Jakob die Mandragora von seiner Ehefrau Rahel erhielt, nachdem er seine Liebe der Nebenfrau zugewandt hatte. Bei den Griechen galt die Wurzel, welche den Menschen in die Abgründe seiner Triebhaftigkeit stürzte, als das Kraut des giftigen Liebeszaubers, mit dem die Zauberin Zirke die Menschen ihres Menschentums berauben und sie in Tiere verwandeln konnte. Sie war der Hekate, der Göttin der Unterwelt, geweiht; diese vermochte damit Tollheit und Wahnsinn zu erregen und zur Liebesleidenschaft zu zwingen. Es war daher kein Wunder, daß auch das frühe Christentum in dieser Wurzel das Sinnbild des in die Triebhaftigkeit und den Wahnsinn verstrickten Menschen sah und die Pflanze in Verruf brachte.

Anwendung

Im Altertum bis in den Beginn der Neuzeit herein war die Alraune als ein Heilmittel gegen Depressionen bekannt. Sie war als schlafbringendes und schmerzbeseitigendes Mittel sehr geschätzt; als Anästhesie erzeugendes Mittel wurde sie zur Betäubung bei der Vornahme chirurgischer Eingriffe benützt. Wegen ihrer den Geschlechtstrieb bei Männern wie bei Frauen erregenden Wirkung war sie als Mittel gegen Unfruchtbarkeit und als Emmenagogum gebraucht. PARACELSUS kannte sie noch bei Nierensteinleiden, er reihte sie unter die Sedativa bei Epilepsie, beim Veitstanz und beim Husten ein. Dann reißt der Gebrauch in der Medizingeschichte fast vollständig ab. In der letztvergangenen Zeit wird die Alraunwurzel in der anthroposophischen Medizin bei Gicht, Rheuma und Arthrosis angetroffen.

Nach analytischen Untersuchungen wurde festgestellt, daß das in der Pflanze festgestellte frühere ,,Mandragorin" ein Gemenge aus *Hyoscyamin, Scopolamin und Atropin* ist (J. Prakt. Chemie 64 [1901]: 274). Damit ist ihre Wirkung in die Nähe von *Belladonna, Hyoscyamus* und *Stramonium*, denen sie botanisch sehr nahesteht, zu stellen. Das Verhältnis der Tropalkaloide Hyoscyamin, Scopolamin und Atropin ist 18:2,5:1, in Radix Belladonna dagegen 10:0,2:1. Auch einige Nebenalkaloide werden gefunden. Die Blätter gelten als weniger giftig; es ist auch von alters her die Wurzel gebräuchlich gewesen und wurde teuer bezahlt.

Arzneimittelprüfungen

1834 und 1874 wurden jeweils von einem Prüfer ganz kurze Versuche mit der Pflanze (ohne Wurzel) vorgenommen (ALLEN, T. F.: Encyclopedia of Pure Mat. Med., Vol. VI, 187).

Im Jahre 1951 wurde vom Verfasser eine umfassende Arzneimittelprüfung mit der getrockneten Wurzel an 30 Ärzten, darunter 8 Frauen, welche die Kurse am Robert-Bosch-Krankenhaus besuchten, angestellt. Es wurde D 6, D 4 und D 2, bei je 1 Prüfer auch D 12 und D 1 verwendet (siehe Archiv für Homöopathie, Bd. 1. Hippokrates-Verlag und Dtsch. homöop. Mschr. 1952: 129).

Eine weitere Prüfung erfolgte 1966 durch RAEDSIDE, der ein 10 % Dekokt zugrunde legte. Er verfügte über 15 Prüfer, die D 3, D 6 und D 12 einnahmen. Es ergaben sich als wichtigste Symptome heftige Schmerzen in den Gliedmaßen (15mal) bei sämtlichen Prüfern, 7mal Schmerz oder Empfindlichkeit der Augen, 6mal Jucken oder Reizung der Augen, 12mal Stirnkopfschmerz, 7mal Depression, 7mal Erschwerung der Konzentration, 8mal Schlaf durch Träume gestört. Die Betonung der rechten Körperseite war sehr dominierend, die Symptome seitens der Verdauungsorgane sind jedoch spärlich ausgefallen (nach ILLING: Lehrbuch der Homöopathie, von Otto LEESER, Band 2, Abschnitt 2, S. 728).

Das Ergebnis dieser Arzneimittelprüfungen hat die Berechtigung der althergebrachten Verwendung als Narkotikum, als Antispasmodikum und als Aphrodisiakum wohl erbracht, darüber hinaus aber noch wertvolle Beziehungen zum Leber-Gallen-System, zum Magen und Duodenum und dem übrigen Darm ergeben. Auch die Symptome an den Gelenken sind therapeutisch von großem Wert.

Wirkung

Das Zentralnervensystem erweist sich verändert sowohl im Sinne einer Euphorie wie einer Depression. Ein Zusammenhang mit spastischen Vorgängen läßt sich erkennen an einer Besserung der Depression unter Einsatz einer Harnflut. Bemerkenswert ist das Auftreten von Schläfrigkeit, ,,als habe man ein Schlafmittel genommen", bei D 12.

Das Auftreten von Anästhesie der Haut, die sich über den ganzen Körper ausbreitete, wurde bei D 4 bemerkt.
Die Sinnesorgane (Augen, Ohren) sind überempfindlich und gereizt. Am Herzen zeigen sich pektanginöse Beschwerden, die sich in Ruhe und im Liegen bessern, aber auch eine Abhängigkeit von den Verdauungsorganen im Sinne des gastrokardialen Syndroms mit Besserung bei Stuhlentleerung erkennen lassen.
Am Kreislauf werden allgemein Kopfkongestionen hervorgerufen, welche einen nachhaltigen Charakter zeigen und auch mit hartnäckigem Ohrensausen einhergehen können. Hitze, Sonne, Bücken, schwüles Wetter verschlimmern diese Kopfbeschwerden, ebenso Tabak und Alkohol. Dieser Blutandrang zum Kopf ist mit kalten Händen und Füßen verbunden; auch abgestorbene Hände, weiß und blutleer, werden beobachtet.
Ein unvermitteltes Erblassen des Gesichts und das Auftreten von kaltem Schweiß im Gesicht bei den oben angeführten Beklemmungen weisen auf Kollapsneigung hin. Die Symptome, die in Richtung auf Angina pectoris weisen, zeigen einen Zusammenhang mit Stauungserscheinungen im Kreislauf und sind schlimmer vor einem Gewitter und bessern sich beim Herumgehen in frischer Luft. Andererseits besteht eine Abhängigkeit von einer vorhandenen Blähsucht und sonstigen vagotonischen Zuständen der Organe unter dem Zwerchfell mit Besserung nach einer durchfälligen Entleerung. Bei anginösen Beschwerden der Patienten mit Zwerchfellhochstand, die vor dem von den Baucheingeweiden ausgehenden Druck nach rückwärts ausweichen und den Bauch vor sich herschieben, kann Mandragora von vorzüglicher Wirkung sein. Die Besserung durch Rückwärtsbeugen* und durch Ausstrecken kennzeichnet oft den Mandragora-Patienten, sowohl bei Kopfschmerz, Bauchschmerz und Ischialgie.
Verschiedene Zeichen lassen auf venöse Stase im Kreislauf schließen. Mehrfach entstehen Hämorrhoiden mit reichlichem gußartigem Abgang von Blut und Brennen im Anus. Die physiologische Blutstauung im weiblichen Becken vor der Periode ist gesteigert und führt zu übelriechendem Fluor vor der Periode. Bei einer Prüferin bilden sich am linken Unterschenkel vorher nicht beachtete Krampfadern aus, die nach der Prüfung wieder zurückgehen. Die Verschlimmerung von Ischiasschmerzen während des Stehens weisen in der gleichen Richtung. Eine hämorrhagische Tendenz kommt nicht nur bei Hämorrhoiden zum Vorschein, eine Prüferin gibt Petechien am Oberschenkel an. Ferner kommt es zu Blutungen aus dem Zahnfleisch. Es bildet sich in einem Fall ein Zustand vergleichbar einer Stomatitis haemorrhagica aus. Die Periodenblutung ist verstärkt.

* Welche funktionelle Störung dem Symptom der „Besserung durch Rückwärtsbeugen", das sich bei der Mandragora-Prüfung mit sehr viel größerer Deutlichkeit als bei der Belladonna-Prüfung ergab, zugrunde liegt, können wir am besten aus dem sogenannten Hockversuch ableiten. Dieser wird zur Prüfung des vegetativen Nervensystems angewendet und zeigt bei positivem Ausfall eine Parasympathikotonie an. Nach vorausgegangenen Kniebeugen geht der Patient in die Hocke mit vorwärtsgeneigtem Oberkörper und gesenktem Kopf. Bei gesteigerter parasympathischer Erregbarkeit wird eine deutliche Verlangsamung des Pulses oder Aussetzen des Pulses, ein Nachlassen der Spannung bis zum Verschwinden des Pulsdruckes gefunden. Dieser Effekt wird auf Reizung des Parasympathikus in seinem kranialautonomen wie in seinem abdominellen Bereich zurückgeführt.
Der Patient erleidet also bei diesem Versuch eine Verschlimmerung seines Zustands in bezug auf seinen Kreislauf durch diese Bewegung des Vorwärtsbeugens; demgemäß dürfte eine Beseitigung dieser Hemmung durch Wiederausstrecken beziehungsweise durch Rückwärtsbewegen zu erwarten sein. Die Besserung durch Rückwärtsbeugen darf daher als ein Anzeichen für eine gesteigerte Erregbarkeit des Parasympathikus gewertet werden. Damit dürfte diese eigenartige und seither unerklärbare Modalität ihre Aufklärung gefunden haben.

Im Mittelpunkt des Symptomenbildes stehen die Erscheinungen, die sich um das Verdauungssystem gruppieren.
Widerwille und Verschlimmerung gegen Fett sowie hellgelbe bis graue Stühle lassen eine Störung der Gallenabsonderung erkennen. An der Gallenblase werden brennende Schmerzen angegeben. Vielfach zeigen sich spastische Schmerzen, die sich bis zum vollausgeprägten Bild einer nächtlichen Gallenkolik steigern können. Besserung von Magenschmerzen durch Essen und Trinken gehört zu den wertvollsten Symptomen und hat zu therapeutischer Bewährung sowohl bei Ulzera wie bei Cholezystopathien geführt. Neben Fett werden Süßigkeiten, Alkohol und Tabak schlecht ertragen. Es wird großes Verlangen nach pikanten Speisen und nach Fleisch und nach Süßigkeiten geäußert. Trockenheit des Mundes ist ein typisches Zeichen.
Alle Symptome im Verdauungskanal sind von lebhafter Blähungsbildung begleitet. Abgang von Blähungen und von Stuhl bringen Besserung, die zum Teil auch über das Gebiet der Verdauungsorgane hinausragt, zum Beispiel bessern sich anginöse Zustände des Herzens durch eine dünne Stuhlentleerung. Stürmische, durchfällige Entleerungen führen zu unwillkürlichem Abgang (klinisches Symptom).
Der Stuhl ist übelriechend, oft hellgelb oder grau; auch weicher Stuhl kann nur schwer entleert werden wegen frustranen Drangs. Verstopfung mit kleinknolligen, spastischen Stühlen mit viel vergeblichem Drang und dem Gefühl des Nichtfertigseins nach dem Stuhl werden mehrfach beobachtet.
Bei der ausgeprägten Zielrichtung der Alraune auf das Leber- und Gallenblasensystem ist es nicht verwunderlich, daß die Symptomatik die rechte Seite deutlich bevorzugt, und zwar viel eindeutiger und klarer als bei anderen Mitteln, wie zum Beispiel *Chelidonium* und *Lycopodium*, bei denen wir die bevorzugte Rechtsseitigkeit erst in der klinischen Anwendung kennengelernt haben. Um so auffallender ist es, daß einer der Prüfer alle seine Beschwerden ausschließlich auf der linken Seite beobachtet hat. Da es diesem Kollegen nicht bekannt war, daß er seine Leber etwa auf der linken Seite getragen hätte, so möchte ich es für wahrscheinlich halten, daß bei diesem Prüfer die Bauchspeicheldrüse angesprochen und die linksseitigen Körpersymptome ausgelöst hat. Dafür spricht auch, daß Mandragora bei Pankreopathie als ein brauchbares Mittel gelten kann.
Bei Neuralgien (zum Beispiel Ischias) mit Verschlimmerung beim Stehen und Besserung durch Rückwärtsbeugen hat sich mir die Alraune des öfteren heilsam erwiesen. Bewegung bessert dabei. Auch bei anderen rheumatischen Erkrankungen wird man sich mit Vorteil der Mandragora bedienen, wobei auch das Gefühl von Gefühllosigkeit der Haut zu beachten ist. Ein Zusammenhang mit den Vorgängen der inneren Organe, besonders der Leber, ist dabei nicht selten zu erkennen.
Dieses Gefühl von Hypästhesie und Anästhesie läßt sich bei äußerlicher Anwendung feststellen. Bei lokaler Anwendung einer mandragorahaltigen Salbe konnte Analgesie hervorgerufen und bei rheumatischen Erkrankungen wie Myalgie, Arthritis und Arthrose eine momentane Erleichterung der Schmerzen beobachtet werden. Da nicht anzunehmen ist, daß diese analgetische Wirkung auf direktem Wege auf die tief unter

der Haut liegenden Organe zustande kommt, wird man hinnehmen müssen, daß der Effekt auf dem Wege über den Reflexbogen im Sinne eines kutiviszeralen Reizes hervorgerufen wird.
An diesen Versuchen besonders interessant ist die Beobachtung, daß von einer solchen Anwendung nicht nur eine vorübergehende Schmerzerleichterung ausgeht, sondern bei wiederholter Anwendung eine Heilwirkung festzustellen ist.
Diese Erfahrung bei rheumatischen Prozessen, besonders auch bei Arthritiden und Arthrosen ist in dem Präparat *Syviman* Arthrosis-Spezialsalbe*, einer mandragorahaltigen Salbe, zugrunde gelegt, die sich seit vielen Jahren bestens bewährt hat. Sie enthält neben der Alraune *Viscum, Apisinum* und *Symphytum*, wodurch sich eine wirkungsbreitere Grundlage ergibt.
Eine venöse Stase zeigt sich bei Besserung der Gliederschmerzen durch Bewegung, durch Verschlimmerung beim Stehen und durch Erleichterung beim Flachliegen.

Arzneimittelbild

Leitsymptome und Modalitäten: *Depressiver Zustand, besser durch Abgang einer Harnflut. Nervöser Reizzustand, überempfindlich gegen Geräusche und Gerüche. Schläfrigkeit, als hätte man ein Schlafmittel genommen. Kopfschmerzen kongestiv mit Ohrensausen, hepatogen oder gastrogen, besonders morgens,* ⊙ *mit Besserung durch Essen und Verschlimmerung, wenn nicht zu gewohnter Zeit gegessen wird.*
Magen- und Leberstörungen, schlimmer durch fette Speisen, durch Kaffee, durch Alkohol und Tabak, besser durch Essen und durch Rückwärtsbeugen beziehungsweise Ausstrecken.
Stühle hellgelb oder grau, kleinknollig, mit viel frustranem Drang und Gefühl des Nichtfertigseins.
Gefühllosigkeit in einzelnen Partien oder am ganzen Körper. Charakteristisch ist auch ein Gefühl des Brennens an verschiedenen Teilen (vergleiche das verwandte Capsicum).
Überwiegende Rechtsseitigkeit der Erscheinungen.
Verschlimmerung bei schwülem Wetter, vor Gewitter.
Verschlimmerung durch Stehen und Herabhängen der Glieder.
Verschlimmerung durch Fettgenuß und Reizmittel, wie Kaffee, Alkohol und Tabak.
⊙ *Verschlimmerung durch Aufregung.*
Verschlimmerung nachts von 24 Uhr ab bis in den Morgen hinein mit einem Höhepunkt der Beschwerden zwischen 3 und 5 Uhr.
Besserung durch Bewegung in der frischen Luft.
Besserung durch Essen.
Besserung durch Aufstoßen, durch Abgang von Winden und Stuhl.
Besserung durch Rückwärtsbeugen und Ausstrecken.
Besserung im Liegen.

* Hersteller: Chemisch-Pharmazeutische Fabrik Carl Müller, Göppingen

Allgemeines: Auffallende Müdigkeit, Erschöpfung und Abgeschlagenheit.
Rechtsseitigkeit der Beschwerden. Bei einem der Prüfer aber auch Beschwerden nur links (Hals, Schulter, Herz- und Nierengegend).

Geist und Gemüt: Wohlbefinden und beste Laune; möchte die ganze Welt umarmen. Sehr wach und aufgeschlossen, unternehmungsfreudig.
Depressive, unzufriedene Stimmung mit Entschlußunfähigkeit und innerer Unruhe, schlechter Konzentration und Gedächtnisschwäche; Kopf wie benebelt. Sehr nervös und gereizt, überempfindlich gegen Geräusche, Besserung der Stimmungslage durch Abgang reichlichen Urins.
Euphorie schlägt leicht in Depression um und umgekehrt.

Schlaf: Schläfrigkeit am Tage trotz ausreichender Nachtruhe. Gefühl, als habe man ein Schlaf- oder Beruhigungsmittel genommen. Unruhiger Schlaf mit ängstlichen Träumen; träumt, mit dem Flugzeug abzustürzen oder von Mordanschlägen.
Erwachen morgens zwischen 3 und 5 Uhr.

Kongestive Kopfschmerzen. Gastrogene und hepatogene Kopfschmerzen.

Kopf: Kongestionen zum Kopf mit Hitzegefühl und Schwindel, mit Eingenommenheit des Kopfes und großer Müdigkeit; pulsierender Kopfschmerz, Kopf wie eingenebelt und vergrößert, Ohrensausen, das lange Zeit, auch über die Arzneimittelprüfung hinaus anhält. Drückende, bohrende, stechende Schmerzen im Kopf, schlimmer beim Bücken, durch Sonnenbestrahlung, vor Gewitter, durch körperliche Anstrengung, durch Tabak und Alkohol, bei leichter Berührung; besser durch Druck, durch Kälte, in frischer Luft, ⊙ in dem Augenblick, als sich nach gewitterschwülem Wetter das Gewitter entlädt. ⊙ Kopfschmerzen bei leerem Magen, besser durch Essen. Morgens Kopfweh, wie von verdorbenem Magen, dabei sehr schlechte Laune.

Flimmerskotom.

Augen: Erweiterung der Pupillen. Überempfindlichkeit gegen Licht (Kopfschmerz). Verdunkelung des Gesichtsfeldes. Konjunktivitis beiderseits. Gerstenkörner.

Ohren: Wochenlang anhaltendes Ohrensausen. Überempfindlichkeit gegen Geräusche (psychische Gereiztheit).

Schnupfen, wässerig, zähschleimig, auch mit Blut vermischt, Krusten bildend, < stehend und sitzend, > liegend.

Atmungsorgane: Reichliche Absonderung von Schleim, viel Niesen. Morgens ist die Nase verkrustet.
Schleimig-glasiges Sekret im Rachen und Kehlkopf. Kehle trocken, rauh, Heiserkeit der Stimme.
⨀ Krampfhafter, unaufhörlicher Reizhusten, trocken oder locker.

Vasomotorische Angina pectoris.

Gastrokardialer Symptomenkomplex.
Krampfhafter, trockener Husten.

Herz und Blutzirkulation: Herzklopfen, Herzstechen und Herzbeklemmungen, wie wenn die Brust zusammengeschnürt oder ein eiserner Ring um die Brust gelegt würde, besser bei Ruhe, Liegen und Wärme. Anginöse Herzbeschwerden von einer Stunde Dauer mit kaltem Schweiß auf der Stirne. Erwachen um 5 Uhr mit anginösen Beklemmungen. Vor einem Gewitter Atemnot und Herzbeklemmung. In der Nacht nach Erwachen noch nie gehabte Herzstiche, 3mal hintereinander. Herzdruck mit Lähmigkeit in der linken Schulter und im linken Arm. Die Herzbeklemmungen verschlimmern sich in der Nacht gegen Morgen, vor Gewitter, durch Anstrengung, durch Bewegung, besser durch Ruhe, Niederlegen, in frischer Luft; andererseits aber auch wurde Besserung beobachtet nach einer durchfälligen Entleerung und Besserung des Druckgefühls mit Herzklopfen und Atemnot durch Aufstehen und Herumgehen (gastrokardialer Symptomenkomplex?).
Plötzliches Blaßwerden des Gesichts und Gefühl, als wären die Finger abgestorben.

Verdauungsorgane: Neigung zu Blutungen des Zahnfleisches, zu blutenden Hämorrhoiden, Stomatitis hämorrhagica. Trockenheit im Mund und Rachen. Pelzigkeitsgefühl im Mund. Taubheitsgefühl im Rachen wie Lokalanästhesie. Zunge weiß belegt. Zunge wie verbrüht: Aphthen an Zunge und Wangenschleimhaut. Im ganzen Mund und Rachen ödematöse Schwellung, kapilläre Blutung wie Stomatitis haemorrhagica und Angina catarrhalis, 1 Woche lang, dabei Pelzigkeit im Mund. Übler Mundgeruch, von ihm selbst wahrgenommen. Akute Zahnwurzelentzündungen, die geringste Berührung ist äußerst schmerzhaft. Zahnfleischbluten. Schluckbeschwerden im Hals in den Mandeln. Aufflammen einer chronisch-rezidivierenden Tonsillitis mit tiefsitzenden Eiterpfröpfen und Fieber bis 39°.

Morgens Kopfweh, wie von verdorbenem Magen, dabei sehr schlechte Laune.

Hepatogene Gastritis, Leberschaden, Hepatitis chronica. Gastroenteritis.

Hunger auf pikante Speisen, auf Fleisch (selbst bei einem Vegetarier), nach Käse, nach Süßigkeiten. Abneigung gegen alkoholische Getränke und Unverträglichkeit derselben. Widerwille gegen Fettes, gegen den Geruch von Gebratenem. Verlangen nach süßen Speisen, dieselben werden jedoch nicht ertragen. Verschlimmerung durch fette Speisen, durch Kaffee.

Ulcus ad pylorum, Ulcus duodeni.

Krampfartige Magenschmerzen mit deutlicher, wiederholt beobachteter Besserung durch Essen, durch Trinken, durch Ausstrecken. Nüchternschmerz, Hohlheits- und Schwächegefühl im Magen, mit Besserung durch Essen, muß alle 2 Stunden etwas essen, um arbeiten zu können. Aufstoßen, besser durch Essen. ⊙ Heiße Umschläge werden nicht ertragen.

Reisekrankheit, Vomitus gravidarum.

Starker, krampfartiger Singultus mit Speichelfluß, Übelkeit und Aufstoßen, 30 Minuten lang.

Obwohl vor den Mahlzeiten ein gewisses Hungergefühl bestand, trat nach wenigen Bissen ein unangenehmes Völlegefühl auf, so daß die Mahlzeit abgebrochen werden mußte.

Völlegefühl und Druckgefühl im Oberbauch mit Herzklopfen und Atemnot, besser durch Herumgehen und Aufstehen. Häufiges Aufstoßen und Völlegefühl, Aufstoßen und Abgang von Blähungen bessert.

Häufiges Kollern im Leib und Abgang von reichlichen Blähungen.

Der Magen ist sehr empfindlich gegen Druck und Bewegung, wie wund, jeder Schritt ruft einen stechenden Schmerz hervor, besser in Ruhe und durch Zusammenkrümmen.

Cholezystopathien, Gallensteinkolik, Pankreasstörungen.

4 Nächte um 24 Uhr stärkste Blähungen, die ganze rechte Seite ist aufgebläht, starkes Drängen zum Stuhl;

Ausstrahlen dieser Schmerzen in die rechte Schulter und die rechte Kopfseite, Schmerz unter dem rechten Rippenbogen. Morgens gelblicher Stuhl mit griesartigen Körnern.

Um 22 Uhr kurzdauernder Schmerz im Unterleib, alle $^1/_2$ Stunde wiederkehrend, Besserung durch Rückwärtsbeugen. Stühle hellgelb bis weiß, übelriechend. Auch weicher Stuhl ist schwer zu entleeren, mit vergeblichem Drang. Durchfällige Stühle mit krampfartigen Schmerzen und Blähungen im Bauch, explosiv, morgens in der Frühe (5 Uhr) einsetzend, hydrantenartig, mit viel Tenesmus. Durchfall nach Fettgebackenem. ⊙ Plötzliche durchfällige Entleerungen mit unwiderstehlichem Drang, daß der Abort nicht erreicht werden kann. ⊙ Fieberhafte Sommerdurchfälle mit unwillkürlichen Entleerungen, dabei aber Hungergefühl, muß essen.

Spastische Obstipation.

Verstopfung mit hartem, kugeligem Stuhl mit vergeblichem Drang. Ziegenartige Stühle. Gefühl des Nichtfertigseins nach dem Stuhl.

Hämorrhoidenblutung mit reichlichem Blutabgang.

Durchfällige und harte Stühle sind mit Blut vermischt, gußartige Entleerung von Blut oder von Blutklumpen infolge von Hämorrhoiden. Brennen am After nach dem Stuhl.

Harnorgane: Blasentonus auffallend schlaff, trotz vorausgehendem Drang. Erschwerter Harndrang, muß die letzten Tropfen stoßweise auspressen. Harn geht in dickerem Strahl.

Nachts Bettnässen.

Harn reichlich und hell, milchig durch Phosphatsediment oder bierbraun mit verstärktem Geruch, dabei Sklerenikterus. Reichlicher Harnabgang mit Besserung der Stimmung.

⊙ Rückenschmerzen (Lumbalsyndrom) besser nach Harnlassen.

Geschlechtsorgane: Männer: Libido herabgesetzt, nach der Prüfung um so stärker.

Frauen: Periode einige Tage zu früh oder zu spät. Blut dick, klumpig, dunkel. Vor der Periode $1^1/_2$ Tage lang übelriechender, gelbbrauner Ausfluß mit heftigen

Kreuz- und Leibschmerzen, besser durch Liegen und Ruhe.

Neuralgie, Ischialgie. Arthritiden. Brachialgie paraesthetica nocturna. Zervikalsyndrom, Lumbalsyndrom, Arthrose, z. B. der Kniegelenke, auch subkutan (D 3).

Glieder: Abgeschlagenheit und Bleischwere in den Gliedern und Schmerzen in den Muskeln, wie Muskelkater, und in Gelenken bei der Mehrzahl der Prüfer. Schmerzen in allen Gelenken, einschließlich der Wirbelsäule, meist besser durch fortgesetzte Bewegung.

Ischiasschmerzen, schlimmer morgens, schlimmer beim Aufrechtstehen und beim Herabhängenlassen des Beins, in der Ruhe, muß aufstehen und umhergehen. Besserung durch Wärme, durch Umhergehen, durch Druck, während beim Sitzen durch Druck des Stuhls auf den Nervenstrang Verschlimmerung eintritt.

Beschäftigungskrämpfe.

Die Schreibbewegungen können nicht beherrscht werden wegen Spasmen der Hände. ⊙ Neuralgie, verbunden mit Taubheitsgefühl.

⊙ Wadenkrämpfe und andere Muskelkrämpfe.

Herpes Zoster.

Haut: Herpesbläschen im Gesicht, urtikarielles Exanthem am linken Handrücken und der linken Kieferwinkelpartie, Furunkel im Gesicht.

Unreinheit des Gesichts, fettige Gesichts- und Nakkenhaut, Bett- und Leibwäsche werden schmutzig. Brennschmerz der Haut an Exanthem und Furunkel. Jucken der Haut.

Zähe klebrige Schweiße an den Handinnenflächen und auf der Stirne in der Nähe des Haaransatzes. Nachtschweiße, verstärkter Schweißgeruch. Nachts erschöpfende kalte Schweiße am Rumpf, vor allem nach Mitternacht, danach Gefühl der Besserung.

Anästhetische Hautbezirke bei Leber- und Gallenleiden, bei Neuritiden.

Taubheits- und Fremdheitsgefühl in den Armen und Beinen, am Kopf und Gesicht einschließlich der Schleimhäute. Die Hände werden nicht mehr als körpereigen empfunden.

Gegenstände, die man in der Hand hält, können mit dem Tastsinn nicht mehr identifiziert werden. Man hat den Eindruck, daß auch die Tiefensensibilität gestört wäre.

Wärmeregulierung: Siehe auch Schweiße unter „Haut". Bei 2 Prüfern erhöhte Temperatur mit Gal-

lenblasenstörung. Bei einem weiteren Prüfer Fieber bis 39° bei Angina lacunaris.
Öfter Fiebergefühl mit heißem Kopf, Temperatur dauernd subfebril, Frösteln über den Rücken.

Dosierung

Vom Verfasser meist als D 12, 2mal täglich, aber auch D 30 verwendet. Auch D 4–D 2 werden gelobt, andererseits auch LM-Potenzen.
Beachte: Da im HAB eine Herstellung aus den oberirdischen Pflanzenteilen angegeben ist, muß verschrieben werden „Mandragora e radice".
Besonders bei akuten Zuständen und akuten Remissionen chronischer Erkrankungen passend. Auf Mandragora folgt gut *Lycopodium* bei Leber- und Gallenleiden.
Wie bei dem Schwestermittel *Belladonna,* kann man mit unmittelbarem Eintritt des Erfolges rechnen.

Vergleichsmittel

Magenschmerzen besser durch Essen und Verschlimmerung bei leerem Magen: *Anacardium, Graphites, Chelidonium, Jodum* und *Hedera, Acidum fluoricum, Calcium fluoratum, Bromum, Ignatia, Petroleum, Conium.*
Kopfschmerzen, besser durch Essen: *Lycopodium, Psorinum.*
Kopfschmerzen, besser nach Abgang einer Harnflut: *Acidum phosphoricum, Gelsemium, Sanguinaria, Silicea, Veratrum album.*
Verschlimmerung durch Stehen: *Sulfur,* durch Herabhängen der Glieder: *Pulsatilla.*
Besserung durch Rückwärtsbeugen: *Belladonna, Dioscorea, Bismutum.*
Erbrechen, hat das Bedürfnis, nach dem Erbrechen gleich wieder zu essen, mit Besserung dadurch: *Tabacum, Petroleum.*
Besserung durch fortgesetzte Bewegung: *Pulsatilla, Rhus, Hedera, Jodum.*
Darmkatarrh mit explosiver Entleerung: *Podophyllum;* mit Tenesmus: *Mercurius;* mit unwillkürlicher Entleerung: *Aloe.*
Verstopfung mit vergeblichem Drang und kleinknolligen Stühlen: *Nux vomica, Alumina, Plumbum.*
Koliken der Gallenblase: *Belladonna, Colocynthis, China, Chelidonium, Lycopodium, Berberis,* Magnesiumsalze.
Rechtsseitig wirkend: *Lycopodium, Chelidonium, Sanguinaria.*
Nervöse Magenbeschwerden, besser durch Stuhlgang und Abgang von Winden: *Agaricus.*
Verlangen nach pikanten Speisen, Käse, Fleisch, Fisch: *Calcium phosphoricum.*
Neuralgien mit Taubheitsgefühl: *Gnaphalium.*

Beispiele

Aus einem Aufsatz des Verfassers „Mandragora, Arzneimittelbild und Erfahrungen" (Allg. homöop. Ztg. 209 [1964]: 107).

Hepatitis

Daß die Alraune einen vorzüglichen Einfluß bei der Hepatitis haben kann, wurde mir zur Überzeugung bei einem im Jahre 1907 geborenen Fabrikdirektor, den ich im Jahre 1955 und den folgenden Jahren zu behandeln hatte. Der rechte und der linke Leberlappen war hart und derb geschwollen, der Leberrand stand 3 Querfinger tiefer als normal – also ein Befund, wie man ihn besonders bei Leberzirrhose zu erheben gewohnt ist. Milzschwellung war nicht festzustellen.
Es bestand starkes Druckgefühl an der Leber, Meteorismus, Atemnot, er konnte sich wegen Kurzluftigkeit kaum bücken. Er bezeichnete sich selbst höchstens als 50 % arbeitsfähig. Beim Autofahren steigerte sich das Druckgefühl infolge der Vorwärtsneigung des Oberkörpers außerordentlich, die Beine schliefen ihm dabei ein.
Durch verschiedene klinische Untersuchungen und Behandlungen bei Prof. S. und durch Behandlungen in einer Mergentheimer Spezialklinik war die Diagnose einer chronischen Hepatitis, welche auf eine im Jahre 1951 durchgemachte akute Hepatitis zurückgeführt wurde, sichergestellt. Die Leberfunktionsproben, die Laparoskopie und das Ergebnis der Leberpunktion sicherten die Diagnose.
Die Behandlung wurde von mir mit *Magnesium carbonicum* eingeleitet, welches sein Befinden besserte. Wegen der Verschlimmerung durch Vorwärtsbeugen beziehungsweise Besserung durch Ausstrecken erhielt er anschließend Mandragora D 12, das auch noch durch die Besserung seiner Bauchbeschwerden durch die Nahrungsaufnahme und den brennenden Charakter der Schmerzen angezeigt war. Diese Verordnung erfolgte unmittelbar nach einer längeren Kur in Mergentheim, wo er ohne subjektive Besserung und ohne Besserung der Leberteste zurückgekehrt war.
Damit wurde er weitgehend beschwerdefrei, ohne daß er die von den Klinikern verschriebenen Präparate einnahm. Doch wurde er von diesen stark unter Druck gesetzt, doch nun endlich die nach den „neuesten Errungenschaften der Wissenschaft" entwickelten Medikamente zu nehmen. Seine Firma verlangte von ihm regelmäßig klinische Untersuchungen, so daß er sich dem Einfluß dieser Autoritäten nicht entziehen konnte. Die von den Klinikern verordneten Mittel lehnte er ab, da sie ihm nicht bekämen. Solange ich ihn beobachten konnte, war das subjektive Befinden durch Mandragora außerordentlich gebessert worden, die Leberschwellung war allerdings nur um etwa 1 Querfinger zurückgegangen. Doch war dies bei der Induration der Leber ja auch nicht anders zu erwarten. Sein Befinden war mit Mandragora bedeutend gebessert und seine Arbeitskraft wiederhergestellt worden.
Ich sah den Patienten 1960 wieder, als ihm eine Butazolidin-Kur, die ihm wegen eines Bandscheibenschadens verabreicht worden war, eine schwere Nesselsucht eingebracht hatte. Die Leber war weiterhin an Umfang zurückgegangen. Er hatte fortlaufend Mandragora weitergenommen und fühlte sich dabei wohl und leistungsfähig.

Darmkatarrh

Eine 78jährige pensionierte Lehrerin leidet seit vielen Jahren an einem Mastdarmprolaps, für den ihr ein Ring in die Ampulla recti eingesetzt worden war. Seit $^1/_2$ Jahr treten bei der sehr geschwächten Patientin plötzliche, heftige Entleerungen von wäßrig-dünnen Stühlen auf, die sie auch nicht einige Augenblicke zurückhalten konnte und sich in die Kleider entleerten. Wegen der Organverlagerung im Becken mit Abknikkung der Harnröhre muß sie auch täglich 2mal katheterisiert werden. Sie bekommt nun Mandragora D 12 für den Darmkatarrh mit alsbaldigen und dauerndem Erfolg. Sie kann nun wieder Ausgänge machen, was ihr vorher wegen der plötzlich und unangemeldet auftretenden Entleerungen unmöglich war. 1 Jahr später wiederholten sich diese explosiven und unbeherrschbaren Durchfälle. Auch diesmal alsbaldige Wiederherstellung mit Mandragora.

Arthritis im rechten Knie

Als ein typisches Beispiel hierfür soll die 83jährige Witwe eines homöopathischen Arztes gelten, die schon lange in Beobachtung steht wegen Altersherzens mit absoluter Arrhythmie. Im September 1962 trat eine Arthritis im rechten Knie mit stärkerer Schwellung auf. Sie magert ab und kann wenig essen. B.S.G. 92/109. Der Allgemeinzustand ist derart schlecht, daß ein ernsthafter Verdacht eines Karzinoms erhoben werden mußte. Doch lehnte sie eine vorgeschlagene Krankenhausbeobachtung ab. Sie wird mit unblutigen Schröpfköpfen behandelt und bekommt neben ihrem Digitalis-Präparat zuerst *Lycopodium,* und später *Antimonium crudum.* Mit letzterem wird der Appetit besser, das Knie ist unverändert. Auch als ich zu den noch drastischer wirkenden blutigen Schröpfköpfen überging, trat trotz örtlicher Reaktion im Knie keine

Besserung ein. Es wurde nun überhaupt auf Schröpfung verzichtet, Patientin erhielt nun Mandragora D 12. Inzwischen war auch das linke Kniegelenk – in etwas geringerem Grade – befallen worden. Damit trat nach kurzer Zeit eine entscheidende Besserung ein, und 5 Wochen später konnte die Patientin völlige Schmerzfreiheit melden.

Neuritis

71jährige Patientin ständig in Beobachtung wegen Hypertonie, erkrankt an heftiger Meralgie des l. Beins. Sie wird intensiv 4 Wochen lang mit Antiphlogistika und Schmerzmitteln behandelt, ohne anderen Erfolg, als der Schmerzbetäubung. Schmerz ausgesprochen brennend, besser bei Bewegung und bei Ausstrecken des Beins. Ich gebe ihr 1 ccm Mandragora D 3 subkutan. Eigentlich hätte ich ihr lieber eine höhere Potenz gegeben, diese war aber nicht greifbar. Im Bewußtsein, daß ich eine erhebliche Erstverschlimmerung riskiere, war ich auch nicht überrascht, daß die erste Nacht viel schlechter war. Von da aber sofort gründliche Besserung. Mit Mandragora D 6 3mal täglich 5 Tropfen 3 Wochen lang war der Schmerz nicht mehr nennenswert und heilte nach weiteren 2 Wochen gänzlich ab.

Manganum aceticum

Herkunft des Mittels

Mangan bestimmt in seinen Verbindungen den arzneilichen Charakter, so daß ein Unterschied zwischen **Manganum aceticum, carbonicum** und **muriaticum** nicht gemacht wird. Auch *Kalium permanganicum* gehört hierher.

Physiologie und Toxikologie

Mangan, dem *Eisen* sehr nahestehend, ist in geringen Spuren stets im Körper vorhanden. Es gehört zu den Spurenelementen. Bei seinem Fehlen wurde bei Schafen eine schwere Erkrankung des Blutes festgestellt, die durch kleine Gaben von *Mangan*, dagegen nicht durch Eisen, geheilt werden konnte. Man kann also *Mangan* zu den lebensnotwendigen Stoffen rechnen. Jedoch tritt beim Menschen durch größere Mengen Vergiftung besonders des Zentralnervensystems ein.

In kleinen Mengen vermag *Mangan* Fermente wie die Peptidasen in ihrer Wirksamkeit erheblich zu fördern. Da diese Fermente als erste Abwehrmaßnahme gegen Infektionserreger gebildet werden, spielen sie eine ausschlaggebende Rolle für den Ablauf der Infektionen. Auch Phosphorylase wird von *Mangan* aktiviert. Ganz allgemein scheinen die im Körper vorhandenen Mangan-Spuren als Aktivatoren der Enzyme, Hormone und Vitamine gelten zu können. *Mangan* ist Baustein der Arginase und Phosphatase. *Mangan* als Zusatz zur Eisen-Therapie bei Anämie setzt die Heilungszeit herab. Man sieht den Einfluß des *Mangans* in seiner katalysatorischen Fähigkeit für den biologischen Oxydationsprozeß. Das Wachstum einschließlich der Knochen wird gefördert. Bei Mangan-Vergiftungen in Hüttenwerken und Mangan-Bergwerken hat sich eine Affinität zu den Stammganglien ergeben.

Hauptbeziehungen

Die Hauptbeziehungen im Arzneimittelversuch beziehungsweise bei Vergiftungen gehen auf das Nervensystem mit Schwächung, Depression des Gemüts, Störung des

Gleichgewichtssinnes, Neuralgien und Sensibilitätsstörungen, mit Spasmen und Bewegungsstörung bis zu Krankheitsbildern, die dem Parkinsonismus und der Multiplen Sklerose vergleichbar sind. Weitere therapeutische Vergleichspunkte können abgeben: das Blut mit Anämie; rheumatoide Schmerzen in Knochen, Gelenken und Nerven; Entzündung der Schleimhäute des Kehlkopfes, Rachens und der Verdauungsorgane einschließlich Affektion der Leber und Milz, an welchen bei Vergiftungen fettige Degeneration auftreten kann; die Geschlechtsorgane beider Geschlechter; die Haut mit chronischen Flechten. Nähere Indikationen sind dem Arzneimittelbild zu entnehmen.

Die Luzerne (Medicago sativa = Alfalfa) besitzt einen hohen Gehalt von *Mangan;* es wurde festgestellt, daß darauf der blutzuckersenkende Effekt dieser Pflanze beruht. Mit 5 bis 10 mg *Manganchlorid* (oral) konnte dieselbe Wirkung erzielt werden. Entsprechend steigt die Kohlehydrattoleranz an. Intravenös bewirkten 20 μg *Manganchlorid*, innerhalb 1 Stunde gegeben, einen Abfall des Blutzuckers von 726 auf 216 mg % (RUBINSTEIN et al.: Hypoglykämie durch Mangan [Lancet 7270 (1962): 1348]).

Therapeutische Versuche wurden bisher gemacht bei klinischen Bildern, die den Endstadien der Vergiftungen am Nervensystem ähnlich sind wie dem Parkinsonismus und der Paralysis agitans. Symptomatische Besserung solcher Zustände mit einer gewissen Entspannung der Muskelstarre wurde tatsächlich beobachtet. Bedeutsamer für die Arzneiwahl dürften die funktionellen Symptome sein.

Neuerdings werden Mangan-Verbindungen wieder in der Therapie der rheumatischen Gelenkerkrankungen und der Psoriasis in den Vordergrund gestellt.

Eine gewisse Bedeutung hat *Mangan* bei der Behandlung katarrhalischer Zustände der Luftwege erlangt. Sonst hat es in der Homöopathie wenig Verwendung gefunden.

Literatur

HAHNEMANN: Die chronischen Krankheiten, 2. Aufl., Bd. 6, und HAHNEMANN: Reine Arzneimittellehre, Bd. 4. Bei HAHNEMANN sind auch einige Symptome von *Manganum carbonicum* aufgenommen. Die Giftwirkungen von *Mangansuperoxyd* (Braunstein) sind bei LEWIN („Gifte und Vergiftungen") ausführlich dargestellt (S. 329: Der chronische Manganismus).
ALLEN: Encyclopedia, Bd. VI.
HUGHES: Cyclopaedia.

Arzneimittelbild

Leitsymptome: *Durch Niederliegen tritt Besserung ein, zum Beispiel bessert sich Husten durch Niederliegen;* ⊙ *auch die Angst und Unruhe.*
Schmerzempfindlichkeit des ganzen Körpers bei Berührung.
Verschlimmerung durch Kälte und ⊙ *naßkaltes Wetter.*

Allgemeines: Schmerzen in allen Teilen des Körpers, wie zerschlagen, wie verrenkt, Stechen, Schneiden, Reißen, Brennen, Klamm- und Spannschmerz, Ziehen,

Bohren. Die Schmerzen sind meist nicht von langer Dauer und wechseln die Stelle. – Mattigkeit in allen Gelenken mit Zittern.
Mißlaunig, so daß er durch die freudigste Musik nicht aufgeheitert, durch die traurigste aber gleichsam erquickt wird. Lebhafte, angstvolle Träume die ganze Nacht.

Geist und Gemüt: Traurigkeit, Mißmut und Niedergeschlagenheit, der Patient ist voller Angst und Unruhe – ungewöhnliche Ärgerlichkeit und Reizbarkeit.
Schwächung der geistigen Funktionen, besonders Nachlassen des Gedächtnisses, der Gleichgewichtssinn ist gestört, er ist nicht imstande, rückwärts zu gehen, ohne zu fallen. Bei geringem Druck gegen die Brust fällt der Kranke nach hinten, Bergabgehen führt zu Zwangslaufen und Hinfallen.

Multiple Sklerose, Parkinsonismus.

Endstadien der Vergiftung: Propulsion und Retropulsion beim Gehen, Zwangsweinen und Zwangslachen, Nystagmus und Zittern der Zunge, spastischer Gang mit Auftreten auf den Zehenballen, maskenartiges Gesicht und Speichelfluß. Schreibt ganz kleine Schrift mit dem Unvermögen, größer zu schreiben. Verschreibt und verspricht sich leicht.

Kopf: Gefühl wie zu groß und zu schwer. Drückend betäubende Kopfschmerzen. Blutandrang zum Kopf. Schwindel, muß sich halten, um nicht vorwärts zu fallen.

Gesicht: Starrer, maskenartiger Gesichtsausdruck.

Augen: Vorübergehende Blindheit und Gesichtsfeldeinschränkung. Einstellung der Akkommodation auf unendlich. Das äußere Auge ist entzündet, Funkensehen, Schwäche der Augen bei Anstrengung derselben. Schmerz in den Augen beim Nahsehen und Sehen ins helle Licht. Kurzsichtigkeit.
Trockenheit der Augen. Pupillen erweitert.

Tubenkatarrh

Ohren: Schmerzen im äußeren und inneren Ohr, zum Teil durch Sprechen und Gehen hervorgerufen, in der Ruhe sich bessernd. Schmerzen von der Stirn oder von den schmerzhaften Zähnen oder vom Rachen in das Ohr strahlend.

Ohrenbrausen und Läuten, Gefühl, als wären die Ohren verstopft.

Kehlkopfkatarrh, Stimmbandparese. Diphtherie (*Kalium permanganicum*). Bronchialkatarrh, Bronchialasthma, Lungentuberkulose.

Atmungsorgane: Fließschnupfen oder Stockschnupfen. Katarrh des Rachens und Kehlkopfes mit dem Gefühl von Wundheit und Bedürfnis zu räuspern sowie reichlicher Schleimabsonderung. Beginn nach kalter Luft.
Schwache Stimme, nicht nur durch Katarrh, sondern auch infolge Parese der Innervation. Trockener Hals, rauhe Sprache.
Quälender trockener Husten, besser durch Niederliegen, ⊙ schlimmer durch naßkaltes Wetter.
Morgens schleimiger Auswurf, auch Blut im Auswurf.

Oxyuren. Anämie, Hepatose.

Verdauungsorgane: Bläschen auf den Lippen, trockene, dürre Lippen. Saurer oder bitterer Geschmack, Bläschen und Knötchen an der Zunge, Zahnschmerzen, besser durch Beißen, schlimmer durch kühle Getränke. Trockenheit des Mundes. Speichelfluß. Magenkatarrh und Darmkatarrh ohne charakteristische Symptome. Leberanschwellung. Milzschwellung. Stuhl blaßgelb. Verstopfung.

Harn- und Geschlechtsorgane: Häufiger Harndrang mit viel Urinabgang. Ungeheures Schneiden in der Blase ohne Harndrang. Stich im hinteren Teil der Harnröhre beim Abgang einer Blähung. Harn goldgelb oder violett.
Brennendes Zucken von den Samenbläschen bis zur Eichel.
Schmerzen im Samenstrang, in den Hoden, in der Harnröhre.

Regelstörungen

Regel tritt zu früh und zu häufig auf, ist aber schwach, das Blut ist scharf. (Abortus bei Spülungen mit *Kalium permanganicum*).

Neuralgie, Neuritis, Arthropathie, Arthrose.

Glieder, Muskeln und periphere Nerven: Starre Haltung der Glieder. Arme und Beine sind schwach. Erhöhung des Muskeltonus und der Reflexe.
Neuralgische Schmerzen im Trigeminus, in den Interkostalnerven, im Nervus radialis, an den Unterschen-

keln. Gefühl, als ob Kopf, Hände und Füße angeschwollen seien.
Schmerzhafte Spasmen in den Muskeln, Spannen und Steifheit, Schwäche und Zittern (als Vorstadien zu den zentralen spastischen Lähmungen). Empfindlichkeit der Haut bei Berührung. Parästhesien. Schmerzen in den Knochen und Gelenken, ⊙ hauptsächlich im Schienbein, den Fußknöcheln und der Ferse beim Auftreten.
Das Gehen wird schwer und schmerzhaft, ebenso das Stehen. Mattigkeit in allen Gelenken mit Zittern.

Psoriasis
Ekzem (Bläschenekzem, trockenes Ekzem, Erythem).

Haut: Sehr bleich, starkes Jucken, flechtenartige Ausschläge und Knötchenbildung. Ausgeprägte Schmerzempfindlichkeit der Haut bei Berührung. Entzündliche, berührungsempfindliche Stellen über dem Schienbein.

Wärmeregulierung: Häufige Frostigkeit, besonders im Freien. Kalte Hände und Füße. Schüttelfrost. Arge Hitze im Kopf mit Frost am übrigen Körper. Nachtschweiße.

Dosierung

Meist wurde bisher die D 4 als Verreibung oder Verdünnung verwendet. Da es sich aber um einen körpereigenen Stoff mit katalysatorischer Wirkung handelt, dürften auch höhere Potenzen zu erwägen sein. *Mangan* gehört nicht zu den oft gebrauchten Mitteln, und es fehlt in vieler Hinsicht an klinischer Bewährung. Gegen Oxyuren werden nur niedere Verdünnungen gebraucht; wahrscheinlich wird hier die desinfizierende Wirkung ausgenützt.

Vergleichsmittel

Katarrhe der Bronchien und des Kehlkopfes: *Argentum nitricum, Stannum.*
Parkinson: *Aranea ixobola, Conium.*
L. Fouché empfiehlt bei Ekzemen und Bronchialasthma *Mangan metallicum* C8, 2mal wöchtl. 1 Inj. (Cahier de Biotherapie Sept. 1972).

Mater perlarum oder Conchiolinum

Physiologie und Toxikologie

Nach Beobachtungen, die bei Arbeitern in Perlmutterwerkstätten gemacht wurden, wird durch Einatmung des Staubes der Perlmutter ein Katarrh der Atmungsorgane und später eine Entzündung der Knochenenden hervorgerufen. Diese beginnt stets an den Diaphysen, kann sich aber auf die Epiphysen ausbreiten. Zuerst setzt akut ein mehr oder weniger heftiger Schmerz ein, der dann aber kontinuierlich wird; später tritt er mit Unterbrechungen auf. Bald nach dem Beginn der Knochenschmerzen zeigt sich Fieber, Durst, Verlust des Appetits, Schlaflosigkeit, dunkler absetzender Urin. Dann entwickelt sich an dem einen oder anderen Ende der Diaphyse eine Schwellung, jedoch nie in der Mitte oder in der Epiphyse. Die Schwellung hat eine deutliche scharfe Begrenzung; sie ist äußerst schmerzhaft bei jeder Berührung; zuerst weich, elastisch und leicht fluktuierend, später kann sie so hart wie Knochen werden. Auch Eiterung wurde beobachtet. Befallen wurden der Unterkieferknochen, die Skapula, Humerus, Radius, Ulna, Tibia, Fibula und die Tarsal- und Metatarsalknochen (CLARKE: Dictionary of Mat. Med., pag. 579). – Weitere Literatur: Conchiolinum, ALLEN, Enzcyclopedia, Bd. X, Seite 484.

Klinische Anwendung

Angezeigt ist Mater perlarum bei Knochenaffektionen, besonders wenn die Wachstumszone betroffen ist. Gute Erfolge bei Ostitis fibrosa Recklinghausen.

Dosierung

D 3 bis D 6.

Medicago sativa s. Alfalfa

Medorrhin

Herkunft des Mittels

Medorrhin ist eine Nosode, aus dem Trippergift des akuten und chronischen Stadiums gewonnen. Es wurde von SWAN einer Prüfung mit Hochpotenzen unterzogen. An Gonorrhö erkrankte Personen können mit einem gewissen Recht ebenfalls als Prüfer bezeichnet und ihre Symptome im Arzneimittelbild verwertet werden. Medorrhin ist als der Prototyp aller der Sykose zuzuordnenden Mittel anzusehen.

Anwendung

Die Bedeutung dieses Mittels erhellt aus Erkenntnis vieler Ärzte, daß eine chronische Infektion mit Gonokokken, obwohl sie oft sehr schwer erkennbar ist, in entscheidender Weise die künftige Gesamtkonstitution beeinflußt. Augenentzündungen, chronische Ekzeme und Favus, die von Kind auf bestanden, konnten damit geheilt werden. Selbst Kümmerwuchs und verlangsamte Entwicklung der Kinder kann nicht nur mit

Syphilin, sondern auch mit Medorrhin günstig beeinflußt werden. Ein äußerst widerlicher und ekelerregender Körpergeruch führt nicht selten zur Wahl dieses entscheidenden Mittels. Als unterscheidendes Zeichen zwischen *Syphilin* und Medorrhin wird die Verschlimmerung am Morgen bis zum Abend bei Medorrhin angesehen, während für *Syphilin* die Verschlimmerungszeit von Sonnenuntergang bis Sonnenaufgang liegt. Bei Medorrhin hellt sich alles am Abend auf, während morgens eine allgemeine Verschlimmerung besteht. Eine nervöse Sensibilität zeigt sich zum Beispiel bei Berührung durch die Kleidung oder die Haare einer nicht zusagenden Person. Das leichteste Geräusch läßt gleich auffahren. Die Sensibilität ist bis zum Hellsehen gesteigert, wobei meist richtige Voraussagen gemacht werden. Immer in der Eile und voller Hast und Ungeduld; die Zeit vergeht zu langsam. Verliert den Faden der Gedanken beim Sprechen, kann sich nicht konzentrieren. Schwächeanfälle treten auf, will dabei trotz äußerer Kälte angefächelt werden. Es besteht eine sehr große Anfälligkeit und Widerstandslosigkeit gegen Kälte und daher eine große Neigung zu Katarrhen überall und zu Rheumatismus. Rheumatismus und auch eine Verschlimmerung des Allgemeinzustands tritt auf, wenn der gonorrhoische Ausfluß unterdrückt wurde. Umgekehrt erneuert sich beim Gebrauch von Medorrhin nicht selten der frühere Ausfluß wieder, wodurch der Beginn der Heilung eingeleitet wird.

Der Sitz der chronischen gonorrhoischen Infektion sind immer die Schleimhäute der Genitalien und die durch Aufsteigen der Infektion erreichten inneren Geschlechtsorgane, vielleicht auch die Schleimhäute der oberen Luftwege. An eine Metastasierung der Infektion in den Gelenken, Sehnenscheiden und Muskeln muß ebenfalls gedacht werden. Nach der Ansicht homöopathischer Ärzte, die sich aus der klinischen Arbeit mit Medorrhin entwickelt hat, wird das Trippergift auch im Erbgang übertragen. Ob es sich dabei um eine Vererbung des Trippergiftes ohne Tripperinfektion oder um eine Übertragung einer Infektion von Gonorrhö mit abgeschwächter Virulenz und daher ohne klinische Zeichen handelt, kann meines Erachtens jedoch nicht entschieden werden.

Im Hinblick auf die vielfache Möglichkeit einer Gonokokkeninfektion denke man vor allem an die zahlreichen Gelegenheiten im Säuglingsalter. Man kann zwar durch Silberpräparate eine gonorrhoische Infektion der Augen bei Neugeborenen verhindern beziehungsweise kupieren; jedoch ist auch möglicherweise die Schleimhaut der oberen Luftwege, der Harnröhre und Blase und der Vagina Sitz einer solchen Infektion. Bei herabgesetzter Virulenz der Keime wird eine solche Infektion zweifellos oft verkannt und kann durch das ganze Leben hingeschleppt werden, wodurch die Konstitution in entscheidender und spezifischer Weise (Sykose) bestimmt wird.

Nicht vereinzelt sind auch die Fälle, wo Kinder infolge mangelhafter Hygiene etwa in Kinderheimen (zum Beispiel beim Reinigen in Badewannen) gonorrhoisch infiziert werden. Es sind wiederholt Hausinfektionen in Kinderheimen, bei denen eine große Anzahl von Insassen erkrankt sind, bekannt geworden. Solche Möglichkeiten der Übertragung, auch ohne Koitus, sind offenbar nicht selten, wenn sie auch oft verheimlicht oder infolge geringer Virulenz der Gonokokken nicht erkannt werden.

Typus

Nervös angegriffene und sensible, selbst sensitive Menschen, die einen chronisch-leidenden Eindruck machen. Sie sind immer hastig und ungeduldig, oft auch von schlimmen Ahnungen erfüllt. Ihr Organismus ist durch eine vor vielen Jahren, vielleicht schon in der Kindheit durchgemachte gonorrhoische Infektion durchseucht und in seiner Widerstandskraft erschöpft worden. Nach Aufhören oder lokaler Unterdrückung des Ausflusses hat sich das Kontagium „nach innen geschlagen", und der Körper befindet sich in einem ständigen Kampf gegen die Infektion ohne Aussicht, sie aus eigener Kraft zu überwinden. Es treten Sehnenscheidenentzündungen und chronisch verlaufende Arthritiden, ebenso Neuralgien und Neuritiden mit enormer Empfindlichkeit gegen Kälte und Nässe auf (*Thuja*). Die Widerstandslosigkeit gegen Kälteeinflüsse ist typisch für den fast immer frierenden Patienten (*Psorinum*). Einzelne Körperteile sind besonders kalt, zum Beispiel die Nasenspitze, die Hände und Füße, bei Frauen die Brustwarzen und die Brüste. Trotzdem werden die Füße in der Nacht brennend heiß empfunden, es wird keine Bedeckung ertragen und Verlangen nach Anfächeln derselben geäußert. Die Fußsohlen sind empfindlich und beim Gehen schmerzhaft.

Auf der Haut begegnen wir chronischen Hautausschlägen, die heftig jucken und bei denen die übelriechende Hautausdünstung, die wir oft bei Medorrhinum finden, zutage tritt (*Sulfur, Psorinum*).

Die aus der aufsteigenden Gonorrhö entstehenden chronischen Restzustände im Genitale und in den Harnorganen unterhalten das Siechtum, das HAHNEMANN als eine der Hauptseuchen chronischer Krankheiten neben der Psora und der Syphilis bezeichnete, nämlich die Sykosis. Solange eine floride Entzündung besteht, wird vom Gebrauch von Medorrhin abgeraten. Jedoch, wenn die Abwehr des Organismus zum Erlahmen kommt, ist dieses spezifische Abwehrmittel am Platze. Mit dem Einsetzen der Abwehrsteigerung tritt der ehemalige Fluor wieder auf, womit sich die Besserung einleitet. Es versteht sich, daß dieser nicht durch Adstringentien unterdrückt, sondern lediglich durch homöopathische Mittel angegangen werden darf. Als Stoßmittel soll dann Medorrhinum 1- bis 2mal wöchentlich wiederholt werden, bis der Ausfluß wieder erscheint. Im allgemeinen und sobald der Fluor wieder eingetreten ist, halte ich es für richtig, die Wiederholung nicht öfter als 2- bis 4wöchentlich vorzunehmen; denn die Wirkungsdauer erstreckt sich auf diesen Zeitraum. In der Zwischenzeit kann das angezeigte Simile gegeben werden. Damit kann eine alte Oophoritis, Parametritis, Adnexitis und eine dadurch verursachte Sterilität oder eine Prostatis, Urethritis und Entzündung der Samenbläschen zur Ausheilung gebracht werden. Die Regelblutung bei solchen Patientinnen ist übelriechend und stark, mit heftigen kolikartigen Schmerzen verbunden, der Ausfluß dünn, scharf und wundmachend, ebenfalls übelriechend (oft nach Fisch riechend).

Auch bei chronischem Fluor der Harnröhre oder der Vagina auf gonorrhoischer Basis, bei dem der akute Kampf einem Stellungskrieg gewichen ist, wird die Widerstandskraft des Organismus durch Medorrhinum kräftig belebt.

Nicht immer ist der Sitz der Infektion in den Geschlechtsorganen. Es gibt Fälle, wo derselbe in der Nase, in den Nasennebenhöhlen, in dem Nasenrachenraum und in der Luftröhre anzunehmen ist. Ein chronischer Schnupfen mit Verstopfung der Nase und blutig-eitrigem Sekret, ein Nasenrachenkatarrh mit ständigem Abfließen von scharfem Sekret in den Rachen, oder eine chronische Bronchitis mit krampfhaftem, trockenem oder schleimig-eitrigem, auch blutigem Sekret mit nächtlicher Verschlimmerung ist die Folge. Unter dem Einfluß der chronischen Infektion verliert der Organismus seine Anpassungsfähigkeit an die Wettereinflüsse. Naßkalte Witterung ruft Neuralgien, Gelenkschmerzen und dergleichen hervor; Sturm ist unerträglich. Föhniges Wetter wirkt wie eine Lähmung. Katarrhalische Erscheinungen erneuern sich bei der geringsten Abkühlung und nehmen einen hartnäckigen und chronischen Charakter an (*Tuberculinum*). Dabei wird das Versagen gut angezeigter, sonst zuverlässiger Mittel immer offenkundiger. In diesem Zustand ist Medorrhin ein durchgreifendes Heil- und Umstimmungsmittel.
Medorrhinkinder sind bleich, mager, mit Augenrändern und gedeihen nicht, Kopfrollen auf den Knien, Hautausschläge, übler Mundgeruch.

Literatur

CLARKE: Materia medica.
ALLEN, H. C.: Materia medica of the Nosodes. 1910.
Eine Trennung der klinischen Symptome von denen der Arzneimittelprüfung in dem Symptomenregister von H. C. ALLEN ist kaum möglich. Es ist deshalb darauf verzichtet worden, die klinischen Symptome besonders zu kennzeichnen. Die Prüfung erfolgte mit Hochpotenzen.

Arzneimittelbild

Leitsymptome: *Spezifisches Reaktionsmittel, um die Abwehr bei chronischen Folgen von Gonorrhö (Sykosis) zu beleben und den unterdrückten Ausfluß wieder hervorzurufen.*
Frieren im ganzen oder an einzelnen Teilen: kalte Nase, kalte Hände und Füße. kalte Brustwarzen und Brüste.
Nervös angegriffene und überreizte Menschen, immer in der Hast, voller Ungeduld.
Widerstandslos gegen seelische Eindrücke, die ihn zu Boden drücken und mit ängstlichen Ahnungen erfüllen.
Mangel an Konzentration, verliert den Faden beim Sprechen.
Kann sich nicht an das eben Gelesene erinnern.
Heißhunger, selbst unmittelbar nach dem Essen;
Verlangen nach Alkohol und Stimulantien.
Übler Körpergeruch und übler Geruch der Ausscheidungen.
Verschlimmerung des Hautjuckens beim Darandenken, ⊙ *auch andere Störungen verschlimmern sich beim Darandenken.*
⊙ *Liegen auf dem Gesicht oder in Knieellenbogenlage bessert Husten, aber auch andere Beschwerden. Bauchlage mit angezogenen Knien bessert.*
Verschlimmerung von Kälte, von Sturm, aber auch von föhnigem Wetter, während eines Gewitters.

Verschlimmerung morgens und während der Tagesstunden von Sonnenaufgang bis Sonnenuntergang (Syphilin und Thuja von Sonnenuntergang bis Sonnenaufgang).
Besserung der Gliederschmerzen durch feuchtes, warmes Wetter.
⊙ *Besserung der rheumatischen Gelenkschmerzen an der See.*
Besserung durch Wiedereintreten der Sekretion.
Besserung der brennenden Füße durch Aufdecken (vgl. Sulfur, Calcium fluoricum) und Hände.

Allgemeines: Nervös und psychisch angegriffene Menschen. Anfälle von kollapsartiger Schwäche, will dabei angefächelt werden.

Geist und Gemüt: Geistige Verwirrung; verliert ständig den Faden beim Sprechen. Vergißt die Namen der nächsten Freunde, selbst den eigenen. Beginnt richtig beim Sprechen, aber weiß nicht wie weiter. Kann sich nicht konzentrieren. Die Gedanken springen von einem Gegenstand zum anderen. Ist in großer Eile und Ungeduld; Zeit vergeht zu langsam. Fehler beim Sprechen und Schreiben. Gefühl wie im Traum; wie wenn alles unwirklich wäre. Verzweifeltes, wildes Gefühl wie bei beginnendem Wahnsinn. Sensitiv: ahnt Ereignisse voraus und meist richtig. Kann vor Erregung nicht sprechen, ohne daß Tränen kommen. Gefühl, als hätte er eine unverzeihliche Sünde begangen und wäre zur Hölle verdammt. Sieht fremde Menschen, Ratten und dergleichen im Raum. Meint, sterben zu müssen; sagt den Tod voraus (*Aconitum*). Suizid durch Schußwaffen. Sehr angstvoll, Furcht im Dunkeln. Das leichteste Geräusch belästigt und ermüdet sie. Aufschrecken beim geringsten Geräusch. Alles regt sie auf.

Schlaf: Unruhig mit ängstlichen Träumen; muß sich ständig herumwälzen wegen Unbehagens der Teile, auf denen man liegt. – Krampfhaftes Gähnen, gefolgt von Krampf der Glottis.

Kopf: Schwindel beim Bücken, besser durch Niederliegen. Gefühl eines engen Bandes um den Kopf, wie wenn die Haut zu knapp wäre, schlimmer beim Vorwärtsneigen. Erwacht mit Kopfweh über den Augen und in den Schläfen, schlimmer an der Sonne. Schmerz über dem Os parietale, wenn der Wind dagegen bläst.

Heftige Schmerzen im Kopf zum Wahnsinnigwerden, kann weder lesen noch die Gedanken gebrauchen. Schmerzen im Hinterkopf.
Haar glanzlos, trocken und spröde, elektrisch. Heftiges Jucken der Kopfhaut.

Chronische Konjunktivitis und Blepharitis, Epiphora.

Augen: Neuralgische Schmerzen im Augapfel, wenn man die Augen zusammenpreßt, schlimmer beim Augendrehen. Röte und Trockenheit der Augen, Kongestion der Skleren und Gefühl von einem kalten Wind in den Augen, besonders in den inneren Augenwinkeln. Tanzen von dunklen Punkten vor den Augen. Schwellung der unteren Lider mit runzliger, zerknitterter Haut (Symptom bei Tripperkranken).

Chronische Otitis mit Schwerhörigkeit.
Tubenkatarrh.

Ohren: Fast völlige Taubheit in beiden Ohren. Beim Wispern wird der Klang im Ohr doppelt gehört. Schnelle, plötzliche Schmerzen in beiden Ohren.

Gesicht: Grünlichblasse Farbe. Neuralgie über dem Ober- und Unterkiefer. Gesicht bedeckt mit Akne, trockenen Ausschlägen und Sommersprossen.

Chronische Rhinitis und Nasennebenhöhlenentzündung. Schnüffeln der Kinder (*Sambucus*).

Atmungsorgane: Kälte der Nasenspitze. Nase äußerlich wund und geschwollen. Heftiges Brennen in beiden Nasenlöchern beim Atmen. Verlust des Geruchs. Nase ständig fließend sowohl nach vorn als durch den Rachen. Hintere Nase verstopft, besser nach Ausräuspern von dickem, grünem, blutigem Schleim. Nasenbluten.

Chronischer Kehlkopfkatarrh.
Chronischer Bronchialkatarrh.

Heiserkeit, besonders beim Lesen, mit gelegentlichem Aussetzen der Stimme. Kehlkopf so sehr verstopft, daß keine Luft durchtreten konnte, nur gebessert durch Liegen auf dem Gesicht und Heraushängen der Zunge. Trockenheit der Zunge mit Schmerz beim Schlucken. Gefühl eines Klumpens im Kehlkopf.
Bronchialkatarrh mit Kehlkopfkatarrh, Schwellung der Mandeln und Halsdrüsen bis in die Ohren sich ziehend mit vorübergehender Taubheit.
Husten durch Kitzel unter dem oberen Teil des Brustbeins hervorgerufen. ⊙ Ununterbrochener, trockener Husten, schlimmer bei Nacht, erwacht dadurch wieder gleich nach dem Einschlafen. Schrecklicher, schmerzvoller Husten, wie wenn der Kehl-

kopf in Stücke zerrissen wäre, mit reichlicher Absonderung von zähem, grauem Schleim, gemischt mit Blut. Der Schleim kann nicht heraufgebracht werden, bis er sich auf das Gesicht legt.
Erkältet sich beim geringsten Luftzug; der Katarrh beginnt im Kopf und steigt in die Bronchien herab.
Auswurf weiß, eiweißähnlich oder grünlich.

Herz: Herztätigkeit sehr erregbar. Schmerzen am Herzen, in den linken Arm ausstrahlend.

Verdauungsorgane: Fieberbläschen in der Nähe der Mundwinkel. Kleine Geschwürchen und Pusteln sehr schmerzhaft an der Zunge, der Innenseite der Lippe und der Wangen, im Rachen. Zäher Schleim fließt im Schlaf aus dem Mund. Übler Geruch aus dem Mund am Morgen.

Chron. Pharyngitis

Der Rachen füllt sich ständig mit Schleim, der von der hinteren Nase herabfließt. Wunder Hals und Kälte im Kopf, bessert sich durch Baden in der See.

Chron. Gastritis

Gieriger Hunger sofort nach dem Essen. Enormer Durst. Verlangen nach Likör, Bier; nach Salz, Süßigkeiten, grünen, unreifen Früchten; nach Eis; sauren Speisen; Apfelsinen.
Heftiger Schmerz im Magen und dem oberen Bauch mit einem Gefühl von Enge. Gefühl von Elendigkeit und äußerster Übelkeit im Magen. Heftige, quälende Schmerzen im ganzen Bauch mit Krämpfen.

Chron. Darmkatarrh.
Cholera infantum.

Proktitis.
Hämorrhoiden.

Kann nur Stuhl entleeren beim Rückwärtsbeugen; Entleerung sehr schmerzhaft, als ob ein Knollen an der Hinterseite des Sphinkters säße. Sickern von Flüssigkeit aus dem After, übelriechend wie Fischlake. Wäßriger, gelber, übelriechender Stuhl entleert sich spontan aus dem Darm, bei völligem Kollaps (Säugling und Kleinkind). Heftiges Jucken des Afters. Heftige Schmerzanfälle mit Hämorrhoiden, die heiß und geschwollen sind.

Analekzem.
Chron. Zystitis mit Zystopyelitis.
Enuresis.

Harnorgane: Heftige Nierenkolik. Schmerzen in der Nierengegend, besser durch reichliches Harnlassen. Harn dunkel, scharf riechend. Ständiger Harndrang. Harninkontinenz beim Kaltwerden. Harn fließt langsam; schneidender Schmerz an der Wurzel des Penis am

Schluß des Urinierens. ⊙ Schleimfäden im Urin mit Leukozyten besetzt. Fressend scharfer Urin, bei Säuglingen, die Haut wundmachend.

Condylomata acuminata.
Chron. Gonorrhö.
Goutte militaire.
Impotenz.

Geschlechtsorgane: Männer: Pollutionen, Ejakulat wäßrig oder zu dick, daher erschwerte Entleerung, mit Fäden weißer, undurchsichtiger Substanz durchzogen. Impotenz oder häufige Erektionen bei Tag und Nacht. Schmerzen längs der Harnröhre ziehend, brennend. Schneidender Schmerz vom Bauch in den Samenstrang; Hoden sehr empfindlich.
Frauen: Dunkles Regelblut, schwer auszuwaschen, auch helles Blut, mit Schwäche. Heftige Menstrualkolik, muß die Füße hochziehen, mit heftigen wehenartigen Schmerzen. Starker, gelblicher, wundmachender und heftig juckender Ausfluß mit üblem Geruch (wie nach Fisch). Jucken der Vagina und der Labien. Brüste kalt wie Eis bei Berührung. Brüste und Brustwarzen sehr empfindlich bei Berührung, auch entzündet; ein gummiartiges Sekret sondert sich ab.

Arthritis in großen Gelenken nach zurückgeschlagener Gonorrhö.
Polyarthritis.

Glieder: Schmerzen in den Muskeln des Halses, der Schultern, des Rückens und Kreuzes mit Brennen, schlimmer durch Bewegung. Heftiges Brennen im Nacken, längs der Wirbelsäule hinabsteigend, mit Steifigkeit, bis in den Kopf hinaufziehend. Fast völliger Verlust der Kraft in Armen und Beinen. – Brennen der Hände, will sie gefächelt haben. Hände immer kalt. Schmerzen in den Schenkeln, kann sie nicht still halten. Krämpfe in den Sohlen und Waden bei Nacht. Während eines Gewitters heftige Schmerzen in den Knien. Brennen der Füße, will sie aufgedeckt oder angefächelt haben. Wundheitsgefühl der Zehenballen. Hühneraugen schmerzhaft.

Tinea capitis.
Favus.
Säuglingsekzem.

Haut: Jucken heftig und ohne Unterbrechung, wandernd, schlimmer nachts; manchmal auf eine Seite begrenzt. Jucken überall, an Vagina, Labien, Rücken; schlimmer beim Drandenken. Feuerroter Ausschlag um den After bei Säuglingen, der Harn frißt fürchterlich. Kleine gestielte Warzen, wie Nadelköpfe, an verschiedenen Stellen des Körpers. Übler Körpergeruch. Säuglingsekzem am Gesäß, wobei das Kind auf dem Gesicht liegt (JULIAN).

Wärmeregulation: Leidet viel unter Frieren und Kälte. Will ständig gefächelt werden; wirft die Kleider ab, doch ist die Haut kalt. Brennen der Hände und Füße, will sie gefächelt und nicht bedeckt haben.
Kälte der Brüste und der Brustwarzen.
Fieber mit Schweißen. Nachtschweiße.

Dosierung

Wenn als Reaktionsmittel bei Sykosis gegeben, sind höhere und Hochpotenzen zu empfehlen. Ich habe meist C 30 oder D 30 gegeben und nach 2 Wochen C 200 oder D 200 folgen lassen. Öfteres Wiederholen ist nie erforderlich.

Vergleichsmittel

Verschlimmerung durch Kälte und Nässe, chronische Gonorrhö: *Thuja.*
Tripper-Rheuma, Sehnenscheidenentzündung, Urethritis: *Aristolochia clematitis.*
Übelriechende Hautausschläge: *Sulfur, Psorinum, Magnesium carbonicum.*
Tripper-Rheuma: *Hedera* und *Kalium jodatum, Thuja.*
Chronische Gonorrhö: *Acidum nitricum, Sepia, Selenium, Pulsatilla.*
Muß nachts die Füße aufdecken: *Calcium* und *Magnesium fluoratum, Acidum fluoricum, Sulfur.*

Beispiel

Rezidivierender Fluor albus

46jährige Direktorsgattin, II.-para, leidet seit 7 Jahren an Bronchitis von asthmatischem Charakter. Vor 3 Jahren Myomoperation, vor 1 Jahr Gallensteinoperation. Da sie schlecht allopathische Arzneimittel verträgt und dadurch Leberbeschwerden bekommt, sucht sie den homöopathischen Arzt auf.
Seit der Myomoperation kommt die Periode nur noch 6wöchentlich und schwach.
Der Bronchialkatarrh tritt nach dem Bericht der Patientin jeweils im Frühjahr, wenn das warme Wetter beginnt, ein. Im Herbst läßt der Husten wieder nach. Die Nase ist meist verstopft. Reichliche Sekretion durch den Nasenrachenraum. Sie leidet an häufigem Kopfweh, offenbar durch Stirnhöhlenkatarrh verursacht. Temperatur normal, BKS 10/24, Hb. 80%. RR 130/90.
Patientin fühlt sich sehr hinfällig, sie kann ihren Hausfrauenpflichten nicht nachkommen. Sie leidet an häufigem Frieren, abwechselnd mit Schweißausbrüchen.
Für die spastische Bronchitis, die sich durch Wärme verschlimmert, erhält sie *Hedera* D 12, 3 mal täglich 5 Tropfen. Damit ist die Bronchitis in 2 Wochen beseitigt. Das Kopfweh ist nur noch schwach aufgetreten. Die Behandlung erleidet nun eine Unterbrechung.
Als sie nach 6 Wochen wieder zur Behandlung kommt, ist der Bronchialkatarrh beseitigt, doch fühlt sie sich noch recht elend und klagt trotz des eingetretenen Sommers unter Kältegefühlen. Die weitere Exploration ergibt, daß sie schon seit einer Reihe von Jahren an einem rezidivierenden Fluor leidet, der durch fachärztliche Maßnahmen (adstringierende Einlagen) jeweils zum Sistieren gebracht wird. Wenn sie nicht rechtzeitig ißt, treten noch starke Kopfschmerzen ein. Sie erhält nun wieder *Hedera* D 12, dazu

einige Körner Medorrhin C 30. Letzteres erscheint angezeigt wegen des ständigen Frierens und dem wiederholt unterdrückten Fluor, wodurch offenbar ihr Gesamtbefinden verschlechtert wurde.
Nach 2 Tagen zeigt sich wieder ein starker, wundmachender Fluor mit Anschwellung der Vulva. Die Patientin ist sehr geängstigt, da sie Krebs befürchtet und geht wieder zum Frauenarzt, der sie jedoch in dieser Hinsicht beruhigen kann.
14 Tage nach der 1. Gabe Medorrhin C 30 wird dieselbe Gabe wiederholt, nach welcher sie sich 1 Woche lang so wohl fühlt wie schon seit Jahren nicht. Nach 2 weiteren Wochen erhält sie *Acidum nitricum* D 12 und eine Gabe Medorrhin C 200. Auch nach dieser Gabe wiederum sehr erfrischt. Als sie nach 2 Wochen später wiederkommt, geht es ihr ausgezeichnet. Sie ist voller Pläne, daß sie im nächsten Winter wieder im Hochgebirge Ski laufen wolle. Der Fluor ist ohne fachärztliches Zutun verschwunden, die Nase ist frei. Sie hat ihre Arbeit im vollen Umfang wieder aufgenommen, friert nicht mehr und hat auch kein Kopfweh mehr bekommen. Ich habe die Patientin eindringlich darüber belehrt, daß sie keine vaginalen Einlagen während dieser Behandlung anwenden darf. [*Beobachtung des Verfassers*]

Medusa

Herkunft des Mittels

Es handelt sich als Ausgangsstoff dieser Arznei um die frei beweglichen Formen der Nesseltiere (Cnidaria), welche mit den festsitzenden Kolonien dieser Tiere, die als Polypen bezeichnet werden, im Generationswechsel stehen. Die Medusen können durch das Vorschnellen von Nesselfäden, an denen sich Nesselkapseln befinden, auch beim Menschen Wunden erzeugen, in welche sich das Nesselgift entleert. Verwendet wird meist die in der Nord- und Ostsee lebende Aurelia aurita.
In dem Gift der Nesselkapseln werden zwei Polypeptide, das Thalassin und das Congestin, unterschieden.

Anwendung

Eine Prüfung am Gesunden wurde nicht vorgenommen. Die bei der Berührung mit den Nesselquellen beobachteten Hauterscheinungen sind:
Brennen und Hitzegefühl der Haut. Auftreten von Erythemen, Urtikaria, Bläschen und Pusteln, selbst angioneurotische Ödeme. Bei einer Frau, die 2 Tassen einer Medusenabkochung zu sich genommen hat, trat neben den üblichen Erscheinungen von Ödemen im ganzen Gesicht, die verbunden waren mit erschwertem Sprechen und Angstgefühl, auch eine Milchsekretion beider Brüste auf. Die letzte Geburt lag 3 Jahre zurück. Bei 12 früheren Geburten konnte sie keines der Kinder stillen (Houard: Hahnem. Monthly, Bd. 8, 8. 84) (vergleiche *Urtica*). Diese Beobachtung legt die Anwendung bei Galaktorrhö nahe.
Die Verwendung von Medusa bei Urtikaria und Arzneimittelexanthemen hat sich nach mündlichem Bericht von Ulrich Mezger häufig bewährt, wo andere Arzneien, wie *Apis, Rhus* und andere, erfolglos geblieben waren. Besondere Modalitäten, welche die Wahl von Medusa bestimmen könnten, sind nicht bekannt.

Dosierung

D 2 und D 3.

Literatur

O. Leeser: Lehrbuch der Hom., Bd. C: Tierstoffe, S. 36.

Melilotus

Herkunft des Mittels

Melilotus officinalis, der Steinklee (Fam. nat. Leguminosae), ist auf der ganzen nördlichen Halbkugel verbreitet. Verwendet werden die frischen, blühenden Zweigspitzen. Enthält als wirksames Prinzip wie der *Waldmeister*, Cumarin. Dieses ruft Betäubung, Herabsetzung der Reflextätigkeit, der Atmung, Schädigungen der Leberzellen mit Ikterus und Nephritis hervor. Die gerinnungshemmende, also blutungsfördernde Wirkung jedoch besitzt Dicumarin (= Dicumarol), ein Zersetzungsprodukt des Cumarins.

Wirkung

Von Bedeutung ist eine kreislaufartige Wirkung ohne Gerinnungshemmung, die zur Behandlung venöser Stasen und zur Thromboembolie-Prophylaxe ausgenützt wird (Präparat *Esberiven*).
Am Menschen beobachtet man heftige Kongestionen zum Kopf mit Kopfschmerzen und Nasenbluten und manische Erregung des Gehirns. Bei 2 der 10 Prüfer, welche ALLEN aufzählt, waren die Kopfkongestionen von Nasenbluten begleitet und besserten sich einmal mit dem Auftreten von reichlichem Nasenbluten. Dieses Symptom hat sich als besonders charakteristisch und als führend erwiesen.
Über eine neue Prüfung, durchgeführt an 23 ärztlichen Prüfern mit D 30, D 12, D 6, D 2, D 1 und Tinktur, berichtet MÜLLER-TOURAINE (Dtsch. homöop. Mschr. 1951: 150). Es ergaben sich in 13 Fällen Kopfschmerzen; D 30 war nicht sicher wirksam. Das Resultat dieser Prüfung läßt sich folgendermaßen zusammenfassen:
Kopfschmerzen, besser in völliger Ruhe.
Parästhesien, Ameisenlaufen, Unruhe in Armen und Beinen. Alte neuritische Erscheinungen in Arm und Knie klangen während der Prüfung ab.
Herzstechen und Herzklopfen, Beklemmungen.
Vermehrter Stuhl bis zu Durchfall. Hämorrhoiden gehen zurück oder treten unter Verstopfung auf.
Akne und Ekzem treten auf mit Jucken.
Gemütsverfassung gedrückt oder reizbar, einmal auch euphorisch.
Keine Blutungsneigung.

Eine Bereicherung und schärfere Herausarbeitung des Melilotus-Bildes verdanken wir R. RÖMER. Er fand als Symptome, die durch Melilotus entweder wesentlich gebessert oder gänzlich beseitigt wurden:

1. Berstende Kopfschmerzen mit starkem Hitzegefühl im Kopf und glühender Gesichtshaut, eventuell mit konjunktivaler Injektion einhergehend.

2. Plötzliches Auftreten der Attacken kurze Zeit nach körperlicher Arbeit in Ruhe, daher:

a) Verschlimmerung durch körperliche Ruhe.
b) Verschlimmerung deswegen besonders abends.
c) Besserung durch körperliche Tätigkeit, im Gegensatz zur Arzneimittelprüfung, bei der sich Besserung durch völlige Ruhe ergab.

3. Verschlimmerung durch Stuben- und Küchen-Wärme, Besserung im Freien und durch Bewegen in der frischen Luft.

4. Schlagartiges Aufhören der Kopfschmerzen durch Nasenbluten.

Bei 3 von Römer dargestellten Fällen tritt eine beachtliche Neigung zu blauen Flecken in der Haut hervor. Sie ist bei der Arzneimittelprüfung nicht aufgefallen, hängt aber wie das profuse Nasenbluten mit dem Mangel an Blutplättchen zusammen. Melilotus enthält als wirksames Prinzip Cumarin. Diese Substanz erzeugt in toxischen Dosen eine Schädigung der Leberzellen mit Ikterus, jedoch keine Hemmung der Blutgerinnung! Letzteren Effekt macht sich die Schulmedizin in durchaus allopathischer Absicht zur Verhütung von postoperativen Thrombosen und Embolien zunutze. Hierzu werden Dicumarolpräparate benützt, wobei schwere spontane Hämorrhagien (hauptsächlich Nierenblutungen) beobachtet werden. Beim Gebrauch von Melilotus in therapeutischen Dosen wurden derartige Blutungen nicht beobachtet. Breite Anwendung findet Melilotus neuerdings gegen variköse Beschwerden und in der Prophylaxe der Thrombose sowie bei Thrombophlebitis.

Literatur

Bowen: Allg. Homöop. Ztg. 94: 200.
Allen: Enzcyclopedia, Bd. VI und X.
Hughes: Cyclopaedia, Band III.
Römer: Klass. Homöop. 1960: 22.

Arzneimittelbild

Geist und Gemüt: Delirien mit Angst, schwindendes Bewußtsein. Gemütsverfassung gedrückt oder reizbar, einmal auch euphorisch.

Kongestive Kopfschmerzen, alsbald besser durch Nasenbluten.

Kopf: Kopfschmerzen mit heftigem Blutandrang und Druckgefühl, dabei Würgen und Erbrechen; wogendes und klopfendes Gefühl in der Stirne, das sich mit dem Auftreten von starkem Nasenbluten bessert. Kopfschmerzen, besser in völliger Ruhe.

⊙ Berstende Kopfschmerzen mit starkem Hitzegefühl im Kopf und glühender Gesichtshaut.

⊙ Plötzliches Auftreten der Attacken kurze Zeit nach körperlicher Arbeit in Ruhe, also Verschlimmerung in

Ruhe und am Abend, Besserung durch körperliche Tätigkeit (!), Besserung im Freien durch Bewegen in frischer Luft; schlagartiges Aufhören der Kopfschmerzen durch Nasenbluten.
Neuralgien im ganzen Kopf.
Gesicht glühend, mit Klopfen der Karotiden, Hände und Füße kalt.

Verdauungsorgane: Vermehrter Stuhl bis zu Durchfall. Hämorrhoiden gehen zurück oder treten unter Verstopfung auf.

Glieder: Ameisenlaufen, Parästhesien, Unruhe in den Armen und Beinen. Alte neuritische Erscheinungen in Arm und Knie klangen während der Prüfung ab.

Haut: Akne und Ekzem treten auf mit Jucken.
⊙ Blaue, blutunterlaufene Stellen an allen Gliedmaßen.

Kreislauf: Herzstechen und Herzklopfen, Beklemmungen. Heftige Oppression auf der Brust mit sehr erschwertem Atemholen und quälendem Husten.
⊙ Varikosis, Thrombophlebitis. Hämorrhoiden.

Dosierung

D 4 bis D 6. RÖMER hat auch C 30 und C 200 mit bestem Erfolg verwendet.

Vergleichsmittel

Varikosis, venöse Stasen, blutende Hämorrhoiden: *Hamamelis.*
Varikosis, Brachialgie: *Aesculus.*
Nasenbluten bessert Kopfschmerzen: *Ferrum phosphoricum, Petroleum, Psorinum.*

Beispiele

(nach RÖMER: Klass. Homöop. IV [1960]: 22)

Kopfschmerzen mit Nasenbluten

A. S., eine 22jährige Hausgehilfin, erscheint am 17. 8. 1950 vormittags in meiner Sprechstunde. Sie komme wegen heftigen Nasenblutens, das sie seit 8 Wochen sehr oft belästige. Der Hausarzt habe schon mehrfach ohne Erfolg die Nasenschleimhaut geätzt. Frage: „Haben Sie Kopfschmerzen dabei?"
Antwort: „Ja, furchtbare."
Frage: „Haben Sie bei den Kopfschmerzen ein Hitzegefühl im Kopf?"
Antwort: „Ja und wie!"
Frage: „Werden Ihre Kopfschmerzen besser, sobald das Nasenbluten anfängt?"
Antwort: „Ja, sofort."
Die Patientin macht einen ziemlich bornierten, stupiden Eindruck, gibt nur widerwillig Antwort, so, als sei ich – der Arzt – dumm, weil ich sie frage.

Die eingehende poliklinische Untersuchung ergibt:
Gesicht auffällig schwammig, gedunsen, blaß. Nach dem Auskleiden finden sich an allen Gliedmaßen zahlreiche bis zu fünfmarkstückgroße blaue Flecken (von denen die Patientin übrigens bisher nichts gewußt hat!). Feucht-kalte Hände. Bei Rumpel-Leede-Versuch nach 5 Minuten noch keine Purpura in der Ellbeuge. Hingegen klagt die Patientin dabei nach kurzer Zeit bereits über Kribbeln und Taubheitsgefühl in dem von der Blutdruckmanschette abgeschnürten Unterarm und in der Hand, die sie bewegen muß. Die Hand nimmt dabei Geburtshelferstellung ein. Bei der Allgemeinuntersuchung fällt beim Betasten ein häufiges schreckhaftes Zusammenzucken auf, besonders bei der Palpation des Bauchraumes. Beim Beklopfen der nervi faciales tritt ein Pseudo-Chvostek auf. Die Hyperreflexie ist an den Beinen besonders deutlich. Der PSR hat beiderseits starken Nachklonus. Leber nicht vergrößert, nicht druckschmerzhaft. Milz nicht palpabel.
Herz: auskultatorisch und perkussorisch A 2 betont. RR: 130/85. Pulsfrequenz: 76/Min. EKG: Verdacht auf Myokardschaden. Lungen: auskultatorisch und perkussorisch o. B. Thoraxdurchleuchtung: Lungenfelder frei, deutliche Gefäßzeichnung in beiden Lungen, quergestelltes, nach links hin verhältnismäßig großes Herz. Urin: ohne Befund. Urobilinogen: normal.
BSG: 9 nach 1 Stunde.
Blutbild: Hämoglobin: 84 %, Erythrozyten: 4,68 Mill., Leukozyten: 5000. Differential-Blutbild: Stabkernige: 1, Segmentkernige: 37, Eosinophile: 2, Kleine Lymphozyten: 59, Monozyten: 1 %.
Thrombozyten: 56 160.
Gerinnungszeit: $6^1/_2$ Min.
Blutungszeit: $1^3/_4$ Min.
Diagnose: Hämorrhagische Diathese vom Typ des Morbus Werlhof.
Arzneimitteldiagnose: Melilotus.
Die Patientin erhält ein Rezept über Melilotus D 1 mit der Weisung, die Tropfen 2stündlich einzunehmen. Sie solle sich in 2 Tagen wieder vorstellen.
Verlauf: 19. 8. 1950: Die Patientin berichtet: Es gehe jetzt wesentlich besser, aber diese Teufelstropfen! Wenige Minuten nach der Einnahme von 5 Tropfen Melilotus vorgestern habe sie schlimmere Kopfschmerzen als je zuvor bekommen. Das Gesicht habe geglüht, und – was sie zuvor noch nie beobachtet habe – die Augen seien blutunterlaufen gewesen. Dann habe ein heftiges Nasenbluten begonnen, das nach etwa 20 Minuten versiegt sei. Sie habe sich danach so leicht wie noch nie im Leben gefühlt, habe indessen keine Tropfen mehr genommen, weil sie zu heftig wirken. Nasenbluten sei bisher nicht wieder aufgetreten; auch die Kopfschmerzen seien nicht mehr in nennenswertem Maße erschienen. Auf die Frage, wie oft sie das Nasenbluten vor Beginn der homöopathischen Behandlung bemerkt habe, antwortete sie, daß die Kopfschmerzen jedesmal dann aufgetreten seien, wenn sie sich körperlich nicht betätigt habe. Das ganze Blut sei ihr, sobald sie sich ausruhen wollte, jedesmal zu Kopf geschossen. Die Kopfschmerzen und das Nasenbluten seien daher täglich mehrfach, indes vorwiegend gegen Abend aufgetreten. Alles sei schlimmer in Küchenwärme, besser im Freien gewesen.
Die Patientin erhält heute ein Rezept über Melilotus D 6 (3mal 5 Tropfen täglich).
13. 9. 1950: Kein Nasenbluten inzwischen. Gelegentlich noch leichte Kopfschmerzen bei heißem Kopf. Hat keine blauen Flecken mehr!
Kontrolluntersuchung des Blutes:
BSG: 6.
Blutbild: Hämoglobin: 81%, Erythrozyten: 4,34 Mill. Leukozyten: 7400.
Differential-Blutbild: Stabkernige: 1, Segmentkernige: 44, Eosinophile: 4, Lymphozyten: 51.
Thrombozyten: 169000.
Gerinnungszeit: $4^1/_2$ Min.
Blutungszeit: $1^3/_4$ Min.
Urin: ohne Befund. Im Sediment: Phosphate.
Lungendurchleuchtung: Zwerchfelle, Lungen und Herz: ohne Befund.
Da unter der Medikation von Melilotus D 6 sich die geringen Restbeschwerden nicht völlig beseitigen ließen, verordnete ich nun die in ihrer Wirkung ähnliche *Sanguinaria* (D 6).
Ende Oktober 1950 traf ich die Patientin auf der Straße wieder. Sie sagte mir, daß sie nun völlig beschwerdefrei sei, offenbar, seitdem sie die Sanguinaria-Tropfen benutze. Auch 1 Jahr später hatte sich noch kein Rückfall eingestellt. Leider war die Patientin nicht zu veranlassen, sich einer neuerlichen Kontrolle zu unterziehen. Eine Sternalpunktion hatte sie schon vorher abgelehnt.

Zusammenfassung: Ein 22jähriges Mädchen, das seit mehr als 8 Wochen an schweren Kopfschmerzen mit Nasenbluten litt und bei dem sich klinisch eine hämorrhagische Diathese vom Typ des Morbus Werlhof vorfand, wurde mit dem homöopathisch angezeigten Melilotus behandelt. Nach 5 Tropfen der D 1 stellte sich wenige Minuten später eine äußerst lebhafte Erstreaktion (Erstverschlimmerung) ein, der eine fast völlige Beschwerdefreiheit folgte. Erst nach Wochen traten wieder mäßige Kopfschmerzen unter der Medikation von Melilotus D 6 auf. Bei der etwas über 3 Wochen später durchgeführten poliklinischen Nachuntersuchung fanden sich keinerlei Hämorrhagien unter der Haut. Thrombozyten waren jetzt um das Dreifache zahlreicher, und die Gerinnungszeit hat sich der Norm genähert. Das Differentialblutbild, das ursprünglich eine Neutropenie aufwies, zeigte eine ansteigende Tendenz der Granulozyten. Noch ab und zu vorhandene leichte Kopfschmerzen wurden durch *Sanguinaria* gänzlich beseitigt.

Menyanthes

Herkunft des Mittels

Menyanthes trifoliata (Fam nat. Gentianaceae), der Fieber- oder Bitterklee, gehört nicht zu den Kleearten, sondern zu den Enziangewächsen. Vorkommen in Europa, Asien und Nordamerika. Verwendet wird die frische blühende Pflanze mit Wurzelstock. Sie wächst in Sümpfen.

Wirkung

Wie *Gentiana lutea* wurde Menyanthes früher als Amarum zur Stärkung der Magenfunktion und als Mittel gegen Wechselfieber verwendet. Die Hauptwirkstoffe sind: das Bitterstoffglykosid Menyanthin und Alkaloide (z. B. Gentianin), ferner Gerbstoffe, Pectin, Saponin, wenig ätherisches Öl (nach GESSNER-ORZECHOWSKI).

Hauptrichtung

Es bewirkt:

1. Neuralgische Schmerzen im ganzen Körper, besonders aber im Trigeminus.
2. Krämpfe und Muskelzucken in der glatten wie der quergestreiften Muskulatur.
3. Wechselfieberartige Zustände mit vorwiegender Kälteempfindung. Folgen von Malaria. Katarrhalische Infekte mit Kopfschmerzen.
4. (Therapeutisch von untergeordneter Bedeutung): Katarrhalisches Ergriffensein der Schleimhäute der Luftwege, der Verdauungsorgane und Harnwege.

Als Leitsymptome gelten Kältegefühle als Begleiterscheinung der Beschwerden. Im Winter 1969/70 hat Menyanthes bei entsprechenden Symptomen gute Hilfe geleistet (O. LEESER Bd. II GAWLIK).

Literatur

Eine Arzneimittelprüfung mit wenigen Symptomen hat HAHNEMANN vorgenommen; dieselbe ist durch zahlreiche Beobachtungen seiner Schüler ergänzt und in der „Reinen Arzneimittellehre" (2. Aufl., Bd. 5) veröffentlicht.

Arzneimittelbild

Leitsymptome: *Besserung durch Druck auf die befallenen Teile und durch Bewegung (mit Ausnahme der Kopfschmerzen).*
Kältegefühle begleiten die Beschwerden.

Kopfschmerzen, Trigeminusneuralgie. Kopfschmerzen mit Wallungen beim Halswirbelsäulensyndrom.

Kopf: Kopfschmerz mit Schwere und Benommenheit. Druck im Kopf von oben nach unten, besser durch harten Druck mit der Hand. Gefühl eines Gewichtes auf dem Scheitel, als wolle der Schädel bersten, schlimmer beim Treppensteigen, hinauf oder hinab. Halbseitige Schmerzen, ⊙ besonders im 1. Ast des Trigeminus.

Otosklerose

Ohr: Ohrgeräusche.

Gesicht: Zuckungen und schmerzhafter Krampf der Gesichtsmuskeln und der Augenmuskeln.

Angina abdomalis

Innere Organe: Krämpfe in Brust, Magen, Darm, Blase; Neuralgien in Samenstrang und Hoden.

Neuralgien (nach Malaria)

Glieder: Neuralgische Schmerzen, Reißen, Zuckungen und Zusammenkrampfen in allen Gliedern und allen Muskeln, in Armen, Beinen, Rükken, Hüfte. Emporwerfen der Oberschenkel, Bewegung lindert.

Wärmeregulation: Frostschauer über dem ganzen Körper mit folgender Hitze, kalte Hände und kalte Füße bei Wärme des übrigen Körpers, kalte Nasenspitze, kalte Ohren, Kältegefühl im Bauch. – Hitzegefühl mit Schweiß.

Dosierung

D 1 bis D 3.

Mephitis

Herkunft des Mittels

Es handelt sich um das Sekret der Analdrüsen des nordamerikanischen Stinktieres oder Skunks, **Mephitis mephitica**, einem Verwandten des Marders, Wiesels, Hermelins und Dachses (Fam. nat. Mustalidae). Dieses Sekret wird zur Verteidigung dem Angreifer entgegengeschleudert; es besitzt einen abstoßenden, an *Asa foetida* erinnernden Geruch.

Man ist auf die von C. HERING mit Hochpotenzen (C 30) vorgenommene Prüfung angewiesen, bei welcher sich vor allem nervöse Störungen, ähnlich denen von *Moschus*, ergeben haben. Bei der Herstellung der Tinktur und der Potenzen wurden jedoch auch örtliche Reizerscheinungen an den Augen, im Gesicht und der Nase beobachtet. Neben der nervösen Erscheinung sind die spastischen Erscheinungen an den Atmungsorganen von Bedeutung geworden, die bei der Arzneimittelprüfung herausgekommen sind und durch klinische Erfahrungen noch weiter ausgebaut wurden. Der spastische Husten und Keuchhusten, welcher das Hauptanwendungsgebiet von Mephitis geworden ist, wurde bei einem jungen Mann mit Erscheinungen von Schwindsucht nach der Verordnung von Mephitis beobachtet (NEIDHARD North. Amer. J. Homeop. 3:505). Über die Beschaffenheit der Inhaltsstoffe sind keine Untersuchungen vorgenommen worden.

Literatur

Die Arzneimittelprüfung ist in dem Nordamerikanischen Correspondenzblatt homöopathischer Ärzte (Allentown) 1837, H. 2, und im Arch. homöop. Heilk. 18, 1: 198 veröffentlicht.
ALLEN: Encyclopedia, Bd. VI.

Arzneimittelbild

Geist und Gemüt: Erregter Zustand mit heißem Kopf. Ärgert sich über Kleinigkeiten oder über eingebildete Begebenheiten. Abneigung gegen geistige Arbeit, wegen ablenkenden Phantasien. – Lebhafte angstvolle Träume.

Kopf: Dumpfe Verwirrung des Kopfes; Kopf wie zu groß, mit Verstimmung und Schwindel. Schwindel beim Bücken oder plötzlich beim Sitzen, bei Bewegung des Kopfes. Dumpfer Kopfdruck, besonders im Hinterkopf.

Augen: Augen heiß und gerötet. Augenschmerzen nach Anstrengung. Kann Buchstaben nicht unterscheiden.

Atmungsorgane: Flüssiger Schnupfen. Nasenbluten. Husten krampfartig, plötzliches Erstickungsgefühl in der Kehle beim Trinken oder Sprechen; Husten beim Lautlesen, beim Sprechen und nach Trinken, durch Erstickungsgefühl hervorgerufen.
Erstickungsgefühl beim Einatmen, wie wenn man Schwefeldämpfe eingeatmet hätte; kann nicht ausatmen, erbricht die Speisen Stunden nach dem Essen, nachts und nach dem Niederlegen schlimmer.

⊙ Krampfartiger Husten mit einem krähenden Laut, die ganze Nacht anhaltend und mehrmals wiederkehrend (bei einem jungen Manne, der Symptome von Schwindsucht hatte); Husten schlimmer nachts.

Verdauungsorgane: Beim Trinken und Sprechen verschluckt man sich leicht. Krampfartige Schmerzen im Magen und Darm.

Glieder: Beine unruhig, erwacht nachts mit Blutandrang zu den Beinen. Glieder heiß. Gefühl von Taubheit. Anwendung von eiskaltem Wasser wird sehr angenehm empfunden.

Dosierung

Meist werden D 4 bis D 6 bis D 12 verwendet, auch Potenzen bis zu D 2 (= ∅) werden bei Schlaflosigkeit empfohlen.

Vergleichsmittel

Bei Keuchhusten besonders: *Chamomilla*, dann *Drosera, Cuprum, Belladonna, Coccus cacti.*

Mercurius

Übersicht über die Quecksilber-Präparate

Toxikologie

Das Quecksilber, Hydrargyrum, Hg, regt als Katalysator die Abwehrtätigkeit des retikuloendothelialen Systems gegenüber den Entzündungserregern, wie den normalen Eiterkokken, den Diphtheriebazillen und anderen Erregern von Infektionen, auch gegenüber der Spirochaeta pallida an. Eine direkte Vernichtung derselben kann auch bei starker, ans Toxische grenzenden Konzentration im Körper nicht angenommen werden, da solche Mengen nicht ohne schwere Schädigungen aufgenommen werden können. – Eine nahe Beziehung des Quecksilbers wird auch zu dem *Schwefel* der Eiweißstoffe angenommen, in erster Linie zu den schwefelhaltigen Bausteinen Cystin und Glutathion. Die Bedeutung dieser Beziehung ist noch nicht näher bekannt. Bei der Aufnahme von Quecksilber in den Organismus bindet es sich an die genannten Eiweißbestandteile und wird allmählich wieder abgespalten, so daß es während der Ausscheidung immer wieder seine Tätigkeit entfaltet.

Da die **Giftwirkungen** des Quecksilbers beziehungsweise die Nebenwirkungen desselben bei der allopathischen Therapie, bei welcher man nahe an die toxische Grenze heranzugehen gezwungen ist, heute nicht allen Ärzten aus der Beobachtung so geläufig sind, wie dies früher, besonders beim Gebrauch der Schmierkur, der Fall war, so sollen die Vergiftungserscheinungen hier kurz wiederholt werden.
Voraussetzung für die Wirkung des Quecksilbers ist seine Resorption. Metallisches Quecksilber passiert unverändert den Verdauungskanal und wurde in dieser Form früher als Purgiermittel gebraucht. (HAHNEMANN hat daher Quecksilber durch Verreibung in einen kolloiden Zustand gebracht, wobei er allerdings von kolloider Zustandsform nichts wissen konnte und daher eine echte Lösung annahm. Dieses Präparat benannte er *Mercurius solubilis*.)
Im Mund und Rachen wird die Schleimhaut blaßblau, später treten graugelbe Auflagerungen, vereinzelt von $1/2$ bis 1 cm Umfang auf. Die Stomatitis erscheint unter starkem Speichelfluß in 30–40 % aller Fälle; ihre Entstehung wird begünstigt durch kariöse Zähne, kranke Zahnwurzeln, Zahnstein und Paradentose. Eine Gingivitis stellt sich unter Schwellung und Loslösung der Schleimhaut des Zahnfleisches ein; diese kann den Charakter einer Gingivitis ulcerosa annehmen mit dunkelrotem, dick geschwollenem Zahnfleisch und grauem, stinkendem Belag oder Geschwüren. Die Zunge ist geschwollen, dick weißbelegt und zeigt an den Rändern die Eindrücke der Zähne. Die Geschwüre haben einen dunkelroten Entzündungshof, sind flach und gezackt und mit einer grüngelben, fest anhaftenden Membran bedeckt. Die Zähne können ausfallen, die Alveolarfortsätze der Kiefer können der Nekrose anheimfallen. Der dicke fadenziehende, übelriechende Speichel fließt dauernd aus dem Munde.
Die regionären Lymphknoten sind geschwollen. Es entstehen mißfarbig graue oder graubraune, unempfindliche Geschwüre auf allen Teilen der Mundschleimhaut.
Die Gaumenmandeln nehmen an der allgemeinen Entzündung des Mundes und Rachens teil mit Rötung, Schwellung, Ulzerationen und anderem. Als Begleiterscheinung der lokalen Veränderungen wird Fieber bis 40° und höher beobachtet.
Am **Magen-Darm-Kanal** treten Erscheinungen einer Stomatitis auf mit den üblichen Beschwerden einer solchen. In den Sekreten der Verdauungsorgane wird reichlich Quecksilber gefunden. Eine besonders starke Beziehung des Quecksilbers besteht zum Kolon und zum Mastdarm, wo sich diphtherische Membranen und Geschwüre bilden. Der Anfangsteil des Verdauungskanals mit Mund und Rachen sowie der Endteil sind also dem Angriff des Quecksilbers besonders unterworfen. Ein Unterschied im Aussehen des Mastdarms bei Sublimat-Vergiftung gegenüber einer Ruhr ist dabei nach Aussage pathologischer Anatomen nicht feststellbar. Die Lokalisation dieser ulzerösen Entzündung im Mastdarm bedingt den für Quecksilber kennzeichnenden Tenesmus.
An den **Nieren** wird zunächst eine verstärkte Diurese festgestellt, später auch Albuminurie, Zylinder, weiße und rote Blutkörperchen. Auch Glykosurie wird gefunden. Die verstärkte Diurese kann in eine Anurie umschlagen. An den Tubuli contorti, weniger an den Tubuli recti, wird trübe Schwellung, auch Kalkinfarzierung festgestellt.

Die Störungen des **Zentralnervensystems** bestehen in seelischen Veränderungen, welche sich als Verstimmung und erhöhte Reizbarkeit, oder als Schreckhaftigkeit oder Schüchternheit kundtun. Die Art und Weise des psychischen Erethismus ist also verschiedenartig und von der Individualität abhängig. An den peripheren Nerven werden klonische Zuckungen, besonders aber der Tremor mercurialis, hervorgerufen. Diese Nervenerscheinungen werden bei chronischen Einwirkungen, zum Beispiel bei Arbeitern, die mit Quecksilber zu tun haben, beobachtet.

An der **Haut**, besonders nach Schmierkuren, zeigen sich Urtikaria, Erythema vom Aussehen eines Scharlachexanthems oder von papulösem Aussehen, Ekzeme mit Bläschen und Pusteln mit eitrigem Inhalt, pemphigusartige Blasen, Abszesse und Furunkel. LEWIN hebt hervor, daß diese Nebenwirkungen oft erst durch Kälteeinflüsse ausgelöst würden, ferner daß ihr Eintritt ungleich schnell, manchmal erst nach einigen Wochen erfolge, daß die Erscheinungen mitunter aussetzen, um nach einer Pause wiederzuerscheinen. Auch ist die persönliche Empfindlichkeit sehr verschieden. Bei manchen Personen scheint eine Idiosynkrasie gegen *Quecksilber* zu bestehen, die sich schon nach sehr geringen Gaben äußert. Auch können die Nebenwirkungen an ganz anderen Körperstellen eintreten, als die Anwendung erfolgte. Dies ist bei der erfolgten Resorption nicht weiter verwunderlich. Auch das spätere Wiederauftreten von Giftwirkungen, welche bereits abgeklungen waren, wird mit der Freimachung des Quecksilbers aus seiner Fixation an die Eiweißstoffe, wodurch es wieder in den Kreislauf gelangt, erklärt.

Das **Blut** verändert sich in der Weise, daß der Wassergehalt zunimmt, während die festen Bestandteile (Blutzellen) und das Plasma sich mindern.

Übersicht über die Quecksilber-Präparate der Homöopathie

Am meisten gebraucht wird das HAHNEMANNsche Präparat *Mercurius solubilis Hahnemanni,* das sich kaum von *Mercurius vivus* unterscheiden dürfte und daher auch praktisch nicht von dem letzteren getrennt wird. Durch größere Giftigkeit mit schnellerer akuter Wirkung, welche zum Teil auf der guten Löslichkeit beruht, zeichnet sich *Mercurius corrosivus*, das Sublimat, aus, dem auch verschärfte Schleimhautsymptome durch wundmachende, blutige Sekrete mit vermehrter Geschwürsbildung eigen sind. Das Präparat mit geringster Lokalwirkung an den Schleimhäuten dürfte *Mercurius dulcis, Calomel*, sein, welches daher besonders bei Leberaffektionen sowie Nierenprozessen verwendet wird. Die Jodsalze *Mercurius bijodatus ruber* und *jodatus flavus* erhalten durch die Jod-Komponente eine Zielrichtung auf die Lymphdrüsen und die echten Drüsen sowie die Schleimhäute des Rachens, Kehlkopfes und der Nebenhöhlen; daher auch die Verwendung bei der Diphtherie. Für letztere hat infolge der Membranbildung, die man bei *Mercurius cyanatus* beobachtet hat, diese Verbindung besondere Bedeutung erlangt. Durch die Vereinigung mit *Schwefel* im *Zinnober, Cinnabaris*, wird dem Quecksilber eine vertiefte Wirkung auf schleichende Prozesse, wie Nasennebenhöhlenprozesse entzündliche Adnextumoren und Parametritis verliehen.

Klinische Anwendung

wird von den Quecksilberpräparaten gemacht:

1. Bei allen **Katarrhen und Entzündungen der Schleimhäute des ganzen Körpers.** Besonders sind sie angezeigt bei **Entzündungen der Schleimhäute des Anfangs- und Endteiles des Verdauungskanals,** also bei **Entzündungen des Mundes und des Rachenringes** und bei **Entzündungen des Rektums** mit dem typischen Tenesmus. Die Schleimhäute haben rotes, livides bis bläulichrotes Aussehen, sind stark geschwollen und neigen zu Geschwüren und zu Gangrän. Die Absonderung ist schleimig bis schleimig-eitrig und gelbgrün, auch blutig. Da die Schwellung der Schleimhäute zum Begriff der Quecksilber-Intoxikation gehört, kommt Quecksilber bei dem ersten Beginn eines Schleimhautkatarrhs seltener in Frage, sondern entfaltet seine Hauptwirksamkeit mit dem Eintritt der Schwellung.

2. Bei **Entzündungen des Lymphsystems, der Lymphgänge und Lymphknoten, der Rachen- und Gaumentonsillen, der Lymphfollikel des Darms, einschließlich der Appendix.**
Bei der fieberhaften Angina follicularis entfaltet Mercurius eine zuverlässige Heilwirkung und sollte auch heute im Zeitalter der Sulfonamide und Antibiotika nicht mißachtet werden. Es ist möglich, daß die Entfieberung nicht so schnell erfolgt als bei den letzteren, doch kann man mit einer minimalen Quote von Komplikationen rechnen. Als ein besonders empfehlenswertes Präparat ist *Mercurius bijodatus* anzusehen.

3. Bei **Entzündungen der Haut, des Unterhautzellgewebes, des gesamten Bindegewebes in allen Körperteilen und Organen, mit Neigung zu Eiterungen.** Sie entsprechen derjenigen Entzündungsphase, welche der Eiterung unmittelbar vorausgeht oder bei Beginn der eitrigen Einschmelzung. Diejenigen Mittel, welche dieser Phase vorausgehen, sind *Belladonna* oder *Apis*, während auf Quecksilber bei diesen Zuständen *Hepar sulfuris* beziehungsweise *Calcium sulfuricum* folgen.
Auf der Haut werden damit nässende, pustulös-eitrige Ekzeme behandelt. Angezeigt sind sie ferner bei **Entzündungen der Gelenkkapseln, der Knochenhaut, der Sehnen und Sehnenscheiden** sowie **der Zahnwurzelhaut** und **der Pulpa der Zähne.**
Eine Begleiterscheinung bei vielen Krankheitszuständen sind die starken und übelriechenden Schweiße, welche jedoch keine Entlastung und Erleichterung bringen (führendes Symptom).

4. **Alle Entzündungen der Drüsen und Schwellung derselben** haben eine starke Beziehung zum Quecksilber. Alle echten Drüsen im ganzen Körper unterstehen im akut entzündeten Zustand den Quecksilber-Präparaten. Wichtiges Mittel bei **Hepatitis mit Ikterus;** die Diurese der Nieren wird stark angeregt.

Typus

Typus der Quecksilber-Präparate: Sie verdienen besondere Beachtung bei Produktiven und aktiven Formen der Skrofulose mit stärkeren Schwellungen der Lymphdrüsen und der Mandeln sowie auch der Schleimhäute. Bei akuten Prozessen in diesen Organen, mit Ausnahme des ersten Kongestionsstadiums, entfaltet das Quecksilber seine bedeutend entzündungswidrige Kraft, die es nicht verliert, solange die Entzündungen sich in einer Phase lebhafter Aktivität befinden. Bei schleichenden Skrofulosen, wie etwa der skrofulösen Ophthalmie, tritt es seinen Platz entweder an die Schwefel-Verbindung des Quecksilbers, *Cinnabaris*, oder an *Aethiops antimonialis* ab. Oder aber es treten Konstitutionsmittel, wie *Hepar sulfuris, Calcium carbonicum Hahnemanni, Calcium jodatum, Calcium sulfuricum, Silicea, Magnesium* oder auch *Sulfur* und *Sulfur jodatum*, in die Reihe.

Der Typus ist geprägt durch Katarrhe an den Schleimhäuten der Nase und der oberen und unteren Luftwege mit dicken oder auch flüssig-scharfen Absonderungen, mit großen, akut oder chronisch-entzündeten Mandeln und Schwellung der Lymphdrüsen. Die Schwellung der Schleimhäute und der Drüsen teilt sich in gewissem Grade der Haut und dem Unterhautzellgewebe mit, so daß eine allgemeine Gedunsenheit und Schlaffheit des ganzen Gewebes entsteht – dies um so mehr, als auch der Wasserhaushalt gestört ist in Form einer ungewöhnlichen Neigung zu Schweißen, die sich durch üblen Geruch und gelbliche Färbung der Wäsche auszeichnen. Daß eine solche Haut keine Kälteeinwirkung verträgt, aber auch dem Einfluß von Wärme, wie zum Beispiel selbst Bettwärme, nicht gewachsen ist, läßt sich leicht verstehen. Als Zeit der Verschlimmerung darf man die Nachtzeit ansetzen.

DONNER (Allg. homöop. Ztg. 1940 : 12) setzt sich dafür ein, die nächtliche Verschlimmerung für Quecksilber zu streichen, da sie bei den toxikologischen Beobachtungen des Quecksilbers, auf die sich unsere Kenntnis fast ausschließlich gründe, nicht in Erscheinung getreten sei. So sehr ich DONNER in seinen kritischen Bemerkungen über die Arzneimittellehre zustimmen muß, so kann ich ihm hier nicht voll beipflichten. Denn einmal gründet sich das bestgekannte Quecksilber-Präparat unserer Arzneimittellehre (*Mercurius solubilis*) ausschließlich auf die Arzneimittelprüfung und nicht auf die Toxikologie. Ferner läßt sich eine Verstärkung des Stuhlbedürfnisses tatsächlich bei Nacht nicht erkennen, weder bei *Mercurius vivus* noch bei *corrosivus* oder *solubilis*, dagegen scheint sich eine leichte Vermehrung erkennen zu lassen beim Bedürfnis, Harn zu lassen (*Mercurius solubilis*). Doch möchte ich dem keine Bedeutung beilegen. Dagegen läßt sich an dem Organ, das für die Bestimmung der Modalitäten „kalt“ oder „warm“ sowie des tageszeitlichen Rhythmus in vielen Arzneimittelbildern eine bevorzugte Bedeutung besitzt, nämlich den Zähnen, eine klare Verschlimmerung der Schmerzen nachts feststellen. Bei der Aufstellung der Modalitäten für ein Arzneimittelbild, einem ebenso schweren wie wichtigen Kapitel unserer Arzneimittellehre, verdient das Verhalten der Zähne in der Tat eine besondere Berücksichtigung. Denn einerseits gehören sie zu den anfälligsten Organen mit vielen latenten Schäden und dadurch bedingter leichter Ansprechbarkeit bei Arzneimittelprüfungen; es ist uns immer wieder bei den Arzneimittelprüfungen aufgefallen, wie oft Zahnschmerzen auftraten und sich das Bedürfnis meldete, den Zahnarzt aufzusuchen. Zum andern befinden sich die Zähne ja bei Nacht in Ruhe, und man sollte daher auch Beschwerdefreiheit annehmen dürfen. Wenn sie sich aber trotzdem in gehäufter Weise störend bei Nacht melden, so kann man darüber nicht ohne weiteres weggehen. Dazu ist man um so weniger geneigt, wenn man bei sich selbst oder anderen bei solchen nächtlichen Zahnschmerzanfällen mit *Mercurius* prompten Erfolg hatte.

Ferner ist die nächtliche Verschlimmerung für *Mercurius solubilis* bei den Fiebererscheinungen, zum Beispiel Frieren und Frösteln sowie Hitzezuständen mit den typischen Nachtschweißen, nicht zu verkennen. Man wird also mit Recht die nächtliche Verschlimmerung für Quecksilber beibehalten können.

Damit ist nun allerdings noch nicht bewiesen, daß man die nächtliche Verschlimmerung für Mercur auf das ganze Arzneimittelbild übertragen darf. Da darüber aber doch so viele Erfahrungen aus der Beobachtung am Kranken vorzuliegen scheinen, so möchte ich doch vorläufig dafür stimmen, die nächtliche Verschlimmerung zu belassen.

Mercurius bijodatus

Herkunft des Mittels

Hydrargyrum bijodatum rubrum, HgJ_2, ist ein mächtiges Heilmittel durch die Vereinigung zweier kräftiger Arzneistoffe, *Quecksilber* und *Jod*, die gegen Entzündungsvorgänge die größte Kraft besitzen.

Arzneimittelprüfung

Bei der Arzneimittelprüfung ergab sich bei einem der Prüfer ein früheres Anschwellen der linken Mandel als der rechten. In der Literatur wird daher Mercurius bijodatus eine bevorzugte Beziehung zur linken Mandel zugeschrieben. Da diese Beobachtung sich jedoch nur auf einen Prüfer stützt, so ist diese angebliche Affinität schwach unterbaut. Denn es kann ja ebensowohl sein, daß der betreffende Prüfer in seiner linken Mandel einen latenten Entzündungszustand besaß, welcher auf den Reiz des Prüfstoffes schneller ansprach als die rechte Mandel. Auch die angebliche Bewährung bei Behandlung von Anginen der linken Mandel wird solange nicht viel besagen können, als man nicht die Gegenprobe gemacht und Mercurius bijodatus auch bei Affektionen der rechten Mandel versucht hat. Jedenfalls habe ich nie beobachten können, daß die Heilwirkung auf die rechte Mandel geringer gewesen wäre. Man wird diese Seitenbeziehung also wohl fallen lassen müssen, wofür sich auch DONNER ausspricht.

Literatur

ANDRIEN: J. Soc. gall. méd. homéop. 8 [1856]: 140.
ROBINSON: Brit. J. Homoeop. 24: 517.
HERING: Materia Medica, Bd. 1. 1873.

Klinische Anwendung

Mercurius bijodatus wird benützt bei **Anginen** im akuten und chronischen Stadium. Es verkleinert zuverlässig chronisch entzündete Rachen- und Gaumenmandeln, wenn man es etwa 6 Wochen lang 2mal täglich in D 4 oder D 6 gibt. Zur Vermeidung von Rückfällen ist zu empfehlen, ein konstitutionelles Mittel wie *Barium jodatum, Calcium jodatum* oder die entsprechenden Stammsalze *Barium carbonicum* oder *Calcium carbonicum* in höheren Potenzen folgen zu lassen. Auch *Silicea* ist zu diesem Zweck sehr wertvoll, desgleichen *Calcium fluoratum* und *Magnesium fluoratum.*

Bei **Diphtherie** hat *Mercurius bijodatus* viele Fürsprecher gefunden; es wird hier anderen Quecksilbersalzen vorgezogen, wenn die regionären Lymphdrüsen stark geschwollen sind. Es kann ohne Bedenken neben der Serumbehandlung gegeben werden.

Bei **Stirnhöhlenkatarrhen** kommt es im akuten Stadium ebenfalls in die engere Wahl.

Zu den stehenden Mitteln gehört es bei **Adnexentzündungen** der weiblichen Geschlechtsorgane akuter und subakuter Natur. Man wird häufig damit beginnen, um später zu *Thuja* oder einem anderen Mittel mit konstitutioneller Beziehung übergehen, z. B. *Sulfur* oder *Sepia.*

Gegen **Lues** wurde es früher in allen Stadien hochgeschätzt.

Dosierung

Die untere Grenze liegt bei D 3, welche man bei Lues oder bei starken Drüsenschwellungen gebrauchen kann. Im allgemeinen wird man mit D 4 bis D 6 gut auskommen. Jedoch ist bei Lues die antibiotische Behandlung einwandfrei überlegen.

Mercurius chromicus oxydulatus

Anwendung

Dieser Stoff vereinigt die Wirkung des *Quecksilbers* und des *Chroms*. Er zeichnet sich durch tieffressende, wie ausgestanzt aussehende Geschwüre aus und wurde daher bei entsprechenden **Syphilitischen Prozessen** in tiefen Verreibungen (D 2 bis D 3) gegeben. Eine Prüfung liegt nicht vor.

Mercurius dulcis

Anwendung

Hydrargyrum chloratum, Calomel, Hg_2Cl_2, als ein milderes Präparat, entfaltet seine Wirkung weniger auf den Schleimhäuten als in den tieferen Stoffwechselorganen. Es wird bei **Icterus catarrhalis**, bei **Hepatitis epidemica** und bei **Gallenblasenaffektionen** gewählt. Es gilt als ein sehr bewährtes Mittel bei dem **hepatitischen Ikterus** und kann auf die bloße Diagnose hin bei den ja meist sehr symptomarmen Fällen gegeben werden. Durchfälle mit grünen, galliggefärbten und blutigen Stühlen mit Tenesmus.

Literatur

HAHNEMANN bringt im 1. Band der „Reinen Arzneimittellehre", S. 422, einige Prüfungssymptome, im übrigen stammt unsere Kenntnis des Arzneimittelbildes aus Intoxikationen und Überdosierungen, die sich bei Th. ALLEN (Enxyclopedia, Bd. III, S. 267) zusammengestellt finden. Dabei fallen Durchfälle mit grünem oder galliggefärbtem, blutigem Stuhl auf.

Dosierung

Bei Ikterus ohne weitere Symptome D 2 bis D 3, bei Durchfällen D 4 bis D 6.

Mercurius jodatus flavus

Anwendung

Dieses Salz hat bei einem der Prüfer eine schmerzhafte Schwellung der rechten Tonsille hervorgerufen. Diese eine Angabe genügt ebensowenig wie bei *Mercurius bijoda-*

tus für links, um Mercurius jodatus flavus für die rechte Mandel mit Beschlag zu belegen; man wird daher diese Angabe, wie auch DONNER mit Recht bemerkt, korrigieren müssen. Vielmehr können beide, *Mercurius bijodatus* und Mercurius jodatus flavus, für die eine oder die andere wie auch für beide Mandeln mit Erfolg verordnet werden. Die Anzeigen erstrecken sich auf akute und **chronische Mandelentzündung und Rachenkatarrh mit hypertrophischen Schleimhäuten, Seitenstrangangina** und **Entzündungen der weiblichen Adnexe**, rheumatische Affektionen. Hier soll es sich bei Wechsel rheumatischer Beschwerden zwischen rechtem Handgelenk und linker Hüfte bewährt haben.

Literatur

ALLEN: Encyclopedia, Bd. V.

Dosierung

Gewöhnlich D 3 bis D 6.

Mercurius solubilis Hahnemanni
Mercurius vivus

Herkunft des Mittels

HAHNEMANN hat in dem Bestreben, ein lösliches Quecksilber-Präparat herzustellen, Mercurius solubilis eingeführt. In Wirklichkeit handelt es sich nicht um eine echte, sondern eine kolloidale Lösung. Bis D 6 wird nur die Verreibung verwendet. Von dieser kann flüssig weiterpotenziert werden. Die flüssigen Potenzen sind erst ab D 8 haltbar.

Wirkung

Ein Unterschied der Wirkung zwischen dem metallischen *Quecksilber* und Mercurius solubilis H. ist nicht festzustellen; daher werden sie im Arzneimittelbild und in der praktischen Verwendung nicht unterschieden.
Mercurius solubilis ist chemisch kein einheitlicher Körper. Es ist eine Mischung von Mercurioamidonitrat ($NH_2Hg_2NO_3$) mit Quecksilber und Mercurooxyd (Hg_2O).

Literatur

Mercurius solubilis:
HAHNEMANN: Reine Arzneimittellehre, 3. Aufl., Bd. 1, S. 348, 1830.
KNORRE: Allg. homöop. Ztg. 6 [1835]: 35.
ROBINSON: Brit. J. Homoeop. 24: 517.
ANDRIEN: J. Soc. gall. méd. homéop. 8: 143.
WESSELHOEFT, C.: Transact. Amer. Inst. Homoeop. 1886; 1888.
ALLEN: Encyclopedia, Bd. VI.
HUGHES: Cyclopedia, Bd. III.

Mercurius vivus:
GRUBER: Homöop. Vjschr. 6: 453, 400.
MORRISON: Allg. homöop. Ztg. 96: 6.

HARTLAUB u. TRINKS: Annalen, Bd. 4.
ALLEN: Encyclopedia, Bd. VI.
HUGHES: Cyclopaedia, Bd. III.

Arzneimittelbild

Leitsymptome: *Verschlimmerung nachts und in der Bettwärme.*
Es werden weder Wärme noch Kälte ertragen, auch naßkaltes Wetter verschlimmert.
Übler Geruch aus dem Mund und reichlicher Speichelfluß.
Übelriechende, klebrige, auch gelbliche Schweiße, ⊙ die keine Besserung, oft sogar Verschlimmerung bringen. Die Schweiße färben die Wäsche gelblich und treten besonders nachts auf.
Alle Absonderungen sind scharf und daher oft blutvermischt, später schleimig-eitrig und mild.
Die entzündlichen Teile erleiden meist eine starke Schwellung (Haut, Schleimhäute, alle Drüsen).
Die entzündeten und geschwollenen Schleimhäute rufen an Schlund, After und Harnröhre das Gefühl von Tenesmus hervor.

Allgemeines: Ödeme an Gesicht, Händen und Füßen mit Anämie. Große Neigung der Glieder, einzuschlafen. Zittern der Hände. Verrenkschmerz in allen Gelenken mit Unruhe, die auf keiner Stelle verharren läßt und die zu stetem Bewegen der Glieder nötigt. Große Schwäche und rascher Verlust der Kräfte, muß sich niederlegen, muß sich aber trotzdem immer bewegen.

Geist und Gemüt: Erregung der Nerven mit Angst und Unruhe, hastiges Wesen und Gereiztheit (Erethismus mercurialis), hastiges Strecken, Angst und Besorgnis, meint den Verstand zu verlieren, exaltiertes Wesen, die Gedanken verwirren sich, kann nicht denken und sich nicht konzentrieren; später geistige Stumpfheit. Sinnt auf Selbstmord. ⊙ Impulse von Gewalttätigkeit; Drang, andere zu töten.

Gesichtsneuralgie, **Zahnschmerzen** durch Zahnwurzelentzündung, Karies oder Rheumatismus.

Kopf: Heftiger Blutandrang zum Kopf und Kopfschmerzen mit Gefühl eines Reifens um den Kopf oder wie auseinanderpressend. Dabei Schweiße und Wallungen. Reißen im Gesicht und den Zähnen mit großer Empfindlichkeit gegen Zugluft. Zittern des Kopfes. Schmerzhaftigkeit der Kopfhaut bei Berührung.
Schmerzen der Knochen des Kopfes.

Bindehautkatarrh, Lidrandentzündung,

Augen: Lidränder und Lider geschwollen und gerötet, Tränen scharf und fressend, Sandgefühl in den

Hornhautentzündung auf luetischer oder skrofulöser Grundlage. Iritis. Keratitis parenchymatosa.

Augen, Absonderung von Schleim und Eiter. Hornhaut und Bindehaut entzündet mit Geschwüren und Bläschen. Augenlider sind krampfhaft geschlossen, Licht wird nicht ertragen.

Katarrhe der Nase, des Rachens und des Ohres mit beginnender Eiterbildung im Mittelohr und den Nebenhöhlen der Nase.

Nase: Naseneingang wund, Absonderung von eitrigem Schleim, Verstopfung der Nase durch Schwellung der Schleimhäute oder scharfer Fließschnupfen mit wundmachender, auch blutiger Absonderung.

Ohrspeicheldrüsenentzündung Otitis media, Tubenkatarrh.

Ohren: Stechende Schmerzen in den Ohren und Schwerhörigkeit. Entzündliche Schwellung des Gehörganges. Absonderung blutigen, übelriechenden Eiters. Heftiger Schmerz, schlimmer nachts und durch Wärme. Gehör herabgesetzt.

Rachen- und Bronchialkatarrh.

Atmungsorgane: Kratzen und Rauheit im Hals, Stimme heiser, Husten quälend, trocken, kurz, mit Schmerzen auf der Brust. Stiche auf der Brust beim Husten. Auswurf schleimig, salzig schmeckend, blutig.

Skorbut, Aphthen, Soor, Stomatitis. Gingivitis (bei schwangeren Frauen. D 12, nach HOCHSTETTER).

Verdauungsorgane: Zunge geschwollen, mit dem Abdruck der Zähne, schmutziggelb oder weiß belegt. Zittern der Zunge beim Herausstrecken. Zahnfleisch geschwollen und schwammig, leicht blutend, geschwürig, löst sich von den Zähnen ab, mit gelblichweißem Belag.

Zahnschmerzen, durch heiße und durch kalte Speisen schlimmer, bei Nacht und in Bettwärme auftretend. Zähne lockern sich und fallen aus, besonders die Backenzähne. Ausgesprochener Speichelfluß und übler Geruch aus dem Mund. Zunge zeigt die Zahnabdrücke. Abneigung gegen alle Nahrung, ausgenommen Bier. Schleimhaut der Lippen, der Zunge, der Wangen und des Gaumens entzündet und geschwollen, mit lividen Geschwüren besetzt, Grund derselben graugelb, leicht blutend oder granulierend.

Angina, Diphtherie.

Zäpfchen verlängert und geschwollen. Mandeln eitrig belegt. Unmöglichkeit zu schlucken wegen Trokkenheitsgefühl im Hals. Fortgesetzter Drang zu schlingen infolge Speichelflusses.

Schwellung der Lymphdrüsen an Hals und Kieferwinkel, der Parotis und Sublingualdrüsen.

Geschmack süßlich, metallisch, auch bitter, salzig und faul.

Akuter Magenkatarrh und Duodenalkatarrh, Hepatitis mit Gelbsucht.

Heftiger Durst, Brennen im Magen, Übelkeit; will nur kalte Speisen.

Leber heftig stechend. Leib aufgetrieben und hart.

Kann nicht auf der rechten Seite liegen wegen Schmerzen im Gedärme, als wenn sie gedrückt würden. Bauchgrimmen und drückende Bauchschmerzen.

Akuter Darmkatarrh, Rote Ruhr. Mastdarmtripper.

Dickdarmentzündung.

Stühle mit reichlichem Schleimabgang, auch blutig, mit ständigem Drang und vielen kleinen, grünlichen Entleerungen. Nach dem Stuhl setzt sich der Drang fort, Gefühl, als ob immer noch etwas nachkäme; kann deshalb das Klosett nicht verlassen. Bildung diphtherischer Membranen und von Geschwüren im Mastdarm. ⊙ Verschlimmerung nachts. Nach dem Stuhl Frösteln. After wund durch scharfe, wundmachende Stühle, vordrängende Hämorrhoiden mit Wundheit und Nässen, mit Tenesmus.

Stuhl verstopft mit heftigen Schmerzen im After.

Akuter Harnröhrentripper. Scheiden- und Zervixtripper.

Harnorgane: Harnröhre ist entzündet mit eitriger Absonderung, fortgesetzter, schmerzhafter Harndrang, vor allem nachts tropfenweiser Abgang von blutigem und eitrigem Schleim. Harn dunkel, scharf, mit Eiweiß und Zylindern. Anurie.

Geschlechtsorgane: Männer: Grünlicher, eitriger Ausfluß aus der Harnröhre mit Brennen. Verlust der Geschlechtserregbarkeit.

Endo- und Parametritis. Adnexitis, Pelveoperitonitis.

Frauen: Scharfer Fluor mit Brennen und Wundheit an der geschwollenen Vulva.

Neigung zu Fehlgeburt. Anschwellen der Brüste.

Neuralgie, Rheumatismus der Muskeln. **Knochenhautentzündung,** Osteomyelitis. Akuter Gelenkrheumatismus. Tripperrheumatismus. **Venenentzündung.**

Glieder: Reißen und Steifheit in allen Muskeln und Gelenken, durch Erkältung bei naßkaltem Wetter, dabei Wallungen und starke, übelriechende Schweiße ⊙ ohne Besserung durch diese. Allgemeine Schwäche mit Zittern, Zuckungen und Krämpfen der Glieder (Tremor mercurialis). Ausfahrende, ataktische Bewegungen. Kann nicht sitzen und liegen bleiben, muß dauernd die Lage ändern. Nächtliche Knochenschmerzen.

Haut: Haut zu Entzündungen geneigt in allen Formen, von Urtikaria, Erysipel, Erythem und nässendem Ekzem bis zu schwerer Dermatitis und Pyodermie. Verschlimmerung durch Bettwärme. Schweiße gelbfärbend, übelriechend und heftig, besonders nachts, ⊙ ohne Besserung, sogar mit Verschlimmerung des Befindens. Empfindlichkeit der Haut gegen Kälte.

Entzündung der Lymphdrüsen und Lymphgänge, aller Drüsen und lymphatischen Gewebe. **Mittel bei drohender Eiterung und zur Reifung** (Dosierung!).

Drüsen und Lymphknoten: Alle Lymphknoten in allen Körpergebieten, die Ohrspeicheldrüsen, alle echten Drüsen, die Leber, die Bauchspeicheldrüse, die Brustdrüse, die Hoden, der Wurmfortsatz mit seinem lymphatischen Gewebe sowie das gesamte Bindegewebe zeigen eine große Bereitschaft zu Schwellung und eitriger Entzündung.

Wärmeregulation: Frieren in der kalten Luft, allgemeines Frösteln. Je mehr der Patient sich am warmen Ofen zu erwärmen sucht, um so mehr fröstelt er. Frieren nachts im Bett. Frieren mit Hitze im Wechsel. Ständige Neigung zu schwitzen beim geringsten Anlaß. Häufig sind reichliche Nachtschweiße; fette, übelriechende, gelbfärbende Schweiße, welche die Bettwäsche steif machen, ⊙ ohne Besserung.

Dosierung

Man wird sich im allgemeinen zwischen der D 4 und D 12 halten. Bei schweren Drüsenschwellungen kann man auch bis zur D 3 heruntergehen. Bei drohender Eiterung möchte ich mich dafür einsetzen, nicht unter die D 10 bis D 12 zu gehen, da sonst die Eiterung beschleunigt wird. Wiederholt konnte ich beobachten, daß bei Kranken mit drohendem peritonsillärem Abszeß 1 bis 2 Stunden nach Einnehmen der D 4 oder D 6 schlagartig die Schmerzen sich verschlimmerten und der Beginn der Abszeßbildung unzweifelhaft wurde.
Bei **Lues** ist die Behandlung mit Antibioticis unzweifelhaft überlegen; trotz stärksten Dosen konnte eine Heilung durch *Quecksilber* meist nicht, sondern nur eine Unterdrückung erreicht werden. Auch bei Gonorrhö ist antibiotische Behandlung entschieden vorzuziehen.

Mercurius sublimatus corrosivus

Wirkung

Mercurius sublimatus corrosivus oder **Hydrargyrum bichloratum,** Quecksilberchlorid, $HgCl_2$, unterscheidet sich von *Mercurius solubilis* durch größere Giftigkeit mit schnellerer akuter Wirkung. Die Schleimhautsymptome sind verschärft, es zeigen sich wundmachende, blutige Sekrete und vermehrte Geschwürsbildung. Demgemäß wird es bei blutigen ruhrartigen Durchfällen mit Entzündung und Ulzerierung im Enddarm bevorzugt. Auf eine besondere Darstellung des Arzneimittelbildes kann daher trotz der großen Bedeutung und der häufigen Verwendung verzichtet werden.

Literatur

BUCHNER: Allg. homöop. Ztg. 135 [1897]: 92.
MASSELOT: Arch. gén. Med., sér. IV, 11: 58.
ALLEN: Encyclopedia, Bd. V.
HAHNEMANN: Reine Arzneimittellehre, 3. Aufl., Bd. 1, S. 422.

Cinnabaris

Anwendung

Der **Zinnober,** HgS, die gewöhnliche Form des natürlichen Vorkommens des *Quecksilbers*, ist ein bewährtes Mittel bei **Katarrhen der Nasennebenhöhlen, subakuter und chronischer Natur.** Es bringt die vertrocknete Absonderung wieder in Gang, beseitigt dadurch die Kopfschmerzen und kann auch zur völligen Ausheilung führen. Auch bei alter **Lues** mit Kondylomen und feurigroten Geschwüren hat es sich bewährt. Joh. BERGMANN schreibt: „Als das Hauptmittel bei Lues I und Lues II halte ich Cinnabaris D 3. Davon ist 3mal täglich die Menge einer Bohne einzunehmen, bis das Auftreten des bekannten Leitsymptoms ‚Druck an der Nasenwurzel' die Sättigung des Organismus anzeigt. Die Vorzüge dieser Behandlung sind gute Verträglichkeit, rasche Behebung der Ansteckungsfähigkeit und eine langsame und nachhaltige Beeinflussung der Wassermannschen Reaktion. Die von mir behandelten Kranken hatten es nicht nötig, Mundspülungen mit *Kalium bichromicum* D 2, 1 Tablette auf 1 Glas Wasser, zu machen, was sich bei den übrigen Quecksilbersalzen sehr empfiehlt. Gelegentlich kann in den ersten Tagen wegen nächtlicher Stirnkopfschmerzen *Apis* D 3 nötig sein." Trotz solcher Empfehlungen wird man die gründlichere Behandlung des Lues mit Antibioticis vorziehen.

Weitere Indikationen lassen sich von Fall zu Fall aus der Kenntnis der Wirkung der beiden Komponenten *Quecksilber* und *Schwefelwasserstoff* entwickeln. *Quecksilber* gewinnt in diesem Sulfid eine Vertiefung der Wirkung hauptsächlich bei chronischen Prozessen. Man wird es da bevorzugen, wo es sich um verschleppte oder chronische

Mercur-Fälle handelt. So wird es zum Beispiel bei chronischen Entzündungen des Auges wie Iritis und Keratitis, auch auf chronischer Grundlage gerne verwendet.

Literatur

HAHNEMANN: Reine Arzneimittellehre, Bd. 1, S. 426.

Dosierung

D 3 bis D 12 in Verreibung.

Aethiops antimonialis

Anwendung

Hydrargyrum stibiato-sulfuratum, der Spießglanzmohr, ein Gemenge von Quecksilbersulfid und Antimonsulfid. Indikation wie bei *Aethiops mineralis.* Es wird außerdem von STIEGELE gegen **Colitis mucosa** in D 2 bis D 4 in Verreibung empfohlen. Auch gegen **Fisteln nach Bauchoperationen** und Mastdarmfisteln soll es sich bewährt haben (STIEGELE: Dtsch. Zschr. Homöop. 1927: 46).

Aethiops mineralis

Anwendung

Hydrargyrum sulfuratum nigrum wird die *Aethiops antimonialis* bei **skrofulösen Ophthalmien, Otorrhö, Hautausschlägen** auf skrofulöser und syphilitischer Basis verordnet.
Es wird hergestellt durch Verreibung von *Quecksilber* und *Schwefel* in gleichen Gewichtsteilen und besitzt eine schwarze Farbe. Es ist zu beachten, daß es kein *Antimon* enthält, was für die Verordnung nicht unwesentlich ist.

Dosierung

D 3 bis D 6.

Mezereum

Herkunft des Mittels

Daphne Mezereum, der Seidelbast oder Kellerhals (Fam. nat. Thymelaeaceae), wächst in fast ganz Europa und einem großen Teil von Asien. Der verwendete Pflanzenteil ist in der Homöopathie die frische, vor der Blüte gesammelte Zweigrinde.
Mezereum wurde in den vergangenen Jahrhunderten gegen **Wassersucht** und als **Purgans** verwendet. Die

stark hautreizende Wirkung hat zu seiner Verwendung als **Vesikans** geführt; die Innenseite der Rinde oder ein Pulver aus der Rinde, zu einem Pflaster verarbeitet, wurde ähnlich den Spanischen Fliegen gebraucht. HUFELAND rühmte seine Verwendung gegen **Exostosen mit Kopfschmerzen,** wie sie nach venerischen Krankheiten beobachtet werden.

Die Rinde des Seidelbasts, auf die Haut gebracht, ruft ähnlich den Kanthariden eine heftige Entzündung mit Erythem, Blasen- und Pustelbildung, ja selbst Nekrosen hervor. Die wirksamen Stoffe sind das harzartige Mezerein und das Glykosid Daphnin. Die Schleimhäute werden in der gleichen Weise gereizt; es kommt zu Niesen, heftigem Brennen im Hals, Erbrechen, Durchfällen, Nierenreizung mit Albuminurie und Strangurie. Das Nervensystem ist beteiligt mit Kopfschmerzen, Schwindel, Delirien und Konvulsionen.

Wegen der Beziehung zur Knochenhaut wurde es als **Gegenmittel bei Quecksilber-Vergiftungen** angewendet. Auch die Modalitäten der Verschlimmerung bei Nacht und Verschlimmerung durch Kälte erinnern an das Quecksilber-Bild.

Anwendung

Seine Hauptverwendung erstreckt sich auf die Behandlung von Hauterkrankungen, wie Ekzem, Erythem, Erysipel, Ulcus cruris und Herpes zoster; ferner werden Neuralgien und Neuritiden erfolgreich damit behandelt. Eine wertvolle Indikation scheint auch in Periostitis luetischer und unspezifischer Natur zu liegen.

Literatur

Mezereum wurde ausgiebig geprüft, zuerst von HAHNEMANN, später von HARTLAUB, THEILE, WAHLE und anderen.

ALLEN zählt 1567 Symptome auf.

HAHNEMANN: Fragmenta de viribus.
HAHNEMANN: Chronische Krankheiten, 2. Aufl.
HARTLAUB u. TRINKS: Homöop. Vjschr. 8, 1.
DUNHAM: N. Zschr. homöop. Klin. 9 [1860].
GERSTEL: Transact. intern. homoeop. Convention, 1870, Bd. 1.
REIL: Homöop. Vjschr. 8: 51, 115.
LEMKE: N. Zschr. homöop. Klin. 13: 35.
WAHLE: Allg. homöop. Ztg. 61: 103.
STAPF: Arch. homöop. Heilk. 4, 2: 119.

Arzneimittelbild

Leitsymptome: *Hautentzündungen mit heftigem Juckreiz.*

Neuralgien mit scharfem, schießendem oder zuckendem Schmerz, nachher Taubheitsgefühl.

Kältegefühl an den befallenen Körperteilen und Verschlimmerung durch Kälte.

Verschlimmerung nachts und durch Bettwärme.

Verschlimmerung durch Berührung.

HAHNEMANN rechnet Mezereum unter die antipsorischen Mittel, die nach dem Verschwinden oder Vertreiben von Ausschlägen angezeigt sind.

Allgemeines: Frösteln am ganzen Körper, empfindlich gegen kalte Luft. Schwäche und Müdigkeit, abgeneigt gegen jede Tätigkeit. Zittern der Glieder.

Geist und Gemüt: Sehr gleichgültig, hat an nichts Freude. Traurige und verzweifelte Stimmung. – Er ist sehr reizbar und gerät über die harmlosesten Dinge in Streit. Gedanken verwirrt, Kopf benommen und Schwindelgefühl.

Trigeminusneuralgie, Periostitis.

Kopf: Heftige Kopfschmerzen und Schmerzen in den Schädelknochen bei der geringsten Berührung. Bohrende und ziehende Schmerzen überall am Kopf. Dabei Hitze am Kopf und Frieren am übrigen Körper. Zucken in den Gesichtsmuskeln. Reißen und Ziehen im Gesicht, in den Schädel- und Gesichtsknochen, mit Empfindlichkeit gegen kalte Luft.

Konjunktivitis.

Augen: Bindehäute gerötet und entzündet mit Jucken, Gefühl von Trockenheit in den Bindehäuten. Hartnäkkiges Zucken im oberen Augenlid.

Ohren: Stechen und Reißen in den Ohren. Gefühl, als blase ein kalter Wind durch den Gehörgang. Gefühl, wie wenn das Ohr verstopft wäre. Geräusche in den Ohren.

Herz und Kreislauf: Beschleunigte Herztätigkeit. Puls hart, oder weich und leicht unterdrückbar. Tod im Kollaps.

Luftwege: Wäßriger oder schleimiger Schnupfen oder Stockschnupfen. Nasenlöcher wund und verschwollen, blutiger Schleim. – Heiserkeit mit Husten und Rauheit auf der Brust. Trockener heftiger Husten im Kehlkopf oder in der Tiefe der Brust, kann keinen Schleim heraufbringen; später reichlicher, schleimiger, auch blutiger Auswurf. Essen ruft Husten hervor, der nicht nachläßt, bis Erbrechen eintritt.

Zahnschmerzen, Stomatitis, Gastritis.

Verdauungsorgane: Speichelfluß, Mund und Zunge schmerzhaft entzündet und wund mit Bläschen und Geschwüren. Gefühl wie verbrannt. Zahnschmerzen durch Kälte, Zähne wie zu lang, Zahnfleisch geschwollen und blutend. – Hitzegefühl und Brennen im Rachen, Kratzen und Trockenheitsgefühl. Zusammenschnüren im Hals. Übelkeit, heftiger Druck und Brennen im Magen, Erbrechen. Krampfartige Schmerzen. Leibschneiden und Rumpeln im Bauch. Nach dem Stuhl Zusammenkrampfen im After. Durchfällige Stühle.

Neuralgien und Neuritiden, Periostitis. Neuralgie nach Herpes zoster.

Glieder: Kraftlosigkeit und Zittern. Ziehende und reißende Schmerzen in allen Gliedern. Zuckungen in den Gliedern. Schmerzen nachts im Periost der langen Röhrenknochen, besonders der Tibia, schlimmer nachts und im Bett und durch die geringste Berührung.

Herpes zoster, Impetigo, Erysipel, Quecksilber-Siechtum.

Haut: Heftiges Jucken und Brennen. Starke Rötung der Haut mit Bläschenbildung und Nässen. Bläschen mit rotem Hofe. Nässender Ausschlag mit Krusten bedeckt, unter welchen sich Eiter ansammelt. Scharfe fressende Sekrete. Die Ausschläge sitzen am Kopf, in den Haaren, im Gesicht und am übrigen Körper.

Wärmeregulation: Frieren und Kälte am ganzen Körper. Kalte Glieder. Innerliches Kältegefühl. – Hitzegefühl und Schweiße.

Dosierung

Im allgemeinen werden von der D 6 ansteigende Verdünnungen empfohlen. Andererseits kann man bis zur D 3 herabgehen. Bei Spätfolgen von Hautausschlägen Hochpotenzen.

Vergleichsmittel

Durchweg: *Mercurius.*
Periostschmerzen: *Phytolacca, Hepar sulfuris, Stillingea, Asa foetida.*
Nässender Hautausschlag: *Rhus, Euphorbium, Mancinella, Graphites, Ranunculus.*
Gesichtsneuralgie: *Verbascum, Plantago.*
Stomatitis: *Arum, Phytolacca, Borax, Kalium chloricum* und *bichromicum, Hydrastis, Acidum nitricum, Hepar sulfuris, Lachesis.*
Herpes zoster: *Rhus, Cantharis, Anacardium, Mandragora e radice.*

Millefolium

Herkunft des Mittels

Achillea Millefolium, die Schafgarbe (Fam. nat. Compositae). Verwendet wird das frische blühende Kraut. Als wirksame Bestandteile sind anzusehen: Ätherische Öle, die in den Kompositen sehr verbreitet sind, darunter Cineol und Cham-Azulen (*s. Chamomilla*); ferner ein Bitterstoff Betonicin, Gerbstoffe,

Aconitsäure, ein Blausäureglykosid, mehrere Flavone und ein fluoreszierender, photosensibilisierender Stoff. Durch 10 % Dekokt von Herba Millefolii ist in vitro und in vivo am Tiere Förderung der Blutgerinnung und durch Blätterextrakt eine choleretische Wirkung gefunden worden. Damit ist die Beziehung zum Vorgang der Blutgerinnung, welche in der Homöopathie ausgenützt wird, erwiesen. – LINNÉ hat der Pflanze ihren Namen gegeben, da das Fabelwesen Chiron dem Achilles geraten haben soll, sie gegen die blutenden Wunden der Krieger zu verwenden.

Klinische Erfahrungen

Blutungen mit hellrotem Blut aus allen Organen, zum Beispiel Nasenbluten, Hämorrhoidalblutungen, Lungenblutung bei Phthisis, Gebärmutterblutungen, Nieren- und Blasenblutungen. Erregung des Gefäßsystems zeigte sich bei den allerdings unvollkommenen Arzneimittelprüfungen an durch Gesichtsröte, Gefühl, als wenn alles Blut gegen den Kopf stiege, Wallungen im Kopf beim Bücken, Schwindel, Getöse im Ohr. Blutungen wurden dabei nicht beobachtet, doch berichten mehrere Beobachter, daß man mit Millefolium, als Tee verwendet, nicht nur Blutungen aller Art stillen, sondern solche auch erzeugen könne. So berichtet H. BOCK, einer der „Väter der Botanik", 1539, daß das rotblühende Kraut, in die Nase gebracht, Nasenbluten hervorrufe. Von anderen wurde es als Emmenagogum gebraucht. Solche Angaben können nur von dem in der Ähnlichkeitsregel nicht Bewanderten als Widerspruch angesehen werden. Es wurden Blutungen aus verschiedenen Organen, wie Nase, Magen, Mastdarm und After, Blase, Uterus und Lunge, damit behandelt.

Als Wundheilmittel genoß die Schafgarbe in der Volksmedizin das größte Ansehen. Es wurden blutende, frische Wunden, aber auch alte, vernachlässigte Wunden damit behandelt. In Rußland wird die Pflanze als Schnitt- oder als Beilhiebkraut bezeichnet. Wegen ihrer Eigenschaft, Nasenbluten hervorzurufen, wurde der Pflanze in England der Name Nosebleed beigelegt.

Der Wirkung auf Blut und Gefäße entspricht auch die Verwendung bei Krampfadern an Vulva und Beinen, die besonders in der Schwangerschaft hilfreich ist.

Eine heute weniger bekannte Anwendung ist diejenige gegen Koliken und Konvulsionen aller Art. Es werden Blähungskoliken, Magenkrampf, krampfhafte Nachwehen, Dysmenorrhö, ja selbst epileptische Krämpfe genannt.

Als weitere Indikationen führt H. SCHULZ noch an: Bronchitis, Asthma humidum, Enuresis, Nephro- und Zystopathien, atonische Magendarmkatarrhe.

BERGMANN (Kamenz) konnte bei Hypertonikern auf Teedarreichung eine alsbald einsetzende Anregung der Harnabsonderung feststellen (Allg. homöop. Ztg. 1938: 163). Derselbe beobachtete bei einem 4jährigen Jungen nach wochenlang getrunkenem Schafgarbentee eine Nierenblutung. Die lästigen Schweiße im Wochenbett sollen nach BERGMANN unter Vermehrung der Harnabsonderung und Ableitung auf die Nieren sofort beseitigt werden („eine ganz zuverlässige Indikation"), der Wochenfluß werde reguliert unter Beseitigung einer zu schwachen oder zu starken Ausscheidung, eine reflektorische Harnsperre im Wochenbett werde gelöst, ähnlich wie durch eine 40-%-Harnstofflösung. Bei Nierensteinleiden und Blasen-

entzündung mit oder ohne Blutung besitzt es eine alte Empfehlung. FARRINGTON hat Millefolium mit Erfolg bei Milchfieber im Frühwochenbett verwendet.
Bei Magen- und Darmleiden bei Leber- und Gallenleiden findet Millefolium Anwendung, wobei der Gehalt an Bitterstoffen eine Rolle spielt.
Eine krampflösende Wirkung wurde nicht nur bei Dysmenorrhö, sondern auch bei Angina pectoris und den ausstrahlenden Schmerzen bei Myodegeneration von FLAMM beobachtet. Vor allem dürfte Millefolium beim gastrokardialen Symptomenkomplex ohne organische Herzleiden und auch mit organischen Veränderungen zu beachten sein.

Literatur

Die Arzneimittelprüfung wurde von SCHRETER und von NENNING vorgenommen (HARTLAUB und TRINKS: Annalen, Bd. 4).
Weitere Prüfungen hat KEIL (Zschr. homöop. Klin. 3: 140) und HERING (Amerikanische Arzneimittelprüfungen) angestellt.
ALLEN: Encyclopedia, Bd. VI.
HUGHES: Cyclopaedia, Bd. III.

Arzneimittelbild

Allgemeines: ⊙ Krämpfe: Magen- und Bauchkrämpfe, Regelkrämpfe, krampfhafte Nachwehen, Abortus imminens, Konvulsionen bei unterdrückten Lochien.

Blutungen aus allen Organen.

Hellrote Blutungen ⊙ aus den Schleimhäuten aller Organe, aus Wunden.

Geist und Gemüt: Heftig und auffahrend nach dem Mittagessen oder abends.

Kopf: Blutandrang zum Kopf, besonders beim Bükken. Klopfen der Arterien im Kopf. Benommenheit des Kopfes mit Kopfschmerzen. Schwindel, bei geringer Bewegung, beim Gehen, mit Übelkeit beim Bücken.

Nasenbluten.

Nase: Ruft Nasenbluten hervor. Bluten der Nase, wenn das Kraut in die Nase gebracht wird.

Verdauungsorgane: Zunge belegt und geschwollen. Kleiner Knoten auf der Innenseite der Unterlippe, am nächsten Tag ein oberflächliches Geschwür: Rauheit und stechende Schmerzen im Hals beim Schlucken.
Magendrücken wie ein Pflock. Vermehrtes Hungergefühl. Leeres Aufstoßen. Schmerzen im Magen wie von Fasten. Brennen im Magen und im Bauch. Heftiges Kneipen im Bauch. Auftreibung des Leibs mit Blähungskolik. Reichlicher Abgang von stinkenden Blä-

hungen. Grobes Stechen in den letzten, rechten Unterrippen. Stuhl beschleunigt, durchfallartig. Grauweißer Stuhl wird gelbbraun (klinische Angabe [?] von HERING).

Nierenblutung.

Harnorgane: Beständiger Drang zum Harnen. Blutharnen.

Menorrhagie.

Geschlechtsorgane: Befördert oder verringert die Periodenblutung. Weißfluß.

Bewegungsorgane: Stechen, Reißen, Ziehen, Kribbeln, Brennen der Glieder.

Dosierung

D 2 bis D 6.

Vergleichsmittel

Blutungen: *Erigeron, Ipecacuanha, Sabina, Trillium, China, Natrium nitricum, Geranium, Crocus.*

Momordica balsamica

Herkunft des Mittels

Momordica balsamica, stammt aus dem tropischen Afrika und Asien, auch im tropischen Amerika eingeschleppt; sie gehört zu den Cucurbitaceen.
Momordica balsamica ist mit ihren Inhaltsstoffen noch ungenügend untersucht. Sie enthält Bitterstoffe, Farbstoff zu den Karotinoiden Xanthophyll und Lycopin gehörend, ferner wahrscheinlich wie Momordica charantia, ein für Fische giftiges Saponin und freie Aminosäuren.

Wirkung

Momordica wurde von den Kräuterärzten des 16. Jahrhunderts (LONICERUS, BOCH, MATHIOLUS) eine starke wundheilende Kraft zugeschrieben. Auch nach v. HALLER wurde das Balsamapfelöl als „treffliches, milderndes und kühlendes Wundöl" gerühmt. MATHIOLUS [1626] schrieb ihr eine gute Wirkung bei Darmgicht, Nachgeburtsschmerzen, Bauchgrimmen, Brüchen, Brust- und Uterusgeschwülsten und Hämorrhoidalbeschwerden zu. Die Verwendung in der Homöopathie gründet sich auf eine Arzneimittelprüfung an einer Frau, vorgenommen mit 24 Tropfen der Tinktur, veröffentlicht von A. MERCIER (West. J. Homoeop.) und bei ALLEN (Encyclopedia, Bd. VI), sowie auf die alten klinischen Erfahrungen, die in Richtung auf Abdominalplethora und Darmspasmen mit ausgeprägtem Meteorismus weisen. Eine Verwandtschaft der Wirkung unter den Cucurbitaceen *Colocynthis, Ecbalium,* Momordica und *Bryonia* ist nicht zu verkennen.

Arzneimittelbild

Kopf: Gefühl von Benommenheit, von großer Leichtigkeit im Kopf. Gefühl, als ob das Gewicht des ganzen Inhalts des Kopfes herabgesetzt wäre. Leichte Kopfschmerzen.

Augen: Gefühl von vorübergehendem Nebel oder Wolken vor den Augen.

Gesicht: Gesicht zeitweise rot, aber meist sehr bleich.

Abdominalplethora, Meteorismus über der Flexura lienalis.

Verdauungsorgane: Leichte Übelkeit im Magen. Kneifende Kolikschmerzen, ausgehend vom Rücken und sich über den ganzen Bauch ausbreitend. Heftige wehenartige Schmerzen im Hypogastrium. Mehrere Tage lang 2 oder 3 gesunde Stühle. ⊙ Blähsucht über der Flexura lienalis.

Blutkongestion zum kleinen Becken mit Dysmenorrhö und Menorrhagie.

Geschlechtsorgane: Schmerzhafte und zu starke Menses, aber von normaler Dauer. Wehenartige Schmerzen während der Periode, gefolgt von einem Blutabgang. Weißliche, etwas schleimige Absonderung zwischen den Menses.
Schmerzen im Kreuz während der Periode, beginnend im Kreuz, nach vorne ins Becken ziehend.

Dosierung

Tinktur bis D 2.

Vergleichsmittel

Blähsucht: *Asa, Cepa, China, Carbo vegetabilis, Lycopodium, Magnesium carbonicum, Sulfur, Argentum nitricum* und andere.

Morphinum

Herkunft des Mittels

Morphinum, das Hauptalkaloid von *Opium*, ist in seiner Wirkung dem *Opium* sehr ähnlich, dessen nervöse Seite es in verstärkter Weise verkörpert. Die Kenntnis ist aus den akuten und chronischen Wirkungen des Morphins gewonnen und bietet ein interessantes Beispiel für die biphasische Wirkung der Arzneimittel. Zur Grundlage des Arzneimittelbildes wurde auch *Morphinum sulfuricum* und *Morphinum aceticum* mitverwendet, da kein grundsätzlicher Unterschied zwischen diesen Alkaloiden besteht. Von homöopathischer Seite wurde keine Arzneimittelprüfung vorgenommen.

Wirkung

Die lähmende und erregende Beziehung zum Zentralnervensystem tritt stark hervor. An den Hohlorganen und willkürlichen Muskeln treten Spasmen auf. Die depressorische Wirkung auf die Zelltätigkeit kommt an den Geschlechtsorganen in Impotenz und Amenorrhö zum Ausdruck.
Die Darmtätigkeit wird weniger beeinflußt als durch *Opium*, dagegen beobachtet man Strangurie der Blase sowie Spasmen der Gebärmutter.

Literatur

ALLEN: Encyclopedia, Bd. VI u. X.
HUGHES: Cyclopaedia, Bd. III.
BUCHNER-WIBMER: Allg. homöop. Ztg. 20: 206.
HARTLAUB u. TRINKS: Reine Arzneimittellehre, Bd. 1.
HENCKE: N. Arch. homöop. Heilk., Bd. 3, S. 160.

Arzneimittelbild

Leitsymptome: *Unfähigkeit, Schmerz zu ertragen (infolge Willensschwächung), und Hyperästhesie.*
Spasmen an der willkürlichen und unwillkürlichen Muskulatur.
Verschlimmerung nach Schlaf.
Schwindelanfälle bei der geringsten Bewegung des Kopfes.
Plötzliche Schwächeanfälle.

Allgemeines: Ruhelosigkeit und Überempfindlichkeit der Sinne. Plötzliche Anfälle von Schwäche wie zum Sterben. Bett erscheint wie zu hart.

Nervöse Erregungszustände, Schlaflosigkeit infolge nervöser Erregung und Überreizung der Sinnesorgane und Ruhelosigkeit der Glieder.
Übermäßige Schmerzempfindlichkeit.
Nervenschock nach Schreck.

Geist und Gemüt: Allgemeiner Zustand von Erregung, äußerst lebhaft und schwach mit Unstetigkeit und Hast. Delirien und Halluzinationen. Große Ähnlichkeit mit Alkoholvergiftung, der Morphin-Vergiftete neigt jedoch mehr zu melancholischer Verstimmung. Melancholie oder stumme Verzweiflung, Angstzustand. Unfähigkeit, Schmerzen zu ertragen, sowie Hyperästhesie. Rascher Gedankenflug. Die Gedanken springen von einem Gegenstand zum andern.
Er kann seine Beschwerden nicht berichten vor lauter Tränen und Seufzen.
Verlust des Bewußtseins. Betäubung. Komatöser Zustand. Plötzlicher Kollaps mit Niederstürzen und drohender Gehirnlähmung. Zustand von Bewußtlosigkeit und stertoröser Atmung und bläulicher Kongestion

ähnlich einer Apoplexie. Somnolenz, unterbrochen durch konvulsive Krämpfe. Tiefer Schlaf, nach dem Erwachen Kopfschmerzen. – Schlaflosigkeit.

Schwindelanfälle bei der geringsten Kopfbewegung.

Kopf: Spannen und Drücken im Kopf, als wäre der Schädel zu klein für das Gehirn. Kongestive Kopfschmerzen. Kopfschmerz mit Somnolenz. Heftiger Schwindel mit Übelkeit und Erbrechen bei der geringsten Bewegung des Kopfes.

Augen: Parese der Recti interni, Ptosis der Lider, die Augen drängen aus den Höhlen vor. Divergierender Strabismus. Pupillen erweitert oder verengert. Gesichtshalluzination, sobald er die Augen schließt (sieht Gestalten im Zimmer).

Gesicht: Gesicht gerötet, beinah zyanotisch und gedunsen, Lippen, Zunge und Hals livid. Oder Gesicht blaß bei lividen Lippen. Mund verkrampft.

Atmungsorgane: Schleimrasseln in der Luftröhre. Erschwerte, langsame Atmung.

Herz: Schwacher, beschleunigter oder verlangsamter Puls.

Verdauungsorgane: Trockener Mund, tödliche Übelkeit und krampfhaftes, galliges Erbrechen. Heftige krampfartige Magen- und Bauchschmerzen. Wäßrige Durchfälle mit schrecklichem Tenesmus. Verstopfung.

Harnverhaltung durch Spasmus.

Harnorgane: Ständiger Harndrang, ohne Harn lassen zu können. Harnverhaltung. Strangurie. Harn oft scharf mit hoher Dichte, häufig ist Eiweißgehalt, der oft erst nach Entzug von Morphin auftritt.

Geschlechtsorgane: Männer: Zuerst vermehrte Erregung, dann sexuelle Schwäche bis zur Impotenz. Frauen: Regel unregelmäßig oder unterdrückt für Monate und Jahre. Reifung der Graafschen Follikel setzt aus.

Nervenkrämpfe nach Blitzschlag, soll hier spezifisch wirken.

Glieder, Muskeln, periphere Nerven: Neuralgie in den verschiedensten Teilen des Körpers. Ruhelosigkeit und Zittern der Glieder, Tremor. Muskelverkrampfungen tetanischer Art. Zuckungen und konvulsive Bewegungen.

Pruritus (ohne feststellbaren Befund).

Haut: Heftiges Jucken. Hyperästhesie und wundes Gefühl. ⊙ Bett scheint zu hart.

Dosierung

Da sich das Mittel an das Zentralnervensystem wendet, sind höhere Potenzen vorzuziehen. Bei spastischen Zuständen konnen allenfalls auch tiefere Potenzen (bis herab zu D 3) gebraucht werden. Von einem Gebrauch bei Morphiumsucht ist mir nichts bekannt, doch ist dieser durchaus naheliegend.

Vergleichsmittel

Überempfindlichkeit gegen Schmerz: *Aconitum, Arnica, Arsenicum, Belladonna, Chamomilla, Coffea, Hepar sulfuris, Staphisagria, Stramonium.*
Schwindel bei Bewegung des Kopfes: *Bryonia, Cocculus, Conium.*

Moschus

Herkunft des Mittels

Moschus, ein Drüsensekret, wird gewonnen aus einer beutelähnlichen Hauttasche in der Nähe der Genitalien des männlichen Moschustieres oder Bisam, Moschus moschifera (Fam. nat. Ungulata). Dieses Sekret dient der Erzeugung des Sexualtriebes des rehähnlichen, in den Hochgebirgsgegenden des Himalaja lebenden Tieres. Moschus ist mit dem Geruchssinn noch in einer Menge von 10^{-10} in 1 l Luft wahrzunehmen. Manche Menschen werden ohnmächtig von dem Geruch. Seiner Herkunft und biologischen Bestimmung nach besteht eine Verwandtschaft mit Bibergeil (*Castoreum*) und *Mephitis.*

Wirkung

Moschus ruft einen Zustand von geistiger Verwirrung hervor, wobei der Prüfer die Kontrolle über sein seelisches Verhalten verliert. Es entstehen Erregungszustände mit Ausbrüchen von Affekten wie ungehemmtes Schimpfen, Zornesanfälle, Zerstörungswut, übertriebene Schmerzäußerungen, hysterisches Verhalten. Diese Entladungen gehen in Kreislaufkollaps mit Ohnmachtsanfällen bei Blässe und Zyanose des Gesichts und Niederstürzen über. Während zuerst ein Blutandrang zum Kopf hervortritt, herrschen nachher Kältegefühle mit Frösteln und Empfindlichkeit gegen äußere Kälte hervor.
An den übrigen Organen zeigen sich Spasmen wie krampfartige Beengung im Hals, Herzklopfen wie von ängstlicher Erwartung, gewaltsames Luftaufstoßen und Meteorismus.
Abwärtsdrängen nach den Geschlechtsteilen. Die Regelblutung tritt zu früh ein. Sexuelle Erregung bei beiden Geschlechtern.

Die Erscheinungen treten wenige Minuten nach der Einwirkung des Stoffes ein, verschwinden aber auch schnell wieder, besonders an der frischen Luft.
Aus Moschus wurden flüchtige Bestandteile isoliert, von denen vor allem das Muscon für die Wirkung verantwortlich ist. Das Mittel wird in der Homöopathie ausschließlich als Nervinum angewendet, wobei die Arzneimittelprüfung das Bild vorzeichnet, bei dem es brauchbar ist.

Literatur

Eine Arzneimittelprüfung, zusammen mit vielen Beobachtungen aus der Literatur, einige auch an Kranken gewonnen, findet sich bei HAHNEMANN in der „Reinen Arzneimittellehre", 3. Aufl., 1. Bd.
JÖRG hat eine Arzneimittelprüfung mit 7 männlichen und 2 weiblichen Prüfern vorgenommen (JÖRG: Materialien zu einer künftigen Heilmittellehre. Leipzig 1825).
HROMODA hat eine Prüfung im J. homöop. Arzneimittel I, 2: 99 bekanntgegeben.
ALLEN: Encyclopedia, Bd. VI.
HUGHES, Cyclopaedia, Bd. III.

Arzneimittelbild

Modalitäten: *Besser an der frischen Luft, dagegen sehr kälteempfindlich.*

Hysterie,
Lach- und Weinkrämpfe.
Nervöse Ohnmachten.

Geist und Gemüt: Sehr ängstlich und schreckhaft. Angst vor dem Tode mit Gefühl von Ohnmacht. Fühlt sich wie berauscht, spricht verwirrt. Wutanfall, kennt sich nicht mehr vor Zorn. Heftiges, unaufhörliches Schimpfen, bis das Gesicht leichenblaß und die Lippen blau werden und die Patientin ohnmächtig niederfällt.
Zusammenschrecken mit Zittern bei geringstem Anlaß. Benommenheit der Sinne und Ohnmachtsanwandlungen mit tödlich-blassem Gesicht und bläulichen Lippen. Schwindel und Kopfschmerzen mit Kältegefühl. Kopfschmerzen, Eingenommenheit und Schwindel, schlimmer von Bewegung, besser an der frischen Luft. Kopfhaut schmerzt beim Berühren. Gefühl des Fallens. Plötzliche Trübheit vor den Augen. Rauschen in den Ohren wie von starkem Wind. Schläfrigkeit mit häufigem Gähnen am Tage, nachts unruhiger, wonnereicher Schlaf.

Blutkreislauf: Erregt, Kollapsgefühle. Friert ständig, empfindlich gegen äußere Kälte.

Globus hystericus.
Asthma nervosum (?).

Brust: Auf der Brust Empfindungen wie zusammengeschnürt. Herzklopfen wie von ängstlicher Erwartung. Sie meint, sie müsse ersticken und muß nach Luft schnappen.

Verdauungsorgane: Völle, Blähsucht und Kneipen. Anfälle von Übelkeit und Erbrechen, schlimmer schon beim Anblick von Speisen. Gewaltsames Aufstoßen von Luft.

Männliche Geschlechtsorgane: Starke geschlechtliche Erregung.

Menorrhagie und Regelbeschwerden mit hysterischen Begleiterscheinungen.

Weibliche Geschlechtsorgane: Drängen in den Teilen nach unten, wie wenn die Regel erscheinen wollte.
Die Regelblutung erscheint zu früh und zu stark.
Die Regel, welche bei einer 48jährigen Frau bereits 1 Jahr ausgeblieben war, tritt wieder ein.
Geschlechtliche Erregung bei einer 60jährigen Frau, die noch nie in ihrem ganzen Leben ein derartiges Gefühl hatte.

Dosierung

Meist werden niedere Verdünnungen empfohlen (D 2 und D 3). Die Tinktur entspricht D 2. Hahnemann hat die C 30 verwendet. Öftere Wiederholung ist bei der rasch vorübergehenden Wirkung angezeigt.

Vergleichsmittel

Ohnmachtsanfälle bei Erregung: *Nux moschata.*
Globus: *Valeriana, Asa, Ignatia.*
Lach- und Weinkrämpfe: *Crocus, Ignatia.*
Krankhafte sexuelle Erregung, Nymphomanie: *Agnus, Camphora, Cantharis, Hyoscyamus, Stramonium, Platinum, Nux vomica, Nuphar luteum.*

Murex

Herkunft des Mittels

Das getrocknete Sekret der Nackendrüsen der Purpurschnecken, **Murex brandaris** und **Murex trunculus**, welches als der bekannte Purpurfarbstoff der früheren Zeiten verwendet wurde. Diese Schnecken leben im Mittelmeer. Neben *Sepia* ist Murex die einzige Molluske, die arzneiliche Verwendung findet. Denn im Austernschalenkalk (*Calcarea carbonica Hahnemanni*) sind keine organischen Bestandteile anzunehmen. Dasselbe gilt wohl bei der Perlmutter (*Mater perlarum*), die eine feststehende Indikation bei Knochentumoren und Ostitis fibrosa Recklinghausen hat. Eine gewisse Verwandtschaft mit *Sepia* läßt sich, soweit man dies bei der rudimentären Prüfung von Murex sagen kann, erkennen.

Wirkung

Der Farbstoff enthält Dibromindigo, das jedoch nicht der wirksame Bestandteil zu sein scheint. Dagegen besitzt Murexin, ein Cholinester der Urocaninsäure und 5-Hydroxytryptamin, starke Wirkung (nach LEESER: Tiergifte).
Aus der Symptomatik kann auf eine vorwiegend arterielle Hyperämie zu den weiblichen Geschlechtsorganen geschlossen werden, während man bei *Sepia* eine venöse Hyperämie annimmt. Die starke geschlechtliche Erregung von Murex findet sich bei *Sepia* in der Gegenphase als geschlechtliche Ablehnung.

Literatur

PÉTROZ: Etud. 1864.
HERING: Amer. Homoeop. Rev. 4, S. 406.
HERING verwendete die C 200 an 2 Patientinnen, PÉTROZ gab 3 Patientinnen, die an Fluor litten, die 6. Dilution 1 Woche lang.
ALLEN: Encyclopedia, Bd. VI.
HUGHES: Cyclopaedia, Bd. III u. IV.

Arzneimittelbild

Geist und Gemüt: Niedergedrückte Gemütsverfassung, Furcht und Angst.
Verwirrung der Gedanken und Verlust des Gedächtnisses, kann die Worte nicht finden.
Kopfschmerzen früh beim Erwachen bis um 10 Uhr. Gefühl von Enge im Hinterkopf, besser durch Rückwärtsbeugen.

Nymphomanie.

Weibliche Geschlechtsorgane: Heftiger Geschlechtstrieb; eine solche Erregung, daß Wille und Vernunft der Kranken kaum die Oberhand behielten. Berührung steigert die geschlechtliche Erregung, Geschlechtsverkehr verschafft keine Befriedigung. Gefühl von Schwere und Schwellung in den großen Schamlippen.
Gefühl von Abwärtsdrängen in den Geschlechtsteilen, muß die Beine kreuzen.
Scharfer Schmerz an der rechten Seite der Gebärmutter, der den ganzen Körper kreuzt und sich in die linke Brust erstreckt. Brüste sehr schmerzhaft, im Bett scharfe schmerzhafte Stiche in den Brüsten.
Die Periode setzt zu früh ein. Leukorrhö mit blutigem Schleim.

Harnorgane: Ständiger Harndrang und Abgang blutigen Schleims nach dem Harnlassen.

Dosierung

D 4 bis D 12 zu empfehlen.

Vergleichsmittel

Nymphomanie: *Sepia, Lilium tigrinum, Platinum, Onosmodium, Hyoscyamus, Mandragora e radice, Asterias.*

Mygale lasiodora

Synonyma: Avicularia avicularia, Vogelspinne.

Wirkung

Der Biß dieser in Kuba heimischen Spinne rief bei dem einen Gebissenen eine starke Rötung der Haut hervor, die sich in Streifen, den Bahnen der Lymphgefäße folgend, ausbreitete, mit violetter, später grünlicher Verfärbung. Frost, auf den Fieber folgte, trockener Mund, großer Durst, Tremor, Atemnot, Verzweiflung mit Todesangst. Übelkeit mit Herzklopfen, große allgemeine Schwäche.

Anwendung

Ihre klinische Anwendung erstreckt sich auf die Behandlung der **Chorea minor,** wenn die Arme und Beine sich in ständiger Bewegung befinden, die Gesichtsmuskeln sich dabei verkrampfen; die Unruhe läßt im Schlaf nach. Diese Indikation dürfte von *Tarantula hispanica* übertragen sein (nach LEESER) und ist in der toxikologischen Beobachtung durch Tremor angedeutet.

Literatur

Eine wenig aufschlußreiche Prüfung an einer Frau wurde von HOUARD (Hahnemann Monthly 5 [1869]: 8) veröffentlicht. Über einen Biß bei einem Manne wird in Amer. homoeop. Rev. 5, 81 berichtet.
ALLEN: Encyclopedia, Bd. VI.
HUGHES: Cyclopaedia, Bd. III.

Dosierung

D 6 bis D 12 und höhere Verdünnungen.

Myrica cerifera

Herkunft des Mittels

Myrica cerifera (Fam. nat. Myricaceae) ist ein in Nordamerika heimischer Strauch aus der Familie der Myrtengewächse; der in Deutschland wachsende Gagelstrauch, Myrica Gale, ist mit diesem verwandt. Die

Tinktur wird aus der frischen Wurzelrinde bereitet. Myrica Gale enthält reichlich ätherisches Öl, in welchem der Träger der Wirkung zu sehen ist.

Wirkung

Die Wirkung ist ganz besonders auf die Leber gerichtet, so daß bei der Prüfung sogar Gelbsucht aufgetreten ist.

Literatur

Eine an 7 Prüfern vorgenommene Prüfung mit dem unverdünnten Extrakt beziehungsweise der Tinktur ist in Massachusetts Homoeop. Med. Soc. Transact. 1864, 2: 397 veröffentlicht.
Über eine weitere Prüfung berichtet HALE: New Remedies, 2. Ausg., S. 728, und W. SHARP: M. Month. Rev. 20: 749.
Die Enzyklopädien von ALLEN und von HUGHES geben diese Prüfungen wieder.

Arzneimittelbild

Geist und Gemüt: Unfähig zu jeder geistigen Konzentration. Stumpfheit des Verstandes. Schläfrig und stuporös. Bedrückter Sinn, will nicht sprechen, noch will er angesprochen werden. Fühlt sich in einem verzweifelten ,trübsinnigen Zustand, kann nicht schreiben, kümmert sich um nichts und nicht um seine Freunde. Sehr ärgerlich und übelnehmerisch, blickt auf die Welt, als wäre sie nicht wert, länger darin zu leben; betrachtet sich selbst besser als die anderen; verdammt sich selbst wegen verschiedener eingebildeter Fehler. Aufgebracht wegen Kleinigkeiten, am Morgen, alles scheint ihm schief zu gehen.

Schlaf: Tagsüber schläfrig und benommen. In der Nacht Schlaf sehr unruhig, besonders gegen Morgen, durch schwere Träume gestört. Morgens nicht erfrischt.

Kopf: Vielfache Schmerzen in allen Teilen des Kopfes, morgens. Schmerzen in Stirne und Scheitel mit Klopfen im Rhythmus des Pulses. Schwindel mit Blutandrang zum Kopf beim Bücken. Schwindel mit Übelkeit.

Augen: Sandgefühl in den Augen. Hitzegefühl in den Augen mit leichtem Ermüden beim Lesen. Bindehaut gerötet und gelb.

Ohren: Läuten in den Ohren.

Retronasalkatarrh bei Leberkranken.

Nase: Starker Schnupfen am Morgen. Zäher, übelriechender Schleim in der Nase und im Rachen.

Herz: Herzschlag verstärkt, aber Pulsfrequenz herabgesetzt.

Verdauungsorgane: Wundes Gefühl, wie von einem Fremdkörper im Hals, mit ständigem Bedürfnis zu schlucken. Schlucken schmerzhaft. Trockenheit im Mund.
Geschmack bitter und ekelig mit üblem Mundgeruch. Zunge schmutzigweiß oder gelb belegt. Die Mundhöhle mit einem zähen, schweren Belag versehen.
Schwer löslicher, zäher Schleim in Rachen, Hals und Nase voller zähem übelriechendem Schleim.
Bohrender Schmerz im rechten Kiefergelenk.
Bohrender, unnatürlicher Appetit mit Völlegefühl. Völliger Mangel des Appetits mit Völle im Bauch. Starkes Verlangen nach Saurem. Übelkeit, gefolgt von Kopfschmerz.

Dyspepsie, hepatogen.

Elendigkeitsgefühl im Magen, Erbrechen. Bauchkrümmen in der Magengegend und im Bauch. Rumpeln und kolikartige Schmerzen im Bauch mit übelriechenden Blähungen.
Weiche, reichliche Stühle mit Tenesmus und kolikartigen Bauchschmerzen. Stühle hellfarben, gallearm. Komplette Gelbsucht mit bronzefarbener Haut, Appetitlosigkeit, Völlegefühl im Magen und im Bauch, spärlichem, gelbem, schaumigem Harn, lockerem, hellem Stuhl, Mangel an Galle, großer Schwäche und Schläfrigkeit bis zu Stupor. (Diese Gelbsucht wurde nicht gebessert durch *Podophyllum, Leptandra, Nux vomica, Arsenicum* oder *Mercurius dulcis*, jedoch schnell beseitigt durch *Digitalis* D 1.)

Leberstörungen,
Hepatitis.
Hepatopathie.

Harnorgane: Erschwertes Harnlassen: die Blase scheint die Kontraktionsfähigkeit verloren zu haben. Harn zuerst hellgefärbt, später spärlich, dunkel bis ikterisch.

Muskulatur und Gliedmaßen: Wundheit und dumpfes Wehtun in allen Gliedern. Schießende und scharfe Schmerzen in den Armen und Beinen.

Haut: Jucken der Haut. Krabbeln im Gesicht wie von Insekten.

Dosierung

D 2 bis D 6.

Vergleichsmittel

Mercurius dulcis, Chelidonium, Podophyllum, China, Magnesium carbonicum und *muriaticum, Carduus marianus, Natrium choleinicum* und *Fel tauri, Mandragora, Leptandra, Lachesis, Antimonium crudum.*

Myristica sebifera

Herkunft des Mittels

Die Rinde dieses im tropischen Südamerika wachsenden Baumes Virola sebifera (Fam. nat. Myristicaceae) wird angeritzt und der austretende Saft (als Kino bezeichnet), zur Tinktur oder Verreibung benützt. Die Beerenkapseln enthalten nur einen Samen, der auch neben der echten Muskatnuß gehandelt wird. Aus den Früchten wird ein Fett gewonnen, aus deren Talg Kerzen hergestellt werden.
Gerbstoffe (Kinogerbstoffe), werden als wirksames Prinzip angesehen.

Anwendung

Myristica sebifera besitzt eine bedeutende Beziehung zu eitrigen Entzündungen und wird verwendet zur **Ausheilung von Eiterungen,** sei es, daß sie zur Resorption kommen sollen oder daß die eitrige Einschmelzung gefördert und beschleunigt werden soll. Beispielsweise wurde bei eitrigen Gelenkentzündungen Resorption mit Wiederherstellung der Funktion erzielt. Träge Eiterungen werden aktiviert und zur Reife gebracht, die Ausheilung wird beschleunigt. Sehr wertvolles Mittel zur Behandlung von **Abszessen,** wird hier als ,,homöopathisches Messer" bezeichnet. Oft bewährtes Mittel, das in zahlreichen Fällen von Abszessen entscheidende Hilfe gebracht hat.

Literatur

Eine kurze Prüfung wurde vorgelegt von MURE (Pathogen. Bresil., S. 354). Dabei wurde Schmerz in den Fingernägeln mit Schwellung der Phalangen beobachtet. Dies soll der Anlaß gewesen sein, Myristica bei eitrigen Entzündungen aller Art, Abszesse usw., einzusetzen.
ALLEN: Encyclopedia, Bd. VI.

Dosierung

D 2 bis D 6.

Vergleichsmittel

Abszesse: *Mercurius, Hepar sulfuris, Lachesis, Calcium sulfuricum, Silicea.*

Naja tripudians

(siehe auch bei *Lachesis*: A. Allgemeines über Schlangengifte.)

Herkunft des Mittels

Während *Lachesis, Crotalus* und *Vipera Berus* zu den Viperiden gehören, stammt **Naja tripudians** aus der Familie der Elapiden; ihr gewöhnlicher Name ist Kobra oder Brillenschlange.

Toxikologie

Die Giftdrüsen der Schlangen sind als umgewandelte Speicheldrüsen zu betrachten. Sie haben also die Aufgabe, nicht die Beute zu töten oder unbeweglich zu machen – die Giftwirkung tritt ja erst nach Stunden ein –, sondern das Opfer zu verdauen. Bei dem häufig vorkommenden Biß durch die Kobra werden folgende Erscheinungen beobachtet: Scharfer Schmerz an der Bißstelle, Anschwellung des gebissenen Gliedes, blaue Flecken durch Blutungen unter der Haut, nekrotische Geschwüre, Taubheitsgefühl im betroffenen Glied. Bald setzt Mattigkeit, Benommenheit und Verwirrung, Bewußtseinsverlust bis zum Koma ein. Motorische Lähmungen der Glieder, Ptosis der Lider, Schluck- und Sprachstörungen durch bulbäre Lähmungen, Lähmung der Atmung. Die Herztätigkeit ist beschleunigt, arrhythmisch, der Puls schwach, fadenförmig.

In der Wirkung ist die neurotische Wirkung, die sich besonders an den autonomen Ganglien des verlängerten Marks äußert, hervorzuheben. In bezug auf die atemlähmende Wirkung ist die nachgewiesene Acetylcholinesterase mit curare-ähnlichem Effekt bemerkenswert. Ein hämolytischer Effekt kommt ebenfalls zur Geltung. Besonders bedeutsam ist ein aus Naja-Gift isoliertes Cardiotoxin.

Klinische Anwendung

Gemäß der weitgehenden Verwandtschaft der Schlangengifte klingt das Arzneimittelbild der Naja in seinen Grundzügen stark an die Arzneimittelbilder der anderen Schlangengifte, besonders der *Lachesis*, an, während *Vipera Berus* davon am meisten abweicht. Die Neigung zu Blutungen und Thrombose, zu Sepsis, zu nervösen Störungen, wie Beengungsgefühl an verschiedenen Teilen, besonders am Hals, zu Erregung der Blutzirkulation, zu Erkrankungen des Herzens und die Beziehungen zum Rachenring können meines Erachtens als Gruppensymptome, besonders der *Lachesis, Crotalus* und *Naja,* bezeichnet werden, wenn sie auch nicht in den Arzneimittelbildern aller Schlangengifte mit gleicher Schärfe hervortreten. Die Verschlimmerung durch Schlaf, die sich bei *Lachesis* so überaus deutlich, wie nicht selten bei einer Modalität ausprägte, möchte ich für Naja nach meinen Erfahrungen an Kranken ebenfalls in Anspruch nehmen.

Die häufigste Anwendung von Naja wird gemacht bei **Herzleiden**, und zwar besonders bei **akuter und chronischer Herzmuskelentzündung**, bei **akuter und chroni-**

scher **Herzklappenentzündung,** bei **Störungen des Reizbildungs- und Reizleitungsapparates,** bei **Koronarinsuffizienz** und dergleichen, ferner bei **septischer Diphtherie.**

Im Jahre 1938 habe ich alle Fälle, die ich mit Naja behandelt habe und bei denen sich ein unzweideutiger Erfolg ergeben hatte, planmäßig gesammelt. Es wurden nur solche Fälle gezählt, bei denen sich Naja über einen längeren Zeitabschnitt – mindestens 6 Wochen – bewährt hat.

Es handelte sich fast durchweg um Fälle, die zu meinem hausärztlichen Beobachtungskreis gehörten, über deren Konstitution und Krankheitsbefund die erforderliche Klarheit vorhanden beziehungsweise durch die entsprechenden Untersuchungsmethoden geschaffen war. Ihre Zahl hat in diesem Jahre 31 erreicht. Sie unterteilen sich in:

Myokarditis und Myodegeneratio chronica	14 Fälle
Myocarditis acuta	4 Fälle
Klappenfehler nach Gelenkrheuma	1 Fall
Hypertonikerherz	2 Fälle
Nervöse Herzzustände	6 Fälle
Thyreotoxikosen	4 Fälle

Myodegeneratio und **Myocarditis chronica:** Naja darf nicht als ein Mittel betrachtet werden, das eine vorhandene Dekompensation größeren Ausmaßes – also mit Aszites und schwereren Ödemen – beseitigen könnte. Bei drohender Dekompensation kommt es aber sehr wohl in Frage: die Zyanose ist dafür der objektive Hinweis aus dem Prüfungsbild neben der großen Schwäche.

13 dieser Fälle der ersten Gruppe befanden sich dementsprechend trotz der Schwere der Erkrankung noch nicht im Stadium der Dekompensation.

Trotzdem gibt es auch noch im Stadium der Dekompensation Fälle, bei denen Naja sehr nutzbringend verwendet werden kann.

Bei den Fällen von **Thyreotoxikose** war mir in erster Linie der Nachweis wichtig, daß hier Naja ebensogut wie *Lachesis* gewählt werden kann, und zwar auf Grund der Symptome, die man ebensowohl als Leitsymptome von *Lachesis* ansehen könnte: Schwächeanfälle, Tachykardien, Verschlimmerung durch Schlaf. Der Erfolg war durchaus gut und entsprach dem, was ich von dem Mittel erwartete.

Im übrigen enthielten die Krankengeschichten nichts Kennzeichnendes, brauchen also im einzelnen nicht angeführt zu werden. Als weitere Indikation wurde dabei das Ausbleiben der Menses in den Wechseljahren und Verschlimmerung dadurch angesehen.

Erwähnenswert ist noch, daß bei der Mehrzahl als Ursache Jod-Gebrauch beziehungsweise -Mißbrauch gegen den vorhandenen Kropf nachzuweisen war. Die Schlangengifte beziehen in ihre Wirkung die Schilddrüse und besonders auch die Ovarien ein, so daß eine breitere Basis für die Verordnung gegeben ist.

Besonderer Erwähnung bedürfen noch die Fälle von akuter **Myokarditis.** Bei allen mit Naja behandelten Fällen von akuter Herzmuskelentzündung handelte es sich um Folgeerscheinungen von Grippe oder Tonsillitis. Es konnte festgestellt werden, daß Naja im ersten akuten Stadium nicht wirksam war, dagegen war im subakuten Stadium eine regularisierende Wirkung auf die Herztätigkeit für Arzt und Patient deutlich erkennbar. Das Gefühl von Herzklopfen und Leistungsschwäche besserte sich zusehends. Um einen Dauererfolg zu erreichen, mußte eine Behandlung mit *Spigelia, Kalmia* oder *Kalium carbonicum* angeschlossen werden.

Eine weitere Gruppe von Patienten umfaßt **Kollapszustände infolge Blutdruckschwankungen** und **Anfälle von Tachykardie**, welche auf Grund einer Disharmonie des vegetativen Systems oder innersekretorischer Störung bestanden. Zum Beispiel bekam eine Patientin mit thyreopriver Tetanie schwere Kollapszustände, die sich auf Naja sehr befriedigend behoben. Andere Patientinnen hatten unter Kollapszuständen infolge Hypotonie zu klagen. Hier sind es weniger die Hypotonien mit gleichbleibendem niedrigem Blutdruck, die der Behandlung mit Naja besonders zugänglich sind, sondern alle Fälle, welche großen Schwankungen des Blutdrucks unterworfen sind und bei jeder negativen Schwankung zu einem Schwächeanfall neigen. Hier gelingt es nicht nur über diese Krisen hinüberzuhelfen, sondern bei längerer Darreichung auch eine Stabilität und einen nicht unerheblichen Anstieg des Blutdrucks zu erzielen. In solchen Fällen stellt sich Naja gleichwertig der *Lachesis* an die Seite.

DORCSI mißt Naja besonderen Wert bei Herzinfarkt, nach Überwindung des ersten Schocks mit Veratrum album oder Tabacum oder Arsenicum album bei.

Literatur

STOKES: Brit. J. Homoeop. 11 [1853].
RUSSEL: Brit. J. Homoeop. 11 [1853]: 593; 12: 244.
STOKES: Monthly Homoeop. Rev. 3 [1859].
ALLEN: Encyclopedia, Bd. VI u. X.
HUGHES: Cyclopaedia, Bd. III.
Die an 13 Personen angestellten Prüfungen sind ungenügend, da sie mit Ausnahme von 2 Prüfern mit alkoholischen Zubereitungen von D 1 bis D 6, bei welcher die Proteine ausfallen, vorgenommen wurden. Die Prüfung ist durch eine Anzahl von Beobachtungen von Gebissenen ergänzt.

Arzneimittelbild

Leitsymptome: *Verschlimmerung durch Bewegung, während frische Luft und Gehen im Freien Besserung bringen.*
Beengung und Zusammenschnüren am Hals.
Herzbeschwerden mit Schwächeanfällen und Beengung.
Verschlimmerung morgens, ⊙ *Verschlimmerung durch Schlaf.*
Verschlimmerung durch Reizmittel.

Gemüt: Trübe Stimmung, sehr niedergeschlagen, Selbstmord in einem Anfall von Wahnsinn.

Kopfschmerz bei Herzleiden

Kopf: Kopfschmerzen mit Völlegefühl im Kopf, Kopfschmerz in der Nacht oder morgens nach dem Erwachen beginnend, besser im Freien. Kopfschmerz vom Auge zum Hinterkopf.

Septische Diphtherie mit Herzbeteiligung

Hals: Zusammenschnüren im Hals, kann deshalb nicht schlucken, Gefühl eines Klumpens im Hals, linke Mandel entzündet und schmerzhaft.

Stauungsbronchitis

Atmungsorgane: Trockener Reizhusten, Kurzatmigkeit und Beklemmung. Heiserkeit und Hustenreiz im Kehlkopf. ⊙ Greift nach dem Hals vor Schmerzen und Beengung. Schnappen nach Luft.

Akute Herzklappenentzündung. Mitralstenose, **Myokarditis, Endocarditis** chronica, Endocarditis lenta. Koronarinsuffizienz. Herzneurose, Basedowherz. **Hypotonie,** Hypertonie, auch Hypertonikerherz. Arrythmie, **Herzinfarkt.**

Herz und Blutkreislauf: Herz sehr erregt, sichtbares und hörbares Herzklopfen, Puls schwach und beschleunigt, kaum fühlbar. Gefühl großer Elendigkeit und Schwäche am Herzen. Herzkollaps mit kalten Gliedern, dabei trockener Husten. Zittern und Kälte. Heftige Herzschmerzen, ⊙ ausstrahlend in den linken Arm, Schulter und Nacken, schlimmer bei jeder Bewegung, dabei Todesangst und Beklemmung und Schmerzen zwischen den Schulterblättern. Asthmaähnliches Zusammenschnüren der Brust ½ Stunde lang.

Verdauungsorgane: Kann kaum schlucken wegen Krampfes der Speiseröhre. Völle und Druck im Magen, Übelkeit und Brechreiz, Durchfall grünlicher oder tonfarbiger, schleimiger Stühle.

Ovarialgie, Eierstocksentzündung.

Geschlechtsorgane: Reizung und Schwächung der Potenz – Schmerzen am linken Eierstock.

Beschwerden der Wechseljahre besonders an Herz und Kreislauf.

Steigerung der Milchsekretion in den ersten Tagen, nachher Verminderung.

Glieder: Überwältigende Schwäche und Mattigkeit. Schwellung der gebissenen Glieder mit heftigen Schmerzen, von der gebissenen Stelle aufsteigend. Bläuliche oder purpurrote Färbung der Umgebung der Bißstelle; Nekrose der Umgebung. Fleckige und livide Verfärbung der Haut.

Wärmeregulation: Kalte Glieder, allgemeines Frösteln am ganzen Körper, brennende Hitze. ⊙ Frösteln und Hitzewallungen lösen einander ab.

Dosierung

Im allgemeinen D 8 bis D 30. Wegen des Proteincharakters der Schlangengifte müssen die niederen Potenzen bis D 6 mit Milchzucker hergestellt werden.

Vergleichsmittel

Myokarditis: *Spigelia, Kalmia, Aconitum, Kalium carbonicum.*
Angina pectoris: *Lachesis, Cactus, Latrodectus, Glonoinum, Aurum.*
Embolie: *Lachesis, Crotalus.*
Klimakterische Kreislaufstörungen, Hypertonie und Hypotonie: *Lachesis, Crotalus.*
Septische Prozesse: *Lachesis, Pyrogenium, Chininum arsenicosum, Magnesium carbonicum.*
Tonsillitis und Diphtherie: *Lachesis, Crotalus,* Mercursalze.

Beispiele

Myopathia cordis mit enormer Dilatation und Embolien

50jährige Frau; sämtliche 4 Geschwister herzleidend, wovon 2 an ihrem Herzleiden bereits gestorben; auch der Vater ist an Herzwassersucht gestorben.
Befund: Cor bovinum größten Ausmaßes; die Erweiterung war derart, daß das Herz sowohl der seitlichen wie der hinteren Brustwandung anlag, dabei Arrhythmia perpetua und Tachykardie. Die Patientin hat wegen wassersüchtiger Anschwellung der Beine und des Leibes eben eine Strophanthin-Kur im Krankenhaus hinter sich mit dem Erfolg der Beseitigung aller Wasseransammlungen und Rückfall nach 3 Wochen. Sie bekommt nun hintereinander 4 schwere Embolien im Bereich der Arteria mesenterica, einmal mit blutigem Harnabgang. Sehr beschleunigte, schwache und völlig unregelmäßige Herztätigkeit. Heftige Schmerzen im Bauch und Fieber bis 40° C. Die Tachycardie und Beklemmung veranlassen mich, Naja D 12 zu geben, neben *Scilloral*, das sie schon längere Zeit nimmt. Dabei bewog mich zur Wahl eines Schlangengiftes der starke Einfluß der Schlangengifte auf die Blutgerinnung und die Blutkoagulation. Nachdem sie sich nun schon 2 Wochen in einem Zustand schwerster Embolien befunden hatte, verwandelte sich die Lage mit Einsatz von Naja plötzlich. Die Schmerzen verschwanden sofort, die Herztätigkeit besserte sich auffallend, und das Fieber ging in 3 Tagen zur Norm herunter. Weitere Embolien blieben aus. Über den weiteren Verlauf ist noch interessant, daß die Kranke mit *Apocynum* ∅ völlig entwässert wurde und in einen leidlich guten Zustand gebracht werden konnte.
Dieser Fall veränderte sich mit dem Einsatz von Naja so auffallend, daß ich es für gerechtfertigt halte, bei derartigen Fällen von Embolie infolge von Herzleiden die Schlangengifte in die Wahl zu ziehen.

Arteriosklerose des Herzens mit Hypertonie

Ein 60jähriger Pfarrer, der wegen seines Herzens frühzeitig pensioniert worden war, litt an einer Hypertonie mit RR 215/110. Er war dabei sehr gedrückt und apathisch. Seine hoffnungslose Gemütsverfassung lag wie ein Alp auf der Familie. Nach 2monatiger Behandlung mit Naja D 12 war der Blutdruck auf 155/120 heruntergegangen. Anfälle von Herzklopfen mit anginösen Beschwerden hatten Naja nahegelegt. Was bei diesem Fall mehr ins Gewicht fiel, war die bedeutende Aufhellung des Gemütszustandes und die Wiederkehr der Arbeitsfreudigkeit, so daß er alsbald ein freiwilliges, ziemlich anstrengendes Amt übernahm.

[*Beobachtungen des Verfassers*]

Natrium carbonicum

Herkunft des Mittels

Getrocknetes Natriumcarbonat, Soda, Na_2CO_3.

Hauptrichtung

Bestimmend in diesem Salz ist das Kation Na. Die Wirkung des Natriums ist uns heute nähergebracht durch die Erkenntnis, daß Kochsalzschäden eigentlich Natriumschäden sind, da *Chlor* der Ausscheidung keine Schwierigkeiten macht. Natrium carbonicum gibt die Natrium-Wirkung am besten wieder und stellt ein wichtiges Mittel für die oxygenoide Konstitution (nach v. GRAUVOGL) dar. Der beschleunigte Stoffwechsel der letzteren bedingt die führende Verschlimmerung durch Wärme.

Soweit die Natriumsalze im Organismus der Aufrechterhaltung des Säurebasengleichgewichtes dienen, handelt es sich nicht um eine spezifische Natrium-Wirkung; in dieser Funktion können für Natrium auch *Kalium* oder *Ammonium* eintreten. Wir befinden uns hier im Bereich grob-chemischer Wirkung, für welche die homöopathische Therapie mit Natrium nicht in Frage kommen dürfte.

Es wurde die Ansicht ausgesprochen, daß die Wirkung von arzneilich zugeführtem Natrium und Natriumwässer darauf beruhe, die schwer lösliche Harnsäure in das leicht lösliche Natriumsalz überzuführen. Solche Konzentrationen können jedoch im Organismus durch Einnehmen von Natrium carbonicum nicht hergestellt werden. Bei der homöopathischen Therapie kann es sich also nicht um chemische Reaktionen auf äquimolekularer Basis handeln, sondern man muß an katalytische Vorgänge, vielleicht durch Vermittlung des vegetativen Nervensystems denken. Durch Natrium-Gaben werden die Oxydationsvorgänge zu vermehrter Tätigkeit angefacht und der Harnsäurebildung dadurch der Boden entzogen. Ähnliches wird man auch annehmen können bei Entfettungskuren oder bei der Behandlung von Diabetes.

Das Natrium des Körpers befindet sich zum überwiegenden Teil in den Körperflüssigkeiten, während Kalium im wesentlichen ein Bestandteil der Zelle ist. Bei der Muskelzelle der Skelettmuskulatur wie auch der Herzmuskulatur sind als Gegenspieler der Natrium- die Kalium-Ionen zu betrachten. Man kann die Muskelzelle im Ruhestadium mit einer aufgeladenen Kalium-Batterie vergleichen, welche bei der Aktionsphase *Kalium* durch die Zellmembran nach außen abgibt, wofür Natrium in die Zelle eintritt. Bei der Erholungsphase tritt die Repolarisation ein, indem *Kalium* wieder in die Zelle zurückkehrt und Natrium durch die Zellmembran austritt.

Natriumcarbonat ist im Sekret der Bauchspeicheldrüsen enthalten, es besitzt daher auch arzneilich eine Organotropie zu diesem Organ.

Die Wirkung des Natriums auf die Haut ist allgemein bekannt durch die Anwendung von Seife, welche bei empfindlichen Personen eine Trockenheit und Empfindlichkeit der Haut erzeugt. Natrium carbonicum ist als Heilmittel bei rauher, rissiger Haut im Gesicht und den Händen, bei Ekzem, Herpes und anderen exsudativen Vorgängen, ferner bei Warzen homöopathisch angezeigt.

Alle Schleimhäute nehmen teil an diesen entzündlichen, katarrhalischen Veränderungen, Nase, Augen, Mund und der ganze Verdauungskanal. Es tritt eine dicke, gelbe, eitrige Leukorrhö auf. Die regionären Lymphknoten sind angeschwollen.

Die seelische Verfassung befindet sich in einer tiefen Traurigkeit und Melancholie, der Patient ist ständig mit seinen traurigen Gedanken beschäftigt. Ein Gewitter schlägt sich aufs Gemüt, Musik greift sehr an und bringt ihn zum Weinen. Diese hypochondrische Verfassung ist oft eine Begleiterscheinung eines Zustandes der Verdauungsorgane. Die Verstimmung und die vorhandene geistige Erregtheit ist schlimmer nach einer Mahlzeit, sie geht zurück mit dem Fortschreiten des Verdauungsaktes, wenn die Speisen das Duodenum passiert haben (FARRINGTON). Geistige Anstrengung verschlimmert den Zustand.

Es besteht eine große Neigung zu Magenverstimmungen. Wohl ist ein unangenehmes Leeregefühl und Nüchternheitsgefühl im Magen vorhanden, das zum Essen nötigt, aber nach dem Essen tritt Völle, allgemeines Unbehagen und Herzklopfen ein. Gemüse und stärkereiche Speisen werden nicht ertragen, Milch ruft Durchfall hervor. Die geistige Spannkraft und die gute Stimmung ist von dem Verhalten des Magens abhängig.

Daß bei Natrium carbonicum ein Einfluß auf die Harnorgane zu beobachten ist, kann bei diesem Stoff, von dem in so hohem Grade die Wasserregulation abhängig ist, nicht verwundern. Man beobachtet Abgang von großen Mengen Harns, besonders auch in der Nacht; auch häufiges Drängen bei geringem Abgang und andererseits unwillkürlicher Harnabgang bei Nacht ins Bett wird berichtet. In der Harnröhre wird beim Harnlassen Brennen, Schründen und Stechen empfunden.

Der Harn trübt sich nach dem Harnen, er ist sauer riechend oder stinkend.

An den weiblichen Geschlechtsorganen wird ein reichlicher, gelber, dicker Ausfluß hervorgerufen. Nach dem Koitus geht Schleim ab, aus diesem Grund soll sich Natrium carbonicum bewährt haben, wenn das Ejakulat nach dem Koitus ausgestoßen wird. Während der Tage der Menses ist eine Zeit allgemeiner Verschlimmerung.

Bei den Männern finden sich alle Formen von Schwäche- und Reizzuständen der Geschlechtsorgane wie nervöse Erregung der Libido, Ejaculatio praecox, Impotentia coeundi, Pollutionen; Schmerzen in den Genitalien nach Koitus; dazu Wundheit an der Glans penis und am Skrotum.

Die Glieder zeigen sich schwach mit Verschlimmerung durch jede Bewegung. Der Gang ist schwankend, jedes Hindernis auf dem Pflaster gibt Veranlassung zu Sturz. Die Fußgelenke sind schwach und brennen. Krämpfe und Zuckungen in den Gliedern.

Das Verhalten gegenüber Wärme und Kälte ist dadurch bestimmt, daß Aufenthalt in warmen Räumen und in der Sonne nicht ertragen wird, es tritt dadurch ein Schwächezustand und Kopfweh ein*. Andererseits ist der Natrium-carbonicum-Mensch frostig mit großer Abneigung gegen Luftzug, Entblößung, kalte Getränke. Naßkaltes Wetter und Sturm verschlimmern. Aber jede Anstrengung ruft Schweiß hervor. Frostigkeit ist ein wichtiges Kennzeichen des Natrium-carbonicum-Typs. Diese Widerstandslosigkeit gegenüber Einflüssen der Kälte ist also nicht einheitlich, neben den Zügen der hydrogenoiden Konstitution zeigen sich Kennzeichen der oxygenoiden

* Die einzigen Symptome, die auf diese Wärmeempfindlichkeit und Empfindlichkeit gegen Sonne hinweisen, sind die Beobachtung von SCHRETER (bei HAHNEMANN): „Eingenommen, taumelig und schwer im Kopfe, bei angestrengter Arbeit, besonders in der Sonne" und „Husten, besonders wenn er aus der Kälte ins warme Zimmer kommt."

Konstitution mit Unverträglichkeit gegenüber Wärme. Diese letztere Linie kommt auch bei *Natrium muriaticum* – in noch verstärkter Form – zum Vorschein, während die Hinneigung zur hydrogenoiden Konstitution bei *Natrium sulfuricum* klar dominiert.
Die meisten Symptome treten morgens auf oder sind am Morgen schlimmer. Schwächezustand um 10 oder 11 Uhr. Die mit der Magenverdauung zusammenhängenden Beschwerden steigern sich nach den Hauptmahlzeiten.
Es besteht eine weitgehende Ähnlichkeit gegenüber den anderen Alkalien *Kalium* und *Ammonium* in bezug auf die allgemeine Frostigkeit und die Morgenverschlimmerung. Auch im übrigen besteht noch manche Ähnlichkeit im Symptomenbild mit den anderen Alkalien einschließlich *Lithium*.
Die Verwandtschaft mit den anderen Natriumsalzen *Natrium muriaticum* und *Natrium sulfuricum* geht ebenfalls bis in manche Einzelheiten hinein.

Literatur

HAHNEMANN: Reine Arzneimittellehre, 1. und 2. Aufl., gibt hier eine von ihm und einigen seiner Schüler angestellte Arzneimittelprüfung wieder, ergänzt durch die in der „Reinen Arzneimittellehre" von HARTLAUB und TRINKS veröffentlichte Arzneimittelprüfung von NENNING.
KURTZ: Allg. homöop. Ztg. 26 [1849]: 249, berichtet über die Heilwirkung von Mineralquellen, besonders der von Bad Ems.

Arzneimittelbild

Leitsymptome und Modalitäten: *Essen ruft Abspannung und ängstliche Verstimmung hervor, die sich durch fortschreitende Entleerung des Magens bessert.*
Verdauungsschwäche; erträgt keine Milch, Gemüse und stärkereiche Speisen.
⊙ *Verschlimmerung durch heißes Wetter, durch Gewitter und durch Sonne.*
Verschlimmerung durch Kälte und durch Luftzug.
Verschlimmerung durch geistige Anstrengung.
Überempfindlichkeit gegen Sinneseindrücke, Musik rührt zum Weinen.
Bewegung und Reiben (Massieren) bessert rheumatische und viele andere Beschwerden.
Verschlimmerung in den Morgenstunden, Besserung nachmittags und abends.

Allgemeines: Gedunsenheit der Haut – oder Abmagerung. Anschwellung der Lymphknoten in Achseln und Leisten, der Speicheldrüsen und der Schilddrüse.

Geist und Gemüt: Große Schwermut und Bangigkeit, zittrig und zum Weinen geneigt. Weinerlichkeit einige Tage lang. Angst vor der Zukunft.
Große Unruhe, bald mit diesem, bald mit jenem beschäftigt, ohne das mindeste zu vollenden.
Unlust zur Arbeit.
Jedes Ereignis macht einen heftigen Eindruck auf die

Patientin, ein wallendes Zittern in den Nerven mit Ohnmachtsgefühlen.
Große Schreckhaftigkeit. ⊙ Musik bringt sie zum Weinen. Beim Klavierspielen wird sie von schmerzhafter Beängstigung, Zittern am ganzen Körper und Mattigkeit ergriffen, so daß sie sich niederlegen mußte.
Verdrießlichkeit und ärgerlich, man kann ihr nichts recht machen; ärgert sich über Kleinigkeiten; kann keinen Widerspruch ertragen; der Kranke hätte sich prügeln mögen, und es wäre ihm lieber gewesen, gar nicht zu sein. Sehr ängstlich und übel gelaunt, schlimmer nach dem Essen und bei Gewitter.
Abneigung gegen Gesellschaft, ⊙ selbst gegen die eigene Familie.

Intellekt: Es fehlt ihm die Auffassungskraft. Unfähig, scharf und anhaltend zu denken, mit Schwindel. Vergeßlichkeit. Schwindel nach geistigen Anstrengungen.

Motorik: Er benimmt sich ungeschickt. Ungeläufige Zunge, schwere Sprache. Anstoßen mit der Zunge. Verschreibt sich leicht. Unsicherheit beim Gehen, strauchelt leicht; Fußgelenke knicken leicht um.

Folgen von Hitze und Sonnenstich.

Kopf: Kopfschmerzen mit Hitzegefühl und Völle durch Sonnenhitze und ⊙ Sonnenbestrahlung und heißes Wetter. Röte des Gesichts mit Hitze. Gedunsenes oder bleiches eingefallenes Gesicht mit Ringen um die Augen.
Entzündlich-katarrhalischer Zustand aller Schleimhäute und der äußeren Haut mit Schwellung der Lymphknoten, der Speicheldrüsen und der Schilddrüse.

Chronische Retronasal-Katarrhe. Pharyngitis. Nasennebenhöhlenkatarrhe.

Atmungsorgane: Flüssiger oder dickschleimiger Nasenkatarrh, besonders in der hinteren Nase und im Nasenrachenraum.
Gelber stinkener Nasenauswurf. Rauheit und Kratzen im Rachen mit Räuspern und Spucken, schlimmer bei jedem Luftzug. Trockener Husten beim Eintritt in ein warmes Zimmer, trotzdem große Erkältlichkeit. Auswurf von teils salziger, teils stinkend-eitriger Beschaffenheit.

Bronchitis.

Verdauungsschwäche, Pankreasleiden, Leberstörungen.

Verdauungsorgane: Bitterer oder saurer Geschmack im Mund, reichlicher Durst. Nach dem Essen Druck im Magen mit Unbehagen, Herzklopfen und ängstlicher Verstimmung, welche sich erst mit der Entleerung des Magens langsam bessern. Schwäche und unangenehmes Nüchternheitsgefühl im Magen, durch Essen vergehend. Hunger zu ungewöhnlichen Zeiten, zum Beispiel vormittags trotz reichlichen Frühstücks. Widerwille gegen Milch, gegen Fleisch und Fette. Milch verursacht Durchfall. ⨀ Gemüse und stärkereiche Speisen werden schlecht ertragen. Der Magen ist schwächlich und leicht zu verderben. Harter bröckeliger Stuhl, der mit viel Anstrengung entleert wird. Häufige dünne Stühle. Stuhl kleinkugelig wie Erbsen. Abgang einer gelben geleeartigen Masse (wie Orangenmasse).

Harnorgane: Abgang von großen Mengen Harn mit reichlichem Drang; häufiger Drang mit geringem Harnabgang. Unwillkürlicher Harnabgang nachts ins Bett. In der Harnröhre beim Harnabgang Brennen, Schneiden und Stechen.

Geschlechtsorgane: Männer: Libido gesteigert mit Erektionen am Morgen. Nächtliche Pollutionen ohne Wollustgefühl.
Am Tage nach einer (schmerzhaften) Pollution verdrießlich und mißmutig. Vorzeitiger Samenerguß.
Nach Beischlaf Schmerz hinter der Eichel oder Pulsieren in den Genitalien.
Wundwerden der Eichel und am Hodensack.
Frauen: Bewegung in der Gebärmutter wie von einer Leibesfrucht. Pressen in der Gebärmutter, als ob alles zum Leib herausdrängen wollte. Abgang von Weißfluß nach öfteren Anfällen von Leibschneiden. – Während der Regel ist eine Zeit allgemeiner Verschlimmerung (Auftreibung des Bauches, Schmerzen im Unterleib, Kopfschmerzen, Kreuzschmerzen, allgemeine Abgeschlagenheit, Frost mit Schütteln).

Glieder: Große Schwäche und Schwere im ganzen Körper, schlimmer durch Bewegung. Schwache Gelenke, Fußknöchel knicken leicht um (*Causticum*). Rheumatoide Erscheinungen in allen Gliedern, besser durch Bewegung und durch Reiben.

Chronische Hautkrankheiten (Pemphigus).

Haut: Trocken und spröde, rissig. Neigung zum Wundwerden. Bläschenförmige Ausschläge an den Händen und am ganzen Körper. Furunkel.
Haarausfall.

Wärmeregulation: Im allgemeinen beherrscht Frostigkeit das Bild. Aber auch Hitze und Schweiße. Bei Bewegung Schweißausbruch, Schweiß an Händen und Füßen. Nachtschweiße.

Dosierung

D 6 in Verreibung. Entsprechend der konstitutionellen Bedeutung des Mittels sind auch hohe Potenzen zu empfehlen.

Vergleichsmittel

Verschlimmerung durch Milch: *Aethusa, Lac defloratum, Calcium carbonicum, Magnesium carbonicum, Sulfur, Carbo vegetabilis.*
Musik greift sehr an: *Ambra, Sepia, Thuja.*
Verschlimmerung durch warme Witterung: *Carbo vegetabilis, Lachesis, Jodum, Hedera.*
Verschlimmerung im Frühjahr: *Lachesis, Jodum, Hedera, Natrium muriaticum.*
Verschlimmerung durch Sonne: *Aconitum, Apis, Belladonna, Glonoinum, Natrium muriaticum.*
Abneigung gegen die eigene Familie: *Sepia, Lycopodium.*
Verschlimmerung bei Gewitter: *Phosphorus, Rhododendron, Silicea.*
Husten schlimmer im warmen Zimmer: *Jodum, Bryonia, Pulsatilla, Natrium muriaticum.*
Dyspepsie bei schwülem Wetter: *Antimonium crudum.*
Besserung durch Bewegung und Massieren: *Rhus, Pulsatilla, Bellis.*

Natrium fluoratum

Wirkung

Natrium fluoratum oder **Natriumfluorid** wurde von W. GUTMANN in New York einer Prüfung an 21 Prüfern unterworfen. Geprüft wurden Tabletten 1:1000000 über 50 Tage unter weitgehendem Gebrauch von Plazebo.

Das hervorstechendste Symptom, berichtet in 6 Fällen, war Muskelzucken, welches als ein typisches Fluorsymptom anzusehen ist. SOLLMANN erwähnt in seinem „Lehrbuch der Pharmakologie", daß Froschmuskeln, in eine natriumfluoridhaltige Lösung getaucht, zu zucken beginnen. Muskelzuckungen gehören zu den typischen Symptomen bei industriellen Vergiftungen. FLURY bemerkt in seinem Buch „Toxikologie und Hygiene industrieller Lösungsmittel": „Spezifische Fluor-Wirkungen sind Zittern und Muskelkrämpfe", ferner: „In diesem Zusammenhang muß man in erster Linie an eine Störung des Calcium-Stoffwechsels denken." ROHOLM in „Heffters Handbuch der Pharmakologie" beschreibt Fibrillation von Muskeln bei Fröschen und Säugetieren unter dem Einfluß von *Fluor* und rheumatische Schmerzen bei Arbeitern, die mit Kryolith, einer Fluor-Verbindung, zu tun hatten. Außerdem bemerkte er bei diesen auch Verstopfung. PETRI im „Handbuch der Pathologischen Anatomie", Abschnitt „Vergiftungen", gibt als Symptome Muskelzuckungen und Konvulsionen auch degenerative Veränderungen nicht nur in den Knochen, sondern auch in den Muskeln und Sehnen an. SPIRY fand in seinen Rattenexperimenten Veränderungen der Haut und intensiven Juckreiz. Alle diese Beobachtungen stehen in Übereinstimmung mit den Resultaten dieser Prüfung (nach GUTMANN).

Literatur

GUTMANN, W.: Zschr. Klass. Homöop. 1957, 1.

Die charakteristischen Symptome von Natriumfluorid sind: Blitzartige Schmerzen, kommend und gehend in Muskeln und Gelenken, besonders während der Ruhe, oder wenn nicht abgelenkt, erleichtert durch Druck. Muskelzuckungen begleiten die meisten Beschwerden. Häufig erscheinen Muskelzuckungen der Augenlider. Die Schmerzen erscheinen mehr auf der linken Seite. Die Schultergegend scheint besonders betroffen zu sein.
Jucken der Haut mit und ohne Ausschläge.
Verstopfung mit Gasbildung. Übelkeit und allgemeine Symptome von Magenverstimmung. Magenschmerzen wie Hungerschmerz, nicht erleichtert durch Essen. Depression.

Dosierung

D 6 bis zu Hochpotenzen.

Natrium muriaticum

(Natrium chloratum, NaCl)

Wirkung

Um zu verstehen, daß **Kochsalz** ein Arzneimittel von derart großem Ausmaß sein kann, muß man in Rechnung stellen, daß Kochsalz in der homöopathischen Zubereitung wahrscheinlich eine katalysatorische Wirkung besitzt. Es nimmt seinen Weg nicht nur durch den Magen, sondern erregt schon durch die Schleimhäute des Mundes die Lebensnerven in der für Kochsalz spezifischen Weise. Der Natriummuriaticum-Reiz wird dann von dort in das vegetative Geschehen weitergetragen.

Wenn man Natrium muriaticum als Arzneimittel ablehnt, muß man dasselbe auch mit *Calcium, Kalium, Magnesium,* den Sulfaten und Phosphaten, der *Kieselsäure* und noch anderen Mineralstoffen, die sich in größeren Mengen in unserer täglichen Nahrung befinden, tun. Die arzneiliche Wirkung dürfte in diesen Fällen auf einer Aktivierung des betreffenden Stoffes im Stoffwechsel und einer verstärkten Ausscheidung desselben beruhen, wie es BIER beim *Schwefel* wahrscheinlich gemacht hat. Es bleibt trotzdem noch manches Rätsel zu lösen, zum Beispiel warum der zur Verreibung verwendete Milchzucker, der ja auch Kochsalz enthält, nicht schon für sich allein die Natrium-muriaticum-Wirkung besitzt, da er ja bei der Arzneizubereitung auch dem Verreibungsprozeß unterworfen ist. Es gilt aber hier, sich zu den Tatsachen zu bekennen, die genügend feststehend erscheinen, trotz mancher wissenschaftlicher Zweifel, die eine spätere Zeit gewiß noch aufhellen wird. Daran zweifeln wir bei dem raschen Fortschreiten der Forschungen auf den verwandten Gebieten nicht.

Hauptrichtung

Stoffwechsel: Bei übermäßigem Salzgenuß entsteht eine Stoffwechselbeschleunigung, die sich in einer Abmagerung auswirkt. Diese Teilwirkung des Kochsalzes hat man in erster Linie dem Chlor-Bestandteil zuzuschreiben, dessen Verwandtschaft zum *Jod* sich darin zu erkennen gibt. Die Oxydation des Körpers ist beschleunigt, der Eiweißabbau verstärkt. Mit diesen Feststellungen hängt auch das Kochsalz-Fieber zusammen, das nach starken Kochsalz-Gaben besonders bei Kindern auftreten kann. Im Arzneimittelbild erscheint das Symptom: Abmagerung trotz guten Appetits.

Es ergibt sich durch diese Steigerung des Stoffwechsels eine hyperthyreotische Veranlagung, denn die Schilddrüse und Hypophyse sind ähnlich dem Basedow in den Prozeß eingeschaltet. Man muß den Kochsalz-Typ der oxygenoiden Konstitution v. GRAUVOGLS zurechnen. Bei dieser Vermehrung der Verbrennung im Körper müßte man eigentlich erwarten, daß eine Verschlimmerung aller Beschwerden durch den Einfluß von Wärme zu den Eigentümlichkeiten des Kochsalz-Bildes gehören würde; das trifft auch insofern zu, als der Natrium-muriaticum-Patient Hitze, besonders Sommerhitze, nicht verträgt, so daß man Kochsalz als ein Sommermittel betrachten kann. Chronische Leiden beginnen sich im Frühjahr zu regen und halten bis zum späten Herbst an (zum Beispiel chronische Bronchitis, Bronchialasthma, chronische Hautleiden). Trotzdem aber besteht auch ein Mangel an Lebenswärme und eine Frostigkeit, unter der der Patient leidet. Man wird diesen Mangel an Lebenswärme in erster Linie dem Natrium-Anteil zuschreiben müssen. Ähnlich *Natrium carbonicum* bekommt die unmittelbare Sonnenbestrahlung ebenfalls schlecht.

Innere Sekretion: Bei Frauen haben wir nicht selten eine ovarielle Schwäche mit hypophysär-ovarieller Insuffizienz. Die Regel ist verzögert, sehr schwach und kurz, dabei lebhafte Kreuzschmerzen mit Bedürfnis nach Gegendruck. Es sind nicht selten Fälle von Infantilismus mit etwas virilen Zügen (Hagerkeit, herbes Wesen, schwache Regel), die in Natrium muriaticum ihren Gegenspieler finden.
Schleimhäute: Eine Reizung der Schleimhäute finden wir sowohl beim *Chlor* wie beim *Natrium*. An den Atmungsorganen ist der zerstörende und akute Einfluß des *Chlors* abgemildert; während *Chlorgas* einen Spasmus des Kehlkopfes infolge der Heftigkeit der Reizung hervorruft, haben wir bei Natrium muriaticum nur noch eine gewisse Schärfe der Absonderungen. An die Eigenart des *Chlors* erinnert die Verschlimmerung des Hustens beim Eintritt in ein warmes Zimmer.
Zu den **Verdauungsorganen** darf man besonders nahe Beziehungen erwarten, da Kochsalz als tägliches Gewürz zur Appetitanregung und Vermehrung des Magensafts dient. Die Salzsäure des Magens stammt zu einem Teil zweifellos direkt aus dem zugeführten Kochsalz, jedoch wird auch das Kochsalz des Blutes dazu herangezogen. Da das Natrium-Ion zurückbleibt, kommt es zu einer Alkalose des Blutes, wenn die Salzsäure des Magens nicht zurückresorbiert werden kann, wie es zum Beispiel bei schwerem Erbrechen der Fall ist; tetanische Erscheinungen können die Folge dieser Alkalose sein.
Neben vermehrter Absonderung von Speichel und Magensaft wird auch Trockenheit des Mundes mit großem Durst beobachtet, ja diese Trockenheit des Verdauungskanals gilt im allgemeinen für Natrium muriaticum als kennzeichnend. Vielleicht hängt mit dieser Trockenheit auch die Abneigung gegen Brot, besonders Schwarzbrot, zusammen, welche ein bewährtes Kochsalzsymptom ist. Am Darm ist ebenfalls die Trockenheit und dadurch bedingte Verstopfung häufiger als ein Durchfall. Jedoch können auch Durchfälle, besonders am Morgen oder Vormittag, als den Verschlimmerungszeiten des Mittels, häufig damit geheilt werden. Bei Basedowdurchfällen habe ich es schon ausgezeichnet wirken sehen.
Typisch für Natrium muriaticum ist ein Parallelgehen der Verdauungsbeschwerden, insbesondere der Verstopfung, mit den Symptomen des Nervensystems (Geist und Gemüt) sowie des Allgemeinbefindens. Daran läßt sich die enge Beziehung zu dem sympathischen Nervensystem, dem hier die Vermittlerrolle zukommt, erkennen. Nach dem Essen steigern sich die Beschwerden. Wenn der Magen leer wird, und nach dem Stuhl geht es ihm besser.
Für die chronische Bronchitis, auch mit Emphysem, gilt Natrium muriaticum als ein bedeutsames Mittel. Die Schleimhäute sind trocken, der Husten daher mühsam, schlimmer am Morgen, bei Frauen spritzt der Harn beim Husten weg. Der hochgebrachte Schleim ist von salzigem Geschmack.
Nervensystem: Auch bezüglich der Nerven hat Natrium muriaticum Züge von *Natrium* wie von *Chlor*. Wie bei *Natrium carbonicum* findet sich eine Depression mit Ängstlichkeit, aber auch Heftigkeit und Ärgerlichkeit. Vom *Chlor* selbst kennt man ja neben der erregenden auch eine narkotische Phase, die beim Einatmen von Chlor-

dämpfen beobachtet wird und sich beim *Chloroform*, $CHCl_3$, noch besonders ausprägt. Auch eine Schwächung des Gedächtnisses, besonders für Namen, wird bei Einwirkung von Chlorgas beobachtet. Durch die hyperthyreotische Verfassung mit Störung des Zusammenspiels Hypophyse-Schilddrüse wird die nervöse Erregung noch weiter beeinflußt und eine Sympathikusreizung hervorgerufen.
Die Herztätigkeit und Blutzirkulation ist in ihrer nervösen Steuerung verändert mit Herzbeschleunigung, Gefühl von Herzklopfen, pulsierende Empfindung durch den ganzen Körper.
Nicht selten ist Natrium muriaticum bei Kopfschmerzen und **Migräne** angezeigt. Man findet dann den Beginn morgens, mit Höhepunkt am Vormittag, weinerlich gereizte Stimmung, Schwäche des Rückens mit Verlangen, sich niederzulegen und zurückzuziehen, kalte Umschläge bessern. Die Anfälle treten meist gegen Ende der Periode ein; Verdunklung der Augen, Blitze und ähnliche Sehstörungen gehen manchmal voraus. Kopfschmerzen bei Schulkindern und in den Entwicklungsjahren, bei verspäteten und schwachen Menses.
Im Zusammenhang mit den Schleimhäuten und der äußeren Haut sind auch die **Lymphdrüsen** zu betrachten, die sich in einem Zustand entzündlicher Reizung befinden, so daß das Bild der Skrofulose entsteht. Der enge Zusammenhang dieser Konstitution mit Meeresbädern und Solebädern, in welchen Kochsalz die führende Rolle spielt, ist bekannt.
Die **Haut** gehört zu den bevorzugten Wirkungsfeldern des Kochsalzes. Die Kochsalzakne verdankt ihre Entstehung vorwiegend dem *Chlor*, das wie die anderen Halogene, *Jod* und *Brom*, diese Fähigkeit besitzt. Die Akne kann auch gelegentlich in Furunkulose ausarten. An der Haut kennen wir heftig juckende, seborrhoische Ekzeme, die nach der homöopathischen Tradition die Streckseiten der Glieder bevorzugen sollen. Die Übergangsstellen von Haut zu Schleimhaut an Nase, Mund und After sowie die Haargrenze an der Stirne sind besonders betroffen. Manchmal wird ein Seeaufenthalt nicht ertragen und führt zu Verschlimmerung der Haut- oder anderer Symptome. Die Vermutung, daß es sich dabei um Menschen mit gestörter Kochsalzfunktion oder gar mit Kochsalzspeicherung handelt, liegt nahe.

Typus

Das Kochsalz prägt den Typ durch seine ihm eigene Dynamik. Die Verordnung von Natrium muriaticum kann nicht nach organotropen Zügen, sondern nach den Allgemeinreaktionen, die sich in allen Teilen seines Verhaltens erkennen lassen, getroffen werden.
Die Gemütsverfassung ist nervös-erregt, oft herb, verschlossen, abweisend und in sich gekehrt. Er ist ein wenig umgänglicher Mensch und legt Wert auf seelische Distanz. Er braust leicht zornig auf; bei der meist niedergeschlagenen Stimmung wird Zuspruch abgelehnt, ja kann einen Zornesausbruch hervorrufen, da er dies als seelische Einmischung empfindet. Kränkungen trägt er lange nach und kann ärgerliche Gedanken

lange nicht loswerden. Von Ärger oder Kummer kann er sich nicht losmachen und muß ständig darandenken.
Nicht weniger wichtig ist auch ein verzweifelter und hoffnungsloser Gemütszustand mit viel Tränen. Natrium muriaticum ist eines unserer tränenreichsten Mittel: weint, „wenn ihn jemand nur ansieht", „muß unwillkürlich weinen", „nimmt alles von der schlimmsten Seite und weint und heult" sind bewährte Symptome aus der HAHNEMANNschen Prüfung.
Entsprechend der durch das Kochsalz bedingten Dehydration, sind es oft asthenische, hagere Menschen mit müdem Rücken. Die Gesichtsfarbe ist blaß und fahl, die Haut welk und mager. Der ganze Mensch ist abgemagert, besonders fällt die Abmagerung der Halsgegend und des oberen Brustteils in die Augen (Einfluß der benachbarten Schilddrüse?).
Der Natrium-muriaticum-Mensch gehört der oxygenoiden Konstitution v. GRAUVOGLS an, die sich durch erhöhten Sauerstoff-Gehalt, also beschleunigte Verbrennung, auszeichnet; er ist ein hyperthyreotischer Typ.
Als wesentliche Züge zur Erkennung des Natrium-muriaticum-Patienten soll noch die Verschlimmerungszeit morgens und um 11 Uhr hervorgehoben werden. Abends ist es ihm durchweg wohler. Er hat das Bedürfnis, sich oft zu legen und ein hartes Kissen unter das Kreuz zu stopfen, da ihm dieser Gegendruck angenehm ist.
Auch für **Kinder** hat Natrium muriaticum Bedeutung als **Konstitutionsmittel.** Es sind Kinder von meist schlechtem Ernährungszustand mit Untergewicht. Sie sind nicht freundlich und entgegenkommend, sondern scheu und ablehnend und wollen in Ruhe gelassen sein. Wenn nicht, geraten sie in Wut und Zorn und fangen an zu schreien. Wenn man Anteil nehmen will an ihrem Kummer und sie trösten will, geraten sie in Wut. – Wenn Drüsenschwellungen vorhanden sind, so sind diese nicht groß. Für **Milchschorf** ist Natrium muriaticum ein wichtiges Mittel. Typisch sind Ausschläge an der Haargrenze der Stirne sowie an den Streckseiten der Glieder. Die Haut ist im allgemeinen unrein und neigt zu Fettigkeit. – Die Nervenverfassung ist lebhaft, rasch, sogar hastig und, wenn sie nicht gehemmt ist durch das gedrückte Gemüt, überlebendig. Man kann sie als Vorstufe für basedowoide Typen betrachten. Die Magerkeit tritt besonders am Hals hervor. Nicht selten sind die Kinder sehr durstig und zeigen große Gier auf Salz, das sie – wie andere Kinder den Zucker – naschen.
Sie empfinden Zärtlichkeit als ein unerwünschtes Eindringen in ihre persönliche Sphäre. Dies beruht auf einem übersensiblen Zustand, die eine Unsicherheit und Schüchternheit zur Ursache hat. Deshalb gehen sie auf Abstand und wollen nicht angesprochen werden.
Die Beanspruchungen der Pubertät bereiten den Mädchen wie den Jungen besondere Schwierigkeiten, die Sexualität psychisch zu integrieren. Die mangelhafte zwischenmenschliche Beziehung erschwert das Verhältnis zum andern Geschlecht. Es begünstigt die Neigung zu Masturbation und führt in der Folge zu Schuldgefühlen. Unter Homosexuellen sollen häufig Natriumtypen zu finden sein.
Bei jungen Mädchen finden wir verspätete und schwache Menses. Ein etwa vorhande-

ner Fluor besitzt das Aussehen von Eiklar. Bei verheirateten Frauen zeigt sich ein Mangel an Anschmiegsamkeit und Warmherzigkeit gegenüber dem Ehepartner. Man sagt, Natrium-muriaticum-Frauen geben daher keine guten Ehegattinnen ab. Beim Koitus empfinden sie keine Befriedigung. Infolge Trockenheit der Scheide ist die Kohabitation erschwert.

Wenn auch diese Hagerkeit oft den Natrium-muriaticum-Typ kennzeichnet, so soll man das Kochsalz als Arznei nicht verwerfen, wenn der Patient wohlgenährt ist, aber andere Leitsymptome zutreffen. Dadurch geht mancher Krankheitsfall dieser tiefgreifenden Arznei verloren. Ja sogar eine Gegenphase zu der Magerkeit, eine dickliche aufgeschwemmte Verfassung, kann hinweisend sein.

Bei Grippeepidemien habe ich Natrium muriaticum schon öfter als **epidemisches Mittel** wirken sehen. Die Bronchitis und auch die oft sich sehr hinausschleppende Rekonvaleszenz sind in solchen Epidemien dann sehr rasch besser geworden. Jahreszeitlich lagen diese Epidemien im Frühjahr mit mildem Wetter oder sogar schon im Sommer. In der vorausgehenden kalten Jahreszeit war *Sulfur* das epidemische Mittel gewesen, wie überhaupt diese beiden Mittel sehr verwandte Züge aufweisen.

Neben der Grippe kenne ich Natrium muriaticum als Heilmittel bei fieberhaften Krankheiten nur noch bei verschleppter Malaria, wo es durch den ganzen Habitus angezeigt ist. Die Fieberanfälle treten vornehmlich am Vormittag auf.

Das Verhalten gegenüber Wärme- und Kälteeinflüssen muß noch einer kurzen Betrachtung unterzogen werden. Ganz allgemein ist der Natrium-muriaticum-Patient zweifellos frostig und schätzt Kälte und naßkaltes Wetter keineswegs. Doch liegt oft in der warmen Jahreszeit von März bis Oktober die Zeit seiner Verschlimmerung. Die Verschlimmerung des Hustens im kalten Zimmer jedoch und Besserung des Kopfwehs manchmal durch kaltes Abwaschen sowie durch Umhergehen in der frischen Luft läßt Stasen in der kapillaren Blutzirkulation erkennen, wodurch das etwas widerspruchsvoll scheinende Verhalten seine Erklärung findet. Sonnenbestrahlung bekommt ihm schlecht.

Wenn ein Patient nach einem Aufenthalt an der See verschlimmert zurückkommt, so offenbart sich dadurch häufig der Natrium-muriaticum-Fall. Dabei kann es wohl der Fall sein, daß der Patient sich zunächst belebt und erfrischt fühlt, und die nachteiligen Folgen erst Wochen später zum Vorschein kommen. Die Unverträglichkeit gegen Sonnenbestrahlung vereinigt sich hier nicht selten mit den nachteiligen Folgen des Seewassers.

Die Wirkung der beiden Bestandteile des Kochsalzes, *Natrium* und *Chlor*, lassen sich im Arzneimittelbild ohne große Mühe wiederfinden. So darf man die Abmagerung bei gutem Appetit auf den Halogencharakter des *Chlors* zurückführen (vgl. *Jod* und *Fluor*); die Verschlimmerung am Morgen ist sowohl eigentümlich für Natrium wie für *Chlor*; während die Schwäche um 11 Uhr wohl von Natrium stammt. Die Unverträglichkeit von Hitze und Sonne finden wir sowohl bei Natrium wie bei *Chlor*. Die Depression des Gemüts ist vornehmlich dem Natrium eigen, während die nervösen Herzstörungen wiederum dem Halogen *Chlor* zukommen dürften.

Natrium muriaticum wird an den meeresnahen Gegenden Europas als ein sehr oft angezeigtes und tief wirkendes Konstitutionsmittel geschätzt, während es, wie ich aus jahrzehntelanger Beobachtung sagen kann, in den vom Meer entfernteren Gegenden, wie meinem Wohnsitz Stuttgart, wesentlich seltener in Frage kommt.

Literatur

Das Arzneimittelbild wurde aufgebaut auf den von HAHNEMANN zusammen mit einigen seiner Schüler gewonnenen Symptomen (Chronische Krankheiten, 1. und 2. Aufl.) und besonders auch auf der umfassenden Arzneimittelprüfung der österreichischen Prüfergruppe, wobei an 35 Prüfern Potenzen mit der D 30 bis herab zu der reinen Substanz einer umfassenden Prüfung unterzogen wurden. Ein Teil dieser Prüfer verwendete nur tiefe Potenzen und starke Gaben, siehe WATZKE: Österr. Zschr. Homöop. 4 [1948], 1. Die Wirkung der von WATZKE ebenfalls ausgewerteten Salinen von Ischl und der von HARTLAUB beim Genuß von Salzheringen gewonnenen Symptome wurden nicht berücksichtigt.

Arzneimittelbild

Leitsymptome und Modalitäten: *Nervöse Reizbarkeit mit Überempfindlichkeit gegenüber äußeren Eindrücken.*

Depressive Verstimmung: höchst ärgerlich und gereizt, Patient will nicht angesprochen werden; verzweifelt und hoffnungslos mit reichlichen Tränen. Der Versuch zu trösten, greift ihn sehr an.

Abmagerung trotz guten Appetits.

Großes Verlangen nach Salz und scharfen Speisen; großer Durst; Abneigung gegen Schwarzbrot.

Verschlimmerung durch körperliche und geistige Anstrengung.

Verschlimmerung durch Kälte und kaltes Wetter. Neigung zu Erkältungen, Umhergehen in frischer Luft sagt ihm aber zu. Trockenheit der Schleimhäute (oder vermehrte Absonderung). Periodisches Auftreten der Beschwerden (Kopfschmerzen und Fieber).

⊙ *Sonnenbestrahlung und Hitze wird nicht ertragen, er wird dabei elend und bekommt Kopfweh.*

⊙ *Verschlimmerung durch Aufenthalt an der Meeresküste (in manchen Fällen zu Anfang auch Besserung und erst Wochen später Verschlimmerung).*

⊙ *Verschlimmerung vom Frühjahr bis zum Herbst.*

Verschlimmerung durch Ärger. ⊙ *Kann von seinem Kummer oder Ärger nicht loskommen.*

Verschlimmerung gegen das Ende der Periode.

Die Abspannung bessert sich durch Niederlegen; muß dabei ein hartes Kissen unter das Kreuz stopfen wegen der Kreuzschmerzen.

Alle nervösen Beschwerden werden schlimmer durch Geschlechtsverkehr und nach der Regel.

Verschlimmerung morgens nach dem Aufstehen und ⊙ *vormittags zwischen 9 und 11 Uhr. Besserung nachmittags und abends. Manche Beschwerden steigen und fallen mit der Sonne (zum Beispiel Kopfschmerzen, Mattigkeit).*

Allgemeines: Große Schwäche mit Zittern am ganzen Körper, besonders an Händen und Füßen.
Schmerzhafte Empfindlichkeit der Haut am ganzen Körper, besonders in den Lenden. Schmerz aller Muskeln bei Bewegung.
Fettwerden und gutes Aussehen.
Abmagerung; bleiches, eingefallenes Aussehen, besonders morgens und nach dem Essen. Abmagerung, besonders am Hals, verliert an Fleisch und an Kraft. ⊙ Die Abmagerung schreitet von oben nach unten fort.
Entwicklungsrückstand bei Kindern: sie lernen spät laufen und sprechen.

Geist und Gemüt: Muß unwillkürlich weinen. Nimmt alles von der schlimmen Seite und weint und heult.
Wenn ihn jemand nur ansah, mußte er weinen. Wenn sie allein ist, macht sie sich Gedanken und muß weinen.
Traurige, bängliche Zaghaftigkeit. Kummervoll quält der Patient sich selbst, indem er lauter unangenehme Gedanken aufsucht, was ihn sehr schwächt.
Beleidigungen, die er ehedem jemand und die man ihm zugefügt hatte, konnte er nicht loswerden, was ihn sehr verstimmte.
Wenn man ihn tröstete, griff es ihn noch mehr an. Anfälle gänzlicher Hoffnungslosigkeit und innerer Verzweiflung, die ihr alle Kräfte raubte. Ängstlich um die Zukunft besorgt. ⊙ Depression am Ende der Periode. Unnatürliche Teilnahmslosigkeit.
Fährt heftig auf bei der geringsten Kleinigkeit, möchte am liebsten überhaupt nicht sprechen.
Wortkarg, es verdroß ihn zu antworten. Mundfaul.
Sehr träge und keine Lust zu arbeiten. Arbeitsscheu.
Große Gereiztheit, höchst ärgerlich, verdrießlich, maulfaul. Jede Kleinigkeit reizt ihn zum Zorn.
Plötzliche Ängstlichkeit und Herzklopfen, vormittags.
⊙ Kann seelische Traumen nicht überwinden; leidet an

deren Folgen. Haß gegen Personen, die ihn früher beleidigt haben. ⊙ Kann Kummer und Ärger nicht überwinden; sie machen ihn ganz krank.
Sehr lebhaft, möchte nur singen und tanzen. Lebhaft, gutgelaunt, heiter.
Auffallender Wechsel von Verdrießlichkeit, Ärgerlichkeit und höchster Ermattung mit Munterkeit und Leichtigkeit der Glieder. Sie lacht über nichtlächerliche Dinge so heftig, daß sie sich gar nicht beruhigen kann. Kann nicht denken und sich nicht konzentrieren. Gedächtnis sehr schwach. Zerstreutheit, es fällt dem Patient aus, was er sagen will.

Schlaf: Sehr schläfrig am Tage, es kostet große Überwindung, sich morgens vom Bett zu trennen. Nachts sehr verspätetes Einschlafen, auch völlige Schlaflosigkeit, häufiges Erwachen. Erwachen nachts um 2, 3 oder 4 Uhr mit Durst. Sehr lebhafte Träume wollüstiger Art oder ärgerliche und ängstliche, schreckliche Träume mit Weinen. Träume von Mord, Feuer, Schlägereien, von Dieben.

Kopf: Kopfschmerzen mit Völlegefühl, berstend, klopfend, morgens oder vormittags auftretend, mit Übelkeit und Schwindel, nachmittags besser werdend, wie auch durch Niederliegen; Kälteempfindlichkeit am Kopf. Teilweise besteht beim Kopfweh Verlangen nach kaltem Abwaschen und frischer Luft, wodurch Besserung eintritt.
Denken und Sprechen ruft Kopfschwere hervor.
Plötzlicher, heftiger Kopfschmerz am rechten Auge und Schläfe mit großer Empfindlichkeit des Auges; Berührung und Licht verschlimmern; gebessert durch Trinken von kaltem Wasser und beseitigt um 17 Uhr nach mehrstündiger Dauer nach einer kräftigen Mahlzeit. ⊙ Kopfschmerzen steigend und fallend mit der Sonne.

Migräne.
Kopfschmerzen nach geistiger Anstrengung. **Schulkopfschmerz.**

Periodisch auftretende Kopfschmerzen in Stirne und Schläfen, oft einseitig, mit heftigem Klopfen „wie mit tausend Hämmern", vorher Gesichtsverdunkelung, Flimmern und Blitze vor den Augen; jede Bewegung, besonders der Augen, verschlimmert; Ruhe,

Niederlegen und Schlaf erleichtern. Beginn morgens beim Aufwachen oder gegen 10 Uhr einsetzend, nachmittags nachlassend; zuweilen Parästhesien im Gesicht und Lippen; starker Schwindel, Übelkeit und Erbrechen.

Haare fettig, Ausschlag an der Haargrenze der Stirne. Jucken der Kopfhaut und im Nacken.

Gesicht: Blaß, grau und mager, Haut trocken. Fettig-glänzend, ⊙ wächsern.

Augenentzündung bei Exsudativen und Skrofulösen.
Kopfschmerz von Naharbeit.

Augen: Tränen der Augen, besonders in der kalten Luft. Katarrh der Bindehäute. Lidränder entzündet. Gefühl wie Sand in den Augen, am Morgen.

Druck im Auge beim angestrengten Sehen.

Rhinitis.
Kehlkopfkatarrh,
Bronchitis, chronisch und akut bei Grippe. Bei letzterer manchmal in sommerlichem Wetter epidemisches Mittel.
Emphysem.

Atmungsorgane: Mäßiger Schnupfen, Nase verstopft. Nase wund und geschwollen. Nase und Lippen rissig und wund. Geruch und Geschmack verloren.

Rauhigkeit und Kratzen in der Kehle. Hustenreiz im Kehlkopf und auf der Brust. Kitzelhusten mit berstenden Kopfschmerzen und Tränen der Augen. Krampfhaft-trockener Husten. ⊙ Harn kann beim Husten, Lachen oder Schmerzen nicht gehalten werden und spritzt weg.

Auswurf schleimig, salzig schmeckend. ⊙ Husten schlimmer beim Eintritt in einen warmen Raum und bei naßkaltem Wetter. Auffallende Kurzatmigkeit.

Nervöse Herzstörungen.
Basedow.

Herz und Kreislauf: Stechen am Herzen, Gefühl wie zusammengeschnürt. Ängstliches Herzklopfen, besser durch Aufsitzen. Aussetzende Herztätigkeit. ⊙ Linksliegen verschlimmert. ⊙ Kältegefühl in der Herzgegend bei geistiger Arbeit und bei Überanstrengung mit Zittern des Herzens und Pulsieren durch den ganzen Körper. Heftiges Klopfen in den Blutgefäßen, nachts beim Erwachen.

Rachenkatarrh,
Hyperemesis gravidarum.

Verdauungsorgane: Herpes an den Lippen; Lippen aufgesprungen. Riß in der Mitte der Unterlippe. Brennen auf der Zungenspitze. ⊙ Gefühl eines Haares auf der Zunge. ⊙ Landkartenzunge. Zunge mit kleinblasigem Speichel bedeckt.

Malaria mit Leber- und Milzschwellung. Leberleiden.

Trockenheitsgefühl in Mund und Rachen, großer Durst; oder ständiger Speichelfluß und trotz-

Chronischer Darmkatarrh, zum Beispiel bei Basedow.

dem Durst. Kratzen und Rauheit im Hals, Geschmack bitter oder salzig.

Heißhunger, trotzdem fortschreitende Abmagerung. Große Gier nach Salz und scharfen Speisen. Abneigung gegen Schwarzbrot. Brot schmeckt ihm besser als alles andere, kann nicht genug davon essen. Elendigkeit, Sodbrennen, Druck und Zusammenziehen im Magen; Übelkeit. Große Müdigkeit, Abspannung und Schläfrigkeit nach dem Essen, besser werdend mit fortschreitender Verdauung.

Spasmen um den Bauch, Unbehaglichkeit und Lastgefühl wie von Unverdaulichem. Kneipen wie von versetzten Blähungen. Völle im Leib, ⊙ besser durch enge Kleidung.

Dünne, wäßrige Stühle, morgens früh und um 11 Uhr.

Chronische Verstopfung.

Trockenheit des Mastdarms mit Verstopfung. Stuhl besteht aus harten Brocken, schwer zu entleeren. Krampfhaftes Zusammenschnüren im Rektum. ⊙ Stuhl am Rand des Afters abbröckelnd. Gefühl, als sei der After zu eng. Brennen und Wundheit im After. Die Verdauungsbeschwerden bessern sich nach dem Stuhlgang, ⊙ ebenso das gesamte Befinden. ⊙ Verstopfung bei Aufenthalt an der See.

Harnröhrenkatarrh nach Tripper. **Diabetes insipidus.**

Harnorgane: Brennen in der Harnröhre. Gelblich-eitrige Absonderung aus der Harnröhre. ⊙ Kann in Gegenwart anderer keinen Harn lassen. ⊙ Harn kann beim Husten, Lachen oder Schmerzen nicht gehalten werden.

Sexuelle Schwäche, Pollutionen.

Männliche Geschlechtsorgane: Geschlechtliches Verlangen vermindert mit Abneigung gegen Geschlechtsverkehr, fast Abneigung gegen Frauen. Oder Geschlechtstrieb sehr gesteigert. Häufige Pollutionen. Nachhaltige Rückenschwäche und Verstimmtheit nach dem Geschlechtsverkehr.

Oligo- und Hypomenorrhö, Menorrhagie. Fluor albus.

Weibliche Geschlechtsorgane: Regel zu spät und spärlich oder stark und zu früh. Dünner, scharfer Weißfluß. Abneigung gegen den Geschlechtsverkehr und gegen Männer. Trockenheit der Scheide.

Nach der Regel Verstimmung und Abgespanntheit. Kreuzschmerzen im Zusammenhang mit den Genitalstörungen.

Chron. Gelenkrheumatismus, Gicht.

Glieder, Muskeln und periphere Nerven: Rückenschmerzen, ⊙ mit dem Bedürfnis, auf etwas Festem zu liegen, stopft ein hartes Kissen ins Kreuz. Rheumatoide Schmerzen in allen Teilen, schlimmer durch Kälte, ⊙ durch naßkaltes Wetter.

Akne, Urtikaria, Furunkulose, Seborrhoische **Ekzeme** (Sonne und Seeaufenthalt verschlimmern).

Haut: Bei Berührung überall schmerzempfindlich. Akne, besonders an der Stirnhaargrenze. Haut trocken oder ⊙ fettig; am meisten unter den Haaren. Urtikaria, Herpes labialis. Krustiges Ekzem hinter den Ohren, ⊙ an den Gelenkbeugen. Heftiges Jucken dabei. Neigung zu Rissen an Nase, Mund und After.

Chron. Malaria.

Wärmeregulation: Viel Frieren und Frostigkeit, ⊙ besonders bei naßkaltem Wetter. Kalte Hände und Füße. Handflächen heiß und feucht. Frost und Fieber, mit schwerem Durst, ⊙ um 10 oder 11 Uhr beginnend. Nachtschweiße.

Dosierung

Die besten Kuren macht man mit Hochpotenzen in seltenen Gaben, etwa 1 Gabe C 30, an die nach 3 bis 4 Wochen eine C 200 angeschlossen wird. Doch wirken auch niedrigere Potenzen gut. Bei Obstipation wird sogar D 3 als besser wirksam genannt. Es gibt viele Homöopathen, die aus verstandesmäßigen Hemmungen kein Verhältnis zu Natrium muriaticum finden können. Dazu kann ich nur sagen; sie vergeben sich manchen schönen Erfolg. Warum soll man es bei passender Gelegenheit nicht einfach einmal mit dem Kochsalz versuchen?
LEESER vertritt die Ansicht, daß die kolloidale Aufschließung in den Triturationen besser gewährleistet sei. Doch ist, wie ich mich durch Umfragen bei den Pharmazeuten überzeugen konnte, die Herstellung der Potenzen auf flüssigem Wege nicht nur erlaubt, sondern auch die übliche. Die im Handel befindlichen Potenzen dürften also im allgemeinen auf flüssigem Wege gewonnen sein.

Vergleichsmittel

Abmagerung trotz gutem Appetit: *Jodum, Hedera,* Fluorverbindungen, *Abrotanum.*
Aufenthalt an der See verschlimmert: *Jodum,* Magnesiumsalze.
Verschlimmerung im Frühjahr: *Jodum, Lachesis, Natrium carbonicum.*

Verschlimmerung am frühen Morgen: *Jodum, Hedera,* Magnesiumsalze, *Argentum nitricum, Nux vomica, Lachesis, Kalium carbonicum.*
Verschlimmerung durch Sonnenbestrahlung und durch Hitze: *Jodum, Hedera, Glonoinum, Lachesis, Apis.*
Melancholie mit Gereiztheit: *Sepia.*
Elendes Gefühl am Vormittag um 10 oder 11 Uhr: *Sulfur.*
Rückenschmerz mit Bedürfnis nach Gegendruck: *Sepia.*
Haargefühl auf der Zunge: *Kalium bichromicum.*
Landkartenzunge: *Arsenicum album, Taraxacum,* Magnesiumsalze.
Harn kann beim Husten nicht gehalten werden: *Causticum, Scilla, Pulsatilla, Kalium carbonicum.*
Husten, schlimmer beim Eintritt in ein warmes Zimmer: *Hedera, Bryonia, Natrium carbonicum.*
Herpes an den Lippen: *Arsenicum album, Apis, Rhus toxicodendron, Capsicum.*
Lippen rissig, aufgesprungen: *Arsenicum album, Clematitis, Condurango, Graphites, Acidum nitricum, Pulsatilla* (Mitte der Unterlippe).
Abmagerung von oben nach unten fortschreitend: *Lycopodium.*

Beispiele

Mykotisches Ekzem des Bartes

Eine Beobachtung an meiner eigenen Person überzeugte mich selbst sowohl von der Wirkung von Natrium muriaticum wie auch der Hochpotenzen.
Nach dem ersten Weltkrieg hielt ich mich 1919 3 Wochen lang an der Ostsee auf. Als ich nach Stuttgart zurückkam, war ein mykotisches Ekzem an meinem Bart aufgetreten, das ich zunächst mit desinfizierenden Maßnahmen anging. Durch Bepinseln mit *Jodtinktur*, noch besser durch Verätzen mit *Acidum carbolicum liquefactum* heilten die befallenen Stellen jeweils ab, doch erschienen immer wieder neue Stellen, wodurch ich recht verunstaltet war. Als ich einmal – als Anfänger der Homöopathie – das Arzneimittelbild von Natrium muriaticum studierte, fielen mir dann verschiedene charakteristische Symptome auf, die auch bei mir vorhanden waren. Dies war einmal meine Magerkeit, die trotz reichlichem Appetit vorhanden war, dazu bestand ein starker Durst. Morgens fühlte ich mich immer schlapp, am späten Abend wurde ich jedoch munter und unternehmungslustig. Besonders war auch die Zeit am Vormittag ein Höhepunkt der Schlappheit. Meine psychische Verfassung entsprach sehr dem verschlossenen, wenig umgänglichen und in sich gekehrten Grübler. Die Verschlimmerung durch den Aufenthalt an der See beziehungsweise die Entstehung der Mykose hatte ich auch an mir verspürt.
Obwohl ich annehmen mußte, daß die Mykose durch eine Infektion hervorgerufen war, machte ich den Versuch mit der homöopathischen Behandlung, um durch Einwirkung über die Konstitution dem Ekzem den Boden zu entziehen. Verschiedene homöopathische Mittel hatten fehlgeschlagen, als ich ein paar Tropfen Natrium muriaticum D 30 einnahm. Mein Erstaunen war nicht gering, als schon am nächsten Morgen alle Reizerscheinungen verschwunden waren und die Abschuppung nach dem nächsten Rasieren nicht mehr festzustellen war. Eine weitere Verordnung war nicht mehr nötig, das Ekzem, das mich mehr als 1 Jahr belästigt hatte, war geheilt.
Die Geschichte hatte aber noch eine Fortsetzung. 14 Jahre später kam ich wieder an die Ostsee. Die See war nicht mein Klima, das war mir schon lange bekannt. Aber daß ich nun wieder mit demselben Ekzem heimkommen würde, hatte ich doch nicht erwartet. Aber wie das erste Mal verschwand das Ekzem mit Natrium muriaticum D 30 sehr rasch. [*Beobachtung des Verfassers*]

Basedow

Frau E. B., 56 Jahre, kommt seit einigen Jahren immer wieder mit Anzeichen von Basedow in meine Behandlung. Sie hat vor 4 Jahren eine Rippenfellentzündung durchgemacht und vor 8 Jahren die Regel verloren. Nach dieser Rippenfellentzündung trat der Basedow zum ersten Mal akut auf: heftiges Herzklopfen mit fassungsloser Unruhe und Angst, starke Schwindel- und Schweißausbrüche, die nicht übermäßige Kropfanschwellung pulsierte. Ich behandelte sie das erste Mal mit *Secale* D 4 und *Cactus* D 2, worauf sie langsam ihrer Genesung entgegenging. Seither ist sie jedes Jahr wieder erkrankt, meist im Anschluß an eine Grippe oder auch an eine tüchtige Aufregung. Da sie dann auch über Gallenblasenschmerzen und erhöhte Temperatur klagte, ferner Besserung gegen Abend und Verschlimmerung am Vormittag etwa gegen 10 Uhr festgestellt war, so verordnete ich ihr nun Natrium muriaticum D 30. Dabei trat nach einer etwa 2tägigen unangenehmen Arzneikrise eine sehr rasche Besserung ein, wie ich es nicht erwartet hätte. Nach 10 bis 14 Tagen war sie wieder völlig hergestellt. Seither hat sie noch 3 weitere Rückfälle erlebt, die jeweils unter dem Bild des Natrium muriaticum verliefen und damit rasch geheilt wurden, oder besser gesagt, in Latenz übergingen. (MEZGER, J.: Das Kochsalz im physiol.-pathol. Geschehen. Dtsch. Zschr. Homöop. 1935: 250.)

Urinieren nicht in Anwesenheit anderer

Da von Gegnern der Homöopathie die Wirksamkeit homöopathischer Mittel häufig auf Suggestion zurückgeführt wird, sei ein Fall aus der Veterinärmedizin angeführt, wo dieses Moment ja nicht ins Feld geführt werden kann.

Ein brauner Langhaardackel, 4 Monate alt, Besitzerin M. in F., wird in der Sprechstunde vorgestellt. Die Besitzerin klagt, daß der so junge Hund ihr doch schon viele Umstände bereite. Nie könne er seine kleinen Geschäfte, wie es normalerweise geschieht, auf der Straße erledigen. Immer müsse sie ihn in die Küche einsperren, und wenn der Hund dann mindestens 1/4 Stunde allein sei und die Gewißheit habe, daß ihn keiner sieht, dann erst würde er sich lösen.

Natürlich konnte diesem „kleinen Mann" geholfen werden. Es ist gewiß ein Idealfall, wenn ein solches Symptom im „Kent" unter der Rubrik: „Kann Urin in Anwesenheit anderer nicht lassen", mit der Stärke 1 zu finden ist und nur ein einziges Mittel dieses Symptom hat. Natrium muriaticum C 30, 5 Korn auf die Zunge, schaffte diesen Kummer noch am gleichen Tage aus der Welt. WOLFF: Der kranke Hund (Dtsch. homöop. Mschr. 1959: 349).

Natrium nitricum

Herkunft des Mittels

Natriumnitrat, $NaNo_3$, das Natriumsalz der Salpetersäure.

Hauptrichtung

Es wurde von RADEMACHER sehr ausgiebig als Universalmittel bei allen Krankheiten, die unter dem Einfluß eines bestimmten Genius epidemicus stehen, besonders auch bei **Gelenkrheumatismus, Ruhr, Scharlach und anderen fieberhaften Erkrankungen** in sehr starken Dosen verwendet. Die anderen beiden Universalmittel, die RADEMACHER für eine „Urergriffenheit des Gesamtorganismus" zur Anwendung brachte, waren *Eisen* und *Kupfer*. Es ist ihm aber nicht gelungen, die Arzneimittelbilder dieser verschiedenen epidemischen Mittel beschreibend auseinanderzuhalten, sondern er richtete sich vielmehr nach dem Versuch am Kranken. Die Erfahrungen RADEMACHERS können daher zur Aufstellung des klinischen Bildes nicht verwertet werden.

Die **Prüfung am Gesunden** zeigt starke Beziehungen zum Gefäßsystem und zum Blut, welche in erster Linie auf den Nitratanteil, der im Organismus in Nitrit übergeführt wird, zurückgeführt werden muß, zum Beispiel **Blutungen aus den Schleimhäuten, Kongestionen, Gefäßkrämpfe** und **anginoide Beschwerden am Herzen,**

Fieber. Ferner wurden deutliche Verlangsamung des Pulses und weicher aussetzender Puls festgestellt. Mit starken Dosen ergab sich eine Hydrämie des Blutes und vermehrte Gerinnungsfähigkeit sowie Vermehrung der weißen Blutkörperchen. Die Harnmenge ist vermehrt.

Typus

Wäßrige, hydrogenoide Konstitutionen mit leichter Erkältlichkeit. Sensationen am Gefäßsystem, wie Kongestionen und Angiospasmen, Angina pectoris, Blutungen, fieberartige Erregung der Blutzirkulation. Bei habituellem Nasenbluten oft bewährt.

Literatur

BOECKER: Beiträge zur Heilkunde. München 1849.
GROSS: Arch. homöop. Heilk., Bd. 13, S. 179.
LÖFFLER: Zschr. Erfahr.heillehre. 1:41.
Franks Magazin, 2. Teil, S. 242.
BURNETT: Prüfung von Natrium nitricum (Homoeop. World, London, März 1904).
ALLEN: Encyclopedia, Bd. VI.
HUGHES: Cyclopaedia, Bd. III.
HAUPT, Johanna: Dtsch. Zschr. Homöop. 1924: 277.
Die letztere Prüfung wurde am Robert-Bosch-Krankenhaus (A. STIEGELE) mit D 30, D 6, D 3 und D 2 an 9 Prüfern angestellt.

Arzneimittelbild

Leitsymptome: *Zerschlagenheitsschmerz in allen Gliedern.*
Nasenbluten, Blutungen aus allen Schleimhäuten. Gefäßspasmen, wie Kongestionen, Herzbeengung, kalte Füße.
Puls weich und verlangsamt.

Allgemeines: Mattigkeit und Arbeitsunlust, Zerschlagenheitsschmerz in Muskeln und Knochen, Schlafsucht oder schlechter Schlaf.

Drohende oder schon eingetretene Apoplexie mit Kopfkongestion.

Kopf: Hitzewellen zum Kopf, Kopfschmerzen, schlimmer in der Wärme, besser im Freien.

Gesicht: Blaß und mager.

Nasenbluten, zuverlässig wirkend, besonders in der Pubertät und bei Anämie.

Nase: Neigung zu Nasenbluten.

Blutungen aus dem Zahnfleisch.

Mund: Zahnfleisch geschwollen und aufgelockert, bei Berührung leicht blutend. Roter Streifen am Zahnfleischsaum. Zahnschmerzen.

Angina pectoris, Stenokardie.

Blutkreislauf: Puls deutlich verlangsamt, schwächer und weicher werdend, auch unregelmäßig. Am Herzen Enge und Druckgefühl, Beklemmung wie Angina pectoris.

Neigung zu Blutungen aus den Schleimhäuten.

Blut: Gerinnungsfähigkeit deutlich beschleunigt, Venenblut beim Aderlaß kirschrot. Wassergehalt vermehrt. Färbung der roten Blutkörperchen verstärkt. Zahl der Leukozyten erhöht.

Verdauungsorgane: Starker Durst, saures Aufstoßen, Blähungsbeschwerden und dergleichen. Durchfall bei verzögerter Stuhlentleerung und Gefühl des Nicht-fertig-Seins.

Hämoglobinurie nach Erkältungen. Oligurie.

Harnorgane: Vermehrte Harnabsonderung; Harndrang. Harn dunkel, konzentriert, später hell.

Glieder: Flüchtige, stechende Schmerzen in Muskeln und Gelenken mit Unsicherheit beim Gehen und Zusammenknicken.

Haut: Langsames Heilen von Verletzungen.

Wärmeregulation: Frösteln und Kältegefühl, besonders an den Füßen und Unterschenkeln, Frostschauer, Hitzewallungen, Nachtschweiße.

Dosierung

D 3 bis D 6. Bei Blutungen mehrmals täglich bis 1stündlich, bei chronischen Fällen 1- bis 2-mal täglich.

Vergleichsmittel

Blutungen, hämorrhagische Diathese: *Acidum nitricum, Glonoinum, Phosphorus, Crotalus, Lachesis, Acidum sulfuricum, Natrium sulfuricum.*
Angina pectoris: *Cactus grandiflorus, Glonoinum, Lachesis, Latrodectus.*
Hydrogenoide Konstitution: *Thuja, Natrium sulfuricum, Dulcamara.*

Natrium phosphoricum

Anwendung

Natriumphosphat, $Na_2HPO_4 \cdot 12H_2O$, hat hauptsächlich durch SCHÜSSLER Eingang in die Homöopathie gefunden. Es wird fast nur auf das bewährte Symptom Sodbrennen und Säurebeschwerden des Magens verordnet. Dies besagt natürlich nicht, daß dieses Natrium-Salz der *Phosphorsäure* nicht umfassende Wirkung besitzt, sondern nur, daß diese nicht genügend bekannt sind. Aus den bisher vorgenommenen

Prüfungen läßt sich eine Ähnlichkeit zur *Phosphorsäure* feststellen mit ihren vielfachen Nervenbeschwerden; ferner ergab sich eine Erregung und Schwächung der männlichen Geschlechtsorgane. Durchfälle mit vorwiegend schmerzlosen Entleerungen. LEESER weist darauf hin, daß die Empfehlungen SCHÜSSLERS bei Gicht (zur Lösung der Urate im Blut), ebenso bei Lymphdrüsenschwellungen und bei Störungen des weißen Blutbildes (einschließlich Leukämie), leere Spekulationen seien, die jeder Unterlage entbehren. Auch die Beziehungen zur Milchsäure und zu Diabetes, die SCHÜSSLER konstruierte, besitzen keinerlei Beweiskraft. Nach SCHÜSSLER soll die Zunge einen dick-gelben Belag besitzen; auch die Absonderungen der übrigen Schleimhäute bei Bindehautkatarrh, Bronchitis, Leukorrhö sollen diesen gelben rahmigen Charakter aufweisen.

Literatur

Eine Prüfung an 19 Personen, meist mit hohen Potenzen, hat eine große Ähnlichkeit mit *Natrium carbonicum* und *Phosphorsäure* ergeben. Die auf diese Prüfung sich stützende klinische Verwendung ist jedoch gering.

Dosierung

Gewöhnlich D 6.

Natrium sulfuricum

Pharmakologisches

Das **Glaubersalz,** Na_2SO_4, ist so besonders wegen seiner abführenden Wirkung bekannt. Diese verdankt es seiner schweren Resorbierbarkeit im Darmkanal; es wird dort eine vermehrte Sekretion aus der Darmschleimhaut in das Darmlumen hervorgerufen und dadurch eine Verflüssigung des Darminhaltes. Als Folge davon entsteht wiederum eine Eindickung des Blutes, die jedoch bald vorübergeht, da die Spuren resorbierten Glaubersalzes nachträglich zu einer Wasseranreicherung im Blut führen. Parenteral zugeführtes Glaubersalz ruft keine Durchfälle, sondern eine Hydrämie des Blutes hervor.

Man kann annehmen, daß kleine Mengen oraler Gaben von Glaubersalz, die keine Durchfälle durch Wasseranziehung mehr hervorrufen, resorbiert werden und im Blut und Gewebe eine Wasseranreicherung erzeugen. Dieser Vorgang kann als Grundlage für die hydrogenoide Konstitution nach v. GRAUVOGL angesehen werden. Dieser Gehalt an Na_2SO_4 wird zwar dann langsam unter Mitnahme von Lösungswasser durch die Nieren ausgeschieden und läßt dann eine Eindickung des Blutes zurück, wodurch auch die Gegenphase zur Hydrämie – eine Abmagerung – als Arzneiwirkung zustande kommt.

Aus den pharmakologischen Kenntnissen heraus wird es verständlich, daß Natrium sulfuricum in der Homöopathie Verwendung findet für solche Menschen, deren

Wasserhaushalt im Sinne einer Zurückhaltung im Gewebe gestört ist (hydrogenoide Konstitution). Auch die Entstehung des Gegentyps, nämlich eine Wasserverarmung und Austrocknung, ist nach obiger Ausführung möglich, hat aber bis jetzt keine Beachtung gefunden.
Vom Dudoenum aus kommt eine Erschlaffung des Sphincter Oddi und damit eine verstärkte Gallenausscheidung zustande. Daneben muß jedoch auch noch mit einer Anregung der Gallensekretion gerechnet werden.
Die klinische Anwendung erstreckt sich in erster Linie auf eine Anregung der Leber, sowohl als gallenbereitendes Organ als auch als Stoffwechselorgan. So wird es oft erwähnt gegen Diabetes, ferner als weitverbreitetes Gallenfunktionsmittel, als welches es sicher Bedeutung besitzt. Auch die Absonderung des Pankreas scheint es anzuregen. Als gerinnungsförderndes Mittel bei Hämophilie und ähnlichen Zuständen wird es wiederholt empfohlen (vgl. *Acidum sulfuricum*). Die Beziehung zur Hydrämie und damit zur hydrogenoiden Konstitution v. GRAUVOGLS kann man als gegeben annehmen. Wenn auch eine Verschlimmerung durch Feuchtigkeit aus den Arzneimittelprüfungen nicht hervorging, so hat es sich im klinischen Versuch in dieser Richtung bewährt. Dagegen ist bei der Arzneimittelprüfung von *Acidum sulfuricum* diese Empfindlichkeit gegen Nässe und Kälte deutlich geworden.
Da bei der Sykosis, dem Trippersiechtum, diese Anfälligkeit gegen Feuchtigkeit ebenfalls gefunden wird, so wird der Gebrauch von Natrium sulfuricum auch bei chronischem Tripper und Tripperrheumatismus empfohlen.
Verschlimmerung durch Nebel und feuchte Luft findet man bei Bronchialasthma als Regel, doch genügt dieses Symptom noch nicht, um von Natrium sulfuricum eine Heilwirkung erwarten zu können. Diese Empfindlichkeit gegen Kälte und Nässe muß schon evident sein, wenn man sich darauf stützen will. Die reizbare und depressive Stimmung erinnert sehr an andere Natriumsalze, wie *Natrium carbonicum* und *Natrium muriaticum.* Musik greift sehr an und ruft melancholische Stimmung hervor, ein Zug, der sich in der selben Weise bei *Natrium carbonicum* findet. Auch die Dyspepsie hat viel Ähnlichkeit mit der der anderen Natriumsalze.

Typus

Hydrogenoide Konstitution mit Verschlimmerung der Erkrankungen durch feuchtes Wetter und Nebel sowie Aufenthalt an Binnenseen. Deutliche Organbeziehungen zu Leber und Milz, daher seine Verwendung bei Funktionsstörungen und Schwellung dieser Organe. Die linke Seite scheint mehr betroffen zu sein. Die Empfehlungen stützten sich zum großen Teil auf die spekulativen Ausführungen v. GRAUVOGLS und SCHÜSSLERS, die sich zu einem nicht unerheblichem Teil bewährt haben.

Literatur der Arzneimittelprüfungen

HARTLAUB und TRINKS: Annalen homöop. Klin. 3 [1833].
CROSSERIO: Arch. homöop. Heilk. 16: 164.
LEMBKE: N. Zschr. homöop. Klin. 11: 97, 105, 113.

Arzneimittelbild

Leitsymptome: *Mißgelaunte und melancholische Stimmung.*
⊙ *Leber- und Gallenfunktionsmittel.*
Morgendurchfälle aus dem Bett treibend oder durch Bewegung auftretend.
Fröstelt stets, wird selbst nachts im Bett nicht warm.
⊙ *Linke Seite ist stärker befallen.*
⊙ *Verschlimmerung bei Kälte und feuchtem Wetter, bei Nebel, an Binnenseen.*

Gemüt: Hängt trüben Gedanken nach, ist mißvergnügt und verstimmt, Musik greift sehr an und macht melancholisch. ⊙ Neigung zu Selbstmord.

Kopfschmerzen nach Kopfverletzungen mit meningealen Reizungen

Kopf: Schwindel und Eingenommenheit des Kopfes. Kopfschmerzen kongestiv und neuralgisch.

Augen: Katarrhalische Erscheinungen der Bindehäute.

Gesicht: Bleich wie übernächtig.

Leberfunktionsstörungen,
Leberschwellung, Gelbsucht.
Milzschwellung, Malaria.
Magendarmkatarrhe.
Darmkatarrh,
Duodenalkatarrh, Gallensteinleiden, Diabetes.
Hämophilie.

Verdauungsorgane: Brennen im Mund mit Bläschen an Zunge und Gaumen. ⊙ Bitterer Geschmack, schmutzig-graugrünlicher oder brauner Zungenbelag. Durst. Viel Kollern und Rumpeln im Bauch mit Abgang reichlicher, übelriechender Blähungen. Empfindlichkeit der Lebergegend bei Berührung und beim Bücken, Stechen in der Lebergegend beim Tiefatmen. Stechen in der linken Rippengegend bei Druck und Tiefatmen.
Durchfälle meist schlimmer frühmorgens, vorausgehend Leibschneiden durch Blähungen. Stühle dünn, gelb, wäßrig, gußweise kommend, gemischt mit kleinen Kotklümpchen. Bei jedem Stuhl Abgang reichlicher Blähungen. Außerdem fällt die große Masse der Stühle auf. Verstopfung. Durchfall wechselt mit Verstopfung.

Chronischer Tripper

Harnorgane: Harn vermindert oder vermehrt, brennend beim Durchgang.

Bronchialasthma

Atmungsorgane: Trockener Husten mit wenig Schleim, mit stechenden Schmerzen in der Brust beim Husten. ⊙ Typisch soll aber auch reichlicher lockerer Husten sein. ⊙ Bronchialasthma bei nebligem, naßkaltem Wetter.

Rheumatismus durch Einfluß von Kälte und Nässe; Tripperrheumatismus.

Glieder: Zahlreiche rheumatoide Schmerzen in allen Gliedern (näher bestimmt durch die Leitsymptome).

Wärmeregulation: Ständiges Frösteln, kann selbst im Bett nicht warm werden. Hitze, Nachtschweiße.

Dosierung

Meist D 6.

Vergleichsmittel

Morgendurchfälle: *Podophyllum, Sulfur, Bryonia, Rumex, Thuja.*
Linksseitigkeit: *Thuja, Spigelia, Hedera,* Jod- und Fluorverbindungen.
Hydrogenoide Konstitution: *Thuja, Medorrhinum, Dulcamara.*
Tripperrheuma: *Thuja, Medorrhinum, Aristolochia, Pulsatilla, Jodum, Hedera.*

Beispiel

Bronchialasthma

9 Monate altes Kind. Die Mutter klagt, daß das Kind jedesmal, wenn sie nachts in den Luftschutzkeller müsse (es war im Jahre 1943), einen schweren Asthmaanfall bekäme. Nach Natrium sulfuricum D 4, 3mal täglich 1 Gabe, trat kein Asthmaanfall mehr auf.
[IMHÄUSER: Behandlung des klinischen Asthmas (Klass. Homöop. V [1961]: 33)].

Nepenthes distillatoria

Herkunft des Mittels

Die Nepenthes-Arten sind heimisch in den subtropischen Gegenden von Madagaskar, der Insel Reunion, Ceylon und Indonesien. Die Nepenthaceen werden praktisch durch die Gattung Nepenthes dargestellt. Diese Familie ist nahe verwandt mit den Aristolochiaceen. Sie besitzen urnenartige Blattkelche von erheblicher Größe, (zwischen 10 und 60 ml). In diesen verschließbaren Urnen fangen sich Insekten, welche von dem süßen Saft derselben angezogen und völlig resorbiert werden.

Wirkung

Im Gegensatz zu den Aristolochiaceen ist Nepenthes völlig ungiftig. Bei Tierversuchen wurde sogar eine Beschleunigung des Wachstums junger Ratten gefunden.
Das Arzneimittelbild ergibt zweifellos eine Ähnlichkeit mit der botanisch verwandten *Aristolochia clematitis,* die besonders bezüglich der Symptome der Geschlechtsorgane, der Verdauungsorgane und der Haut in die Augen fällt. Die emmenagoge Wirkung dürfte eine der Hauptgrundlagen des Mittels sein.
Über die Inhaltsstoffe ist bisher noch nichts bekannt.

Prüfung

Die Arzneimittelprüfung wurde von A. JULIAN vorgenommen und in den Arch. homéop. Normandie 1961:211 und der Allg. homöop. Ztg. 208 [1963]: 193 veröffentlicht. Es wurden die D 15, D 6 und D 3 geprüft; bei der D 15 sind die Symptome am deutlichsten herausgekommen.

Nach JULIAN ist das Mittel klinisch brauchbar bei

a) Neuropsychisches System
Migräne. Steifer Hals.
Hypochondrie (Schwermut). Angstneurose.

b) Verdauungssystem
Magenschmerzen. Magengeschwür.
Magenkrebs. Aerophagie.
Zungenentzündung – Rachenentzündung.

c) Urogenitalapparat
Amenorrhö. Dysmenorrhö (Menstruationsunterbrechung, Menstruationsstörung).
Frigidität. Unfruchtbarkeit.

d) Atmungsapparat
Schnupfen.
Kehlkopfentzündung.

e) Bewegungsapparat
Lumbarthrose.
Koxarthrose (links).
Steifer Hals.

f) Haut
Trockener Ausschlag.
Haarausfall.

Arzneimittelbild

Leitsymptome und Modalitäten: *Fieberneigung, Gereiztheit, Erregung.*
Plötzlich, aber vorübergehende Belebung gegen 15 Uhr.
Verdauungsstörungen mit Blähungen. Trockenheit des Mundes, Heißhunger und Gefühl von Verletzung in der Magengegend.
Emmenagoge Wirkung und Frigidität bei der Frau.
Trockenheit der Haut.
Besserung an der frischen Luft.
Verschlimmerung nachts und gegen Tagesende.

Allgemeines: Fieberneigung – Erregtheit – fieberhafte Tätigkeit.
Gefühl der allgemeinen, geistigen und physischen Spannkraft.
Große Neigung zur Ermüdung mit Frösteln, Ermattung, Niedergeschlagenheit mit darauffolgendem allgemeinen größeren Wohlbefinden.
Allgemeine Müdigkeit mit kurzer Neubelebung gegen 15 Uhr.
Schmerzempfindung in der Kopfhaut.
Überreizung der Nerven.
Fühlt sich vollkommen „in Form“, weniger ermüdet, sehr entspannt.
Optimismus. Alles erscheint leichter, weniger Lebensüberdruß.

Neuropsychisches System:
Psychisch: Niedergeschlagenheit, Traurigkeit und Müdigkeit.
Gereiztheit. Ungeduld. Aufregung mit Angstgefühl.
Angstgefühl mit Traurigkeit und Spleen.
Allgemeines inneres Zittern mit Besserung nach einer Ruhepause.
Nervenschmerzen: neues, unbekanntes und niedergeschlagenes Gefühl.
Müdigkeit. Niedergeschlagenheit. Traurigkeit.
Keine Lust zum Rauchen.
Gefühllosigkeit. Narkolepsie.
Nerven: Schwere im Kopf.
Schwindel – Kopfschmerzen.
Leichter und aufgeregter Schlaf.
Anfängliche Schlaflosigkeit, dann tiefer Schlaf.
Frühes Erwachen.
Verminderung der Nervenspannkraft. Migränen.

Verdauungsapparat:
Mund – Zunge – Schlund: Schalheitsgefühl im Mund.
Besonderes, undefinierbares Gefühl im Mund. Trokkene verdickte Zunge. Durstgefühl. Pergamentgefühl an der Zungenspitze und der Gaumenwölbung. Prikkeln an der Zungenspitze.
Entzündung des Zahnfleisches. – Zungenentzündung.

Kratzgefühl am Gaumen.
Eisengeschmack im Mund am Vormittag.
Brandgeschmack im Mund mit Trockenheitsgefühl im Mund (ähnlich dem Geschmack von *Belladonna* [Tollkirsche])
Andauernder Pfeffergeschmack im Mund.
Trockenheit des Mundes, besonders im Schlund, mit schleimartigem Auswurf.
Die Mittellinie der Zunge scheint erhöht gegen den Hintergrund.
Tabak bringt die Störungen an der Zunge wieder hervor.
Magen – Eingeweide – Unterleib: Ekelempfindung. Sodbrennen.
Hunger mit Schwächegefühl. Heißhunger: um 6 Uhr und gegen 11 Uhr.
Blähungen.
Gefühl von Verletzungen im Magen.
Gähnen. – Schläfrigkeit nach den Mahlzeiten.
Keine Lust zum Rauchen.
Dumpfe Schmerzen in der Leber.
Gefühl eines schweren Druckes in der Herzgrubengegend.
Aufblähung. Schwere im Magen mit Drang zu tiefem Atemholen.
Magenschmerzen: bessern sich mit alkalischen Mitteln und durch Bewegung in der frischen Luft.
Leichtere, aber schmerzhafte Stuhlentleerung.
Leichter Stuhlgang mit Bluthämorrhoiden.
Schwierige Stuhlentleerung.

Urogenitalapparat:
Harn: Vermehrte Harnabsonderung.
Verstärkte Harnabsonderung am Morgen.

Geschlechtsapparat: Geschlechtliche Kälte.
Schweregefühl im Unterleib.
Prickelnde, blitzartige Schmerzen in der Gegend des rechten Eierstocks am Morgen.
Schmerzen am linken Eierstock, die nach der Niere ausstrahlen.
Um 5 Tage zu früh erscheinende starke Regel.

Wiedererscheinen der Regel nach einer sechsmonatigen Menstruationspause.
Schwellungsgefühl im ganzen Körper 10 Tage vor der Regel.

Blutkreislauf: Ziemlich heftiges Schmerzgefühl in der Herzgegend ohne Ausstrahlung in die Arme; verschwinden langsam nach 1/2 Stunde und wird nicht verstärkt durch Bewegung.
Ungewöhnliche Hitzewellen.
Beklemmung hinter dem Brustbein nach den Mahlzeiten.

Atmungsapparat: Gefühl von Härte im Kehlkopf.
Empfindlichkeit des Kehlkopfes bei Betasten.
Schnupfen. Trockener Husten.

Bewegungsapparat: Schmerzen in der Lumbalgegend beim Bücken.
Krämpfe im linken Bein; hören auf bei Beugen des Beines.
Schmerzen in der linken Hüfte.
Müdigkeit in den Lenden.
Steifer Hals.

Haut: Trockenheit der Haut und der Schleimhäute.
Trockene Gesichtshaut mit kleinen ekzemartigen Ausschlägen.
Rasche und deutliche Rückbildung eines Knöchelödems.
Lippenflechte an der rechte Seite der Oberlippe.
Starker Juckreiz, der seinen Sitz in der Armbeuge hat.
Schmerzen und Empfindlichkeit der Kopfhaut.
Die Haare sind kräftiger und lassen sich leichter kämmen.

Augen und Oto-Rhino-Laryngologie:
Prickeln in den Augenlidern.
Trockenheit der Nasenschleimhäute.

Dosierung

D 3 bis D 15.

Vergleichsmittel

Sehr große Ähnlichkeit mit der botanisch nahestehenden *Aristolochia clematitis*. JULIAN hebt noch die Verwandtschaft mit *Argentum nitricum* hervor (Präzipitation, Angstzustände, Blähsucht).

Beispiele (nach JULIAN)

Magenschmerzen mit Blähungen, fehlende Libido

Herr Du., Maurice, 53 Jahre, ist in Behandlung wegen eines in guter Besserung befindlichen Magengeschwürs.
In der Konsultation vom 30. 4. 1960 klagt der Patient über Magenschmerzen mit Blähungen sofort nach der Nahrungsaufnahme, schleimigem Mund am Morgen; plötzliches Aufleben jeden Nachmittag. Unregelmäßiger, mehr oder weniger gut gebildeter Stuhl. Unregelmäßiger Schlaf; erwacht zwischen 3 und 4 Uhr. Gänzliches Fehlen der Libido.
Behandlung: Nepenthes 3 X*, 15 Tropfen am Morgen; Nepenthes 7 CH*(, 15 Tropfen abends.
Wir sehen den Patienten am 6. 5. 1960 wieder. Sehr gute Besserung der Verdauung, aber keine Änderung betreffs der Libido. Dieselbe Behandlung. Er kommt zurück am 30. 6. Beklagt sich über keinerlei Verdauungsstörungen. Der Stuhlgang ist normal. Weder Magenschmerzen noch Blähungen. Leichte Erhöhung der Libido. Wir nehmen eine leichte Änderung der Verordnung vor: beim Erwachen 15 Tropfen Nepenthes 7 CH, 5 CH, 3 XH***; abends vor dem Schlafengehen 15 Tropfen *Rauwolfia* 7 CH, 5 CH. Bei seinem Wiedererscheinen am 7. 10. 1960 ist die Besserung vollständig, sogar hinsichtlich der Libido.

Aufhören der Regeln

Frau Desp. Marie Madeleine, 48 Jahre, war bei uns in Behandlung wegen eines krebsartigen Zustandes mit chronischer Gallenblasenentzündung (Cholezystitis) und Entzündung des Gebärmutterhalses.
Am 6. 4. konsultiert sie uns wegen Aufhörens der Regeln seit Februar 1960.
Sie hatte ihre erste Regel mit 13 Jahren; 3 normale Schwangerschaften; keine Fehlgeburt und bis dahin regelmäßige Periode und starke Blutungen, 4–5 Tage dauernd, ohne Schmerzen.
Die gynäkologische Untersuchung zeigt eine der Größe, dem Umfang und der Form nach normale Gebärmutter; der Gebärmutterhals ist ohne krankhaften Befund nach der vorhergehenden Behandlung.
Behandlung: Nepenthes 3 X, 15 Tropfen morgens; Nepenthes 7 CH, 15 Tropfen abends.
Die Patientin sagt uns am 23. 6., daß die Regeln am 3. 5. und dann am 13. 6. wieder erschienen sind und daß der Allgemeinzustand viel besser ist.
Wir sehen sie im September und November wieder. Ihre Regeln sind auch weiterhin normal.

Niccolum metallicum – Niccolum sulfuricum

Wirkung

Das metallische Nickel, das als ungiftig betrachtet wird und dem *Eisen* und *Kobalt* chemisch nahesteht, hat in der Therapie bis jetzt noch wenig Eingang gefunden. Die Prüfung ergab große Ähnlichkeit mit dem gruppenverwandten *Eisen* und *Kobalt*, wobei die zentralnervösen Symptome noch stärker als bei diesen hervortreten. Sein Hauptgebiet umfaßt nervöse Störungen mit Kopfschmerzen und Augenschwäche, Dyspepsie, Verstopfung. Wurde dementsprechend schon mit Erfolg bei Geistesarbeitern mit periodischen Kopfschmerzen und Verdauungsstörungen verwendet.

* 3 X entspricht D 3
*(7 CH entspricht C 7 Hahnemann-Potenz
*((3 X H entspricht D 3 Hahnemann-Potenz

Der Kopfschmerz setzt morgens ein, hat seinen Höhepunkt um 10 bis 11 Uhr, bevorzugt die linke Seite, um nach der rechten Seite überzuspringen (nach MOSER, H.: Amer. Homoeop. XXIII, 61). Bei spastischem Singultus wurde es mehrfach empfohlen, sonst aber noch wenig gebraucht.

Literatur

NENNING, in den Annalen von HARTLAUB und TRINKS, ALLEN: Encyclopedia, Bd. VI.
Die Arzneimittelprüfung von *Niccolum sulfuricum* wurde von FAHNESTOCK mit D 6, C 3 und C 2 vorgenommen. Sie findet sich in ANSCHUTZ: New, Old and Forgotten Remedies, S. 382. Die von dieser Arzneimittelprüfung entnommenen Symptome tragen in untenstehendem Arzneimittelbild den Vermerk „N.S.". Möglicherweise war das von NENNING benützte Material mit *Kobalt* verunreinigt, nach einer Vermutung HERINGS.

Arzneimittelbild

Modalitäten: *Verschlimmerung durch Bewegung.*
Verschlimmerung meist morgens, aber auch durch Betätigung.
Besserung durch Aufenthalt an frischer Luft, durch Kaltwaschen (Augen)

Gemüt: Ängstlichkeit, Weinerlichkeit und gedrückte Stimmung; Verdrossenheit, Abneigung gegen Reden, Gereiztheit, ärgerlich und zornig; fängt Streit an.

Kopfschmerzen, neuralgisch, periodisch (alle 14 Tage), mit Sehstörungen.
Migräne, soll links beginnen.

Kopf: Schwindel morgens im Bett, besser in der frischen Luft. Kopfschmerz und Völle, morgens wie unausgeschlafen, besser im Freien. Ziehende und stechende Schmerzen an verschiedenen Stellen. Nagelkopfschmerz.
Erwachen um 2 Uhr mit Schmerzen im Hinterkopf und in den Augen. Kopf groß und schwer, wie wenn er eine Stütze brauche; wünscht sich niederzulegen (N.S.). Gefühl, als ob das Auge an einer Schnur gegen die Gehirnbasis gezogen würde (N.S.). Schmerzen im Hinterkopf und die Wirbelsäule hinunter, die beim Liegen auf dem Rücken sich verschlimmern, während Reiben bessert (N.S.).

Augen: Reizerscheinungen der Bindehaut. Gegenstände erscheinen zu groß. Undeutliches Sehen. Brennen in den Augen, besser nach Kaltwaschen. Schwäche der Augen gegen Abend.

Hals: Rachen und Mandeln rauh und wund, Schluckschmerzen, Anschwellung der Mandeln. Schilddrüse sehr empfindlich bei Druck. Gefühl von Zusammenschnüren im Hals.

Atmungsorgane: Schnupfen, flüssig oder mit verstopfter Nase, Heiserkeit, Hustenanfälle, nachts, muß deshalb aufsitzen. Druck und Stechen auf der Brust, bei Bewegung, beim Husten.

Verdauungsorgane: Entzündliche Erscheinungen an den Schleimhäuten des Mundes, übler Geruch aus dem Mund, Trockenheit oder Speichelfluß. Mund voller Speichel. Sehr durstig Tag und Nacht. Übelriechende Flüssigkeit entleert sich an den Backenzähnen beim Saugen an diesen.

Singultus

Krampfhaftes Aufstoßen, Übelkeit, Schmerz im Magen wie von Hunger, aber ohne Appetit. Magenschwäche mit Schmerz, besser von Essen. Heftige Blähsucht.
Durchfälle nach Milch, mit Zwang. Auch weicher Stuhl kann nur mit Anstrengung entleert werden. Verstopfung, harter, mühsam zu entleerender Stuhl.

Geschlechtsorgane: Regel verspätet und zu schwach oder verstärkt oder unterbrochen. Weißfluß wäßrig. Schmerzen in den Ovarien, als ob die Periode eintreten wolle.

Harnorgane: Erwacht nachts mehrmals mit Harndrang. Harnmenge vermehrt.

Glieder: Zittern und Schwäche der Beine. Schmerzen rheumatischer Art in allen Muskeln und Gliedern, auch im Rücken und der Brust.

Wärmeregulation: Frostschauer und Frieren, doch vorwiegend Hitzegefühl mit Bedürfnis, an die frische Luft zu gehen. Nachts 2 oder 3 Uhr Erwachen mit Harndrang und Brennen der Füße (N.S.). Heiße Füße und heißes Gesicht jeden Nachmittag (N.S.). Sobald 2 Stellen der Körperoberfläche miteinander in Berührung kommen, bricht dort Schweiß aus (N.S.). Starke Hitzewellen mit Schweißausbrüchen bei Tag und Nacht (N.S.).

Dosierung

Etwa D 6 (in Verreibung) bis D 12.

Vergleichsmittel

Kopfschmerz morgens nach Anstrengung: *Argentum nitricum.*
Singultus: *Belladonna, Hyoscyannus,* Magnesiumsalze, *Nux vomica, Tabacum.*
Gefühl, als würde das Auge an einer Schnur nach rückwärts gezogen: *Paris.*

Nosoden

Übersicht über die Verwendung der Nosoden

Als **Nosoden** bezeichnet man aus dem kranken Organismus entnommene Stoffe, die man an der Entstehung der Krankheit als ursächlich beteiligt betrachtet und sie als Arzneimittel gegen diese Krankheit anwendet.
Es werden also zum Beispiel Eiter bei Sepsis, Sputum bei Pertussis oder Lungentuberkulose, der Inhalt der Hauteffloreszenzen der Pocken oder Sekrete gonorrhoischer oder syphilitischer Affektionen oder der Abstrich diphtherischer Tonsillen nach vorausgehender Sterilisierung durch Hitze nach homöopathischen Gesichtspunkten potenziert und gegen die entsprechende Krankheit als Heilmittel verwendet, die als Nosoden Verwendung finden.
Die Reinkulturen der Krankheitserreger werden ebenfalls in derselben Weise gebraucht. Sie haben den Vorteil, daß eine Beimengung anderer Stoffe dabei vermieden werden kann.
Anstatt der unmittelbaren Verwendung der Krankheitsprodukte infektiöser Krankheiten oder der Reinkulturen der Erreger werden auch von Tieren gewonnene Antitoxine dieser Erreger gebraucht. Diese Seren enthalten also sowohl die Toxine als auch die Antitoxine der Erreger und entfalten eine ähnliche spezifisch gerichtete Wirkung bei der entsprechenden Infektionskrankheit. Wenn keiner dieser Ausgangsstoffe zur Verfügung stand, wurden auch schon aus dem Blutserum des an einer Infektionskrankheit leidenden Patienten Nosoden hergestellt und mit gutem Erfolg verwendet, entweder bei dem Patienten selbst oder bei anderen, an der gleichen Infektion leidenden Kranken.

Leider bestehen bis jetzt keine einheitlichen Vorschriften über die Aussgangsstoffe der einzelnen Nosoden. Man muß also damit rechnen, daß die von verschiedenen Herstellern bezogenen Nosoden in verschiedener Weise hergestellt werden. Die Erregernosoden können also entweder aus Sekreten, welche Bakterien enthalten, oder aus den Reinkulturen dieser Erreger oder aus Impfstoffen gegen die Infektionskrankheit oder aus antitoxischen Seren gewonnen werden. Es muß daher in vielen Fällen darauf verzichtet werden, den Ausgangsstoff der Nosode in der unten folgenden Aufstellung genau zu präzisieren.

Weiterhin werden andere Krankheitsprodukte wie zum Beispiel *Calculi biliares, Calculi renales, Acidum oxalicum, Acidum uricum, Cholesterin, Histamin* usw. unter die Nosoden gezählt.

JULIAN, O.: Materia Medica der Nosoden. Ulm/Donau 1960, Karl F. Haug Verlag.

Man geht bei der Nosodentherapie von der berechtigten Vorstellung aus, daß alle diese Krankheitsstoffe in entsprechenden Potenzen gereicht, als spezifische Reize wirken und die Abwehr des Organismus anfachen, gleichzeitig auch eine Desensibilisierung bewirken.
Nosoden-Therapie und Isotherapie fallen begrifflich zusammen.
Autonosoden sind solche Nosoden, die von einem bestimmten Kranken gewonnen und bei demselben Patienten verwendet werden.

Die Nosoden werden unter dreierlei Gesichtspunkten angewendet:

1. Alle Nosoden können als spezifisches Heilmittel, als Isotherapeutikum bei der entsprechenden Krankheit angewendet werden, der sie entstammen. Im allgemeinen werden sie in diesem Falle als Zwischenmittel neben den angezeigten homöopathischen Mitteln gereicht.

2. Mit einem Teil der Nosoden wurden Arzneimittelprüfungen vorgenommen und auf diese Weise ein Arzneimittelbild gewonnen. Dieses wurde durch Symptome der entsprechenden Krankheit und weiter durch Symptome, welche man bei Anwendung der Nosode am Kranken beobachtet hat, ergänzt, zum Beispiel *Tuberculinum, Medorrhinum, Luesinum, Pyrogenium, Psorinum.* Diese Nosoden können also nicht nur bei der spezifischen Krankheit, sondern auch nach der Ähnlichkeit des Arzneimittelbildes verordnet werden.

3. Nach überstandener Krankheit stellen die Nosoden ein ausgezeichnetes Mittel dar, die im Mesenchym abgelagerten Toxine zur Ausscheidung zu bringen. Oft genug handelt es sich bei solchen Fällen nicht nur um die Ausscheidung der Erregertoxine, sondern auch noch um Restbestände der Erreger mit latenten Krankheitsherden sowie um nicht mehr pathogenetische Erregeransiedlungen (Dauerausscheider).

Die wichtigsten Nosoden sind folgende:

Anthracinum aus dem Sekret von Milzbrandfurunkel
Nosode Bang
Botulinum, Nosode des Erregers des Botulismus, Clostridium botulinum
Nosode Brucella melitensis, Nosode des Maltafiebers
Carcinosinum (siehe Seite 425)
Nosode Coli aus verschiedenen Stämmen von Escherichia coli
Diphtherinum
Nosode Dysenterie
Enterococcinum aus Kulturen von mehreren Enterokokkenstämmen
Nosode Gärtner aus dem Gärtnerschen Bacillus (Streptococcus faecalis)
Gonococcinum aus Gonokokkenkulturen
Hydrophobinum aus dem Speichel eines tollwütigen Hundes

Influenzium aus Grippeimpfstoff verschiedener Grippestämme
Luesinum oder *Syphilinum* aus dem Sekret des luetischen Schankers (siehe S. 1402)
Medorrhinum (siehe Seite 982)
Meningococcinum aus Meningokokkenstämmen
Morbillinum aus dem bucco-pharyngealen Abstrich der Masern
Nosode Paratyphus
Pertussinum aus dem Auswurf Pertussiskranker
Psorinum aus den Krätzebläschen der Skabies (siehe Seite 1184)
Pyrogenium aus faulig-zersetztem Rindfleisch (siehe Seite 1210)
Staphylococcinum
Nosode Toxoplasmose
Tuberculinum Koch aus Alttuberkulin (siehe Seite 1464)
Tuberculinum aviaire aus Tuberkelbazillen von Vögeln
Tuberculinum Marmoreck aus einem antitoxischen Serum
Tuberculinum residuum aus dem Rückstand, der nach Abfiltrieren der wasserlöslichen Bestandteile der Tuberkelbazillen verbleibt
Nosode Typhus
Vaccinium aus dem Pockenimpfstoff
Variolinum aus der serösen Flüssigkeit von Pockenpusteln.
Eine große Anzahl weiterer Nosoden wurde von Reinhold VOLL und seiner Schule eingeführt; der therapeutische Ansatz derselben wird von diesem mit Hilfe der Testung durch das Elektroakupunkturgerät vorgenommen.

Dosierung

In akuten Fällen kann man die Nosoden alle 3 Tage wiederholen. VOISIN empfiehlt dazu D 15 oder D 20, ich selbst habe meist D 30 gebraucht.
In chronischen Fällen habe ich es für zweckmäßig gefunden, zuerst eine Gabe D 30 zu geben und die nächste Gabe nach 2 Wochen, frühestens jedoch nach 10 Tagen folgen zu lassen. Die 2. Gabe ist dann in höherer Potenz, am besten als D 200 zu reichen; man muß, um die volle Wirkung der Nosode zu erzielen, mit der Potenz ansteigen. Die Nachwirkung dieser Potenzen ist mindestens auf weitere 3 Wochen anzusetzen; damit dürfte in den weitaus meisten Fällen keine weitere Gabe mehr erforderlich sein. Nicht selten kann man durch die Anwendung der Nosoden einen unmittelbaren Umschwung des Krankheitszustandes beobachten. Zweifellos wird die Nosoden-Therapie noch eine bedeutende Zukunft haben. Man wird auf den Vorteil nicht verzichten wollen, bei einer Streptokokkenangina neben *Mercurius solubilis* oder *Mercurius bijodatus Streptococcinum* zu geben oder einem Keuchhustenpatienten *Pertussinum*, einem Typhuspatienten *Typhinum* zu reichen. Bei chronischen Krankheitszuständen gestaltet sich die Nosoden-Therapie wesentlich komplizierter, da in solchen Fällen die Nosoden aller Infektionskrankheiten, mit denen der Patient in Kontakt gekommen ist, in Frage kommen. Besonders sind hier die Erbnosoden *Tuberculinum*, *Syphili-*

num, Medorrhinum, welche erfahrungsgemäß bei jedem chronischen Patienten eine Rolle spielen, von großer Bedeutung. Allem Anschein nach wird die Leibesfrucht schon im Mutterleib durch diese Erbtoxine beeinflußt. Es wurde daher die sogenannte „eugenische Kur" empfohlen, nach der jeder schwangeren Frau diese Nosoden nacheinander gegeben werden.
Man kann dabei so verfahren: *Tuberculinum* D 30, nach 2 Wochen D 200, nach weiteren 2 Wochen *Syphilinum* D 30, worauf nach 2 Wochen D 200 folgt. Darauf läßt man in gleicher Weise *Medorrhinum* D 30 und D 200 folgen. Als Drainagemittel läßt man während dieser Zeit das Schwangerschaftsmittel *Pulsatilla,* oder noch besser *Aristolochia* D 6, nehmen.

Nuphar luteum

Herkunft des Mittels

Nuphar luteum, die gelbe Teichrose (Fam. nat. Nymphaeaceae), wächst in Europa, Vorderasien und Zentralasien. Verwendet wird der frische Wurzelstock.
Inhaltsstoffe: Alkaloide u. a. α und β Nupharidin. Ferner Nupharelidin, Nuphalin und S-haltige Alkaloide. Phytosterol Stigmasterol und β-Sitosterol; Gerbstoffe.

Wirkung

Die Alkaloide α und β Nupharidin stimulieren die glatte Muskulatur des Darmes und der Blutgefäße. In Frankreich wurden die Blüten zu einem die sexuelle Erregbarkeit dämpfenden Eau de Nénuphar verwandt.
Die Prüfung wurde von Dr. PITET an sich selbst mit Gaben der 4., 6., 7. und 8. Dezimalpotenz vorgenommen. Dabei hat sich diese Wirkung als Antiphrodisiakum bestätigt, doch muß auch darauf hingewiesen werden, daß in der Nachwirkung sich eine Steigerung der Libido ergab. Es wurde eine Diarrhö um 5 Uhr mit gelben Stühlen beobachtet. Auf der Haut bildete sich eine psoriasisartige Effloreszenz. Es erscheint mir zweifelhaft, ob die Prüfung in Unwissenheit der auf die Geschlechtsorgane gerichteten Wirkung vorgenommen wurde.

Literatur

PITET: Soc. gall. méd. homéop. 3: 129.
ALLEN: Encyclopedia.

Arzneimittelbild

Gemüt: Höchstes Mitgefühl, das großen Schmerz verursacht, wenn der Kranke Zeuge von Leiden der Tiere wird. Große Ungeduld beim geringsten Widerspruch.

Kopf: Schmerzen im Kopf beim Gehen, besser an der frischen Luft. Schmerzen in den Augenhöhlen.

Verdauungsorgane: Gelbe, durchfällige Stühle um 5 oder 6 Uhr mit vorausgehenden Kolikschmerzen.

Übermäßig gesteigerte Libido, Spermatorrhö, Impotenz.

Geschlechtsorgane: Völliger Mangel an Erektionen und Libido. Sexuelle Vorstellungen rufen keine Erektion hervor. Verminderung wollüstiger Gedanken und des sexuellen Verlangens über 10 Tage, gegenteilige Wirkung in den folgenden Tagen.

Haut: An verschiedenen Teilen des Körpers treten rote prominente Papeln auf, die sich mit silbrigweißen Schuppen wie Psoriasis bedecken, $1^1/_2$ Monat andauernd.

Dosierung

Bei sexueller Impotenz mit mangelnder Erektion, evtl. mit Spermatorrhö D6.

Vergleichsmittel

Sexuelle Schwäche: *Agnus castus, Caladium, China, Nux vomica, Acidum phosphoricum, Acidum picrinicum, Staphisagria.*
Darmkatarrh am frühen Morgen: *Sulfur, Podophyllum, Aloe, Rumex.*

Nux moschata

Herkunft des Mittels

Myristica fragrans (Fam. Myristicaceae) ist im tropischen Indien heimisch; sie ist ein 10 bis 20 m hoher Baum. Verwendet werden die ganzen Samen ohne Fruchtfleisch und Samenmantel (Nüsse), welche als Hauptwirkstoff das Myristicin und ätherisches Öl enthält. Myristicin gilt als Gift für das ZNS, das die typischen psychischen Veränderungen hervorruft (s. u.).

Toxikologie

Die Muskatnuß ruft in einer Menge von einer bis mehreren Nüssen in zerriebenem Zustand Vergiftungserscheinungen hervor, wie Benommenheit, Schläfrigkeit, Stupor, Irrereden, Lachkrämpfe, Halluzinationen, Kollaps mit Zyanose, Doppeltsehen, Lähmung der Schließmuskeln usf. Das Benommensein kann mehrere Tage anhalten und weicht dann wieder, ohne bleibende Folgen zurückzulassen. Die Schleimhäute des ganzen Körpers werden gereizt; an der Muskulatur werden rheumatoide Zustände hervorgerufen. Es kommt zu Gastritis, Durchfällen, blutigem Urin.
Die Kenntnis der Vergiftungen mit Muskatnuß ist besonders aus dem Hausmittelgebrauch bekannt, wenn eine oder mehrere Nüsse genommen werden gegen Magenverstimmung, Blähungsbeschwerden, Schwangerschaftserbrechen, Seekrankheit und Durchfälle. In der Heimat der Muskatnuß glaubt man die fällige Periode damit hinausschieben, andererseits auch die wegen Schwangerschaft ausbleibende Regel wieder hervorrufen zu können.

Wirkung

Die Wirkung ist im wesentlichen auf das zentrale vegetative Nervensystem gerichtet. Am Zentralnervensystem wird eine Verwirrung der Gedanken und ein Zustand wie im Traum hervorgerufen. Dabei erscheint alles lächerlich, man ist glücklich und heiter, das Gedächtnis ist gestört beziehungsweise aufgehoben. Auch traurige Verstimmung wird gefunden. Der Kopf ist benommen, es bildet sich eine unüberwindliche Schlafsucht aus. Man findet sich in bekannten Straßen nicht zurecht, die Schätzung für Raum und Zeit geht verloren. Es entsteht eine Art von Stupor.
Durch Vermittlung des vegetativen Nervensystems und eine unmittelbare Reizung der Schleimhäute wird eine auffallende Trockenheit der Haut wie der Schleimhäute hervorgerufen. Der Mund ist trocken ohne eigentlichen Durst. Ferner ergibt sich eine Verstimmung des Magens und Darms mit einer außerordentlichen Tympanie des Bauches. Der Tonus der glatten Muskulatur ist gestört, es kommt sowohl zu Spasmen als auch zu Atonie. Gasbildung begleitet die Beschwerden und ist die Ursache vieler Symptome.
Die Blutzirkulation befindet sich in einem Zustand von kongestiver Erregung mit Wallungen über den ganzen Körper. Beengung und Blutandrang zur Brust, zusammen mit Meteorismus, rufen das gastrokardiale Syndrom, als Vagusreizung verstanden, hervor. Andererseits wird auch kollapsartige Schwäche erzeugt. Schon vor Jahrhunderten wurde der Satz geprägt: unica nux prodest, nocet altera, tertia mors est. Als Hauptwirkstoff ist das Myristicin, ein Phenol, anzusehen.

Typus

Der Typus des Nux-moschata-Patienten ist geprägt durch die Schläfrigkeit oder Betäubung des Gehirns, die Verwirrung und den Verlust des Gedächtnisses, die Neigung zu Magenverstimmung und zu Darmkatarrh, die Störung der Innervation der glatten Muskulatur aller Hohlorgane, besonders an den Verdauungsorganen, am ganzen Gefäßsystem und am Herzen, die einerseits zu Herzbeklemmungen, neurozirkulatorischer Dystonie und Pseudoangina pectoris, Blähungskolik usw., andererseits zu Kollaps und Austreibungsschwäche des Darms („auch weicher Stuhl läßt sich nur schwer entleeren") und zu kollapsartiger Schwäche führen. Die besondere Prägung bekommen diese Zustände durch den erheblichen Meteorismus, die Trockenheit des Mundes ohne Durst und die kühle und trockene, zum Teil auch empfindungslose Haut. Die schlechte Blutzirkulation und die kühle Haut bringen es mit sich, daß Verschlimmerung durch Kälte und durch Nässe eintritt; die Schwächung des Zentralnervensystems bedingt die Verschlimmerung durch Gemütserregung und durch jede geistige Beanspruchung. Die stärkere Beteiligung der linken Körperseite könnte durch eine Affektion der Bauchspeicheldrüse im Sinne der Homolateralität hervorgerufen sein. Während der Menses und vor diesen bestehen nicht nur Schmerzen im Becken, sondern auch Verwirrung der Gedanken und eine auffallende Schwäche der Beine, so daß die Bewegungen nicht beherrscht werden.

Eine auffallende Ähnlichkeit der Arzneiwirkung in allen ihren Teilen besteht zu *Opium*.

Literatur

Die Prüfung findet sich niedergelegt bei HELBIG: Heraklides, Leipzig 1833, H. 1, und bei HERING: Homöop. Vjschr. 10: 90. Die Prüfung wurde an 12 Männern und 9 Frauen vorgenommen.
ALLEN: Encyclopedia, Bd. VII u. X.
HUGHES: Cyclopaedia, Bd. III.
In CLARKE Dictionary sind noch weitere toxikologische Beobachtungen berichtet.
Weitere Literatur: BOSCH: Mbl. der Allg. homöop. Ztg. 19: 20.
THÜMANN: Allg. homöop. Ztg. 8: 351.

Arzneimittelbild

Leitsymptome: *Nervöse Mattigkeit und Schläfrigkeit bis zur Betäubung des Gehirns, zu geistiger Verwirrung und Gedächtnisverlust.*
Große Neigung zu Schwächezuständen, Aussetzen des Bewußtseins, Ohnmachtsanfällen; oder zu Krämpfen bei geringer Veranlassung.
Schmerzhaftigkeit der Haut, besonders beim Daraufliegen. Gefühllosigkeit an verschiedenen Teilen.
Trockenheitsgefühl der Schleimhäute und der äußeren Haut.
Trockenheit im Mund und auf der Zunge, ohne Durst.
Kann nicht schwitzen. Trockenheit der Haut.
Außerordentliche Auftreibung des Bauches mit Atembeengung und vielen Blähungsbeschwerden.
Verschlimmerung nach Gemütserregung und geringfügiger geistiger Anstrengung.
Verschlimmerung durch Kälte und Nässe, durch naßkaltes Wetter mit allgemeiner Frostigkeit.
Verschlimmerung vor und während der Regel.
Besserung durch Wärme.
Die linke Körperseite ist stärker befallen.

Psychosen, hysterieartige Zustände.

Gemüt: Bedrückte Stimmung und Weinerlichkeit. – Geschwätzigkeit, läppische Heiterkeit, alles kommt dem Patienten lächerlich vor – rascher Wechsel der Stimmung.

Gedächtnisschwäche und geistige Schwäche bei Greisen, Frauen und Kindern.
Ohnmachten bei vegetativer Dystonie.

Geist: Traumhafte Verwirrung der Gedanken. Betäubung und Gedächtnisschwäche, die Gedanken schwinden beim Schreiben oder Lesen, so daß er in tiefen Schlaf versinkt; muß sich lange auf eine Antwort besinnen. Beim Sprechen fallen ihm Worte nicht ein; Läßt beim Schreiben Buchstaben aus. Aussetzen des Bewußtseins, Ohnmacht bei geringfügigem Anlaß.

Scheint aus zwei Personen zu bestehen; das eigentliche, bewußte Ich beobachtet das andere.
Lebt wie im Traum, ist völlig irre und findet sich nicht zurecht. Er kennt bekannte Straßen nicht wieder, täuscht sich über Raum und Zeit.
⊙ Stimmung wechselt zwischen Lachen und Weinen, zwischen Heiterkeit und Trübsinn, zwischen Lebhaftigkeit und Ruhe.
Unwiderstehliche Schlafsucht; die Augen fallen ihm ständig zu vor Schlaf und kann kaum geweckt werden.

Kopf: Kopfschmerzen mit heißem Kopf, beim Schütteln des Kopfes Gefühl, als schlüge das Gehirn gegen das Schädeldach an, Gefühl, als ob der Kopf zu groß wäre. Rieseln über die Kopfhaut wie von elektrischem Strom. Kopfschwarte schmerzhaft.
Taumeln beim Gehen, Schwindel mit Schwere des Kopfes. Der Kopf will beim Sitzen vorwärts fallen, muß ihn mit den Händen stützen.
Alle Beschwerden am Kopf steigern sich nach dem Essen.

Augen: Schlaffheit der Augenlider, kann sie nicht offenhalten. Bindehautkatarrh mit Trockenheitsgefühl der Schleimhaut. Gegenstände erscheinen zu groß. Pupillen weit, Augen blutrot und geschwollen.

Ohren: Gehör übermäßig scharf.

Gesicht: aschgrau, blau und kalt, blaue Ringe unter den Augen.

Schnupfen, Kehlkopf- und Luftröhrenkatarrh.

Atmungsorgane: Trockenheit der Nase, verstopfte Nase mit Besserung beim Aufrichten zum Sitzen. Heiserkeit, trockener Husten.
Enge des Halses, als würde die Kranke erwürgt. Beklemmung der Brust mit erschwertem Atmen; schmerzhaftes, atemerschwerendes Lastgefühl auf der Brust, oder wie in einem Schraubstock gespannt, zum Tiefatmen und gewaltsamen Erweitern der Brust nötigend.

Gastrokardialer Symptomenkomplex

Herz und Kreislauf: Gefühl von Blutandrang zum Herzen. Gefühl, als würde das Herz umschnürt oder als schlüge es in einem Hohlraum. Anfälle von Herzklopfen nach Mitternacht, wie wenn das Herz stillstände und dann heftig schlüge, mit lautem Aufstoßen, besser nach Trinken von heißem Wasser und Warmhalten.

Puls beschleunigt oder aussetzend und unregelmäßig, Puls verlangsamt, kaum fühlbar.

Globus hystericus.
Dyspepsie mit nervöser Schwäche,
Schwangerschaftserbrechen.
Magendarmkatarrh und **Sommerdiarrhö** mit Flatulenz.
Gastrokardialer Symptomenkomplex.
Hepatopathie.

Verdauungsorgane: Große Trockenheit im Munde, daß die Zunge am Gaumen klebt, Zunge belegt, Gefühl wie pelzig und steif, beim Berühren mit dem Finger wie Leder; Sprechen erschwert. Trotz Trockenheit kein Durst, Speichel dick und klebrig – oder auch starker Durst, kaum zu stillen.

Zahnschmerzen mit Verschlimmerung durch kalte Luft oder kalte Speisen.

Kratzen und Trockenheit des Rachens; Gefühl eines Klumpens im Hals.

Verminderter Appetit oder gieriger Hunger, Ekel beim Denken an Speisen. Nach dem Essen ungewöhnlich starke Auftreibung des Leibes, alle Speise scheint in Gas überzugehen. Übelkeit, Völle und Drücken im Magen, Kneipen im Bauch infolge Blähsucht.

Nach dem Essen großes Schlafbedürfnis.

Gefühl in der Gürtelgegend wie zusammengeschnürt, besser durch Gegendruck mit den Händen. Krampfartige, kolikartige Schmerzen im Bauch. Viel Rumpeln und Gurgeln im Bauch.

Verstopfung, auch weicher Stuhl läßt sich nur mühsam entleeren. – Wäßriger Durchfall, auf Milch durchfälliger Stuhl, wird unter viel Blähungen entleert.

Nach dem Stuhl Gefühl, als ob noch mehr komme (Tenesmus).

Harnorgane: Brennen beim Harnlassen in der Harnröhre; Strangurie, häufiger Abgang von wasserhellem Urin in kleinen Portionen; oder verminderter Abgang von konzentriertem Harn. Harn von aromatischem Geruch (nach Veilchen oder Muskatnuß riechend).

Männliche Geschlechtsorgane: Schlaffheit der Teile und verminderte Potenz.

Dysmenorrhö, Aussetzen der Regel, Menorrhagie.

Weibliche Geschlechtsorgane: Regelkrämpfe mit Schlafsucht oder Ohnmacht während der Regel, Regelblutung zu früh oder zu spät, Blut dunkel, klumpig. Unterdrückung der Periode ⊙ durch Gemütserregung. Die Periode wird durch den Genuß von einem Viertel bis einer Hälfte einer Muskatnuß hinausgeschoben. Während der Periode hat sie vor Schwäche keine Herrschaft über die Beine.

Lumbago, Rheuma im linken Deltamuskel und in anderen Teilen nach Kälte oder Nässe.

Glieder; Muskeln und periphere Nerven: Zerschlagenheitsschmerz in den Lenden wie nach starker Anstrengung. Schmerz in den Teilen, auf denen der Patient liegt, völlige Kraftlosigkeit in den Gliedern mit Zittern. Krämpfe in allen Muskeln, einschließlich Gesicht und Nacken. Gefühl, als ob die Knochen in Stücke zerschlagen wären. Rheuma in der linken Schulter. Rheumatische Schmerzen in allen Gliedern. Anfälle von Krämpfen, sich immer wiederholend.
In den Fingern und Zehen ein Summen wie nach Erfrierung.
Verschlimmerung der Gliederschmerzen durch Kälte und Nässe.
Gefühllosigkeit der Glieder wie tot oder taub.

Haut: Rotgefleckt, blau, Gefühllosigkeit der Haut, Pelzigkeitsgefühl, das sich bessert bei Berührung. Gefühl von elektrischen Schlägen bei jeder Bewegung. Die Haut am ganzen Körper ist kalt. Ausbleiben jeden Schweißes.

Wärmeregulation: Kalte und trockene Haut am ganzen Körper. Haut blaß oder bläulich, rotgefleckt; friert sofort an der kalten Luft, kalte Hände und Füße. – Ausbleiben jeden Schweißes. Bei Vergiftungen werden nach LEWIN auch Schweißausbrüche beobachtet.

Dosierung

Bei den nervösen Zuständen werden mittlere Potenzen gebraucht (D 4 bis D 6) auch Hochpotenzen, bei Muskelrheumatismus auch tiefere, desgleichen bei Darmkatarrh, bei dem auch geringe Mengen der Tinktur oder der Substanz als hilfreich berichtet werden.
Wegen flüchtiger Wirkung ist öftere Wiederholung erforderlich (etwa 3mal täglich bis 2stündlich). Arzneigehalt der Tinktur 1/10.

Vergleichsmittel

Betäubung und Benommenheit. Unwillkürliche Stühle. Verschlimmerung durch Schreck, aber Besserung durch Kühle: *Opium.*
Starke Blähsucht, Verschlimmerung durch Kälte und Berührung: *China.*
Verschlimmerung der Gliederschmerzen durch Kälte und Nässe. Dabei Besserung durch fortgesetzte Bewegung. Bewegungsdrang bei den Schmerzen. *Rhus toxicodendron, Pulsatilla, Bellis, Hedera, Dulcamara.*
Große Blähsucht mit Schwäche, besser durch Blähungsabgang. Gastrokardiales Syndrom: *Carbo vegetabilis, China, Magnesium carbonicum, Sulfur, Lycopodium.*
Kein Durst trotz Fieber: *Pulsatilla.*
Trockenheit der Schleimhäute. Verschlimmerung durch Hitze. Schmerzen; schlimmer durch die geringste Bewegung: *Bryonia.*
Ekel beim Denken an Speisen: *Arsen, Colchicum, Sepia.*
Schläfrigkeit, Benommenheit, Herabsinken der Augenlider: *Gelsemium.*
Schläfrigkeit, große Schwäche, Darmkatarrh: *Acidum phosphoricum.*
Ohnmacht bei Schock und seelischer Erregung oder Krampfzustände nach Aufregung: *Ignatia.*
Kann nicht schwitzen, Haut rocken: *Alumina, Graphites, Aconitum* (im Fieber), *Belladonna, Mandragora, Sulfur.*
Rheumatische Schmerzen durch Kälte oder Nässe: *Dulcamara, Rhus. toxicodendron.*

Beispiele

Darmkatarrh nach kaltem Bad

Bei einer Hochgebirgswanderung in Tirol im Sommer wurde ich nach einem kalten Bad in einem eiskalten Gebirgsbach von einem akuten Darmkatarrh befallen. Ich bekam eine große Schwäche und Schläfrigkeit, konnte kaum die Augen offenhalten. Es war mir klar, daß ich Nux moschata zu nehmen hatte. Aber wie sollte ich in den Besitz derselben kommen? In dem kleinen Gebirgsstädtchen, das ich erreichte, war es nicht zu bekommen. Also ging ich in eine Lebensmittelhandlung und ließ mir eine Muskatnuß geben. An dieser knabberte ich ein wenig und wiederholte dies noch einige Male an demselben Tag. Damit erreichte ich sofortige und gründliche Heilung, so daß ich meine Bergsteigerei fortsetzen konnte.

[*Eigenbeobachtung des Verfassers*]

Länger bestehender Darmkatarrh

DAHLKE erzählt von einer Patientin, die er in mehreren Behandlungen an einem schon länger bestehenden Darmkatarrh behandelte, ohne einen Erfolg zu erzielen. Als er sie wieder einmal sah, berichtete sie auf Befragen, sie hätte auf Anraten einer Nachbarin etwas Muskatnuß geschabt und davon genommen, worauf sie schnell hergestellt wurde.

Nux vomica

Herkunft des Mittels

Strychnos Nux vomica gehört, wie *Ignatia, Gelsemium, Spigelia* und *Curare,* zu den Loganiaceen und ist in Indien heimisch. Die Früchte dieses bis 13 m hohen immergrünen Baumes enthalten als wichtigste Bestandteile die Alkaloide Strychnin und Brucin. Die Tinktur wird aus den getrockneten Samen bereitet. Der Name bedeutet: eine Nuß, die Erbrechen hervorruft.

Toxikologie

Strychnin entfaltet seine Wirkung am Nervensystem, indem es allgemeine Erregtheit wahrscheinlich durch Aufhebung der Hemmung der Neurone hervorruft. An den Sinnesorganen wird eine Steigerung und Schärfung der Sinnesfunktionen, besonders des Gesichtssinnes, des Geruchssinnes und des Geschmackssinnes, beobachtet. Von seiten des Magens zeigen sich Übelkeit und – seltener – Erbrechen. An der Muskulatur tritt lang anhaltender Tetanus ein, welcher sich auch auf das Zwerchfell ausdehnt. Die Krampfanfälle treten nach vorausgegangener Angst und Bangigkeit plötzlich mit krampfartigem Zucken und Tetanus der Gesichtsmuskeln, der Kaumuskeln, der Muskulatur des Kehlkopfes und des Zwerchfelles sowie mit Beuge- und Streckbewegungen der ganzen Skelettmuskulatur ein. Der ganze Körper wird mit einem Ruck in die Brücke geworfen. Während dieser Krämpfe können sich krampfartige Erektionen zeigen. Diese Anfälle sind unterbrochen durch Remissionen, während welcher jeder Spasmus vermißt wird. Auf die Krampfanfälle kann eine Lähmung folgen. Der Tod wird weniger durch die Verkrampfung der Atemmuskulatur als vielmehr außerhalb der Anfälle durch zentrale Lähmung der Atmung oder des Kreislaufs hervorgerufen. Die Anfälle können durch geringfügige Anlässe, wie Berührung oder Reize auf Auge oder Ohr, erneuert werden. In der Nachwirkung zeigen sich lähmungsartige Schwäche, unfreiwilliger Harn- und Kotabgang. Der Tod tritt nach wenigen dieser Anfälle ein.

Neben der hervorstechenden Reflexerregbarkeit der Reflexbahnen des Rückenmarks, wodurch die tetanischen Krämpfe der Muskulatur erzeugt werden, ist besonders noch die Erregung der Gefäßnerven und des Vagus von Bedeutung. Steigerung des Blutdrucks und Pulsverlangsamung sind die Folge. Eine Reizung des Atemzentrums ruft verstärkte Atmung hervor. Von diesen Wirkungen wird arzneilicher Gebrauch gemacht bei Senkung des Blutdrucks, bei Kollaps und Kreislaufstörungen.

Hühner und andere Vögel besitzen eine verhältnismäßig hohe Widerstandsfähigkeit gegen die Giftwirkung des Strychnins, wenn sie das Gift fressen. Bei Einspritzungen sollen auch sie erliegen.

Die Wirkung des Strychnins bewegt sich also zwischen Übererregbarkait des zentralen und vegetativen Nervensystems auf der einen Seite und Erschlaffung und Lähmung desselben und der von demselben innervierten Organe (glatte und quergestreifte Muskulatur) auf der anderen Seite.

Obwohl in der Wirkung der Nux vomica, ähnlich wie es bei ihrem Hauptalkaloid der Fall ist, sowohl Überreizung des Nervensystems als auch Erschlaffung und Lähmung, desgleichen sowohl Spasmus der glatten und quergestreiften Muskulatur als auch Lähmung enthalten sind, so treten die Symptome der nervösen Überreizung und der Muskelspasmen weit mehr in den Vordergrund, und daher wird von diesen fast allein therapeutischer Gebrauch gemacht.

Die auffallende Ähnlichkeit der Strychnin-Vergiftung mit Wundstarrkrampf hat zu Versuchen geführt, Strychnin als Heilmittel gegen diesen zu verwenden, jedoch mit negativem Erfolg. Der Grund dürfte, wie WAPLER annimmt, darin zu suchen sein, daß der Angriffspunkt des Strychnins im zentralen Nervensystem liegt, während die Tetanusinfektion an den peripheren Nerven angreift. Brucin, das zweite Alkaloid der Brechnuß, besitzt eine weit geringere Giftigkeit, unterscheidet sich aber im übrigen sehr wenig. Die tetanische Starre der Strychnin-Krämpfe fehlt jedoch dem Brucin, welches nur einfache Zuckungen und krampfartige Bewegungen ohne Tetanus hervorruft. Auch die Kumulation, welche bei Strychnin beobachtet wird, fehlt dem Brucin. Ein weiteres Alkaloid ist das Vomicin, das ebenfalls krampferregende Wirkung besitzt, und noch einige weitere Nebenalkaloide.

Typus

Wegen der einseitig auf das Zentralnervensystem und die vegetativen Nerven gerichteten Wirkung kann Nux vomica kaum, wie es von einigen Autoren geschieht, als Konstitutionsmittel im engeren Sinn bezeichnet werden, jedoch ist es eines unserer wichtigsten und wertvollsten Polychreste. Die dafür geeigneten Kranken sind gekennzeichnet durch eine bestimmte psychische Verfassung. HAHNEMANN schreibt, „daß diejenigen Personen sie häufiger bedürfen, welche sehr sorgfältigen, eifrigen, feurigen, hitzigen Temperaments sind oder tückischen, boshaften, zornigen Gemüts". Es ist ihnen eine große Reizbarkeit eigen, die zu großer Streitsucht und Ärgerlichkeit neigt, seltener zu Ängstlichkeit. Die „Geladenheit" macht sich bei geringfügigem Anlaß in einem Ausbruch von Zorn Luft, ohne nachher Reue zu zeigen. Die Hastigkeit des Wesens ist ein Grundzug des Mittels. Man findet daher auch unter gehetzten Geschäftsleuten und Managern sehr häufig Nux-vomica-Typen. Man hat die Nux vomica deshalb als ein Mittel bezeichnet, das für Männer passend ist; oder wenn es Frauen sind, so zeichnen sie sich durch ein ähnliches heftiges, aktives und reizbares Temperament aus. Diese Stimmung wird hervorgerufen zum Teil durch unmittelbare Reizung des Zentralnervensystems, zum Teil ist sie aufzufassen als psychischer Reflex der Vorgänge auf der Ebene des vegetativen Nervensystems, besonders im Bereich der Verdauungsorgane. An letzteren entsteht Unterleibsplethora mit Hämorrhoiden und spastischer Obstipation, mit Reizmagen und Neigung zu Sodbrennen und Magendruck nach dem Essen. Dieser Zustand der Abdominalplethora ist oft eine Folge sitzender Lebensweise. Zusammen mit dem „sorgfältigen", peniblen Charakter entsteht so das Bild des „Staatshämorrhoidariers".

Die im Nux-Bild erkennbare Reizung des vegetativen Nervensystems macht es sehr geeignet als Gegenmittel gegen die Einwirkung von Genußmitteln wie Tabak, Alkohol, Kaffee, aber auch gegen zu stark dosierte oder unpassende Arzneimittel. Es hebt die Schäden solcher gewohnheitsmäßig genommener Arzneimittel, wenn sie sich in der typischen allgemeinen Reizbarkeit und in den Magenbeschwerden mit Verstopfung mit blindem Drang äußern, oft rasch auf. Auch bei Arzneimittelprüfungen leistet es sehr gute Dienste. Wenn die Überreiztheit durch übermäßiges Studieren, Sorgen, Nachtarbeit hervorgerufen wurde, kommt es gleicherweise in Betracht. Ferner hat es

sich oft bewährt bei Geschäftsleuten mit gehetzter Lebensweise, besonders wenn sie obigen Genußmitteln verfallen sind.
Der Nux-Typ ist immer morgens besonders schlecht aufgelegt und zu Ärger geneigt; er ist dann müde, leidet unter Kopfweh und Übelkeit. Eine zweite Zeit des Mißbehagens ist die Zeit nach einer Mahlzeit, besonders wenn diese reichlich war. Der Höhepunkt der Beschwerden liegt 1 bis 2 Stunden nach dem Essen. Es besteht ein starkes Bedürfnis nach Reizmitteln wie Tabak, Alkohol, Kaffee und Gewürzen, obwohl ihr Genuß von einer Verschlimmerung gefolgt wird. Am frühen Morgen ist der Nux-vomica-Patient von einem katerartigen Zustand beherrscht, sowohl psychisch als auch somatisch, und hier besonders bezüglich des Magens. Der Schlaf ist zwischen 3 und 5 Uhr unterbrochen, der Patient ist um diese Zeit munter und hellwach; er schläft dann nochmals ein und erwacht später benommen und verkatert. Nach kurzem Schlaf ist er erfrischt, nach langem Schlaf benommen und schlecht aufgelegt.
Die Darmtätigkeit ist durch eine spastische Obstipation gekennzeichnet, es besteht der für Nux vomica typische „frustrane Drang". Sehr häufig sind Hämorrhoiden zugegen. Der spastische Zustand des Mastdarms ruft ein ständiges, unangenehmes Gefühl hervor. Er wird nicht selten durch Muskelrheumatismus in den Lenden oder den Schultern geplagt und benimmt sich dann sehr ungebärdig; schon ein geringer Luftzug kann einen Hexenschuß oder einen Schnupfen hervorrufen. Die Erfahrung zeigt, daß die Nux-Naturen meist ein dunkles, gelbliches Kolorit besitzen, dunkle Haare und Augen, gelbliche Farbe des Gesichts und der Skleren; Gestalt hager.
Zum *Schwefel* besteht ein sehr nahes Verhältnis. Die Gemeinsamkeit liegt in der Ähnlichkeit der Beziehung zu dem Gefäßsystem, in welchem von beiden eine Erschlaffung besonders der Venen hervorgerufen wird, sowie in der beiden gemeinsamen Abdominalplethora. Deshalb folgt *Sulfur* gut auf Nux vomica und wird auch im Wechsel mit Nux vomica bei Hämorrhoiden usw. gegeben.

Der Unterschied gegenüber der botanisch sehr nahestehenden *Ignatia,* welche wie Nux vomica als wichtigste Bestandteile Strychnin und Brucin enthält, liegt in der sehr veränderlichen Gemütsstimmung der *Ignatia,* die zu Gram und Kummer sehr geneigt ist und Neigung zu hysterischen Gefühlsausbrüchen aufweist. Auch die körperlichen Empfindungen zeigen einen unberechenbaren Charakter und verlaufen meistens paradox und umgekehrt, als man erwarten sollte. Die Neigung zu Krämpfen ist jedoch auch der *Ignatia* eigen und äußert sich nicht selten im Globusgefühl. Die Überempfindlichkeit der *Ignatia* wirkt sich nicht, wie bei Nux vomica, in einer Ärgerlichkeit, sondern eher in einem stillen, in sich gekehrten Verdruß aus.

Ein bevorzugter Angriffspunkt von Nux vomica sind die Verdauungsorgane. Ein Reizmagen oder Gastritis mit häufigem Magendruck einige Zeit nach dem Essen sowie Sodbrennen stehen im Vordergrund. Die Dyskinese der Peristaltik, welche für Nux kennzeichnend ist, zeigt sich in einer Verstopfung mit vergeblichem Drang und in Magendruck mit Bedürfnis aufzustoßen, was aber nicht gelingen will. Wenn solche Magenerscheinungen zugegen sind, ist es auch hilfreich bei Angina pectoris oder Bronchialasthma und dergleichen.
Bei Magen- und Darmkrebs regelt Nux vomica oft die Magenfunktion und beseitigt die Schmerzen, so daß die Assimilation wieder in Gang kommt und eine zeitweilige Kräftigung erfolgt.

Die enge Beziehung zu *Nikotin* ist durch die Affinität des Strychnins zu den Nebennieren gegeben, auf welche es sowohl direkt als auch über den Sympathikus wirkt. Die Adrenalin-Ausschüttung wird durch Strychnin im Tierversuch bis aufs 10fache gesteigert. Klinisch haben wir in Nux vomica ein kaum versagendes Gegenmittel bei Nikotin-Vergiftung, und es verdient neben dem Isopathikum *Tabacum* unsere Beachtung.

Literatur

Die Prüfung von Nux vomica wurde von HAHNEMANN vorgenommen. Von den 1300 Symptomen, die in der 3. Auflage des 1. Bandes der „Reinen Arzneimittellehre" verzeichnet sind, stammen 1209 aus der Arzneimittelprüfung, der Rest wurde der Literatur entnommen. Zu dieser Prüfung HAHNEMANNs wurde bei ALLEN noch eine Anzahl toxikologischer Bemerkungen und Prüfungen amerikanischer Autoren hinzugefügt, die noch weitere 294 Symptome ergaben.

ALLEN: Encyclopedia, Bd. VII u. X.
HUGHES: Cyclopaedia, Bd. III.

Arzneimittelbild

Leitsymptome: *Lebhafte und reizbare Naturen mit gehetzter Lebensweise, mit nervösem, cholerischem und hypochondrischem Temperament, zu Heftigkeit und Streitsucht, aber auch zu ängstlicher Verfassung geneigt.*
Sinnesorgane überempfindlich gegen Licht, Geräusche, Gerüche und Berührung sowie Erschütterung.
Neigung zu tetanischen Krämpfen an allen Muskeln, an allen Hohlorganen (Magen, Darm, Blase, Blutgefäße, Uterus usf.).
⊙ *Periodisches Auftreten der Beschwerden.*
Magenbeschwerden mit Druck, Sodbrennen und Übelkeit, nach dem Essen einsetzend, ⊙ *besonders 1–2 Stunden nach dem Essen.*
Unterleibsvollblütigkeit bei spastischer Obstipation mit vergeblichem Stuhldrang, Hämorrhoiden, Menorrhagie.
Große Erkältlichkeit in der freien Luft, ⊙ *besonders bei naßkaltem Wetter.*
Alle Reiz- und Genußmittel verschlimmern, obwohl starkes Verlangen danach besteht, zum Beispiel Kaffee, Alkohol, Tabak.
⊙ *Gegenmittel bei Arzneimittelmißbrauch.*
Geistige Anstrengung, vor allem Nachtarbeit sowie sitzende Lebensweise verschlimmern.
Verschlimmerung durch Zorn, Ärger und sexuelle Ausschweifung.
Verschlimmerung früh beim Erwachen, besser am Abend.
Allgemeine Verschlimmerung nach dem Essen.
Verschlimmerung in frischer Luft, bei trockenem Wetter.
Besserung im warmen Zimmer.
Besserung nach kurzem Schlaf, Verschlimmerung nach langem ununterbrochenem Schlaf.
Auffallendes Wohlbefinden vor dem Ausbruch einer Krankheit.

Geist und Gemüt: Große Angst und Bangigkeit mit Lebensüberdruß. Unmüßigkeit und große innere Unruhe. Ärgert sich über Kleinigkeiten und gerät in Streit. Ärgerliche Mißstimmung und Mißmut. So gereizt und ungehalten, daß er sich zähmen mußte, jedem, der ein Wort zu ihm redet, nicht ins Gesicht zu schlagen. Neigung zu Heftigkeit und Jähzorn. Zanksucht bis zu Tätlichkeiten. Man kann dem Kranken nichts recht machen, tadelt ständig und macht Vorwürfe. Schmerzen werden nicht ohne lautes Jammern und Winseln, mit Vorwürfen und Zanken untermischt, ertragen. Zanken, Vorwürfe, Schimpfereien, eifersüchtige Schmähungen mit unzüchtigen Ausdrücken untermischt – dann bald Heulen und Lautweinen.
Große Angst, hat auf keiner Stelle Ruhe und möchte lieber sterben. Fürchtet, der Tod stehe ihm bevor.
Unschlüssigkeit, beständiges Schwanken in seinem Vorhaben. Unlust zu jeder Arbeit. Er hat zur Arbeit keine Geduld. Des Morgens Scheu vor geistiger Arbeit, bei der man selbst denken muß.
Er benimmt sich ungeschickt, stößt sich leicht und stößt Sachen um. Verredet und verschreibt sich leicht. Überempfindlichkeit gegen äußere Eindrücke wie Licht, Geräusche, Gerede, Musik. Starke Gerüche und helles Licht sind ihm unerträglich. Selbst der leiseste Fußtritt und die mindeste Erschütterung des Fußbodens ist der Patientin schmerzhaft und unerträglich.

Schlaf: Oft unterbrochen. Beim Einschlafen fährt der Kranke schreckhaft empor. Erwacht um 3 Uhr und kann nicht mehr einschlafen. Schlaf sehr unruhig, voll ängstlicher Träume oder Träume von dringenden Geschäften, von unangenehmen Dingen des Tages zuvor.
Morgens unausgeschlafen, unlustig und verdrossen, verkatert, mit Übelkeit. Größere Müdigkeit morgens beim Aufstehen als abends beim Schlafengehen. ⊙ Je weniger der Schlaf unterbrochen war, um so weniger fühlt er sich wohl. Morgens zu müde zum Aufstehen.

Katzenjammer nach Alkoholgenuß.
Neuralgische Kopfschmerzen.
Magenkopfweh.

Kopf: Eingenommener wüster Kopf mit Schwindel, besonders nach dem Essen. Wie betrunken und benebelt mit Schwanken beim Gehen, infolge drehenden Schwindels. Kongestive Kopfschmerzen, besonders frühmorgens wie unausgeschlafen. Kopfschmerzen nach geistiger Arbeit. Das Kopfweh ist mit Übelkeit und Brechreiz beziehungsweise Erbrechen verbunden. Kopfweh schlimmer von Bücken und Husten, nach dem Essen. Reißende Schmerzen im Kopf und Gesicht. Schwitzen am Kopf beim Essen.

Gesicht: Krampfartiges Zucken im Gesicht und in den Kiefermuskeln. Kiefer krampfhaft geschlossen. Reißende Schmerzen im Gesicht.

Schnupfen, eines der Hauptmittel.
Scharrhusten bei Erkältung oder nach Alkoholgenuß.
Rachenkatarrh, akut.

Atmungsorgane: Trockenheit der Nase. Schnupfen mit unerträglichem Jucken. Fließschnupfen, nachts ist die Nase verstopft. ⊙ Schnupfen besser im Freien, schlimmer in der Wärme. Nasenbluten mit heißem Kopf. – Scharriger, rauher und trockener Husten mit brennenden Schmerzen im Rachen und im Kehlkopf. Kopfschmerzen und Übelkeit begleiten den Husten. Zusammenschnürendes, krampfhaftes Gefühl auf der Brust.

Gastritis. Verdorbener Magen, besonders nach Alkoholgenuß oder zuviel Tabak oder Kaffee, auch nach sonstigen unverträglichen Speisen.
Chronische Gastritis.
Abdominalplethora bei Geistesarbeitern und bei sitzender Lebensweise.
Pylorospasmus der Säuglinge.
Leberleiden.
Pankreopathie.

Magenkrebs (beseitigt oft Appetitlosigkeit und Schmerzen)

Verdauungsorgane: Zunge belegt, übler Mundgeruch. Zahnschmerzen, sehr empfindlich gegen Kälte. Übelkeit, Brechreiz und Erbrechen; bitterer, saurer oder fauler Geschmack, besonders früh. ⊙ Hunger trotz vorhandener Übelkeit. Hunger mit Abneigung gegen Essen. ⊙ Verlangen nach fetten Speisen, die nicht ertragen werden. Widerwille gegen die gewohnten Speisen, gegen Alkohol und Tabak, ⊙ gegen Fleisch. Anfälle von Heißhunger, ⊙ besonders 1 Tag vor dem Ausbruch einer Magenverstimmung. Magengegend sehr empfindlich gegen äußeren Druck (zum Beispiel Kleiderdruck). Nach dem Essen Vollheit und Auftreibung im Magen und Bauch, Drükken im Magen wie von einem Stein, ⊙ besonders 1–2 Stunden nach dem Essen. Schlucksen; Bedürfnis aufzustoßen, doch gelingt dies nicht infolge krampfartigen Zusammenschnürens der Speiseröhre. Bittres oder saures Aufstoßen, heftiges Sod-

Darmkoliken

brennen. Krampfhafte Magenschmerzen. 1–2 Stunden nach dem Essen ist der Höhepunkt der Magenbeschwerden. Stechender oder klopfender Schmerz in der Lebergegend. Kolikartige Schmerzen im Bauch wie von versetzten Blähungen, ⊙ besser durch Rückwärtsbeugen.

Verstopfung, vor allem spastische Obstipation.
Hämorrhoiden.
Ileus. Nikotin-Vergiftung.

Schwieriger Stuhlgang, gefolgt von erneutem Drängen, als ob nicht alles abgegangen wäre, oder vergeblicher Drang zum Stuhl. Durchfällige kleine Stühle mit Schleimabgang. ⊙ Stuhl wie Ziegenkot. Zusammenschnürendes Gefühl im Mastdarm. Hämorrhoidenbeschwerden mit Blutabgang.

Blasenkatarrh nach Erkältung oder Alkoholgenuß. Blasentenesmus, Nierenkolik. Harnverhaltung. Ischuria paradoxa.

Harnorgane: Schmerzhafter, vergeblicher Drang. Brennen und Reißen im Blasenhals und in der Harnröhre.

Geschlechtliche Erregung bei Schwäche der Organe, Pollutionen.

Männliche Geschlechtsorgane: Erregung des Geschlechtstriebs auf geringste Anlässe; Erektionen morgens im Bett; Pollutionen.

Menorrhagie,
Dysmenorrhö.
Wilde Wehen mit Stuhl- und Harndrang.

Weibliche Geschlechtsorgane: Regel tritt verfrüht ein mit Krämpfen, Kreuzschmerzen und Übelkeit. ⊙ Regel zu stark und zu lang. ⊙ Krampfhaftes Drängen der Gebärmutter nach unten. Übermäßige Erregung des Geschlechtstriebs.

Muskelrheumatismus, wie Lumbago, Tortikollis und dergleichen.
Neuralgien.
Lähmung infolge Nikotin-Vergiftung.
Beschäftigungskrampf.
Wadenkrampf.

Glieder, Muskeln und periphere Nerven: Nächtliche Kreuzschmerzen, die das Umwenden im Bett hindern, als wolle das Kreuz brechen, ⊙ muß sich aufsetzen im Bett, um sich umdrehen zu können. Steifigkeit und Reißen im Rücken, zwischen den Schulterblättern Kribbeln, Taubsein und Einschlafen der Glieder, Zittern.
Anfallsweises Auftreten von Muskelkrämpfen am ganzen Körper, ganz ähnlich dem Tetanus; Glieder, Hals und Nacken, Kaumuskeln, auch Atemmuskeln, sind völlig steif und verkrampft. Die Anfälle setzen durch Berührung oder Geräusch ein, dabei Trismus, Opisthotonus und Muskelstarre des Brustkorbs, so daß das Atmen kaum möglich ist. Reißen, lähmige Steifheit und Verkrampfung der Muskeln und Glieder. Schmerzen in allen Gelenken.

Wärmeregulation: Großes Kältegefühl, weder im Bett noch in der Ofenwärme zu beseitigen. Dabei Hitze im Kopf und Röte des Gesichts. Kalte blaue Glieder und Durst auf Bier. Große Scheu vor der freien Luft und große Erkältlichkeit. Hitze mit Schweißen, Frost und Hitzeanfälle wechseln.

Dosierung

Da Nux vomica überwiegend durch Vermittlung der vegetativen Nerven wirksam wird, halte ich den Gebrauch der niederen Verdünnungen im allgemeinen nicht für angezeigt. Man bedient sich am zweckmäßigsten der mittleren Verdünnungen zwischen D 4 und D 12 und kann, wenn man mehr organische Veränderungen, wie einen Muskelrheumatismus, ins Auge faßt, auch noch tiefere Verdünnungen wählen, während man die höheren bevorzugt, wenn man vorwiegend auf die psychischen Störungen und die starke geschlechtliche Erregbarkeit Einfluß nehmen will.
Es wird empfohlen, Nux vomica – besonders wenn es in Hochpotenzen und einzelnen Gaben verabreicht wird – am Abend zu geben, da der Organismus des Nux-Patienten am Abend gelöster und daher auch reaktionsbereiter ist.

Vergleichsmittel

Übelkeit morgens mit Kopfschmerzen: *Magnesium carbonicum, Bryonia, Mandragora* (Essen bessert), *Natrium muriaticum, Sulfur, Lachesis.*
Gefühl eines Steins oder Klumpens im Magen: *Abies, Bryonia, Antimonium crudum.*
Übelkeit und Erbrechen nach schweren Speisen, Rauchen, Alkoholgenuß: *Antimonium crudum, Carbo, Ipecacuanha, Pulsatilla.*
Verschlimmerung und Folgen von Alkoholgenuß: *Alumina, Antimonium crudum* (saure Weine), *Acidum sulfuricum, Carbo, Kalium bichromicum* (Bier), *Sulfur, Mandragora.*
Neigung zu Zorn und Ärger und Folgen von Ärger, Zorn: *Bryonia, Colocynthis, Chamomilla, Anacardium, Lycopodium, Magnesium carbonicum, Natrium muriaticum, Staphisagria.*
Überempfindlichkeit gegen Sinneseindrücke (Licht, Geräusch, Gerüche, Erschütterung): *Belladonna, Chamomilla, Coffea, Ignatia, Opium, Phosphorus, Zincum.*
Verschlimmerung und Folgen von geistiger Arbeit: *Acidum phosphoricum, Acidum picrinicum, Agaricus, Calcium phosphoricum* (Schulkopfschmerz), *Ignatia, Iris* (Migräne), *Natrium muriaticum, Phosphorus, Silicea, Strychninum phosphoricum.*
Erwachen morgens 3 Uhr: *Magnesium carbonicum, Kalium carbonicum, Mandragora, Natrium muriaticum.*
Schnupfen besser im Freien: *Cepa allium, Jodum, Hedera, Pulsatilla, schlimmer im Freien: Arsenicum.*
Pylorospasmus der Säuglinge: *Aethusa.*

Beispiel

Eine 63jährige Patientin, die wegen dyspeptischen Erscheinungen schon seit geraumer Zeit ihrer gestörten Verdauung mit dem Einnehmen von Verdauungsfermenten nachhalf, erkrankte in der Sommerfrische akut an einer Pankreatitis. Bei der Entstehung dieser Erkrankung war zweifellos die ungewohnt fette Kost wesentlich beteiligt. Es traten starke Magenschmerzen auf, die sich nach oben in die Herzgegend und in den Rücken ausdehnten. Patientin wurde gezwungen, sich zu Bett zu legen wegen großer Elendigkeit und starker Schmerzen. Es zeigte sich nun auch Fieber, das in den nächsten Tagen bis auf 38,6° stieg. Verschiedene homöopathische Arzneien waren erfolglos geblieben, ebenso wie heiße Kompressen und strenge Diät. Bei der vorgenommenen Röntgenuntersuchung konnte ein Ulkus am Magen und Duodenum ausgeschlossen werden, jedoch wurde festgestellt, daß die Bauchspeicheldrüse in ihrem Verlauf stark druckempfindlich war. Der Zustand hatte sich inzwischen 3 Wochen hingezogen, und das Krankenlager war durch die große Nervosität der Patientin, ihre Ungeduld und ihre Reizbarkeit für sie selbst wie für die Umgebung recht aufregend geworden. Die Patientin kritisierte die ärztlichen Verordnungen, schlug in einer Arzneimittellehre, deren sie habhaft werden konnte, nach, ob die Verordnung auch richtig getroffen wurde, zweifelte die gestellte Diagnose an und erging sich in schweren Befürchtungen über ihre Krankheit. Dazu fiel noch die große Unruhe der Patientin auf, der es schwerfiel, im Bett zu bleiben trotz der Elendigkeit. Nun kam Nux vomica D 12 zum Einsatz. Damit trat schon nach einigen Stunden ein völliger Wandel der ganzen Situation auf, die Temperatur wurde innerhalb von 3 Tagen normal, so daß die Patientin aufstand und sich bei Erweiterung der Kost in weiteren 3–4 Tagen wieder wohl fühlte. Den Gewichtsverlust von etwa 8 kg holte sie sehr schnell wieder ein und konnte in vollem Umfang ihre häusliche Arbeit ausführen. Ein Rückschlag ist innerhalb von 4 Jahren, die inzwischen verflossen sind, nicht eingetreten. [*Beobachtung des Verfassers*]

Ocimum canum

Anwendung

Ocimum canum, eine brasilianische Labiate, wird als Mittel bei Nierenkolik gebraucht. Das Arzneimittelbild ist der Pathogenesie Brezilienne von MURE entnommen. CLARKE vermutet, wohl mit Recht, daß dieses teilweise aus klinischen Symptomen besteht. Die Wirkung ist von verschiedenen Beobachtern bestätigt worden, zum Beispiel LIPPE, CLARKE.

Inhaltstoffe: ätherische Öle verschiedener Rassen.

Arzneimittelbild

Niernsteinkoliken

Nierenkolik (rechte Seite) mit heftigen, alle 15 Minuten wiederholtem Erbrechen. Sie windet sich, schreit und jammert. Schwellung der rechten Leistendrüse. Durchfall, mehrere Male am Tag.

Safrangelber Harn. Trüber Harn mit weißem und eiweißhaltigem Sediment. Harndrang. Roter Harn mit ziegelhaltigem Sediment nach dem Anfall. Dickeitriger Harn mit einem unerträglichen Geruch nach *Moschus.*

Hitze, Schwellung und äußerste Empfindlichkeit des linken Testikels.

Scheidenprolaps, aus der Vulva herausdrängend.

Spannung der Brüste; die Brustwarzen sind schmerzhaft; sie schreit bei der geringsten Berührung derselben. Zusammendrückender Schmerz in der Brust wie bei einer stillenden Frau.

Dosierung

VANNIER empfiehlt D 6 bis D 2, BOERICKE nennt C 6 bis C 30, CLARKE C 200.

Vergleichsmittel

Bei Nierenkolik: Erbrechen mit schwerer Übelkeit und kaltem Schweiß: *Tabacum.*
Geht in Knieellenbogenlage: *Berberis, Pareira.*
Besserung durch Zusammenkrümmen und durch Wärme: *Colocynthis, Magnesium phosphoricum.*
Besserung durch Ausstrecken und Hintenüberbeugen, Kongestion zum Kopf, plötzliches Einsetzen und plötzliches Aufhören der Koliken: *Belladonna.*

Oenanthe crocata

Herkunft des Mittels

Die überaus giftige Rebendolde **Oenanthe crocata** (Fam. nat. Umbelliferae) ist in Südfrankreich, Spanien und Algerien heimisch. Da sie in ihrem Aussehen Ähnlichkeit mit Sellerie und Karotten besitzt, werden nicht selten Vergiftungen beobachtet, aus welchen die Wirkung bekannt ist. Verwendet zur Arzneibereitung wird der frische Wurzelstock, welcher ein Gift Oenanthotoxin enthält, das mit dem Gift des Wasserschierlings, dem Cicutotoxin isomer sein soll. In der Wirkung zeigt sich zweifellos eine Ähnlichkeit mit derjenigen der *Cicuta virosa.*

Anwendung

Ihre Bedeutung in der Homöopathie beruht auf dem der **Epilepsie** ähnlichen Zustand, der bei Vergiftungen hervorgerufen wird; äußerlich wurde sie gegen Krätze angewandt.

Literatur

ALLEN (Encyclopedia) und HUGHES (Cyclopaedia) berichten über die Vergiftungen. Eine Prüfung existiert nicht.

Arzneimittelbild

Leitsymptome: *Heftige Krämpfe mit Verlust des Bewußtseins, Krämpfe des Gesichts, der Glieder; zuweilen Opisthotonus. Epilepsieähnliche Krämpfe mit Zungenbiß und verkrampftem Unterkiefer.*

Epilepsie (ohne Aura). Meningitis? Enzephalitis?

Zentralnervensystem: Wahnsinn und wilde Delirien wie betrunken. Schwindel. Verlust der Besinnung und des Gedächtnisses; kann sich nicht erinnern, was sein Übelbefinden hervorgerufen hat. Plötzliches Niederstürzen unter Aufschreien mit Verlust des Bewußtseins. Blutiger Schaum vor Mund und Nase, Zunge fast stets zerbissen. Krampfhaftes Zucken der Gesichtsmuskeln, Trismus. – Apoplektische und kongestionierte Herde in der Gehirn- und Rückenmarkssubstanz. Gehirnhäute injiziert. Seröser Erguß in die Ventrikel und an der Gehirnbasis, in das Zellgewebe unter der Arachnoidea.

Gesicht: Pupillen erweitert; gelbgrüne Gesichtsfarbe; geschwollenes und livides Gesicht. Nasenbluten. Augen aufwärts gedreht.

Verdauungsorgane: Rote und braune Flecken im Mund. Beißen und Brennen in Mund und Rachen. Ausgesprochener Trismus. Zusammenschnürungsgefühl in Mund und Rachen. Übelkeit und erfolgloses Brechwürgen oder anhaltendes Erbrechen. Heftiges Brennen in Speiseröhre, Magen und Gedärm. Verstopfung oder Durchfälle.

Glieder: Taubheit und Schwäche der Glieder, Zittern derselben. Tetanische Krämpfe. Schreckliche Konvulsionen, gefolgt von Koma. In allen Vergiftungsfällen epilepsieähnliche Konvulsionen.

Dosierung

Empfohlen werden sowohl mittlere (D 6 bis D 12), mehrmals täglich, als auch tiefe Potenzen, selbst die Tinktur; doch ist von tiefen Potenzen abzuraten. Auch im Hinblick auf die Wiederholung der Gaben wird es sich empfehlen, sich einschleichend zu verhalten. Berichten von Besserungen und Heilungen der Epilepsie stehen Mißerfolge gegenüber, wie es bei einem auf ein einzelnes Syndrom hin gewähltes Mittel nicht anders zu erwarten ist. STAUFFER und andere haben keine Heilwirkung beobachten können, CLARKE hat mehrere Fälle von Heilungen gesammelt.

Vergleichsmittel

Absinthium, Acidum hydrocyanicum, Argentum nitricum, Belladonna, Bufo, Calcium carbonicum H., Causticum, Cicuta, Cuprum, Hyoscyamus, Zincum.

Oleander

Herkunft des Mittels

Nerium Oleander, der gemeine Oleander oder Rosenlorbeer (Fam. nat. Apocynaceae), ist in Südost-Europa heimisch. Zur Essenz werden die frischen, vor Blütebeginn gesammelten Blätter verwendet. Inhaltsstoffe: Die wichtigsten herzwirksamen Glykoside des Oleanders sind Oleandrin (= Folinerin), Desacetyl-Oleandrin, Nerin und das sehr wirksame Genin Oleandrigenin. Weiter finden sich Flavone. Oleandrin hat eine besonders starke diuretische Wirkung. Rosagenin (Oleandresin) ist ein pikrotoxinartiger Wirkstoff, ein Krampfgift, auf welches man die Sensibilitätsstörungen und das Auftreten von Krämpfen und tiefer Betäubung bei Vergiftungen zurückführt.

Pharmakologie und Toxikologie

Die Glykoside, welche denen der *Digitalis* sehr nahestehen, haben sich als noch stärker gezeigt als die Digitalisstoffe. Außer als Herzmittel wird es in der Homöopathie gegen Ekzeme und Darmkatarrhe, ferner gegen Sopor mit Lähmung der willkürlichen sowie der unwillkürlichen Muskulatur (Atmung) verwendet. Auch bei stumpfsinniger Arbeitsunlust und Aufnahmeunfähigkeit des Geistes hat es Empfehlung gefunden, zum Beispiel bei schlechten Schülern, bei geistiger Ermüdung und bei alten Leuten wurde Oleander empfohlen. Diese Lähmung wird unterbrochen von tonischen und klonischen Krämpfen der willkürlichen Muskeln mit Steigerung der Reflexbewegungen auf äußere Reize. Auch die glatte Muskulatur beteiligt sich an diesen Krämpfen in Form von Darmkolik, Mastdarm- und Blasentenesmus. Der Tod erfolgt unter ständigem Fortschreiten der Parese und der Verminderung der Pulsfrequenz durch Atemstillstand. – Selbst das Einatmen des Blütenduftes kann schon Vergiftungserscheinungen hervorrufen.

Eine Zusammenstellung der einschlägigen Literatur über Oleander findet sich bei SCHOELER (Allg. homöop. Ztg. 1938: 69).

Oleander ist ein nicht ungefährliches Gift. So erkrankten zum Beispiel 5 Soldaten, die einen Gerstenbrei gegessen hatten, der mit einem Stab von Oleander gerührt worden war, unter schweren Erscheinungen von Erbrechen, Konvulsionen, Pupillenerweiterung und Sinnesverwirrung und brauchten 8 Tage zu ihrer Wiederherstellung. Von 12 Soldaten, die an Oleander-Spießen gebratenes Fleisch gegessen hatten, sind 7 gestorben; die anderen schwer erkrankt. Ein 2 Jahre 3 Monate alter Knabe erkrankte nach dem Genuß von Oleanderblüten an einem soporösen Zustand, der Puls setzte nach jedem 3. bis 5. Schlag, später nach jedem 10. bis 12. Schlag aus.

Bei Tierversuchen hat sich ergeben (KURZAK), daß 5 bis 6 g der Extrakte aus Blättern, Holz und Rinde zur Herbeiführung des Todes beim Menschen genügen. Oleander gehört in die Klasse der lähmenden Gifte von nicht flüchtiger Natur. Im 1. Stadium beobachtet man allmählich zunehmende, bis zur Lähmung fortschreitende Schwäche der willkürlichen Muskelbewegung und eine Schwäche der Atmungs- und Herzbewegungen. Im 2. Stadium wird diese ständig fortschreitende Lähmung unterbrochen von Anfällen klonischer und tonischer Krämpfe der willkürlichen Muskeln. Endlich erfolgt Stillstand der Respiration, während das Herz noch minutenlang Bewegung zeigt.

An der Hand wurden papulo-pustulöse Exantheme bei Vergiftung beobachtet. Dementsprechend hat Oleander in der Homöopathie Anwendung bei Milchschorf gefunden (DEWEY, D 12).
In der Prüfung durch HAHNEMANN hat sich die Beziehung zum Herzmuskel deutlich ergeben, doch wurde die Beziehung zu Exanthemen und Lähmungen in der Folge mehr therapeutisch ausgewertet als die zum Herzen.
Das Hauptglykosid des Oleanders ist offenbar Folinerin, das die typischen Wirkungen der Digitalisstoffe zeigt. 1 mg Folinerin entspricht 1200 Froschdosen, während die Digitalisglykoside höchstens 400 Froschdosen je mg enthalten. – Gegenüber *Strophanthus* zeichnet sich Oleander durch gute Resorbierbarkeit aus. Nachdem schon von BANSI im Elektrokardiogramm gesunder Versuchspersonen eine Abflachung der T-Zacke festgestellt wurde, hat die Arzneimittelprüfung durch SCHOELER (Allg. homöop. Ztg. 1938: 69) bei 9 von 10 Prüfern zu demselben Ergebnis geführt. 2 Prüfer zeigten eine Verlängerung des PQ-Intervalls, 1 Prüfer bekam seltene ventrikuläre Extrasystolen und 2 Prüfer Bradykardie. Diese Veränderungen ergaben sich bei SCHOELER bei 100 bis 500 Froschdosen wöchentlich (1 ccm der Dilutio D 1 enthält 201 FD).
Bei dieser Prüfung SCHOELERS hat sich ergeben, „daß das subjektive Arzneimittelbild den Beobachtungen HAHNEMANNS völlig entspricht. Damit ist der unbestreitbare Wert seiner über 100 Jahre zurückliegenden Arbeiten erneut bestätigt".

Literatur

HAHNEMANN: Reine Arzneimittellehre, 3. Aufl., Bd. 1.
SCHOELER: Allg. homöop. Ztg. 1938: 69.
KURZAK: Mbl. Allg. homöop. Ztg. 60, 1. Sem., 2.
ALLEN: Encyclopedia, Bd. VII u. X.
HUGHES: Cyclopaedia, Bd. III.

Arzneimittelbild

Leitsymptome: *Als Herzmittel in ähnlichem Bereich wie Digitalis zu verwenden. Kommt wegen der Spasmenbildung, welche durch Oleander hervorgerufen wird, auch für Angina pectoris in Betracht.*
Nässende Hautekzeme, ⊙ besonders am behaarten Kopf, im Nacken und hinter den Ohren.
Darmkatarrhe mit Meteorismus und Blähsucht, Darmkoliken mit Wechsel von spastischer Obstipation und Durchfall.
Allgemeine Unruhe und Reizbarkeit – oder soporöser Zustand.

Geist und Gemüt: Gehobene Stimmung und Überlebendigkeit, ängstliche Unruhe; Reizbarkeit und allgemeine Nervosität. Gedrückte Stimmung, Neigung zu Wutausbrüchen. Schlafsucht bis zum Koma. Erschwertes Einschlafen und Schlaflosigkeit.

Stumpfsinnig, mißgestimmt; weder zur Arbeit noch zur angenehmsten Beschäftigung aufgelegt.
Beim Lesen muß er einen Satz 3- bis 4mal wiederholen, ehe er ihn versteht, da er in eigene Gedanken abschweift. Er erfaßt das Gelesene dann am wenigsten, wenn er daran denkt, daß er es nicht verstehen wird. Während des Lesens drängt sich eine Hitze aus dem Körper heraus.

Kopf: Schweregefühl im Kopf, muß sich niederlegen, mit Besserung. Sprengender, drückender Kopfschmerz von innen heraus.
Schwindel, wenn er auf die Erde sehen will. Drehschwindel. Doppeltsehen.

Nässende Ekzeme am Hinterkopf

Heftiges Hautjucken auf dem Kopf wie von Ungeziefer.
Katarrhe der Bindehaut der Augen mit dem Gefühl eines Fremdkörpers, Katarrh der Nase und des Rachens mit zähem, weißlichem Schleim.

Darmkatarrhe mit Meteorismus und Blähsucht.
Darmkoliken.

Verdauungsorgane: Metallischer, saurer Geschmack im Mund und Abneigung gegen Rauchen; Magenübelkeit und Appetitlosigkeit oder übermäßiges Bedürfnis zu essen. Sehr großer Durst auf Wasser, kolikartige Darmkrämpfe mit Verstopfung, Stühle auffallend dunkel, plötzlich einsetzende, explosive Breistühle und Durchfälle. Wechsel von spastischer Verstopfung und explosiven Durchfällen. Stuhl unverdaut, geht unbemerkt mit den Blähungen ab. Aufgetriebener Leib, oft rasch auftretend. Ständiger Stuhldrang.

Harnorgane: Häufiges Harnlassen und heftiger Harndrang. Vermehrte oder verminderte Harnmenge. Urobilinogen vermehrt.

Chron. Herzmuskelentzündung. Herzmuskelentartung. Herzdekompensation mit Aszites und Ödemen.

Herz und Kreislauf: Herzklopfen und stechende Schmerzen am Herzen, Herzbeklemmung und Angst. Puls beschleunigt, später verlangsamt, auch aussetzend. Blutdruck vermindert.
Mattherzig, als sollte er mit jedem Odem die Seele aushauchen.

(Setzt wie *Digitalis* die Herzfrequenz herab.)

SCHOELER: ,,Nach den Ergebnissen der Arzneimittelprüfung ist Nerium Oleander besonders angezeigt bei Herzbeschwerden, wie Herzklopfen, Stichen in der

Akute Myokarditis, Angina pectoris. Myokardinfarkt (s. Dosierung).

Herzgegend, Herzoppression und Präkordialangst, wenn die Symptome einhergehen mit Stirnkopfschmerzen, Wallungen, Unruhe, Schlaflosigkeit, After- und Blasentenesmen.
Die wichtigsten Leitsymptome für die Mittelwahl sind aber: starker Meteorismus, Völlegefühl und Flatulenz, spastische Darmkoliken und Wechsel von spastischer Obstipation mit explosiven Diarrhöen. Entsprechend den objektiven Befunden ist Oleander bei solchen Herzaffektionen angezeigt, die einhergehen mit Reizleitungsverlangsamung, Extrasystolie, Abflachung und Negativwerden der Finalschwankung, Blockererscheinungen und Absinken des Blutdrucks. Senkung der Zwischenstücke wurde nicht beobachtet, da man den Menschenversuch nicht so weit treiben kann."

Apoplexie mit Lähmungen und Krämpfen.
Lähmungen durch Polyomyelitis.

Glieder: Lähmung der motorischen Nerven, schmerzlose Lähmung der Glieder, dazwischen Krämpfe klonischer und tonischer Art, Muskelschmerzen, fibrilläres Muskelzittern. Taubheit und Ameisenlaufen. Müdigkeit und Abgeschlagenheit.

Milchschorf.
Ekzeme am ganzen Körper, besonders am Hinterkopf und hinter den Ohren.

Haut: Juckt abends beim Auskleiden, auf Kratzen wird die Haut leicht wund oder durch Reiben der Kleider. Pickel auf der Haut. ⊙ Nässende, stinkende Ekzeme, besonders am Hinterkopf und hinter den Ohren. ⊙ Intertrigo.

Wärmeregulation: Fiebergefühl und Hitzewallungen, kalte Hände und Füße. Fliegende Hitze überläuft ihn, wenn er etwas eifrig betreibt.

Dosierung

Der Arzneigehalt der Tinktur beträgt $^1/_3$. – Die therapeutische und toxische Dosis liegen wie bei der *Digitalis* bei Herzleiden nahe beieinander. Die Stärke der Gabe geht der Schwere des Falles parallel (SCHOELER). Die therapeutische Breite bei Herzinsuffizienz liegt etwa zwischen D 1, 3mal täglich 5–15 Tropfen und 3mal 3–10 Tropfen Ø. Bei feuchter Insuffizienz wird man stärkere Gaben verabreichen als bei trockener Insuffizienz. Bei Angina pectoris, Myokardinfarkt ist die D 2 und D 3 in Verdünnung ratsam, um lösend und entspannend auf die Spasmen einzuwirken. Auch bei frischer Myokarditis halte man sich an diese Dosen. Für die anderen Beziehungen (Haut,

Darmkatarrhe, Lähmungen) werden D 3 bis D 12 und höhere Verdünnungen empfohlen.
Wenn sich beim Verabreichen der Tinktur Nebenerscheinungen, wie Darmkoliken, Darmspasmen und Meteorismus sowie Durchfälle, zeigen und die Verdünnungen nicht hinreichend sind, so wähle man, da Oleander in diesem Fall nicht als in vollem Sinn homöopathisch wirkend angesprochen werden kann, ein anderes Herzmittel oder man gebe *Oleander-Perpurat Knoll,* bei dem solche Erscheinungen selten beobachtet werden, zu 3mal täglich 5–20 Tropfen, je nach dem Grad der Insuffizienz. Eine Abgrenzung der einzelnen Digitaloide gegeneinander *(Scilla, Convallaria, Apocynum, Adonis)* ist schwierig und, soweit überhaupt nötig, bei der Herzbehandlung oft nur aus dem klinischen Erfolg zu treffen.
Bei den übrigen Indikationen dürfte D 4 bis D 12 angebracht sein.

Oleum animale aethereum Dippelii

Oleum animale aethereum wird durch mehrfache Rektifikation aus dem Oleum animale foetidum, dem stinkenden Tieröl, gewonnen. Letzteres wird durch trockene Destillation nichtentfetteter Knochen und anderer tierischer Teile hergestellt. Ursprünglich hat DIPPEL [1673–1734], der auch Erfinder des Berliner Blaus ist, Blut, dann Hirschhorn verwendet. Es ist in der Hauptsache ein kompliziertes Gemisch von Pyridin- und Chinolinbasen. Auch Oleum animale aethereum besitzt noch einen üblen Geruch, während das nicht rektifizierte Ausgangsprodukt als Bremsenöl beim Rindvieh zur Vertreibung der Bremsen dient. Nach dem DAB wird als Ausgangsprodukt Tierkadaver verwendet.
Als Bestandteile werden angegeben: Eupion, Ammoniak, Methylamin, Pyridin, Toluol, Naphthalin, Propionitril, Pyrrol, Phenol, Kreosot. Frisch hergestellt besitzt es eine ölige Konsistenz, ist farblos, dunkelt im Licht nach und wird an der Luft dicker. Es ist sehr flüchtig und verdunstet, ohne einen fettigen Fleck zu hinterlassen.
Seine Wirkung dürfte auf dem Gehalt an Kohlenstoff und Stickstoff beruhen.

Hauptwirkung

Oleum animale aethereum war ein geschätztes Mittel zu DIPPELS Zeiten und offenbar auch noch zu Beginn des 19. Jahrhunderts. Es genoß einen Ruf bei Nervenkrankheiten, wenn diese mit Krämpfen und Zuckungen, weniger mit Lähmung einhergingen. Es wurde empfohlen bei Hysterie und hysterischen Zuckungen, Hypochondrie, Katalepsie, Veitstanz, Tetanus, Bronchialasthma, Neuralgien, besonders aber bei Epilepsie. Weiter werden genannt Paralyse durch Bleivergiftung, Gicht, Kontrakturen, Ischias, Untätigkeit der Lymphgefäße und dadurch bedingte Amenorrhö oder Krämpfe. Ferner wurde es noch gebraucht gegen kalte Geschwülste, Drüsenverhärtungen, Gliedschwamm, Frostbeulen und Bandwurm.
In der Homöopathie wird dem Oleum animale aethereum Bedeutung zugemessen als Nervenmittel mit besonderer Betonung des vegetativen Nervensystems. Es findet Verwendung gegen Migräne, wenn diese mit Polyurie einhergeht, gegen Neuralgie der Samenstränge mit dem Gefühl, als ob der Hoden gepackt und krampfhaft nach oben

gezogen würde, gegen Miktionsstörungen bei Prostatahypertrophie, gegen Hysterie. Auch bei Krebs scheint es in geeigneten Fällen Erleichterung zu bringen (CLARKE). – Das Mittel wurde offensichtlich nur selten verwendet; es liegen nur wenige Erfahrungen vor.

Literatur

Die Arzneimittelprüfung, welche bei HARTLAUB und TRINKS (Arzneimittellehre) und bei ALLEN (Encyclopedia) verzeichnet ist, wurde von SCHRETER, TRINKS und NENNING durchgeführt. CLARKE verwendet auch noch eine Prüfung von OLDS [Hahnemann Adv. of April 1897].

Arzneimittelbild

Leitsymptome: *Neigung zu Trockenheit der Schleimhäute und zu Spasmen an den Hohlorganen.*
Blähsucht des Magens und Darms mit Besserung durch Aufstoßen und Abgang von Blähungen.
Reichlicher und häufiger Harnabgang begleiten die Beschwerden.
Verschlimmerung der Beschwerden am Nachmittag und Abend, von 14 bis 21 Uhr.
Die Verschlimmerung im geschlossenen Raum und Besserung im Freien ist um so auffälliger, als es sich im allgemeinen um frostige Menschen handelt.
Besserung des Hautjuckens und anderer Beschwerden durch Reiben und Kratzen.

Geist und Gemüt: Mißvergnügte, niedergedrückte Stimmung; sie ist in sich gekehrt und spricht wenig; mürrisch und reizbar.

Migräne

Kopf: Stechende, drückende, ziehende Schmerzen, besser durch Reiben und Kratzen.

Auge: Reizerscheinungen des äußeren Auges, besser durch Reiben. Tränenfluß während des Essens. Zucken des Oberlids.

Nase: Jucken am Nasenloch, besser durch Kratzen. Schnupfen mit verstopfter Nase, dickem und reichlichem Schleim. Trockene Nase. Atem übelriechend. Kitzel im Hals, zum Husten reizend. Hustenanfälle am Morgen.

Gesicht: Gesicht bleich und erdfarben. Spannende und krampfartige Empfindungen in verschiedenen Teilen des Gesichts. Gefühl, als ob die Oberkieferknochen heftig nach oben gezogen würden, besser durch Reiben.

Atmungsorgane: Kitzel im Hals, zum Husten reizend. Hustenanfälle am Morgen.

Herztätigkeit: Puls verlangsamt.

Verdauungsorgane: Zahnschmerz mit dem Gefühl, als ob Eiseskälte aus den Zahnspitzen ströme. Zahnschmerz, besser durch Druck. Saurer, fetter oder fader Geschmack im Munde. Reichlicher Speichelfluß; oder trockener Mund und Hals am Morgen beim Erwachen. Schneeweißer Speichel sammelt sich im Munde. Rauheit und Wundheit im Hals, mit dem Gefühl, als ob sich ein harter Körper im Hals befände, der nicht geschluckt werden kann. Trockenheit im Hals und im Kehlkopf. Gefühl von Zusammenschnüren.

Gastritis mit Meteorismus

Appetit vermindert, Abneigung gegen Fleisch, dagegen nicht gegen Brot. Aufblähung des Magens und des Bauches mit viel Aufstoßen und Blähungen. Häufiger Druck im Magen mit übelriechendem Aufstoßen. Der Magen und Bauch ist schmerzhaft bei Druck. Aufstoßen bessert das Druckgefühl in Magen und Speiseröhre. Gefühl, als ob der Magen mit Wasser gefüllt wäre. Kältegefühl im Magen. Die Spannung und die greifenden Schmerzen im Leib bessern sich durch den Abgang von Blähungen. Übler Geruch der Blähungen, Jucken im After, besser durch Kratzen. Stuhl kann durchfällig oder verstopft sein.

Samenstrangneuralgie, Prostatahypertrophie.

Geschlechtsorgane: Ziehen, Stechen, Brennen im Penis. Die Hoden sind schmerzhaft bei Berührung. Die Hoden sind schmerzhaft hochgezogen. Druckgefühl in der Gegend der Vorsteherdrüse.
Regel tritt 9 Tage zu früh ein, unter Schmerzen, mit scharfem, schwarzem Blut; nach der Periode Schmerzen in der linken Kopfseite und dem Scheitel, 5 Tage lang vom Abend zum Morgen.

Glieder und Muskulatur: Schmerzen in der Muskulatur und den Gelenken des ganzen Körpers. Steifheit und lähmige Schwäche.

Prurigo

Haut: Jucken in allen Teilen der Haut, das durchweg durch Reiben und Kratzen verschwindet.

Wärmeregulation: Kältegefühl und Schaudern über den ganzen Körper. Kalte Hände und Füße bei warmem Kopf. Trockene Hitze oder Hitze mit Schweißen.

Sowohl Frost als auch Hitzegefühl verschlimmern sich nach Eintritt in einen geschlossenen Raum.

Dosierung

4. bis 30. Potenz. STAUFFER schreibt: „Das Mittel kupiert wohl in 2. bis 3. Potenz, 1- bis 2stündlich 3 Tropfen, in manchen Fällen die Migräne, es wird wegen seines widerlichen Geschmacks aber meist verweigert, zumal es Übelkeit und Erbrechen verursacht."

Vergleichsmittel

Migräne mit Polyurie: *Gelsemium* und *Ignatia.*
Verdauungsbeschwerden, besser durch Aufstoßen und durch Abgang von Blähungen: *Carbo vegetabilis.*
In Hinsicht der Blähsucht und der Verschlimmerungszeit besteht große Ähnlichkeit zu *Lycopodium.*

Ononis spinosa

Wirkung

Ononis spinosa, die dornige Hauhechel (Fam. Leguminosae). Die Hauptwirkstoffe sind ein ätherisches Öl und ein Flavonglykosid Ononin. Die diuretische Wirkung wird schon von THEOPHRASTUS im 4. Jahrhundert v. Chr. erwähnt und ist auch tierexperimentell bestätigt worden unter vermehrter Ausscheidung von Harnstoff und Chlor. Da auch Dekokte, bei welchen mit einem völligen Verlust des ätherischen Öls zu rechnen ist, noch harntreibend wirken, müssen noch andere harntreibende Substanzen enthalten sein. Von alters her wird die Wurzel verwendet; nach Untersuchungen, die K. KASS jun. angestellt hat, ist die Tinktur aus der ganzen frischen Pflanze zwar wirksam, wird aber von der Tinktur aus der getrockneten und noch mehr aus der frischen Wurzel an Wirksamkeit übertroffen.
KASS hat Versuche bei dekompensierten Herzleiden mit Aszites angestellt und mit 3mal täglich 10 Tropfen der Tinktur eine Diurese erzielt, welche der von Quecksilber-Diureticis gleichkam. Bei leichteren Fällen genügte D 1.
Auch bei Anurie infolge Nierenerkrankungen konnte KASS von einem Erfolg berichten.
Nach einem weiteren Bericht benützt KASS die D 1 von Ononis spinosa e radice rec. bei leichten kardial oder renal bedingten Ödemen. Antidiuretische Wirkungen, die von anderer Seite erwähnt wurden, habe er nie bemerkt (persönliche Mitteilung 1975).

Literatur

KASS, K. A.: Dtsch. homöop. Mschr. 1959: 313.
GESSNER/ORZECHOWSKI: Die Gift- und Arzneipflanzen von Mitteleuropa. Heidelberg 1974. C. Winter.

Onosmodium

Pharmakologie

Onosmodium virginianum, eine Boraginacee aus Virginien, wurde geprüft von W. E. Green in Arkansas (Hahnem. Monthly Juni 1885) mit der Tinktur aus der frischen Pflanze. An der Prüfung waren 4 Männer und 2 Frauen beteiligt; alle 6 Personen außer einer waren Ärzte. Der Prüfstoff war den Prüfern nicht bekannt. Gewertet wurden nur solche Symptome, die mindestens bei 2 Prüfern beobachtet wurden, mit Ausnahme der an den weiblichen Geschlechtsorganen aufgetretenen Erscheinungen. – Zuvor schon war die Pflanze gegen Reizungen der Blase und Harnröhre verwendet worden. – Über die Inhaltsstoffe liegen keine Untersuchungen vor.
Der bemerkenswerteste Zug ist der Verlust der geistigen Konzentration und der Koordination der Muskelbewegungen. Dies tritt in Erscheinung in der Unmöglichkeit, die Gedanken zu sammeln, großer Gedankenverwirrung, die Augen auf eine bestimmte Entfernung einzustellen, die Muskelbewegungen zu koordinieren, beim Gehen die Höhe eines Hindernisses zu beurteilen, ferner in Schwindel und Gefühl von Taubheit der Glieder mit allgemeiner Schwäche der Muskulatur. In zweiter Linie nach diesen paretischen Symptomen werden neuralgische Schmerzen beobachtet. Diese besitzen einen dumpfen, heftig schmerzhaften Charakter und ergreifen die Hals- und Rückenmarksnerven und die Beckenorgane, die Augen, das Hinterhaupt oder Ziehen vom Auge zum Hinterhaupt, das Kreuzbein; dies sind die Hauptzentren der Schmerzen, jedoch sind auch die Gedärme, das Herz, die Brüste und die Glieder befallen; die linke Seite ist mehr betroffen als die Rechte.
Symptome wie „Gefühl von Spannung in den Augen, wie bei der Anstrengung des Lesens von kleinem Druck" und „wünscht die Gegenstände weit weg zu halten, um sie sehen zu können", zeigen die lähmende Wirkung auf die Akkommodation des Auges und können als Schlüsselsymptome angesehen werden. Es wurde deshalb mit großem Erfolg bei Kopfschmerzen, verbunden mit Überanstrengung der Augen, angewandt.
In der Tinktur und tiefen Potenzen therapeutisch angewendet, hat es nicht selten Tenesmus der Blase hervorgerufen. – Völliger Verlust der Libido gilt als bemerkungswertes Symptom bei Männern und Frauen.
Trockenheit der Schleimhäute in Nase, Mund und Hals gehört zu den Leitsymptomen, dabei großer Durst auf kaltes Wasser, welches bessert.
Schmerzen in der Gebärmutter sind besser bei Aufdecken und bei Rückenlage.
Bei Prostataadenom habe ich mit D 6 guten Erfolg gesehen.

Literatur

Hughes: Cyclopaedia, Bd. III.
Green: Zschr. Berl. Ver. homöop. Ärzte 5: 465.

Arzneimittelbild

Modalitäten: *Verschlimmerung durch Bewegung und Geräusch, schlimmer durch Druck und enge Kleidung.*
Alle Beschwerden sind schlimmer auf der linken Seite.
Besserung durch Ruhe, Niederlegen auf den Rücken, durch Schlafen, durch Ablegen der Kleider und durch kaltes Trinken und Essen.

Allgemeines: Nervöses, zittriges Gefühl wie von Hunger. Zittern von der kleinsten Anstrengung. Schwäche am Morgen mit Steifigkeit.
Fühlt sich wie zerschlagen mit Müdigkeitsgefühl im ganzen Körper. Wünscht umherzugehen, später Neigung, sich niederzulegen und zu ruhen, mit Schläfrigkeit und Benommenheit.

Geistige Überreizung und Erschöpfung.

Geist und Gemüt: Geschwätzig, aber ohne Zusammenhang. Reizbar. Unentschlossen. Gefühl, als ob etwas Schreckliches bevorstände und daß sie unfähig sei, es abzuwehren. Angst beim Treppensteigen, Angst, hinabzustürzen, wenn sie abwärts sieht; oder ins Feuer zu fallen entgegen allem Bemühen, wenn sie am Feuer vorbeigeht.
Will nur denken, ohne sich zu rühren; denkt, bis sie alles andere vergißt und wer sie ist. Kann ihre zerstreuten Gedanken nicht sammeln, läßt Worte und Buchstaben aus beim Schreiben. Kann ihre Gedanken nicht auf einen Gegenstand konzentrieren. Will etwas holen, aber ehe der gewünschte Gegenstand erreicht ist, hat er vergessen, was er holen wollte.
Fängt ein Thema an und springt, bevor es beendet ist, zu einem anderen über. Die Zeit vergeht ihm zu langsam, Minuten erscheinen ihm wie Stunden. Kann alles nicht schnell genug tun.

Schlaf: Ruhelos und mit Unterbrechungen, mit frühem Erwachen. Schläft gut, aber träumt viel.

Kopfschmerzen, kongestive.

Kopf: Völle des Kopfes, besser durch Essen und durch Schlaf; Schwere. Leichtigkeit. Schmerzen in der Stirne, über den Augen, über dem Nasensattel, nach rückwärts bis in den Nacken ziehend. Schmerzen in der linken Schläfe und über dem linken Auge, sich ausbreitend zum Hinterkopf und Nacken, schlimmer durch Bewegung und Geräusch, besser nach Schlaf. Okzipitofrontalschmerz morgens beim Erwachen. Dumpfer Kopfschmerz über dem linken Auge und der linken Schläfe, schlimmer im Dunkeln und beim Niederlegen, Besserung durch Essen und durch Schlaf. Sehr heftige Schmerzen zum Nacken.

Kopfschmerzen bei Anstrengung der Augen

Augen: Gefühl in den Augen, wie wenn sie lange den Schlaf entbehrt hätte. Gefühl von Spannung in den Augen, wie wenn man sich anstrengt beim Lesen von kleinem Druck. Entfernte Gegenstände erscheinen groß; es wird als unangenehm empfunden, auf nahe Gegenstände zu blicken; wünscht die Gegenstände weit weg zu halten, um sie sehen zu können. Augäpfel hyperämisch. Dumpfe, schwere Schmerzen in den Augäpfeln mit Wundheitsgefühl. Sehkraft herabgesetzt; trübe.

Ohren: Gehör herabgestzt. Singen in den Ohren wie nach *Chinin*.

Gesicht: Gesicht erhitzt, mit Besserung der Kopfschmerzen, solange das Gesicht gerötet war.

Atmungsorgane: Trockenheit der Nase. Viel Schneuzen am frühen Morgen; die linke Seite der Nase und das linke Auge ist befallen.
Hintere Nase verstopft; weißer, zäher Schleim aus der hinteren Nase.
Heiserkeit. Trockenheit im Hals. Bellender Husten mit zähem, klebrigem, weißem Auswurf. Kehlkopfhusten, besser durch Trinken von kaltem Wasser.

Herz und Kreislauf: Puls beschleunigt, voll und kräftig oder unregelmäßig und weich und schwach. Beklemmungsgefühl am Herzen. Gefühl, als wolle das Herz aufhören zu schlagen. Mit jedem 3. oder 4. Herzschlag ist die Diastole verlängert bis zum Aussetzen.

Verdauungsorgane: Trockenheit des Mundes und der Lippen, ohne Durst, Besserung durch Trinken von kaltem Wasser, mit weißem Schleim. Zähes, klebriges Gefühl im Mund. Wundheit im Hals mit Behinderung des Sprechens und Schluckens, vorübergehend besser durch Trinken und durch Essen. Vermehrter Appetit. Hunger nach der Mahlzeit,

nervös, alle Tage, Appetit und Durst vermindert. Häufiger Durst auf kalte Getränke, Widerwillen gegen Wasser.
Aufstoßen nach dem Essen. Übelkeit mit bitterem, klebrigem Geschmack am Morgen wie bei Schwangerschaft.
Aufgetriebenes Gefühl, besser beim Öffnen der Kleider. Krampfartige Schmerzen im Bauch, besser durch Rückwärtsbeugen, durch Aufdecken und durch Liegen auf dem Rücken. Stuhl gelbschleimig, blutig und strähnig. Stuhl treibt ihn morgens eilig aus dem Bett.

Zystitis, Blasenreizung. Prostataadenom.

Harnorgane: Schmerz in der Prostatagegend der Urethra vor und nach dem Harnlassen. Häufiges, spärliches Harnlassen. Blasentenesmus. Urin spärlich, dunkel, sehr sauer, mit hohem spezifischem Gewicht.

Geschlechtsorgane: Libido bei Männern und Frauen vermindert ⨀ oder übermäßige sexuelle Erreung; desgleichen auch beim weiblichen Geschlecht Steigerung oder Aufhebung des geschlechtlichen Verlangens. Schmerzen in der Gebärmutter und den Ovarien mit Abwärtsdrängen, besser durch Aufdecken und in Rückenlage, schlimmer durch Druck. Periode zu früh und zu lang und zu stark. Leukorrhö hellgelb, übelriechend, wundmachend, reichlich, läuft die Schenkel hinab.
Jucken an der Vulva, schlimmer durch Kratzen. Die Brüste fühlen sich geschwollen an und aufgetrieben. Weh in den Brüsten, schlimmer links.

Neuralgie, Neuritis.

Muskulatur und Glieder: Schmerzen in der Lendengegend mit Steifigkeit. Gefühl von Schwäche in den Armen und Beinen. Großes Zerschlagenheitsgefühl. Schwere in allen Gliedern mit Taubheitsgefühl.
Zittern der Hände und Arme, Zittern der Schenkel. Sie kann nicht schreiben oder die Hände beim Essen richtig benützen, weil sie die Bewegungen nicht koordinieren kann. Störung des Ganges mit Unsicherheit beim Gehen. Der Bürgersteig scheint ihr zu hoch, dies läßt sie sehr hoch schreiten.

Dosierung

D 3 bis D 12, auch Hochpotenzen.

Vergleichsmittel

Folgen von Überanstrengung der Augen: *Ruta, Crocus, Natrium muriaticum, Phosphorus, Silicea, Kalium carbonicum, Agaricus* (Krampf).
Linksseitige Kopfschmerzen: *Lilium tigrinum, Argentum nitricum, Thuja, Natrium sulfuricum.*
Geistige Erschöpfung mit Koordinationsstörungen: *Acidum picrinicum, Agaricus, Argentum nitricum, Conium, Phosphorus, Strychninum.*

Opium

Herkunft des Mittels

Papaver somniferum (Fam. nat. Papaveraceae) ist in Kleinasien heimisch. Der Mohnsaft wird aus den unreifen Fruchtkapseln gewonnen. Weitere Papaveraceen, die in der Homöopathie gebräuchlich sind und wie dieses Alkaloide enthalten, sind *Sanguinaria* und *Chelidonium*. Verwendet wird der getrocknete Milchsaft. Ø = D 1.

Hauptwirkung

Die Hauptwirkung beruht auf einer Reihe von Alkaloiden (gewichtsmäßig beträgt der Alkaloidanteil etwa 25% des Opium-Gewichts), von denen Morphin, Papaverin, Codein, Narcotin und Narcein die wichtigsten sind. – Opium wirkt in ganz bevorzugter Weise auf das Zentralnervensystem und die vegetativen Nerven. Durch Vermittlung des Nervensystems und der vegetativen Nerven äußert sich seine Wirkung an sämtlichen Organen als Überreizung oder als Lähmung. Der alte Streit Opium sedat – Opium metercle excitat löst sich für uns auf in der Kenntnis des biphasischen Verlaufs der Wirkungskurven.
Bei keinem Mittel kann man die gegenpolare Wirkung so gut verfolgen wie bei Opium. Während HAHNEMANN die Ansicht vertrat, daß für die Anwendung der Simileregel nur die Erstwirkung in Frage komme, sind wir heute der Ansicht, daß es allein auf die Ausgangslage (Reaktionslage) des Prüfers ankomme, ob die eine oder andere Phase der Wirkung (von HAHNEMANN Erst- und Nachwirkung benannt) in Erscheinung trete, und daß die beiden gegensätzlichen Phasen der Arzneimittelwirkung zugehören. CLARKE, dem wir uns anschließen können, schreibt: „Ich für meinen Teil war nie imstande, diese Unterscheidung einer Erst- von einer Nachwirkung bei einem Arzneistoff durchzuführen, und versuche dies auch nicht, außer gelegentlich die Arzneimittelwirkungen zwecks besserer Erinnerlichkeit zu ordnen. Ich finde, daß es von dem Prüfer oder dem Patienten abhängt, ob die Arzneimittelwirkung ‚Erst- oder Nachwirkung' ist. Ich kenne Leute, welche durch alle Dosierungen von Opium absolut schlaflos werden; und Opium C 30 war mir bei Schlaflosigkeit ebenso hilfreich wie *Coffea*" (Dictionary, Bd. 2, S. 666).

Die Kenntnis des Opiums besitzen wir aus Prüfungen am Gesunden von HAHNEMANN, vor allem aber aus Fällen von Vergiftungen und vom Gebrauch als Genußgift, nämlich dem Opiumrauchen.

Die Wirkung äußert sich:

1. Am Gehirn selbst in Euphorie, lebhafter Gedankentätigkeit, glücklichen Phantasiebildern, Überempfindlichkeit der Sinnesorgane, nervöser Überreizung und Schlaflosigkeit, trauriger Verstimmung, Somnolenz, Betäubung, Reaktionslosigkeit auf äußere Eindrücke mit Herabsetzung der Schmerzempfindung und der Reflextätigkeit. Die Wirkung von Opium beruht also auf einer Verschiebung der Reizempfänglichkeit des Nervensystems entweder nach der Seite der Reaktionsherabsetzung oder der Seite der Steigerung der Empfindlichkeit gegenüber allen äußeren Reizen.

2. An der glatten Muskulatur in Krämpfen sowohl wie Atonie der Verdauungsorgane mit Durchfällen, atonischer und spastischer Verstopfung, Koliken; an den Harnorganen in Dysurie und Blasenschwäche; an den Geschlechtsorganen in Gebärmutterspasmen sowie Aussetzen der Geschlechtstätigkeit.

3. An der willkürlichen Muskulatur in Zuckungen, Spasmen und Zittern.

4. Am Gefäßsystem in bläulicher, livider Haut- und Schleimhaut (im Mund) und Kongestion zum Kopf mit dunkel- bis blauroter Gesichtsfarbe.

5. Am Drüsensystem in Anregung oder Verminderung der Drüsentätigkeit: trockener Mund, durchfälliger oder trockener Stuhl, Impotenz der Männer und Aussetzung der Eireifung bei Frauen, Neigung zu reichlichen Schweißen.

Die Sektion Opium-Vergifteter ergibt Hyperämie der Gehirnhäute und des Gehirns selbst sowie des ganzen Nervensystems.
In der Homöopathie werden beide Phasen der Arzneimittelwirkung als Simile in Beziehung gesetzt zu den betreffenden Krankheitszuständen. Die Phase der Überreizung der Nerven und Bildung von Spasmen stellt das Spiegelbild dar für klinische Zustände der **Überreizung des Zentralnervensystems** und von **Krämpfen, besonders der gesamten glatten Muskulatur,** während die Phase der Lähmung verglichen wird mit Zuständen wie **Apoplexie, Sonnenstich, Gehirnerschütterung, atonischer Verstopfung.** Die **Hyperämie des Gehirns und seiner Häute** ist ein wertvoller Hinweis auf die sehr bewährte Verordnung bei entsprechenden Reizzuständen wie Folgen einer **Gehirnblutung, Sonnenstich, Gehirnerschütterung** und **Schädelbrüchen.** *Arnica* fällt bei letzterem die Rolle der Resorption von Blutextravasaten zu, die Blutkongestion und Lähmung wird aber besser von Opium beseitigt.

Grundzüge

Paßt für Menschen, die in ihrem Nervensystem durch Reizmittel (Tabak oder Alkohol) und starke Arzneimittel oder Sonneneinwirkung und dergleichen erschüttert sind. Auch Menschen, die psychischen Einwirkungen, wie Schreck, Angst und Ärger, besonders stark unterliegen oder deren Nerven unter den Folgen der Arterienverkalkung leiden, fallen unter Opium. Es ist nicht als Konstitutionsmittel anzusehen, doch stärkt es die Nervenfunktionen und stellt die normale Reizempfänglichkeit wieder her.

Hahnemann hat Opium empfohlen, wenn die Reizempfänglichkeit abgestumpft oder gelähmt ist und der erwartete Erfolg gegenüber sorgfältig gewählten Arzneien ausbleibt. Dies gilt natürlich nur dann, wenn entsprechende Opium-Symptome vorliegen*. Im Verhältnis zum Krankheitsprozeß fällt die Schmerzlosigkeit oder geringe Schmerzhaftigkeit in die Augen. Doch ist das Vorhandensein von starken Schmerzen keineswegs eine Gegenindikation. Man kann von Opium Gebrauch machen, wenn bei übererregten und überreiztem vegetativem Nervensystem eine nachhaltige Besserung nicht eintritt, vielmehr trotz gelungener Regulation die Funktionsstörung rasch wiederkehrt. Infolge ihrer Schwäche und Labilität vermögen die vegetativen Nerven die gewonnene Ausrichtung nicht festzuhalten. Opium befestigt dann den schwankenden Zustand der Funktionen.

An dieser übersteigerten Reizempfänglichkeit gegenüber psychischen Eindrücken ist auch die klinische Modalität „Folgen von Schreck" entwickelt worden. Auch wenn das schreckerregende Ereignis viele Jahre zurückliegt, können die Folgen desselben (Spasmen, Schlaflosigkeit, Lähmungen) wieder zurückgebildet werden.

Opium ist ein wichtiges Heilmittel bei **Vergiftungen,** zum Beispiel von *Blei* (Kolik) oder von *Jod;* es kann mit Nutzen bei echtem **Basedow** wie beim Jodismus verwendet werden. Wertvollen Gebrauch habe ich auch bei Beschwerden infolge von Arzneimittelmißbrauch und infolge von Arzneimittelprüfungen gemacht (*Nux vomica, Camphora*). Zu beachten ist der altbewährte Gebrauch bei **Depressionszuständen**. Stiegele macht auf die durch die Toxikologie gestützte Verwendung beim Cheyne-Stokesschen Atemtypus aufmerksam, welche Indikation sich ab und zu bewähre. Bei Zuständen von **Gehirnkongestion,** wie Folgen von Gehirntraumen, Sonnenstich, Apoplexie, gehört Opium an die erste Stelle. Bei Zerebralsklerose mit Durchblutungsstörungen, apoplektischem Insult und Enzephalomalazie hat es sich mir weit besser bewährt als die sonst meist bevorzugte *Arnica.*

Als ein bei seinen Zeitgenossen wohlbekanntes, „wirkliches Diuretikum" erwähnt Rademacher die Opium-Tinktur: „drei, vier, aufs höchste fünf Tropfen Mohnsafttinktur in einem Maße Wasser vermischt und in vierundzwanzig Stunden verzehrt". „Dieses Mittel ist in der Medizin bekannt genug, darum will ich es nur eben berühren und dem Leser mit vielem Geschwätz von dessen Wirkung beschwerlich fallen" (Schwarzhaupt: Dtsch. homöop. Mschr. 1959: 203).

* Nach KLEINERT, Geschichte der Homöopathie (1863, S. 79) verwendete HAHNEMANN, wenn eine gut gewählte Arznei nicht ansprechen wollte, als Zwischengabe Opium. HAHNEMANN „rechnete diese Erscheinung einem betäubten Zustand der Nerven zu, welcher beim Kranken die Beschwerden nicht zu der deutlichen Wahrnehmung kommen ließ, und meinte, es sei selten in chronischen, häufiger in akuten Zuständen vertreten. Um diesem Zustand, welcher einer Lähmung des Gemeingefühls gleichzuachten wäre, zu heben und die eigentlichen Krankheitserscheinungen zum Vorschein kommen zu lassen, gab er Opium---".

Literatur

Hahnemann: Fragmenta de viribus.
Hahnemann: Reine Arzneimittellehre, Bd. 1.
Hughes: Cyclopaedia, Bd. III u. IV, Anhang.
Allen: Encyclopedia, Bd. VII u. X.
Eidherr: Zschr. Ver. homöop. Ärzte Österr. 1 [1862], 3.
Boecker: Zschr. Erfahr.hk. 4: 44.
Buchner: Allg. homöop. Ztg. 47: 48.
Jörg: Materialien zu einer künftigen Heilmittellehre. 1825.
Hartlaub u. Trinks: Reine Arzneimittellehre, Bd. I.
Helbig: Heraklides 1833, 1: 4.
Strecker: Allg. homöop. Ztg. 12: 133.
Schmidt: Hygea 14: 289; 17, 1, 2.
Arnold: Hygea 16: 1.
Waltl: Allg. homöop. Ztg. 22: 160.
Wibmer: Allg. homöop. Ztg. 21.

Arzneimittelbild

Leitsymptome: *Betäubung und soporöser Zustand mit Reizunempfindlichkeit des Nervensystems. Auffallend geringe Schmerzempfindung. Gesicht dunkelrot und heiß mit Schweiß, Lippen und Zunge livid.*
Hirnlähmung mit schnarchender Atmung. ⊙ *Die Nerven- und Gefäßlähmung führt zu schlechter Reaktion gegen Arzneimittel.*
Überlebendigkeit des Gehirns und Überempfindlichkeit der Sinnesorgane.
Angst und Schreckhaftigkeit. ⊙ *Folgen von Schreck, Angst und Ärger (Schlaflosigkeit, Krämpfe und anderes). Überempfindlichkeit gegen Geräusche, Licht und schwächste Gerüche.*
⊙ *Verschlimmerung durch Wärme als Folge der Kapillarlähmung, Besserung durch Abkühlung. Lähmung sowohl wie Spasmen an allen willkürlichen und unwillkürlichen Muskeln.*
Verschlimmerung nach und während des Schlafes.

Allgemeines: Tiefe Betäubung mit röchelnder Atmung. Auffallend geringe Schmerzempfindlichkeit. Krampfhaftes Zittern und Zucken der Glieder. Konvulsionen und krampfhafte Bewegungen am ganzen Körper mit Rückwärtsbeugen des Kopfes und Rückens. Epilepsie. Es tritt nicht selten Apoplexie auf. Apoplexie mit schnarchender Atmung, offenem Mund, bleichem Gesicht, bedeckt mit eiskaltem Schweiß.
Erschlaffung der Muskeln und Glieder, langsamer Gang; Schwanken und Taumeln beim Gehen. Verminderte Kraft der willkürlichen Muskeln.
Gefühl von Mut und Tätigkeitsdrang und Kraftgefühl, fühlt sich zu jeder Leistung fähig.

Gefühl des Geschwollenseins und des Zulangewachsens, in die Längewachsens.

Arteriosklerotischer Schwindel, Apoplexie, Arteriosklerose, Epilepsie, Delirium tremens.
Epilepsie (Anfang nach Schlaf oder Schreck).
Folgen von Schreck und Furcht.
Depressionszustände.
Allerlei Krankheitszustände, die mit drohender Gehirnlähmung verbunden sind, z. B. Coma diabeticum, Apoplexie.

Geist und Gemüt: Delirium mit rotem Gesicht, glänzenden Augen und großer Aktivität. Wilde Raserei, lebhafte Phantasie und ungewöhnliches Wohlgefühl. Heitere, beglückte Stimmung, vermehrte Kraft und Leistungsfähigkeit. Halluzinationen angenehmer Art. Wohlgefühl bei offenen Augen, es verschwindet nach dem Augenschließen. Geistig sehr angeregt und beschleunigter Gedankenablauf, Steigerung der geistigen Funktionen, Opiumesser singen Liebeslieder, lachen viel und machen allerlei Grimassen, die heitere Stimmung dauert eine Stunde, dann werden sie ärgerlich und wütend und zum Schluß traurig und weinerlich, um schließlich in Schlaf zu fallen.
Gewalttätigkeit und Streitsucht, rasend wie ein wildes Tier. Fährt auf bei jedem Geräusch. Voller Angst und Schreckhaftigkeit, Furcht, sterben zu müssen. Angstvolle und verzweifelte Stimmung, niedergedrückt bis zu Selbstmordgedanken, Hoffnungslosigkeit, Todesfurcht.
Unfähigkeit, Schmerzen zu ertragen infolge Willensschwäche.
Gedanken abgestumpft, Geist nicht aufnahmefähig. Verlust des Gedächtnisses. Sensibilität herabgesetzt. Völlig unzugänglich gegenüber äußeren Eindrücken. Bewußtlosigkeit, kann kaum wachgerüttelt werden, fällt sofort in die Betäubung zurück.

Schlaflosigkeit

Schlaf: Betäubter Schlaf, ohne Reaktion auf äußere Reize. – Schlaflosigkeit mit lebhafter Tätigkeit der Gedanken und erregter Phantasie. Schläfrig, kann aber nicht einschlafen. Jedes Geräusch von der Straße oder das Ticken der Uhr hindert am Schlaf.

Apoplexie, Sonnenstich, Gehirnerschütterung und Schädelbruch mit Kopfschmerz, Bewußtlosigkeit und Erbrechen.
Basedow?

Kopf: Schwindel, wie berauscht beim Erwachen vom Schlaf. Er ist kaum bewußt, daß die Füße den Boden berührten, es schien ihm, als ob sie über den Boden glitten. Er scheint in der Luft zu fliegen. Blutandrang zum Kopf und Gehirn mit Klopfen der Arterien. Das Geräusch des Herzschlages wird gehört. Drückende,

pressende Kopfschmerzen, kann nicht denken, mit glühendem Hitzegefühl und Schweiß am Kopf bei kalten Gliedern.
⊙ Besserung durch Kühlung des Kopfes.

Augen: Augen glänzend und starr, Pupillen verengt oder erweitert. Bindehäute brennend und gerötet. Gefühl, als seien die Augen zu groß für ihre Höhlen. Verdunkelung des Sehens, Flimmern vor den Augen.

Ohren: Heftiges Summen und Läuten in den Ohren. Gehör schärfer als gewöhnlich.

Gesicht: Gesicht gedunsen, dunkelrot und livid; oder blaß-livid und erdfahl. Erhitztes, schwitzendes Gesicht, Venen aufgetrieben. Lippen livid. Unterkiefer verkrampft oder schlaff herabhängend. Zucken und Zittern der Gesichtsmuskeln.

Herz und Kreislauf: Langsamer, voller Puls bei stöhnendem langsamen Atem oder schneller, heftiger, harter Puls bei dunkelrotem Gesicht. Strotzende Völle der Blutgefäße.

Appendizitis, Peritonitis. Spastische Verstopfung, Ileus, Intussuszeption. Bleikolik. **Atonische Verstopfung,** zum Beispiel bei Bettlägerigen, nach Operationen, im Wochenbett.

Verdauungsorgane: Lippen und Zunge bläulich. Mund trocken, ebenso der Rachen. Krampf in der Speiseröhre, kann nicht schlucken wegen Trockenheit und Zusammenschnüren. Großer Hunger mit Leeregefühl im Magen; großer Durst; Übelkeit und Erbrechen.
Krampfhafte Schmerzen im Magen. Leib aufgetrieben und gespannt mit Blähsucht und Kolikschmerzen. Oder völliges Lahmliegen des Verdauungskanals.
Durchfällige Stühle; oder langanhaltende Verstopfung mit Untätigkeit des Darmes; aber auch harte, kleinknollige Stühle mit unvollständiger Entleerung.
⊙ Unwillkürlicher Abgang des Stuhls, besonders nach Schreck.

Kitzelhusten, Cheyne-Stokes'sche Atmung.

Atmungsorgane: Heftiger krampfartiger Husten infolge Trockenheit, besser nach einem Glas Wasser. Erstickungsanfälle aus dem Schlaf heraus. Häufiges, unwillkürliches, tiefes Atmen. Mühsame, rasselnde, stertoröse Atmung. Die Zahl der Atemzüge geht auf 4/Min. zurück, dann setzt die Atmung etwa $^1/_2$ Min. aus, dann kommen wieder 4 Atemzüge.

Strangurie, Dysurie und Inkontinenz der Blase

Harnorgane: Muß lange warten, bis der Harn fließt, wegen Tenesmus der Blase. Obwohl die Blase voll ist, kann sie nicht entleert werden oder können nur kleine Mengen entleert werden. Unterbrochene Harnentleerung; Harnverhaltung, so daß der Katheter benützt werden muß. ⊙ Unwillkürlicher Harnabgang.

Männliche Geschlechtsorgane: Opiumraucher werden nach anfänglicher Steigerung des Geschlechtstriebes impotent. Sexuelle Erregung, später Impotenz.

Drohender Abort

Weibliche Geschlechtsorgane: Regel setzt während des Opiumgebrauches aus. Die Milchabsonderung ist vermindert.
Wehenartige Krämpfe der Gebärmutter.

Glieder, Muskeln, periphere Nerven: Zittern und Zucken der Glieder, Muskelkrämpfe. Klonische und tonische Krämpfe. Neuralgische Schmerzen.

Haut: Blaß und livide bis blau; mit starkem Schweiß bedeckt. Heftiges Hautjucken.

Wärmeregulation: Kalte Glieder: Frösteln und Frieren, Hitze mit reichlichem Schweiß.

Dosierung

Bei psychischen Störungen sind hohe Potenzen vorzuziehen. Dies gilt besonders bei den Folgen von Schreck und bei Schlaflosigkeit. Bei funktionellen Störungen des Vegetativums, zum Beispiel bei Darmstörungen und den Kreislaufveränderungen, sind mittlere bis hohe Potenzen angezeigt. Bei spastischen Zuständen wie spastischer Verstopfung, bei drohendem Abort, bei Harnverhaltung infolge Krampf. Bei Ileus kann auch unter Umständen auf tiefe Potenzen bis D 1 herabgegangen werden.

Vergleichsmittel

Blutandrang zum Kopf mit Betäubung: *Arnica, Baptisia, Gelsemium, Asterias.*
Blutandrang zum Kopf mit rotem Gesicht: *Sanguinaria, Arnica, Glonoinum, Asterias.*
Kongestion der Gehirnhäute: *Helleborus, Apis.*
Folgen von Schreck: *Aconit, Hyoscyamus, Gelsemium, Petroleum.*
Durchfall infolge von Schreck: *Gelsemium, Veratrum album, Argentum nitricum.*
Unwillkürlicher Stuhlgang: *Aloe, Phosphorus, Mandragora.*

Schläfrig, kann aber keinen Schlaf finden: *Belladonna, Chamomilla.*
Verstopfung infolge Untätigkeit des Rektums: *Alumina, Graphites, Bryonia.*
Erstickungsgefühl beim Einschlafen: *Grindelia, Lachesis.*
Verschlimmerung durch Schlaf: *Apis, Arnica, Lachesis, Magnesium carbonicum.*
Unmittelbare Folgen von Gemütserregung: *Ignatia.*

Beispiele

Schlaflosigkeit durch Schreck

QUILISCH berichtet mündlich in einer Sitzung des Landesverbands Württemberg-Baden des ,,Deutschen Zentralvereins homöopathischer Ärzte" von einer im Jahre 1945 aus dem deutschen Osten geflüchteten Frau, welche angeblich völlig den Schlaf verloren hatte, seit sie einen schweren Schrecken erlitten hatte, dadurch, daß ihr Dorf vor ihren Augen in Flammen aufging. Irgendeine Anzeige für ein bestimmtes Mittel bot sich nicht dar; so gab ihr QUILISCH für diese Folgen des Schrecks *Aconitum* D 30. In der ersten Nacht schlief sie nicht, in der zweiten war es schon besser, in der dritten Nacht war der Schlaf so gut, daß sie zu spät an die Arbeit kam. Dies währte einige Wochen, dann kehrte die alte Schlaflosigkeit zurück. Nun erhielt sie Opium D 30. Damit besserte sich der Zustand so, daß sie bei täglichem Gebrauch von Opium D 30 eine gute Nachtruhe hatte.

Sonnenstich

Ein hellhaariger Junge von etwa 6 Jahren verfiel infolge eines Sonnenstichs in einen Betäubungszustand, der mehrere Tage andauerte. Die Pupillen waren stark erweitert, die Benommenheit war so, daß der Junge kaum ansprechbar war. Doch nahm er auf Zureden die nötige Nahrung zu sich. *Belladonna, Glonoinum* und *Apis* waren ohne Erfolg, Opium in einer mittleren Verdünnung brachte schnelle Wiederherstellung. [*Eigene Beobachtung*]

Frau Cl. B., 72 Jahre alt. Seit 3 Jahren Anfälle von Kopfweh mit Blendung der Augen. Öfters jagende Gedankenbilder $^1/_2$ Stunde dauernd. Kann dabei nicht willkürlich denken und ist von heftiger Angst beherrscht, fleht dabei ihren Gatten um Hilfe an. Verordnung Laudanum D 12, morgens und abends 5 Tropfen. Damit bleiben die Anfälle vollkommen aus. Nachbeobachtung 6 Jahre. [*Eigene Beobachtung*]

Origanum majorana

Anwendung

Origanum majorana (Fam. nat. Labiatae) wird (wie der wilde Dost, *Origanum vulgare*) gegen Störungen der Sexualsphäre verwendet.
HEINICKE (Handbuch der homöopathischen Arzneiwirkungslehre) schreibt der Pflanze eine Wirkung auf das Nervensystem und auf die Geschlechtsorgane der Frauen zu und führt folgende Symptome an:
Abwechselnd traurig und heiter mit Heiratsgedanken. Wollüstige Träume, große geschlechtliche Erregung, die zu Onanie treibt. Gesteigertes Verlangen nach Koitus. Jucken und Anschwellen der Brustwarzen und Schmerz in den Brüsten. Nächtliche Pollutionen. Bei Hysterie, Erotomanie, Nymphomanie, Onanie.
GALLAVARDIN* hebt Origanum als ein sehr bedeutsames Mittel bei Onanie und bei

* GALLAVARDIN: Homöopathische Beeinflussung von Charakter, Trunksucht und Sexualtrieb, 3. Aufl. Heidelberg 1976. Karl F. Haug Verlag.

übermäßigem Geschlechtstrieb sowohl der Männer als auch der Frauen hervor, nach der Empfehlung des Domherrn DE CÉSOLES, der es in C 30 verordnete, während GALLAVARDIN C 4, jeden 2. Tag eine Gabe, im ganzen 4mal, empfahl. Diese Verordnung kann, wenn sie nicht zum vollen Erfolg führte, wiederholt werden. Wenn Origanum gegen Onanie nicht hilft, wählt GALLAVARDIN unter folgenden Mitteln: *China*, *Coffea* (mit der entsprechenden Schlaflosigkeit), *Pulsatilla* und vor allem *Staphisagria*, *Nux vomica*, *Sulfur* und *Causticum*. Zu beachten ist auch *Asterias rubens*.
Die Prüfung ist unzulänglich, eine neue Prüfung erforderlich.

Ornithogalum

Herkunft des Mittels

Ornithogalum umbellatum, Doldenmilchstern (Fam. nat. Liliaceae), nahe verwandt mit *Allium sativum, Knoblauch*. Vorkommen: Europa, Mittelmeergebiet. Verwendet werden die frischen Zwiebeln Ø oder die frischen Blätter Ø.
Als Inhaltsstoffe wurden herzwirksame Cardenolide nachgewiesen. Damit sind die homöopathischen Erfahrungen aber noch nicht aufgestellt.

Anwendung

Wurde von COOPER in die Therapie eingeführt, der bei Magengeschwüren und sogar bei operativ festgestellten, aber inoperablem Magenkrebs Heilung beobachtet haben will. Eine unbeabsichtigte Arzneimittelprüfung an einer 45jährigen, gegen alle Arten von Zwiebelgewächsen überempfindlichen Frau wird berichtet.

Literatur

CLARKE: Dictionary, Bd. II, S. 678.

Arzneimittelbild

Allgemeines: Höchste Depression und Drang zu Selbstmord. Große Schwäche; ⊙ Auszehrung.

Magenschwäche.
Erkrankungen des Magens und Darmes,
Magenkarzinom.

Verdauungsorgane: Auftreibung des Magens und Bauches, mit häufigem, mundvollem Aufstoßen von übelriechenden Gasen; muß die Kleider lockern; völlige Erschöpfung und schmerzhafte Elendigkeit in der Magengrube. Gefühl von Übelkeit, das ihr einen großen Teil der Nacht raubte. ⊙ Schmerzen bei Nacht, vom Magen in die Herzgegend und Schultern ziehend, wie wenn ein Stein zwischen Brust und Magen gezwängt würde. ⊙ Schmerzen, wenn die Nahrung durch den Pylorus tritt. ⊙ Erbrechen von kaffeesatzartigen Massen.

⊙ Magenschmerzen, schlimmer durch kalte Speisen, besser durch warme Getränke.

Dosierung

COOPER gebrauchte 1 Tropfen der Tinktur, die Wiederholung erfolgte erst nach Abklingen der Wirkung nach mehreren Tagen oder Wochen. VOISIN empfiehlt D 3 oder D 4 bei jeder Art von Magenschwäche, auch ohne homöopathische Ähnlichkeit, wenn über ein Gefühl der Blockierung in Höhe des Magens bald nach dem Essen geklagt wird.

Vergleichsmittel

Carbo vegetabilis, China, Lycopodium, Argentum nitricum, Antimonium crudum, Hydrastis.

Orthosiphon stamineus

(Koemis Koetjing)

Herkunft des Mittels

Orthosiphon stamineus, Katzenbart, der „indische Nierentee" (Fam. nat. Labiatae). Heimat Hinterindien, Malaischer Archipel und Australien. Die Pflanze besitzt, wie auch andere Lippenblütler, eine starke Beziehung zu den Nieren.

Wirkung

Als wirksamer Bestandteil werden teils ein glykosidischer Bitterstoff Orthosiphonin, teils der reiche Gehalt an *Kalium* betrachtet. Auch ein Saponin und ätherische Öle wurden gefunden.

Nach den seitherigen Arbeiten steigt die Diurese beim Gesunden wie auch bei kardialer und nephrogener Insuffizienz erheblich an. Die Kochsalzausscheidung wird gesteigert, die Konzentrationsfähigkeit der Niere bessert sich, auch die Eiweißausscheidung bei Nephrose und chronischer Nephritis läßt sich günstig beeinflussen. Dementsprechend wird es verwendet als Diuretikum und gutes Nierenmittel bei Albuminurie, Nephritis, Nephrose. Auch bei Schrumpfniere kann ein Versuch gemacht werden. Ferner wird es empfohlen bei Zystitis, bei Harnsteinbildung, wobei auch eine spasmolytische gute Wirkung auf Dysurie und Polakisurie zu beobachten ist.

Ein weiterer Anwendungsbereich liegt in Leber- und Gallenleiden, insbesondere Gallensteinleiden, hepato-renalem Syndrom, Diabetes mellitus und Gicht.

Sehr geeignet erscheint Orthosiphon als „Nierenkanalisator" neben homöopathischen Konstitutionsmitteln. Bei der Anwendung als Diuretikum, bei welcher eine Zufuhr von größeren Mengen von Flüssigkeit nicht erwünscht ist, verwendet man einen konzentrierten Tee oder kaltbereiteten Auszug. Die Zubereitung einer Tinktur ist

nicht üblich, da deren Wirkung wegen der Alkoholunlöslichkeit des Glykosids angezweifelt wird. Die völlige Unschädlichkeit wird von allen Beobachtern hervorgehoben.
Eine Arzneimittelprüfung wurde nicht vorgenommen.

Literatur

GRÜBER, A.: Dtsch. med. Wschr. 1927, 31: 1299.
SCHUMANN: Inauguraldissertation. Marburg 1927.
WESTHING: Inauguraldissertation. 1928.
HERDRICH, W.: Dtsch. med. Wschr. 1928, 6: 229.
RUTENBECK: Dtsch. med. Wschr. 1935, 10: 377.
GRANZOW: Med. Welt 1937, 15: 506.
VAN ITALIE: Ned. tschr. pharmacie 1886, 21.
KUHLMANN: Pharmaz. Ztg. 1931, 26.
MERCIER, F. und L. J.: Bull. Med. 1.8.1936: 523.
Regensb. Therap. Bl. 4 3/56 1/6.

Dosierung

Extrakt oder Tee aus 2 bis 3 g am Tage.
Koeminett, ein Fluidextrakt der Jsowerke, Regensburg, 3mal täglich 3 bis 5 Tropfen ist eine handliche Darreichungsform.

Paeonia

Herkunft des Mittels

Paeonia officinalis, Gicht- oder Pfingstrose (Fam. nat. Ranunculaceae), ist im südlichen Europa und in Vorderasien heimisch. Arzneiliche Verwendung findet die frische, im Frühjahr gegrabene, knollenartige Wurzel.

Hauptwirkung

Die Arzneimittelprüfung brachte hervor: Blutandrang zum Kopf mit kongestiven Kopfschmerzen, Schwindel, entzündliche Reizung der Schleimhäute des Auges, der Nase und des Rachens. Viele stechende Schmerzen in den Brustwandungen mit Blutandrang und Hitzegefühl sowie mit ängstlicher Beklemmung (vgl. den familienverwandten *Ranunculus bulbosus*). Klinische Bedeutung haben die Symptome am After erlangt; hier wird Beißen und Jucken, das zum Kratzen zwingt, beobachtet; der Anus scheint geschwollen. Auf diesen Fingerzeig hin wurde Paeonia mit viel Erfolg äußerlich und innerlich bei **schmerzhaften Hämorrhoiden, Analfissur** und **schmerzhaften Geschwüren im Anus** verwendet. Führend ist der unerträgliche Schmerz während und nach dem Stuhl sowie die feuchte Absonderung und die purpurrote Farbe der Hämorrhoiden. Das Gehirn wird deutlich affiziert; es wird von den Prüfern ängstliche Erregung und Depression angeführt. Bemerkenswert sind schwere ängstliche Träume, die mit den Brustsymptomen zusammen die Form von Alpdruck annehmen können. Teilweise werden auch verliebte Träume mit Pollutionen genannt. In diesem Zusammenhang ist die aus der Volksmedizin stammende, aber auch im Altertum (GALENUS) schon bekannte Wirkung bei **Epilepsie** zu verstehen. Auch als Spasmolytikum bei **Asthma** und **Koliken** wird Paeonia genannt. – Wie in der gleichfalls zu den Hahnenfußgewächsen gehörigen *Hydrastis canadensis* wurde in der Paeonia ein den Uterus tonisierendes Glykosid Peregrinin *(Paeonin)* gefunden. Dieses kontrahiert auch die Nierengefäße und erhöht die Gerinnungsfähigkeit des Blutes. Ein weiteres Glykosid von Bedeutung ist Paeoniflorin.

Literatur

GEYER: Hygea 21: 305.
GEYER: Prakt. Mitt. korresp. Ges. homöop. Ärzte, Juli 1827.
SCHELLING: Allg. homöop. Ztg. 28: 182.
ALLEN: Encyclopedia, Bd. VII.
HUGHES: Cyclopaedia, Bd. III.

Arzneimittelbild

Epilepsie

Geist und Gemüt: Ängstlich und gedrückt, schlecht gelaunt. Schwere angstvolle Träume, die sich bis zum Alpdruck steigern. – Auch verliebte Träume mit Pollutionen.

Kopf: Kopfschmerz mit Völle, Hitzegefühl und Blutandrang. Gesicht rot und gedunsen, brennendes Hitzegefühl.
Nase verstopft mit Trockenheit; Gefühl in der hinteren Nase wie verstopft.

Hals: Räuspern und Husten, durch zähen Schleim im Hals verursacht.

Brust: Stechen in der Brust, längs der Achse des Körpers bei jedem Atemzug. Häufiges Stechen in allen Teilen der Brust, schlimmer durch Bewegung. Gefühl von Hitze und Blutandrang zur Brust.

Hämorrhoiden mit Fissuren bei unerträglichen Schmerzen während und nach dem Stuhl.
Schmerzhafte Geschwüre und Rhagaden am Darmausgang mit Nässen.
Analekzem.

Magen und Darm: Übelkeit, Erbrechen und schmerzhafter Durchfall. Viel Rumpeln im Bauch. B e i ß e n und J u c k e n im A f t e r, das zum Kratzen zwingt. – Darmausgang ist etwas geschwollen. F e u c h t e A b s o n d e r u n g a u s d e m A f t e r. Stuhl so hart, daß sie hinausschrie, mit großem Hervortreten der Hämorrhoiden. Brennen im After vor und während eines durchfälligen Stuhls. ⊙ Als kennzeichnend gilt die p u r p u r r o t e F a r b e d e r H ä m o r r h o i d e n.

Harnorgane: Zusammenschnüren im Blasenhals, so daß der Harn nur tropfenweise abgeht. Häufiger Abgang von scharfem Urin, den Schlaf störend.

Weibliche Geschlechtsorgane: Äußere Genitalien geschwollen.

Dosierung

Meist wird die D 2 bis D 3 gebraucht, äußerlich eine 10proz. Salbe oder Suppositorien bei **Hämorrhoiden** und **Rhagaden.**

Vergleichsmittel

Aftersymptome: *Ratanhia, Graphites, Sulfur, Acidum nitricum, Aesculus.*
Hämorrhoiden mit Stichen wie mit einem Federmesser, trockene Hitze im After, Schmerzen halten nach dem Stuhl stundenlang an: *Ratanhia.*
Splitterschmerz im Anus mit Blutabgang, langanhaltende Schmerzen nach dem Stuhl: *Acidum nitricum.*
Brennende, gestaute, blutende Hämorrhoiden mit Schmerzen im Kolon und Mastdarm, Schleimabgang: *Aesculus.*

Palladium

Pharmakologie

Palladium ist chemisch dem *Platin* sehr nahestehend und wird in der Natur zusammen mit diesem gefunden. In der Homöopathie werden Symptome, die auf einen engen Zusammenhang der Geschlechtsorgane mit dem Gemütszustand weisen, als führend angesehen. In der Prüfung von HERING finden diese Angaben jedoch keine Stütze; LEESER vermutet, daß diese aus klinischen Beobachtungen von LIPPE und SKINNER stammen. Die Symptomenähnlichkeit mit *Platin* kann ihren Grund entweder in einer Verunreinigung des Ausgangsmaterials mit *Platin* haben – in der Natur findet sich Palladium und *Platin* meist vergesellschaftet –, oder es ist die nahe Verwandtschaft der beiden Mittel, die auch ähnliche Wirkungen hervorbringt.
In der Chemie wird Palladium als ein kräftiges Reduktionsmittel gebraucht. Daher wurde es in der Schulmedizin als Entfettungsmittel versucht.

Klinische Anwendung

Klinische Verwendung findet Palladium bei **sexuellen Störungen,** vor allem des weiblichen Geschlechts, verbunden mit psychischer Reizbarkeit, sehr ähnlich der von *Platina.*

Literatur

Die Arzneimittelprüfung wurde von C. HERING an 12 Prüfern angestellt.
ALLEN: Encyclopedia, Bd. X.
HUGHES: Cyclopaedia, Bd. III.
HERING, C.: Allg. homöop. Ztg. 98: 78ff.
HERING, C.: N. J. Homoeop., N.S. IX: 136.

Arzneimittelbild

Leitsymptome: *Häufiger Wechsel der Erscheinungen und Taubheitsgefühle. Beteiligung der Gemütsverfassung an körperlichen Beschwerden. Verschlimmerung durch Bewegung.*

Geist und Gemüt: Neigung zu heftigen Ausdrücken und Drohungen; zu frechem Benehmen. Kann sich mit niemanden vertragen. Sehr reizbar und ungeduldig, zu Gewalttätigkeit geneigt. ⊙ Sehr zugänglich für Lob, Beifall und Schmeichelei; leicht gekränkt, fühlt sich zurückgesetzt, ist in Gesellschaft sehr angeregt, nachher sind vorhandene Ovarialschmerzen schlimmer und die Stimmung deprimiert und weinerlich.

Kopf: Vielerlei Kopfschmerzen, hin- und herziehende Stiche, Neuralgien. Druck im Hinterkopf, der sich nach vorne zu schiebt. Taubheitsgefühl am Kopf. Gefühl, als würde der Kopf hin- und hergeschwungen (von hinten nach vorn), als würde das Gehirn geschüttelt.

Verdauungsorgane: Uncharakteristische Reizerscheinungen an Magen und Darm.

Ovarialneuralgie, Oophoritis? Menorrhagie, Gebärmuttersenkung?

Geschlechtsorgane: Männer: Erektionen des morgens, Gefühl, als würden die Hoden gequetscht. Frauen: Regel erscheint einige Tage zu früh. ⊙ Schweregefühl im Becken mit Herabdrängen. ⊙ Herabdrängen bessert sich durch Reiben.

Glieder: Taubheitsgefühl; neuralgische Schmerzen, hin- und herziehend, sehr rasch wechselnd. Blitzartige Schmerzen. Steifheit im Nacken und Schmerzen in der Brustwirbelsäule.

Haut: Jucken und Pickelbildung.

Dosierung

D 6 bis D 12.

Vergleichsmittel

Affektionen des rechten Ovars: *Apis, Platinum, Cimicifuga, Argentum metallicum.*
Schwere im Becken: *Sepia, Platinum, Lilium, Stannum, Helonias.*
Psychische Gereiztheit auf Grund ovarieller Störungen: *Cimicifuga, Pulsatilla, Sepia.*

Beispiel

Ein Arbeiter, damals noch bei bescheidenem Lohn, aber von der Homöopathie vollkommen überzeugt, ließ sich sowohl als auch seine Familie stets homöopathisch behandeln. – Nun litt eines seiner Mädchen an Bettnässen. Das 1. Mittel half nichts, das 2. ebenfalls nichts und so ging es weiter, zwei Jahre lang, alle 2 Monate eine Konsultation ohne jeden Erfolg, weil er mir keine Angaben machen konnte über das Verhalten des Töchterchens. – Eine dieser Konsultationen, nachdem alle Versuche bisher fehlgeschlagen waren, fiel auf die letzten Tage vor Weihnachten, und ich hatte den Vater gebeten, das Schulzeugnis des Kindes mitzubringen, welches ausgesprochen schlecht war. Wie es darauf reagiert habe, war meine Frage. „Oh, es war furchtbar niedergeschlagen und untröstlich." „Ob das Kind denn immer so stark reagiere durch Drittpersonen?" „Ja, wenn man es lobe oder wenn es in der Schule an der Spitze sei, dann sei es überglücklich, aber schon bei mittelmäßiger Leistung aufs tiefste verstimmt!" Palladium 200 C! – Das Mittel war so durchschlagend, daß die Patientin schlagartig und für immer von ihrem Bettnässen befreit war. Hätte mir doch der Vater dies in der ersten Konsultation gesagt, wäre mir ein Verdacht auf dieses Mittel gekommen, und es wäre selbstverständlich sofort geheilt gewesen. VOEGELI, Die Rolle des Simillimum in der täglichen Praxis, Zschr. f. Klass. Hom. 1975, H. 3, S. 107.

Pareira brava

Herkunft des Mittels

Pareira brava = Chondodendron tomentosum (Fam. nat. Menispermaceae) ist in Mittel- und Südamerika heimisch. Die Tinktur wird aus der getrockneten Wurzel bereitet.

Pharmakologie

Pareira enthält einige Alkaloide, denen man beruhigende und entspannende Wirkung auf die glatte Muskulatur zuschreibt.

Anwendung

Das Anwendungsgebiet umfaßt entzündliche Erkrankungen der Harnwege, mit oder ohne Nierensteine, sowie Prostatahypertrophie. Kolikartige Schmerzen von den Nieren bis in die Beine ausstrahlend. Eine Arzneimittelprüfung am Gesunden liegt nicht vor außer einem Eigenversuch von LEMBKE (Allg. homöop. Ztg. 116: 173).

Arzneimittelbild nach klinischer Erfahrung

Urethritis,
Zystitis, Zystopyelitis.
Pyelitis calculosa mit Kolikschmerzen.
Prostatahypertrophie mit Harnverhaltung und Infektion der Harnwege.

Pareira hat sich am Krankenbett als sehr heilsam erwiesen bei Dysurie und Strangurie von besonderer Heftigkeit: Fortwährender Drang zum Harnen mit Unvermögen, Harn zu lassen. Außerordentlich heftige Schmerzen in der ganzen

Harnröhre und der Eichel beim Harnlassen. Die Schmerzen steigern sich zuweilen derart, daß der Patient sich auf allen vieren niederlassen muß, um urinieren zu können, wobei oft nur wenige Tropfen dikken, schleimigen Urins abgehen. Die Schmerzen strahlen bis in die Oberschenkel aus. Urin dunkel, blutig, dick, schleimig, eitrig.

Dosierung

D 1 bis D 3.

Vergleichsmittel

Bei Nierensteinleiden und Zystopyelitits: *Berberis, Cantharis, Chimaphila, Equisetum, Colocynthis.*

Paris quadrifolia

Herkunft des Mittels

Die **Einbeere** (Fam. nat. Liliaceae) ist in Europa und Nordasien heimisch. Verwendet wird die frische Pflanze. Sie enthält das Saponin Paristyphenin, das im Gegensatz zu anderen Saponinen oral wirksam ist.

Wirkung

Nach alten Überlieferungen sollen die Beeren Irrsinn erzeugen, aber nach MATTHIOLUS diesen auch geheilt haben. Äußerlich wurden die zerquetschten Blätter gegen Augenkrankheiten angewendet.
Neben den Wirkungen, die allgemein den Saponinen zukommen, kann Miosis und Atemlähmung hervorgerufen werden.

Literatur

Die Arzneimittelprüfung, welche von HAHNEMANN und seinen Schülern vorgenommen wurde, ist in Stapf's Arch. homöop. Heilk. 8: 177 veröffentlicht.
Weitere Prüfungen von HERING im Arch. homöop. Heilk. 13, 1: 171.
HARTLAUB u. TRINKS: Reine Arzneimittellehre, Bd. 3.
ALLEN: Encyclopedia, Bd. VII.
HUGHES: Cyclopaedia, Bd. III.

Arzneimittelbild

Leitsymptome: *Bemerkenswert sind die rheumatisch-neuralgischen Beschwerden, hauptsächlich im Gebiet des Kopfes und der Augen.*
Der Schlüssel zum Gebrauch war wiederholt das Gefühl, als ob die Augen an einer Schnur in den Kopf gezogen würden.
Geschwätzige Erregung.

Gemüt: Ärgerlich und unzufrieden; Neigung, die andern verächtlich zu behandeln. Sehr geschwätzig, springt dabei von einem Gegenstand zum andern; albernes Gebaren.

Geist: Unlust zu geistiger Anstrengung, nervös erregt. Unruhiger Schlaf bei Nacht, große Tagesschläfrigkeit.

Neuralgische Kopf- und Gesichtsschmerzen

Kopf: Blutandrang zum Kopf mit Druckgefühl und Schwere, schlimmer durch Denken, Schwindel nach Lesen. Kopfschmerzen mit dem Gefühl, als sei der Kopf aufgeblasen, Wogen und Pulsieren im Kopf bei Bewegungen. Kopfschmerzen vom Nacken aufsteigend, Nackenschmerzen mit Steifheit des Nackens.

Ziliarneuralgien, Glaukom. Neuralgie im Gebiet der Augen.

Augen: Katarrhalische Reizung der Augen; Pupillen erweitert, Gefühl, als seien die Augen zu groß und ständen vor oder als würden sie an einer Schnur in den Kopf gezogen oder als wären die Gegenstände bewegt. Zucken des oberen Lids.
Schmerz am linken Auge, zuerst supraorbital, später infraorbital mit bohrendem Gefühl dort und Pulsieren gegen den Kopf. (Beobachtung des Verfassers bei einer an sich selbst vorgenommenen Arzneimittelprüfung.)

Nase: Geruch verändert, Milch und Brot riechen wie Fleisch.

Kehlkopfkatarrh, rezidivierend.

Atmungsorgane: Fließ- oder Stockschnupfen, Nasenbluten, Kehlkopf- und Luftröhrenkatarrh mit Heiserkeit, Brennen und Kratzen im Hals und ständigem Reiz zu räuspern; oder völlige Trockenheit im Halse. Husten mit Auswurf von dickem und zähem, grünlichem Schleim.

Herz- und Blutkreislauf: Herzklopfen auch in Ruhe; Frösteln und Hitze mit Schweiß. Kalte Füße und heißer Kopf.

Verdauungsorgane: Katarrhalischer Zustand der Magen- und Darmschleimhäute. Ungewöhnlich stinkende Stuhlentleerungen, Stuhl angehalten oder durchfällig.

Harnorgane: Verminderte, später vermehrte Harnabsonderung, Häufiger Drang mit Brennen beim Harnlassen.

Geschlechtsorgane: Starke geschlechtliche Erregung, während des Mittagsschlafs Erektionen und Pollution.

Muskulatur, Gelenke, periphere Nerven: Stechen und Reißen in den Muskeln des Nackens, der Schulter und des Rückens. Schweregefühl im Nacken.
Steißbeinschmerz.
Taubheitsgefühl und Lähmigkeit der Glieder.

Dosierung

D 3 bis D 6.

Vergleichsmittel

Glaukom: *Gelsemium, Lachesis, Belladonna, Glonoinum.*
Kopf wie zu groß: *Apis, Belladonna, Gelsemium, Glonoinum, Argentum nitricum.*
Geschwätzigkeit: *Lachesis, Hyoscyamus, Stramonium, Crocus, Agaricus.*

Passiflora

Herkunft des Mittels

Passiflora incarnata (Fam. nat. Passifloraceae) ist im südlichen Nordamerika heimisch. Verwendet werden die oberirdischen frischen Pflanzenteile. Wirksame Bestandteile sind Indolalkaloide, Flavone, Sterine, wenig ätherisches Öl.

Anwendung

Arzneimittelprüfungen am Gesunden liegen nicht vor. Von seiner Verwendung als Schlafmittel und Sedativum wird häufig Gebrauch gemacht. Es ist bei diesen Zuständen als Symptomatikum zu betrachten.
Bei **Schlaflosigkeit** infolge nervöser Unruhe und Reizbarkeit des Nervensystems in vielen Fällen bewährt. Wegen des Fehlens jeglicher unangenehmer Folgen wird es sehr häufig gebraucht. Auch zur Bekämpfung von **Schmerzen** jeder Art zeigt es sich oft nützlich, soweit es sich um leichtere Fälle handelt, und wird empfohlen. Bei Kindern mit großer psychischer und motorischer Unruhe selbst bei Chorea minor sieht man Gutes.
Gegen **Krämpfe** der verschiedensten Entstehung kann es versucht werden: Epilepsie, Tetanus, Zahnkrämpfe, Dysmenorrhö, Angina pectoris, Chorea minor. Soll beim Tetanus der Pferde lebensrettend sein.
Zur Entwöhnung bei Morphiumsucht kann es eine brauchbare Hilfe darstellen.
Beim Delirium tremens wird Passiflora lobend hervorgehoben.
Beim Erysipel in innerlicher und äußerlicher Anwendung wurde es von einigen Beobachtern sehr empfohlen.

Während die Wirkung zuweilen als verblüffend bezeichnet wird, beurteilen andere Beobachter sie mit Zurückhaltung.

Literatur

Eine Zusammenstellung der Erfahrungen findet sich bei ANSCHUTZ: New, Old and Forgotten Remedies. Philadelphia 1912.

Dosierung

Als Schlafmittel ∅ bis D 1, 5 bis 20 Tropfen abends, unter Umständen empfehlen sich 2 Gaben, die erste nachmittags und die zweite etwa 1 Stunde vor der Schlafenszeit. Bei den übrigen Krankheitszuständen sind die Gaben mehrmals täglich zu wiederholen. Bei nicht genügender Wirkung kann die Dosis ohne Schaden auf 60 Tropfen gesteigert werden.

Petasites

Herkunft des Mittels

Petasites officinalis oder **Petasides hybridus**, Pestwurz, (Fam. Compositae) wächst in Nord- und Mitteleuropa an Bächen.

Wirkung

Im Mittelalter erfreute sich die Pflanze ihrer ausgezeichneten diaphoretischen Wirkung wegen größter Wertschätzung gegen die Pest. Sie wird in den mittelalterlichen Kräuterbüchern als gutes schweißtreibendes und harntreibendes, antiasthmatisches und menstruationsförderndes Mittel rühmend erwähnt. MATTHIOLIUS nennt sie als „wider die Pestilenz behülflich“, denn „sie jagt das gift mit gewalt durch den Schweiß“. Interessant ist noch Empfehlung gegen Uteruskrämpfe. Bis in die Neuzeit wurde Petasites gegen Engbrüstigkeit, Husten, Heiserkeit und Harnbeschwerden empfohlen.
Eine sehr fragmentarische Prüfung wurde von KÜCHENMEISTER (Allg. homöop. Ztg. 1847) vorgenommen, bei welcher sich Stirnkopfschmerzen, Reizung der Urethra und Kreuzschmerzen ergeben haben. Vereinzelt wurde Petasites daraufhin gegen Kopfschmerzen, Orchitis, Prostatitis und Schmerzen in den Samensträngen verwendet.
In den letzten Jahren wurde Petasites zum Gegenstand einer pharmakologischen Untersuchung gemacht, bei welcher festgestellt wurde, daß ein Extrakt aus der Wurzel ein sehr wirksames antispastisches Prinzip enthält. Krämpfe, die durch *Histamin, Acetylcholin* und *Bariumchlorid* erzeugt worden waren, wurden gelöst. Qualitativ läßt sich die Wirkung dieses Extraktes mit der von *Papaverin* vergleichen. Der Wirkstoff Petasin besitzt eine 14mal so starke Wirkung wie Papaverinchlorid. Dabei erwiesen sich die Petasitesextrakte als sehr wenig toxisch, so daß eine sehr große An-

wendungsbreite resultierte. Als Indikationen können Husten, Asthma und Koliken der Harnwege und Gallenblase gelten.

Literatur

HAAS, K.: Allg. homöop. Ztg. 1960: 142.

Petroleum

Herkunft des Mittels

Verwendet wird ein **Petroleum,** bei dem die niedrig siedenden Bestandteile (Benzin und Petroläther) sowie die bei gewöhnlicher Temperatur festen Bestandteile (Paraffin und Vaselin), durch welche die Paraffinkrebse hervorgerufen werden, ausgeschaltet sind.
Die verwendeten Fraktionen bestehen aus einem Gemenge vieler Kohlenwasserstoffe mit kleinen Mengen von Erdharzen. Es ist also in seiner Wirkung mit den anderen Kohlenstoffabkömmlingen *Graphites, Carbo* und *Kreosotum* zu vergleichen.

Anwendung

Petroleum fand das Interesse HAHNEMANNS, weil es ihm als heilsam bei Hautausschlägen bekannt war. Die Prüfung wurde von ihm mit seinen Schülern vorgenommen und findet sich in der 1. und 2. Auflage der „Chronischen Krankheiten". Er betrachtete es als ein wichtiges Antipsorikum und verwendete es daher bei chronischen Krankheiten, die in Wechselwirkung mit inneren Krankheitszuständen standen.

Hauptwirkung

Die Hauptwirkung zeigt sich auf der Haut mit Ekzemen, Schrunden und bläschenförmigen Ausschlägen. Da die Handflächen und Fußsohlen bei Paraffinarbeitern frei bleiben und Petroleum häufig gegen schuppigen Haarausfall im Gebrauch ist, wird eine Affinität zu den Haarbalgdrüsen vermutet, während die Schweißdrüsen frei bleiben. Der Sitz der Ekzeme ist an den Fingern, hinter den Ohren, an den Nasen- und Mundwinkeln, in den Falten am After, an den Leisten und in den Achselhöhlen. Sie sind nässend oder trocken und neigen zu tiefen Rissen; die kalte Jahreszeit verschlimmert sie.
Als zweite Beziehung sind von Bedeutung die Magen-Darm-Symptome mit Reizung des ganzen Verdauungskanals sowie bemerkenswerter Übelkeit und Schwindel und gastritischen Beschwerden. Die geistige und psychische Sphäre wird deutlich beeinflußt. Diese Reizung des Nervensystems gibt auch den Magensymptomen eine nervöse Färbung durch einen ausgeprägten Schwindel und Übelkeit bei Bewegung vor allem passiver Art (Fahren im Wagen, in der Bahn oder Flugzeug). Die vegetativen Zentren sind neben der lokalen Reizung des Magens stark beteiligt.
Konstitution: Die Hautleiden auf Grund von Stoffwechselstörungen lassen seine tiefe, antipsorische Wirkung erkennen. Sehr tiefgreifende Wirkung, selbst bei Magenkarzinom, kann in geeigneten Fällen noch ein Teilerfolg erzielt werden.

Literatur

HAHNEMANN: Chronische Krankheiten.
ALLEN: Encyclopedia.
HUGHES: Cyclopaedia, Bd. III.
HARTLAUB u. TRINKS: Annalen.

Arzneimittelbild

Leitsymptome: *Verschlimmerung der Übelkeit durch Bewegung, durch Fahren im Wagen oder ⊙ Schiff oder Flugzeug. Erbrechen. ⊙ Übelkeit besser durch Essen.*
Viele Beschwerden gehen einher mit Anfällen von Schwindel, Schwäche und Vergehen der Augen.
Übler Geruch der Absonderungen herrscht vor (Kohlenstoffcharakter).
Verschlimmerung durch Ärger, durch Schreck.
Verschlimmerung morgens und tagsüber, zum Beispiel Jucken der Hautausschläge, oder Durchfälle tagsüber.
Verschlimmerung in Kälte in der kalten Jahreszeit.
Verschlimmerung bei der Periode.

Folgen von Verdruß und Schreck, depressive und hypochondrische Verfassung.

Geist und Gemüt: Wird durch Verdruß und Schreck übermäßig und nachhaltig beeindruckt, sehr ärgerlich über Kleinigkeiten; leicht beleidigt und aufbrausend, kann nicht loskommen von verdrießlichen Dingen. Keine Lust zu arbeiten, keine Lust an sonst geliebten Gegenständen, daher unerträgliche Langeweile. Verstimmung des Gemüts.
Gedächtnisschwäche, Verwirrtheit und Zerstreutheit, ⊙ verliert den Weg in sonst wohlbekannten Straßen. ⊙ Glaubt Personen neben sich, die nicht vorhanden sind, glaubt, daß die Luft mit eigentümlichen Gestalten erfüllt sei; daß er doppelt sei.

Schlaf: Große Schläfrigkeit tagsüber. Nachts sehr unruhiger und unterbrochener Schlaf mit schrecklichen Träumen.

Kopfneuralgie

Kopf: Kopfschmerz, schwer wie Blei, besonders in der Frühe, im Hinterkopf. Eingenommenheit des Kopfes.
Schwindel und Übelkeit beim Bücken, bei Fahren im Wagen, beim Aufwärtssehen, ⊙ beim Fahren mit dem Schiff.

Haarausfall

Haarausfall und Ausschlagblüten auf dem Haarkopf mit starkem Jucken und Schmerzempfindlichkeit der Kopfschwarte.

Chron. Bindehautkatarrh,
Tränensackentzündung.
Lidrandentzündung.

Augen: Entzündung der Bindehäute, der Lider, des Tränensacks; Sehstörungen mit Doppeltsehen, Gesichtsverdunkelung, Weitsichtigkeit. Flimmern vor den Augen.

Chron. Tubenkatarrh,
Ekzem im Gehörgang
und hinter den Ohren.

Ohren: Jucken und Brennen in den Ohren. Entzündliche Anschwellung des Gehörgangs, Ausfluß von Eiter mit Blut vermischt. Ohrensausen und Singen im Ohr, Schwerhörigkeit. Nässender Ausschlag hinter den Ohren.

Chron. Rachen- und Kehlkopfkatarrhe.
Stinknase, Rhinitis atrophica.

Atmungsorgane: Eitrige, scharfe Absonderung der Nase, Naseneingang wund und rissig. Trockenheitsgefühl und Kratzen im Kehlkopf und tief in der Luftröhre sitzender zäher Schleim, Heiserkeit, trockener Husten, Rasseln auf der Brust, Verschlimmerung durch Kälte.

Chron. Magenkatarrh,
Nervöse Dyspepsie,
Hyperazidität.
Gastritis,
Hyperemesis gravidarum, Reise- und Seekrankheit.

Verdauungsorgane: Dyspeptische und gastroenteritische Erscheinungen; weißbelegte Zunge, übler Mundgeruch; bitterer, saurer oder fauliger Mundgeschmack. Zahnschmerz bei der geringsten Kälte, schon beim Öffnen des Mundes. Zähne zu lang; Schwellung des Zahnfleisches, Bläschen und Geschwüre in der Mundschleimhaut. Stets Ausräuspern von Schleim, besonders morgens.

Geschwulst der Unterkieferdrüsen. Schleimabsonderung im Hals oder trockener, schmerzhafter Hals. Magenverstimmung durch Sauerkraut und durch Kohl. Verschlimmerung der Magenbeschwerden bei stürmischem Wetter. ⊙ Abneigung gegen Fett, Fleisch und gekochte Speisen. Eingenommenheit des Kopfes und Schwindel nach dem Essen. Saures und faules Aufstoßen. *Ausgesprochene Übelkeit und Schwindel, besonders beim Gehen und Fahren*, mit Wasserzusammenlaufen im Mund, Frösteln und kaltem Schweiß, Herzklopfen, Ohnmachtsgefühl. Elendigkeit und Leeregefühl im Magen, gieriger, kaum zu stillender Hunger, großer Durst. Heißhunger, daß ihr ganz übel wird. Nach dem Essen benebelt und schwindelig im Kopf, viel Aufstoßen. *Erwacht auch nachts an Hunger.* ⊙ *Übelkeit, besser durch Essen. Drücken im Magen, das nach dem Essen vergeht.*

Durchfälle

Durchfälle wäßrig oder mit Schleim und Blut oder wie Darmschabsel mit häufigem Stuhldrang und stinkenden Blähungen.
Aufgetriebener Leib von Blähungen, kneipende und schneidende Leibschmerzen.
⊙ Durchfälle nach dem Genuß von Kraut und Sauerkraut. Öfters Stühle bloß blutigen Schleims unter großer Mattigkeit. Nach dem Stuhl Heißhunger. Nach dem Stuhlgang ganz schwach und dusselig, Das Gesicht verging ihm. ⊙ Durchfall nur am Tage.

Blasen- und Harnröhrenkatarrh, Nachtripper.

Harnorgane: Häufiger Harndrang und stark vermehrte Harnmenge; Brennen und Schneiden in der Harnröhre beim Harnlassen. Harndrang nach dem Harnlassen. Scharfer, stinkender, säuerlich oder ammoniakalischer Geruch des Harns. Harn mit rotem, schleimigem oder weißlichem Satz. ⊙ Schneiden in der Harnröhre. Harndrang nach dem Schleimabgang aus der Harnröhre.

Geschlechtsorgane: Männer: Erregung des Geschlechtstriebs, Pollutionen, Jucken und Nässen des Hodensacks.
Frauen: Regel einige Tage zu früh (auch zu spät) und wundmachend. Weißfluß.

Habituelle Kiefergelenksluxation

Glieder: Rheumatoide Schmerzen in allen Muskeln und Gelenken ohne charakteristische Kennzeichen.

Chronische Hautausschläge mit Rhagaden und blutenden Fissuren, trocken und nässend. Seborrhoische Ekzeme.

Haut: Haut rauh, trocken und verdickt, leicht aufspringend und zu blutigen Schrunden geneigt. Schrunden und nässende Ausschläge am Übergang der Haut zur Schleimhaut, besonders an Mundwinkeln, Ohren, Nase, After und Hodensack. Schmerzhafte Schrunden an den Fingerspitzen. Bildung von Pusteln um die Haarbälge. Die Handflächen, Fußsohlen und Fingerknöchel bleiben von den Ausschlägen frei. Furunkulose der Haut, bevorzugt im Nacken.
Schmerzhafte Empfindlichkeit der Haut des ganzen Körpers, jede Bekleidung schmerzt; es ist ihr alles zu hart.

Süchtige Haut; selbst kleine Verletzungen eitern und greifen um sich.

Wärmeregulierung: Große Empfindlichkeit gegen Kälte, viel Frieren, Schüttelfrost. Kalte Hände und Füße. Hitze im Kopf bei kalten Händen und Füßen. Hitzegefühl mit Neigung zu Schweißen. Schweiße in den Achselhöhlen und Füßen (⊙ entsprechend dem Charakter des Mittels übelriechend). Nachtschweiß.

Dosierung

Häufig gebraucht D 6, aber auch hohe Potenzen bei psorischen Zuständen.

Vergleichsmittel

Übelkeit und Erbrechen, muß aber trotzdem essen mit Besserung dadurch: *Tabacum, Mandragora.*
Trocken-schrundige Ekzeme: *Sulfur, Causticum, Acidum nitricum, Psorinum, Alumina, Graphites.*
Nässende Ekzeme hinter den Ohren: *Graphites, Vinca, Viola tricolor, Oleander, Staphisagria.*
Hautausschläge, schlimmer in der kalten Jahreszeit: *Alumina, Causticum, Psorinum, Thuja, Silicea.*

Petroselinum

Herkunft des Mittels

Petroselinum sativum, die Petersilie (Fam. nat. Umbelliferae), ist als Gewürzkraut über die ganze Erde verbreitet; sie stammt ursprünglich aus Griechenland. Zur Tinktur wird die frische Pflanze mit Wurzel zu Beginn der Blüte verwendet.

Wirkung

Der pharmakologisch wichtigste Bestandteil ist ein ätherisches Öl, das Apiol (Petersilienkampfer) und das nahe verwandte Myristicin enthält. Apiol ruft gesteigerte Kontraktilität der glatten Muskulatur, besonders der Harnwege und am Uterus, hervor und wird als Emmenagogum bei schwacher oder ausbleibender Regel sowie als Abortivum verwendet. Eine ähnliche Wirkung wird heute auch dem Myristicin zugeschrieben, das auch in der Muskatnuß vorkommt.
Auch beim männlichen Geschlecht wird sexuelle Erregung hervorgerufen. Apiol ist giftig; durch den Gebrauch stärkerer Gaben werden Gastroenteritis mit blutigen Abgängen, Leberverfettung, Hämolyse, Anurie hervorgerufen. Allgemein gilt der Petersilientee als harntreibend bei Wassersucht; auch bei Steinleiden und Tripper findet er Verwendung.

Anwendung

SCHWARZHAUPT schreibt (Dtsch. homöop. Mschr. 1959: 210): „Bei sehr vielen Bettnässern handelt es sich doch ganz offensichtlich um eine Schließmuskelschwäche der Blase. Der Harndrang kommt so plötzlich und unaufhaltsam, daß ihm keinerlei Einhalt mehr geboten werden kann. Dieser Reaktionsablauf ist einzig und allein bei Petroselinum in diesem ausgeprägten Maße der Fall, sowohl wenn man die Toxikologie und die Arzneimittelsymptomatik dieses Mittels betrachtet. Ich habe daraufhin in letzter Zeit systematisch jetzt jedem bettnässenden Kind, bei dem ich keine andere typische Indikation im Sinne eines besonderen Reaktionsablaufes feststellen konnte, Petroselinum gegeben, und zwar in D 3, und habe damit die denkbar besten Erfolge und praktisch überhaupt keine Versager mehr gehabt." – Beim Prostatiker mit derselben Symptomatik empfiehlt SCHWARZHAUPT jedoch mehr *Conium* D 2 oder *Sabal* ∅ mit längerer Behandlungszeit.

Literatur

BETHMANN: Arch. Homöop. 18, 3: 34.
ALLEN: Encyclopedia, Bd. VII.

Arzneimittelbild

Harnröhrenkatarrh mit Fluor.
Reizblase,
Enuresis,
Harninkontinenz bei Prostatahypertrophie, bei Frauen als Folge von Uterusoperationen.

Harnorgane: Häufiger Harndrang, beinah jede $1/2$ Stunde sich wiederholend, hervorgerufen durch Kribbeln und Stechen an der Fossa navicularis. Ziehen und Stechen in der Fossa, das nach dem Harnlassen in einen schneidenden Schmerz übergeht. Kribbeln und Jucken längs der ganzen Harnröhre. Absonderung einer milchigen Flüssigkeit aus der Harnröhre. ⊙ Als besonders charakteristisch hat sich in der Krankenbehandlung ein heftiger und plötzlicher Drang zum Harnlassen herausgestellt, so daß es kaum gelingt, das Klosett zu erreichen oder die Kleider zu öffnen. Es findet Anwendung bei Reizzuständen der Harnröhre und des Blasenhalses mit diesem plötzlichen unwiderstehlichen Harndrang.

Dosierung

D 2 bis D 6.

Vergleichsmittel

Plötzlicher unwiderstehlicher Harndrang: *Kreosot, Cantharis, Mercurius corrosivus, Populus, Sulfur.*

Phellandrium aquaticum

Herkunft des Mittels

Oenanthe aquatica – Phellandrium aquaticum, der Wasserfenchel (Fam. nat. Umbelliferae), ist in Europa und Asien heimisch. Verwendet werden die reifen trockenen Samen.
Wesentliche Bestandteile: Ätherisches Öl mit β-Phellandren, die Phenole Apiol und Myristicin.

Anwendung

Phellandrium aquaticum wird von alters her gegen veraltete **Lungenkatarrhe** und **Lungenschwindsucht** gerühmt. Die Arzneimittelprüfung am Gesunden sowie die homöopathische Anwendung haben diese Anwendung bestätigt.
Die Wirkung wird auf den Gehalt an ätherischen Ölen, besonders dem Phellandren, zurückgeführt.

Literatur

HARTLAUB u. TRINKS: Reine Arzneimittellehre, Bd. 2, S. 138 (Prüfer NENNING).
ALLEN: Encyclopedia, Bd. VII.
HUGHES: Cyclopaedia, Bd. III.

Arzneimittelbild

Chron. fötide Bronchitis, Bronchorrhö mit überreichlichem Schleimauswurf. Lungentuberkulose in allen Stadien.

Gefühl von Schwere und Völle im Kopf und auf dem Scheitel. Tränen der Augen. Nase wund, rot und mit Bläschen besetzt, verstopft, daß sie kaum Luft bekommt. Heiserkeit der Stimme. Trockener Husten mit Atemnot. Verschleimung im Halse, die zum Räuspern und Husten zwingt. Häufiger, leichter Schleimauswurf am Morgen. ⊙ Bluthusten, schlimmer nachts, besser an der frischen Luft. Frösteln und Hitzegefühle.

Beginnende Mastitis

Heftig schmerzende Stiche durch die Brüste zum Rücken durch.

Dosierung

Meist wird D 3 gebraucht. STAUFFER empfiehlt D 6, da es in niederen Verdünnungen „nach Herausbeförderung des massenhaften Schleims trockenen Husten, sogar Bluthusten macht". Ich wäre eher geneigt, im letzteren Falle anzunehmen, daß es nicht das passende Mittel war und durch ein anderes zu ersetzen ist.

Vergleichsmittel

Fötide Bronchitis: *Balsamum peruvianum, Acidum nitricum, Carbo vegetabilis, Sulfur, Sulfur jodatum, Sanguinaria.*

Phosphorus

Anwendung

Der Phosphor gehört zur Stickstoffgruppe des periodischen Systems, zu welcher außer dem Stickstoff *Arsen, Antimon* und *Wismut* zählen. Am nächsten steht der Phosphor dem *Arsen,* was auch im Arzneimittelbild deutlich zum Ausdruck kommt. Arzneilich verwendet wird der gelbe Phosphor. ,,Phosphor kommt in zwei Formen vor, nämlich als der gewöhnliche gelbe oder weiße, flüchtige, im Dunkeln leuchtende Phosphor, der sehr giftig ist, und als roter sogenannter amorpher Phosphor, der unwirksam ist. Dieser auffallende Unterschied zwischen den beiden Modifikationen desselben Grundstoffs hat seine Ursache darin, daß der rote Phosphor weder flüchtig noch löslich ist und also der zur Wirksamkeit notwendigen Bedingungen ermangelt" (POULSSON: Pharmakologie [1944], Seite 455).

Physiologie

Der Phosphor ist einer der wichtigsten Bausteine der lebenden Substanz und tritt durchweg in seiner höchsten Oxydationsstufe, der Phosphorsäure, H_3PO_4, oder in einer aus dieser hergeleiteten Verbindung auf. Die Phosphorsäure kommt als unlösliches Calciumsalz, Calciumphosphat, in der Knochensubstanz, als Alkaliphosphate im Blut und in den Körpersäften als Phosphatide (diese sind phosphorsäurehaltige Abkömmlinge der Fettsäuren) vor.

Die Alkaliphosphate besitzen durch ihre Pufferwirkung eine Bedeutung zur Aufrechterhaltung der Alkaleszenz der Körpersäfte. Die Phosphatide stellen einen wichtigen Baustein der Lipoide, besonders des Lecithins, dar, und wir haben hier bereits einen Hinweis auf die organotrope Beziehung des Phosphors zum Gehirn. Die Nukleoproteide enthalten gleichfalls als unentbehrlichen Bestandteil Phosphor (Phosphorproteide). Diese werden in der Chromatinsubstanz der Zellkerne und der Zentrosomen nachgewiesen; gerade in den jugendlichen, rasch sich teilenden Kernen besteht ein Reichtum an Phosphor, woraus man auf einen Zusammenhang mit dem Wachstum und Vererbungsvorgängen schließt.

Dadurch, daß Phosphor einen notwendigen Bestandteil des Zellkerns darstellt, kommt er in allen Körpergeweben vor; besonders reich ist das Zentralnervensystem, die Leber und das Herz. Da wir annehmen, daß der als Arznei gegebene Phosphor den physiologischen Bahnen des Phosphors im Körper folgt, müssen wir auch annehmen, daß er arzneiliche Beziehung zu sämtlichen Organen und Organsystemen besitzt. Bei der Muskelkontraktion, besonders des Herzmuskels, spielt die Adenyltriphosphorsäure für die Energiebildung eine wesentliche Rolle.

Obwohl elementarer Phosphor im Organismus physiologischerweise nicht vorkommt, sondern als Phosphat und als Phosphatide, so ist doch der Unterschied zwischen Phosphor und Phosphat-Wirkung nicht so groß, wie man zunächst bei der Heftigkeit des elementaren Phosphors annehmen sollte. Denn auch der arzneilich ge-

gebene elementare Phosphor geht im Organismus stufenweise in seine Oxydationsformen, das Phosphit und das Phosphat, über und kommt dann in letzteren zur Wirkung. Außerdem läßt es sich auch nicht ganz verhindern, daß der elementare Phosphor bei seiner arzneilichen Zubereitung bereits zu oxydieren beginnt und zum Teil ein Gemisch der verschiedenen Oxydationsstufen darstellt. Auch die Tierexperimente zeigen, daß weniger ein Unterschied des Arzneicharakters als der Heftigkeit der Wirkung zwischen Phosphor und Phosphat besteht.
Der Phosphor-Stoffwechsel ist aufs engste verknüpft und verflochten mit den Vorgängen des *Calciums* im Organismus. *Calcium* wird von Phosphor aktiviert; dies ist nicht nur von Bedeutung für die Prozesse des Knochenaufbaus und ihrer Störungen, wie **Rachitis, Osteoporose, Osteomalazie und Karies**, sondern auch für die **katarrhalischen Vorgänge der Haut und der Schleimhäute**, die durch *Calcium* reguliert werden. Phosphor greift also in Prozesse ein, die wir gewohnt sind unter dem Aspekt des *Calciums* zu betrachten (und die man in der Schule mit intravenösen Calcium-Gaben angeht), die aber unter Umständen vom Phosphor aus zu regulieren sind.

Phosphor-Vergiftung

Die akute Phosphor-Vergiftung führt zunächst zu brennenden Schmerzen im Epigastrium mit Erbrechen. Nach vorübergehendem Wohlbefinden tritt 2–3 Tage später Schwellung der Leber mit Ikterus auf. Man beobachtet in diesem Stadium Blutungen in Haut und Schleimhäuten, Blutungen aus dem Zahnfleisch, aus der Magen- und Darmschleimhaut, aus dem Uterus. Oft ist der Puls dauernd beschleunigt, manchmal in Zusammenhang mit dem Ikterus verlangsamt. Der Harn nimmt an Menge ab bis zur völligen Anurie; Eiweiß tritt auf mit hyalinen und Fettzylindern. Meist enthält der Harn Blut, manchmal Zucker. Alimentäre Glykosurie wird in der Hälfte dieser Fälle, echte Glykosurie seltener erzeugt. Urobilinogen und Bilirubin finden sich im Urin. Milchig aussehender Harn weist auf Fettgehalt desselben hin. Katarrhalische Erscheinungen im Rachen und den Bronchien gehören mit zum Bilde. Es bilden sich selbst pneumonische Herde und Exsudate der Pleura. In der Haut zeigt sich infolge Schädigung der Kapillaren Purpura. Im Knochensystem kann sich eine Gangrän, besonders an Unterschenkeln und Füßen, ausbilden, welche wahrscheinlich auch durch Kapillarveränderungen zustande kommt.
Bei der chronischen Phosphor-Vergiftung ist eine der auffallendsten Erscheinungen die Kiefernekrose, die man bei Phosphor-Arbeitern in phosphathaltiger Luft findet. Sie beginnt an bereits kranken Zähnen mit einer Periostitis am Alveolarrand, welche von einer Nekrose oft ausgedehnter Knochenpartien gefolgt ist. Befallen ist fast nur der Unterkiefer, in seltenen Fällen der Oberkiefer.
Die Magenschleimhaut zeigt sich hyperämisch und geschwollen, sie ist verdickt und neigt zu Blutungen und kleinen flachen Geschwüren. Die tieferen Abschnitte des Verdauungskanals sind ebenfalls entzündlich verändert.
An den Leberzellen findet man Fetttröpfchen, das Glykogen schwindet. Das Bild läßt sich nicht unterscheiden von dem einer schweren akuten Hepatitis mit Ikterus.

Außerdem beobachtet man auch eine Wucherung des interstitiellen Bindegewebes, so daß sich nicht selten das Bild einer Leberzirrhose samt ihren Folgezuständen, wie Aszites, Milzschwellung, Neigung zu Blutungen aus den Magen- und Darmschleimhäuten, entwickelt. Die Fettinfiltration der Zellen in der Leber und allen anderen Organen ist wahrscheinlich als Notmaßnahme infolge starken Eiweißabbaus und -verlustes zu deuten. Zum Teil nimmt man auch Fettkoagulation in den Zellen als Folge der Zellschädigung an.

Neben dem Fettstoffwechsel ist auch der Eiweißstoffwechsel stark geschädigt und beschleunigt. Es entstehen zahlreiche saure Stoffwechselprodukte, als deren Folge eine Senkung der Alkali-Reserve des Blutes eintritt. Auch der Kohlenhydrat-Stoffwechsel zeigt sich hochgradig beschleunigt, wie schon aus dem Glykogenverlust der Leber hervorgeht. Es entsteht also eine allgemeine Konsumption der Körpersubstanz. Die Schädigung des Eiweiß-Stoffwechsels ergibt die Grundlage für die Verwendung des Phosphors als Fiebermittel.

An allen Muskeln entsteht eine Fettinfiltration, ebenso am Herzmuskel. Auch die Blutgefäße einschließlich der Kapillaren machen keine Ausnahme, so daß es leicht zu Blutaustritten kommt. Ein wesentlicher Teil der Phosphor-Vergiftung kommt gerade durch die in allen Organen beobachtete Kapillarschädigung zustande. Mehr noch als durch diese Schädigung der Blutgefäße kommt die Neigung zu Blutungen durch eine Herabsetzung der Gerinnungsfähigkeit des Blutes zustande. Das aus dem Darm resorbierte Vitamin K kann infolge der gestörten Leberfunktion nicht verwertet werden, die Prothrombin-Bildung kommt nicht in der erforderlichen Weise zustande, so daß eine Neigung zu Blutungen die Folge ist. Im Blut wird sowohl eine Vermehrung der Erythrozyten sowie eine hochgradige Anämie festgestellt. In Vergiftungsfällen wurden mitunter nur zweimal soviel rote Blutkörperchen wie weiße gezählt.

Der Gasstoffwechsel insgesamt wird durch Phosphorus gesteigert, also O_2-Verbrauch vermehrt. Bei starken Gaben wird auch eine Hemmung der Oxydationsvorgänge bemerkt; diese Gegensätzlichkeit der Wirkung ist als eine allgemeine Erscheinung der Lebensreaktion hier wie überall zu finden.

Für den Anbau von Kalk im Knochen ist Phosphor von großer Wichtigkeit. Das Vorhandensein von Phosphatase im Blut gibt die Voraussetzung für die Anlagerung von Kalk an den Knorpel bei Rachitis und bei Knochenbrüchen. Durch arzneiliche Gaben von Phosphor wird wahrscheinlich diese Phospatase aktiviert beziehungsweise in erhöhtem Maße gebildet, so daß der Kalkansatz gesteigert wird.

Von therapeutischer Bedeutung ist die Einwirkung auf die Schilddrüse. Die kolloidsezernierenden Zellen werden bei der Phosphor-Vergiftung geschädigt und zerstört. Bei geringeren Gaben wird bei Anstieg des Blutphosphors ein Absinken des Blutjodspiegels festgestellt, welcher mit einem Anstieg des Schilddrüsenjods einhergeht. Umgekehrt führt Thyreoidin-Zufuhr zu einer verstärkten Ausscheidung der Phosphorsäure. Der Gehalt der Schilddrüse an Phosphor und an Jod steht also in einem reziproken Verhältnis. Die in der Homöopathie bewährte Verwendung von Phosphor beim

Basedow findet in dieser Beziehung zum Jod-Stoffwechsel ihre Stütze. – Auch die übrigen endokrinen Drüsen unterliegen der Phosphor-Wirkung.
Das Nervensystem wird sowohl auf dem Wege über die schon genannten Veränderungen des Gefäßsystems wie auch durch den Einfluß auf die Phosphatide des Zentralnervensystems, besonders das Lecithin, verändert. Schwere Zerstörungen im Zentralnervensystem findet man allerdings im Gegensatz zu den anderen Organen bei Vergiftungen nicht, aber die starken nervösen und psychischen Veränderungen weisen auf diese Beziehung, die auch bei den Arzneimittelprüfungen der homöopathischen Schule im Mittelpunkt stehen, hin. Bei arzneilichen Gaben von Phosphaten oder *Phosphorsäure,* wie sie von der Schule bei erhöhter geistiger Beanspruchung, zum Beispiel bei Examensvorbereitung, geübt wird, beobachtet man eine Leistungssteigerung mit Euphorie, die aber nicht selten von einem nervösen Zusammenbruch gefolgt wird. Am Augenhintergrund bildet sich eine Gefäßwandschädigung aus, die zu Blutungen, Verdickung und Ablösung der Netzhaut führt. Die Folge ist Degeneration und körniger Zerfall der nervösen Elemente, schließlich Atrophie der Sehnerven.

Typus

Zarte sensitive Menschen mit Überempfindlichkeit gegen geistige Beanspruchung, gegen alle Sinneseindrücke und seeliche Erregung. Die Ermüdung und die Schwäche tritt plötzlich und überraschend ein. Sie sind geistig lebhaft und eindrucksfähig, ermüden aber schnell. Die geistige Lebendigkeit macht dann einem apathischen Zustand Platz. Auffallenderweise erholen sie sich jedoch rasch wieder, nach wenig Schlaf oder einer Mahlzeit und kurzer Ruhe sind sie meist wieder frisch. Dies wird als eine Unterscheidung gegen *China* angesehen, welches wie Phosphor bei Schwächezuständen nach erschöpfenden Krankheiten und nach Säfteverlusten in Frage kommt und bei welchen das Gefühl der Erholung nur sehr verzögert eintritt.
Der Phosphor-Typ ist aufgeweckt, geistig beweglich und intelligent, nimmt schnell auf, ist aber rasch erschöpft und dann von mangelnder Konzentration, sensibel, überempfindlich gegen Sinneseindrücke wie helles Licht, Gerüche (zum Beispiel Blumenduft macht Kopfweh), Geräusche. Die Haut ist ungewöhnlich kitzelig, so daß die Untersuchung schwerfällt. Man begegnet künstlerischen Anlagen und Neigungen. Trotz des manchmal etwas infantilen Aussehens und weichen, femininen Betragens besteht lebhafte Sexualität.
Sie sind nicht selten von einer ängstlichen Gemütsverfassung, fürchten sich vor dem Alleinsein in der Dämmerung und bei Gewitter. Der Geschlechtstrieb ist lebhaft bei Schwäche der Potenz. Die Blutzirkulation ist leicht erregbar, besonders auch auf seelische Anlässe, und verursacht leichtes Erröten.
Man hat gefunden, daß sich solche Menschen besonders gerne und besonders oft unter blonden bis rötlichen, blauäugigen Asthenikern mit zarter, durchscheinender Haut und dünnem, seidigem Haar, langen, seidigen Augenwimpern finden und verwendet daher Phosphor mit viel Erfolg gerade bei Kindern und Heranwachsenden mit zartem Wuchs und reizbarer Nervenverfassung zur Kräftigung der Konstitution (desgleichen

Calcium phosphoricum). Die Ansicht, daß diese Wuchsform sich bereits bei den Prüfungen als besonders empfindlich herausgeschält hätte, ist jedoch irrig.
Auch kleinwüchsige Kinder, jedoch von zartgliedrigem, schwächlichem Bau und heller, zarter Haut sprechen nach meiner Erfahrung ebensogut auf Phosphor an; auch unter diesen Kindern befinden sich viele blonde, blauäugige, mit pigmentarmer Haut. Dasselbe gilt auch für Erwachsene von unterdurchschnittlicher Größe, aber schmalem, zartem Wuchs und hellen Farben.
Das Arzneimittelbild, wie es sich auf Prüfungen und Vergiftungen aufbaut, hat jedoch den Vortritt gegenüber dieser Typendarstellung. Man wird daher nicht selten Phosphor verwenden bei gänzlich andersartigem Habitus, jedoch deutlichen Prüfungssymptomen. Es erscheint notwendig, dies ausdrücklich hervorzuheben gegenüber einer häufig überwertig herausgestellten Betonung des Typenbildes. Besonders bei allen akuten Krankheiten ist das Vorhandensein des Phosphor-Habitus Nebensache.

Literatur

HARTLAUB u. TRINKS: Reine Arzneimittellehre, Bd. 1. 1828.
HAHNEMANN: Die Chronischen Krankheiten, 1. u. 2. Aufl.
SORGE veröffentlichte 1862 in seiner Monographie „Der Phosphor, ein großes Heilmittel" Prüfungen an 15 Personen mit substantiellen Gaben.
ALLEN: Encyclopedia, Bd. VII u. X.
HUGHES: Cyclopaedia, Bd. III.

Arzneimittelbild

Leitsymptome: *Große, nervöse Erregbarkeit und Schwäche des Nervensystems mit Erschöpfung und Überempfindlichkeit gegenüber äußeren Eindrücken, besonders auch gegen Sinneseindrücke der Augen, des Gehörs, des Geruchs, ferner gegen geistige Anstrengung und gegen Gemütserregung. ⊙ Enorm kitzelig.*
Angst beim Alleinsein, in der Dämmerung, im Dunkeln.
Furcht und Verschlimmerung vor Gewittern.
Elendigkeit und rascher Verbrauch der Körpersubstanz. Zittrige Schwäche, wenn der Magen leer ist, muß daher öfter etwas essen. (Dieses Symptom leitet nicht nur bei Magenleiden und Leberleiden oder Morbus Basedow, sondern auch bei nervöser Erschöpfung, Herzleiden usw. oft auf die Wahl von Phosphor.) Es besteht Neigung zu Ohnmachten und zu plötzlichen Schwächeanfällen. Jedoch ebenso schnelle Wiederherstellung und Erholung.
⊙ Schwächezustände nach erschöpfenden Krankheiten, nach Verlust von Körpersäften, wie Blutungen, Stilltätigkeit, Geburt, oder infolge Schnellwachsens.
Das Gefühl von Brennen ist bei allen Beschwerden vorherrschend.
Neigung zu Blutung aus allen Organen. Kleine Wunden bluten stark. ⊙ Blaue Mäler bei geringem Stoß. Hämorrhagische Diathese.
Kälte und frische Luft wird schlecht ertragen, mit Ausnahme von Schwindel und Kopfweh, die sich in der frischen Luft bessern, große Erkältlichkeit.

Verlangen nach kalten Getränken, ⊙ die aber wieder erbrochen werden, wenn sie im Magen warm geworden sind.
Kann nicht links liegen, da sich das Herzklopfen dabei verschlimmert, ⊙ ebenso der Husten (es zeigt sich damit die Schwäche des Herzens und die Stauung im kleinen Kreislauf an). Atembeklemmung, so daß er aufsitzen muß.
⊙ Fühlt sich besonders wohl im kalten Wasser.
Verschlimmerung abends und nachts.*
Besserung durch Ruhe und Schlaf, auch wenn er kurz ist.
Verschlimmerung durch körperliche und geistige Anstrengung, durch Aufregungen.

Geist und Gemüt: Manie und Delirium, will dabei ständig aus dem Bett. Phantasien erotischen Inhalts. Ohne Scham deckt sie sich auf und will nackt gehen, wie von Sinnen. Geschwätziges Delirium.

Geistige Erschöpfung. Angstzustände.

Sehr niedergeschlagen und traurig. Furchtsam und sehr schreckhaft, schlimmer bei Gewittern und am Abend. Ängstlich besorgt, die Krankheit könne übel ausgehen. Furcht vor allem möglichen. Furchtsamkeit, als sähe aus jedem Winkel ein gräßliches Gesicht hervor. Ängstlichkeit beim Alleinsein, am Abend und in der Dunkelheit. Meint, sein Körper sei in Stücke, die er nicht zusammenfügen könne *(Baptisia)*. Sehr zugänglich für alle Aufregungen, besonders für Sorge. Großer Ärger bei geringer Veranlassung mit Hitze im Gesicht und Herzklopfen. Kommt bei Ärger in Wut und in Bosheit. Mißvergnügt und ärgerlich.
Lustig und gutgelaunt, sie singt und trällert. Lebhafte Phantasie. Krampfhaftes Lachen und Weinen. Sie muß wider Willen lachen, während sie traurig ist.
Große Apathie, mag nicht reden. Apathisch, antwortet nur langsam und träg. Gleichgültigkeit gegen alles. Kann seine Gedanken nicht konzentrieren. Furcht vor geistiger Anstrengung und unfähig zu geistiger Arbeit. Gehirn wie gelähmt.
Geist übermäßig tätig. Überempfindlichkeit gegen alle Sinneseindrücke, vor allem gegen Licht, Geräusche, Gerüche. Durch Blumenduft oder Musik entsteht Kopfweh.

* Es wird von den meisten Autoren eine Verschlimmerung vor Mitternacht angegeben; es will mir aber scheinen, daß diese Modalität konstruiert wurde zur Abgrenzung gegen *Arsenicum album*, mit dem es chemisch und physiologisch sehr nahe verwandt ist und welches durch eine Verschlimmerung nach Mitternacht ausgezeichnet ist. Nach den Arzneimittelprüfungs- und Vergiftungsprotokollen ist die Verschlimmerung auf die ganze Nacht zu legen, die Schlaflosigkeit ist allerdings schlimmer vor Mitternacht.

Schlaf: Schläfrig und wie betäubt bei Tage. Bei Nacht schlaflos infolge ständiger Unruhe, wirft sich ständig umher. Kann nicht einschlafen vor Mitternacht. Schlaf durch lebhafte Träume von Tagesgeschäften oder Träume voll quälender Angst oder Träume lüstern-erotischen Inhalts mit Pollutionen gestört. Alpdruck, daß er aufschreit im Schlaf. ⊙ Erwachen nachts mit Hitzegefühl, Beklemmung und Herzklopfen, muß aufsitzen. Träume von Verstorbenen, kommt auch morgens nicht davon los.

Kopfschmerz nach geistiger Anstrengung. Schulkopfschmerz. Schwindel, auch alter Leute.

Kopf: Kopfschmerz von Blutandrang, besser von kalter Luft und von Kaltwaschen, schlimmer bei jeder geistigen Beschäftigung. Kältegefühl an einzelnen Teilen des Kopfes.
Gefühl von Betäubung des Kopfes, als könne er keinen Gedanken fassen. Schwindel mit dem Gefühl, als drehe sich alles; wie berauscht. Schwarzwerden vor den Augen. Schwindel morgens nach dem Erwachen, beim Aufstehen vom Sitzen.

Augenschwäche nach Überarbeitung, Sehnervenatrophie, Retinitis.
Entzündliche u. degenerative Sehnervenveränderungen.
Mouches volantes.

Augen: Allerlei Sehstörungen, Flocken vor den Augen, sieht wie durch Nebel, Buchstaben scheinen beim Lesen rot, grüner Hof um die Gegenstände. Erweiterte Pupillen. Schwäche der Augen nach Anstrengungen.

Neuritis des N. acusticus, Otosklerose.

Ohren: Gesteigerte Schärfe des Gehörs, Schwerhörigkeit, Ohrgeräusche. Widerhallen der eigenen Worte in den Ohren wie ein Echo. Überempfindlichkeit gegen Musik.

Gesicht: Krankhaft, blaß oder grau, mit hellen Augen, ⊙ mit umschriebener Röte. Ikterus. Schmerzen in den Backenknochen und Kiefern. Nekrose des Unterkiefers.

Chron. Rhinitis,
Laryngitis, akut und chron.
Bronchitis,
Pneumonie, kruppöse und katarrhalische.
Bronchialasthma.
Lungentuberkulose, auch aktive.
Lungeninfarkt.
Lungenblutungen.
Kehlkopftuberkulose.

Atmungsorgane: Schleimhäute der Nase geschwollen und geschwürig, flüssiger oder Stockschnupfen, Nasenbluten. Geruch verschärft, besonders gegen üble Gerüche.
Heiserkeit mit zusammenschnürendem Gefühl in der Kehle, abends schlimmer; Sprechen und Husten sehr schmerzhaft.
Husten hohl und trocken, Kitzelhusten, Ge-

fühl wie Baumwolle in der Kehle. Husten mit Brennen in der Kehle, nötigt zum Aufsitzen. Husten erneuert sich bei Kälte, durch Sprechen, beim Essen und Trinken, beim Niederlegen, ⊙ durch Linksliegen, auf nervöse Anlässe (zum Beispiel durch Verlegenheit, Erregung). ⊙ Husten, schlimmer durch Gerüche sowie abends und nachts. Auswurf wenig, zähschleimig, blutstreifig, rostfarben. Stiche in den seitlichen Brustpartien. Kurzer, mühsamer Atem mit angstvoller Beklommenheit.

Myokarditis ohne Insuffizienz, Myodegeneratio, Stauungsbronchitis.
Basedow.
Nervöse Herzstörungen.
Orthostatische Insuffizienz des Kreislaufs.

Herz und Kreislauf: Herzklopfen bei Bewegung, bei Linksliegen. Herzklopfen mit zittriger Schwäche, sobald der Magen leer wird. ⊙ Herzklopfen bei Erregung, bei Überraschung. – Puls beschleunigt und schwach. – Blutandrang zur Brust mit Angst, Atembeklemmung und Atemnot, so daß er aufsitzen muß.
Kongestionen zu allen Körpergebieten und Körperteilen; Gefäßerregung und Pulsieren und Wallungen bei der geringsten Ursache, besonders auch aus psychischen Anlässen; Pulsieren in den Arterien.

Karies *(Calcium phosphoricum)*, Gastritis, **Ulcus ventriculi und duodeni, Karzinom,** Magenblutungen bei Ulkus und Karzinom.

Verdauungsorgane: Zunge trocken, glatt und brennend; weiß oder braun belegt; oder mit vortretenden roten Papillen. Zahnfleisch blutet leicht und setzt sich von den Zähnen ab, Zähne sitzen locker und fallen aus. Zahnschmerzen durch Kälte und bei Berührung. Unterkiefer geschwollen; Kiefernekrose, ausgehend von kranken Zähnen.
Trockenheit im Rachen und Wundheit. Schlucken schmerzhaft. Mundschleimhaut brennend wie Feuer und wund. Saurer Geschmack im Mund. Der natürliche Geschmack der Speisen wird nicht empfunden. Saures Aufstoßen. Brennen im Magen, verlangt nach kalten Getränken, ⊙ die jedoch wieder erbrochen werden, wenn sie im Magen warm geworden sind. Großer Durst. Appetitlosigkeit oder Heißhunger mit Nervosität oder zittriger Schwäche, ⊙ besser nach Essen. Erwacht auch nachts mit Hunger und kann erst wieder einschlafen, wenn er etwas gegessen hat. ⊙ Appetit auf Pikan-

Magendarmkatarrh, Verstopfung. **Hepatitis** mit Ikterus, akute und chronische Fälle. Typhus, Darmtuberkulose. Tabes mesaraica.

tes, Herzhaftes, Saures. Abneigung gegen warme Milch. Abneigung gegen das gewohnte Tabakrauchen. Bitteres und saures Erbrechen. Magen wie wund und sehr druckempfindlich, schmerzt bei jeder Berührung. Erbrechen der Speisen, bald nachdem sie genossen sind. Erbrechen von Blut und kaffeesatzartigen Massen. – Leberschwellung und Milzschwellung, Gelbsucht.

Akute gelbe Leberatrophie, Pankreopathie.

Leib hart und gespannt, Wundheitsgefühl bei Druck. Abgang vieler Blähungen, Elendigkeit und Schwächegefühl im Bauch. Verstopfung, ⊙ Kot lang und dünn, Bleistiftstühle. Durchfall schmerzlos, aber mit folgender Schwäche, schwächend, schleimig wie Froschlaich, grün oder grau, blutig. Fettstühle. Stuhl geht oft unwillkürlich, bei Bewegungen oder beim Husten ab. ⊙ Gefühl, als stehe der After offen. Stuhl enthält Öl beziehungsweise Fett. ⊙ Durchfall frühmorgens. Krampfartiges Zusammenziehen und Brennen im After.

Nephritis.

Harnorgane: Häufiger und überreichlicher Harnabgang, besonders in den Nachtstunden. Harn eiweißhaltig, mit Blut, Zylindern und Gallenfarbstoff. Unwillkürlicher Harnabgang.

Sexuelle Überreizung und Schwäche, Pollutionen.

Geschlechtsorgane: Männer: Geschlechtstrieb stark vermehrt, unwillkürliche Samenverluste in der Nacht mit erotischen Träumen. Verlust des geschlechtlichen Verlanges.

Menorrhagie, in den Wechseljahren mit Schwäche.

Frauen: Regel zu früh, zu stark, zu lang. Scharfer weißer Ausfluß, reichlich und brennend. – Brennen und Stechen in den Brüsten.

Rachitis, Osteomalazie, Knochennekrose, Arthrosis deformans, Osteomyelitis, **Knochentuberkulose,** Knochenfisteln. Lähmungen, Neuralgien, Neuritiden.

Glieder, Muskulatur und periphere Nerven: Brennen zwischen den Schulterblättern im Rücken. Die Dornfortsätze der Rückenwirbel zwischen den Schulterblättern und die Muskulatur neben der Wirbelsäule sind hochgradig empfindlich bei Druck. Reißen und Ziehen in den Gliedern, Stechen in den Ellbogen und Schultergelenken. Plötzliches Versagen der Glieder und Schwäche; Zittern und Schwäche nach jeder Anstrengung. Taubheitsgefühl an Händen und Füßen, Lähmungen der Arme und Beine.

Haut: Petechien der Haut. Purpurartiges Exanthem über den ganzen Körper. Petechien. Juckende, schorfige, aufspringende und sich abschälende Haut. Ödem der Lider und der Lippen. Urtikaria.
Pickel, Papeln, Bläschen, Furunkel bilden sich.
Haut schmerzhaft wie von einem Schlag. Geschwüre bluten beim Herannahen der Periode.
Brennen der Haut, Kribbeln, Ameisenlaufen, heftiges Jucken; Gefühllosigkeit der Haut.
Außerordentlich kitzelig bei Berührung beim Untersuchen.

Fieber mehr sthenischen Charakters

Wärmeregulation: Hitzewallungen mit Angst. Trokkene Hitze, die am Schlafe hindert. Heftige Nachtschweiße im Schlaf ohne Besserung.

Dosierung

Bei akuten Fällen wird meist D 6 bis D 12 verwendet. Bei chronischen Fällen sind Hochpotenzen in einzelnen Gaben vorzuziehen; während bei akuten Fällen die Wiederholung 2- bis 3stündlich vorgenommen werden kann, zum Beispiel bei Pneumonie. Bei **Tuberkulose** sind die niederen Verdünnungen möglichst zu vermeiden wegen der Gefahr einer Aktivierung des Prozesses und der Möglichkeit der Blutung. Noch mehr aber ist in solchen Fällen ein schematisches Einnehmen ohne laufende Beobachtung der Wirkung zu vermeiden. – Die niederste therapeutische Dosis dürfte bei D 4 liegen.
Verreibungen können nicht hergestellt werden, da der Phosphor dabei oxydiert.

Vergleichsmittel

Geistige Erschöpfung, kann sich nicht konzentrieren, Schwindel: *Acidum phosphoricum, Acidum picrinicum, Ferrum picrinicum, Argentum nitricum, Strychninum nitricum, Onosmodium.*
Schulkopfschmerz: *Calcium phosphoricum, Natrium muriaticum.*
Delirien geschwätzig, schamlos: *Stramonium.*
Essen bessert: *Jodum, Hedera, Ignatia, Mandragora, Anacardium, Psorinum.*
Zittrige Schwäche und Unruhe bei leerem Magen: *Jodum, Acidum fluoricum, Calcium fluoricum, Conium, Hedera, Psorinum* (muß nachts etwas essen, um weiterschlafen zu können).
Kleine Wunden bluten stark: *Carbo vegetabilis, Arsenicum, Lachesis, Crotalus, Acidum nitricum.*
Petechien, Ekchymosen: *Arnica, Arsenicum, Acidum sulfuricim, Bellis, Hamamelis, Ledum.*

Brennen in allen Teilen: *Sulfur, Arsenicum, Mandragora.*
Plötzliche Schwächeanfälle: *Ammonium carbonicum, Camphora, Veratrum album.*
Brennen zwischen den Schulterblättern: *Lycopodium, Medorrhinum.*
Druckempfindlichkeit der Dornfortsätze der Rückenwirbel: *Chininum sulfuricum, Cimicifuga.*
Unwillkürlicher Abgang des Stuhls: *Aloe, Mandragora.*

Beispiele

Gastritis mit Foetor ex ore

Richard T., 7 Jahre. Seit seinem 2. Lebensjahr bei mir in Behandlung. Er ist hellblond, schlank bis schmächtig, hat lange seidige Wimpern und eine transparente Haut. In der Schule bekommt er beim Turnen Herzklopfen. Meine Karteikarte ist voll von Erkrankungen der Atmungsorgane. Bronchitis, fieberhafte Bronchitis, Pertussis, Tracheitis und schließlich Pneumonie.
Im Herbst 1962 kommt der kleine Patient wegen einer heftigen Gastritis mit erheblichem Foetor ex ore zu mir. Er ist eines von jenen Kindern, die ständig am Wasserhahn hängen und kaltes Wasser in sich hineingießen. Er hat auch oft Bauchweh.
Im Laufe der Zeit ergaben sich bei ihm folgende Symptome: Er ist nicht gerne alleine, kann nicht allein und ohne Licht einschlafen.
Er hat deutliche Angst bei Gewitter.
Er hat häufiger nach dem Trinken von kaltem Wasser erbrochen.
Er ist ein sehr lebhaftes Kind, das nicht ruhig sitzen kann. In der Schule sei er faul, sagt seine Mutter. Dies stimmt aber nicht, denn es ist die leichte Ermüdbarkeit dieses kleinen Patienten.
Frühmorgens würde er oft ungut und grantig aufwachen.
Bei diesem 7jährigen Knaben trat nach einer einmaligen Gabe von Phosphorus Dil. D 12 innerhalb von 8 Tagen eine erstaunliche Besserung ein. Die Mutter berichtete, daß die Magenbeschwerden und der Mundgeruch behoben seien. Das Kind sei ruhiger geworden und auch ausgeglichener. Er geht aufrecht und ist nicht mehr so reizbar.
[LIEBICH (Dachau): Das Arzneimittelbild von Phosphor (Klass. Homöop. VII [1963]: 170)].

Resthepatitis

Ein 54jähriger Beamter bekommt von seinem Arzt bei einem Anfall von Ischias eine Kur mit *Irgapyrin* und *Butazolidin.* 2 Monate später schwere Magenblutung mit Absinken des Hb bis auf 30%, infolgedessen lag der Patient 5 Wochen im Krankenhaus, wo er unter anderem mit Bluttransfusionen behandelt wurde. $3^1/_2$ Monate später Wiederholung der schweren Magenblutungen; Hb fiel auf 40% ab, nochmals Bluttransfusionen. Die Ursache der Blutungen konnte durch die Röntgenuntersuchung nicht eindeutig geklärt werden, es wurde jedoch ein Ulcus duodeni angenommen. Der Aufenthalt im Krankenhaus nach der 2. Blutung betrug 6 Wochen. Bald nach der Entlassung stellte sich ein Ikterus ein, der ein volles Vierteljahr zu seinem Rückgang erforderte.
Mutmaßlich war auf die Irgapyrin- und Butazolidin-Behandlung eine Allergie aufgetreten, welche ein Ulcus duodeni mit Blutungen zur Folge hatte. Das Auftreten des Ikterus war möglicherweise als homologer Ikterus durch die Bluttransfusionen zu erklären.
Nach der Beseitigung des Ikterus war der Zustand des Patienten noch sehr unbefriedigend. Der Patient war noch völlig arbeitsunfähig. Er war unfähig, auszugehen und klagte über:
anfallsweise auftretende Schwächeanfälle und Zittern, das sich besonders nach dem Stuhl bemerkbar machte;
Pulsieren im Bauch, Herzklopfen;
sehr erschöpfbar, aber nach Niederlegen bald wieder erholt; Stuhl von Zeit zu Zeit trotz Gallendiät immer noch acholisch;
Leibschmerzen nach dem Stuhl, besser durch Essen.
Nachdem er mehrere Arzneien ohne Erfolg bekommen hatte, darunter auch *Jodum,* gab ich ihm für diesen Restzustand nach Hepatitis Phosphorus C 200, das auch durch die vorausgehenden Blutungen angezeigt

war. Wiederholung alle 3 Wochen eine Gabe. Damit trat baldige Wiederherstellung mit sprunghaftem Anstieg des Körpergewichts um $4^1/_2$ kg und Beseitigung aller Beschwerden ein. Er befindet sich seit 2 Jahren ohne Unterbrechung wieder in seinem Dienst. [*Beobachtung des Verfassers*]

Physostigma

(Calabar)

Herkunft des Mittels

Physostigma venenosum, die Calabarbohne (Fam. nat. Leguminosae), wächst in den westafrikanischen Küstengebieten. Die Früchte (Bohnen) enthalten neben anderen Basen das Alkaloid Physostigmin oder Eserin.

Wirkung

Die Wirkung desselben kommt einer Erregung der parasympathischen Nervenendigungen gleich. Dadurch entsteht eine Anregung der Drüsensekretionen und der Schweißsekretion, eine Kontraktion des Sphincter iridis, Anregung der Darmperistaltik, Verlangsamung der Herzaktion, eine Steigerung der motorischen Endapparate der Skelettmuskulatur. Magen- und Darmmuskulatur werden stark kontrahiert, es kommt zu Erbrechen und Durchfall. Auch Blase und Uterus werden kontrahiert. Durch Erregung des Atemzentrums wird Dyspnoe hervorgerufen. Im Gehirn wird eine Hyperämie des Gehirns und seiner Häute beobachtet. Die Muskulatur wird durch Physostigmin zu Tremor und aktiven Bewegungen und Krämpfen gereizt. Es greift eine große Schwäche um sich, die Muskeln gehorchen dem Willen nicht mehr. Lähmung und Zittern prädominieren über die Krämpfe, Zuckungen und Spannung der Muskeln, doch sind letztere ebenso charakteristisch für Physostigmin.
Physostigmin hemmt die Wirkung der Cholinesterase. Diesem kommt die Aufgabe zu, Acetylcholin in den motorischen Endplatten der motorischen Nerven zu spalten. Die Unterbrechung der durch Acetylcholin bedingten Reizung der motorischen Endplatten fällt damit aus. Infolgedessen kommt es zu einer Steigerung der Erregung der Muskulatur. Die häufigste Verwendung von Physostigmin (syn. Eserin) in der heutigen Medizin ist die Erzeugung einer Myosis beim Glaukom.
In der Homöopathie wurden Versuche unternommen bei paralytischem Zustand des Geistes und Körpers. Als ein führendes Symptom wird angesehen: Abneigung gegen das (gewohnte) Wassertrinken, gegen Baden. Weitere Indikationen: Epilepsie, Tetanus, Chorea minor, Lähmungen (auch diphtherische), Akkommodationsstörungen nach akuten Infektionskrankheiten und Paralysis agitans. Gesicherte Erfahrungen müssen noch gesammelt werden.

Literatur

Physostigmin beziehungsweise Eserin ist pharmakologisch eingehend erforscht. Von der Gesamtdroge liegen toxikologische Beobachtungen und zahlreiche Arzneimittelprüfungen von homöopathischer Seite vor.

Dr. F. T. ALLEN, Dr. HOYNE, Dr. C. WESSELHOEFT und Dr. A. KILLS führten eine Prüfung mit tiefen Potenzen an 21 Studenten durch (Transact. Amer. Inst. Homoeop. 1874). Bei ALLEN: Encyclopedia, Bd. VII, und HUGHES: Cyclopaedia, Bd. III, findet sich eine Zusammenstellung aller Prüfungen und toxikologischen Beobachtungen.

Allgemeines: Unbeschreibliche Schwäche des Muskelsystems. Die Muskeln gehorchen dem Willen nicht, jedoch Zittern, Zucken und Fibrillieren der Glieder. – Die linke Seite scheint stärker beeinflußt zu sein. Schreck und Abneigung vor kaltem Wasser, er läßt sein gewohntes Bad ausfallen. Ruhelosigkeit, kann in keiner Lage ruhig liegen.

Geist und Gemüt: Ungewöhnliche geistige Aktivität. Erheitert am Morgen, abends betrübt. Reizbar. Nervös, kann Schmerz nicht ertragen. Geistige Erschöpfung, kann sich an nichts erinnern. Kann die Gedanken nicht konzentrieren, erschwertes Denken.

Schlaf: Ausgeprägte Tagesschläfrigkeit.

Paralysis agitans, Chorea minor.

Kopf: Schwindel bei Bewegung und beim Gehen mit Ohnmachtsgefühl und fliegenden Mücken vor den Augen, beim Lesen, beim Treppenherabsteigen, mit Übelkeit mit Gefühl, als schwanke das Gehirn. Verwirrung und Benommenheit. Kopfschmerzen in verschiedenen Teilen, schlimmer durch Bewegung. Umschnürungsgefühl oder Kappengefühl über den Schläfen. Hitzegefühl und Blutandrang zum Kopf. Klopfen der Temporal- und Halsschlagadern. Levitationsgefühl.

Akkommodationsstörungen

Augen: Augen entzündet. Skleren trocken, rot und geschwollen. Schmerz im Augapfel bei Bewegung der Augen. Schmerz beim binokularen Sehen, zum Beispiel beim Lesen; ein Auge muß geschlossen werden. Mouches volantes. Helle Punkte beim Sehen auf ein Objekt. Dunkelgelbe Punkte, welche 1 bis 2 Buchstaben bedekken. Krampfgefühl der Augenlider, mit Schwierigkeit, sie zu öffnen. Kontraktion der Pupillen, später Mydriasis. Gestörte Akkommodation. Myopie.

Nase: Flüssiger Schnupfen. Brennen. – Schmerzen der Nasenlöcher. Nase verstopft und heiß.

Gesicht: Gesicht bleich, Hitzewallungen zum Gesicht. Neuralgische Schmerzen, Taubheitsgefühle. Krämpfe und Spasmen, gegen den Nacken hin ziehend.

Atmungsorgane: Angestrengte, seufzende Atmung. Husten durch Kitzel im Hals.

Verdauungsorgane: Zungenspitze wund, wie verbrannt.
Taubheit und Prickeln auf der Zunge und den Lippen. Reichlicher, dicker Speichelfluß. Erschwertes Sprechen. Hals wund, schmerzhaftes Schlucken. Brennen und Rauheit im Hals. Mandeln geschwollen, Zäpfchen verlängert. Kleine Geschwüre mit gelbem Grund im Rachen. Fischgrätengefühl im Hals. Gefühl im Hals wie zusammengeschnürt. Submandibulardrüsen geschwollen.
Hunger, aber weiß nicht auf was. Appetitlosigkeit. Lehnt Nahrung, Kaffee, Tabak, besonders aber kalte Getränke ab. Gefühl, als ob unverdaute Speise im Magen liege, Schwere und Druckgefühl. Leere und Schwächegefühl im Magen. Schmerzen und Krümmen im Magen und Bauch. Stuhl durchfällig oder verstopft.

Geschlechtsorgane: Männer: Pollutionen ohne Träume oder sexuelle Erregung. Scharf riechender Schweiß an den Genitalien. Frauen: Leukorrhö, schlimmer durch Anstrengung tagsüber. Unregelmäßige Periode.

Herz und Kreislauf: Heftiges Herzklopfen mit Pulsieren durch den ganzen Körper. Herzaktion unregelmäßig und stürmisch, schlimmer bei linker Seitenlage, besser durch Kaffee.

Lähmungen

Glieder, Muskulatur und periphere Nerven: Steifigkeit und krampfartige Gliederschmerzen.
Konvulsivische Zuckungen und Fibrillieren der Muskeln.
Heftiges Zittern über den ganzen Körper. Große Erschöpfung des Muskelsystems. Herabgesetzte Reflextätigkeit.

Wärmeregulation: Frösteln und Frieren sowohl wie Hitzegefühle. Ausbrüche von reichlichem Schweiß.

Dosierung

Die Wirkung hält nicht lang an; auch schwere Vergiftungen werden in 24 Stunden überwunden. Zu empfehlen von D 4 an aufwärts, in akuten Fällen mehrmals täglich zu wiederholen.

Vergleichsmittel

Gelsemium, Lathyrus sativus, Strychninum. Physostigmin ist Antidot von Atropin-Vergiftung und umgekehrt.

Phytolacca

Herkunft des Mittels

Phytolacca decandra, die Kermesbeere (Fam. nat. Phytolaccaceae), ist in Nordamerika heimisch und wird in Südeuropa sowie Nordafrika an feuchten Plätzen vielfach angebaut. Verwendet wird die perennierende Wurzel, die eine Dicke bis zu einem Männerschenkel annehmen kann, während die Triebe von krautiger Beschaffenheit sind. – Sie gilt als giftig, da sie eine heftige Reizung aller Schleimhäute, auch einen tetanusähnlichen Zustand hervorrufen kann.
Verwendet wird zur Tinktur die im Herbst gesammelte Wurzel.
Aus den bis jetzt gewonnenen Inhaltsstoffen läßt sich kein Aufschluß über die arzneilichen Wirkungen gewinnen.

Hauptwirkung

Phytolacca genießt in Nordamerika einen großen Ruf, nicht nur im Volk, sondern auch bei den homöopathischen Ärzten. Bei Vergiftungen werden Erbrechen, Durchfall, Halsentzündungen als die häufigsten Symptome gefunden.

Bei einem Jungen, welcher von der Wurzeltinktur getrunken hatte, trat ein tetanusähnlicher Zustand auf: Glieder steif, Hände fest geschlossen, Füße gestreckt, Zehen gebeugt, Kinnbacken verkrampft, Lippen nach außen gedreht. Opisthotonus. Atmung erschwert und rasselnd. Die Starre steigerte sich während einer ganzen Stunde und ging in Krämpfe der Gesichts- und Nackenmuskeln über, das Kinn war zum Sternum herabgezogen. Dann völlige Entspannung und Rückkehr der Krämpfe nach 20 Minuten. Nach kurzem Schlaf baldige Erholung.
Bei einem 8jährigen Jungen, welcher von den Beeren gegessen hatte, fand sich Übelkeit wie zum Sterben, Magen wie zusammengekrampft. Dann heftiges Erbrechen, wunder und trockener Hals. Schlund dunkelrot, Mandeln geschwollen. Nachdem das Erbrechen aufgehört hatte, setzte Durchfall ein mit dünnem dunkelbraunem Stuhl; heftiger Schmerz in der Magengegend bei Druck. Später hatte er brennendes Leibweh in der Nabelgegend, weißbelegte Zunge, krampfartiges Zucken in den Gliedern.

Beim Zerschneiden der frischen Wurzel oder beim Einatmen des aus der getrockneten Wurzel bereiteten Pulvers tritt eine starke Reizung der Augen, der Nase und des Halses, heftiges Kopfweh und Durchfall auf. Wilde Tauben und andere Vögel, welche die Beeren fressen, sollen eine hochrote Farbe bekommen und ihr Fett verlieren. Auf dieser Beobachtung fußt der Gebrauch der Tinktur aus den Beeren gegen Fettsucht. Wegen ihrer Farbe werden die Beeren zum Schminken und zum Färben von Zuckerwaren verwendet.

Auch gegen Tumoren, vor allem solche der weiblichen Brust, genießt Phytolacca einen verbreiteten Ruf. HALE berichtet (nach CLARKE), daß die Melker in Amerika die Wurzel verwenden, um irgendwelche Unregelmäßigkeiten in der Milchsekretion zu beseitigen, sei es, daß sie scharf, zu dick, zu dünn, geronnen, eitrig oder blutig sei. Ganz besonders wird sie gegen Verdickungen im Euter geschätzt. Bei Knoten in der Brust und bei Mastitis stillender Frauen hat sich die Anwendung bewährt.

CLARKE hat bei einer 45jährigen Patientin, die er wegen einer Halsentzündung mit Phytolacca D 30 behandelte, diese Behandlung nach wenigen Gaben abbrechen müssen, da die Brüste gespannt und schmerzhaft wurden und im oberen Segment der linken Brust sich für 5 Tage ein harter Knoten entwickelte.

Wertvolle klinische Erfahrungen verdanken wir SCHLÜREN an einem großen klinischen Krankengut. AHZ 1973, Bd. 218, S. 202.

Er schreibt: Wir haben an der Geburtshilflichen Abteilung des Kreiskrankenhauses Reutlingen in den letzten 6 Jahren bei zirka 12000 Geburten 467mal Phytolacca angewandt, zunächst nur auf einer Wöchnerinnenstation, inzwischen auf allen Wochenstationen. Die Indikationen waren dabei folgende:

1. Bei harten, schwergehenden, empfindlichen Brüsten zur Erleichterung des Milchflusses (das sind die meisten Fälle). **Nicht** bei normalem Milcheinschuß, auch wenn dieser mit harten Brüsten und Fieber einherging, wenn die Milchsekretion mit anderen Maßnahmen wie Massage, Einreibung von Benerva Salbe, Vorpumpen und so weiter in Gang kam.

Als Dosis wählten wir anfangs die D 3–4, später die D 12 meist als Injektion 1mal s. c., in 41 Fällen waren 2 Gaben nötig, in 13 Fällen 3 Gaben, in 1 Fall 4 Gaben.

2. Bei überreichlicher Milchsekretion zum „Bremsen", das heißt zu vorübergehender Reduktion der Milchmenge.
3. Zum primären und sekundären Abstillen.
4. Bei Versagen anderer Abstillmittel, das heißt Milcheinschuß trotz Gaben von Estrovis 4000 und Cyren-B-forte-Injektionen.
5. Bei Versagen anderer Mittel zur Förderung des Milchflusses wie Syntocinon-Injektionen beziehungsweise -Nasenspray.
6. Bei beginnender Mastitis.

Die Ergebnisse sind in den folgenden Tabellen ausgewertet. In der 1. Gruppe wurde anfangs unterschieden zwischen harten empfindlichen Brüsten, die sich schwer entleeren ließen, Milchstauungen mit Knotenbildungen und allgemein schwergehenden Brüsten. Die Erfolge waren dieselben, weshalb sie in Tab. 1 zusammengefaßt sind.

Tab. 1: Wirkung von Phytolacca bei Milchstauungen und schwergehenden Brüsten.

	Zahl	gute Wirkung	mäßige Wirkung	keine Wirkung
Phytolacca D 12	304	276	26	2
Phytolacca D 3 u. 4	22	22	0	0
insgesamt	326	296	26	2

Hinzu kommen noch 7 Fälle, in denen Syntocinon-Injektionen beziehungsweise -Nasensprays versagt hatten. In 6 Fällen war der Erfolg gut, in 1 mäßig.

Tab. 2: Wirkung von Phytolacca bei Hypergalaktie zum vorübergehenden „Bremsen".

	Zahl	gute Wirkung	mäßige Wirkung
Phytolacca D 3 u. 4	23	20	3

Tab. 3: Wirkung von Phytolacca beim Abstillen.

	prim. Abstill. mit Phytolacca				nach Versagen v. Estrovis				nach Versagen v. Cyren-B			
	Zahl	gut	mäßig	k. Wir.	Zahl	gut	mäßig	k. Wir.	Zahl	gut	mäßig	k. Wir.
Phytol. D 3, 4	19	14	0	5	1	1	0	0	2	1	0	1*)
Phytol. D 2	1	1	0	0	—	—	–	–	1	1	0	0
Phytol. D 1	18	11	4	8	22	22	0	0	16	15	1	0
insgesamt	38	26	4	13	23	23	0	0	19	17	1	(1)

Hinzu kommen 8 Fälle bei denen Phytolacca D 1–3 zum sekundären Abstillen (3–10 Wochen nach der Geburt) angewandt wurde, in allen Fällen mit Erfolg. Dazu 4 Fälle mit Galaktorrhö, zum Teil noch nach Jahren. Auch diese reagierten prompt.

Tab. 4: Wirkung von Phytolacca bei Mastitis.

	Zahl	gut	mäßig	keine Wirkung
Phytolacca D 12	18	14	2	2

Kritisch könnte man einwenden, daß ein Teil der Milchstauungen auch ohne Phytolacca hätte behoben werden können. Das ist richtig, aber eben nur ein Teil und nicht in der Schnelligkeit wie mit Phytolacca.

*) Der Versager mit Phyt. D 4 reagierte dann prompt auf Phyt. D 1.

Zur Behandlung der Mastitits eignet sich Phytolacca D 12. Massive Gaben von Antibiotika wirken sicherer.
Daß Krebs in der Brust, auch im Mastdarm, damit geheilt worden sein soll, hören wir mit ernsthaftem Zweifel. Immerhin nehmen wir dies als einen Ausdruck der zerteilenden Kraft der Kermesbeere.
Eine intensive Wirkung entfaltet Phytolacca im Hals. Schwellung und dunkle Rötung des Rachens und der Mandeln mit Schmerzen beim Schlucken bis in die Ohren, Brennen wie von einem glühenden Eisen, das sich durch heiße Getränke verschlimmert, haben zum erfolgreichen Gebrauch bei Angina geführt. Das häufige Vorhandensein rheumatischer Symptome hat STIEGELE* veranlaßt, Phytolacca bei akutem Gelenkrheumatismus zu verwenden, wenn dieser durch eine Angina eingeleitet wurde. Er hat dabei über gute Erfolge berichten können. Daß damit eine Endokarditis als Folge von Gelenkrheumatismus verhindert werden könne, wird bestritten. Bei Influenza mit Halsentzündung und wandernden Gliederschmerzen wird es von CLARKE gerühmt. Nach NASH ist Phytolacca bei follikulärer Pharyngitis mit dem Gefühl des Brennens bei Menschen, welche viel zu sprechen haben, zu empfehlen.
Eine neue Arzneimittelprüfung durch SCHOELER hat folgendes Ergebnis gebracht: Linksverschiebung des Blutbildes, kongestive Kopfschmerzen mit Konzentrationsunfähigkeit, Entzündung des Rachenrings, Bindehautkatarrh, Stirnkopfschmerzen, Ohrenschmerzen, allgemeine Abgeschlagenheit und Gliederschmerzen; grippeähnlicher Zustand.
Zusammenfassung: In der Arzneimittelprüfung am Gesunden haben sich ergeben: Kongestionen zum Kopf mit Entzündung aller Schleimhäute des Kopfes und Halses (Auge, Nase, Ohr, Mund, Rachen, Kehlkopf). Die Absonderung der Speichel- und Tränendrüsen, die Gallenabsonderung und die Urinausscheidung sind vermehrt. Es treten rheumatoide Schmerzen in Muskeln, Gelenken und peripheren Nerven auf. Klinisch wurde eine Affinität zu den Lymphknoten, den Mammae und den Hoden festgestellt.
SCHOELER nennt folgende Indikationen auf Grund der von ihm vorgenommenen Arzneimittelprüfung: 1. Grippaler Infekt mit Kopfkongestionen, Gliederschmerzen, Halsschmerzen, Konjunktivitis, Stirnkopfschmerzen, Ohrenschmerzen und allgemeine Abgeschlagenheit; 2. anginoide Rachenbeschwerden und trockene Rachenkatarrhe (ähnlich *Belladonna*); 3. Gelenkrheumatismus (mehr subakut) mit anginoiden Rachenbeschwerden; 4. eventuell bei juckenden, lichenoiden Exanthemen mit Hitzegefühl in der Haut.

Literatur

HALE hat eine Arzneimittelprüfung mit 29 Prüfern vorgenommen.
SCHOELER führte eine Arzneimittelprüfung an 12 Prüfern unter genauer Kontrolle auch der objektiven Symptome 1937 durch (Allg. homöop. Ztg. 185 [1937]: 149).

* Allg. homöop. Ztg. 183 [1935]: 272.

Arzneimittelbild

Leitsymptome: *Bemerkenswert ist die Beziehung zu den Organen des Rachenrings und zur Rachenschleimhaut, einschließlich des Mittelohres. Brennen im Rachen, ⊙ kann nichts Heißes schlucken.*
Krankheitszustände, die durch eine Entzündung der Mandeln eingeleitet werden (zum Beispiel akuter Gelenkrheumatismus).
Affinität zu den Lymphknoten und zu drüsigen Organen, wie Brustdrüsen, Parotis und Hoden.
Rheumatische Schmerzen in den Muskeln, Gelenken und peripheren Nerven mit Verschlimmerung durch Bewegung und ⊙ bei naßkaltem Wetter.
Verschlimmerung der Halsschmerzen durch Warmtrinken.
Verschlimmerung nachts.

Geist und Gemüt: Betäubung und Schwindel mit Schwäche der Augen. Düstere und reizbare Stimmung. Apathie und Unfähigkeit zu geistiger Arbeit.

Kopf: Heftige kongestive Kopfschmerzen. Hitze im Kopf bei kaltem Körper.
Gesicht erhitzt, rot bis bläulich, oder bleich und eingefallen mit Ringen um die Augen.
Katarrh der Augenbindehäute, der Nase, der Tuben und des Mittelohres.

Grippe.
Otitis media.

Herz: Zusammenziehender Schmerz in der Herzgegend; sehr viel schlimmer beim Gehen. Gelegentliche Schmerzanfälle in der Herzgegend, sobald der Schmerz am Herzen nachläßt, erscheint ein ähnlicher Schmerz im rechten Arm. – Puls beschleunigt und schwach oder hart und voll; oder langsam und schwach.

Endokarditis

Verdauungsorgane: Schleimhaut des ganzen Mundes wund und entzündet, mit kleinen Geschwüren besetzt. Zunge hinten gelb, Spitze rot, brennend; Speichelfluß. Unwiderstehliche Neigung, die Zähne aufeinanderzubeißen. Schmerzen in der Zugenwurzel, im Rachen und in den Mandeln, beim Schlucken bis in die Ohren ausstrahlend*. Mandel geschwollen, Trockenheit im Hals. Rachenschleimhäute dunkelrot. Gefühl wie von einem glühenden Eisenball im Rachen und längs der ganzen Speiseröhre. ⊙ Kann etwas Hei-

Stomatitis mercurialis,
Angina, Diphtherie,
Akute und chronische
Pharyngitis.

* Da die Ausstrahlung des Schmerzes in die Ohren bei Angina tonsillaris gewissermaßen zu den obligaten Symptomen bei Angina gehört, habe ich davon Abstand genommen, dieses Symptom als Leitsymptom herauszuheben, wie es sonst geschehen ist.

ßes nicht schlucken, besser dagegen Kaltes. Kann keine feste Speise schlucken. Ständiger Reiz, sich zu räuspern, ⊙ ohne daß hierdurch eine Besserung eintritt. Appetitlosigkeit und Übelkeit, Erbrechen, Auftreibung des Leibes, vermehrte Gallenabsonderung. Durchfall von schleimigen und blutigen, auch grünen Stühlen. Abgang von Darmschabsel. Schmerzen in Magen- und Lebergegend, kann sich nicht auf die rechte Seite legen.

Hodenentzündung, Nebenhodenentzündung. Akute Mastitis, auch eitrig. Alte Drüsenknoten in der Mamma.Hypergalaktie, Milchstauung

Geschlechtsorgane: Männer: Schmerzen in den Samensträngen und in den Hoden.
Frauen: Brüste geschwollen, hart und schmerzhaft, ⊙ besonders während der Regel.
⊙ Entzündung der Brüste stillender Frauen. Der Schmerz strahlt beim Saugen des Kindes über den ganzen Körper aus.

Muskel- und Gelenkrheumatismus, **Polyarthritis rheumatica*** **acuta** nach Angina, Sehnenentzündung, Periostitis, Neuralgien, Neuritiden, Meralgia paraesthetica.

Muskeln, Gelenke und periphere Nerven: Schmerzen in allen Gliedern, im Rücken, Nacken und Kreuz. Muskelkrämpfe und Steifheit der Glieder. Tetanusartige Starre. Großes Zerschlagenheitsgefühl im ganzen Körper; Ruhelosigkeit, muß sich bewegen, obwohl die Schmerzen dadurch schlimmer werden. Zuckungen der Arme und Beine, tetanische Krämpfe an allen Muskeln (bei Vergiftungen). Steifheit der Glieder. Schießende Schmerzen wie elektrische Schläge. Schmerz auf der Außenseite des Beines. Stechen, Ziehen und Reißen in den Gliedern, ⊙ Gelenke geschwollen, steif bei naßkaltem Wetter. Schmerzen wie bei Entzündung der Knochenhaut, besonders am Stirnbein und an anderen Gesichtsknochen.

Scharlach

Haut: Blasenartiges Erythem über den ganzen Körper vom Kopf bis zu den Füßen fortschreitend. Flechtenähnlicher Hautausschlag. Heftiges Hautjucken.

Wärmeregulation: Schaudern und Frieren, Kältegefühl über den ganzen Körper. Kalte Schweiße am Kopf und an den Händen begleiten das Erbrechen und den Durchfall. Fieber mit Durst. Hitzegefühl vorwiegend am Kopf.

* Bei rheumatischem Fieber, akutem Gelenkrheumatismus alleinige Behandlung mit homöopathischen Mitteln, besonders bei drohender Endokarditis, nicht ratsam.

Dosierung

Bei akuten Prozessen kommen besonders die niederen Potenzen in Frage; bei akutem Gelenkrheumatismus, Grippe oder Angina D 2 bis D 4, selbst D 1. Bei chronischen Erkrankungen, zum Beispiel Knoten in der Mamma, follikulärer Pharyngitis und dergleichen, werden auch hohe Potenzen empfohlen.
Bei allgemein schwergehenden Brüsten, bei Milchstauung D 12, D 3, D 4. Bei Hypergalaktie D 3, D 4. Zum Abstillen D 1–D 4. Bei Mastitis D 12 (SCHLÜREN).

Vergleichsmittel

Akute Polyarthritis: *Bryonia, Mercurius, Pulsatilla, Lachesis.*
Akute Polyarthritis mit Endokarditis: *Kalmia, Spigelia.*
Akute Pharyngitis: *Mercurius solubilis* und *bijodatus, Apis, Belladonna.*
Hypergalaktie: *Bryonia,* zum Abstillen D 3, 4, D 1.

Beispiele

Akuter Gelenkrheumatismus

K. W., 20 Jahre. Aufnahme 29. 3. 1934.
Das jetzige Leiden begann Anfang Februar mit einer schweren Halsentzündung und hohem Fieber, er lag damals 14 Tage zu Bett, ging dann gegen ärztlichen Rat wieder an die Arbeit; nach weiteren 4 Wochen traten stechende Schmerzen an den Fuß- und Kniegelenken auf, später auch im rechten Handgelenk und in den Fingergelenken, die sich bei Bewegung verschlimmern und durch Wärme bessern, im Halse brennendes Trockenheitsgefühl.
Der objektive Befund war entsprechend:
Hochrote hintere Rachenwand, Mandeln ohne Belag; Fuß- und Kniegelenke zeigen eine mäßige Schwellung, rechtes Handgelenk stark geschwollen. Systolisches Geräusch am 5. Punkt und an der Spitze. Verordnung: *Bryonia* D 6, 2stündlich 5 Tropfen.
31. 3. 1934: Keine Besserung, klagt nun auch über das linke Handgelenk und beide Ellbogengelenke. Rachenerscheinungen unverändert; die Mittelwahl war falsch. *Belladonna* oder Phytolacca hätten den subjektiven und objektiven Erscheinungen besser entsprochen; aus didaktischen Gründen blieb ich bei *Bryonia* und setzte um den Einwand des etwaigen Dosierungsfehlers auszuschalten, *Bryonia* D 1 ein.
3. 4. 1934: Der Kranke klagt heute über stechende Schmerzen in der Herzgegend und starken Herzdruck. Temperatur ansteigend, Gelenkschmerzen nun an allen Gelenken der oberen und unteren Extremität, mit Ausnahme der Schulter- und Hüftgelenke, jedoch nicht mehr so heftig wie vor einigen Tagen.
Das systolische Herzgeräusch ist stärker geworden und schleift auch auf den zweiten Ton hinüber. Allgemeinbefinden schlecht. Cont.
4. 4. 1934: Befinden unverändert, Temperatur weiter ansteigend.
Objektiver Befund: Lautes perikarditisches Reiben über dem ganzen Herzen. Phytolacca D 1, 3stündlich 5 Tropfen.
7. 4. 1934: Patient fühlt sich heute etwas wohler. Cont.
12. 4. 1934: Befinden zusehends sich bessernd, was die Gelenkschmerzen anlangt, aber vermehrter Herzdruck, Engegefühl beim Atmen. Cont.
22. 4. 1934: Besserung anhaltend, allmählicher Abfall des Fiebers, Gelenkschmerzen nicht nennenswert. Systolisches und Reibegeräusch kaum noch hörbar. Cont.
29. 4. 1934: Entfiebert, beschwerdefrei.
Objektiver Befund: Gelenke und Herz frei.
Der Einfluß der Phytolacca ist deutlich erkennbar, bemerkenswert ist wegen seiner verhältnismäßigen Seltenheit auch die völlige Rückbildung des endokardialen Geräusches.

(A. STIEGELE: Allg. homöop. Ztg. 1935: 278)

Polyarthritis acuta

Kurz vor dem letzten Kriege suchte mich um 21 Uhr ein Patient auf, der gerade von einer Reise zurückkehrte. Seit dem Vortage fühlte er sich nicht wohl, er war matt, wie zerschlagen. Bald hatten heftige Halsschmerzen eingesetzt, kurz darauf Schmerzen in mehreren Gelenken, besonders in den Handgelenken. Die Temperaturmessung ergab 39,4°. Die Mandeln waren stark gerötet, ebenso der ganze Rachen und die Zungenspitze, während die Zunge sonst belegt war. Die Handgelenke, weniger stark die Sprung- und Kniegelenke, waren etwas teigig geschwollen und schmerzten bei Druck und Bewegung. Auf Befragen hin wurden die Halsschmerzen als stechend-wund mit Trockenheitsgefühl angegeben, sie strahlten zu den Ohren aus. Wenn mir auch das fast gleichzeitige Auftreten der Halsentzündung und der Gelenkerscheinungen ungewöhnlich erschien, glaubte ich doch, die Diagnose beginnender Polyarthritis acuta stellen zu müssen. Die Art der Halsschmerzen und die von STIEGELE betonte Beziehung der Phytolacca zu Hals- und Gelenkprozessen, ließ mich dieses Mittel wählen und in der D 3 verordnen. Am Abend sollte noch 2mal eingenommen werden, am nächsten Tag 2stündlich. Ich bat um telefonische Nachricht am Vormittag des folgenden Tages. Sie erfolgte von der Arbeitsstelle des Patienten aus. Nach 2maligem Einnehmen am Abend war er am Morgen ohne Beschwerden erwacht. Die Temperatur war normal, Hals- und Gelenkschmerzen mit den Schwellungen verschwunden. Ich sah den Patienten erst wieder nach etwa 1 Jahr, und er berichtete mir, daß er nie wieder irgendeine Folgeerscheinung dieser Erkrankung gespürt habe.

[TRIEBEL, H.: Erfolge und Mißerfolge (Dtsch. homöop. Mschr. 1959: 296)]

Pichi-Pichi

(siehe Fabiana imbricada)

Piper methysticum

Herkunft des Mittels

Piper methysticum, der Rauchpfeffer, Kawa-Kawa (Fam. nat. Piperaceae), wächst auf den polynesischen Inseln. Verwendet wird der frische Wurzelstock. Die Wirkung beruht auf zahlreichen ungesättigten wirkungsspezifischen Laktonen, von denen Kawain das klarste Wirkungsprofil besitzt und repräsentativ für die anderen Laktone betrachtet werden kann.

Anwendung

Die Wurzel wurde von den Südseeinsulanern seit alters zu rituellen Zwecken bei religiösen Festen und als Tonikum, ein schwach stimulierendes Getränk (Kawa-Trank) bei großen Anstrengungen verwendet, um die Spannkraft zu erhöhen. Von den einheimischen Ärzten wurde sie als schmerzstillendes Mittel, gegen Blasenleiden, gegen Gonorrhö und gegen viele andere Krankheiten verwandt. Bei nicht zu reichlichem Genuß verschwindet jegliche Müdigkeit und Mattigkeit, es tritt ein euphorischer Zustand ein. Bei Genuß größerer Mengen erfolgt ein rauschartiger Zustand wie bei Alkoholgenuß. Bei langdauerndem Mißbrauch bildet sich ein Zustand der Haut wie Ichthyosis, verbunden mit einer gewissen Atrophie ohne Entzündungserscheinungen, oder wie Leprose, aus.

Pharmakologie

Schon LEWIN 1886 erkannte die Kawawurzel als ausgezeichnetes Anästhetikum. Alle Pyrone des Rhizoms, ausgenommen Yangonin wirken lokalanästhetisch und analgetisch (MEYER et. al.).

Auszüge des Rhizoms sind fungistatisch gegen Trichophyten-Arten, wirken aber nicht antibakteriell.
Kawain besitzt folgende Eigenschaften: Der Hauptangriffspunkt liegt im limbischen System, in welchem Gefühls- und Gemütsfunktionen gesteuert werden. Wahrscheinlich ist auch der Hypothalamus in die Wirkung einbezogen. Kawain vermag den emotionellen Tonus und das stimmungsgemäße Befinden regulativ zu beeinflussen, indem es die Emotion dämpft, die Stimmung aufhellt und Angst und Spannungen bei psychischer Übererregbarkeit löst.
Kawain besitzt eine lokalanästhetische und – nach Resorption bei oraler Zufuhr oder Injektion in den Kreislauf – eine endanästhetische Wirkung. Unter Endanästhesie versteht man die Dämpfung und Ausschaltung der sensiblen Fühlorgane (Rezeptoren) der Blutgefäßwandungen, welche die Aufgabe besitzen, den Tonus der Gefäße zu regulieren. Zu diesem System gehört der Glomus caroticus an der Gabelung der Karotis und der Plexus caroticus. Infolge der Endanästhesie dieser Rezeptoren erhöht sich deren Reizschwelle, was eine periphere Gefäßdilatation und Öffnung der Blutdepots zur Folge hat.
Am peripheren Gefäßsystem kommt es durch die Erweiterung des Kapillarnetzes zu einer Querschnittsvergrößerung und zu einer Volumenvergrößerung des Kapillarnetzes. Die kapillare Kreislaufzeit wird erheblich verkürzt. Damit wird der zunehmenden Kapillarverarmung des alternden Gewebes entgegengewirkt. Diese von BÜRGER als „Wipfeldürre des Kapillarbaumes" bezeichnete Altersveränderung kann daher mit Kawain therapeutisch beeinflußt werden.

Klinik

Kawain hat in den letzten Jahren Eingang in die offizielle Medizin gefunden, nachdem die Droge in der Vergangenheit nur in der Homöopathie therapeutisch gebraucht wurde. Es hat sich hier bewährt bei Zuständen geistiger Erschöpfung infolge übermäßiger Beanspruchung, etwa bei Examensarbeit, dann bei Schmerzzuständen wie Neuralgien, besonders wenn sie dadurch gekennzeichnet sind, daß sie sich durch Ablenkung bessern (vgl. *Acidum oxalicum, Calcium phosphoricum, Gelsemium, Helonias, Medorrhin, Staphisagria*), ferner durch Lagewechsel und Bewegung. Eine alte Indikation sind auch Reizzustände der Blase und der Harnröhre. Hierzu kommt auf Grund der neuen pharmakologischen Forschung eine breite Anwendung in der Geriatrie. Es wird nicht selten mit Erfolg gegeben bei Wesensveränderungen auf der Basis von Zerebralsklerose mit Einengung der Kompensationsbreite, innerhalb deren eine rationell gesteuerte psychische Reaktion möglich ist, und mit Einschränkung der Interessensphäre. Bei diesen Patienten werden Beschwerden und Schmerzen, auch Ärger, immer mehr in das Zentrum der Aufmerksamkeit gerückt. Es kann sich um Altersstarrsinn und agitierter oder hypochondrischer Altersdepression, Parkinsonsyndrom, Restsyndrom nach Gehirntraumen handeln.

Literatur

Eine Arzneimittelprüfung an mehreren Prüfern mit C 3 und C 2, dazu einige toxikologische Beobachtungen sind in den Enzyklopädien von ALLEN und HUGHES enthalten.

Arzneimittelbild

Leitsymptome: *Besserung der psychischen Beschwerden und des Kopfwehs durch Ablenkung.*
Schmerzen, verbunden mit Drang, die Lage zu verändern und sich zu bewegen, wodurch Besserung eintritt.
Verschlimmerung durch geistige Tätigkeit.

Geist und Gemüt: Kawatrinker werden nicht streitsüchtig wie nach Alkohol, im Gegenteil, eine angenehme Ruhe und Gleichgültigkeit überkommt sie. Angenehme Anregung und Stärkung trotz großer Anstrengung. Fühlte sich den ganzen Tag ungewöhnlich lebendig, kräftig und heiter (bei mäßigen Gaben). Vergiftung mit einem traurigen, stillen und schläfrigen Charakter (bei starken Gaben). Tiefer Torpor mit Erregung durch das geringste Geräusch, phantastische Ideen und Verlangen umherzuhüpfen, obwohl er sich kaum für einen Augenblick auf den Beinen halten kann. Schmerzen bessern sich vorübergehend, wenn die Gedanken auf einen anderen Gegenstand gelenkt werden.

Schlaf: Schlaf wie betäubt mit Kopfweh beim Erwachen, Schlaf sehr unruhig und unterbrochen, mit aufregenden Träumen.

Neuralgie
Spannungs- u. Angstzustände.
Geistige Erschöpfung z. B. bei Examensarbeit.
Zerebralsklerose mit Gedächtnisverlust und Altersdepression.
Altersschwerhörigkeit, Ohrensausen, Ménière.
Folgen körperlicher Überanstrengung.

Kopf: Schwindel und Gefühl von Hirnerschöpfung. Kopfschmerzen an verschiedenen Stellen des Kopfes, mit Schläfrigkeit und stupidem Gefühl, besser an der frischen Luft und bei Bewegung, schlimmer beim Denken und Lesen. Dagegen verschlimmert fortgesetzte Bewegung und Anstrengung. Schmerzen besonders am Kopf, vorübergehend gebessert durch Ablenkung auf einen anderen Gegenstand. Der Kopf und alle befallenen Teile scheinen von doppelter oder dreifacher Größe.

Störungen des Magens infolge nervöser Einflüsse.
Dyspepsia acida (STAUFFER).

Magen: Störung der Magenverdauung infolge nervöser Einflüsse; Dyspepsia acida (bewährt nach STAUFFER). Nimmt seine Nahrung mit rabenartiger Hast und Gier zu sich. Riesiger Appetit. Saures Aufstoßen, besonders

1 Stunde vor den Mahlzeiten, vom Magen in den Schlund aufsteigend. Ständiger Stuhldrang bei festem Stuhl. Durchfälliger Stuhl.

Blasenkatarrh.

Harnorgane: Brennen beim Wasserlassen.

Geschlechtsorgane: Männer: Schießender Schmerz im Glied, Schmerz im rechten Hoden. Verliebtheit. Nach einem Samenverlust Lebhaftigkeit.

Glieder: Kontrolle über die Körperbewegungen geht verloren (statische und motorische Atonie), wackliger, unsicherer Gang, Entspannung der Extremitätenmuskulatur.
Schmerzen an verschiedenen Stellen. Nervöses Zittern, daß kaum eine Tasse zum Mund geführt werden kann.

Ichthyosis.

Haut: Haut ist bedeckt mit großen Schuppen, welche abfallen und weiße Stellen zurücklassen, an denen sich Geschwüre bilden, ähnlich Lepra.

Dosierung

Bei geistiger Ermattung Tinktur und D 2 bis D 3, bei Überreizung D 4–D 6. Bei organischen Prozessen, wie Zerebralsklerose, auch Tinktur. Bei geistiger Überanstrengung, wenn Examensangst damit verbunden, kombiniert BARTELS *Piper* mit *Strophantus* (D 2).

Vergleichsmittel

Bei Besserung der Beschwerden durch Ablenkung bzw. Verschlimmerung derselben durch Drandenken: *Acidum oxalicum, Calcium phosphoricum, Gelsemium, Helonias, Medorrhin, Staphisagria*.

Piper nigrum

Herkunft des Mittels

Piper nigrum, der schwarze Pfeffer (Fam. nat. Piperaceae), wächst als immergrüner, kriechender oder kletternder 2–6 m hoher Strauch im indomalaischen Gebiet. Fructus Piperis nigri (schwarzer Pfeffer) und fructus Piperis albi (weißer Pfeffer) sind Steinfrüchte ein und derselben Pflanze. Der schwarze Pfeffer ist die unreife, noch grüne, beim Trocknen durch Schrumpfung gerunzelte Frucht. Der weiße Pfeffer ist die reife, von der äußeren Fruchtschale befreite und getrocknete Frucht.

Anwendung

Die unreifen, getrockneten Früchte von Piper nigrum werden zur Anregung der Magen- und Pankreasfunktion, zur Steigerung des Appetits oder zur Vermehrung der Milchsekretion verwendet. VOISIN fand das Mittel bei Milchabsonderung in der Pubertät oder außerhalb der Laktation in C 4 wirksam. Er empfiehlt es außerdem bei Uretritis mit Priapismus und dem Gefühl des Brennens auch außerhalb der Miktion in der C 5. Bei entzündlichen Reizungen der Schleimhäute mit dem Gefühl von Brennen, jedoch ohne nennenswerte Absonderung, empfiehlt er C 5 bis C 9.

Literatur

HOUAT: AHZ 74 [1867]: 158, veröffentlicht ein Symptomenregister von Piper nigrum, gibt aber leider nicht an, wie er zu der Symptomatik kommt, ob durch Arzneimittelprüfung, durch Genußmittelmißbrauch oder durch klinische Symptome.

LEESER: Lehrbuch der Homöopathie Band B/I, 730–32, Heidelberg 1973, Karl F. Haug Verlag. MEZGER bringt eine eingehende Beschreibung.

GREWE et alii: Über die Inhaltsstoffe des schwarzen Pfeffers, Chem. Ber. 103 (1970), 3752–3770, bringt den neuesten Stand der Inhaltsstoffe. Drei neue Alkaloide wurden isoliert. Der scharfe Geschmack des Pfeffers wird durch Piperin verursacht. Chavicin, das bisher als Geschmacksträger des Pfeffers angegeben wurde, ist ein Gemisch aus Piperin und Alkaloiden.

VOISIN, H., Materia medica des homöopathischen Praktikers, 970, Heidelberg 1969, Karl F. Haug Verlag, bringt eine kurze Beschreibung der bewährten Indikationen.

BOERICKE: Homoepathic Materia medica, 9. Auflage, 520, New York 1927, BOERICKE und RUNYON bringt ein kurzes Arzneimittelbild.

Arzneimittelbild

Leitsymptome: *Empfindung von Brennen und Druck in allen Teilen.*

Geist und Gemüt: Traurig, angegriffen. Unfähig zur Konzentration.

Kopf: Schwerer Kopfschmerz mit der Empfindung von Druck an der Nase und den Gesichtsknochen. Die Augen brennen. Das Gesicht ist brennend rot. Berstender Schmerz in den Augäpfeln. Niesen. Nasenbluten. Trockene und aufgesprungene Lippen.

Atmungsorgane: Kurzluftig, schmerzhafter Husten, wie die Brust zersprengend. Heiserkeit, Entzündung aller Schleimhäute mit Brennen und Trockenheitsgefühl.

Verdauungsorgane: Verlangen nach groben und absonderlichen Speisen. Unstillbarer Durst. Koliken und Krämpfe im Leib. Blähung und Völlegefühl.

Harnorgane: Brennende Schmerzen in der Harnröhre wie Feuer, häufiger, erfolgloser Drang. Priapismus. Milchabsonderung in der Pubertät oder außerhalb der Laktation.

Dosierung

D 3 bis D 6, VOISIN C 4 bis C 9.

Pix liquida

Herkunft des Mittels

Teer, der aus dem Holz verschiedener Pinaceen hergestellt wird.

Anwendung

Eine Arzneimittelprüfung existiert nicht; die Symptome sind zum Teil aus Nebenerscheinungen bei der äußeren Anwendung von Teerpräparaten bei Hautkrankheiten entnommen, zum Teil sind sie Indikationen des früher mehr geübten Gebrauchs bei chronischer Bronchitis und bei Lungentuberkulose. Als eine spezielle Indikation gilt ein Schmerz an dem Übergang des 3. linken Rippenknorpels in die Rippe, welcher auf den linken Bronchus bezogen wurde (?).
Die Hauptbestandteile sind Phenol, Guajacol, Kresol, Toluol, Xylol, Naphthol, Naphthalin und andere. Bei der äußeren Anwendung auf die Haut entstehen Akne, Ekzeme mit ödematöser Anschwellung. Pinselungen von Kaninchen mit Teerextrakten rufen Follikuloepetheliome, die alle Übergangsstadien bis zum Krebs aufweisen, hervor. Bei Mäusen erzielt man mit ziemlicher Sicherheit Karzinome, angeblich sogar mit Metastasen.

Literatur

ALLEN: Encyclopedia, Bd. X.
LEWIN: Gifte und Vergiftungen, S. 575.

Arzneimittelbild

Allgemeines: Völlegefühl und Schmerz im Kopf. Gelegentlich hohes Fieber.

Chron. Bronchitis, Lugentuberkulose III. Stadium.

Atmungsorgane: Auswurf von eitrigem Schleim, von üblem Geruch und Geschmack und begleitet von einem Schmerz am Rippenknorpel der 3. linken Rippe, teilweise zum Rükken durchdringend. Chronischer Husten, schlimmer bei Nacht, mit eitrigem Auswurf und nächtlichem Fieber.

Verdauungsorgane: Magenschmerzen; ständiges Erbrechen von schwarzer Flüssigkeit. Heftige Schmerzen in den Därmen und in den Lenden.

Harnorgane: Brennen beim Wasserlassen. Dunkelfarbiger Harn.

Heftig juckende Hautausschläge

Haut: Akutes Ekzem. Hautausschläge, besonders an den Handrücken, unerträglich juckend bei Nacht und blutend beim Kratzen.

Dosierung

D 3 bis D 12.

Vergleichsmittel

Übelriechendes Sputum: *Kreosotum, Asa foetida, Terebinthina, Phellandrium, Balsamum peruvianum, Sulfur jodatum, Carbo vegetabilis.*
Heftig juckende Hautausschläge: *Kreosotum, Sulfur, Arsenicum, Magnesium carbonicum, Dolichos, Graphites, Psorinum.*

Plantago major

Herkunft des Mittels

Plantago major, der breitblättrige Wegerich (Fam. nat. Plantaginaceae), ist in Europa, Asien und Nordamerika heimisch. Verwendet wird die frische Pflanze.
Die Wegericharten genossen in der Volksmedizin von alters her ein großes Ansehen gegen Darmkatarrhe (auch bei Blutabgang), gegen Lungensucht und Blutspeien, Verletzungen der inneren Organe, Nieren- und Blasenleiden, Wechselfieber. Äußerlich wurden sie gegen alte schlimme Geschwüre und gegen alle üblen Entzündungen der Haut, Rotlauf, Zellgewebsentzündung, Drüsenschwellungen, Brandwunden, Feigblattern, blutende Hämorrhoiden, Nasenbluten usw. angewendet. Auch Schmerzen der Zähne und der Ohren finden sich in den alten Kräuterbüchern (MATTHIOLUS).
Enthält das Glykosid Aucubin, das auch in *Euphrasia* enthalten ist. Neue Untersuchungen haben eine antimikrobielle Wirkung gegen pathogene grampositive und gramnegative Keime erbracht.

Anwendung

Die Anwendung in der Homöopathie beschränkt sich auf **Zahnschmerzen,** die mit Ohrenschmerzen einhergehen oder mit diesen sich abwechseln, auf Neuralgien, die mit wurzelkranken Zähnen zusammenhängen, und **Bettnässen.** Beachtenswert erscheinen noch die Herzsymptome.
Als wirksamer Bestandteil werden Schleimstoffe, vielleicht auch das Glykosid Aucubin angesehen. Ein pektinartiges Polysacharid vermutet K. H. GEBHARDT als Ursache der vorherrschenden Vagotonie von Plantago, wodurch auch die Verwendung gegen Ulcus ventriculi und duodeni, die in Rußland geübt wird, ihre Erklärung fände.

Literatur

Eine Prüfung nahm Dr. HUMPHREY im Jahre 1871 an 10 Personen hauptsächlich mit D 1 vor (siehe ALLEN: Encyclopedia, Bd. VII).

Arzneimittelbild

Geist: Geistige Erregung und Reizbarkeit, sehr verstimmt, unfähig zu geistiger Arbeit.

Kopf: Stechende und durchschießende Kopfschmerzen, hin und her wechselnd und in Anfällen auftretend. Scharfe Schmerzen in den Augenhöhlen.

Mittelohrkatarrh

Ohr: Durchschießende Schmerzen, von einem Ohr zum andern.

Zahnschmerzen mit in Gesicht, Augen, Ohren ausstrahlenden Nervenschmerzen.

Gesicht und Mund: Neuralgische Gesichtsschmerzen, Anschwellung einer Gesichtshälfte mit heftigen Zahnschmerzen; die Zähne erscheinen zu lang. Schmerzen in den Zähnen wie von den Nerven ausgehend. Speichelfluß. Blutendes Zahnfleisch.

Verdauungsorgane: Reichliches Aufstoßen von Gasen, Aufstoßen von schwefelartig riechender Luft. Rumpeln und Kollern im Bauch, viel übelriechende Blähungen, Durchfälle mit Blut vermischt, Vorfall des Mastdarms.

Enuresis

Harnorgane: Sehr häufiger und reichlicher Harnabgang auch in der Nacht. Obwohl er die Blase entleert hat, muß er bald wieder urinieren. Harn spärlich und dunkel oder wasserhell.

Herz: Herzklopfen nach dem Treppensteigen, Schmerzen am Herzen, aussetzender, unregelmäßiger Puls. Sehr beschleunigter (120 in der Minute) und kaum fühlbarer Puls. – Kältegefühl und Fiebergefühle mit beschleunigtem Puls.

Glieder: Rheumatoide Schmerzen. Neuralgische hin- und herziehende Schmerzen.

Haut: Jucken, papulöser Ausschlag an Hüften und Oberschenkeln. Bläschen, zu gelben Krusten vertrocknend.

Dosierung

Ø bis D 3. Auch äußerlich bei **Zahnschmerzen** und **Mittelohrkatarrh.** In Glyzerin gelöst in das Ohr einzuträufeln bei Ohrschmerzen.

Vergleichsmittel

Mittelohrkatarrh: *Ferrum phosphoricum, Pulsatilla, Chamomilla, Mercurius.*
Gesichtsneuralgie infolge Zahnwurzelentzündung: *Belladonna, Staphisagria, Kreosotum, Mercurius.*

Platinum

Herkunft des Mittels

Platin zählt zu den Schwermetallen. Soweit bis jetzt festgestellt werden konnte, gehört es nicht zu den notwendigen Bestandteilen des tierischen und menschlichen Körpers; falls dies zutrifft, käme ihm auch keine physiologische Rolle zu.

Hauptwirkung

Die Hauptwirkung ist auf 2 Organsysteme gerichtet:
1. Das zentrale Nervensystem mit Gehirn und Rückenmark, mit typischen Gemütssymptomen und der Neigung zu bedrückter Gemütsverfassung oder anmaßender Überheblichkeit und hochmütigem Herabsehen auf andere. Wie die anderen Edelmetalle *Aurum* und *Argentum* besitzt Platin eine sehr intensive Einwirkung auf das geistige Leben.
2. Hand in Hand mit dieser Alteration des Gemütslebens gehen Störungen des Sexualsystems, an dem eine starke Erregung mit höchster nervöser Überreizung des Geschlechtstriebs beim männlichen und weiblichen Geschlecht wahrgenommen wird.

Typus

Bestimmend für das Platin-Bild sind die Gemütssymptome, die weitgehend an Hysterie erinnern, so wie dieser Zustand ursprünglich verstanden wurde, nämlich als vom weiblichen Genitale ausgelöste Gemütsverstimmung. Diese seelische Verfassung wird hervorgerufen durch eine auf das Gemütsleben projizierte sexuelle Überreizung. Wir begegnen einer Niedergeschlagenheit und großer Neigung zu weinen, die grundlos in ihr Gegenteil umschlagen kann, oder es erfolgt ein Wechsel zwischen diesen Gemütssymptomen und krampfartigen Schmerzen in irgendeinem Nervengebiet oder einer Reizung der Geschlechtsorgane. Das hochfahrende und hochmütige Wesen ist besonders kennzeichnend für Platin, wie wir es sonst von keinem Mittel kennen. Doch braucht es für die Verordnung von Platin nicht notwendig zugegen sein. Häufiger scheint mir noch die stille depressive Verstimmung mit verschlossenem Wesen vorzukommen, die ebenfalls durch die Arzneimittelprüfungen belegt ist. Man wird manchen ausgezeichnet auf Platin ansprechenden Fall verfehlen, wenn man sich in der Verordnung von Platin nur auf dieses hochfahrende Wesen beschränkt. Auch STAUFFER mißt dieser depressiven Gemütslage einen großen Wert bei als Belgeiterscheinung von Gebärmutterverlagerungen, wobei ihm die ängstliche, kleinlaute Stimmung der Kranken aufgefallen ist. Diese Gemütsschwankungen schließen sich mit Vorliebe an das Wochenbett an, wo Platin sich bei **puerperaler Depression** außerordentlich bewährt und zu den schönsten Heilungen Gelegenheit gibt. Meines Erachtens ist Platin viel häufiger zu diesen Gemütsverstimmungen angezeigt als das immer zuerst genannte *Aurum.* Zu vergleichen ist es außerdem mit *Cimicifuga* und *Stannum.* Bei organischen Veränderungen der weiblichen Genitalien, wie **Senkung oder Anschoppung der Gebärmutter,** gehört es in die erste Reihe. Bei **Myom** mit starken Blutungen ist es einer unserer zuverlässigsten Helfer und wird im ganzen viel zu selten in die Wahl gezogen.

Literatur

GROSS: Stapfs Archiv für die homöop. Heilk. 1, 1: 122.
HAHNEMANN: Die Chronischen Krankheiten, 2. Aufl., Bd. 5.
ALLEN: Encyclopedia, Bd. VII.
HUGHES: Cyclopaedia, Bd. III.
Die Mehrzahl der Symptome stammen von GROSS, der sie zum großen Teil an „einem Frauenzimmer" beobachtete, „das körperlich und geistig gesund war, wenn auch etwas reizbar".
H. SCHULZ ließ mehrere Prüfer 5 Wochen lang Platin prüfen, in täglichen Dosen von 0,57 mg. (H. Schulz, Vorlesungen über Wirkung und Anwendung anorg. Wirkstoffe, 5. Auflage, S. 439.)
Platinum muriaticum:
ALLEN: Encyclopedia, Bd. VII.

Arzneimittelbild

Leitsymptome: *Große Traurigkeit mit in sich gekehrtem Wesen und Neigung zu weinen.*
Rascher Umschlag der Stimmung von Gedrücktheit zu ausgelassener Laune und umgekehrt.
Hochfahrender und selbstüberheblicher Charakter, sieht mit Verachtung auf andere herab – oder stille, zurückgezogene Bedrücktheit.
Die Gemütssymptome beruhen auf der Grundlage einer sexuellen Überreizung.
Körperliche Schmerzen und seelische Störungen lösen sich gegenseitig ab.
Die Schmerzen sind meist krampfartig und zusammenschnürend; sie sind begleitet von einem Taubheitsgefühl und der Empfindung von Kälte.*
Die Schmerzen steigen langsam und fallen ebenso (vergleiche Stannum).
Viele Beschwerden sind mit Zittern und nervösem Frostschauder verbunden.
Besserung der Gemütssymptome und der Kopfschmerzen im Freien.
Verschlimmerung mancher Beschwerden abends.

Allgemeines: Wechsel der Geistes- und Körperbeschwerden, indem diese verschwinden, wenn jene erscheinen, und umgekehrt. Gefühl von Kribbeln, Taubheit und Kälte sowie von klammartigen Schmerzen an verschiedenen Körperteilen. Gefühl von Lähmung und Erschlaffung der Glieder. Zittern durch den ganzen Körper.

Hysterische Zustände, Depressionszustände, Zwangsideen, zum Beispiel ihr eigenes Kind oder ihren Gatten töten zu müssen,

Geist und Gemüt: Ängstlichkeit mit Zittern der Hände. Große Ängstlichkeit mit Herzklopfen.
Angst wie zum Sterben, als wolle die Besinnung vergehen, mit Zittern in allen Gliedern.

* Bei diesen partiellen Kältegefühlen handelt es sich um Parästhesien und nicht um den Einfluß äußerer Kälte.

Größenwahn, Epilepsie,
Puerperale Depressionen
und Manien,
Krämpfe bei Kindern
und Onanisten,
bei sexueller Überreizung.
Nervöse oder psychische Störung
durch sexuelle Frustration

Gefühl, als müsse sie bald sterben, mit großer Weinerlichkeit.

Trübsinnigkeit, sie glaubt, sie passe nicht in die Welt, ist des Lebens überdrüssig, hat aber vor dem nahe geglaubten Tode großen Abscheu.

Verstimmt auf lange Zeit, von geringem Ärger; er spricht nur, wenn er muß, höchst unfreundlich, abgebrochen, zankend.

Traurig und mürrisch sitzt sie allein, ohne zu reden, und kann sich des Schlafes nicht erwehren; dann untröstliches Weinen, besonders wenn man sie anredet. Stillschweigen und unwillkürliches Weinen, selbst nach der freundlichsten Zusprache, so daß sie sich selbst über sich ärgert.

Sehr weinerlich und verdrießlich, sie muß oft unwillkürlich weinen, was sie erleichtert.

Besonders nachmittags und abends sehr angegriffenes Gemüt.

Weinerlichkeit und Trübsinn, schlimmer im Zimmer, besser im Freien.

Sehr weinerlich und bei geringer Veranlassung allzusehr gerührt.

Sehr ernsthaft und einsilbig den ersten Tag; den folgenden kommt ihr alles spaßhaft und lächerlich vor. Große Heiterkeit, daß sie hätte tanzen mögen, $1/2$ Stunde nach dem Weinen.

Bei Heiterkeit des Gemüts leidet der Körper und umgekehrt, bei leidendem Gemüt ist der Körper wohl. Sehr ärgerlich und gereizt über unschuldige Dinge und Worte, so daß sie sich bisweilen selbst und auf Freunde losschlagen möchte.

Traurig und verdrießlich, den ersten Morgen, den folgenden unbeschreiblich selig, besonders im Freien, daß sie hätte alles umarmen und über das Traurigste lachen mögen.

Nach 1stündigem Fußgang erscheint ihr alles sehr klein und alle Personen physisch und geistig geringer, sie selbst aber körperlich groß und erhaben; im Freien, bei Sonnenschein, vergeht stets alles.

Verächtliches, bedauerndes Herabblicken auf

sonst ehrwürdige Leute mit einer gewissen Wegwerfung, in Anfällen, ohne ihren Willen. Hoffärtige, stolze Empfindungen. Bei der Verächtlichkeitslaune plötzlich Heißhunger und gieriges, hastiges Essen.

⊙ Eine Mutter ist besessen von dem zwanghaften Gedanken, ihr Kind töten zu müssen, eine Frau ebenso ihren Gatten, den sie innigst liebt.

Teilnahmslos, kalt, zerstreut, in Gesellschaft von Freunden; ihre Gedanken waren stets abwesend. Gleichgültigkeit, es war ihm gleich, ob seine abwesende Gattin sterbe.

Es ist ihr, als gehöre sie gar nicht in ihre Familie.

Große Zerstreutheit und Vergeßlichkeit; sie hört selbst nicht das Gegenwärtige, auch wenn man mehrmals auf sie hineinredet. Dumpfe, schmerzhafte Eingenommenheit in der Stirne wie ein Brett vor dem Kopf. Schwindel in flüchtigen Anfällen, im Stehen, als sollte er das Bewußtsein verlieren.

Schlaf: Große Neigung zu heftigem, fast krampfhaftem Gähnen. Abends sehr schläfrig, sie schläft während des Sprechens oder Lesens ein. Nachts erwacht sie wie dumm und kann sich lange nicht besinnen. Ängstliche, verworrene Träume. Träumen von Krieg und Blutvergießen, vom Tode der Schwester, von Feuersbrunst. Erwachen nachts um Mitternacht oder um 3 Uhr.

Kopfschmerzen und Kopfneuralgien, langsam zu- und abnehmend, mit Kältegefühl.

Kopf: Kopfschmerz in Stirn, Schläfe und Hinterkopf von zusammenpressender Art oder wie ein Plock, mit dem Gefühl von Taubheit und Kribbeln, besser im Freien. Ameisenlaufen und Kältegefühl in der rechten Gesichtshälfte.

Ungewöhnliche Hitze, besonders am Kopf, als wolle Angstschweiß ausbrechen. Zu Beginn des Gehens schmerzliches Schüttern des Gehirns, wie eine an den Schädel anschlagende Kugel. Klammartiges Einwärtspressen in der Schläfe.

Gesicht: Gesicht blaß, wie eingefallen. Brennende Gesichtshitze mit glühender Gesichtsröte.

Augen: Zittern und Zucken der Augenlider und Flimmern. Gefühl wie ein Sandkorn. Trübsichtigkeit wie durch Flor, und Gefühl, als sei das Auge zugeklebt. Schmerz in den Augen, bei Licht und bei angestrengtem Sehen, erst jucken sie, daß sie reiben muß, schmerzen sehr. Schrunden und Kältegefühl im rechten Auge.

Ohren: Ohrzwang, klammartige Schmerzen in beiden Ohren. Gefühl, als zöge Luft in das rechte Ohr. Klingen, Sausen, dumpfes Rollen im Ohr.

Globus hystericus

Hals und Brust: Zusammenschnüren, Kratzen und Beklemmung im Halse und in der Brust. ⊙ Stimmlosigkeit. Stockschnupfen in einem Nasenloch, dann beim Gehen im Freien starker Fließschnupfen mit Niesen, darauf ebenso im anderen Nasenloch.

Darmkoliken. Blei-Vergiftung (vgl. *Alumina*). Verstopfung.

Verdauungsorgane: Widerwille gegen Essen. Anhaltende Übelkeit bei großer Mattigkeit, Ängstlichkeit und Zittern durch den ganzen Körper. Fast stets hungrig. Lautes unwillkürliches Aufstoßen. Aufstoßen vor dem Frühstück bei leerem Magen und nach dem Essen. Druck und Enge in der Magengegend. Kolikartiges Kneipen im Bauch. Kolonspasmen. Krampfartige Bauchauftreibung, an mehreren Stellen, wie große Blasen; an anderen Stellen krampfartige Eingezogenheit und Vertiefung derselben. Stechen in der rechten Bauchseite, durch Liegen auf der rechten Seite in die Nabelgegend und linke Seite gehend, durch Liegen auf der linken Seite verschlimmert. Verstopfung mit viel Stuhldrang und mühsamem Abgang. Schütteln und Schaudern durch den Körper nach dem Stuhl. Stühle hart und trocken oder wie Lehm, ⊙ am After festklebend. ⊙ Verstopfung auf Reisen, wohl auf psychische Hemmungen zurückzuführen, wenn das Klosett seinen Ansprüchen nicht entspricht.

Harnorgane: Vermehrte Harnsekretion.

Männliche Geschlechtsorgane: Widernatürlich erhöhter Geschlechtstrieb. Nächtliche Erektionen mit verliebten Träumen.

Menorrhagie, **Myomblutungen**, Regelkrämpfe, geschlechtliche Überreizung mit psychischen Äquivalenten. Fluor albus. **Gebärmutteranschoppung und**

Weibliche Geschlechtsorgane: Regel 1–2 Wochen zu früh, zu stark und zu lang.
Ohne Anlaß äußerst erregter Geschlechtstrieb, der sie zum Weinen bringt. Wollüstiges Krib-

-verlagerung. Ovarialneuralgie, Eierstocksgeschwülste. Pruritus vulvae. Enuresis nocturna. Vaginismus. Nymphomanie.

beln in den Geschlechtsteilen mit ängstlicher Beklemmung und Herzklopfen. Schmerzhafte Empfindlichkeit mit Herabdrängen nach unten, wie zur Regelzeit, mit innerem, fast stetem Frostschauder und äußerlich fühlbarer Kälte. ⊙ Überempfindlichkeit gegen Berührung und Kleiderdruck.

Neuralgien und Neuritiden, zum Beispiel Ischias.

Glieder, Muskeln und periphere Nerven: Schwächegefühl mit Zittern; Taubheitsgefühl, Kribbeln und Ameisenlaufen, rheumatoide Schmerzen. Schmerzen an kleinen Stellen wie nach Stoß, Schlag oder Quetschung. Schmerzhaftes Zusammenschnüren und Pflockgefühl. Erschlaffung beider Arme wie nach schwerem Tragen, durch Hin- und Herbewegen gemindert. Plötzliche Lähmigkeit wie nach einem Schlag, bald des rechten, bald des linken Armes. Klammschmerz der Hand und Finger. Klammschmerz in den Beinen. Taubheit und Müdigkeit der Beine. Gefühl in den Gliedern wie zu eng gewickelt. ⊙ Schmerzen mit Kältegefühl (vergleiche Kopf).
Neigung, die Beine zu entblößen, ohne Hitze.

Haut: Lästige Schweiße an Händen und Füßen. Hautjucken, Brennen der Haut.

Wärmeregulation: Frostschauder über den ganzen Körper. Frostzittern, Kälteüberlaufen. (Im Verhältnis zu den Kältegefühlen treten Hitzegefühle stark zurück.)

Dosierung

D 6 an aufwärts. Verdünnungen erst ab D 8.

Weitere Präparate

Platinum colloidale, flüssig auch in den niederen Verdünnungen.
Platinum muriaticum besitzt keine besonderen Anzeigen. Verreibung ab D 2, Verdünnung ab D 1 herstellbar.
Platinum jodatum wird bei **Myomen** und **Eierstocksgeschwülsten** gebraucht. Verreibung ab D 1, Verdünnung ab D 8 herstellbar.

Vergleichsmittel

Schmerzen steigen langsam an und fallen ebenso: *Stannum, Strontium.*

Krampfartige Leibschmerzen: *Plumbum, Alumina,* Magnesiumsalze, *Opium, Belladonna, Colocynthis, Mandragora, Nux vomica.*
Herabdrängende Schmerzem im Genitale: *Sepia, Lilium, Murex.*
Krankhaft gesteigerter Geschlechtstrieb: *Staphisagria, Hyoscyamus, Stramonium, Mandragora, Murex, Veratrum, Agnus castus, Cannabis indica, Moschus, Phosphorus.*
Hochmütiges, herablassendes Wesen: *Hyoscyamus, Lycopodium, Sulfur, Veratrum.*
Hysterie mit raschem Umschlagen der Stimmung: *Crocus, Ignatia.*
Krämpfe der Kinder nach Onanie: *Staphisagria, Bufo.*
Spastische Obstipation: *Alumina, Nux vomica, Opium, Plumbum.*
Depression mit Angst, zu sterben: *Aconitum, Arsenicum.*
Depression allgemein: *Aurum, Cimicifuga, Stannum.*
Zwangsideen, meint ihr Kind oder ihren Gatten, den sie zärtlich liebt, töten zu müssen: *Mercurius, Nux vomica.*
Puerperale Manie: *Cimicifuga, Stramonium, Veratrum.*
Gleichgültigkeit gegen die eigene Familie: *Sepia, Lycopodium.*
Rascher Wechsel der Stimmung in beiden Extremen: *Crocus.*

Beispiel

Zwangsideen

Frau A. K., 57 Jahre, kommt am 15. 2. 1957 in meine Behandlung. Seit über 1 Jahr verspüre sie immer, wenn sie ihr Enkelkind sieht, den Drang, es irgendwie umzubringen. Sie habe ständig den Eindruck, in der nächsten Sekunde müsse sie dem Kinde, das sie gern habe, absichtlich etwas antun. Dies Gefühl, das sie als furchtbar quälend empfindet, habe sich dann nach einiger Zeit auch in bezug auf ihre Tochter und schließlich auf alle Kinder, die ihr begegneten, erstreckt. Die Patientin war im letzten Jahr bei einem homöopathischen Arzt in Behandlung, ohne daß sich eine Änderung ihres Zustandes gezeigt hätte. – Sie habe übrigens auch früher schon Ängste gehabt, zum Beispiel in Menschenansammlungen, in Räumen; Angst, über eine Brücke zu gehen, weil sie dann meine, sie müsse hinunterspringen. Dies habe sich eigentümlicherweise eingestellt und sich zu einer Angstneurose gesteigert, nachdem eine jahrelang schwelende, starke Gesichtsakne verschwunden sei.
Über 2 Jahre lang sei sie damals in psychiatrischer Behandlung gewesen. Die Behandlung bestand aus 3mal 2 Tabletten *Abasin* täglich. Sie habe in ihrem Leben viel Aufregungen gehabt, lebe getrennt von ihrem Mann. ---
Schläft schlecht, liegt auf dem Rücken, lag früher gern auf dem Bauch. Bei Rechtslage Magenschmerz, bei Linkslage Herzweh. Heiße Füße nachts.---
Bei Vertikaldruck auf Mittelbauch in Nabelhöhe gibt die Patientin ein Senkungsgefühl im Unterleib an.
Psychisch: selbstbewußt, distinguiert, indes nicht arrogant. Sehr sauber, korrekt gekleidet. Übernimmt nicht ungern die Verantwortung, für einen größeren Kreis Schutzbefohlener zu sorgen (stellvertretende Leiterin eines karitativen Heims).
Und nun die Mittelwahl: Es präsentierte sich das Symptom: Drang, geliebte Personen zu töten. Für *Mercurius* fand sich kein Anhalt, blieben also noch *Nux vomica* und Platina. Ein Vergleich des Arzneimittelbildes von *Nux vomica* belehrte mich, daß auch dieses Mittel nicht in Betracht kam. Für Platina schien ebenfalls nichts zu sprechen. Beim gründlichen Nachlesen in der „Materia medica“ von BOERICKE indes fand ich unter dem Abschnitt „Mind“ den Hinweis: „Körperliche Symptome verschwinden, worauf psychische Symptome sich entwickeln.“ Dieser Angabe war nun erhebliche Bedeutung beizumessen, weil nach Verschwinden einer langdauernden schweren Akne eine jahrelange Angstneurose sich manifestiert hatte. Und schließlich waren ja auch ihre jetzigen Mordgedanken kurze Zeit nach Abklingen ihrer Furunkulose erschienen. Durch diese Überlegung ermutigt, begann ich die Symptome von Platina weiter durchzugehen.

Endlich fragte ich die Patientin, ob sie irgendwann einmal Sehstörungen gehabt habe, bei denen sie die Dinge wie zu groß oder zu klein gesehen habe. Darauf antwortete sie prompt: Ja, als Kind habe sie oft und als junge Frau 1mal das Gefühl gehabt, als ob die Menschen und Gegenstände kleiner seien, als ob sie alles durch ein umgekehrtes Operngläs sehe. Dies letzte Symptom charakterisierte nun eindeutig Platina als das Simillimum.
Die Patientin erhielt am 15.2.57 mittags und abends je 5 Globuli Platina C 30.
Verlauf: 15.3.1957: 64 kg. 10 Tage nach Platina habe sie an heftigen Schmerzen zunächst in den Krampfadern des rechten Beines gelitten, später auch links und in den Bruchstellen der Beckenknochen. Der Schlaf sei indes sofort bedeutend besser geworden. Sie schlafe jetzt wieder gern auf dem Bauch. Auch fühle sie sich seitdem allgemein wesentlich frischer und aktiver. Herz und Magen seien besser. Vom 5. Tage ab (nach Platina) habe sie – unfaßbar für sie – völlig normalen spontanen Stuhl täglich. Die scheußlichen Mordideen allgemein Kindern gegenüber seien nicht wiedergekehrt, allerdings sei sie ihrem Enkelchen gegenüber noch nicht ganz sicher. Keine Medikation.
Spätere Beratungen zeigten, daß auch der Drang, ihr Enkelkind zu töten, in der Nachwirkung von Platina verging. Dieser Tage erhielt ich von der Patientin eine Karte, auf der sie froh mitteilte, daß sie seit langem sich in jeder Hinsicht wohl fühle.
[Entnommen einem Aufsatz von R. RÖMER: Besondere psychische Symptome (Klass. Homöop. 1959: 192) (gekürzt).]

Einschlafstörung

Einschlafstörung bei einer 67jährigen Frau, die ich wegen einer atonischen Obstipation und Hypertonie behandelte. Ihre Gemütslage wechselte zwischen Überheblichkeit und Furcht; sie leidet an allerlei Einbildungen, deren Verdrängung sich durch viszerale und dermale Hyperreaktion äußert. In ihrer Jugendzeit litt sie an Dys- und Hypermenorrhö, sowie an Migräne und Frigidität. Seit sie Platina D 30 nimmt, sind Obstipation und Agrypnie beseitigt. (UNGER, Homöopathie und Schlafstörungen, AHZ Bd. 204 [1959], S. 554.)

Plumbum metallicum

Toxikologie

Als Grundlage des Arzneimittelbildes von Blei dient in erster Linie die Blei-Vergiftung, der Saturnismus. Die Prüfung am Gesunden hat einiges dazu ergänzt.
Die akute Blei-Vergiftung, welche nach Aufnahme größerer Mengen löslicher Blei-Verbindungen zustandekommt, unterscheidet sich so wenig von einer großen Anzahl anderer Vergiftungen, daß sie nur geringe Bedeutung für homöopathische Zwecke erlangen kann. Sie verläuft hauptsächlich unter schweren Magen-Darm-Erscheinungen wie Speichelfluß, übler Geschmack, Übelkeit, Erbrechen, Magenkrämpfe und Kollaps mit kaltem Schweiß und Kolikanfälle. Hierzu treten von seiten der Niere Eiweiß, Blut und Zylinder im Harn, von seiten des Nervensystems Bewußtlosigkeit, Lähmungserscheinungen an den Gliedern, Paraplegie, Unvermögen zu sprechen. Blei wird häufig gebraucht, um Abort hervorzurufen, was öfter gelingt, wenn auch unter Lebensgefahr.
Der Verlauf der Vergiftung durch Bleitetraaethyl (das Antiklopfmittel) ist ein anderer: das unzersetzte Molekül bewirkt die akuten und subakuten Vergiftungen, das bei der Zerstörung des Stoffes im Körper entstehende anorganische Blei die chronischen. Die ersten Symptome treten schon nach einigen Stunden auf, steigern sich in der Folgezeit und können nach 1 bis 8 Tagen zu schweren manischen und delirösen

Zuständen führen. Zentrale Erscheinungen psychischer und organischer Art stehen im Vordergrund; daneben werden motorische, besonders Gehstörungen beobachtet, auch Glykosurie. Die Vergiftungen werden hauptsächlich mit dem unverdünnten Stoff hervorgerufen.

An Pflanzen werden schon in einer Konzentration von 10^{-10} Schädigungen beobachtet.

Die chronische Blei-Vergiftung tritt erst nach längerer Blei-Einwirkung und dann meist schubweise ein. Als Ursache der Blei-Vergiftung werden außer gewerblicher Einwirkung durch Bleidämpfe, früher häufig durch bleihaltige Farben, neuerdings auch Wasserleitungsröhren aus Blei, aus welchen sich Blei in nachweislicher Menge lösen kann, angenommen (KOLLATH: Münch. med. Wschr. 1942: 927). „Das Wesen der Blei-Vergiftung besteht nach RODENACKER darin, daß das Blei als kräftiges Reduktionsmittel die Zellatmung schädigt. Die Vergiftung beginnt also, sobald diese Schädigung einsetzt, das heißt vermutlich bereits bei kleinen und kleinsten Dosen. Wenn es dann noch nicht sofort zu schweren Schäden kommt, so liegt das daran, daß diese zur Entwicklung längere Zeit benötigten. Denn stets besitzt das Gewebe eine, individuell allerdings verschiedene, Anpassungsfähigkeit gegen diese Zellatmungsgifte. Ich erinnere an die große Streuung bei der Empfindlichkeit gegen Alkohol. Uns fehlen aber klinische Methoden, die diese Frühschäden erkennen lassen."

„Aus der verschiedenen Konstitution der Individuen erklärt sich auch die immer wieder hervorgehobene Tatsache, daß bei gleicher Bleimenge ein Teil der Menschen beziehungsweise der Versuchstiere (KISSKALT) gesund bleibt, ein anderer leicht und mit verschiedenen Symptomen, ein dritter schwer und mit typischen Symptomen erkrankt. Es ist deshalb auch nicht gerechtfertigt, eine bestimmte Blei-Menge als zulässig und ‚normal' zu bezeichnen (zum Beispiel 0,3 mg/l), vielmehr können zahlreiche Überempfindlichkeiten bei herabgesetzter Gewebsatmung vorkommen." Das Blei wird nach seiner Aufnahme in den Organismus zunächst dadurch unschädlich gemacht, daß es nach vorübergehender Ablagerung in Leber, Nieren und Darm schließlich in den Knochen dort deponiert wird, wo unter normalen Bedingungen die Ablagerung des Kalkes erfolgt. Diese Blei-Depots sind aber nach KOLLATH außerordentlich labil und werden durch körperliche Anstrengungen, nervöse Erregungen, bestimmte Kostveränderungen und Arzneimittel wieder in Lösung gebracht. Die Gewebsschäden entwickeln sich in folgender Weise:

1. Die Wirkung auf die blutbildenden Organe scheint das erste erkennbare Symptom zu sein. Als Reaktion kommt es zur überstürzten Blutbildung mit dem Auftreten basophiler Tüpfelung der roten Blutkörperchen, das als Frühsymptom der Blei-Vergiftung bekannt ist. Später treten die anämischen Symptome auf.
2. Die blaßgraue Gesichtsfarbe scheint weniger ein Zeichen der auftretenden Anämie als der Angiospasmen zu sein. Die Gefäßschädigungen gehen von Angiospasmen und Ischämien zu schweren Schädigungen der Gefäßintima, Endarteriitis und Sklerose über. Die Blutdrucksteigerung kann schon durch ausgedehnte Gefäßspasmen bedingt sein oder auch in späteren Stadien durch Sklerose. In den Gefäßendothelien

kommt es infolge der Schädigung der Zellatmung zu Verfettung. Die Folge davon ist Anschwellung der Gefäßendothelien, Verringerung des Lumens und dadurch gesteigerter Blutdruck. Der Puls wird hart wie ein „gespannter Eisendraht" und ist verlangsamt.

In der Leber werden zahlreiche Enzymsysteme durch Blei geschädigt. Es wird angenommen, daß Blei hauptsächlich mit Lipoiden, Phosphorsäure, Albuminen und anderen Eiweißen, mit Nukleinsäuren und mit Proteinen generell in Reaktion tritt.

Die Schädigung der Nieren ist ebenfalls unter die Gefäßbeziehungen des Bleis einzureihen und kommt zustande durch Gefäßspasmus mit Ischämie und daraus hervorgehender Entartung des Parenchyms, welche unter dem Bilde einer Nephritis verläuft – oder durch eine Endarteriitis, welcher eine Nephrosklerose folgt.

Nach VOLHARD ist eine Blei-Niere nicht zu unterscheiden von einer sekundären Schrumpfniere als Folge einer chronischen Glomerulonephritis.

3. Im Blut kommt es zu einer Verminderung der Zahl der Erythrozyten und zum Auftreten der basophylen Körnelung, welche neben dem Bleisaum am Zahnfleisch als das wichtigste Erkennungsmittel gilt. Die Feststellung von Blei im Harn gibt der Diagnose Sicherheit.

4. Die glatte Muskulatur wird dadurch geschädigt, daß infolge der Muskelkontraktion die Aufbauphase des Glykogens, welche in der Erschlaffung erfolgen sollte, gestört wird. Dadurch wird der Wiederaufbau des Glykogens unterbrochen.

5. Am Darm kommt es zu einem Spasmus chronischer Art und zu den schwersten Blei-Koliken. Eine hartnäckige Verstopfung ist dann die Folge, welche durch antispastische Mittel, wie *Opium*, gelöst werden kann und zum Stuhlabgang führt.

6. Ob die Schädigung des Nervensystems auf direkte Beeinflussung der Nervensubstanz oder auf dem Wege über Gefäßstörung zustande kommt, ist schwer zu entscheiden. Möglicherweise wirken beide Faktoren zusammen. Ehe es zu Lähmungserscheinungen kommt, treten sensible, trophische und motorische Reizerscheinungen auf und lassen die Neuritis erkennen. Taubheitsgefühle, Reißen, Zucken werden erwähnt. Die Haut kann sehr empfindlich gegen Berührung und gegen kalte Luft sein. Krämpfe in den Muskeln, zum Beispiel in den Waden, treten auf; diese werden nachts und durch Bewegung schlimmer, durch Druck vorübergehend besser und besitzen einen anfallsartigen Charakter, ähnlich der Blei-Kolik. Über Zittern und Muskelschwäche kommt es dann zur Lähmung, welcher die Atrophie folgt. Typisch für Blei ist die Extensorenlähmung an den Händen.

Als Ausgangspunkt ist eine Schädigung der grauen Substanz der Vorderhörner des Rückenmarks zu betrachten. Von den Hirnnerven ist der Nervus opticus bevorzugt befallen; es tritt vorübergehende Blindheit oder Neuritis und Atrophie des Sehnerven auf.

7. Die Geschlechtsorgane können durch Blei schwer geschädigt werden. Es werden Aborte und Frühgeburten hervorgerufen, ebenso Totgeburten. Amenorrhö oder vorzeitige Regelblutung werden beobachtet, auch gelegentlich Vaginismus. Unfruchtbarkeit bei Mann und Frau scheint nicht selten durch Blei verursacht zu werden.

Bei chronischer Blei-Vergiftung kann sich Atrophie der Hoden, bei akuter Vergiftung schmerzhafte Hodenschwellung ausbilden. Potenzverminderung und Potenzverlust sind Folgen der Blei-Einwirkung. Interessant in diesem Zusammenhang ist die Vermutung KOBERTS, daß die vielen kinderlosen Ehen der Römerzeit nicht nur auf die Lasterhaftigkeit der damaligen Zeit zurückzuführen seien, sondern in noch viel höherem Maße auf eine Sterilität infolge Blei-Vergiftung, da Blei damals als Arznei und zu Eß- und Trinkgefäßen sowie zu gewerblichen Zwecken viel verwendet worden sei.
Im Verlauf der Blei-Vergiftung kommen Schädigungen des Zentralnervensystems vor, welche mit organischen Nervenleiden, wie Tabes, Bulbärparalyse und amyotrophische Lateralsklerose, Ähnlichkeit besitzen. Doch werden die Aussichten des Bleis als Arznei gegen diese Krankheitszustände ungünstig beurteilt. Von STAUFFER und LEESER werden ihm jedoch Aussichten bei der progressiven Muskelatrophie zugestanden.
Neuerdings wird über das Entstehen eines Blei-Basedow berichtet, der sowohl über das Zentralnervensystem als auch durch direkte Einwirkung auf die Schilddrüse zustande kommen kann. Hierbei soll eine Neigung zu Basedow oder mindestens eine vegetative Übererregbarkeit die Voraussetzung bilden. (BAADER, E.: Gewerbekrankheiten. 1954. Verlag Urban und Schwarzenberg.)
Die Frage, ob Blei bei Blei-Vergiftung als isopathisches Mittel Verwendung finden soll, wurde in lehrreicher Weise durch BAADER auf Anregung von A. BIER untersucht (Beiträge zur Heilkunde aus der Chir. Universitätsklinik Berlin, VI. Abschn.). Es fand sich bei einigen Fällen von Blei-Vergiftung, daß nach 5wöchiger Einnahme von *Plumbum aceticum* D 6 ein Blei-Saum auftrat, während vor der Einnahme einwandfrei kein Blei vorhanden war. Diese Versuche wurden nicht weitergeführt, da man mit der Möglichkeit rechnete, daß das beweglich gemachte Blei sich an den Nerven verankere und dann zu Blei-Lähmung führen könne. Wenn man nach diesem Versuch annehmen darf, daß tatsächlich Blei freigemacht wurde, ist die isopathische Blei-Behandlung ernsthaft zu erwägen, da man es ja in der Hand hat, durch höhere Verdünnung und vor allem durch seltenere Gaben die Lösung des gespeicherten Bleis in solchen Grenzen zu halten, daß die Ausscheidungsorgane nicht über das Maß ihrer Leistungsfähigkeit beansprucht werden. Diese Versuche fordern in der Tat dazu auf, bei Blei-Vergiftung Blei in Anwendung zu bringen, während man seither als bevorzugtes Mittel *Alumina*, seltener *Platina*, genannt hat. Eine Erleichterung der Ausscheidung durch kanalisierende Mittel (Darm und Nieren) muß nebenher gehen.

Klinische Anwendung

Die häufigste Anwendung findet das Blei im Formenkreis der **Arteriosklerose** für den „blassen Hochdruck" mit allen seinen Folgezuständen, wie **geistige Demenz, Altersepilepsie, Nephrosklerose, Folgen von Schlaganfällen.** Man kann damit nicht selten augenfällige Erleichterung und Leistungssteigerung erzielen mit Senkung des Hochdrucks. DONNER sen. hat für die Arteriosklerose Plumbum metallicum D 30 im Wechsel mit *Ergotin* (D 3 bis D 6) empfohlen. Auch bei **spastischer Obstipation** hat es sich bewährt. Bei organischen Rückenmarksleiden, wie Tabes, multiple Sklero-

se, Bulbärparalyse, hat man trotz der Ähnlichkeit wenig Erfolg gesehen. Das Arzneimittel geht hier scheinbar doch auf anderen Wegen als diese Systemerkrankungen. Blei kann ich bei **intermittierendem Hinken** sehr empfehlen (D 12 bis D 30).
Für **Nierenschäden,** vor allem in chronischen Stadien, ist Blei ein bewährtes Heilmittel und wird sowohl bei **Nephrosklerose** als auch chronischer **Glomerulonephritis** als eines der ersten Mittel verordnet.

Typus

Der Typus ist durch Abmagerung mit Schwund des Fettgewebes, durch die Spasmen der glatten und der willkürlichen Muskulatur, besonders aber der Arterien, durch die Anämie mit der blassen oder schmutzigen Haut gekennzeichnet. Es sind trockene, magere, blasse Typen.
Es kommen überwiegend chronische Krankheitszustände in Betracht. Einer der seltenen akuten Krankheitszustände, in denen Blei verordnet wird, ist der **Mumps.** Beim Mumps (Parotis epidemica) wird Plumbum durch v. WESSELHOEFT empfohlen. Auch J. BERGMANN berichtet über eine Epidemie von Mumps, bei der er etwas 60 Fälle mit *Plumbum aceticum* D 6 bei eindeutigem Erfolg behandelt hat; ohne Ausnahme waren Fieber und Schmerz am nächsten Tage behoben, wenn auch die Schwellung noch einige Tage anhielt (BERGMANN, J.: Allg. homöop. Ztg. 186 [1938]: 158).

Literatur

Die erste Arzneimittelprüfung wurde von HARTLAUB und TRINKS vorgenommen und in ihrer „Reinen Arzneimittellehre", Bd. 1, veröffentlicht. Diese Autoren haben bereits zahlreiche toxikologische Beobachtungen hinzugefügt. Bei ALLEN und bei HUGHES finden sich noch weitere zahlreiche Vergiftungssymptome, so daß die Zahl der Symptome bei ALLEN auf 4163 angewachsen ist.

Arzneimittelbild

Leitsymptome: *Es besteht eine organotrope Beziehung zu den Blutgefäßen mit Angiospasmus an den Arterien, zur glatten Muskulatur aller Organe mit Spasmus, zum Zentralnervensystem und den peripheren Nerven mit Reizung der Nervensubstanz. Neuritis und Degeneration mit Lähmung und Atrophie der Muskulatur.*
Abmagerung und Mattigkeit mit fahler, gelblicher, trockener und faltiger Haut, Schwund des Fettgewebes und Anämie.
Kolik im Mittelbauch mit kahnförmiger Einziehung des Leibs, mit Besserung durch Druck und durch Liegen auf dem Bauch.
Afterkrampf, wie wenn der After nach innen gezogen würde.
Lähmung der Muskulatur, bevorzugt Lähmung der Handstrecker. Muskelkrämpfe.
Anfallsweise Auftreten der Krämpfe oder Koliken und Nervenschmerzen.
Überempfindlichkeit der Haut bei Berührung, Besserung bei festem Druck, durch Reiben.
Verschlimmerung bei jeder Bewegung, bei Nacht.
Besserung durch Druck und Zusammenkrümmen.
Besserung durch Strecken der Glieder.

Allgemeines: Schwinden der Kräfte, die Vergifteten fallen vom Fett und Fleisch. Abmagerung und Atrophie der Muskeln. Anämischer Zustand.

Gemüt: Gedrückt und niedergeschlagen, furchtsam und schreckhaft, hoffnungslos, gleichgültig. Angst und Depression.

Allgemeine und zerebrale Arteriosklerose mit „blassem Hochdruck".

Geist: Langsame Auffassung; langsames und aussetzendes Gedächtnis; kann beim Sprechen nicht das rechte Wort finden. Benommenheit und Verwirrung der Gedanken. Schwindel beim Bücken und Aufwärtsblicken. Halluzinationen und wilde Delirien. Fürchtet, ermordet oder vergiftet zu werden. Anfälle von Epilepsie.

Kopf: Kopfschmerzen und Schweregefühl in allen Teilen des Kopfes. Ausfallen der Kopfhaare. Die Haare haben ein trockenes Aussehen oder nehmen eine fette Beschaffenheit an.

Neuralgien, Neuritiden, Chron. Ischias. Progressive Muskelatrophie. Blei-Vergiftung.

Peripheres Nervensystem: Empfindlichkeit einzelner Hautbezirke gegen kalte Luft und gegen Berührung. Hyperästhesien und Parästhesien; Erlöschen der Sensibilität, Neuralgien, Neuritiden mit plötzlich einsetzenden, krampfartigen Schmerzen, die blitzartig und in Anfällen auftreten, besser durch Druck, schlechter durch Bewegung. Lähmung der willkürlichen Muskulatur, allgemein oder einzelner Muskelgruppen. Lähmung der Handstrecker mit Atrophie und Beugekontraktur.

Gesicht: Blasse oder blaßgelbe, schmutziggelbe Gesichtsfarbe. Fettiges Aussehen der Haut. Krampfartige Verzerrung der Gesichtsmuskeln. Zucken der Gesichtsmuskeln.
Ausfallen der Augenbrauen und der Barthaare.

Augen: Vorübergehende oder fortschreitende Erblindung. Pupillen erweitert, seltener verengt. Skleren gelblich.

Schilddrüse: Entstehen eines Blei-Basedows.

Atmungsorgane: Heiserkeit und Rauheit im Hals, Stimmlosigkeit. Reichlicher Auswurf von Schleim aus dem Kehlkopf, von zäher, klarer oder gelbgrüner, klumpiger Beschaffenheit. Auch trockener, krampfhafter Husten.

Parotitis epidemica, auch mit Metastasen in den Keimdrüsen

Verdauungsorgane: Entzündung der Schleimhäute des Mundes und der Zunge. Ohrspeicheldrüsen und Glandula sublingualis dick geschwollen. Appetit übermäßig gesteigert oder gänzlich aufgehoben, süßlicher Mundgeschmack, Speichelfluß, Erbrechen. (Der Blei-Saum kann nicht zum therapeutischen Vergleich herangezogen werden.)
Globusgefühl in der Speiseröhre. Anfälle von Magenkrampf und Kolik in der Mitte des Bauches mit Ausstrahlung nach allen Seiten mit Besserung durch Druck und durch Liegen auf dem Bauche. Die Bauchdecken sind dabei hart und kahnförmig eingezogen. Gefühl, als würden die Gedärme nach rückwärts gegen die Wirbelsäule gezogen. Hartnäckige, krampfartige Verstopfung. Stuhl knollig oder schafkotartig.

Spastische Obstipation

Zusammenschnüren des Afters, Gefühl, als würde er nach innen gezogen.

Leber: Schädigung der Leber bis zur Gelbsucht.

Akute und chron, parenchymatöse Nephritis, Nephrosklerose.

Harnorgane: Tenesmus der Blase, Strangurie, Ischurie, Harn kann nur tropfenweise entleert werden. Harn enthält Eiweiß und Zylinder, die Ausscheidung von Harnstoff, Phosphor- und Harnsäure ist vermindert, die Harnmenge ist vermindert bis zur Anurie. Ausgang in chronischer Nephritis.

Geschlechtsorgane: Männer: Schmerzen in den Hoden und Samensträngen, die Hoden sind krampfhaft hochgezogen. Schwellung der Hoden. Pollutionen. Unfruchtbarkeit der Männer. Die von bleikranken Männern erzeugten Früchte gehen meist durch Abort oder Frühgeburt ab oder sterben in den ersten Lebensmonaten.
Frauen: Vaginismus. Regel setzt völlig aus. Die Schwangerschaft bleikranker Frauen endet meist durch Abort oder Frühgeburt. Wenn eine Schwangerschaft ausgetragen wird, so stirbt das Kind in den ersten Tagen oder Monaten. – Stechende Schmerzen in den Brüsten.

Glieder: Ständiges Zittern der Glieder, besonders der Hände, so daß er kein Glas zum Munde führen kann. Krampfhafte Spannung und krampfhafte Bewegung in den Gliedern, Muskelkrämpfe, verbunden mit großer Schmerzhaftigkeit. Die Beine sind krampfhaft an den Leib heraufgezogen.

Lähmungen in den Gliedern, allgemein oder einzelner Muskelgruppen; nach vorangegangener Schwäche, Zittern und Taubsein. Typisch ist die Lähmung der Handstrecker. Große Schwäche und Kraftlosigkeit der Glieder.

Intermittierendes Hinken

Anfallsweises Auftreten von Schmerzen in den Gliedern, vermehrt durch Druck und Bewegung, schlimmer bei Nacht. Strecken der Glieder bessert. Neuralgische Schmerzen in Anfällen. Schießende, lanzinierende Schmerzen. Neigung zu Gicht wird bei Bleikranken beobachtet. Arthralgie.

Haut: Große Überempfindlichkeit der Haut gegen Berührung, besser durch Druck. Taubheit und Verlust der Sensibilität. Formikationen und Parästhesien. Die Überempfindlichkeit und Taubheit wechselt öfter die Stelle. Die befallenen Gebiete sind kälteüberempfindlich.

Welke, trockene, magere Haut von blassem, schmutziggrauem oder gelblichem Aussehen, auch regelrechter Ikterus. Die Haut, besonders über den Gliedern, nimmt eine bläuliche Farbe an. Fettige Beschaffenheit der Haut. Ausfallen der Haare.

Wärmeregulation: Kälte mit Trockenheit der Haut. Es überwiegt Kälte und Schaudern, besonders der Glieder, und im Freien. Fieberhitze mit Schweißen.

Dosierung

Bei einem Arzneistoff, der, wie Blei, im Organismus nicht abgebaut und nur schwer wieder ausgeschieden werden kann, dürfte es sich nicht empfehlen, die tiefen Potenzen zu gebrauchen, da diese eine Belastung für den Körper bedeuten und in ihrem weiteren unkontrollierbaren Weg durch den Körper doch gewisse Schäden verursachen können.

Es wird daher kaum unter D 6 dosiert, meist sind höhere Potenzen gebräuchlich. Dilutionen erst ab D 8.

Weitere Präparate

Plumbum jodatum für **Arteriosklerose** und **Parotitis epidemica.**
Plumbum colloidale flüssige Potenzen.

Vergleichsmittel

Arteriosklerose, allgemein, und Zerebralsklerose: *Barium, Strontium, Aurum, Conium.*
Spastische Verstopfung, Darmkoliken: *Alumina, Opium, Nux vomica, Mandragora, Platinum.*
Intermittierendes Hinken: *Secale.*
Zittern der Glieder bei alten Leuten: *Aranea ixobola, Conium.*
Chronische Nephritis: *Acidum nitricum, Arsenicum, Calcium arsenicosum, Lespedezza.*

Podophyllum

Herkunft des Mittels

Podophyllum peltatum, der Maisapfel (Fam. nat. Berberidaceae) ist im östlichen Nordamerika heimisch. Verwendet wird der frische, nach völliger Reife der Früchte gesammelte Wurzelstock nebst Wurzeln.

Anwendung und Wirkung

Der Wurzelstock dieses Krautes wird von den Eingeborenen Nordamerikas als Abführ- und als Wurmmittel gebraucht. Von Bedeutung ist ganz besonders die gallentreibende Kraft dieser Droge (vergleiche auch die verwandte *Berberis vulgaris*). Auch das Harz dieser Pflanze, Podophyllin, findet als **Cholagogum** und **Emetikum** sowie bei **Stauungserscheinungen** im Bauch Verwendung. Podophyllin ist Bestandteil von verschiedenen Spezialitäten gegen Gallensteinleiden. Neuere Untersuchungen (durch EMMENEGGER und STÄHELIN) ergaben, daß mit C 14 markiertem Podophyllotoxinglukosid, dieser Bestandteil durch isolierte Gallensonden nach 6 Stunden zu 73% mit der Galle ausgeschieden wird. Damit ist die Beziehung zum Leber-Gallen-System erwiesen. Man nimmt an, daß Podophyllum den Rücktransport der Gallensäure verhindert. Die Gesamtmenge der Gallensäure beträgt beim Menschen nur etwa 3g, von welchen 97% rückresorbiert werden. Diese Rückresorption wird offenbar durch Podophyllum – wie man annimmt – durch Bindung mit Harzstoffen verhindert. Podophyllum gelangt in das Kolon und erzeugt dort die Anregung der Dickdarmmotorik, wodurch die explosiven Stuhlentleerungen ihre Erklärung finden. Ein ähnlicher Vorgang wird bei anderen Harzdrogen wie z. B. *Aloe* hervorgerufen.
Bei Podophyllum wurde zytostatische Wirkung festgestellt; für die homöopathische Anwendung blieb dies bisher ohne Belang.

Nach amerik. Angaben (Amer. homeop. Rev. V, 371) ist Podophyllum bei schmerzlosen Diarrhöen der Kinder allen einschlägigen Mitteln, wie z. B. *Ferrum, China* und *Phosphor* überlegen.

Literatur

Toxikologische Beobachtungen und Symptome an 3 Prüfern in ALLENs „Encyclopedia" und bei HUGHES, Cyclopaedia, Bd. III u. IV.

HALE: New Remedies, 2. Aufl.

WILLIAMSEN: Allg. homöop. Ztg. 74: 61, 71.

LEESER: B I Pflanzliche Arzneistoffe Seite 685. Heidelberg. Karl F. Haug Verlag.

Arzneimittelbild

Leitsymptome: *Gefühl von Elendigkeit und Leere im Bauch, besonders nach dem Stuhl. Auch Gefühl von Gebärmuttervorfall beim Stuhl.*
Durchfälle morgens zwischen 2 und 4 Uhr, gelb oder grün, schleimig und übelriechend und unverdaut mit großer Erschöpfung oder ⊙ Durchfälle wie aus dem Spundloch (Hydrantenstühle).
Entzündliche Zustände des Duodenums, der Leber und Gallenwege und des Dünndarms mit Leere- und Prolapsgefühl der Bauchorgane.
Verschlimmerung morgens von 3 Uhr ab und nach dem Essen und Trinken.
Allgemeine Besserung am Abend.
Besserung durch lokale Wärme.
⊙ *Verschlimmerung durch heißes Wetter**.

Kopf: Schwindel und Eingenommenheit des Kopfes. Kopfschmerzen, besonders im Vorderkopf und morgens beim Aufstehen, besser durch Waschen mit kaltem Wasser. Kopfschmerz wechselt mit Durchfall.

Schlaf: Sehr unruhig, steht im Schlaf auf oder jammert im Schlaf.
Morgens schwer aus dem Schlaf zu wecken; unerfrischt nach dem Aufstehen. Schläfrigkeit am Tage, vor allem vormittags.

Augen: Entzündung der Augen mit heftigen Schmerzen und starker Schwellung der Blutgefäße. Heftige oberflächliche Ulzera der Corneae mit allgemeiner Kongestion der Bindehäute; keine Reizerscheinungen tagsüber, jedoch heftige Entzündung morgens beim Erwachen.

* STAUFFER, Klinische Homöopathische Arzneimittellehre, Seite 533, J. Sonntag Verlagsbuchhandlung, Regensburg und VOISIN, Materia Medica des Homöopathischen Praktikers, Seite 988, Karl F. Haug Verlag Heidelberg.

Gastrokardialer Symptomenkomplex

Kreislauf: Enge auf der Brust mit der ständigen Neigung, tief Atem zu holen. Herzklopfen und beschleunigte Herztätigkeit. ⊙ Venöse Stauungen. Kollapsartige Erschöpfung mit kalten Schweißen, schwachem Puls.

Gallensteinleiden, Gallenblasenentzündung, Gelbsucht.

Verdauungsorgane: Zunge weiß belegt, Mund und Hals trocken oder reichlicher Speichelfluß, übler Geschmack im Mund. Wundheit im Schlund mit Schluckschmerz, besonders bei Flüssigkeiten. Fehlender Appetit und großer Durst auf kaltes Wasser, ⊙ das verschlimmert. Kaltes Wasser bekommt nicht und wird in kleinen, bitter schmeckenden Mengen wieder erbrochen. Saures Aufschwulken und Magenbrennen. Übelkeit und Erbrechen von dunkelgrünen Massen, von Galle gemischt mit Blut. Erbrechen und heftige brennende Schmerzen im Magen, dabei Erschöpfung wie zum Sterben. Große Empfindlichkeit des Oberbauches gegen Berührung, gegen Kleiderdruck und gegen den Druck der Decke mit Besserung durch äußere Wärme. Schmerzen unter dem rechten Schulterblatt. ⊙ Lebergegend empfindlich gegen Berührung, aber besser durch leichtes Reiben, wonach Verlangen besteht. ⊙ Kann es nur in Bauchlage aushalten (während der ersten Schwangerschaftsmonate). Schwäche und Gefühl der Leere in der Magengegend. Krampfartige Leibschmerzen, die zum Schreien nötigen, gebessert durch Wärme und durch Zusammenkrümmen. ⊙ Muß auf dem Bauch liegen. Starke Auftreibung des Leibes.

Akuter und chron. Magendarmkatarrh. Kolitis.
Hämorrhoiden.
Mastdarmvorfall.

Durchfälle gleich nach dem Essen und Trinken.

Sommerdurchfälle.
Zahnungsdurchfälle.
Die Symptome im allgemeinen und besonders im Bauch sind schlimmer morgens und besser abends.

Durchfälle am frühen Morgen von 3 Uhr ab bis in den Vormittag hinein, abends besser und normaler Stuhl. Tenesmus nach dem Stuhl. ⊙ Gußartiger Durchfall (Hydrantenstuhl). Stühle gelb oder grün, wäßrig, sehr übelriechend, schleimig und unverdaut, den After wundmachend. Während und nach dem Stuhl viel Zwang. Nach dem Stuhl Schwächegefühl. Durchfall jeden Tag oder jeden zweiten Tag wechselnd mit Verstopfung. Große Erschöpfung und Schwächegefühl mit Leere im Bauch, besonders nach dem Stuhl.

Vortreibung und Schwellung der Hämorrhoidenknoten mit Vorfall der Mastdarmschleimhaut und heftigen Schmerzen bei jeder Bewegung und beim Schneuzen. Der Vorfall schwoll derart an, daß er mehrere Tage nicht reponiert werden konnte.

Geschlechtsorgane: Gefühl, als ob die Gebärmutter vorfallen wollte beim Stuhl. Schmerzen im Uterus und im rechten Ovar.

Dosierung

Bei **Durchfällen** wird die D 3 bis D 6 empfohlen; bei **Verstopfung** mit Gallenstokkung die D 1 bis D 2.
Auch Podophyllinum D 1 bis D 6 ist im Gebrauch, die tiefen Verreibungen ebenfalls nur bei Verstopfung.
Bei Zahnungsdurchfällen: Höhere Potenzen (NASH).

Vergleichsmittel

Gußartige Durchfälle herausschießend: *Aloe, Mandragora, Gambogia, Phosphorus, Thuja.*
Durchfälle früh morgens aus dem Bett treibend: *Aloe, Natrium sulfuricum, Mandragora, Sulfur.*
Zahnungsdurchfälle: *Chamomilla.*

Populus tremuloides

Herkunft des Mittels

Populus tremuloides, Espe (Fam. nat. Salicaceae), ist in Nordamerika heimisch. Verwendet werden die frische innere Rinde der jungen Zweige und die Blätter. Die Heilanzeigen stammen von den eklektischen Ärzten Nordamerikas; eine Prüfung am Gesunden wurde nicht vorgenommen. Sie enthält als wesentliche Bestandteile das Glykosid Salicin und dessen Benzoylderivat Tremuloidin und Tremulacin, die auch in der bei uns heimischen Art Populus tremula enthalten sind. Durch diese beiden Glykoside wurde eine Vermehrung der Harnsäureausscheidung und eine heilsame Wirkung bei neuralgischen und arthritischen Erkrankungen festgestellt.

Anwendung

Nach HALE hat Populus tremuloides bei den Eklektikern einen guten Ruf als Mittel gegen chronische Dyspepsie, Magenkatarrh, Verdauungsschwäche mit chronischem Durchfall, bei Leberinsuffizienz und mangelhafter Gallensekretion, auch bei Schwangerschaftserbrechen.
Von größerer Bedeutung ist die organotrope Beziehung zu den Harnwegen, wo es auch in der homöopathischen Schule reichliche Verwendung findet gegen **Blasenkatarrhe,** besonders alter Leute, und sich ganz besonders bei **Prostata-**

hypertrophie häufig bewährt. Brennen und Schmerzen beim Harnlassen wird hervorgehoben. Die Harnretention bei Prostatahypertrophie wird bei beginnenden Fällen oft mit Erfolg behandelt. Erkrankungen des Uterus und der Vagina in Verbindung mit Blasenkatarrhen.

Auch *Populus tremula* soll sich gegen Prostatahypertrophie und Blasenkatarrhe bewährt haben (vergleiche MADAUS: Biologische Heilmittel). Diese einheimische Art enthält das gleiche Glykosidspektrum wie Populus tremuloides und kann in seiner Wirkung Populus tremuloides gleichgestellt werden.

Literatur

Die fragmentarische Prüfung durch HALE ist in der ,,Encyclopedia" von ALLEN verzeichnet.
CLARKE: Dict of prakt. Mat. mod. London 1925.
HALE: New Remedies, Philadelphia, 1897, mit klinischen Anzeigen.

Dosierung

Ø und D 1. Nach VOISIN auch höhere Potenzen C 4 oder C 5.

Potentilla anserina

Herkunft des Mittels

Potentilla anserina, das Gänsefingerkraut (Fam. nat. Rosaceae), ist in der gemäßigten Zone der nördlichen Halbkugel heimisch. Verwendet wird die frische blühende Pflanze.

Wirkung

Eine Prüfung wurde nicht vorgenommen. Neben einem erheblichen Gehalt an Gerbsäure finden sich spasmolytische Stoffe. Es hat sich rasch einen sicheren Platz als Spasmolytikum besonders bei Dysmenorrhö, aber auch bei anderen Krämpfen erobert. Am isolierten Uterus wurden mit einem 10proz. Dekokt zunächst Tonussteigerung und Kontraktionsverkürzungen hervorgerufen; dann aber kommt es zur Auflösung der Dauerkontraktion in rhythmische Zusammenziehungen (SCHNEIDER, F., und NEVINNY, H.: Zbl. Gynäk. 1933). Die biphasische Wirkung läßt sich also deutlich erkennen.

Anwendung

In Betracht kommt die Anwendung auf folgenden Gebieten (nach R. F. WEISS: Hippokrates 1940: 842):

1. Bei der Dysmenorrhö und bei Lochialstauung;
2. bei Spasmen im Pylorusgebiet im Gefolge von Gastritis, Ulcus ventriculi oder duodeni, hypersekretorischem Reizmagen und bei den verschiedensten funktionellen Magenstörungen der Vagotoniker und vegetativ Labilen;
3. bei chronischen Darmerkrankungen, hauptsächlich solchen im Sinne einer Colica mucosa:

4. bei Wadenkrämpfen und anderen chronischen Krampferkrankungen der quergestreiften Muskulatur.

Dosierung

Tee, 1–2 Tassen täglich oder ∅ 3mal täglich 5 Tropfen. Da die Wirkung nicht sofort, sondern erst nach einigen Stunden eintritt, läßt man Anserina bei Dysmenorrhö schon vor dem erwarteten Beginn der Regelkrämpfe nehmen.
Potentilla tormentilla, die Blutwurzel, wird wegen ihres reichen Gerbstoffgehaltes bei subakuten und chronischen Darmkatarrhen und als Hämostyptikum gebraucht. Zweckmäßige Darreichungsform Tinktur (aus der Wurzel), 3mal täglich 10 Tropfen.

Primula obconica

Wirkung

Primula obconica (Fam. nat. Primulaceae) ist wohlbekannt durch ihre Eigenschaft, Nesselsucht und nässendes Ekzem hervorzurufen. Besonders empfindliche Personen bekommen diese Hautaffektionen bereits, wenn sie in die Nähe der Pflanzen kommen. Der Sitz des Giftes Primin ist in den Drüsenhaaren, welche leicht abbrechen und eine scharfe Flüssigkeit abgeben. Der Ausschlag ist vergleichbar mit dem von *Anacardium, Euphorbium, Rhus toxicodendron, Ranunculus bulbosus* und *Arsenicum album.*
Das Arzneimittelbild ist das Ergebnis von unabsichtlichen Intoxikationen und einer Arzneimittelprüfung von BRETT an sich selbst (Homoeop. World XXV: 496).

Arzneimittelbild

Urtikaria, vorwiegend nässende Ekzeme.
Primelausschlag.

Haut: Nesselartiges Erythem mit heftigem Jucken. Bildung von Papeln, Pusteln und Bläschen mit Wundheit und Nässen. Erysipelartige Anschwellung der Haut.
Die Haut schwillt stark an und verursacht Unbeweglichkeit der Teile. Aufspringen der Haut über den Fingergelenken wie bei Frostschäden.
Die Hauterscheinungen sind mit Fiebergefühl verbunden sowie begleitet von heftigem Jucken und teilweise auch von Brennen, das sich in der Nacht verschlimmert.

Dosierung

Nicht unter D 4 bis zu Hochpotenzen, letztere besonders bei Primelausschlägen.

Vergleichsmittel

Urtikaria: *Apis, Rhus, Medusa, Urtica.*
Akutes nässendes Ekzem: *Anacardium, Arsenicum, Euphorbium, Rhus, Ranunculus.*

Prionurus australis – Buthus australis

Herkunft des Mittels

Das Gift des giftigsten in Algier vorkommenden Skorpions, zoologisch als Buthus australis bezeichnet.

Wirkung

Die allgemeine Wirkung aller Skorpionengifte, von denen es auf der ganzen Erde etwa 500 Arten gibt, zeigt manche Verwandtschaft zu dem Gift der Biene, der Schlangen, der Amphibien und besonders der Spinnen, obwohl die Giftdrüsen fast in jeder dieser Tiergruppen in einem anderen Körperteil liegen. Bei den Skorpionen liegt der Giftstachel am Ende des „Schwanzes", der beim Stich über den Rücken nach vorn gebeugt wird, wobei der Stachel in das mittels der Kieferklauen festgehaltene Opfer gestoßen wird. Die Ähnlichkeit mit den Schlangengiften geht sogar bis zur gegenseitigen Neutralisation der entsprechenden Seren. Die Wirkung der Skorpionengifte ist durch Tierversuche wie durch Beobachtungen an gestochenen Menschen bekannt. An der Einstichstelle treten lokale Schmerzempfindung, Schwellung und Blutergüsse auf. Darauf folgt eine hochgradige Reflexerregbarkeit mit Spasmen der glatten und quergestreiften Muskulatur und schließlich Lähmung des Nervensystems. An den einzelnen Organen wird eine Einwirkung auf das Herz, erhöhte Sekretion der Speicheldrüsen und der Nasenschleimhäute, eine Blutdrucksteigerung wie nach *Adrenalin,* Krämpfe der glatten wie der quergestreiften Muskulatur, Hyperämie der Lungen und anderer Organe, Petechien in Luftröhre und Lunge, Epithelialnekrose und fettige Entartung der Nieren und der Leber beobachtet. Von besonderer Bedeutung ist die neurotoxische Wirkung sowie die hämorrhagische und hämolytische. Proteolytische Wirkung scheint das Skorpiongift nicht zu besitzen. Die chemische Natur des Skorpiongiftes ist jedoch noch ungeklärt. – Als Gegenmittel haben sich gegen die Spasmen Gynergen-Injektionen bewährt. Auch Calcium-Injektionen sind gegen die Permeabilitätsänderungen empfohlen worden. Die Gifte der einzelnen Arten weisen jedoch in Giftigkeit und Charakter manche Unterschiede auf. – Bei einem wahrscheinlich durch Scorpio afer Gestochenen wurde ausgeprägte Leukopenie, die sich auch auf die Eosinophilen, Lymphozyten und Mononukleären erstreckte, gefunden.

Prionurus australis hat bei Prüfung mit kleinen Dosen Vermehrung der geformten Bestandteile des Blutes hervorgerufen.

Der Stich von Prionurus wirkt auf Kinder und Jugendliche häufig, auf Erwachsene selten tödlich. Offenbar ist der kindliche Organismus dem Gift bedeutend mehr zugänglich.

Die Hauptwirkung von Prionurus australis: Dieses Gift ist bis jetzt das einzige Skorpiongift, das einer Arzneimittelprüfung am Gesunden durch Dr. AZAM in Algier mit 6 Personen unter Verwendung von C 6 unterworfen worden ist. Dabei ist auch noch das Vergiftungsbild eines von einem großen, gelben Skorpion gestochenen Mannes aufgenommen. Bei den Tierexperimenten zeigte sich folgendes Vergiftungsbild: Meerschweinchen, Mäuse und Hunde zeigen Anzeichen heftigen Schmerzes, sie schreien, springen umher und wälzen sich. Heftiges Niesen, starke Absonderung der Nase und der Speicheldrüsen, Beschleunigung der Atmung, Erstickungsanfall mit Atembeschwerden, krampfartige Zuckungen der Glieder mit folgender krampfartiger Lähmung. Tod durch Lähmung der Atmung. Bei intravenöser Zufuhr beobachtet man Blutdruckanstieg.
Schon im 2. Jahrhundert wird von DIOSCORIDES als Folge von Skorpionenstichen die außerordentliche Kälte, besonders auch an den Gliedern, geschildert. AETIUS (etwa um die Wende des 5. zum 6. Jahrhunderts) war bekannt, daß auf den Wundschmerz Gespanntheit und Stupor folgen, so ,,daß sich die Gestochenen wie vom Hagel getroffen glauben". Muskelspasmen und Kältegefühl sind auch tatsächlich die bemerkenswertesten Anzeichen des Skorpiongiftes.
O. LEESER weist auf die große Ähnlichkeit der Symptomatik mit dem Parkinson hin, die in der bei Skorpionengiften häufig beobachteten Starre des Gesichts in Schluckstörungen, Speichelfluß, Tremor und Gangstörungen liegt, wobei aber nicht außer acht gelassen werden darf, daß es sich bei den Skorpionengiften um schnell vorübergehende, funktionelle Störungen, beim Parkinsonsyndrom jedoch um irreversible Veränderungen des Zentralnervensystems handelt (vergleiche *Aranea ixobola* und *diadema*). Es ist noch darauf hinzuweisen, daß die AMP von AZAM durch orale Gaben (C 6) genommen wurde. Damit ist erwiesen, daß das Gift auch therapeutisch oral wirksam ist und nicht parenteral angewendet werden muß.

Literatur

Actes du Congrès de Berlin (L'Homoeopathie française, Janvier et Fevrier 1939).
Bericht des 12. Kongresses der ,,Liga homoeopathica internationalis" in Berlin (Dr. AZAM).
LEESER, O.: Lehrbuch der Homöopathie, C. Tierstoffe, S. 107.
ALLEN: Encyclopedia, Bd. VIII, S. 546 (Scorpio).

Arzneimittelbild

Leitsymptome: *Unfähigkeit zu geistiger Anstrengung trotz des Willens hierzu und obwohl die geistigen Fähigkeiten erhalten sind.*
Schwächung des Willens und der Tatkraft.
Unwiderstehlicher Drang zu sprechen.
Schläfrigkeit, Schwindel, dann Gedankenflucht, starke Kopfschmerzen, die nach Sitz und Stärke wechseln. Nackensteifigkeit.
Ständiger und starker Speichelfluß, Niesen; rote tränende Augen, eingefallene Augen.
Steifwerden, Verkrampfung und Müdigkeit der Muskeln, körperliche Abgeschlagenheit, die bis zur Erschöpfung geht. Steifwerden des Genicks.

Zittern, Angstgefühl, Beklemmung und Erstickungsgefühl in der Kehle und auf der Brust.
Stechende Empfindungen in der Haut, Erkalten der Extremitäten, Gefühl wie von Eisnadeln.
Verschlimmerung zwischen 16 und 20 Uhr.
Verschlimmerung durch Anstrengung, Licht, Lärm.
Besserung durch Ruhe, nach dem Essen.

Allgemeines: Ungewöhnliche Müdigkeit und Erschöpfung, die zum Niederliegen zwingt und sich dadurch bessert. – Vermehrte Spannung im Gefäßsystem.

Therapeutisch noch nicht genügend verwendet

Geist und Gemüt: Euphorie; geistige Arbeit erfolgt mit großer Leichtigkeit oder Unfähigkeit, die Gedanken auf einen bestimmten Gegenstand zu richten. Gehirn erscheint wie eingeschlafen. Abneigung gegen geistige Arbeit; er kann diese Abneigung und Gleichgültigkeit nicht überwinden, obwohl der Geist klar ist. Er verliert das Interesse für alles.
Lebensüberdruß, Traurigkeit.
Unwiderstehliche Begierde zu sprechen, dann wieder unbesiegbares Schweigen. Gereiztheit und Ärgerlichkeit.
Große Schläfrigkeit und unwiderstehliches Schlafbedürfnis bei der Mehrzahl der Prüfer.

Kopf: Schwindel, wie betrunken, mit Übelkeit und Speichelfluß. Taumelnder Gang, kann nur mit Anstrengung geradegehen. Kopfschmerzen in verschiedenen Teilen des Kopfes, kongestiv hämmernd, drükkend. Nackensteifigkeit.

Augen: Gerötet, tränend, Schwellung der oberen Augenlider, verdrehte Augen; eingefallene Augen.

Nase: Heftiges Niesen mit vermehrter Nasenabsonderung.

Mund und Hals: Ausgeprägter Speichelfluß über viele Tage. Lippen wie zu dick, Speichel schmeckt säuerlich. Frisches Wasser wird im Mund und Schlund wie kaltes Mineralwasser oder Brauselimonade empfunden. Pfefferminzgeschmack im Mund. Hals zusammengeschnürt, so daß Speisen nicht geschluckt werden können. Schlund wie aus Holz, nichts gleitet mehr hinunter vom Ansatz der Zunge bis zur Höhe des Brustbeinansatzes. Schilddrüse auf der rechten Seite geschwollen.

Atmungsorgane: Kehlkopf und Luftröhre beengt, mühsames Atmen. Beklemmungen, schmerzhaftes Zusammenziehen in der Brust wie durch einen zusammenziehenden Reif. Erstickungsgefühl.

Herz: Herzklopfen zu verschiedenen Tageszeiten. Hitzewellen über den ganzen Körper, besonders der Herzgegend.

Verdauungsorgane: Schmerzen in der Lebergegend. Erbrechen. Durchfall, Verstopfung.

Geschlechtsorgane: Männer: Schmerzen im männlichen Glied, stechend. Brennen beim Wasserlassen. Frauen: Regelblutung vermindert, Regel zu früh, hört mit Kolik auf. Brüste schmerzen.

Glieder und Rücken: Schmerzen in verschiedenen Teilen, mühsames Gehen, äußerste Kraftlosigkeit und Müdigkeit gehört zu den häufgisten Erscheinungen. Glieder eiskalt. Gefühl wie von Eisnadeln unter der Haut. Die Beine scheinen nach rückwärts zu gehen statt nach vorwärts. Steifheit der Finger, so daß sie nur mit Schwierigkeit geöffnet werden können.

Wärmeregulation: Frieren und Schlottern, heftiges Schwitzen, Fieberanfall bis 40,3°. Glieder eiskalt; die Zähne klappern. Gefühl wie von Eisnadeln unter der Haut.
Frieren und Schlottern mit folgendem hohem Fieberanfall, mit Besserung durch heftigen Schweiß. Gefühl wie von rasend sich bewegenden Eisspitzen; Eindruck von feinem Eisregen auf dem ganzen Körper, oder wie kalter Regenschauer am ganzen Körper.

Dosierung

Die Prüfung wurde mit C 6 vorgenommen, dementsprechend besteht kein Grund, tiefere Potenzen als D 12 zu verwenden. Ergebnisse therapeutischer Verwendung liegen mir nicht vor.

Vergleichsmittel

Partielle Kältegefühle: *Agarius, Aranea diadema* und *ixobola, Elaps, Heloderma.*

Prunus spinosa

Herkunft des Mittels

Prunus spinosa (Fam. nat. Amygdalaceae), Schlehe oder Schwarzdorn, ein in Europa und Asien verbreiteter Strauch.
Verwendet werden die frischen Blüten.

Pharmakologie

Die Prunusarten (Prunus communis, Mandel; Prunus spinosa; Prunis cerasus, Weichselkirsche; Prunus padus, Traubenkirsche, desgleichen die zu Rosaceae gehörige Prunus Laurocerasus) enthalten als wirksamen Bestandteil Cyanwasserstoff oder Blausäure, welcher sich aus dem Glykosid Amygdalin abspaltet. Wenn auch die Wirkung dieser Pflanzen sicher zum Teil auf diesen Bestandteil zurückzuführen ist (vergleiche *Acidum hydrocyanicum*), so wird doch angenommen, daß noch weitere herzwirksame, noch nicht näher bekannte Bestandteile mitbestimmend sind.

SCHEIDEGGER erwähnt es als auffallend, daß die 1%ige HCN-haltigen *Aqua amygdalarum amarum* und *Aqua Laurocerasi* mit gleichem Blausäure-Gehalt die günstige Herzwirkung vermissen lassen.

Nach Beobachtungen von WITHERING aus dem Jahre 1887 ist der Schlehdorn im Herbst giftig. Verletzungen mit den Dornen erfordern eine vielfache durchschnittliche Heilungsdauer, wofür bisher noch keine Erklärung bekannt ist (Lancet, Vol. I, 7119 [1960]: 309).

Klinische Anwendung

Die heftigen Schmerzen neuralgischer Art am Kopf und Auge haben zur Anwendung bei Ziliarneuralgie geführt. Die diuretische Wirkung ist sicher nicht von einer Herzdekompensation abhängig, denn sie ist auch bei den Prüfungen, bei welchen es sich sicher nicht um eine solche handeln kann, aufgetreten. Doch kann von ihr günstiger Gebrauch gemacht werden, wenn eine beginnende Dekompensation vorhanden ist. Man kann Prunis spinosa an Stärke nicht den Mitteln aus der Reihe der Digitalisglykoside an die Seite stellen. SCHEIDEGGER (Allg. homöop. Ztg. 149: 50) schreibt: ,,Bei beginnenden Erkrankungen des Myokards, beruhen sie auf den Folgen eines Herzklappenfehlers oder seien sie auf dem Boden arteriosklerotischer Schädigung erfolgt, bei Hypertonie, bei Koronarsklerose, bei Angina pectoris vermag Prunus sehr Günstiges zu leisten. Es muß noch hervorgehoben werden, daß die Arzneimittelprüfung von WAHLE und von KRETZSCHMAR (s. ALLEN: Encyclopedia) außer den Beschwerden der Kurzatmigkeit und Oppression keine Veränderung der Herztätigkeit und des Pulses ergeben hat. Es ist dies eine Parallele zu anderen Herzdrogen, wie *Scilla* und *Oleander*, die in der Homöopathie schon lange bekannt waren, aber ohne Kenntnis der bedeutendenden Herzbeziehung, da sich diese bei den schwachdosierten Arzneimittelprüfungen nicht herausstellten."

„Die Wirkung von Prunus setzt, wie die von *Crataegus,* nur langsam ein. Bei akut einsetzenden Kreislaufstörungen ist von ihr keine Hilfe zu erwarten. Kumulative Eigenschaften fehlen; Prunus ist deswegen zur Dauerbehandlung chronischer Herzerkrankungen, wie sie im Alter aufzutreten pflegen, besonders geeignet. Bei hypertonisch bedingten Myokardschäden leistet Prunus gute Dienste. Stenokardische Beschwerden werden günstig beeinflußt" (SCHEIDEGGER).

Literatur

ALLEN: Encyclopedia, Bd. VIII.

Arzneimittelbild

Geist und Gemüt: Mürrisches, verdrießliches Gemüt. Unruhe, welche ihn zum Umherlaufen zwingt, mit Kurzatmigkeit und Beklemmung auf der Brust. Spätes Einschlafen, Erwachen in der Nacht.

Kopf: Kongestive Kopfschmerzen mit einem Gefühl, als ob der Kopf auseinandergesprengt würde, so heftig, daß er fast den Verstand verliert. Gefühl, als ob die Kopfhaut durch einen scharfen Nagel nach außen gedrängt würde. Ein blitzartig schießender Schmerz vom rechten Vorderhaupt nach dem Hinterhaupt schießend. Schmerzen, die von innen nach außen schießen.

Zyliarneuralgie

Auge: Schmerzen im rechten Augapfel, als ob der innere Teil des Auges nach außen gezogen würde.

Atmungsorgane: Stimme rauh und heiser. Husten, als würde die Luftröhre durch eine Feder gekitzelt. Ängstliche Kurzatmigkeit, schlimmer beim Gehen. Seufzen, als stiege er eine Anhöhe hinauf. Ein Gefühl von Schwere in der Brust, das ihn zwingt, tief Atem zu holen.

Hypertonikerherz, Koronarsklerose, Vitium cordis mit Insuffizienzerscheinungen leichterer Art, Myokardschaden.

Herz und Kreislauf: Atemnot schon bei geringer Körperbewegung. Beklemmungsgefühl auf der Brust.

Verdauungsorgane: Auftreibung des Leibes mit Kurzatmigkeit, so daß er beim Treppensteigen wiederholt stehenbleiben muß. Versetzte Winde rufen heftige Krämpfe im Bauch hervor. Durchfälliger Stuhl.

Harnorgane: Anhaltender Harndrang. Beim Versuch, Harn zu lassen, wird er von einem heftigen, brennenden Schmerz in der Harnröhre befallen, so daß er sich zusammenkrümmen muß, ohne daß der Harn geht. Er ist plötzlich gezwungen, Harn zu lassen, welcher vorwärts in die Eichel zu fließen und dann zurückzufließen scheint, dabei heftiger Schmerz in der Harnröhre. Häufiger Abgang von reichlichen Urinmengen, besonders bei Nacht.

Weibliche Geschlechtsorgane: Wundmachender und gelbfärbender Ausfluß. Etwas Blutabgang über 8 bis 10 Wochen, welcher um so wässeriger wurde, je länger die Blutung dauerte. Die Regelblutung kehrte schon nach 14 Tagen und sehr heftig wieder. Blut wäßrig und dünn.

Dosierung

Urtinktur, je nach dem Grad der Herzinsuffizienz, 3mal täglich 5 bis 15 Tropfen. Bei den anderen Indikationen D 2.

Vergleichsmittel

Crataegus, Laurocerasus, Iberis, Apocynum, Oleander, Scilla.

Psorinum

Herkunft des Mittels

Aus dem Inhalt von menschlichen Krätzebläschen hergestellte Nosode. Da HAHNEMANN sowie seine unmittelbaren Schüler, zum Beispiel C. HERING, jeden Hautausschlag, soweit er nicht auf Syphilis oder Sykosis zurückzuführen war, als Krätze ansahen, so wissen wir nicht, ob der zur Prüfung angewendete Stoff tatsächlich aus Scabiesbläschen oder aus einer anderen Hautaffektion stammt. Die von GROSS angestellte Prüfung wurde mit einem von einer Pityriasis sicca oder Psora sicca entnommenen Ausgangsstoff, also vermutlich keiner Scabies, auf jeden Fall einem anderen Stoff vorgenommen. Die Ergebnisse der GROSS'schen Prüfung wurden daher hier ausgeschieden.

Die heute verwendete Arznei Psorinum wird auf jeden Fall von echten Krätzebläschen gewonnen. Die Skabieserkrankung der Haut wird durch die Krätzemilbe, Sarcoptes scabiei, verursacht. Ob die wirksamen Bestandteile aus dieser Milbe, welche den Spinnen zuzurechnen ist, oder aus den Krankheitsprodukten der Haut herrühren, ist nicht entschieden. Das Arzneimittelbild von Psorinum ist jedoch hinreichend durch klinische Erfahrungen gesichert und gehört zu unseren wertvollsten Nosoden.

Geschichte

An der Geschichte des Arzneimittelbildes Psorinum läßt sich ein Gesinnungswandel HAHNEMANNS gegenüber der Isopathie aufzeigen. Im „Organon", selbst noch in der VI. Auflage desselben, nimmt HAHNE-

MANN noch mit aller Entschiedenheit Stellung gegen dieses ihm gewissermaßen untergeschobene Kind seiner Lehre. Er schreibt dort in der Anmerkung zu § 56: „Dieses Heilenwollen durch eine ganz gleiche Krankheitspotenz (per idem) widerspricht allem gesunden Menschenverstande und daher auch aller Erfahrung." Wenn wir uns fragen wie HAHNEMANN zu solchen Schlußfolgerungen kommen konnte, müssen wir uns vergegenwärtigen, daß er die Ansicht vertrat, die Heilung komme infolge Verdrängung der natürlichen Krankheit durch die künstliche (Arznei-)Krankheit zustande. Die übrigbleibende künstliche, also Arzneikrankheit heile dann von allein in kurzer Zeit. Wenn man also die natürliche Krankheit mit dem Isopathikum angehe, so setze man an Stelle der natürlichen Krankheit wiederum dieselbe Krankheit. Es bleibe dann also die gleiche Krankheit übrig. Am Schluß derselben Anmerkung im „Organon" bemerkt HAHNEMANN noch bezüglich des Psorinum: „Aber mit einem menschlichen Krankheitsstoffe (zum Beispiel einem Psorikum von Menschenkrätze genommen, gleiche menschliche Krankheit, Menschenkrätze oder davon entstandene Übel) heilen wollen – das sei fern!"

Einige der Anhänger HAHNEMANNs gingen aber in bezug auf die Deutung der homöopathischen Heilung auf anderen geistigen Pfaden und setzten Versuche dieser Art fort. Der Tierarzt LUX wendete das Contagium der Tuberkulose an, und HERING machte Versuche mit Psorinum. Es entspann sich ein heftiger Kampf, wobei HAHNEMANN diese Vertreter der Homöopathie leidenschaftlich und persönlich angriff. Besonders gegen GROSS ergoß sich der Unwillen HAHNEMANNs. STAPF ließ aber in seinem Archiv 1833 einen Aufsatz HERINGs[1] über Psorin erscheinen und in derselben Nummer auch eine Arzneimittelprüfung von Psorin von zwei Schülern HAHNEMANNs (mit Dr. S–r in L. und O. A. R. in P. bezeichnet), welche HAHNEMANN selbst für das Archiv zur Verfügung gestellt hatte.[2] HAHNEMANN schreibt zwar kein Vorwort oder irgendeine Bemerkung zu dieser Arzneimittelprüfung, aber man muß sich dieses Verhalten HAHNEMANNs doch als ein Einlenken in diesem heftigen Streit erklären. Er hat gewissermaßen stillschweigend sich durch die Tat an der Aufstellung des Arzneimittelbildes eines Isopathikums beteiligt. Obwohl seine Ablehnung der Isopathie in der VI. Aufl. des „Organon" unverändert stehenblieb, müssen wir nun doch eine Änderung der Ansicht HAHNEMANNs feststellen.

Wenn wir von dem Begriff der Psora die nicht haltbare Verursachung durch Krätze abtrennen, so bleibt für diese ein chronisches, oft über das ganze Leben sich hinziehendes Siechtum übrig, als dessen Reaktionsfeld die Haut mir irgendwie gearteten Ausschlägen im Wechsel mit Krankheiten der inneren Organe zu betrachten ist. Man wird also bei der Psora mindestens einmal im Leben eine Phase der Krankheit feststellen können, die mit einer Hautaffektion verlaufen ist, wobei letztere nicht zu einer natürlichen Heilung gelangt ist, sondern von der Haut durch Salben oder ähnliche Maßnahmen vertrieben worden ist. Auch eine bloße konstitutionelle Schwäche der inneren Abwehr mag zu einem Zurücktreten des Hautausschlags geführt haben. So betrachtet, besitzt dieser konstitutionelle Begriff auch heute noch seinen therapeutischen Wert.

Die HAHNEMANNsche Prüfung wurde, wie man annehmen kann, mit Hochpotenzen angestellt. Das aus dieser Prüfung gewonnene Arzneimittelbild wird allgemein als sehr zuverlässig angesehen, wenn man es nicht auf den Begriff der Psora hin, sondern nach der Ähnlichkeit verordnet.

Klinisches

Psorinum eignet sich für konstitutionelle Schwächezustände, die einhergehen mit einem gedrückten Gemütszustand und einer mangelnden Hoffnung auf Genesung. Gut gewählte Arzneien schlagen nicht an, da die Reaktionskraft fehlt. Die Haut ist fettig und hat ein schmutziges Aussehen und einen üblen Geruch, welche beide durch Waschen nicht zu beseitigen sind. Häufig handelt es sich um Menschen mit chronischen Drüsen- und Hautkrankheiten oder Zustände nach unterdrückten Absonderungen. Psorinum kommt ebensowohl für Erwachsene als auch für Kinder in Betracht.

Als das hauptsächlichste Leitsymptom wird angesehen der Verlust der vitalen Reaktion, wie sie nach erschöpfenden akuten Krankheiten auftritt, mit gedrückter, hoffnungsloser Stimmung und Nachtschweißen. Die Hoffnungslosigkeit und der fehlende Glaube an die Genesung sind ebenfalls als eine Folge des Verlu-

[1] Stapfs Arch. 1833, 3: 32.
[2] Stapfs Arch. 1833, 3: 163.

stes der Reaktionskraft anzusehen. Abmagerungen und ein fauler Geruch der Haut begleiten diesen Zustand. Dieser üble Geruch der Ausscheidungen und des ganzen Körpers ist als ein weiteres wichtiges Leitsymptom zu betrachten. Hautausschläge und Mittelohreiterungen haben einen widerlichen Geruch; Durchfälle stinken wie Aas. Das Symptom der Kurzatmigkeit schon bei geringer Bewegung mit dem Bedürfnis zu liegen und, wenn er sich im Freien befindet, ins Haus zurückzukehren, weist auf einen mangelhaften Gaswechsel und unterstreicht die Zugehörigkeit zur carbonitrogenen Konstitution. Diese Kurzatmigkeit verschlimmert sich eigenartigerweise im Freien und im Sitzen, sie bessert sich im Hause und beim Liegen, während sich solche asthmatischen Zustände doch meist in der frischen Luft und beim Aufsitzen bessern. Das Darniederliegen der Lebenskraft, die mit einer Ansammlung von Stoffwechselschlacken infolge einer schlechten Oxydation einhergeht, zeigt sich besonders auch in ständigem Frösteln und einer großen Neigung zu Erkältungen. Trotzdem treten häufig Schweiße am ganzen Körper oder an einzelnen Teilen, zum Beispiel dem Gesicht, den Füßen oder Händen, auf. Hierin ist ein wesentlicher Punkt der Unterscheidung gegenüber dem sehr verwandten *Schwefel* zu sehen, bei dem eine ähnliche Verschlackung des Stoffwechsels zu venösen Stauungen mit vorwiegenden Hitzegefühlen (allgemeinen Hitzegefühlen, Hitze auf dem Scheitel oder nächtliche Hitze an den Füßen) führt. Der Sulfur-Patient sucht meist Abkühlung, während der Psorinum-Patient sich selbst im Sommer mit der Pelzmütze und mit dem Mantel zeigt oder mehrere Schichten Unterkleider trägt.
Weitere Kennzeichen sind der auffallende Hunger, der dazu nötigt, selbst bei der Nacht zu essen. Kopfschmerzen treten auf, die sich durch Essen bessern; oder Kopfschmerzen, die mit dauerndem Hunger verbunden sind. Kolikartige Leibschmerzen, die sich durch Essen bessern.
Stürmisches Wetter greift ihn sehr an; Aufenthalt im Wind wird schlecht ertragen und ruft allgemeine Verschlimmerung und Angstgefühle hervor. Als Folge hat er mit einer Erkältung zu rechnen. Sommerwetter macht ihn schlapp und erschöpft. Wenn warmes Wetter auf kaltes folgt, erleidet er eine Verschlimmerung seines Zustandes.
Fahren ruft ebenfalls ängstliche Stimmung hervor, es verschlimmert alle körperlichen und geistigen Beschwerden.
Aus der Verschlimmerung durch leeren Magen und der Besserung durch Essen, die bezüglich des Kopfwehs und der Leibschmerzen beobachtet wird, sowie aus dem krampfartigen Husten läßt sich vermutlich ein spastischer Zustand der Verdauungsorgane und der Bronchien ablesen.
Die Hautausschläge, für welche Psorinum angezeigt ist, zeichnen sich durch heftiges Jucken aus; es haben sich bei der – nur von 2 Prüfern vorgenommenen und daher keineswegs erschöpfenden – Arzneimittelprüfung Bläschen, Papeln und Pusteln gezeigt. Es wird angegeben, daß die Verschlimmerung dieses Juckens in der Wärme, besonders in der Bettwärme, wie wir es von der Scabies kennen, auch für Psorinum gelte. Offenbar hat sich diese Indikation auch bewährt, und wir dürfen diese Modalität von der Scabies für Psorinum zu Recht übernehmen. Psorinum ist ein

mächtiges Heilmittel für konstitutionelle Hautleiden, bei denen eine Minderwertigkeit des Hautorgans anzunehmen ist, geworden. Die Haut hat ein schmutziges Aussehen und verbreitet einen üblen Geruch; beides läßt sich durch Waschen nicht beseitigen. Sie ist meist von einer gelblichen, fahlen Farbe und fettem Aussehen, schlecht ernährt, die Haare glanzlos und wirr. Ein besonderer Hinweis für Psorinum ist in einer Verschlimmerung innerer Leiden nach Zurücktreten eines Ausschlags zu sehen. Bei jeder Gelegenheit bricht ein übelriechender Schweiß aus. Psorinum wird bei trockenen und nässenden, flächenartigen und Bläschenausschlägen, bei Tinea capitis, bei Akne, bei skrofulösen Ausschlägen, bei Psoriasis und bei unheilsamen Geschwüren gebraucht, sofern die Kennzeichen für Psorinum, besonders der heftige Juckreiz, vorhanden sind. Wenn auch Wärme den Juckreiz vermehrt, so bessern sich die Hautausschläge in der warmen Jahreszeit, um im Winter infolge der geringeren Lebenswärme zurückzukehren. Die alten Angaben, daß man mit Psorinum einer Krätzeinfektion vorbeugen könne, dürfen füglich bezweifelt werden. Solche Hautleiden werden häufig bei skrofulösen Individuen gefunden, die zugleich mit Lymphdrüsenschwellungen behaftet sind. Auch ohne Hautausschläge ist die Skrofulose als eine Indikation für Psorinum anzusehen, wenn die erwähnten Leitsymptome angetroffen werden.

Im Grunde genommen kann Psorinum bei den verschiedensten Krankheitszuständen in Frage kommen. Besonders wird sein Gebrauch noch genannt bei Durchfällen der Kinder (Cholera infantum) und Durchfällen Erwachsener, wenn sich aashafte, stinkende Durchfälle finden.

In der Rekonvaleszenz nach akuten Krankheiten oder nach Säfteverlusten wird Psorinum ebenfalls mit *Sulfur* konkurrieren, wenn übelriechende Schweiße und ein Verlust der Reaktionskraft zugegen sind. Der Psorinum-Patient leidet mehr unter Frostigkeit, während der Sulfur-Patient Hitzewallungen und partielle Hitzegefühle angibt.

Kopfschmerzzustände, die von auffallendem Hunger begleitet sind oder sich durch Essen bessern, können in Psorinum ihr Heilmittel finden. Wetterwechsel, Sturm und Kälte steigern die Beschwerden. Einen Tag vor Ausbruch einer Attacke findet sich der Patient besonders wohl. Ruhelosigkeit einen Tag vor einem Gewitter. Heufieber und Nasenpolypen sind im Rahmen des Psorinum-Bildes offenbar bewährte Indikationen. CLARKE sagt, daß er mit keinem Mittel mehr Heufieberanfälle geheilt habe als mit Psorinum. Indem Psorinum die psorische Basis beseitigt, verlieren die Antigene ihre Wirkung.

Psorinum wird eine organotrope Beziehung zu den Kondylen des Kiefergelenks zugeschrieben, wie *Rhus* und *Causticum* auf das Kiefergelenk selbst einwirken.

Bei Tonsillitis genießt Psorinum einen guten Ruf. Es wird hier auch bei akuter Mandelentzündung auf Grund der konstitutionellen Situation gewählt. Es heilt hier nicht nur den akuten Zustand, sondern beugt bei Neigung zu Anginen den Rückfällen vor.

Bei Durchfällen hat es geholfen, wenn die Stühle übelriechend sind wie Aas. Der

Drang kommt stürmisch und plötzlich, meist bei Nacht zwischen 1 und 4 Uhr, auch unwillkürlicher Abgang wird beobachtet.
Bei Verstopfung kann es noch helfen, wenn der angezeigte *Schwefel* versagt hat.
Es wäre falsch, alle Krankheiten, bei denen Psorinum sich bewährt hat, aufzuzählen. Grundsätzlich kommt es bei allen Krankheiten in Frage, wenn die geschilderte Reaktionsweise vorliegt.
So behandelte ich einmal einen Arzt im Alter von 48 Jahren, der seit 15 Jahren an schwerstem Bronchialasthma litt. Es bestand, als ich die Behandlung übernahm, schon wochenlang hohes Fieber, und man konnte dem Patienten nur noch sehr geringe Lebensaussichten geben wegen der großen Schwäche und Auszehrung. Bei dem Patienten fiel mir auf, daß er trotz seines Fiebers, und obwohl er im warmen Bett lag, eine wollene Strickjacke, darunter eine Pelzweste, unter dieser sein Hemd und schließlich auch noch eine Unterjacke anhatte. Er fror ständig, zugleich aber schwitzte er sehr stark und sonderte einen Schweiß von durchdringendem Geruch ab. Auch das massenhaft ausgehustete Sputum war von üblem Geruch. Die nächtliche Atemnot war trotz des Gebrauchs von Antiasthmaticis der Allopathie so heftig, daß er jede Nacht meinte, ersticken zu müssen. Er bekam Psorinum, wenige Gaben in Hochpotenzen. Damit trat eine entscheidende Veränderung auf. Die Schweiße und das Frieren verloren sich samt dem Fieber, und der Kranke zog freiwillig seine mehrfachen Unterkleider aus. Die Behandlung wurde dann noch weitergeführt mit *Sulfur* und anderen Arzneien und gestaltete sich sehr erfolgreich.
Als eine Modalität, der nicht geringe Bedeutung beigemessen wird, gilt die klinische Beobachtung, daß Psorinum-Fälle am Vortage einer neuen Attacke ihres Leidens beziehungsweise einer Verschlimmerung ihres Zustandes sich auffallend wohl fühlen, so daß sie durch den Rückschlag sehr überrascht sind (vergleiche *Nux vomica*).

Typus

Der Psorinum-Patient ist hoffnungslos, voller Angst und Furcht; er denkt immer ans Sterben. Eine seiner hervorstechendsten Eigenarten ist der Mangel an Eigenwärme, er friert ständig, kleidet sich im Sommer, als wäre es tiefer Winter, da er sich sonst eine Erkältung zuzieht. Trotzdem gerät er leicht in Schweiß, der von sehr üblem Geruch ist; besonders treten Nachtschweiße von durchdringend widerlichem Geruch auf. Im Freien fühlt er sich schlecht, er bekommt Atemnot im Freien, muß deshalb ins Haus zurückkehren und sich legen. Er ist mit chronischen Hautleiden von üblem Geruch behaftet. Trotz seines ständigen Frierens kann er Sonnenbestrahlung nicht ertragen; vor einem Gewitter ist er nervös und deprimiert.
Es handelt sich beim Psorinum-Patienten um stoffwechselgeschwächte Menschen, wie man sie häufig nach akuten Krankheiten antrifft. Sie kommen aus Mangel an Vitalität nicht zu Kräften und haben jeden Glauben an ihre Genesung verloren; nachts treten übelriechende Nachtschweiße auf. Es besteht oft ein ungewöhnlicher Hunger, selbst bei Nacht. Durch Essen bessern sich Bauchschmerzen und auch andere Beschwerden, zum Beispiel Kopfschmerzen.

Mit *Sulfur* hat Psorinum den Reaktionsmangel und den üblen Geruch, das Darniederliegen der Stoffwechsel- und Lebertätigkeit gemeinsam. Beide haben große Bedeutung für Patienten, bei denen die Genesung sich hinzieht oder eine akute Krankheit chronisch zu werden droht. Doch ist bei *Sulfur* nicht die große Frostigkeit zugegen, die für Psorinum so bezeichnend ist, viel eher leidet der Sulfur-Patient an Hitzegefühlen durch venöse Stase.
Die Krankheitszustände, welche für Psorinum in Betracht kommen, sind im Winter schlimmer. Sie treten im Wechsel mit Hautausschlägen oder nach Unterdrückung von Hautausschlägen oder Schweiß auf (Psorische Krankheiten). Man wird bei diesen Patienten feststellen, daß sie sich in den Phasen ihrer Krankengeschichte, in welchen ein Ausschlag vorhanden war, wohler fühlen als in den Zeiten, in denen derselbe „geheilt“ war.

Literatur

Die HAHNEMANNsche Prüfung findet sich in Stapfs Arch. Homöop. Heilk. 13, 3; 163 verzeichnet.
HERING: Arch. Homöop. Heilk. 13, 3; 32.
ALLEN, Timothy: Encyclopedy of Materia Medica (enthält neben der HAHNEMANNschen auch die GROSS'sche Prüfung s. o.).

Arzneimittelbild

Leitsymptome: *Hoffnungslose, melancholische Stimmung.*
Übler Geruch aller Ausscheidungen tritt verschiedentlich hervor (zum Beispiel im Mund, des Ohrenflusses und Stuhles) und darf verallgemeinert werden, ⊙ *auch Schweiße und Menstrualblut aashaft stinkend.*
Hautleiden ⊙ *von hartnäckiger Natur mit üblem Geruch trotz Waschens; Haut schmutzig und fettig.*
Hervorstechende Empfindlichkeit gegen Kälte und Luftzug, friert immer; kann sich nicht warm genug anziehen.
Neigung zu Schweißen am ganzen Körper oder an einzelnen Teilen (Gesicht, Hände, Füße). Übelriechende Nachtschweiße.
Auffallende Atemnot, auch ohne Erkrankung der Brustorgane, schlimmer im Freien (mangelhafte Oxydation des Bluts?).
⊙ *Mangelnde Reaktion infolge mangelnder Vitalität und Anhäufung von Stoffwechselprodukten und durch zurückgetretene Ausschläge mit großer Schwäche.*
⊙ *Rekonvaleszentenmittel bei großer Schwäche, Niedergeschlagenheit und Nachtschweißen.*
⊙ *Der Kranke fühlt sich ungewöhnlich wohl am Tage vor einer Krankheitsattacke.*
Verschlimmerung nachts.
Verschlimmerung durch Kälte und in der kalten Jahreszeit;
Verschlimmerung vor und während eines Sturmes, durch Sonnenbestrahlung, durch Fahren.
⊙ *Verschlimmerung, wenn warmes Wetter auf kaltes folgt, zum Beispiel im Frühjahr.*

Besserung durch Wärme, ⊙ kleidet sich sehr warm, selbst im Sommer.
Besserung durch Ruhe und Liegen.
Besserung durch Essen (Anacardium, Jodum, Ignatia, Mandragora, Graphites, Petroleum).

Allgemeines: Stürmisches Wetter greift ihn sehr an. Frische Luft verschlimmert das Befinden. Sonnenbestrahlung macht sie erschöpft. Kurzatmigkeit an der frischen Luft, muß das Haus aufsuchen und sich hinlegen. Erleichterung durch den Eintritt von Schweiß.
Große Abneigung gegen alles Gefahrenwerden, dann plötzlich nicht schnell genug zu befriedigende Lust dazu.
⊙ Fühlt sich ungewöhnlich wohl am Tage vor einer Attacke (Anfälle von Kopfschmerzen, von Herzsensationen.
⊙ Überempfindlichkeit gegen Schmerz.

Geist und Gemüt: Voller Angst und Furcht, beschäftigt sich immer mit traurigen Gedanken, denkt immer ans Sterben; plötzlich sehr lustig, ebenso plötzlich sehr traurig, wechselt des Tags sehr ab. ⊙ Selbstmordgedanken. Gedächtnis sehr schwach, kann sich an nichts erinnern. Schwindelig und benebelt im Kopf.
Schlechter Schlaf bei Nacht oder große Schläfrigkeit bei Tage. ⊙ Erwacht nachts mit Hunger, muß selbst bei Nacht essen.

Kopfschmerzen mit Hunger

Kopf: Völle und Eingenommenheit des Kopfes mit Besserung durch Nasenbluten und durch Kaltwaschen sowie durch Essen, schlimmer durch geistige Arbeit. ⊙ Drückendes, betäubendes Kopfweh. ⊙ Heißhunger vor oder während des Kopfwehs.

Rückfällige Ophthalmie

Augen: Tränen, Sandgefühl und Brennen der Augen. Feurige Funken vor den Augen.

Chron. Otitis.
Gehörgangsekzem.

Ohren: Stechende Schmerzen in den Ohren. Übelriechender Eiter aus den Ohren mit Schmerzen in den Ohren (die betreffenden Prüfer dürften schon vor der Prüfung an einer chronischen Otitis gelitten haben). ⊙ Ohrgeräusche.

Gesicht: Blaß, ⊙ fettig, schmutzig wie ungewaschen.

Chron. Bronchitis.
Bronchialasthma, Heufieber.
Chron.-rezidivierender Schnupfen
und Kehlkopfkatarrh.
Nasenpolypen.
Heuschnupfen.
Lungentuberkulose.

Atmungsorgane: Flüssiger Schnupfen mit Brennen und Niesen oder zäher Schleim aus der Nase. Stockschnupfen mit trockener Nase. Weiße eiternde Bläschen an der Nasenscheidewand.
Kitzelgefühl im Kehlkopf, welches einen Anfall von trockenem Husten hervorruft. Schwere und Schwäche auf der Brust. Sprechen ruft Husten hervor. Husten mit Auswurf von grünem Schleim, wie Eiter, schlimmer besonders morgens beim Erwachen und abends beim Niederlegen. ⊙ Husten bei Abkühlung.
Ausgesprochene Kurzatmigkeit in der frischen Luft, besser beim Liegen, muß das Haus aufsuchen wegen Kurzatmigkeit im Freien.
Wundheit und stechende Schmerzen in der Brust und unter dem Brustbein.

Herz: ⊙ Herzklopfen durch Bewegung und durch Anstrengung. Kann nicht auf der linken Seite liegen. Schmerzen an den Kondylen des Unterkiefers.

Paradontose.
Chron. Tonsillitis und Pharyngitis.

Verdauungsorgane: Lockerung der Zähne, Schwellung des Zahnfleisches. Trockenheit der Zunge, Zungenspitze wie verbrannt, so daß er fast keinen Geschmack hat. Ranziger Geschmack und ⊙ fauler Geschmack im Mund. Sein Butterbrot schmeckt morgens wie Katzenharn. Brennen und Kitzeln im Hals, wundes Gefühl.

Leber- und Stoffwechselstörungen,
Verstopfung bei Kindern und Erwachsenen.
Chron. Durchfälle besonders der Kinder.

Stechen in den Tonsillen, kann nur mit Schmerz schlucken. Ungewöhnlicher Hunger und Durst, ⊙ muß selbst bei Nacht essen. Verlangen nach Bier. Höchster Ekel vor Schweinefleisch. Aufstoßen nach faulen Eiern schmeckend. Sodbrennen. Übelkeit und süßes oder saures Erbrechen. Häufiger Schluckauf.
Faulig riechende Blähungen. Abgang von Blähungen und Stuhl bessert die Bauchschmerzen, Essen beseitigt alsbald Kolikschmerzen. Schmerzen überall im Bauch. Stuhl übelriechend und durchfällig. ⊙ Stuhl faulig riechend. Drang zu Stuhl unwiderstehlich; wenn er zu Stuhl geht, geht nichts weg. Stuhl in der Nacht beinah unwillkürlich, er konnte kaum den Nachttopf

erreichen, der Stuhl war dabei gehörig geformt und wie Kügelchen zusammengeknetet.

Enuresis

Harnorgane: Nach der Entleerung Nachtröpfeln des Harnes.

Geschlechtsorgane: Libido bei Männern setzt aus mit Abneigung gegen Beischlaf. Kondylome der Genitalien. Stechen in den Brüsten bei Frauen. ⊙ Übelriechender Ausfluß.

Bewegungsorgane: ⊙ Rheumatische Schmerzen in den Gelenken.

Chron. Ekzeme bei Skrofulose und carbonitrogener Stoffwechsellage, schlimmer im Winter. Säuglingsekzeme.

Haut: Heftiges Jucken der Haut ⊙ mit Verschlimmerung in der Bettwärme. Es bilden sich Papeln, Pickel und Bläschen, die sich mit gelblicher Flüssigkeit füllen und eine Kruste bilden an allen Körperteilen.
Nach Hering ruft Psorinum (bei Versuchen an Kranken) „Hautausschläge verschiedener Art hervor, zum Beispiel rosenartige Stellen überm ganzen Körper, kleine Schwären mit großem, rotem Hofe, besonders am Unterleibe, feines, weiches, rotes Friesel; an Rükken und Gelenken sind dergleichen mehr, besonders aber krätzeähnliche Blasen zwischen den Fingern, Krätzeblasen am Hintern, Schrunden und Spalten".

Skrofulose, Lymphdrüsenentzündung.

Lymphdrüsen: Schwellung und Schmerzhaftigkeit der Submandibular- und Nackendrüsen mit Empfindlichkeit bei Berührung.

Wärmeregulation: Schaudern und Frösteln. Mangel an Lebenswärme. Kälteempfindung mehrere Tage lang. Kältegefühl mit heißen Wallungen, großer Schwäche und Schläfrigkeit. ⊙ Schüttelfrost im Frühling.
Plötzliche Hitze über dem ganzen Körper mit Schweißausbruch beim Essen.
Beim Gehen und geringer Anstrengung reichlicher Schweißausbruch mit folgender Schwäche und Neigung zu Erkältungen. ⊙ Saurer oder fauler Geruch des Schweißes.
Schwitzen an den Händen und Füßen.
Erleichterung durch Ausbruch von Schweiß.

Dosierung

Nur hohe Potenzen, D 15, D 30 und D 200 oder C-Potenzen, in einzelnen Gaben. Die Wiederholung soll nur nach Ausklingen der Reaktion, etwa nach 2 bis 3 Wochen, mindestens einigen Tagen, erfolgen. Gewöhnlich wird man mit 2 Gaben erreichen, was mit Psorinum zu erzielen ist. Die Herstellung von Autopsorin erfolgt am einfachsten und schnellsten mit Hilfe der Einglasmethode, wobei man für die niederen Potenzen bis D 6 Aqua dest. benützt. Als Ausgangsstoff verwendet man den Inhalt eines Hautbläschens oder das Sekret eines Ausschlags.

Vergleichsmittel

Es gibt fast kein Symptom des Psorinum-Bildes, das nicht auch bei *Sulfur* vorhanden wäre. Doch liegt bei den Störungen der Wärmeregulation bei Psorinum der Akzent deutlich auf einer ausgeprägten Frostigkeit und Kälteempfindlichkeit, während der Sulfur-Patient vergleichsweise mehr unter Hitzewallungen zu leiden hat.
Verzögerte Rekonvaleszenz infolge Toxikose durch Erregergifte: *Sulfur, Hepar sulfuris, Pyrogenium.*
Fühlt sich am Tage vor einer Krankheitsattacke besonders wohl: *Nux vomica.*
Verschlimmerung bei leerem Magen, muß auch nachts etwas essen: *Anacardium, Calcium fluoricum, Hedera, Jodum, Ignatia, Petroleum, Phosphorus, Tabacum.*
Hautausschläge mit übelriechender Sekretion: *Magnesium carbonicum, Silicea, Sulfur, Sepia.*

Ptelea trifoliata

Herkunft des Mittels

Ptelea trifoliata, der Hopfenbaum oder die Waffelesche (Fam. nat. Rutaceae, Unterfamilie Xantoxyllaceae), ist in Nordamerika zu Hause. Zur Tinktur werden die frische Wurzelrinde und Blätter nach der Fruchtreife verwendet.
Pharmakologisch nicht weiter untersucht.

Pharmakologie

Die Arzneimittelprüfung wurde im Jahre 1868 in Dr. Hales ,,Provings, Amer. Inst. Homeop.“ veröffentlicht. An dieser waren 10 Ärzte und 2 Frauen beteiligt, darunter bekannte Namen wie Nicol, Burt und Cowperthwait: es hat sich ein scharf ausgeprägtes Arzneimittelbild ergeben. In der Hauptsache wurde die Tinktur zur Prüfung verwendet, von Cowperthwait die C 6.
Am stärksten betroffen von der Prüfung waren die Verdauungsorgane, wobei die Leber im Mittelpunkt der Wirkung steht. Es ergaben sich hierbei kennzeichnende Symptome, die einen Verlust des Tonus der Verdauungsorgane und Leberstörungen anzeigen. Es entsteht das Gefühl eines herabhängenden Gewichts in der Magengegend beim Stehen und ein zerrendes Gefühl in der Lebergegend bei Linkslage. Das vegetative

Nervensystem ist stark an der Wirkung beteiligt mit Beteiligung der seelischen und intellektuellen Funktionen. Auch die Sinnesorgane sind überreizt, die Augen und das Gehör sind überempfindlich.

Literatur

Die Prüfung wurde von Dr. HALE an 12 Prüfern, besonders mit der Tinktur, zum Teil aber auch mit Potenzen, vorgenommen und im „American Institute of Homeopathy" 1868 veröffentlicht.
ALLEN: Encyclopedia, Bd. VII.
HUGHES: Allg. homöop. Ztg. 79: 54,70.

Arzneimittelbild

Leitsymptome: *Schmerzen in der Lebergegend, besser durch Liegen auf der rechten Seite; bei Linksliegen und Stehen Zerrgefühl.*
Besserung aller Beschwerden durch Bewegung in kalter, scharfer Luft.
Magen- und Leberbeschwerden, schlimmer durch Essen, besonders fetter Speisen.
Aber auch Magenweh und Kopfschmerz nach Essen vergehend.
Abneigung gegen Butter und Fleisch, Verlangen nach sauren Speisen.
Verschlimmerung nachts und morgens und durch warme Luft.

Allgemeines: Den ganzen Tag über unaufgelegt zu geistiger und physischer Anstrengung. Unbehagen an Körper und Geist, möchte am liebsten sich lang legen und an überhaupt nichts denken.

Geist und Gemüt: Gedrückter Gemütszustand. Nach dem Essen, am Morgen, ein Gefühl von Lebhaftigkeit und Unternehmungslust, 1 Stunde später Gemütsverstimmung und Verdrossenheit über alles und gegen jedermann. Will allein gelassen sein. Versäumt seine Pflichten in unverantwortlicher Weise.
Verwirrung der Gedanken, kann beim Lesen dem Gang der Gedanken nicht folgen. Abneigung gegen jede geistige Arbeit. Möchte am liebsten lang liegen und an überhaupt nichts denken. Nervöse Hast. Kann nichts schnell genug tun, ein Gedanke jagt den andern; beim Schreiben kann er sich kaum die Zeit nehmen für die einzelnen Worte; kann sich nur schlecht konzentrieren.
Große Reizbarkeit. Jedes Geräusch regt ihn auf. Bei einem unerwarteten Geräusch fährt er zusammen. Gedächtnis sehr geschwächt.

Schlaf: Unterbrochen durch Verdauungsbeschwerden. Ruheloser Schlaf, wirft sich ständig hin und her. Schreckhafte Träume. Erwacht um 2 Uhr nachts mit Kopfschmerzen und Ohrensausen oder an angstvollem Traum.

Kopf: Dumpfe und stechende Kopfschmerzen und Schwindel, schlimmer durch schnelle Bewegung, durch warmen Raum, durch geistige Anstrengung. Erwachen mit Kopfschmerz und Hunger, beides nach einem kräftigen Frühstück vergehend *(Mandragora).*

Augen: Schmerzhafte Empfindlichkeit gegen Licht.

Ohren: Lautes Sprechen ist unerträglich; eine angenehme Stimme klingt rauh, meint Krämpfe zu bekommen, wenn er zuhören muß. Klingen und Singen in den Ohren. Lauteindrücke klingen lang in den Ohren nach.

Gesicht: Gesicht blaß, besonders um die Augen; krankes und gelbes Aussehen.

Cholezystopathie.
Dyspepsie, Leberstörungen.

Verdauungsorgane: Lippen trocken und aufgesprungen. Zunge gelb belegt mit wundem Gefühl.
Trockener und bitterer Mund oder auch Speichelfluß. Der Speichel läuft nachts aus dem Mund und macht die Kissen naß.
Appetit stark vermindert oder völlig fehlend. Reichlicher Durst. Nahrung hat keinen oder einen unnatürlichen Geschmack. Kann nicht den Anblick oder Geruch von Speisen ertragen, vor allem von Roastbeef. Saures oder bitteres Aufstoßen. Widerwille gegen Butter und fette Speisen, gegen Fleisch, Verlangen nach sauren Speisen. Verschlimmerung durch Käse. Übelkeit und Brechreiz. Erbrechen bessert nicht. Druck im Magen wie von einem Stein, nach dem Essen *(Bryonia, Abies nigra, Antimonium crudum).* Gefühl vollkommener Leere und Elendigkeit im Magen nach dem Essen. Hunger und Kopfschmerz beim Erwachen, beides durch ein kräftiges Frühstück vergehend.
Magengegend schmerzhaft bei Druck und Bewegung. Schmerz beim Sprechen und beim Bücken.
Druckgefühl oder Stechen in der Lebergegend, besser bei Liegen auf der rechten Seite *(Bryonia);* beim Ste-

hen und bei Linksliegen ein Gefühl, als ob die Leber an ihren Bändern zerren würde. Leber geschwollen und empfindlich gegen Kleiderdruck. Schwere und Schmerz in der Leber beim Gehen und Aufrechtstehen. Magen- und Leberbeschwerden nachts und gegen Morgen aus dem Schlafe weckend. – Milz geschwollen und schmerzhaft.
Rumpeln und kolikartige Schmerzen in den Gedärmen. Leib aufgetrieben oder Gefühl, als sei der Leib hohl und leer und eingezogen.
Durchfall. Stühle schleimig mit aashaftem Geruch. Verstopfung mit viel Drang und Jucken am After, Stühle schwarz.

Harnorgane: Brennen und Kitzeln in der Harnröhre. Harnmenge gesteigert. Sediment weiß und reichlich; Niederschlag von Phosphaten. Gelbrotes Sediment.

Männliche Geschlechtsorgane: Libido zuerst angeregt, nachher völlig aufgehoben. Hitzegefühl in der Prostata.

Glieder: Flüchtige Nervenschmerzen in verschiedenen Teilen des Körpers. Ziehende oder wandernde rheumatische Schmerzen in allen Gliedern. Prickeln und Taubheit der Hände, Gefühl wie bei einem elektrischen Strom. Zittern der Hände.

Haut: Haut gerötet, trocken. Heftiges Jucken über den ganzen Körper. Blasen- und Furunkelbildung.

Wärmeregulierung: Schaudern selbst am warmen Ofen, dabei heißer Kopf. Ein kaltes Rieseln läuft die Wirbelsäule auf und nieder.
Fiebrige Hitze mit Übelkeit und Schmerzen in allen Gliedern. Trockene Hitze am ganzen Körper, besonders an den Handflächen. Schweiße in der Nacht und beim Aufwachen.

Dosierung

D 2 bis D 12. Auch Hochpotenzen.

Vergleichsmittel

Liegen auf der rechten Seite bessert Leberschmerz: *Bryonia*.

Leeregefühl im Magen nach dem Essen: *Cina, Ignatia, Lycopodium, Podophyllum, Staphisagria.*
Druck und Völle im Magen nach dem Essen: *Abies nigra, Bryonia, China, Magnesium carbonicum, Antimonium crudum.*
Beim Liegen auf der linken Seite Gefühl, als ob der Bauchinhalt nach links hinüberfiele: *Magnesium carbonicum.*
Erwachen mit Kopfschmerz und Magenweh, durch Essen vergehend: *Mandragora.*
Kann nichts schnell genug tun: *Acidum sulfuricum, Lilium, Medorrhinum, Natrium muriaticum, Nux vomica, Jodum.*
Übelkeit beim Anblick und Geruch von Speisen: *Sepia;* bei Speisegeruch: *Cocculus, Arsenicum.*

Pulsatilla

Herkunft des Mittels

Pulsatilla pratensis, Kuhschelle oder Küchenschelle (Fam. nat. Ranunculaceae), wächst in Europa. Als einen ihrer wichtigsten Bestandteile enthält sie das Lacton Protoanemonin, früher Anemonen- oder Pulsatillenkampfer genannt, das einen wichtigen Hautreizstoff darstellt und in anderen Ranunculusarten, wie Clematis recta, Ranunculus bulbusos und sceleratus, ebenfalls vorkommt und deren Wirkung mitbestimmt. Protoanemonin geht durch Dimerisation rasch in Anemonin über; hat bereits die Reizwirkung auf die Haut des Protoanemonin nicht mehr. Auch dieses Anemonin besitzt nur eine beschränkte Beständigkeit,weshalb die Urtinktur und die niederen Potenzen frühzeitig erneuert werden müssen. Ob dieser Abbau der Wirksubstanz auch bei höheren Potenzen ebenfalls stattfindet, ist nicht bekannt, jedenfalls entbehren höhere Potenzen keineswegs bester Wirksamkeit. Es ist bis jetzt nicht festgestellt, welchem Bestandteil die wichtige Beziehung zu den weiblichen Geschlechtsorganen zuzuweisen ist.
Pulsatilla pratensis ist eine kalkliebende Pflanze. In der Homöopathie wird Pulsatilla vulgaris der Pulsatilla pratensis gleichgestellt.

Konstitutionelles

HAHNEMANN selbst charakterisiert die Pulsatilla so:

„Es wird auch der arzneiliche Gebrauch der Pulsatilla um desto hülfreicher sein, wenn in Übeln, in denen in Rücksicht der Körperzufälle dieses Kraut paßt, zugleich ein schüchternes, w e i n e r l i c h e s, zu innerlicher Kränkung geneigtes, wenigstens mildes und nachgiebiges Gemüth im Kranken zugegen ist, zumal, wenn er in gesunden Tagen guthmütig und mild (auch wohl leichtsinnig und gutherzig schalkhaft) war. Vorzüglich passen daher dazu langsame, phlegmatische Temperamente, dagegen am wenigsten Menschen von schneller Entschließung und rascher Beweglichkeit, wenn sie auch gutmüthig zu sein scheinen.
Am besten ist's, wenn auch untermischte Frostigkeit nicht fehlt und Durstlosigkeit zugegen ist.
Bei Frauenzimmern paßt sie vorzüglich dann, wenn ihre Monatszeit einige Tage über die rechte Zeit einzutreten pflegt; so auch besonders, wenn der Kranke abends lang liegen muß, ehe er in Schlaf gerathen kann, und wo der Kranke sich abends am schlimmsten befindet. Sie dient in den Nachteilen vom Genuß des Schweinefleisches."

Es hat sich gezeigt, daß diese Frauen mit der geschilderten Weinerlichkeit und der einem gutgemeinten Zuspruch zugänglichen Depression einem bestimmten Typ angehören, der gekennzeichnet ist durch helle Haare, blaue Augen und weiblich gerundete Formen. Dieser hat sich sowohl nach der psychischen als auch der somatischen Seite, nicht bei den Prüfungen, sondern durch Erfahrung der Praxis ergeben.

DONNER führt den Konstitutionstyp der Pulsatilla auf eine Unterfunktion der Hypophyse zurück, durch welche auch die Regelstörung bedingt wird. Von großer Bedeutung sind die Anzeichen venöser Stauung, die zu einem erheblichen Teil das Befinden beherrschen. Alles, was eine Besserung der Venosität bringen kann, wie Bewegung in frischer Luft und Abkühlung, bessert die Beschwerden. Dagegen können Aufenthalt in einem warmen Zimmer und heißes oder gar schwüles Wetter oder Herabhängenlassen eines kranken Gliedes eine spürbare Verschlimmerung der Beschwerden bringen. Die Hände werden gerne nach oben hinter den Kopf genommen; muß mit erhöhtem Kopf schlafen. Die Glieder, besonders die Füße, sind meist kalt, und es ist ständiges Frieren vorhanden, das aber weniger durch äußere Wärme bessert (Erschlaffung der Gefäße!), sondern durch Bewegung im Freien. Bei heißem Wetter werden diese Menschen schlaff, energielos und nervös-gereizt; auch neigen sie zu Durchfällen. Gefühl von Hitze in der Nacht, muß die Bettdecke abwerfen.
Während die Hände und Füße kalt und zyanotisch sind, ist der Kopf erhitzt; infolgedessen begegnen wir Kopfschmerzen, die vor und nach der Periode sich verschlimmern; auch Nasenbluten zu dieser Zeit oder wenn die Periode aussetzt.
Als Konstitutionsmittel verwandt muß Pulsatilla dem Abschnitt des weiblichen Lebens zugewiesen werden, der zwischen die Entwicklungsjahre und die Rückbildung des Geschlechtslebens fällt. Sie hat besondere Bedeutung für die Entwicklungsjahre, die Schwangerschaft, das Klimakterium und alle Vorgänge, die mit dem weiblichen Geschlechtsleben zusammenhängen, besonders auch Schwangerschaft und Puerperium. Bei den Prüfern kam neben der Hemmung der Regelblutung auch ein zu frühes Eintreten und Verspätung der Regel zum Vorschein. Dies hat jedoch für die Anwendung am Kranken weniger Bedeutung gewonnen. Ein unregelmäßiges Eintreten der Periode, bald zu früh, bald zu spät, bald schmerzhaft, bald schmerzfrei, bald zu schwach, bald zu stark, kann auch ein Hinweis auf Pulsatilla sein.
Am wichtigsten ist zweifellos neben den Regelstörungen die typische Gemütsbeschaffenheit. Im Gegensatz zu der gewöhnlicheren Form der Depression, bei der die Patientin dem Arzt die Berechtigung eines Zuspruches abstreiten will, ist sie dafür leicht zugänglich, ja sogar dankbar und wird davon günstig beeinflußt. Sie ist froh, dem Arzt ihr Vertrauen entgegenbringen zu können und ist deshalb leicht zu lenken. Ihr ängstlicher Blick sucht Hilfe und bittet um „Gutwetter" in den Mienen des Arztes. Wenn man ihr gut zuredet, so faßt sie wieder Mut und Hoffnung, und auf dem Gesicht, auf dem noch die Tränen der Verzweiflung stehen, erscheint wieder ein getrostes Lächeln. Solche Patienten stehen in gutem Rapport mit dem Arzt und bringen ihm dankbares Gefühl entgegen.

Wenn diese typische Gemütsverfassung bei den Prüfungen nicht zum Vorschein kam, so kann dies meines Erachtens nichts gegen die Richtigkeit der Arzneimittelprüfungen am Gesunden aussagen. Vielmehr ist auch hier wieder zu beachten, daß ein bestimmtes Symptom immer nur dann bei der Prüfung auftreten kann, wenn es bei einem Prüfer bereis „vorgebildet" ist, das heißt schon schlummernd oder latent in diesem Prüfer ruht, sei es nun, daß seine Konstitution von Haus aus dazu neigt oder daß ein früheres Kranksein schon solche Symptome bei dem betreffenden vorgebildet und gleichsam eine Disposition dazu zurückgelassen hat. Durch eine Arzneimittelprüfung kann ein solches schon einmal vorhandenes Symptom leichter

wieder erscheinen. Umgekehrt kann ein Symptom, das wir eigentlich erwarten, bei einem Prüfer, dessen Organismus derlei völlig fremd ist, sich ungern herausbilden. Die Zahl der Pulsatilla-Prüfer war beschränkt und bestand ganz überwiegend aus Männern; es läßt sich daher leicht verstehen, wenn keine dem Pulsatilla-Typus verwandten Naturen darunter waren.
Bei der Arzneimittelprüfung wurde statt der als typisch genannten gutmütigen und leicht beeinflußbaren Gemütsverstimmung besonders eine ärgerliche und launische Gereiztheit bemerkt. Diese scheint sich für die Auswertung weniger als kennzeichnend gezeigt zu haben. Doch wird man sich gegebenenfalls bei sonst passenden Krankheitsfällen daran erinnern und einen starren und unnatürlichen Schematismus, wie er leider meist geübt wird, vermeiden. Jedenfalls bewährt sich Pulsatilla auch bei anderen Typen, wenn die Regelstörung vorliegt.

Vollends bei akuten Erkrankungen brauchen die psychischen Kennzeichen der Pulsatilla-Konstituion – eigentlich unnötig zu bemerken – nicht vorhanden zu sein. Hier handelt es sich ja nicht um konstitutionelle Behandlung. Auch wird man manche Restbestände akuter Krankheiten, besonders solche infektiöser Natur, wie **Grippe, Venenentzündung, Scharlach** und insbesondere **Masern,** mit Pulsatilla beseitigen können, ohne daß der Typus vorliegt. Hier haben die Venosität, die Harnsymptome, das fröstelige Gefühl, der Drang nach Bewegung in frischer Luft, die Abneigung gegen Wärme, die mildschleimige Absonderung der Schleimhäute und andere Prüfungssymptome zu führen. Die „Ableitung" auf die Haut und die Nieren ist dann unverkennbar.
So ist sie zum Beispiel ein ausgezeichnetes Mittel bei ganz **akutem Gelenkrheumatismus** mit Fieber und Gelenkschwellungen bei dem typischen häufigen Wechsel der Schmerzen, die immer wieder den Sitz ändern. Auch bei **akutem Schnupfen** kommt sie in Frage, wenn die Erscheinungen im Freien besser sind und der Schnupfen ständig wechselt, beispielsweise ist die Nase bald verstopft, bald frei; oder es ist bald die eine Seite verstopft, bald die andere. Der Verlust des Geruchs besitzt für die Wahl von Pulsatilla bei älteren Schnupfenfällen Bedeutung.
Weitere akute Erkrankungen, für die Pulsatilla oft in Frage kommt, sind Bronchitis, Gastritis, Enteritis, Zystitis und Zystopyelitis, Cholezystopathie.
In der Pulsatilla haben wir ein lehrreiches Beispiel dafür, wie aus dem Grundstock einer Arzneimittelprüfung ein vollständiges und abgerundetes Arzneimittelbild mit einprägsamen Zügen, ja ein ganzer Konstitutionstyp entwickelt wurde. Ein nicht unwesentlicher Teil dieser Züge wurde erst durch die Beobachtungen am Kranken durch gelungene Heilungen beigebracht. Wohl begründet in der Arzneimittelprüfung sehen wir die Hemmung der Regel, die Stauung im venösen System mit der Besserung aller Beschwerden durch Bewegung in der frischen Luft und der Verschlimmerung durch äußere Wärme, trotz der allgemeinen Frostigkeit an. Auch der rasche Wechsel der Stimmung und der ständig wechselnde Zustand im Gesamtbefinden sind in den Prüfungssymptomen in Teilgebieten zu erkennen und dürfen als dominierend herausgestellt werden. Dagegen findet die Zugänglichkeit für Trost bei der Depression und die Neigung, in Tränen auszubrechen, in der Arzneimittelprüfung keine genügende Begründung; sie wurden aus der Beobachtung an Pulsatilla-Patienten ergänzt. Auch die Verwendung bei nachteiligen Folgen des Genusses von Schweinefleisch und fetten Speisen ist im Prüfungsprotokoll schlecht gestützt. Eine Bemerkung, die man in dieser

Richtung heranziehen könnte, ist das Symptom „Kopfweh, als ob man zu viel gegessen hätte oder als ob der Magen verdorben wäre durch Überladung mit zu viel fettem Fleisch". Dieses „als ob" wird man nicht als eine voll genügende Begründung der Fettempfindlichkeit der Pulsatilla-Natur ansehen wollen. Weitere Symptome lauten: Nach Kuchenessen Aufstoßen wie alter, ranziger Lichttalg; Abneigung gegen Genuß von Schweinefleisch. Trotzdem darf man diese Unverträglichkeit von fetten Speisen und von Butter als einen führenden Zug der Verdauungsstörungen betrachten. Immerhin hat diese Andeutung für HAHNEMANN genügt, seine Aufmerksamkeit in der Therapie darauf zu richten. Das Ergebnis war, daß in der Konstellation der Pulsatilla-Symptome die Empfindlichkeit gegen Fett als ein wichtiger Teil eingereiht wurde. Ein eigenartiges, zunächst nicht näher erklärbares Symptom stellt die Durstlosigkeit, die für Pulsatilla als typisch angesehen wird, dar. Im Prüfungsprotokoll findet sich das Gefühl des Durstes häufiger als die Durstlosigkeit, und man wird deshalb das Vorhandensein von Durst in einem Erkrankungsfall nie als eine Gegenanzeige für die Verordnung von Pulsatilla ansehen dürfen. Nur in den von HAHNEMANN selbst gesammelten Symptomen findet sich das Gefühl von „Hitze des Körpers ohne Durst", einmal „Lecken der Lippen, ohne zu trinken". Eine Trockenheit der Lippen und das Fehlen des Durstes trotz vorhandener Hitze darf allerdings als ein genügender Grund angesehen werden, um dieses Symptom wegen seiner Ungewöhnlichkeit als ein wertvolles herauszustellen. Häufiger wird man aber beim Pulsatilla-Fall das Gefühl des Durstes und besonders des Durstes auf alkoholische Getränke antreffen.

Übersicht über die wichtigsten Organbeziehungen des Polychrests und die klinische Verwendung:

Schleimhäute: Katarrhe sämtlicher Schleimhäute mit milder, gelber Absonderung. Beteiligt sind die Augen, Ohren, Atmungsorgane, Verdauungsorgane, Geschlechtsorgane und Harnorgane. Besserung durch Bewegung und in der frischen Luft sind hinweisend. HAHNEMANN empfiehlt „Pulsatilla bei einer schnellen Magenverderbnis mit stetem wiederholtem Aufstoßen nach verdorbenen Speisen, gewöhnlich mit Niedergeschlagenheit des Gemüts bei kalten Füßen" (Organon, 6. Aufl., S. 7, Fußnote). Zu katarrhalischen und eitrigen Erkrankungen des Mittelohrs besitzt Pulsatilla eine beachtenswerte Beziehung. Oft schon ist eine therapieresistente Mittelohreiterung schnell durch Pulsatilla beendet worden.

Haut: Nesselausschläge, Frostbeulen, Masernexanthem, Krampfadergeschwüre.

Bewegungsorgane: Akuter und chronischer Gelenk- und Muskelrheumatismus, rheumatisches Fieber, Nervenentzündung. Hinweisend ist der ständige Wechsel der Beschwerden, die Verschlimmerung bei Ruhe und Besserung durch Bewegung. Verschlimmerung durch Hängenlassen der Glieder und Bedürfnis, die Glieder hoch zu legen. Verschlimmerung am Abend und bei Nacht. Arthropathie der Wechseljahre (in den Knien).

Blutkreislauf: Venöse Stauung am ganzen Körper, wodurch das Befinden weitgehend bestimmt wird. Es bestehen einerseits viel Frösteln und Kälte der Hände und Füße, welche sich durch Bewegung, besonders in der frischen Luft, bessern, andererseits

Blutwallungen im Zusammenhang mit den sexuellen Vorgängen (Wechseljahre), Hitzegefühl im warmen Zimmer und im Bett.
Geschlechtsorgane: Bei Männern Entzündungen der Vorsteherdrüse, der Samenbläschen, des Nebenhodens und Hodens sowie der Harnröhre. Bei Frauen Entzündungen der Geschlechtsorgane, besonders aber ovarielle Insuffizienz mit Abschwächung und Verspätung der Periode, auch sekundäre Amenorrhö. Beschwerden in der Schwangerschaft (Varikosis) und zur Vorbereitung eines normalen und gelinden Geburtsverlaufs. Alles ist einem ständigen Wechsel unterworfen, die Wiederkehr, die Stärke und Dauer der Blutung wechseln, auch die subjektiven Beschwerden ändern sich ununterbrochen.
Nervensystem: Kongestive Kopfschmerzen, depressive Zustände infolge innersekretorischer Störungen der Ovarien und der Hypophyse in ihrer gonadotropen Funktion.
Gallen- und Lebersystem, Magen und Darm: Gallenblasenentzündung und Cholezystopathien und davon abhängige Dyspepsie. Der Stuhl ist ständig wechselnd in Beschaffenheit und Rhythmus der Entleerung, meist besteht Neigung zu Durchfall. Hervorstechend ist die Unverträglichkeit von fetten Speisen, vor allem von Schweinefett. Oft besteht schon ein Widerwille gegen fettgebackene Speisen. Genau genommen handelt es sich um Fett, das einen Erhitzungsprozeß durchgemacht hat. Auch verbakkene Butter wird nicht gut ertragen, während frische Butter viel seltener Beschwerden hervorruft.
Durch Pulsatilla wird die ausscheidende Funktion der Haut, der Schleimhäute und der Niere beträchtlich verstärkt. Bei Infektionen werden die Toxine vermehrt ausgeschieden. Dies macht es auch verständlich, daß von Léon VANNIER und seiner Schule Pulsatilla als ,,Drainagemittel" bei Kuren mit *Tuberkulin* hoch eingeschätzt wird.

Typus

Aus der mehrere Generationen von Ärzten umfassenden Arbeit mit der Kuhschelle hat sich ein bestimmter Arzneitypus herausentwickelt, zu dem schon HAHNEMANN den Grundstock gelegt hat. Wenngleich Pulsatilla nicht geringe Bedeutung auch für das männliche Geschlecht besitzt und oft genug auch bei diesem zu verordnen ist, findet man das zur Pulsatilla gehörige Gesamtverhalten einem bestimmten Typus des weiblichen Geschlechts zugeordnet. Es sind dies junge Frauen und Mädchen von rundlichen, weiblichen Formen und meist blonden Haaren und blauen Augen. Sie haben ein sanftes, nachgiebiges Wesen und sind von der Sympathie ihrer Umgebung abhängig. Infolge einer gewissen Ängstlichkeit anderen gegenüber nimmt sie leicht alles übel und ist zu stiller Ärgernis geneigt. Die Tränen sitzen ihr locker, und jede unangenehme seelische Spannung ruft einen Strom von Tränen hervor; sie hat nahe ,,ans Wasser gebaut". In der Sprechstunde brechen sie beim Bericht über ihre Krankheit in Tränen aus, finden aber, wenn sie getröstet werden, leicht Kontakt mit dem Arzt und nehmen den Trost dankbar an; auf Regen folgt Sonnenschein.

Auffallend ist auch das Verhalten gegenüber Temperatureinflüssen. Obwohl die Patientinnen ständig frösteln und immer kalte Hände und Füße haben, können sie warme Kleidung nicht leiden, sind daher immer nur leicht gekleidet. „Die leicht kontraktilen Hautgefäße der frostigen Pulsatilla-Frau bedürfen weniger der schützenden Hüllen als des Zutritts der frischen, kühlen Luft, die das ganze Vasomotorenspiel mächtig antreibt, und der dazugehörigen Bewegung" (STIEGELE).

Die Besserung bei Bewegung, besonders bei Bewegung in der frischen Luft, ist eine beherrschende Modalität von Pulsatilla; sie kommt besonders bei akuten und chronischen rheumatischen Leiden zur Geltung. Auch diese Eigenart, wie auch die Verschlimmerung bei herabhängenden Gliedern, läßt sich auf die venöse Stase des Pulsatilla-Patienten zurückführen.

Die Periode ist meist zu spät, spärlich und unregelmäßig, das Blut in der Farbe wechselnd, mit mancherlei Beschwerden vor der Regel, aber auch noch während derselben. Die große Veränderlichkeit der Beschwerden, die sich sowohl bei den körperlichen als auch den psychischen Beschwerden der Pulsatilla-Patientin zeigt, bedingt nicht selten auch einen starken Wechsel im Auftreten der Periode; bald ist sie zu früh, bald zu spät; bald zu lang, bald zu kurz; bald zu schwach, bald zu stark.

Dieser häufige Wechsel im Symptomenspiel findet seinen Ausdruck auch bei rheumatischen Krankheiten in einem Hin- und Herziehen der Schmerzen, bei der Stuhlentleerung, wo oft kein Stuhl dem anderen gleicht, und nicht zuletzt in einer erheblichen Beeinflußbarkeit der seelischen Verfassung: leicht beleidigt und verstimmt, bald wieder gutherzig lachend, bald traurig und voller Tränen.

Literatur

Die Grundlage unserer Kenntnis der Pulsatilla wurde durch die HAHNEMANNsche Arzneimittelprüfung geliefert; sie findet sich in der „Reinen Arzneimittellehre".

Weitere Beiträge stammen von LEMBKE (N. Zschr. homöop. Klin. 8: 145) und von ROBERTS (Zschr. Berl. Ver. homöop. Ärzte 12: 450), von CLARUS (Reils. J. Pharmakod. 1857, Bd. 1).

Die erste Prüfung nahm Anton STOERCK, der als Vorläufer HAHNEMANNs gilt, vor; er beobachtete bei dieser Prüfung nur ein einziges Symptom: Schmerzen am rechten Auge (Libellus de usu medico Pulsatillae nigricantis. Wien 1771).

Die Encyclopedia von ALLEN enthält diese Prüfungen in Bd. VIII, die Cyclopaedia von HUGHES in Bd. III. HAHNEMANN hat 1153 Symptome gesammelt.

Arzneimittelbild

Leitsymptome: *Stimmung wechselnd und veränderlich, traurig, ⊙ zu Tränen geneigt, jedoch einem Trost zugänglich. Nervös überempfindlich, Mangel an Spannkraft.*

Regel verspätet und schwach, aussetzend (Graphites, Aristolochia), mit Krämpfen, ⊙ oder die Regel ändert sich ständig in Rhythmus, Stärke und Beschwerden, häufig ist sie verspätet und spärlich. Nach der Regel tritt Erleichterung der Beschwerden ein.

Die Beschwerden verschlimmern sich, wenn das erkrankte Glied herunterhängt, sie bessern sich bei Bewegung nach anfänglicher Verschlimmerung.

Stets frierend, kann aber trotzdem keinen warmen Raum, keine warmen Anwendungen und kein heißes Wetter ertragen (venöse Stauung).
Die Blutzirkulation und damit alle übrigen Beschwerden bessern sich bei Bewegung im Freien, obwohl sehr viele Beschwerden mit Frostigkeit verbunden sind.
(Die Verschlimmerung in der Wärme ist um so auffallender, als es sich häufig um Krankheiten handelt, die durch Erkältung entstanden sind.)
⊙ *Neigung zu Erkältungen: Neuralgie, Katarrhe der Luftwege, Blasenkatarrh, ausbleibende Regel bei kalten Füßen.*
⊙ *Beschwerden von Schweinefleisch, fettem Kuchen usw.*
Körperliche und geistige Beschwerden sind öfters mit Frostigkeit verbunden.
⊙ *Folgen unterdrückter Absonderung, zum Beispiel der Regel, des Fußschweißes (Rheuma), eines Trippers (Nebenhodenentzündung), und Besserung durch Ingangkommen unterdrückter Absonderungen.*
⊙ *Absonderung der Schleimhäute dick, rahmartig, mild, gelbgrün.*
Bei Hitzegefühlen Durstlosigkeit trotz trockener Zunge und trockenen Lippen, Ohrenschmerzen, besonders nachts, häufiges Harnlassen; ⊙ *Hinterkopfschmerzen bei Husten sind Erscheinungen, die bei Pulsatilla-Patienten häufig angetroffen werden.*

Modalitäten: *Verschlimmerung abends und vor Mitternacht bei Schmerzen und Husten. Dagegen tritt die nervöse Abspannung und die Verschlimmerung mehr am Morgen hervor, nach der Ruhe.*
Verschlimmerung durch äußere Wärme, Bettwärme, Zimmerluft.
Verschlimmerung durch Hängenlassen der Glieder.
Verschlimmerung in der Ruhe.
Verschlimmerung vor und während der Regel.
Besserung durch Bewegung im Freien, in kühler Umgebung, durch häufigen Lagewechsel, durch fortgesetzte Bewegung.
⊙ *Besserung der Depression durch tröstenden Zuspruch.*

Geist und Gemüt: Ängstlichkeit, weiß sich nicht zu lassen. Angst in der Gegend des Herzens bis zur Selbstentleibung. Zittrige Angst, als wenn ihm der Tod bevorstünde. Am Abend fing er an, sich zu fürchten vor Gespenstern; am Tage ebenfalls Angst mit Zittern und fliegender Hitze am ganzen Körper. Verlust der Entschlußkraft, Abscheu vor der Arbeit. Rasch wechselnde Wünsche; er will bald diese, bald jene Arbeit, und gibt man sie ihm, so will er sie nicht. Selbst bei guter Laune verlangt das Kind bald dieses, bald jenes.
Neidisch, habsüchtig, ungenügsam, gierig, möchte gern alles allein haben.
Höchst mißmutig und verdrießlich. Hypochondrische

Mürrischkeit, er nimmt alles übel. Von einer unangenehmen Nachricht verfällt er in Traurigkeit. Düster, verdrießlich, sehr frostig.

Depressionszustände, endokrin bedingt, bei Frauen und jungen Mädchen.

⊙ Schüchternes, weinerliches, zu innerlicher Kränkung und stiller Ärgernis geneigtes, wenigstens mildes und nachgiebiges Gemüt; langsame phlegmatische Naturen (nach HAHNEMANN).

⊙ Depressive Verstimmung mit großer Neigung zu Tränen, nimmt aber einen Trost dankbar an.

⊙ Sobald sie von ihrer Krankheit spricht, fließen die Tränen.

Sehr unzufrieden, weint lange, früh nach dem Erwachen. In Weinen ausbrechende Mürrischkeit, wenn man ihn in seinem Geschäft unterbricht.

Schlaf: Erschwertes Einschlafen, da er von seinen Gedanken nicht loskommen kann. Schlaf ruhelos wegen unerträglichen Hitzegefühls, muß alle Decken wegwerfen.

Schlechter Schlaf infolge ängstlicher Hitze und Unruhe. Spätes Einschlafen oder baldiges Wiedererwachen, ⊙ Erwachen durch Wallungen. Schreckhafte Träume.

Schreckhafte Träume nachts; schrickt aus dem Schlaf auf.

Je länger er liegt, um so matter wird er und desto länger will er liegen.

Kopf: Schwindel wie nach langem Drehen im Kreis. Schwindel beim Bücken mit Neigung zu erbrechen. Schwindel beim Aufwärtssehen, beim Sitzen, beim Aufstehen vom Bett.

Schwindel, Taumel und Schwere des Kopfes, Unbesinnlichkeit und Eingenommenheit der Gedanken.

Kopfschmerz bei Blutstauung, bei Magenleiden, bei Regelstörung oder Nierenbeckenkatarrh.

Kopfneuralgie.
Migräne.

Kopfweh, als wenn es die Stirne und Schläfe zersprengen wollte, schlimmer durch Bücken, abends, ⊙ durch Essen; vor und nach der Periode, bei ausbleibender Periode; besser durch Binden, durch Bewegung im Freien. Wandernder Kopfschmerz, halbseitiger Kopfschmerz; Schmerz im Hinterkopf, ⊙ zersprengend bei jedem Hustenstoß.

Halbseitige Schweiße, am Kopf und allgemein.

Hornhautentzündung, **Bindehautkatarrh,** Lidrandentzündung, Tränenkanalentzündung und -eiterung. **Gerstenkörner.**

Augen: Entzündete Bindehäute, brennend, stechend, mit trockenem Gefühl, reichlicher Tränenfluß, ⊙ schlimmer im warmen Zimmer. Augenlider rot und geschwollen, Gerstenkörner. Gesichtsverdunkelung, Funkensehen. Bedürfnis, die Augen zu reiben. ⊙ Horner-Syndrom*.

Mittelohrkatarrh, Mittelohreiterung. Gehörgangsentzündung. Tubenkatarrh, besonders nach **Masern.** Mumps.

Ohren: Entzündung des Gehörgangs mit Eiterabsonderung, Ohren wie verstopft; Klingen und Sausen in den Ohren mit Schwerhörigkeit, heftige stechende Schmerzen in den Ohren.

Chron. **Nasenkatarrh,** akuter Nasenkatarrh in ausklingendem Stadium („reifer Schnupfen"), Stirnhöhlenkatarrh.

Nase: Schnupfen mit dickem, gelbem und übelriechendem Schleim, Fließ- und Stockschnupfen, Besserung in der frischen, kalten Luft. Verlust des Geruchs. Nasenbluten, besonders vor der Regel. Übler Geruch des Schleims wie bei einem alten Katarrh. ⊙ Bald ist die Nase verstopft, bald ist sie frei, oder bald ist die eine Seite verstopft, bald die andere.

Kehlkopf- und **Bronchialkatarrh**

Beginnende **Lungentuberkulose** (in den Entwicklungsjahren)

Kehlkopf und Bronchien: Heiserkeit, ⊙ kommend und gehend. Heftiges Kitzeln und Kratzen im Kehlkopf. Trockener krampfartiger Husten, schlimmer beim Liegen, besser beim Aufsitzen, abends und nachts, ⊙ dagegen morgens lockerer, schlimmer in Wärme, besser im Freien. Dicker, zäher, gelber Schleim von bitterem Geschmack, auch Blutauswurf. Stechen beim Husten in der Brust und ⊙Hinterkopfschmerzen bei jedem Hustenstoß. Harn spritzt beim Husten weg *(Causticum, Kalium carbonicum, Natrium carbonicum).*

Mund: Bitterer, fader oder fauler Geschmack wie nach faulem Fleisch, Verlust des Geschmacks. Unterlippe in der Mitte aufgesprungen. Zunge wie verbrannt. Übler Geruch und zäher Schleim im Mund oder trockener Mund. Durst mit Verlangen nach Bier, nach alkoholischen und anregenden Getränken. Durstlosigkeit. (HAHNEMANN erwähnt 9mal Durst und 3mal Durstlosigkeit! ALLEN Symptom 451, auch 553 und 888.)

* Von RICHWIEN bei einer unfreiwilligen Arzneimittelprüfung bei einem Patienten mit multipler Sklerose beobachtet (Kleinerwerden und Tränen des Auges, Schwitzen der rechten Gesichtshälfte verstärkt, dazu weitere Pulsatilla-Symptome; Schwindel vasomotorischer Art und Mißmut [Zschr. klass. Homöop. 1958: 119]).

Zahnschmerzen und Schmerzen im Zahnfleisch, die sich auf kalte Speisen und kalte Luft bessern und durch warme Speisen verschlimmern. Geschmack nach faulem Fleisch und bitterer Geschmack. Im Rachen Wundheitsgefühl und zäher Schleim.

Parotitis epidemica

Bohrende und spannende Schmerzen in den Submandibulardrüsen.

Magenkatarrh mit Überfluß oder Mangel an Säure. **Gallenblasenentzündung. Leberstörungen.**

Magen: Häufiges Aufstoßen meist von bitterem Geschmack. Brechübelkeit und Erbrechen der Speisen, von bitterem Schleim. Abneigung gegen Fleisch, altgebackenes Brot, gegen Butter und Milch. Widerwille gegen Tabakrauchen. Nach Kuchenessen Aufstoßen wie alter, ranziger Lichttalg. Drücken, Völle und Sodbrennen nach dem Essen, ⊙ besonders nach fetten, süßen und sauren Speisen, nach Schweinefleisch, Kuchen, Pasteten. Gefrorenem, nach saftigen Speisen wie Salz, Gurken, Obst.
Magenkatarrh und Blähungskolik nach dem Essen. Kopfweh, als ob man zu viel gegessen hätte oder als ob der Magen verdorben wäre durch Überladen mit zu viel fettem Fleisch. Gefühl, als ob man den Magen verdorben hätte.

Darmkatarrh, höchst akut und chronisch, Sommerdiarrhö.

Darm: Selten Verstopfung, häufiger Durchfälle, gallig (auch weiß), wäßrig und schleimig, mit Kolikschmerzen, ⊙ ständig wechselnd. Stühle, die nur aus Schleim bestehen.
⊙ Wechsel von Durchfall mit Verstopfung.
⊙ Keine zwei Stühle haben die gleiche Beschaffenheit.
Hämorrhoiden, blind oder blutend mit Wundheit oder Stechen im After.

Blasenkatarrh, Nierenbeckenkatarrh, Harninkontinenz, **Bettnässen.**

Harnorgane: Häufiger Harndrang. Unwillkürlicher Harnabgang nachts, beim Gehen, beim Husten. Brennen und Ziehen in der Harnröhre bei und nach dem Harnlassen. – Harn wasserhell oder braun, satzig. ⊙ Harnbeschwerden infolge Erkältung nach kalten Füßen.

Harnröhrentripper, milde Sekretion. Nebenhodenentzündung und Vorsteherdrüsenentzündung mit Prostatitis bei Tripper.

Männliche Geschlechtsorgane: Hoden geschwollen mit reißendem Schmerz; Erektionen mit Erregung. Ausfluß aus der Harnröhre mit Brennen. Pollutionen.

Amenorrhö, Hypomenorrhö. Regelkrämpfe, Unfruchtbarkeit. Klimakterische Beschwerden. Fluor albus in den Entwicklungsjahren und bei kleinen Mädchen. **Schwangerschaftsmittel** (kann normale Lage herstellen und einer Wehenschwäche vorbeugen) **Wehenschwäche, Krampfwehen. Unterdrückung der Lochien.**

Milchsekretion schwach oder unterdrückt, Milchfieber, Milchknoten, Milchfluß.

Weibliche Geschlechtsorgane: Regel zu spät und zu schwach, seltener zu bald. Ausbleibende Regel mit kalten Füßen. Krämpfe vor und während der Regel, Gefühl des Hinabdrängens. ⊙ Druck nach unten tagelang vor der Regel, als ob diese eintreten wollte. Viel Frösteln und kalte Füße, Hitzewallungen und schwankende Gemütsverfassung vor und bei der Regel sowie beim Ausbleiben der Regel. ⊙ Alles ist unregelmäßig: Die Regel kommt in unregelmäßigen Zwischenräumen, bald schmerzhaft, bald ohne Schmerzen, verschieden nach Stärke und Dauer.
Fluor dick, mild und milchig, aber auch dünn und scharf. Brüste gespannt und schmerzhaft, ⊙ schlimmer vor der Regel.

Krampfadern, Krampfadergeschwür, Venenentzündung, Phlegmasia alba dolens. Muskelrheumatismus. Rheumatisches Fieber. Chron. Gelenkrheumatismus. **Neuralgie,** Neuritis.

Glieder: Steifheit und Muskelschmerzen im Nacken und in der Lendengegend. Venen an den Gliedern sichtbar gestaut. Anschwellung der Füße. Wehtun, Schwere und Vollheitsgefühl. Große Müdigkeit. Schmerzen in allen Muskeln und Gelenken, reißend spannend und stechend. oft den Ort wechselnd, besser in Bewegung, schlimmer in Ruhe und Wärme. Gliederschmerzen treten auf in der Ruhe mit Einschlafen der Glieder; sie verschlimmern sich zunächst durch Bewegung, durch Herabhängenlassen der Glieder, bessern sich aber bei Fortsetzung der Bewegung.
Gelenke steif und wie verrenkt. Bedürfnis, die Glieder zu strecken. Hängenlassen der Glieder vermehrt den Schmerz. Häufiger Lagewechsel bessert. Auflaufen der Venen und brennend heiße Hände, welche Kühlung suchen. ⊙ Plötzliches Abreißen der Gliederschmerzen soll typisch sein.

Nesselsucht, Frostbeulen, Masernexanthem.

Haut: Jucken der Haut, nesselsuchtartige Flecken, schlimmer in der Bettwärme. Pickel an verschiedenen Stellen des Körpers.

Wärmeregulation: Häufiges Frieren und Schaudern; Schüttelfröste ohne folgenden Schweiß; in der Hitze Venen aufgelaufen und Unverträglichkeit äußerer Wärme; will die Kleider von sich werfen. Hit-

zewallungen. Ängstliche Hitze, als wenn er mit heißem Wasser übergossen würde, bei kalter Stirne. Hitze des Körpers mit kalten Händen und Füßen. Gefühl von Hitze bei Nacht ohne Durst. Halbseitige Schweiße. Starke Nachtschweiße.
Sobald der Patient einschläft, beginnt er zu schwitzen *(Conium, Silicea).*

Dosierung

Im allgemeinen sind bei **akuten Erkrankungen** die D 4 bis D 12 zu empfehlen. Bei **unterdrückter Regel** mögen die niederen Potenzen (D 2 bis D 3) die Regel schneller wiederbringen. Wenn man damit nicht zum Ziel kommt, können oft noch Hochpotenzen (C 200 etwa wöchentlich eine Gabe) von Erfolg sein. Bei **chronischen Störungen** ist die D 30 von bester Wirkung. Daß die mittleren Potenzen weniger durchgreifend sein sollen als die niederen und hohen, wie angegeben wurde, konnte ich nicht feststellen. MÖSSINGER hat bei Epididymitis acuta die Tinktur mit Erfolg gebraucht.

Vergleichsmittel

Gliederschmerzen und Neuralgien, besser durch Bewegung (fortgesetzte): *Rhus toxicodendron, Hedera, Jodum, Magnesium carbonicum, Ferrum, Bellis.*
Depressionszustände, endokrin bedingt: *Cimicifuga, Sepia* (Abneigung gegen Mann und Kinder, gegen die sonst liebste Beschäftigung), *Natrium muriaticum* (weint, wenn man sie tröstet).
Magen-, Darm- und Gallenblasenbeschwerden mit Verschlimmerung durch Fettes und Schweinefleisch: *Antimonium crudum, China, Carbo, Ipecacuanha, Mandragora.*
Periode aussetzend oder mit Verspätung eintretend: *Aristolochia, Graphites.*
Gerstenkörner: *Staphisagria, Thuja, Calcium fluoratum, Silicea.*
Am Schluß akuter Krankheiten zur Anregung der Rekonvaleszenz und Entschlackung des Mesenchyms: *Sulfur, Magnesium, Psorinum.*
Krampfadern: *Hamamelis, Aesculus, Melilotus, Sepia, Zincum, Acidum* und *Calcium fluoratum, Magnesium fluoratum.*
Schleimhautkatarrhe dick, reif, eitrig: *Kalium sulfuricum, Sulfur, Hepar sulfuris, Mercurius.*
Phlebitis: *Lachesis, Crotalus, Sulfur, Magnesium, Mercurius solubilis.*
Mastodynie: *Phytolacca, Conium, Lac caninum.*
Otitis media purulenta: *Kalium bichromicum* (zähe, strähnige Absonderung), *Hepar sulfuris, Silicea, Tellur.*

Beispiele

Rheumatisches Fieber

Ein junges Mädchen, 14 Jahre, bereits menstruiert, erkrankte an rheumatischem Fieber. Nachdem sie von anderer Seite schon 5 Tage mit *Salicylsäure* behandelt worden war, ohne daß eine erkennbare Besserung eingetreten war, wurde die Behandlung mir übergeben. Befallen sind die Kniegelenke, die Füße mit nicht geringer Schwellung, besonders heftig waren die Schmerzen in den Schultern. Tagsüber sind die Schmerzen erträglich, und auch der Gesamteindruck ist tagsüber nicht schlecht. Abends ist die Temperatur meist 38,8°, morgens etwa 38°. In der Nacht ist das Befinden jedoch bedeutend schlechter. Nachdem sie zunächst eingeschlafen war, erwacht sie gegen Mitternacht mit heftigen Schmerzen, mit Fieberschauern und heftigen Schweißen. Gegen Morgen bessert sich das Befinden wieder etwas. Ich gab dem Mädchen *Lachesis* D 12. Dadurch schien sich der Zustand zu bessern, jedoch in der 3. Nacht wieder heftige Schmerzen und hohes Fieber. In Frage kam nun *Mercurius* und Pulsatilla. Den Ausschlag für Pulsatilla gab der Umstand, daß das Mädchen sich ständig zu bewegen versuchte trotz der Schmerzen und der Gelenkschwellung und weil die Schmerzen von einem Gelenk zum andern wanderten und dafür die anderen Gelenke freigaben. Sie erhielt D 6, 2stündlich 5 Tropfen. Damit sofortige Milderung der Schmerzen und vom 2. Tag ab auch Abstieg des Fiebers, das nach 1 Woche normal wurde. Von da ab schnell fortschreitende Rekonvaleszenz und völlige Beseitigung aller Gliederschmerzen. Am Endokard keine Entzündungserscheinungen.

[*Beobachtung des Verfassers*]

Mastodynie, Arthropathie der Kniegelenke

Fr. L. B., 35 Jahre, Lehrerin. Kommt wegen Schmerzen beider Kniegelenke seit 1 Jahr, schlechter seit 4 Monaten. Eine Mastodynie 10 Tage lang vor der Periode wurde fachärztlich schon mit Hormonen angegangen ohne Besserung. Die Periode ist schon einige Male etwa 3 Monate lang ausgeblieben. Im übrigen gesund gewesen.

Körperbau schlank, braune Haare. Psyche freundlich, ihr Blick bittet um Geneigtheit. Leicht erschöpft bei geistiger Tätigkeit, kann dann nichts mehr aufnehmen. Augen sehr lichtempfindlich. Wenn sie viel Sport treiben und sich im Freien bewegen kann, ist die Mastodynie besser. Die Knie sind gering geschwollen. In den Brüsten kein Befund außer Schmerzhaftigkeit. BSK 4/10. Keine Herde festzustellen.

Sie erhält Pulsatilla D 12, 2mal täglich 5 Tropfen. Schon bei der nächsten Periode keine Mastodynie mehr, Gelenkschmerzen in den Knien nur noch mininal. Nach weiteren 4 Wochen betrachtet sie sich als hergestellt. [*Beobachtung des Verfassers*]

Periarthritis humeroscapularis

Das 41jährige Frl. H. W. kommt am 14. 3. 1962 in meine Behandlung mit einer akut aufgetretenen Periarthritis humeroscapularis. Sie ist als Beamtin, die viel maschinenschreiben muß, außerstande, ihrem Dienst nachzukommen. Die Schmerzen sind in der Ruhe und nachts am heftigsten, ebenso beim Maschinenschreiben, während eine lockere Bewegung Linderung bringt.

Die Patientin ist mir bekannt, da ich sie $1^1/_2$ Jahre zuvor wegen einer akuten Gallenblasenentzündung behandelt habe. *Mandragora* half ihr damals schnell (Verschlimmerung bei sitzender, vornübergebeugter Körperhaltung). Anschließend war ein Blasenkatarrh aufgetreten, der auf Pulsatilla D 12 gut angesprochen hatte.

Zu dem Befund ist noch zu ergänzen: Kalte Hände und kalte Füße, bei kühlem Wetter rote Nase. Sie weint beim Vorbringen ihrer Beschwerden; sie sei eben zeitweise, sagt sie, sich entschuldigend, so „komisch", daß sie gegen ihren Willen heulen müsse. Dies komme nicht von ihren Schmerzen, obwohl diese sehr heftig seien. Sie hat im übrigen eine freundliche, vertrauensvoll aufgeschlossene Gemütsart.

Verordnung: Pulsatilla C 30, einige Kügelchen, im übrigen Placebo-Tabletten. Im Lauf von 3 Wochen bekommt sie insgesamt 4 Gaben Pulsatilla C 30 ohne weitere Behandlung.

Damit sind die Beschwerden bis auf einen minimalen Rest zurückgegangen, so daß sie an die Arbeit zurückkehren kann. Die Heulerei hat aufgehört.

Während dieser Arthritis war eine Akne im Gesicht und ein trockenes Ekzem an den Armen, das seit vielen Jahren bestanden hatte, verschwunden gewesen. Nach Beseitigung der Arthritis sind diese Hauterscheinungen erneut aufgetreten. Sie bekommt nun *Psorinum* C 30 und 14 Tage später *Psorinum* C 200, je eine Gabe. [*Eigene Beobachtung des Verfassers*]

Pyrogenium

Herkunft des Mittels

Der Gebrauch von **Pyrogenium** geht von der Erkenntnis aus, daß es kein therapeutisches Agens, kein synthetisches Produkt, kein Gift und keine Droge gibt, welche so unmittelbar und mit solcher Sicherheit Fieber erzeugen könne wie Bakterienpräparate. Pyrogen wird gewonnen aus Ochsenfleisch, welches mit Wasser angesetzt und 2–3 Wochen in die Sonne gestellt wird.
In den USA wurde als Ausgangsstoff für Pyrogenium häufig Sepsiseiter verwendet (also *Sepsin*); dadurch ist viel Verwirrung entstanden, da oft Unklarheit über die Herstellung des von den Autoren gebrauchten Pyrogenium genannten Stoffes besteht.

Pharmakologie

Wird diese Flüssigkeit Hunden in der ungefährlichen Menge von 1,25 ccm je kg Körpergewicht eingespritzt*, so schaudern die Tiere und bewegen sich ruhelos umher; die Temperatur steigt um 2 bis 3°C an; das Temperaturmaximum wird am Ende der 3. Stunde erreicht. Dabei herrscht eine große Muskelschwäche und Durst. Die Tiere werden von Erbrechen von dünnem, fäkulentem Schleim befallen, schließlich entsteht Durchfall und Tenesmus. Diese Symptome laufen in 4 bis 5 Stunden ab, und das Tier erholt sich auffallend schnell zu normaler Lebhaftigkeit und Appetit. Bei tödlichen Dosen steigern sich Darmblutung und Durchfall zu Kollaps mit tödlichem Ausgang. Der Tod wird wahrscheinlich durch die Schwäche des Herzens verursacht. Im Herzen werden Blutaustritte im Endokard des linken Ventrikels, zuweilen auch im Papillarmuskel und der Nähe der Klappen gefunden; der rechte Ventrikel ist weniger befallen. Auch in der Pleura und im Perikard finden sich Ekchymosen. Die Milz ist vergrößert und mit Blut angefüllt. Am Magen-Darm-Kanal besteht eine Kongestion und kapillare Hämorrhagie der Schleimhaut mit Ablösung des Epithels. Die Veränderung des Bluts nimmt großen Anteil am Krankheitsprozeß; die Farbe ist dunkler, die Blutkörperchen klumpen zusammen; viele Blutkörperchen sind teilweise aufgelöst und teilen dem Serum eine rote Farbe mit. Die teilweise Auflösung der weißen Blutkörperchen ist vermutlich eine Ursache zu der kapillaren Stase.
Die Analogie dieser experimentell erzeugten Symptome des Blutes einerseits zu dem Zustand der Septikämie andererseits ist in die Augen springend. Es wurden auch Versuche unternommen, Pyrogenium als Simile bei Typhus und typhoiden Fiebern zu verwenden. BURNETT berichtet hier über gute Erfolge, die er mit C 6 erzielt hat. Schon vor ihm hat DRYSDALE das Pyrogenium als das *Aconit* des Typhus und des typhösen Fiebers bezeichnet (BURNETT: Fevers and Bloodpoisoning, the use of Pyrogenium. 1888). Die Erfahrungen, welche mit Pyrogenium gesammelt wurden, sind von CLARKE in seinem „Dictionary of Materia medica" zusammengestellt. Ein großer Teil wurde mit infinitesimalen Verdünnungen SWANS gewonnen, einschließlich einer Prüfung von SWERBINO, die jedoch sehr unvollständig ist.
Diese Prüfung SWERBINOS können wir leider nicht verwenden, da nach Angaben von KENT das Pyrogenpräparat SWANS aus Sepsiseiter hergestellt wurde, also dem sonst

* Nach Experimenten von B. SANDERSON (Brit. med. J. 1875, Febr.: 13).

Sepsin genannten Präparat entspricht. KENT schreibt in einem Anhang zu Pyrogenium in seiner Materia Medica:

„SWANS Pyrogen-Potenzen wurden aus Sepsiseiter hergestellt (vergleiche BOERICKE und TAFELS Katalog der SWANSchen Potenzen). SWAN beschaffte sich von HEATH eine Potenz künstlichen *Sepsins*, das aus verfaultem Rindfleisch bestand." „In den Staaten ist SWANS Pyrogenium allgemein im Gebrauch. BURNETT wandte HEATHs Präparat an. Verfasser (KENT) gebrauchte beides, gibt aber dem von HEATH den Vorzug. CLARKE irrt sich, wenn er in seinem ‚Dictionary' sagt. SWANS Pyrogen-Potenzen seien aus HEATHs verfaultem Rindfleisch hergestellt. Verfasser kannte SWAN gut und kann sich für diese Facta verbürgen. SWERBINOs Prüfung wurde mit SWANs Potenzen hergestellt, also mit Sepsiseiter. YINGLINGS Kuren erfolgten mit SWANS Hochpotenzen, also mit Sepsiseiter."

Offenbar haben die Amerikaner keinen großen Unterschied zwischen *Sepsin* und dem „künstlichen" *Sepsin* oder Pyrogenium gesehen. Wir müssen hier jedoch davon Abstand nehmen, die Erfahrungen von *Sepsin* mitzuverwerten.

Wirkung

Die Modalitäten, welche herausgestellt wurden, stammen von klinischen Fällen. Auch die Besserung durch Wärme, welche Pyrogenium zugeschrieben wird und zur Abgrenzung von *Lachesis* dienen soll, macht hiervon keine Ausnahme. Man wird daher gut daran tun, solange eine Neuprüfung nicht vorliegt, sich an die klinischen Erfahrungen und Diagnosen zu halten. Bei einer einzelnen kurzen Prüfung mit C 6 durch BOOCOCK ergab sich Frieren, gefolgt von Hitze, dann klebriger, kalter Schweiß, Kälte um den Mund; Stiche in der rechten Mandel. Bei einer äußeren Temperatur von 70°F anhaltendes Frösteln. Die Temperatur sank einige Stunden nach dem Einnehmen um ½°F, der Puls fiel von 72 auf 60. BOOCOCK nahm dies als Hinweis, daß Pyrogenium auch bei normaler Temperatur die Körperwärme herabzusetzen vermöge (Homoeop. Recorder, 196). Noch auffallender scheint aber die Herabsetzung der Pulszahl zu sein. Margret TYLER (Zeitschrift „Homoeopathy" 8 [1939]) hat Pyrogenium an sich selbst und ihren Patienten bei **Influenza** mit bestem Erfolg und schneller durchgreifender Wirkung erprobt; ferner bei heftigen **akuten Durchfällen** mit starker Abkühlung und Kreislaufkollaps mit sofortiger Wiederherstellung des Kreislaufs und des Wohlbefindens; bei **Panaritien,** wobei Eiter rasch, oft über Nacht zusammenzog und der Schmerz schnell nachließ. *Hepar sulfuris* hat sie hierbei lange nicht so sehr befriedigt wie Pyrogenium. Wenn nach **Typhus** eine Schwäche des Darms zurückgeblieben oder der Patient sich nicht mehr gesund fühlte, war es gleichfalls von bester Wirkung. Der Amerikaner STUART hat es bei schweren **Verbrennungen** zur Vermeidung der Intoxikation und Sepsis erprobt. Der französische Homöopath NOAILLES[1] hat Paratyphus B mit 3 Gaben Pyrogenium C 200 heilen sehen; er wurde darauf durch die Diskrepanz zwischen der Temperatur (40°) und dem Puls von 80/min geführt. Léon VANNIER[2] gab einer Frau mit schwerster Sepsis nach infiziertem **Abortus** eine Gabe C 30. Die Frau war fast komatös, Temperatur 40,2°C, der Leib war meteoristisch aufgetrieben, der

[1] Cah. Homéop. et Thér. comp. 1925: 389.
[2] VANNIER: Prat. Homoeop. 1938: 606.

Darm und die Nieren waren völlig untätig; Atem unerträglich stinkend. Schon nach ½ Stunde trat ein widerlich riechender Schweiß auf, und die Kranke wurde ansprechbar. Nun stellte sich eine aashaft stinkende Diarrhö ein, in Attacken mit kleinen Mengen. 12 Stunden später *Arsenicum* C 30, das als Komplementärmittel zu Pyrogenium anzusehen ist.

Eine neue Anregung hat PRINZING gegeben durch seine planmäßigen und kritisch angelegten Beobachtungen an Kriegsverwundungen (Hippokrates 1948: 242). Er hat die optimale Dosis in der D 30, ½ ccm subkutan, ermittelt. Die Vergleichsfälle erhielten D 15, D 12 und D 8. (Nach der von der herstellenden Firma Müller-Göppingen eingeholten Auskunft handelt es sich um durchweg mit der vorschriftsmäßigen Mehrglasmethode potenzierte Verdünnungen. Die Angaben PRINZINGS, daß die Einglasmethode verwendet worden sei, beruhen auf einem Schreibfehler, sind also in diesem Sinne abzuändern.) – Der beste Zeitpunkt der Wiederholung wurde als der 28. beziehungsweise 29. Tag ermittelt. In diesem Zeitpunkt begann der Heilungsprozeß der Wunden stillzustehen, oder die Wunden vergrößerten sich wieder. Vom 13. bis 26. Tag wurde eine neue Pyrogenium-Injektion schlecht ertragen; die Wunden vergrößerten sich, oder es gab Abszesse.

Als Indikationen haben sich PRINZING ergeben: **infizierte Wunden** mit septischen Allgemeinerscheinungen in allen Stadien, vor allem **große Weichteilwunden, Schußbrüche mit Osteomyelitis, Narbengeschwüre** und **brettharte Infiltrationen.** Auch bei Fällen, welche das septische Stadium bereits überwunden hatten, wie **Knochenfisteln,** ist es indiziert. In einzelnen Fällen mußte zusätzlich ein weiteres homöopathisches Mittel gegeben werden: bei Eiweiß im Urin *Chantharis,* bei blauem Indikan *Acidum nitricum* D6, bei rotem Indikan *Acidum sulfuricum* D 6, bei uratischer Diathese *Silicea* D 6, je 3mal täglich.

Klinische Anwendung

Septische Zustände, ganz allgemein, aber besonders wenn diese verbunden sind mit viel Frieren und Schüttelfrösten, Frieren auch bei hohem Fieber und während des Schweißes, mit Ruhelosigkeit und starkem Bewegungsdrang (Tierversuch), mit Wundheitsgefühl, daß das Bett zu hart empfunden wird, und Gliederschmerzen, mit üblem Geruch aller Absonderungen und mit aashaftem Geruch der Stühle; mit einer im Verhältnis zum Fieber ungewöhnlich gesteigerten Pulszahl oder mit einem niedrigen Puls bei hohem Fieber. Es kommt in Betracht insbesondere bei Puerperalfieber, bei infizierten Wunden mit Allgemeininfektion, bei septischen Zuständen, wenn wohlgewählte Mittel nicht helfen und der Prozeß fortschreitet oder rückfällig wird. Abszesse im Peritoneum und im kleinen Becken, Nierenentzündungen im Verlauf septischer Erkrankungen.

Bei **Influenza** und **Grippefieber** mit allen Komplikationen derselben, wie Bronchitis, Angina, Lungenentzündung, Rippenfellentzündung. Darmkatarrh. Auch hier ist das Frieren bei ansteigendem Fieber das entscheidende Symptom. Pyrogenium ist nur so lange zu geben, wie das Frieren und das Fieber andauert. Meist war es in meinen Fällen nach 1 bis 3 Gaben, die ich alle 3 Stunden wiederholen ließ, gebrochen. Zum grippösen Infekt oder Katarrhfieber kann es frühzeitig gegeben, die Erkrankung kupieren. An den Symptomen (Frieren), und in dieser Fähigkeit, solche Katarrhe zu kuppieren, besteht große Ähnlichkeit mit *Camphora.*

Bei **Lungenentzündung** mit zersetztem Sputum, Lungenabszeß,
Phthisis im hektischen Stadium,

Typhus und **typhoiden Fiebern. Paratyphus,** Faulfieber, akuten infektiösen Magen-Darm-Katarrhen mit Kollaps, kalten Schweißen und aashaft riechenden Entleerungen. Pyrogenium wird das *Aconit* des Typhus und des typhösen Fiebers genannt.
Diphtherie mit aashaftem Foetor, bei akuter Tonsillitis im Wechsel mit *Mercurius.*

Bei Abszeßbildungen.
Tabes mesaraica,
chronischem Unterschenkelgeschwür mit aashaftem Geruch.
Bei der im Januar und Februar 1949 auftretenden **Grippe** konnte der Verfasser sich selbst von der ausgezeichneten Wirkung von Pyrogenium überzeugen. Auch bei vielen Grippeepidemien in den späteren Jahren, wenn diese mit Fieber und Schüttelfrost einsetzen, hat es sich hervorragend bewährt. Während alle sonstigen in Frage kommenden Fiebermittel, wie *Gelsemium, Ferrum phosphoricum, Eupatorium* usw., versagten, war mit Pyrogenium ein innerhalb von Stunden zu erwartender Umschwung eingetreten. Beim ersten Befallensein, ehe noch eine Lokalisation auf den Schleimhäuten eingetreten war, konnte das schwere Krankheitsgefühl mit Zerschlagenheit in allen Gliedern und durchdringendem Frieren und Frösteln schnell mit einer einzigen Gabe von D 30 in 1 bis 2 Stunden beseitigt werden. Im Laufe der nächsten Tage zeigte sich dann meist ein verhältnismäßig mild verlaufender Schnupfen oder Bronchialkatarrh, der dann mit einschlägigen Mitteln zu bekämpfen war. Setzte die Grippe jedoch gleich mit hohem Fieber und heftigem Bronchialkatarrh oder drohender Lungenentzündung ein, so ging das Fieber mit heftigem Frieren durch Pyrogenium meist in einigen Stunden in einen Schweißausbruch über, um nach $^1/_2$ bis 1 bis $1^1/_2$ Tagen auf subfebrile Werte abzufallen. Auch bereits entwickelte Lungenentzündung war aufs vorteilhafteste zu beeinflussen; spätestens nach 2 Tagen war das Fieber abgefallen. Pyrogenium wurde oral gegeben und mußte bei hohem Fieber etwa alle 3 Stunden wiederholt werden. Die Lokalisation auf den Schleimhäuten der Nase, des Rachens, der Bronchien verlangte anschließend ein organotropes Mittel, das nachher gegeben wurde. – Das nach bereits eingetretener Entfieberung öfter wiederkehrende Fieber, das bei dieser Grippe zur Beobachtung kam, unterlag nicht der Heilkraft von Pyrogenium; es war auch anderer Natur, war vor allem nicht mit Frost und dem schweren Krankheitsgefühl verbunden. Pyrogenium hat hier immer nur bei dem initialen Fieber, das stets von Frost, manchmal auch von kaltem Schweiß begleitet war, geholfen, hier aber sehr schnell.

Je mehr Frostgefühl vorhanden war, um so eindrucksvoller war die Wirkung.

Arzneimittelbild nach den klinischen Erfahrungen

Leitsymptome: *Frieren und Schüttelfröste selbst bei hohem Fieber und trotz Schweiß. (Niederer Puls bei hohem Fieber und hoher Puls bei niederem Fieber?)*
Typhöser Fieberverlauf bei Typhus, Paratyphus usw.
Übler Geruch aller Ausscheidungen, aashafter Geruch der Stühle oder aashafter Geruch aus dem Mund. Durchfälle mit Schleim- und Blutabgang.
Wundheitsgefühl und Schmerzen am ganzen Körper, so daß das Bett zu hart empfunden wird. Bei allen Fällen von Fieber, die mit Gliederschmerzen beginnen, empfohlen.
Ruhelosigkeit mit starkem Bewegungsdrang.
Verlangen nach Wärme und Besserung durch Wärmezufuhr (im Gegensatz zum Lachesis-Fall, der sich durch Wärme verschlimmert).

Dosierung

Die niedrigste Verdünnung gebrauchte BURNETT mit C 6, 1- bis 2mal täglich bei **Typhus.** STAUFFER hat D 15 und Hochpotenzen gegeben und empfohlen, rasch einige Gaben hintereinander zu geben und dann abzuwarten, womit wohl gemeint ist, weitere Gaben erst einzusetzen, wenn der Organismus das Bedürfnis dazu zu erkennen gibt. Die Tierärzte (THIENEL: Allg. homöop. Ztg. 1939: 169) bevorzugen D 6 subkutan, wiederholen nach 3 Tagen und warten dann ab. PRINZING gab D 30 (nicht, wie in seiner Veröffentlichung angegeben, nach der Einglasmethode, sondern nach der Mehrglasmethode hergestellt).
Eigene reiche Erfahrung habe ich meist mit D 30 und C 30 gemacht, bei oraler Darreichung.

Vergleichsmittel

Fieber mit Schüttelfrösten: *Lachesis, Crotalus, Psorinum, Chininum arsenicosum, Magnesium carbonicum.*
Durchfallerkrankungen mit Kollaps, Fieber, kalten Schweißen und aashaft riechenden Stühlen: *Arsenicum, Carbo, Veratrum album, Camphora.*
Typhöse Fieber mit faulig riechenden Durchfällen: *Rhus toxicodendron, Baptisia, Carbo, Arsenicum.*
Gefühl, als sei das Bett zu hart: *Arnica, Baptisia, Echinacea.*

Quassia

Herkunft des Mittels

Der **Quassiabaum,** Quassia amara und Picrasma excelsa (Fam. nat. Simarubaceae), ist in Brasilien und Ostindien heimisch. Verwendet wird das Holz als Fiebermittel und als Stomachikum bei den Eingeborenen Brasiliens. Es hat einen ausgeprägt bitteren Geschmack. Im Gartenbau wird eine Abkochung des Holzes gegen Läuse gebraucht. Sie hat vor anderen Schädlingsbekämpfungsmitteln den Vorzug, für den Menschen völlig ungiftig zu sein. Verwendet als Arzneisubstanz wird das Holz dieser beiden Bäume. Wirkstoffe: Quassiabitterstoff. Da aber die Rademachersche Aqua Quassiae keine Bitterstoffe enthält, so kommen noch andere unbekannte Wirkstoffe in Betracht.

Anwendung

Die heute noch gebräuchliche Anwendung geht auf RADEMACHER zurück, der eine *Aqua Quassiae* aus 4g Holz und 250g Wasser herstellte, welches keinen bitteren Geschmack mehr besitzt, ohne seinen arzneilichen Charakter dadurch zu verlieren.
Nach RADEMACHER ist Quassiawasser ein großes Heilmittel für manche Formen von **Leberzirrhose** mit Wassersucht, dessen Wirkung er aber nicht näher bezeichnen kann. Es entscheidet einfach der Versuch über das Wirken oder Nichtwirken. RADEMACHER gibt 3mal täglich höchstens einen Löffel seines Wassers. Auch andere Leberaffektionen zeigen sich oft der Behandlung mit Quassia zugänglich. Nach Infektionskrankheiten, wie **Ruhr,** mit Rückständen derselben hat es RADEMACHER gebraucht. Bei den **auf Grippe folgenden Leberstörungen** mit schlechtem Appetit und Urobilinogen im Harn sowie einer Anschwellung der Leber habe ich Quassia D 2 oder auch einige Tropfen des Quassia-Tees mit Erfolg verwendet. Es kann hier einfach auf Grund seiner Leberbeziehung ohne besondere Symptome gegeben werden *(Sulfur)*.
Nach RADEMACHER hilft in den Fällen von Hydrops hepaticus, wo Quassia versagt, nicht selten *Aqua Nucis vomicae.* STIEGELE hat daher *Aqua Quassiae* und *Aqua Nucis vomicae* āā verwendet und bewährt gefunden. Die **Dosis** beträgt nach STIEGELE 3mal täglich 8 bis 10 Tropfen des Gemisches.
Die Arzneimittelprüfung (nur 3 Prüfer) hat nichts Wesentliches zu dem geschilderten klinischen Gebrauch hinzugefügt.

Literatur

MÜLLER: J. O.: N. Zschr. homöop. Klin. 1859, 5: 1.
EICHHERR: ibidem.
LEMBKE: N. Zschr. homöop. Klin. 6: 17.
ALLEN: Encyclopedia, Bd. VIII.

Arzneimittelbild

Geist: Erwacht mit großer Angst um 1 Uhr, unfähig, zu schlafen und zu lesen.

Kopf: Ständige Benommenheit des Kopfes.

Hepatogene Dyspepsie, besonders nach Infektionskrankheiten.

Magen: Übelkeit, Ziehen im Magen, mit dem Gefühl, als sei der Magen voll von heißem Wasser.

Leberstörungen, Leberzirrhose.

Bauch: Leichtes Ziehen in beiden Hypochondrien mit dem Gefühl, als sei der Bauch leer und gegen die Wirbelsäule gezogen, schlimmer durch Tiefatmen. Heftiges Stechen in der Lebergegend, gefolgt von dumpfem Schmerz. Stechende Schmerzen zwischen Nabel und

Magen. Bauch hart und aufgetrieben. Eigentümliches Klopfen durch den Bauch, gegen die Extremitäten ziehend, mit allgemeinen nervösen Beschwerden.

Stuhl: Stuhl zuerst hart und sehr mühsam zu entleeren, nachher breiig.

Harnorgane: Harnmenge vermehrt, spezifisches Gewicht entsprechend vermindert.

Wärmeregulierung: Ein Kältegefühl läuft über den Rücken, mit ständigem Drang zu gähnen und die Füße auszustrecken.

Dosierung

D 2.

Vergleichsmittel

Taraxacum, Carduus marianus, Chelidonium, Berberis, Lycopodium, Sulfur, China.

Quebracho

Herkunft des Mittels

Quebracho (Aspidosperma Quebracho, Fam. nat. Apocynaceae) wächst als 13–20 m hoher, immergrüner Baum in Südamerika und hat den Wuchs einer Trauerweide. Verwendet wird die getrocknete Rinde.

Pharmakologie

Quebracho enthält mehrere Alkaloide, von denen das Aspidospermin das richtunggebende ist. Kleine subkutane Dosen bewirken bei Kaninchen nach PENTZOLD Dyspnoe. Vermutlich liegt eine vagusähnliche Wirkung auf Herz und Lunge vor.

Anwendung

Während die Rinde des Quebrachobaumes in ihrer Heimat ähnlich der Chinarinde als Fiebermittel im Gebrauch ist, hat sie in der modernen Heilkunde als ein die Atemnot linderndes Mittel bei Erkrankungen der Lungen, wie Bronchialasthma, Emphysem, aber auch bei Asthma cardiale und bei Atemnot infolge von Herzleiden (Herzklappenfehler, Dilatation, Koronarsklerose usw.) Verwendung gefunden. In der Homöopathie wird es vornehmlich bei anginoidem Asthma verwendet. Quebracho vermag bei den entsprechenden Fällen eine funktionelle Besserung des Herzens zu bewirken (vergleiche HALE in ANSCHUTZ: New, Old and Forgotten Remedies, S. 31). STIEGELE hat

einen Fall von Dilatation des Herzens bei einem 55jährigen Mann (Rö: Aortenherz mit Schafnasenform) und einem Blutdruck von RR 220/115 mit Quebracho D 2 behandelt, da er beim Gehen einen allmählich zunehmenden Druck auf der Brust verspürt, der ihn zwingt, „beim Gehen stehenzubleiben". Nach 4wöchiger Behandlung waren die stenokardischen Beschwerden beseitigt, Blutdruck unverändert (Klin. Homöop. 1941, S. 342). STIEGELE ist der Ansicht, daß die Tinktur, welche von PENTZOLD zu 3mal täglich 1 bis 2 Teelöffel voll gegeben wurde, wegen ihres großen Gerbsäure-Gehalts wenig zuträglich, aber in dieser Dosierung auch nicht erforderlich sei. Im Hinblick auf die obengenannten Tierversuche muß die Wirkung als homöopathisch angesehen werden.
DORCSI empfiehlt Quebracho D 3 bei Hypertonikern mit Ödemen neben Nierenmitteln Berberis D 3, Solidago D 2 oder Scilla D 2.

Dosierung

D 2 bis 3.

Vergleichsmittel

Laurocerasus, Carbo vegetabilis, Scilla.

Radium bromatum

Pharmakologie

Bei der Darstellung von Radium bromatum müssen wir davon ausgehen, daß $RaBr_2$ neben der chemischen Wirkung eine radioaktive Strahlung besitzt. Der chemische Charakter der Elemente im periodischen System zwischen 84 und 92 gleicht sich in seinen Eigenschaften außerordentlich aneinander an, sie können durch Kernzerfall ineinander übergehen. Die stoffliche Eigenart, deren Beständigkeit sonst das Wesen eines chemischen Elements ausmacht, ist bei den Elementen dieser Reihe also veränderlich. „So tritt hier die chemische Eigenart des Elements als beständiger Einheit ganz zurück hinter der physikalischen Veränderlichkeit. Die Strahlung, die mit dieser Veränderung verbunden ist, wird ausschlaggebend für die Wirkung dieser Stoffe. Gegenüber dieser physikalischen Wirkung wird die chemische Eigenwirkung der unbeständigen Elemente bedeutungslos. Wohl ist Radium in seinen chemischen Verbindungen noch als Glied der Erdalkaligruppe zu erkennen, aber das ist für seine hauptsächlichen Eigenschaften, zumal für seine Wirkungen auf Organismen, ganz nebensächlich (LEESER: Lehrbuch der Homöopathischen Arzneimittellehre, A. Die mineralischen Arzneimittel, 2. Aufl., S. 877).
Obwohl nun die Strahlung bei diesen Stoffen etwas Selbständiges, von den chemischen Eigenschaften Unabhängiges ist, so gelten nach den Erfahrungen der homöopathi-

schen Ärzte doch die Regeln der Homöopathie, die Ähnlichkeitsregel und die Regeln der Potenzierung. Es können solche Krankheitszustände, wie sie bei der Verwendung radioaktiver Strahlung entstehen, mit homöopathischen Potenzen von Radium bromatum heilsam beeinflußt werden. Bei dem radioaktiven Zerfall handelt es sich um die Aussendung von Alpha-, Beta- und Gamma-Strahlen. Jedoch auch die schädlichen Folgen der Röntgenstrahlung (Röntgenkater, Hautschäden) können erfolgreich mit $RaBr_2$ behandelt werden. Ebenso sind Krankheitszustände, die durch Radium erzeugten Schäden ähnlich sind, mit homöopathischen Dosen therapeutisch angegangen worden.

Es ist keine Frage, daß Radium bromatum infolge der radioaktiven Verseuchung der Luft durch die Kernversuche als Gegenmittel in hohem Maße in unseren Gesichtskreis gerückt wird.

Wenn wir die chemische Verwandtschaft aus dem periodischen System ins Auge fassen, begegnen wir bei Radium bromatum einer durch die ganze Reihe der Erdalkalien sich hindurchziehenden Affinität zum lymphatischen System, die hier sogar noch in verschärftem Maße in Erscheinung tritt und sich in Lymphozytose oder Lymphopenie äußert. Ebenso dürfte es sich bei der bei Radium bromatum auftretenden Affinität zum Gefäßsystem (Senkung des Blutdrucks) um die gleiche Linie handeln, der wir bei den Erdalkalien mit höherem Atomgewicht *(Barium* und *Strontium)* begegnen und die diese beiden Elemente zu einem Heilmittel bei arteriosklerotischen Zuständen macht. Daß bei der Radium-Prüfung nur eine Senkung des Blutdrucks und kein Anstieg desselben auftrat, dürfte vermutlich eine Sache der Ausgangslage der Prüfer gewesen sein; möglicherweise ließe sich bei anderen Prüfern auch die Gegenphase, also eine Hypertonie, finden.

Bei der **Prüfung** mit C 30 (Clarke), D 30, D 17 und D 6 (Dieffenbach) ergaben sich Hauterscheinungen, die einen Vergleich mit Überdosierung von Radium- und Röntgenbestrahlungen nahelegen. An der Prüfung mit D 6, vor deren therapeutischem Gebrauch Dieffenbach übrigens warnt, nahm ein Prüfer teil, der von früheren Experimenten mit Radium- und Röntgenstrahlen Strahlenschäden in Form ekzematöser Eruptionen, Rhagaden und schuppender Exkreszenzen sowie warzige Auswüchse an den Händen davongetragen hatte. Nach der Prüfung sind diese Hautveränderungen nach und nach verschwunden. Auch **kleine Naevi** wurden bei der Prüfung damit beseitigt, ein Hühnerauge fiel ab.

Ein junges Mädchen erhielt gegen eine Röntgendermatitis der rechten Hand mit Schrunden 2 Gaben Radium bromatum C 30, die eine am Morgen, die andere am Abend. Am folgenden Tag trat ein Hautausschlag auf, welcher als Masern angesehen wurde, die Augen tränten, die Finger wurden wund, und sie fühlte sich sehr elend. Am nächsten Tag war der Ausschlag verschwunden, und sie erholte sich. Die Finger wurden nun besser und heilten völlig, ausgenommen ein wundes Gefühl nach dem Waschen.

Die Dermatitis der Prüfer wurde mit *Rhus toxicodendron* und *Rhus venenata* behandelt. Hautausschläge konnten nach den vorliegenden Berichten oft mit Radium geheilt werden.

Clarke berichtet von einem jungen Mädchen, das nach einem Belladonna-Pflaster, gegen Lumbago angewendet, ödematöses **Ekzem** über das ganze Gesicht und den Nacken mit äußerstem Juckreiz, besonders in der Nacht, bekam. Teilweise näßte die Haut, das Jucken verhinderte den Schlaf. Durch Behandlung mit verschiedenen Mitteln war nur vorübergehende Besserung eingetreten. Als die Behandlung mit Radium bromatum C 30, eine einzige Gabe, eingesetzt wurde, war noch ein juckender und nässender Hautausschlag mit wunden, geschwollenen Augenlidern und hart geschwollenen Lippen vorhanden. Schon in der ersten Nacht ungestörter Schlaf, nach 2 Tagen war der Ausschlag fast vorüber, in wenigen Tagen ganz geheilt.

Die Indikation Röntgen- und Radium-Verbrennung hat sich oft bewährt. Die bei der Prüfung auftretenden rheumatischen Schmerzen treten in den Gelenken, Muskeln des ganzen Körpers auf. Sie bessern sich durch Bewegung, zum Teil auch erst nach anfänglicher Verschlimmerung, durch Wärme (warmes Bad), durch Druck. Auch die Nerven sind beteiligt mit blitzartigen Schmerzen wie durch elektrischen Schlag (am Nervus trigeminus und anderen Stellen). Bei Rheumatismus, besonders chronischer Art, hat sich Radium seitdem oft bewährt bei den genannten Modalitäten. Auch die Bettwärme und die Nachtzeit verschärfen die Beschwerden. Diese Erfahrungen bei rheumatischen Leiden treten denen mit radioaktiven Quellen an die Seite.

Bei den Prüfungen wurde eine Vermehrung der polynukleären Leukozyten hervorgerufen, auch Albuminurie ergab sich bei mehreren Prüfern, bei einem begleitet von hyalinen und granulierten Zylindern. Bei lokalen Bestrahlungen wurde Endarteriitis und Sklerose der Gefäße erzeugt. Von diesen Wirkungen wurde meines Wissens noch kein therapeutischer Gebrauch gemacht.

Die Symptome von seiten der Verdauungsorgane sind sehr markant, trotzdem sind auch hierüber keine therapeutischen Ergebnisse bekannt. Trockenheit im Mund und Hals, Abneigung gegen Fleisch, gegen Süßigkeiten und gegen Eiscreme. Intensives Leeregefühl im Magen, schon 1 Stunde nach dem Essen, besser durch Essen, Magenschmerzen bessern sich durch viel Aufstoßen, wie die Leibschmerzen durch Stuhlgang. Kolikschmerzen, besser durch Zusammenkrümmen. Diese Erscheinungen legen einen Versuch bei Ulcus ventriculi oder duodeni, besonders chronischen, indolenten Fällen nahe.

An den Schleimhäuten der Luftwege tritt die Trockenheit besonders hervor, sie ruft einen trockenen Kitzelhusten, besser durch Essen und durch frische Luft, hervor.

Ein Absinken des Blutdrucks hat Dieffenbach, der D 30, D 12 und D 6 angewendet hat, bei allen seinen Prüfern bemerkt. Auf diese Tatsache ist sicher ein Teil der Schlappheit und Erschöpfung der Prüfer und die Besserung durch Niederliegen zu setzen. Die allgemeine Besserung durch Bewegung weist auf kapillare Stase hin. Die Erscheinungen bei den Prüfungen von Radium bromatum treten meist erst mit zeitlichem Verzug ein.

Im allgemeinen sind viele Parallelen zu den Beobachtungen mit radioaktiven Wässern und mit Radium-Bestrahlungen zu ziehen, mit deren Nebenwirkungen und Überdosierungen große Ähnlichkeit besteht.

Literatur

CLARKE: Radium as an internal remedy. London 1908.
DIEFFENBACH: J. Amer. Inst. Homeop. 1911.
CLARKE: Dictionary of mat. med., pag. 1625. London 1925.
CLARKE: Zschr. Berl. Ver. homöop. Ärzte 28: 50.
STEARNS: Allg. homöop. Ztg. 1912, 5.
CAMPBELL: Homoeop. Rec. 36/2.
LAMARSON: Radium bromatum (Ann. homéop. franç. 1960: S. 4/756).

Arzneimittelbild

Die mit (L) bezeichneten Symptome stammen von LAMARSON und sind vermutlich als klinische Fälle zu betrachten.

Leitsymptome: *Schmerzen am ganzen Körper mit Ruhelosigkeit, besser durch Bewegung.*
Rheumatische Zustände der Gelenke, Muskeln und Nerven, besser durch Druck, Wärme, Bewegung.
Langwierige Hautausschläge und Geschwüre, heftig juckend, schlimmer nachts in der Bettwärme.
Trockenheitsgefühl in den Schleimhäuten der Nase, des Mundes und Halses.
Verschlimmerung durch Bettwärme nachts (Haut).
Verschlimmerung der Haut durch Waschen (kalt), Besserung durch warmes Bad.
Verschlimmerung in Ruhe.
Besserung durch Bewegung, mitunter erst nach anfänglicher Verschlimmerung (Besserung durch fortgesetzte Bewegung).
Besserung durch Druck,
Besserung durch Wärme,
Besserung durch frische Luft,
Besserung durch Essen (Magen),
Besserung durch Aufstoßen und Stuhlgang (Magen- und Bauchschmerzen, Kreuzschmerzen).

Röntgenkater. Kater nach Radiumbehandlung.
Schäden durch radioaktive Verseuchung der Luft.

Allgemeines: Sehr geschwächt und erschöpft, muß sich niederlegen, erhebliche Gewichtsabnahme. Schwächegefühl wie nach Grippe (L). Ruhelosigkeit, muß sich immer bewegen. Schwindel, Schwäche, Ohnmachtsanwandlungen und Herzklopfen.
Schmerzen überall, besser bei Bewegung und in der frischen Luft.

Geist und Gemüt: Gedrückt, will nicht allein sein, besonders im Dunkeln. Reizbar, widerwärtig, leicht beleidigt. Geist benommen, unfähig, klar zu denken. Deprimierende Wirkung, die mitunter bis zum Versuch des Selbstmords, selbst bis zur Durchführung des Selbstmordes geht (L).

Schlaf: Unwiderstehliche Schlafsucht und Lethargie. Ruheloser Schlaf infolge von Träumen, erwacht mit Schreck. Ruhelos jede Nacht, wirft sich im Bett umher. Träumt, er uriniere ins Bett, von Feuersbrunst, er begehe Selbstmord, von Geschäften. Aus dem Traum erwacht, bildet er sich ein, ein neues Leben beginnen zu müssen, mit einer anderen Tätigkeit und mit anderen Partnern.

Neuralgien, Fazialisneuralgien. Schmerzhafter Tic.

Kopf: Schwindel mit Hinterkopfschmerzen, besser durch Schlaf, besser nachmittags und nach dem Essen, durch Niederlegen, in frischer Luft. Gefühl von Taubheit oder Zusammenpressen der Schädelknochen, Kopfhaut wie zu knapp. Dumpfer Stirnkopfschmerz, besser durch Druck. Kopf schwer alle Tage. Kopfschmerzen, Beginn im Hinterkopf, mit scharfem Schmerz über dem rechten Auge, klopfend und pulsierend, schlimmer bei Bewegung, durch warme Luft, durch Niederlegen, besser in der frischen Luft, durch Druck.

Sehschwäche nach Überanstrengung der Augen. Glaukom. Konjunktivitis, Keratitis.

Augen: Bindehäute gerötet und schmerzhaft, wie Sand in den Augen, schlimmer beim Lesen, durch Licht, besser im Freien. Lidränder gerötet. Gefühl, als ob die Augen bersten wollten oder aus ihren Höhlen fallen wollten (L).

Ohren: Kitzel in den Ohren, sehr heftig in der Nacht. Stechender und klopfender Schmerz im rechten Ohr. Herzklopfen mit Geräusch in den Ohren wie von rauschendem Wasser.

Akne, Erythema, Trigeminusneuralgie.

Gesicht: Erhitztes Gesicht. Pickel an Stirn und Brust. Haut sehr empfindlich, sie ist verdickt und bricht auf, klare Flüssigkeit ausscheidend, besser durch Waschen mit heißem Wasser, Verschlimmerung durch Bettwärme. Kleiner Naevus tritt wieder auf und verschwindet dann. Heftige Schmerzstöße im Unterkieferast des Nervus trigeminus, so heftig und von blitzartiger Plötzlichkeit, daß man schreien muß.

Chron. Entzündung der Nase und Nasennebenhöhle. Laryngitis, Bronchitis, Bronchiektasen.

Atmungsorgane: Trockenheit mit Jucken in beiden Nasenlöchern, harte Krusten. Trockener, krampfhafter Husten, schlimmer durch Rauchen, besser durch Essen, im Freien. Kitzelnder, trockener Husten von der Trachea ausgehend, wie wenn etwas in den Rachen tropfte. Hustenanfälle wie von Staub im Kehlkopf, Husten bessert. Brust wird zu eng gefühlt, wie wenn man nicht genug Luft bekäme.

Hypotonie. Arteriosklerose. Senkung des Blutdrucks.

Herz und Kreislauf: Herabsetzung des Blutdrucks (bei allen DIEFFENBACHschen Prüfern). Herzklopfen beim Erwachen aus Träumen, mit Geräusch in den Ohren wie von rauschendem Wasser. Zusammenschnürende Schmerzen mit Angst und Verlangen nach Luft, besser im Freien.
Nach radioaktiver Bestrahlung tritt eine Leukopenie auf, die sich nur sehr langsam zurückbildet; die Lymphozyten gehen langsamer zurück als die Leukozyten. Auch die Blutplättchen vermindern sich stark an Zahl. Bei schweren Fällen treten unreife Formen der weißen Blutkörperchen auf wie bei lymphozytärer oder myeloischer Leukämie, auch Agranulozytose. Wenn eine Anämie auftritt, so ist diese von sekundärer Natur zur Leukopenie. Sie hat aplastischen oder makrozytären Charakter. Durch Injektion oder Inhalation von Radiumemanation kann aber auch Hyperleukozytose hervorgerufen werden.

Verdauungsorgane: Zähne zerbröckeln und brechen ab. Hals trocken und rauh, wie nach Pfeffer, besser durch Trinken von kaltem Wasser und durch Schlukken. Hals wie ausgetrocknet mit Bedürfnis, kaltes Wasser zu trinken. Verlust des Appetits. Abneigung gegen Fleisch, gegen Süßigkeiten und Eiscreme. Saure Dinge schmecken gut. Ekel vor Tabak.

Ulcus duodeni

Intensives Leeregefühl 1 Stunde nach dem Essen, besser nach Essen. Übelkeit vor dem Essen, besser durch Essen. Viel Schmerz und Unbehagen im Magen, besser durch viel Aufstoßen. Kolikartige Leibschmerzen, besser durch Zusammenkrümmen und nach Stuhlgang. Scharfe, plötzlich auftretende Schmerzen am McBurney und über der Flexura sigmoidea, schnell vorübergehend.

Ekzem um den Anus, Pruritus ani.

Trockener, harter Stuhl mit Verstopfung. Stühle heller als gewöhnlich, schieferfarben. Durchfälliger Stuhl. Faulig riechende Blähungen mit Besserung von Kreuzschmerzen nach Abgang.

Nephritis chronica

Harnorgane: Albuminurie; Abgang von hyalinen und granulierten Zylindern. Vermehrte Ausscheidung von Salzen, besonders von Chloriden. Dysurie, Pollakisurie. Muß einige Minuten warten, bis der Harn fließt.

Keimdrüsenschwäche

Geschlechtsorgane: Männer: Verstärkter Geschlechtstrieb oder Verlust desselben. Pollutionen.
Frauen: Regelblutung dunkel, sehr reichlich in der Nacht. Rückenschmerzen herabdrängend während der Blutung. Ausfluß weiß und scharf, geronnen und käsig.

Gelenkrheumatismus, Arthrosen, Gicht.

Glieder, Muskulatur und Nerven: Schmerzen im Nacken, den Schultern, den Schulterblättern, den Lenden und im Kreuz. Besser durch Druck, durch Bewegung, durch Wärme. Rheumatische Schmerzen in den Gelenken der Arme und Beine mit Lähmigkeit, besser durch Bewegung oder besser durch fortgesetzte Bewegung nach anfänglicher Verschlimmerung. Plötzliche, blitzartige Schmerzen wie elektrische Schläge.

Dermatitis.
Ekzem, nässend oder trocken – rissig.
Hautschäden infolge Röntgenbestrahlung oder radioaktiver Bestrahlung. Psoriasis.
Warzen. Hühneraugen.
Naevi.

Haut: Radioaktive Bestrahlung ruft nässende Dermatitis, gefolgt von Haarausfall und Pigmentation hervor, in späteren Stadien anhaltendes Ödem der Haut, gangräneszierende Geschwüre, keloidartige Narben, Atrophie der Haut hinterlassend. Rezidivierende Ulzera der Narben. Ferner kann man beobachten: Trokkenheit der Haut, schmerzhafte Fissuren, Veränderungen an den Nägeln, streifig, atrophisch, brüchig; Hyperkeratosen der Haut und Warzen, selbst Epitheliombildung.
Dystrophien der Haut wie im Präsenium und Senium, Xeroderma pigmentosum.
Aknebildung. Hühneraugen fangen an zu schmerzen oder heilen ab. Naevi können entstehen durch Bestrah-

lung; sie sind auch als Strahlungsschäden durch Radium bromatum abgeheilt.

Wärmeregulation: Frösteln mit Zähneklappern. Fühlt sich heiß am ganzen Körper, muß das Bett aufdecken. Der ganze Körper fühlt sich feurig-heiß mit scharfen Nadelstichen und elektrischen Schlägen.

Dosierung

D 15 bis D 30, C 30, zuerst in 1 bis 2 Gaben, dann abwarten; allenfalls regelmäßig 2mal wöchentlich bis 1mal täglich.
Vom Kernforschungszentrum Karlsruhe wird als tiefste verkäufliche Potenz von Radium und seinen Verbindungen die 10. Dezimalpotenz empfohlen. 1 g D 10 ist ein Tausendstel der maximal zulässigen Radiumdosis [KLOTZ, J.: Radioaktivität und Homöopathie (Zschr. Spagyrik 1960: 108)]. Leider ist der Verkauf auch höherer Potenzen nach den zur Zeit geltenden Apothekenbestimmungen nicht zulässig.
Bei Behandlung von Strahlenschäden sind die Hochpotenzen in einzelnen Gaben zu empfehlen.

Ranunculus bulbosus

Herkunft des Mittels

Ranunculus bulbosus, der knollige Hahnenfuß (Fam. nat. Ranunculacae), ist in Europa und Nordamerika heimisch. Der wichtigste Bestandteil ist das Protoanemonin, das durch Dimerisation in Anemonin übergeht. Auf dieser Substanz beruht die Haut- und schleimhautreizende Wirkung. Obwohl von pharmazeutischer Seite immer darauf hingewiesen wird, daß diese Substanzen bei der Trocknung und bei der alkoholischen Zubereitung sehr an Wirksamkeit verlieren, hat sich die Verwendung von Ranunculus bulbosus und Ranunculus sceleratur in der Therapie der Hauteruptionen bis heute gehalten. Auch in der Neuzeit hat sich der Dermatologe KÖRFGEN für diese Therapie erfolgreich eingesetzt. Die frische blühende Pflanze wird verwendet ∅.

Hauptwirkung

Tatsächlich sind die Hauteruptionen bei Ranunculus bulbosus und Ranunculus sceleratur nicht bei der AMP, sondern nur beim äußerlichen Gebrauch der Pflanze, und nicht bei der AMP mit der Tinktur, in Erscheinung getreten. Jedoch wurde die AMP bei nur innerlicher Verwendung der Tinktur bei lediglich zwei Prüfern durchgeführt, wobei sich keine Hauteruptionen zeigten; die typischen Hautreizungen traten bei äußerlichem Gebrauch auf. Diese geringe Prüferzahl ist entschieden zu wenig, um eine negative Aussage zu stützen. Fernerhin halte ich dafür, daß auch eine durch äußeren Kontakt mit dem Saft erzeugte Hautreizung oder Reizung der Magenschleimhäute trotz der verwendeten starken Gaben doch noch arzneispezifischen Charakter besitzt. Die Trennung in eine toxische Wirkung, durch starke Gaben, und solche Symptome, die durch milde Reizsetzung erzeugt wurden, halte ich für eine reine Gedankenkonstruktion: sowohl die durch toxische Gaben als auch die durch gering konzentrierte Gaben erzeugten Symptome sind in gleicher Weise Ergebnis und Folge der Auseinandersetzung von Arzneistoff und menschlichem Organismus. Beides auseinanderhalten zu wollen, ist ein unmöglicher Versuch. Damit soll jedoch nicht gesagt sein, ob man nicht besser daran tut, bei der AMP vorzugsweise geringe Gabengrößen zu verwenden. Aber auf die toxischen Beiträge zu unserer Arzneimittellehre können wir nicht verzichten.

Die Entscheidung, ob trotz des nachgewiesenen Abbaus der wirksamen Substanzen Protoanemonin und Anemonin die homöopathischen Potenzen von Ranunculus bulbosus und Ranunculus sceleratus wirksam sind und das halten, was wir nach dem Arzneibild von ihnen erwarten, sollte m. E. der Praxis zugewiesen werden. Wie *Pulsatilla*, von dem jeder erfahrene homöopathische Arzt genügend Beweise für gute Wirkung besitzt, haben sich auch die Ranunculusarten bewährt.

Literatur

Die Prüfung mit der Tinktur an 4 Personen sowie 2 toxikologische Beobachtungen wurden von FRANZ im „Archiv für Homöopathie", Bd. 7. S. 165, veröffentlicht.
ALLEN: Encyclopedia, Bd. VIII.
HUGHES: Cyclopaedia, Bd. III.

Arzneimittelbild

Leitsymptome: *Rheumaähnliche Schmerzen in allen Partien, besonders in den Brustwandungen, die sich bei Bewegung verschlimmern.*
Bläschen der Haut, mit serösem Inhalt, in Gruppen angeordnet.
Verschlimmerung durch Bewegung, durch Berührung. Auffallende Berührungsempfindlichkeit am ganzen Körper.
Verschlimmerung durch Luftwechsel von warm zu kalt und kalt zu warm. Neigung zu frösteln.
Verschlimmerung am frühen Morgen und abends.

Geist und Gemüt: Schreckhaft, furchtsam und ängstlich; schlecht gelaunt und streitsüchtig.

Kopf: Schwindel und Schmerzen im Kopf, wie wenn der ganze Kopf aufgetrieben wäre oder auseinandergepreßt würde, schlimmer durch Liegen. Kopfschmerzen nach dem Eintritt vom Freien in das Zimmer.

Schlaf: Ausgeprägte Schläfrigkeit bei Tag. – Sehr unruhiger Schlaf. Schlaflosigkeit.

Konjunktivitis, Herpes der Cornea.

Augen: Heftige Reizung der Augen, der Nase und des Rachens; die Augen tränen und schmerzen heftig, so daß er $1/2$ Stunde nichts sehen kann. Wäßriger

Schleim fließt in Strömen aus der Nase; der Hals schmerzt wie wund beim Einatmen, weniger beim Schlucken (Beobachtung bei der Herstellung des Safts).

Rheumatismus der Brustmuskeln, **Interkostalneuralgie. Pleuritis sicca und exsudativa,** Pleurodynie.

Brust: Stechende Schmerzen in der ganzen Brust, rechts oder links oder auf beiden Seiten, auch in der Gegend des Brustbeins, in den äußeren Teilen und in den tieferen Partien. Die Atmung ist behindert; Bewegung und Atmung schmerzt, so daß das Liegen auf der schmerzfreien Seite unmöglich ist. Bewegung der Arme und der Schultern, auch des Rumpfes, ruft heftiges Stechen hervor. Schmerz wie unterschworen oder wie wenn etwas gebrochen wäre. Berührung ruft Schmerz hervor.
Speichelfluß, Zunge weiß belegt. Kratziges Brennen im Hals.

Verdauungsorgane: Gastroenteritische Erscheinungen mit Verschlimmerung durch Bewegung, bei der Atmung und durch Druck, im übrigen ohne besondere Kennzeichnung.
⊙ Soll gegen den Mißbrauch von Branntwein und Whisky hilfreich sein (Magenbeschwerden, Delirium tremens, epileptische Krämpfe durch Alkohol). Diese Angaben gehen nicht aus den Arzneimittelprüfungen hervor.

Beschäftigungskrampf

Muskeln, Gelenke und periphere Nerven: Ziehen, Reißen und Zucken in den Muskeln. Zerschlagenheitsgefühl und allgemeine Erschöpfung. Plötzliches Ziehen im Unterarm und den Fingern beim Schreiben.

Ekzema exsudativum multiforme.

Haut: Kleine durchscheinende, leicht erhabene dunkelblaue Bläschen bilden sich, von der Größe eines Stecknadelkopfes. Sie sind in Gruppen angeordnet und von heftigem Jucken und Brennen begleitet. Der Inhalt ist von klarer, seröser Beschaffenheit. Nach dem Eintrocknen bildet sich ein hornartiger Schorf. Solche Bläschen erscheinen an den Fingern noch nach Monaten, nachdem der Prüfer mit dem Saft der Pflanze gearbeitet hatte.

Wärmeregulierung: Häufige Kältegefühle. Frieren und Schaudern an der kalten Luft, Frösteln nach dem

Essen. Ebenso Hitze, besonders am Kopf, mit kalten Händen und Füßen.

Dosierung

Von der D 3 an aufwärts zu verwenden.

Vergleichsmittel

Myalgisch-neuralgische Schmerzen, schlimmer durch Kälte: *Rhus toxicodendron, Dulcamara, Acidum formicicum, Nux vomica, Aconitum, Aranea ixobola, Antimonium tartaricum, Sulfur.*
Pleurodynie, Pleuritis: *Bryonia, Asclepias, Kalium carbonicum, Sulfur.*

Ranunculus sceleratus

Wirkung

Der Gifthahnenfuß, **Ranunculus sceleratus** (Fam. nat. Ranunculaceae), ist in den Grundzügen dem *Ranunculus bulbosus* sehr ähnlich (siehe oben), reizt aber Haut und Schleimhäute bei lokaler Anwendung noch stärker infolge eines stärkeren Gehalts an Protoanemonin.
Nach J. SCHIER, der die Pflanze geprüft hat, ist ein Auseinanderhalten von *Ranunculus bulbosus* und Ranunculus sceleratus schwierig. „Die kleinen Unterschiede betreffen vor allem die Sekrete; während der *Ranunculus bulbosus* zähen Schleimausfluß, zum Beispiel aus Nase, Mund und Vagina, hat, erzeugt der Ranunculus sceleratus mehr dünnen, doch aber gewöhnlich milderen, nicht sehr reizenden Ausfluß. *Ranunculus bulbosus* hat die entzündliche Affektion des Rachens und Kehlkopfes bei weitem nicht so deutlich wie der Ranunculus sceleratus. Die bedeutende Erleichterung, welche der reichliche Abgang von Blähungen bei den sehr charakteristischen Unterleibsbeschwerden des Ranunculus sceleratus hervorbringt, ist bei dem *Ranunculus bulbosus* nicht erwähnt, auch scheint letzterer weniger energisch auf die Leber zu wirken. Die entscheidende Beeinflussung der Harnorgane durch den Ranunculus sceleratus geht *Ranunculus bulbosus* nach den bisherigen Prüfungen völlig ab.*(SCHIER schreibt dem Ranunculus sceleratus eine Verschlimmerung durch Nässe und naßkalte Witterung zu, da er an sumpfigen Standort gebunden ist.

Anwendung

Man wählt den Ranunculus sceleratus vor allem bei **Hautaffektionen** mit großen, pemphigusähnlichen Blasen und scharfer Absonderung und schmerzhaften, hartnäk-

* Symptome von seiten der Harnorgane sind: Stechen und Brennen in der Blase, bei und nach dem Harnlassen verstärkt. Häufiger Harndrang. Stechender Schmerz in der Prostata, besonders nach dem Harnlassen (Strangurie). Penetranter, ammoniakalischer Geruch des Harns. – Beängstigung und Drücken in der Nierengegend

kigen Geschwüren, bei großblasigem **Herpes zoster**, Erysipel mit Blasenbildung (*Rhus, Cantharis, Mezereum, Euphorbium*). Porphyria cutanea tarda (nach KÖRFGEN laut mündlicher Mitteilung).

Literatur

FRANZ: Arch. homöop. Heilk. 7: 215; 13, 2: 165.
PORTALIUS: Arch. homöop. Heilk. 3, 3: 181.
SCHRETER: Arch. homöop. Heilk. 3, 3: 183.
SCHIER: Allg. homöop. Ztg. 129: 169, 180; 130: 6.
Ferner die Enzyklopädien von ALLEN und von HUGHES.

Dosierung

(D 1) D 3 bis D 6.

Ratanhia

Herkunft des Mittels

Ratanha stammt von der Krameria triandra und einigen anderen Spezies derselben Gattung (Fam. nat. Caesalpinaceae), welche in den Anden Boliviens und Perus wachsen. Diese ist ein niedriger Strauch, dessen Wurzel wegen ihres hohen Gerbsäuregehalts als Adstringens und Haemostyptikum gegen Zahnfleischerkrankungen, Katarrhe der Schleimhäute (Bronchien, Fluor albus, Blasenkatarrh), Durchfälle und Blutungen verwendet wurde. Zur Herstellung der Tinktur wird die getrocknete Wurzel verwendet. Inhaltsstoffe: Katechingerbsäure als Glykoside, ferner die Aminosäure N-Methyltyrosin.

Anwendung

In der Homöopathie hat Ratanhia gegen schmerzhafte und nässende **Hämorrhoiden** und **Analfissuren** Bedeutung erlangt, in innerlichem und äußerlichem Gebrauch, sei es bei Verstopfung oder bei Durchfall. Aus der Prüfung sind die Reizerscheinungen des Mundes und Halses, Entzündung der Mund- und Rachenschleimhaut sowie die Mastdarm- und Aftersymptome bemerkenswert.

Literatur

HARTLAUB u. TRINKS: Arzneimittellehre.
TESTE: Materia medica.
ALLEN (Encyclopedia) und HUGHES (Cyclopaedia) bringen noch einige weitere Beobachtungen.

Arzneimittelbild

Gingivitis und Pharyngitis

Mund und Hals: Zahnfleisch schwammig, geschwollen und leicht blutend. Brennen der Zunge. Wundheit und Spasmen im Hals. Übler Geruch aus dem Mund. Hals rauh und wund mit Kratzen.

Hämorrhoiden und Analfissuren mit Schmerzen stundenlang nach dem Stuhl

After: Stuhl so hart, daß sie beim Pressen zum Stuhl hinausschrie, mit starkem Vordrängen der Hämorrhoiden; darauf langanhaltendes

Brennen im After. Trockene Hitze am After mit Stichen wie mit einem Federmesser. Brennen im After vor und während des durchfälligen Stuhls. Nässen aus dem After. Stühle dünn, durchfallartig oder sehr hart, so daß sie nur mit großer Anstrengung entleert werden können.

Dosierung

Innerlich D 2 bis D 3. Äußerlich zu Pinselungen bei blutendem und lockerem Zahnfleisch oder als Salbe und als Suppositorien bei Hämorrhoiden und Fissuren angewendet.

Vergleichsmittel

Brennen im After nach dem Stuhl: *Paeonia, Graphites, Sulfur, Silicea, Aesculus, Acidum nitricum.*

Rauwolfia serpentina

Herkunft des Mittels

Rauwolfia serpentina (Familie der Apocynaceae), zu denen auch *Alstonia constricta* und *scholaris, Aspidosperma, Quebracho*, alle drei alkaloidhaltig, gehören. Eine andere Gruppe von Apocynaceen enthalten Steroidglykoside, zum Beispiel *Strophanthus, Oleander* und *Thevetia nerii folia.*
Die Rauwolfia wächst in Indien wild an den Hängen des Himalaja. Sie ist eine alte indische Heilpflanze und wird in alten Hindutexten schon um das Jahr 1000 v. Chr. genannt.

Wirkung

Die Rauwolfia enthält eine beträchtliche Anzahl von Alkaloiden, von denen jedoch das wichtigste und am besten erforschte, zugleich auch das beherrschende, das Reserpin ist. Es wird von verschiedener Seite die Ansicht vertreten, daß eine Überlegenheit des gesamten Extraktes und eine bessere Verträglichkeit gegenüber dem reinen Alkaloid festzustellen ist.
Die Effekte der Rauwolfia sind zum größten Teil zentral bedingt. Ein peripherer Einfluß ist sicher auch vorhanden, er tritt aber hinter dem zentralen bei weitem zurück. Wahrscheinlich ist der Angriffspunkt in den vegetativen Zentren im Zwischenhirn, von wo der Einfluß über den Sympathikus weitergeleitet wird. Es kommt zu einer Verminderung der Herzfrequenz, einer Verengung der Pupillen und einer Anregung der peristaltischen Bewegung des Darmes. Darüber hinaus übt aber die Rauwolfia eine charakteristische sedative Wirkung auf das Zentralnervensystem aus. Als toxische Wirkung großer Dosen bei langdauernder Anwendung wird ein Parkinson-Syndrom,

das dem postenzephalitischen Parkinson sehr ähnlich ist, beobachtet. Diese Erscheinung sowie weitere Beobachtungen weisen darauf hin, daß es besonders der Hypothalamus ist, in welchem wir den Angriffspunkt der Rauwolfia zu sehen haben.

Anwendung

Für die Verwendung haben sich hauptsächlich zwei Anwendungsgebiete herausgeschält. Das eine ist die Blutdruckkrankheit, bei welcher es in 40% der milden Fälle und in etwa 30% der mittelschweren Fälle eine ausreichende Senkung hervorruft. Die Wirkung soll diejenige der *Mistel* und auch die der *Olivenblätter* deutlich übertreffen. Der Effekt ist jedoch als symptomatisch anzusehen, eine Heilung der Hypertonie ist davon nicht zu erwarten. Die subjektiven Beschwerden werden weithin gebessert.
Ein weiteres Anwendungsgebiet ist die Herbeiführung einer ausgeglichenen Stimmungslage und einer allgemeinen psychischen und psychomotorischen Entspannung. Hier wird es in der Psychiatrie in eine Reihe mit den Ataraktika oder Tranquilizern gestellt, die eine Seelenruhe herbeiführen sollen. So erklärt sich die mannigfache Verwendungsweise bei vielfachen nervösen Zuständen, bei psychosomatischen Erkrankungen und vor allem bei echten Psychosen.
Als Nebenerscheinungen bei der Reserpin-Behandlung neuropsychiatrischer Erkrankungen wurden folgende Zustände zusammengestellt [nach Therap. Monat. 1956, 2: 22 (C. F. Boehringer und Söhne)]:

Initiale, schwere Müdigkeitszustände,
vorübergehende Turbulenzphase, die von allein abklingt, jedoch als Anzeige zur Herabsetzung der Dosis anzusehen ist,
Suizidtendenz,
erotische Träume,
mäßige Atemhemmung,
Bradykardie,
verstärkte Magensekretion und Darmmotilität,
in 65% der Fälle starke Appetitvermehrung mit Gewichtszunahme,
Verstopfung der Nase.

In 10 bis 15% der Fälle wird ein Parkinson-Syndrom festgestellt, bestehend in Rigor, Hypomanie, vermehrter Speichelfluß, Tremor, skandierende Sprache.
Mit Aymalicin, einem der in Rauwolfia enthaltenen Alkaloide, wurde eine deutliche Besserung bei Antriebsminderung bei hirnatrophischen Prozessen und bei Zerebralsklerose festgestellt. Verschiedene psychiatrische Erkrankungen und zusätzliche Altersveränderungen zeigten sich dieser Behandlung zugänglich. Es war zu beobachten, daß bestimmte psychische Verhaltensweisen unabhängig von der zugrunde liegenden Erkrankung günstig auf Raubasin (Aymalicin) ansprachen. Es sind dies in erster Linie Avitalität, Antriebsschwächen, Depression und Kontaktarmut, während Demenzerscheinungen, Unruhezustände und Wahnideen nicht oder nur vorübergehend beein-

flußt wurden [FRANKENSTEIN: Die Behandlung psychischer Versagens-Zustände des höheren Lebensalters mit Raubasin (Med. Klin. 55]1960]: 1686)].

Literatur

Eine Arzneimittelprüfung wurde im Jahre 1924 von 24 Ärzten des Robert-Bosch-Krankenhauses unter der Leitung von O. LEESER und R. SCHRENK durchgeführt. Dabei handelte es sich um 16 männliche und 8 weibliche Teilnehmer. (LEESER, O.: Archiv für Homöopathie, Bd. 2, Stuttgart, Hippokrates-Verlag). Als Prüfstoffe wurden Rauwolfia D 1 und D 3 verwendet, welche über die Dauer von 14 bis 28 Tagen zur Anwendung kamen.

TEMPLETON, W. L.: Brit. homoeop. J. April 1956 (ref. Dtsch. homöop. Mschr. 1957: 169).

GUTMAN, W.: J. Amer. Inst. Homoeop. 1957: 140 – Therap. Monat 1956, 2: 22 (F. Boehringer und Söhne).

Arzneimittelbild

Allgemeines: Das immer wiederkehrende Motiv dieser Symptome ist die große Unruhe im Gefäßsystem. Sie kommt vor allem in einer ganzen Skala vegetativ nervöser Erscheinungen zum Ausdruck. Kopfschmerzen, Herzbeschwerden, Blutdruckerhöhungen, vermehrte Schweiße, Schlafstörungen werden zwar auch als Einzelsymptom wahrgenommen, lassen jedoch an ihrem weitgehend symptomhaften Auftreten erkennen, daß ihnen gekoppelte Vorgänge zugrunde liegen.

Geist und Gemüt: Konzentrations- und Gedächtnisschwäche mit großer Müdigkeit und Abgeschlagenheit. Dabei gesteigerte seelische Erregbarkeit und innere Unruhe. Starker Wechsel zwischen Frische und Erschöpfung. Zu Anfang Müdigkeit, später umschlagend in anhaltende geistige Wachheit und Leistungsfähigkeit. Schwankungen zwischen Gereiztheit mit Neigung zu unmotivierten Gefühlsausbrüchen einerseits, Depression und Verstimmung andererseits. n* Suizidneigung. n Parkinson-Syndrom mit Rigor, Hypomanie, vermehrtem Speichelfluß, Tremor, skandierender Sprache.

Depressionszustände, Psychosen.

Schlaf: Erschwertes Einschlafen vor Mitternacht. Hellwach, als ob sie Kaffee getrunken hätte. Nächtliches Erwachen und Schlaflosigkeit zwischen 1 und 5 Uhr, beziehungsweise ab 3 Uhr nachts. n Erotische Träume.

* Die mit n bezeichneten Symptome haben sich als Nebenerscheinungen bei psychiatrischer Anwendung ergeben.

Kopf: Mehr als die Hälfte der Prüfer leiden an Kopfschmerzen.
Diese sind von kongestiver Art, von dumpfem, vereinzelt auch klopfendem Charakter, in Stirn und Schläfe beidseitig oder auch nur einseitig lokalisiert. Kopf und Gesicht sind heiß und gerötet. Neigung zu Nasenbluten. Hitzewallung zum Kopf bei kalten Füßen, verbunden mit Benommenheit, leichtem Schwindel und allgemeiner Unruhe. Die Kopfschmerzen und Kopfkongestionen verschlimmern sich durch Bücken, Aufenthalt in geheizten Räumen und gegen Abend; Anwendung kalten Wassers, Aufenthalt in frischer Luft und in einzelnen Fällen auch Gegendruck sind wohltuend.
Im Gegensatz dazu treten Schmerzen neuralgischer Art, die sich durch Wärme bessern, im Oberkiefer auf. Taubheitsgefühl in der rechten Gesichtshälfte; später übergehend in blitzartige Schmerzen.

Essentielle Hypertonie

Herz und Kreislauf: Herzklopfen, Herzstechen, unregelmäßiger Herzschlag, verbunden mit Engegefühl und ziehenden Schmerzen in der Herzgegend. Bei körperlichen Anstrengungen Kurzatmigkeit und Atemnot. Herzklopfen und Herzstolpern nach dem Niederlegen, besser im Stehen und Gehen, oder kurz nach dem Einschlafen mit Wiedererwachen daran und nachts, zugleich mit dem Gefühl, hellwach zu sein. Ein Prüfer, der zunächst mit D 3 sehr lästige krampfartige Herzschmerzen bekommen hat, bemerkt während der Nachbeobachtung eine Besserung seiner Herzbeschwerden, womit gleichzeitig ein der Urina spastica ähnlicher Vorgang eintritt: in 5 aufeinanderfolgenden Nächten läßt er gegen 24 Uhr jeweils eine große Menge auffallend hellen Urin. Bradykardie.
Bei 6 Prüfern wird ein Anstieg des systolischen Druckes um 20 bis 40 mm Hg, des diastolischen Druckes um 15 bis 55 Hg (Ruhewerte) bemerkt. (Bei der leichten Beeinflußbarkeit des Blutdrucks durch vielerlei Umstände und bei der Unsicherheit der Methode der Blutdruckmessung wäre eine Nachprüfung dieser Beobachtung erwünscht.) Bemerkenswert ist, daß bis auf eine Ausnahme nur männliche Prüfer mit Blut-

druckanstieg reagierten. In einem weiteren Fall kam es im zeitlichen Zusammenhang mit erschöpfenden Durchfällen zu einer Hypotonie.
Die Blutdruckerhöhung ist bei der Mehrzahl der Prüfer verbunden mit den schon beschriebenen kongestiven Kopfschmerzen. Gleichzeitig werden von ihnen auch erhebliche Herzbeschwerden angegeben.

Atmungsorgane: Ausgesprochene Trockenheit der Schleimhäute mit kratzendem Gefühl im Hals, Kitzeln und Reizhusten – schlimmer nach dem Niederlegen –, teilweise in krampfhafte Hustenanfälle übergehend. In der Nachbeobachtung kommt es zu zähschleimigem Auswurf mit Beimengung dünner Blutfäden. n Verstopfung der Nase.
Bei mehreren Prüfern verläuft ein Schnupfen völlig andersartig als gewöhnlich. Dabei fällt außer der trockenen Verschnupfung vor allem die Blutungsneigung der Nasenschleimhäute auf.
Sowohl periodisch und spontan auftretendes Nasenbluten als auch Absonderung zähen, blutigen Schleimes werden beobachtet. Nasenbluten mit entzündlichen, anfangs grauweiß belegten Erosionen im Bereich der Nasenscheidewand.

Verdauungsorgane: Sodbrennen, Druckgefühl und Aufstoßen nach dem Essen, fauliger Geschmack im Munde und Appetitlosigkeit. Sodbrennen, besser durch reichliches Essen.
Morgendliche krampfartige Leibschmerzen mit wäßrigen, faulig riechenden Durchfällen; dabei Appetitlosigkeit und Verlangen nach Saurem. Dunkle, übelriechende Durchfälle, plötzlich und schmerzlos einsetzend, sehr unangenehm empfunden, dabei Gesichtsblässe, Schweiße, vermehrter Durst und Absinken des Blutdrucks. n Appetitvermehrung mit Gewichtsanstieg.
Völle und Blähungsgefühl des Leibes, besonders im rechten Oberbauch lokalisiert. Abgang übelriechender Blähungen. Blutung aus einem vorher nie bemerkten Hämorrhoidalknoten.

Periphere Nerven: Neuralgiforme Schmerzen im Kopfgebiet, besser durch Wärme. Blitzartig auftretende stechende oder schießende Schmerzen in der Schulter und Beckengegend, in den Gliedmaßen. Bei einem Prüfer auch im Amputationsstumpf des Oberschenkels. Eine Morgenverschlimmerung scheint zu bestehen.

Wärmeregulation: Hitzegefühl am ganzen Körper mit oder ohne Schweißausbrüche, meist verbunden mit Kongestionen zum Kopf und allgemeiner Unruhe. Bevorzugt und schubweise schwitzen einige Prüfer an Händen, Füßen und unter den Achselhöhlen. Die Schweiße sind teilweise übelriechend und klebrig.

Dosierung

Da das Arzneimittelbild den Zustand der essentiellen Hypertonie widerspiegelt, sind nicht nur die in der Schule üblichen stärkeren Gaben mit dieser monosymptomatischen Zielsetzung angebracht, sondern auch Potenzen niederen und mittleren Grades zu empfehlen. Bei Anwendung auf psychiatrischem Gebiet kommen tiefere Potenzen weniger in Betracht.

Vergleichsmittel

Bei Hypertonie: *Glonoinum, Aranea ixobola, Aurum, Plumbum, Viscum album, Barium, Strontium.*

Rheum

Herkunft des Mittels

Rheum palmatum oder **officinale**, der Rhabarber (Fam. nat. Polygonaceae), ist in China heimisch. Verwendet wird der geschälte Wurzelstock.

Wirkung

Seine Wirkung ist bedingt durch die Anthrachinonglykoside, die in einer größeren Anzahl von abführenden Drogen, zum Beispiel *Aloe, Frangula* und *Senna*, enthalten sind. Sie entfalten ihre abführende Wirkung im Dickdarm. Die Umkehr der Wirkung ist auch schon bei „allopathischen Gaben" bekannt, indem man kleinere Dosen als Magentonikum und Stopfmittel und stärkere Gaben als Mittel gegen Darmträgheit verwendet.
Neben den Anthrachinonglykosiden ist noch der Gehalt an Gerbsäure von Bedeutung. – Wegen seiner tonischen Wirkung wurde er von jeher bei geschwächten (Rekonvaleszenten), nervösen und asthenischen Patienten bevorzugt. Es gibt Menschen, die eine Idiosynkrasie gegen Rheum besitzen und neben heftigen Magen- und Darmer-

scheinungen Exantheme der Haut, ja selbst Pemphigus bekommen; auch Abschälen der Schleimhaut des Mundes wurde beobachtet.

Literatur AMP

HAHNEMANN: Reine Arzneimittellehre.
ALLEN: Encyclopedia, Bd. VIII.
HUGHES: Cyclopaedia, Bd. IV.

Arzneimittelbild

Leitsymptome: *Sauerriechende Stühle bei reizbaren Kindern.*

Diarrhöen bei Kindern und Säuglingen mit sauren Stühlen und nervöser Unruhe. „Zahnungsdurchfälle" mit Koliken. Darmkatarrhe der Erwachsenen mit Kolik.

Verdauungsorgane: Abneigung gegen verschiedene Speisen, jedoch auch Verlangen nach verschiedenen Speisen; er kann aber nicht viel essen wegen rasch eintretenden Widerwillens. Heftige Kolikschmerzen, gefolgt von einem dünnen, breiigen Stuhl. Nach dem Stuhl weitere heftige Kolikschmerzen und vergeblicher Drang. Stühle häufig, breiig, schleimig, gefolgt von Tenesmus und heftigem Brennen im After. Breiige sauerriechende Stühle. Die Entleerung ist von Frostschauer begleitet. (Die sauren Stühle gelten als bestimmend für die Wahl.) Nach dem Stuhl erneuern sich der Stuhldrang und die Leibschmerzen, Aftertenesmen und Afterbrennen. ⊙ „Das ganze Kind riecht sauer" (*Magnesium carbonicum*).

Nervensystem: Das Kind schlägt bei Nacht um sich, fängt an zu schreien und hat angstvolle Halluzinationen. Während des Schlafes beugt es seinen Kopf rückwärts und jammert. Es sieht bleich aus, jammert im Schlaf und macht krampfhafte Bewegungen der Finger, der Gesichtsmuskeln und der Augenlider.

Dosierung

Nach STAUFFER D 2 bis D 3; nach BOERICKE C 3 bis C 6; nach Marc JOUSSET ⊙ bis zu 30 Tropfen. Man wird zweckmäßigerweise mit einer Potenz beginnen und kann bei ungenügender Wirkung zur Tinktur herabgehen.

Rhododendron chrysanthum

Herkunft des Mittels

Rhododendron chrysanthum, botanischer Name Rhododendron aureum, die goldgelbe Alpenrose (Fam. nat. Ericaceae), wächst in Sibirien. Verwendet werden die frischen Zweige. Die Pflanze ist giftig und ruft, wie die verwandten Erica-Arten *Ledum* und *Kalmia*, Erbrechen, Durchfall, Benommenheit und Gefühl von Trunkenheit und Krämpfe sowie Kollapszustände bei den Durchfällen hervor. Auch der von Rhododendron gesammelte Honig erzeugt Vergiftungen, wie schon XENOPHAN in der „Anabasis" beschreibt.

Wirkung

Als Wirkstoff ist in erster Linie Andromedotoxin, ein Vagusgift, anzusehen, das in den einheimischen Rhododendron nicht, jedoch in *Rhododendron ponticum* und *campylocarpum* vorkommt.* Ein weiterer Bestandteil ist das für die Harnorgane organotrope Arbutin, auf welchem auch die Wirkung von *Folia uvae ursi* beruht, sowie ein Glykosid Rhododendrin. Da dieses in den beiden anderen Ericaceen (*Ledum* und *Kalmia*), welche in der Homöopathie bekannt sind, nicht vorkommt, vermutet LEESER darin den Stoff, der in der Arzneimittelprüfung die Gelenkschmerzen und Schwellung der Hoden hervorruft.

Die Gelenkschmerzen erfassen neben den großen Gelenken mit Vorliebe die kleinen Gelenke der Hände und Füße; sie verschlimmern sich in der Ruhe, während Bewegung bessert. Gegen Morgen stellt sich eine Steigerung der Schmerzen ein. Vor und bei regnerischem und windigem Wetter zeigt sich eine deutliche Verschlimmerung, die für Rhododendron als besonders typisch gilt. Diese Verschlimmerung vor dem Eintritt eines Sturmes oder eines Gewitters in den Gelenken hat sich bei der Arzneimittelprüfung nicht in den Gelenken, sondern in den Zähnen, welche anatomisch ja eine ähnliche Struktur besitzen, ergeben.

Literatur

SEIDEL: Arch. homöop. Heilk. 10, 3: 139.
STAPF: Beiträge zur Reinen Arzneimittellehre.
LEMBKE: N. Zschr. homöop. Klin. 4: 197.
ALLEN: Encyclopedia, Bd. VIII.
HUGHES: Cyclopaedia, Bd. III.
SEIDEL nahm die Prüfung an 8 Prüfern hauptsächlich mit der Tinktur, LEMBKE an 1 Prüfer ebenfalls mit der Tinktur vor.

Arzneimittelbild

Leitsymptome: *Rheumaschmerzen,* ⊙ *die sich vor Eintritt von rauhem, regnerischem Wetter und vor dem Eintritt eines Gewitters oder Sturms verschlimmern.*
Verschlimmerung in der Ruhe, durch Branntwein.
Besserung durch Bewegung.
Verschlimmerung am Morgen und nachts.

Geist und Gemüt: Delirien mit schreckhaften Erscheinungen. Ängstlichkeit. Gleichgültigkeit gegen erfreuliche wie unerfreuliche Ereignisse. Verwirrung und

* Da die Beschaffung von *Rhododendron chrysanthum* aus ihrer Heimat teilweise schwierig ist, könnte *Rhododendron ponticum* oder *Rhododendron campylocarpum* möglicherweise als Ersatzmaterial in Frage kommen, da sie wie *Rhododendron aureum* zur gleichen Untergattung der Hymenanthes gehören. Eine eingehende AMP wäre aber zu empfehlen.

Umnebelung der Gedanken. Berauschung wie von Branntwein. Vergeßlichkeit und geistige Stumpfheit, Taumeligkeit und Schwindel. Schläfrigkeit am Tage.

Kopf: Kopfschmerzen, die ihn seiner Sinne berauben, morgens nach dem Aufstehen. Kopfweh nach Weingenuß.
Schmerzen im Gesicht, Zahnschmerzen. Das Herannahen eines Gewitters oder trüben, regnerischen Wetters kündigt sich an durch Zahnschmerzen. Zahnschmerzen, die sich durch Essen bessern.

Ohren: Sausen und Läuten vor den Ohren. Rauschen wie von Wasser.

Nase: Schnupfen, zuerst ist das linke Nasenloch verstopft, später das rechte.

Kopf- und Gesichtsneuralgie, Kopfschmerz vor Föhn (STAUFFER), Witterungsneurosen.

Verdauungsorgane: Übelkeit, Erbrechen, Leibschmerzen, Durchfall.

Harnorgane: Vermehrter Harndrang, Schmerzen in der Harnröhre beim Harnlassen. Reichlicher Harnabgang. Der blaßfarbene Harn besitzt einen widerlich scharfen Geruch.

Hoden- und Nebenhodenentzündung.
Samenstrangneuralgie.
Hydrozele.
Quetschung der Hoden.

Männliche Geschlechtsorgane: Hoden und Nebenhoden sind geschwollen und höchst schmerzhaft, wie gequetscht, und hochgezogen. Die Schmerzen breiten sich über den ganzen Bauch, die Hüfte und Aftergegend aus und bessern sich durch Bewegung. Verlust des Geschlechtstriebs oder sexuelle Erregung und Samenergüsse.

Weibliche Geschlechtsorgane: Die schon beendete Regelblutung kehrt wieder. ⊙ Bei einem jungen Mädchen von 20 Jahren, dessen Regel seit 6 Monaten ausgeblieben war, tritt diese auf den Gebrauch der Tinktur ein.

Barometerschmerz.
Muskel- und Gelenkrheumatismus,
Neuralgie und Neuritis.

Bewegungsorgane: Rheumatoide Schmerzen in allen Muskeln, Gelenken und Nerven von wechselhaftem Charakter; sie befallen besonders gern die Unterarme bis zu den Fingern und die Beine einschließlich der Zehen. Sie verschlimmern sich beim Übergang zu windigem und regnerischem Wetter sowie in der Ruhe. ⊙ Typisch ist die Verschlimmerung vor einem Gewitter und Sturm, die sich in der Prüfung in bezug auf Zahnschmerzen ergeben hat. Einschlafen und Kribbeln in den Gliedern. Schmerzen scheinen im Periost zu sitzen.

Dosierung

Ø bis D 6. Bei **Gelenkrheuma** hat Stiegele D 1 bis D 2 bevorzugt, auch D 3 – D 6 empfohlen.

Vergleichsmittel

Karditis: *Aconitum, Acidum benzoicum, Spigelia, Kalmia, Colchicum, Kalium carbonicum, Spongia.*
Verschlimmerung vor Sturm: *Psorinum, Nux moschata*, bei Sturm: *Phosphorus.*
Entzündung und Schwellung der Hoden und Nebenhoden: *Clematis, Conium, Pulsatilla, Spongia, Mercurius, Jodum, Phytolacca, Thuja.*

Beispiel

Chronischer Gelenkrheumatismus

K. K., ein 65 Jahre alter Mann, kommt am 14. März 1934 in die Sprechstunde. Aus der Vorgeschichte ist erwähnenswert: der Vater litt an Rheuma, ging 20 Jahre lang am Stock, ein Bruder und ein Sohn sind gleichfalls Rheumatiker. Das jetzige Leiden besteht seit etwa 8 Jahren; eine Kur in Wildbad verschlechterte; rheumatische Schmerzen in nahezu allen Gelenken, besonders in den Beinen, Verschlimmerung wie immer im Winter und bei feuchtem Wetter, fühlt die Witterungsumschläge schon im voraus. Bei Bewegung anfangs Verschlechterung, später aber Besserung der Beschwerden, schlimmer wenn er ins Bett kommt, nachts am schlimmsten, mag nicht ins Bett, weil dann sofort starkes Reißen einsetzt.
Der Kranke schleppt sich mühsam mit Hilfe einer Begleitperson und eines Stockes in das Sprechzimmer herein.
Objektiver Befund: Keine äußerlich sichtbare Gelenkschwellung, bei Bewegung der Fuß-, Knie- und Schultergelenke werden lebhafte Schmerzen geäußert. Die nächtliche Verschlimmerung weist auf *Cinnabaris* D 3, 3mal täglich 1 Tablette.
18. April: Leichte Besserung eingetreten, insbesondere sind die Nächte besser. Nun erhält der alte Wetterfühler *Rhododendron-Tinktur*, 3mal täglich 6 Tropfen.
13. Juni: Weitere Besserung bezüglich des Gehvermögens eingetreten. Nächte gut. Cont.
11. Juli: Sehr wesentliche Besserung, kann jetzt ohne Stock gehen, im Sommer ist aber immer Besserung eingetreten. Cont.
15. August: Gutes Befinden; der schwere Wetterumschlag ging, ohne Eindruck auf seine Gelenke zu machen, vorüber.
26. September: Das gute Befinden hat angehalten.
Mit Berücksichtigung des Umstandes, daß der Kranke den langen Sommer für seinen Rheumatismus nutznießen konnte, schien mir die pharmakotherapeutische Beweiskraft von Rhododendron nicht genügend gestützt zu sein, ich wollte für die Beurteilung erst den Verlauf im kommenden Winter abwarten; dieser war nun, wie wir wissen, gerade in Beziehung auf die Häufigkeit der Witterungsumschläge und der Unstetigkeitsschichten besonders gesegnet.
3. April 1935: Heute schickt der Kranke seine Frau zur Behandlung; er selbst habe nichts mehr zu klagen gehabt. Rhododendron ⊙ von Jahr und Stauffer empfohlen. Von der früheren D 6 bin ich wegen verzögerter Wirkung abgekommen. [Stiegele, A.: Allg. homöop. Ztgt. 1935: 300]

Rhus toxicodendron

Herkunft des Mittels

Rhus toxicodendron, Giftsumach (Fam. nat. Anacardiaceae), ist ein in Nordamerika heimischer Strauch, der in Deutschland vielfach in Anlagen als Zierstrauch angebaut wird. Zur Herstellung der Essenz werden die frischen Blätter verwendet.
Wesentliche Bestandteile: Urushiol (Toxicodendrol), Flavone, Gallussäure (Rhusgerbstoff). Alle Pflanzenteile enthalten Milchsaft, der sich an der Luft schwärzt und die Haut ätzt.

Wirkung

Die Blätter verursachen schon bei leiser Berührung auf der Haut starke Reizerscheinungen. Der Strauch ist giftiger während der Nacht und wenn er nicht von der Sonne beschienen ist. Der wirksame Bestandteil ist ein Glykosid Toxicodendrol (Urushiol), ein Gemisch von 4 Komponenten, das an der Luft durch Lakkase schwarz gefärbt wird und verharzt. Es gehört zu den Gefäßgiften. Diese besitzen nach MEYER-GOTTLIEB die Eigentümlichkeit, nicht bei allen Individuen und in gleicher Stärke zu wirken. Die unterschiedliche Empfindlichkeit ist auch bei Rhus zu erkennen, indem viele Menschen unempfindlich bleiben, andere mit einer Rhus-Dermatitis antworten. *Rhus radicans* ist die kletternde Form derselben Pflanze; es besteht kein Unterschied der beiden Formen in ihrer physiologischen Wirkung.
Hauptwirkung: Rhus wirkt auf die meisten Gewebe des Körpers und gehört zu den wichtigsten Polychresten, jedoch nicht zu den Konstitutionsmitteln, da er die tiefsten Vorgänge des Stoffwechsels und der inneren Sekretion nicht erfaßt. Er behebt die Folgen von **Erkältungen, Durchnässung, Überanstrengung, Verrenkung** und dergleichen, also von „Gelegenheitsursachen" (STAUFFER). Das führende Symptom für alle diese Erkrankungen liegt in der Fähigkeit, „die stärksten Zufälle und Beschwerden dann zu erregen, wenn der Körper oder das Glied am meisten in Ruhe und möglichst unbewegt gehalten wird" (HAHNEMANN: Reine Arzneimittellehre). In der Tat hat sich kaum je bei einem anderen Mittel in der Arzneimittelprüfung ein Leitsymptom so klar und eindeutig, ja geradezu aufdringlich herausgeschält wie diese Verschlimmerung in der Ruhe und Besserung in Bewegung, nach Überwindung eines gesteigerten Schmerzes bei den ersten Bewegungen. Dazu tritt noch eine Verschlimmerung von Nässe und von Kälteeinwirkung und in Erweiterung dieser Kälteempfindlichkeit eine Verschlimmerung durch schlechtes Wetter.

Anwendung

Rhus ist ein wichtiges Mittel bei **Infektionen**, wie Phlegmone, Ruhr, Typhus, den exanthematischen Infektionskrankheiten, wenn beim Fieber die Betäubung und geistige Verwirrung, das „typhöse Fieber", angetroffen wird. HAHNEMANN hat ihm bei der Behandlung des **Typhus abdominalis** in den vom Kriege heimgesuchten Ländern im Jahre 1813 die größte Heilkraft zugeschrieben. Er hat diese Seuche damals in ihrem Er-

scheinungsbild von *Bryonia* und *Rhus* gedeckt gefunden und berichtet, daß durch diese beiden Mittel, im Wechsel gegeben, alle seine Fälle genesen seien.
Gegen **Muskelrheumatismus** (Lumbago usw.) ist Rhus toxicodendron das am häufigsten gebrauchte Mittel, obwohl hier das Leitsymptom „besser durch fortgesetzte Bewegung" nicht in Erscheinung tritt. Auch für **Ischias** ist es eines der ersten Mittel. Für akuten, subakuten, selbst für chronischen **Gelenkrheumatismus** kommt Rhus in Betracht, wenn eine Kälte- und Wetterempfindlichkeit, verbunden mit Besserung der Beschwerden durch Bewegung, gefunden wird. Da diese Erscheinungsform des Schmerzes jedoch sowohl bei klinischen Fällen als auch bei der Prüfung vieler Mittel sehr häufig angetroffen wird, kann man nicht erwarten, daß diese Schmerzmodalität allein schon für die Wahl von Rhus genügt.
Bei **Grippe** mit Katarrhen der Luftwege sowie den typischen Gliederschmerzen hat sich Rhus gut bewährt und sollte viel öfter in die Wahl gezogen werden. Die Empfindlichkeit gegen kalte Luft kann den Fall schärfer präzisieren. Es reagieren die betroffenen Gewebe in folgender Weise auf Rhus: Die Haut mit Rötung und Blasenbildung, das Unterhautzellgewebe mit Zellgewebsentzündung, alle Schleimhäute des Körpers mit Katarrhen, die Muskulatur, die Bänder und Faszien, Sehnenscheiden und Gelenkkapseln mit rheumatoiden Erscheinungen, das Zentralnervensystem mit Unruhe, Verwirrung und Betäubung, die peripheren Nerven mit Neuralgie und Neuritis. Dazu tritt noch Fieber mit typhösem Charakter.

Literatur

HAHNEMANN: Reine Arzneimittellehre, Bd. 2.
JOSLIN: Rhus radicans (Allg. homöop. Ztg. 63; 70, 167; 64: 55, 155, 175, 183, 191).
HALE: New Remedies, 2. Aufl.
OEHME: Homöop. Vjschr. 11: 137.
ALLEN und HUGHES führen außer diesen Prüfungen noch zahlreiche Vergiftungsfälle an.
Eine Prüfung an 3 Personen findet sich in dem Bericht für das „American Institute of Homeopathy" in Washington vom 15. 7. 1892, von Dr. A. W. WOODWAID (Chicago), übersetzt in der Zschr. Berl. Ver. homöop. Ärzte 12: 446.

Arzneimittelbild

Leitsymptome: *Ruhelosigkeit und unwillkürlicher Drang, sich zu bewegen.*
Benommenheit und geistige Verwirrung bei typhösen Zuständen.
Kälte verschlimmert die Beschwerden, ebenso kaltes Wetter.
⊙ *Folgen von Kälte und Nässe, Erkältungen bei erhitztem Körper.*
Gefühl wie verzerrt und wie verrenkt. ⊙ *Folgen von Verrenkung oder Überanstrengung.*
Verschlimmerung in der Ruhe; bei Bewegung verschlimmern sich die Beschwerden zunächst, bessern sich dann aber bei fortgesetzter Bewegung.
Verschlimmerung nachts und in der Bettwärme.
Besserung durch Reiben und Kneten.
Besserung durch Wärme und ⊙ *durch Schweißausbruch.*

Allgemeines: Große Schwäche am ganzen Körper wie gelähmt. Große Ruhelosigkeit, muß sich ständig bewegen und kann in keiner Lage Ruhe halten. Ruhelosigkeit bei Nacht, es ist ihm, wie wenn ihn etwas aus dem Bett triebe.

Geist und Gemüt: Sehr niedergestimmte und melancholische Gemütsverfassung. Ruheloser Sinn, mit Furcht und Angst, kann nicht im Bett bleiben. Verwirrung der Gedanken, Kopf eingenommen und unbesinnlich, wie betrunken und betäubt. Schlechter Schlaf mit ängstlichen Träumen. Gähnen so heftig und krampfhaft, daß Gefahr besteht, das Kiefergelenk auszurenken.

Kopf- und Gesichtsneuralgien,
Zahnschmerzen.

Kopf: Kopfschmerzen, als wolle der Kopf bersten. Schwappen im Kopf beim Auftreten und Bücken. Ziehende und reißende Schmerzen in allen Teilen des Kopfes und Gesichtes, den Zähnen, den Ohren, dem Kiefergelenk.

Konjunktivitis (phlyctaenulosa),
Keratitis,
Iritis, auch rheumatica.
Cellulitis orbitalis.

Augen: Katarrhalische Entzündung der Augenbindehaut mit schleimig-eitriger und scharfer Absonderung und starker Lichtscheu. Heftige Schwellung der Lider, so daß die Augen zuschwellen.

Ohren: Schmerzen in den Ohren und Ohrgeräusche.

Grippebronchitis.
Pneumonie.

Atmungsorgane: Häufiges, krampfhaftes Niesen. Naseneingänge wund und entzündet. Wäßriger Schleim läuft aus Mund und Nase, ohne daß Schnupfen vorhanden ist. Heiserkeit und Kitzel im Kehlkopf mit heftigem, erschütterndem Husten. Husten trocken, quälend, mit reißenden Schmerzen in der Brust. Die geringste Kälte verschlimmert, schon das Aufdecken der Hände ruft einen krampfhaften Hustenanfall hervor.

Durch Überanstrengung
geschädigtes Herz

Herz: Herztätigkeit beschleunigt. Herzklopfen, das die Brustwand erschüttert. Schwächegefühl am Herzen.

Verdauungsorgane: Die Zähne erscheinen zu lang und schmerzen beim Kauen. Zahnschmerzen, teils besser durch Wärmeanwendung, teils durch Auflegen der kühlen Hand; Verschlimmerung nachts. Trockenheit der Zunge oder brauner Belag; wundes Gefühl auf der Zunge bei roter Spitze. Wundheitsgefühl der Mundschleimhaut mit Trockenheit und großem Durst. Übler Geruch des Atems. Wasser läuft im Mund zusammen. Während des Mittagsschlafes im Sitzen läuft ihm das Wasser aus dem Munde. Übler Geschmack im Mund, sauer, bitter, scharf, wie nach faulem Schleim, mit Gefühl von Trockenheit. Rachen wund mit Schwierigkeit, zu schlucken, dabei Trockenheitsgefühl und Brennen. Die Glandulae parotis und submandibulares sind stark geschwollen.

Typhus abdominalis und exanthematicus. Gastrisches Fieber (typhöse Form).

Verlust des Appetits oder übermäßiger Hunger. Bier und Wein werden nicht ertragen, sie machen Kopfweh und Völle im Leib. Abneigung gegen Brot. Viel Durst und Trockenheit des Halses. Völle im Magen wie überladen. Auftreibung des Leibs nach dem Essen.

Durchfälle wäßrig, schleimig, auch blutig, von üblem Geruch. Verstopfung mit ständigem vergeblichem Drang.

Die Leistendrüsen sind geschwollen und schmerzhaft.

Enuresis nocturna und diurna

Harnorgane: Vermehrter Harndrang. Harn wird heiß gefühlt. Weißlich trüber Harn, der schon trüb ist, wenn er gelassen wird. Oder dunkler und trüber Harn. Stechen in der Harnröhre beim Harnen.

Geschlechtsorgane: Männer: Häufige Erektionen mit Drang zu häufigem Harnlassen.

Frauen: Die lang verhaltene Monatszeit kehrt wieder. Stark beißender Schmerz in den Geschlechtsteilen beim Abgang des Regelblutes.

Akuter Muskelrheumatismus (Tortikollis, Lumbago).
Akuter Gelenkrheumatismus.
Chronischer Gelenkrheumatismus.
Neuritiden (Trigeminusneuralgie, Brachialneuritis, Ischias).
Tendovaginitis.

Muskeln, Gelenke und periphere Nerven: Ungewöhnliche Müdigkeit und Abspannung, Gefühl in den Gliedern wie gelähmt. Schmerzen in den Muskeln des Nackens, der Schultern, des Rückens, der Arme und Beine. Neuralgische Schmerzen in den Gliedern, am Kopf und Gesicht, oft mit Kribbeln und Taubheitsgefühl verbunden, oder Empfindung wie unterschworen, wie von Holz, oder wie abgestorben; Gefühl in den Fußsohlen, als ob man auf Nadeln ginge. Gefühl wie zerbrochen, wie zerschlagen. Gefühl in den

Gelenken wie zu kurz. Der Schmerz hat die für Rhus kennzeichnende Art, sich bei längerer Bewegung zu bessern, während die ersten Bewegungen vermehrt schmerzen. Der umgekehrte Modus kommt ebenfalls vor, ist aber seltener. Die Schmerzen lassen ihn nicht einen Augenblick in der gleichen Lage verweilen, sondern zwingen ihn, sich ständig zu bewegen. Dazu tritt die Verschlimmerung bei Nacht und durch jede Kälte.

Erysipel, Scharlach, **Ekzeme**, nässend und blasenbildend. Herpes.

Haut: Ausschläge scharlachartig, mit Brennen und Jucken; erysipelartige Schwellung der Haut mit Brennen und Stechen; kennzeichnend sind vor allem die Eruptionen von Bläschen und Blasen, auch Quaddeln und Herpesbläschen. Haut am ganzen Körper oder in Teilen gerötet und entzündet, schmerzhaft geschwollen, besonders an den Partien, die mit der Pflanze in Berührung kamen; dabei hochgradige Prostration.
Gesicht schwillt so an, daß die Augen nicht mehr geöffnet werden können.
(Das angebliche Wandern erysipelartiger Schwellungen von rechts nach links kann sich nicht auf die Prüfungskontrolle stützen und dürfte bedeutungslos sein.)

Wärmeregulation: Gegen kalte Luft ist er sehr empfindlich, sie ruft auf der Haut Schmerzen hervor. Trotz aller Bedeckung kann er beim Gehen in kalter Luft nicht warm werden. – Frieren, Schaudern und Schüttelfröste. Hitze mit Fieberschauern, mit heißem Kopf und kalten Händen und Füßen. Hitze über den ganzen Körper mit reichlichen Schweißen. Schweiß am ganzen Körper nicht aber im Gesicht. Schweiße übelriechend oder sauer. Fieber von remittierendem und intermittierendem Charakter.

Dosierung

Unter die D 3 herunterzugehen, dürfte auch in akuten Fällen nicht zweckmäßig sein. STAUFFER widerrät überhaupt tiefe Potenzen.

„Auf keinen Fall darf Rhus in ganz niederen Potenzen verordnet werden, wenn man nicht Verschlimmerungen und unangenehme Nebenwirkungen erleben will. Die 30. Potenz ist nach meinen Erfahrungen in fast allen Fällen vorzuziehen. Nach manchen Mißgriffen in der Dosis bin ich bei dieser Potenz angelangt und stehengeblieben seit langen Jahren. Manche Ischias wich nicht den niederen Verdünnungen, erst die 30. Potenz heilte rasch und dauernd; ich habe Dutzende derartige Fälle, selbst ganz chronischer Art, damit geheilt.“

Ein solches Bekenntnis bei einem STAUFFER, der sich keineswegs den hohen Potenzen verschrieben hat, ist von nicht geringem Wert.
Äußerlich kann Rhus, stark mit Alkohol verdünnt, bei **Gelenk- und Muskelrheumatismus**, bei **Distorsionen** frischer und veralteter Natur verordnet werden. Man muß mindestens 1:100,0 Spirit. dilut. verdünnen.

Vergleichsmittel

Bewegung bessert: *Pulsatilla, Hedera, Ferrum, Mercurius, Sepia.*
Besserung durch Reiben und Massieren: *Bellis, Mandragora, Pulsatilla.*
Ruhelosigkeit: *Arsenicum, Aconitum, Jodum, Mercurius, Tarantula hispanica.*
Erysipel: *Apis, Belladonna, Graphites.*
Folgen von Nässe und Kälte: *Dulcamara, Natrium sulfuricum, Thuja, Calcium carbonicum* und *phosphoricum.*
Folgen von Verrenkung und Überanstrengung: *Arnica, Ruta, Bellis.*

Beispiele

Ischias bei einem Pferd

Nachdem auf dem Bauernhof ein fieberkrankes Pferd von mir versorgt worden war – es war Herbst –, ergab die Unterhaltung, daß ein 4jähriges Pferd, niedersächsischer Warmblüter, krankheitshalber abgeschafft werden müsse: Hüftgelenksentzündung und Ischias links mit Lähmungserscheinungen. 4 Wochen hindurch intensive Behandlung durch den Tierarzt. Alle 3 Tage eine Impletol-Spritze. Die aufgehende Stalltüre wehe immer Zugluft auf den linken Hinterteil des Pferdes.
Rein zufällig wird erwähnt, daß die Beinlähmung gar nicht echt sein könne; Anspannen gehe überhaupt nicht, führe man es aus dem Stall, hinke es zunächst sehr. Dann gehe es eine kurze Zeit normal. Bei längerem Gehen setze das Hinken in noch viel schlimmerer Weise wieder ein, und das Pferd gehe in den Stall zurück. Anfängliche Bewegung schwierig, weitere: besser, längere Bewegung sehr schmerzhaft. Ein so modulierter Fall heißt für den homöopathisch Denkenden weder Rheuma, noch *Impletol*, noch Ischias oder Hüftgelenk, sondern – viel einfacher – Rhus toxicodendron. Zumal wenn ein möglicher Zugluftschaden im Spiel war.
Der Tierarzt hatte seine letzte Spritze am Donnerstag gegeben und zugleich mitgeteilt, daß das Pferd am kommenden Dienstag wegmüsse, wenn alles so bleibe wie seither, was vorauszusehen sei.
Dazwischen lag der Sonnabend meiner Anwesenheit. Mein Versuchsanerbieten wurde akzeptiert, das Pferd wurde mir etwa 5 Minuten lang vorgeführt, und deutlich zeichnete sich die beschriebene Modalität ab. Es erhielt sogleich eine Gabe Rhus toxicodendron D 6. Für die folgenden Tage hinterließ ich eine kleine Menge derselben Potenz in Globuli, täglich einmal 5 davon in Wasser gelöst zu geben. Das war am Sonnabend gegen Abend. Beim spätabendlichen Stallrundgang fand der Besitzer sein Pferd liegend, und der Versuch, es aufzurichten, scheiterte. Er muß sehr besorgt gewesen sein. Denn ich hatte versäumt, an eine mögliche Erstverschlimmerung überhaupt zu denken und darüber vorher aufzuklären.
Am folgenden Morgen traf der Bauer sein Pferd stehend an. Beim Führen hinkte es kaum merklich. Zur Probe gespannt, zog es den leeren Wagen.
Am Morgen des Montags wurde es bei Regen und kaltem Wind kurzerhand gemeinsam mit dem Nachbarpferd vorgespannt zum Rübenblattfahren. Genauso an den folgenden Tagen. Dies alles erfuhr ich telefonisch erst am 6. Tag nach Behandlungsbeginn. Ich sagte, es sei vorerst nichts mehr nötig.
[Dr. BERNDT: Kasuistisches Mosaik (Klass. Homöop. 3 [1959]: 26)]

Akuter Rheumatismus

Ein Mann wurde plötzlich von Frost überfallen, gefolgt von ziehenden Schmerzen in den Gliedern und reichlichem Schweiß. Am 5. Tage fand ich ihn, leidend an heftigen Schmerzen in den Beinen, die sich auf die

Gelenke und Muskeln erstreckten. Es bestand fortwährende Ruhelosigkeit, welche erleichterte. Er klagte über ein Gefühl von Steifheit am ganzen Körper. Die ergriffenen Gelenke waren ungeheuer schmerzhaft gegen Berührung, rot und glänzend. Hitze vermehrte den Schmerz ebenso, als wenn er sich der kalten Luft aussetzte. Hierbei war der Puls voll und schnell, Respiration kurz; er hatte weder Tag noch Nacht Schlaf. Zuweilen verlangte er nach Nahrung, gewöhnlich aber war er apathisch, Durst in der Nacht. Rhus toxicodendron C 24 bewirkte Heilung in 4 Tagen.

(Dr. GROSS: Zschr. Berl. Ver. homöop. Ärzte 12, [1893])

Rhus venenata

Herkunft des Mittels

Rhus venenata, Giftsumach (Fam. nat. Anacardiaceae), ist wie *Rhus toxicodendron* in Nordamerika heimisch. Er erscheint auch unter dem Namen Rhus vernix, doch ist dieser Name unrichtig. Zur Herstellung der Essenz werden gleiche Teile frischer Rinde und Blätter verwendet. Enthält als Hauptwirkstoff stark toxisches Urishiol (Rinde). Die Blätter wurden in neuerer Zeit nicht mehr untersucht.

Toxikologie

Rhus venenata unterscheidet sich von *Rhus toxicodendron* durch die heftigere Giftwirkung der Rinde und wahrscheinlich auch der Blätter. Blonde mit hellfarbener Haut sind empfindlicher gegen die Heftigkeit seiner Hauterscheinungen.

Anwendung

Es wird fast nur für **akute und chronische Hauterkrankungen** verwendet, wie Ekzeme, Hautreizungen durch Arsen-Überdosierung, Pemphigus. Nach Art und Charakter sind die Hautsymptome die gleichen wie bei *Rhus toxicodendron*.
Frostbeulen werden mit der Tinktur längere Zeit eingerieben; damit wird sofort eine Linderung und in vielen Fällen eine Heilung erzielt.

Dosierung

Von D 3 bis D 30.

Robinia pseudacacia

Herkunft des Mittels

Die Robinie oder falsche **Akazie** (Fam. nat. Leguminosae) stammt aus Nordamerika und hat sich auch bei uns eingebürgert. Verwendet wird die frische Rinde der jungen Zweige. Die Akazie ist sehr anspruchslos in bezug auf den Boden und sorgt mit Hilfe von Bakterienknöllchen an den Wurzeln selbst für den nötigen Stickstoff. Wegen ihres tiefgreifenden Wurzelwerks wird sie häufig zur Befestigung von Dämmen angebaut. A. BIER hat auf seinem Gut in der Mark die Akazie dazu benützt, die in der Gefahr der Versteppung befindlichen Kiefernwälder wieder in Mischwald überzuführen. Dort wurde die Erfahrung gemacht, daß Laubhölzer wieder angesiedelt werden können, nachdem die Akazie Fuß gefaßt hat.

Hauptrichtung

Die Rinde der Robinie ist giftig und ruft Schlaf und Betäubung, Empfindungslosigkeit, erweiterte Pupillen, Erregungszustände und Delirien, Krämpfe der Glieder und Bewegungen derselben mit choreatischem oder hysterischem Charakter hervor. Heftiges Würgen und Erbrechen von blutigem Schleim mit kollapsartigem Zustand. Auf der Haut entstehen ödematöse Schwellung, Erythem wie bei Masern oder Scharlach, ferner friesel- und pockenähnliche Eruptionen, Pusteln, Blasen und Furunkel, also alle Formen von Entzündung. Die peripheren Nerven sind in Gestalt von Formikationen und Neuralgien beteiligt. Es tritt Fieber auf, die Augen sind eingesunken, livide Lippen, die Herztätigkeit versagt. – Auch Pferde zeigen nach dem Fressen der Rinde Vergiftungserscheinungen. Die Giftwirkung wird auf das Toxalbumin Robin und ein weiteres Toxalbumin Phasin zurückgeführt. Eine gewisse Ähnlichkeit mit *Veratrum album* läßt sich nicht von der Hand weisen, doch wurde Robinia bisher nur gegen **Säurebeschwerden des Magens** gebraucht.

Literatur

Robinia ist nur unvollkommen geprüft. Eine umfangreiche Prüfung von HOUATT (ALLEN: Encyclopedia) erscheint mir etwas phantasievoll ausgeschmückt; sie enthält offenbar auch klinische, dazu fragwürdige Angaben, so daß von ihrer Verwendung Abstand genommen wurde. Einige toxische Beobachtungen sind mitverwertet.

ALLEN: Encyclopedia, Bd. VIII.
HUGHES: Cyclopaedia, Bd. III u. IV (Anhang).

Arzneimittelbild

Kopf: Ständiges dumpfes Kopfweh mit Verschlimmerung durch jede Bewegung und durch Lesen, neuralgische Schmerzen in den Schläfen.

Augen, Nase, Mund und Rachen: Alle Schleimhäute sind gereizt und entzündet.

Herz und Kreislauf: Schwache Herztätigkeit, Puls nicht mehr fühlbar, Kollapsgefühl, schlimmer beim Aufrichten, verfallenes Aussehen und große Schwäche bei jeder Bewegung. Kalter Schweiß.

Magenkatarrh, Sodbrennen, besser durch Essen.

Verdauungsorgane: Übermäßige Säure des Magens. Saures Aufstoßen und Erbrechen von saurer Flüssigkeit, daß die Zähne „stumpf" werden. Magendruck und Schmerzen nach jedem Essen. Auftreibung des Magens und der Därme bis zum Bersten. Kolikschmerzen und Blähsucht. Besserung durch Blähungsabgang. Leib aufgetrieben und sehr schmerzhaft. Heftige Durchfälle mit Kolikschmerzen und großem Schwächegefühl, verfallenem Aussehen, blauen Lippen und kalten Schweißen. Häufige, wäßrige, schleimige, grüne oder blutige Durchfälle mit Tenesmus. Verstopfung mit Durchfall.

Haut: Erysipelatöse, scharlach-, nesselsucht- und malariaähnliche Eruptionen. Pickel und Blasen.

Wärmeregulation: Kälte und fieberartige Zustände mit Schwäche.

Dosierung

D 3 bis D 6.

Vergleichsmittel

Acidum sulfuricum, Capsicum, Iris, Natrium sulfuricum, Calcium carbonicum, Magnesium carbonicum und *Magnesium muriaticum, Natrium phosphoricum.*

Rubia tinctorum

Herkunft des Mittels

Rubia tinctorum, der Färberkrapp (Fam. nat. Rubiaceae), ist im Mittelmeergebiet zu Hause. Zur Herstellung der Tinktur wird die getrocknete, stark verzweigte, rote Wurzel verwendet.

Wirkung

Als wirksamer Bestandteil wird heute Galiosin, ein Glykosid der Purpurin-3-carbonsäure, angesehen. Als weiterer wichtiger Wirkstoff wird das Glykosid Rubertythrinsäure, aus dem sich der Farbstoff Alizarin abspaltet, angesehen. Die Rubiaglykoside „werden bei innerlicher Zufuhr resorbiert und durch die Nieren wieder ausgeschieden, sie erteilen dem Harn eine rosarote Farbe und sollen eine spezifische Wirkung auf das Nierenbecken und die ableitenden Harnwege ausüben, und zwar sollen sie entzündungswidrig, den Tonus der glatten Muskulatur herabsetzend, also spasmolytisch wirken, andererseits aber auch die Peristaltik des Ureters fördern können" (Gessner-Orzechowski: Die Gift- und Arzneipflanzen, 3. Aufl.).

Anwendung

Rubia tinctorum wird wegen seiner Verwendung gegen **Nierensteine**, welche es zerbröckelt und austreibt, seit langem von homöopathischen Ärzten verwendet. Keller (Med. Welt 1944: 268) hat bei Nierensteinleiden, welche im Verlauf von Schußbrüchen aufgetreten sind, wie dies öfters der Fall ist, folgende Beobachtungen gemacht: Rubia wirkt bei Phosphatsteinen, wie sie bei stark alkalischem Harn oft entstehen,

auflösend auf phosphorsaure Ammoniakmagnesia und Natrium- und Ammoniumsalze, dagegen nicht auf Kalkphosphate. Die Phosphatsteine zerfallen in bröckelige Stücke und werden dann infolge der steintreibenden Kraft der Rubia ausgetrieben. Voraussetzung ist jedoch die Ansäuerung des Harns, welche man mit *Magnesium borocitricum* oder *Acidum benzoicum* erzielen kann. Rp. *Magnesium borocitricum, Sacch. lactis* aa 50,0 S. 2mal täglich 1 Teelöffel in 1 Glas Wasser oder *Acidum benzoicum* pur. 3 g täglich in $^1/_2$ l Wasser. (Auch *Acidum benzoicum* D 2 und D 3 wird zu diesem Zweck von RABE gebraucht.) Eine energische Bekämpfung der Harnwegsinfektion wegen der alkalisierenden Wirkung derselben wird von KELLER daneben für nötig gehalten.
Auch Oxalatsteine werden als zugänglich für die Rubia-Behandlung genannt.

Dosierung

Als Dosis wird die Tinktur zu mehrmals täglich 15–20 Tropfen empfohlen. KELLER empfiehlt täglich 5–10 g der trockenen Wurzel als Tee.

Rumex

Herkunft des Mittels

Rumex crispus, der krause Ampfer (Fam. nat. Polygonaceae), ist in Europa, Nordasien und Nordamerika heimisch. Verwendet wird das frische Rhizom. Rumex crispus enthält Emodinglykoside, als wesentliche Wirkstoffe Emodin und Chrysophansäure, die durch Anregung der Dickdarmtätigkeit abführend wirken, außerdem Oxalsäure, jedoch im Verhältnis zu *Rumex acetosa,* Sauerampfer, in geringer Menge. Die Pflanze vermag aus dem Boden reichlich Eisen (bis 1,5%) aufzunehmen, wenn dem Boden Eisenkarbonatlösung zugesetzt wird.

Anwendung

In der Volksheilkunde wird es gegen Darmkatarrhe und Hautausschläge verwendet, während in der Homöopathie in erster Linie **Katarrhe der Luftwege** damit behandelt werden. Bedeutsam für die Wirkung ist das Anthrachinon Emodin und Chrysophansäure.

Literatur

ALLEN: Encyclopedia, Bd. VIII.
HUGHES: Cyclopaedia, Bd. III.
HERING: Amerikanische Arzneiprüfungen.

Arzneimittelbild

Leitsymptome: *Trockener Reizhusten; der Sitz desselben ist der Kehlkopf bis hinab zur Bifurkation der Bronchien (bei „Bifurkationshusten" von Stiegele empfohlen). Die außergewöhnliche Empfindlichkeit gegen kalte Luft und Entblößen der Haut, welche bei der Prüfung in bezug auf das Allgemeinbefinden und besonders die Haut-*

symptome beobachtet wurde, hat sich ebenfalls als Führungslinie bei den Reizerscheinungen der Luftwege erwiesen. ⊙ Außergewöhnliche Reizbarkeit der Luftröhre und des Kehlkopfes; der Husten ist anhaltend und trocken mit fortwährendem Reiz, tieferes Atmen als gewöhnlich und Sprechen rufen sofort Husten hervor. ⊙ Der Kranke steckt den Kopf unter die Bettdecke, da der Hustenreiz durch warme Luft nachläßt. Verschlimmerung der Durchfälle am frühen Morgen, ⊙ desgleichen des Hustens.

Kopf: Hitze und Röte des Gesichtes, viel Kopfschmerzen, schlimmer durch Bewegung.

Ohren: Läuten und Klingen in den Ohren, Gefühl wie verstopft mit widerhallender Stimme.

Kehlkopfkatarrh, Bronchialkatarrh, Reizhusten bei Phthisis, Bronchialasthma.

Atmungsorgane: Trockenheit der Nase. Niesen mit wäßrigem Fließschnupfen. Nasenbluten. Bedürfnis, in der Nase zu bohren.
Wundheitsgefühl im Schlund mit dem Gefühl eines Klumpens, dabei Trockenheit oder reichliche Schleimbildung. Viel Schleim im Kehlkopf mit ständigem Bedürfnis, diesen herauszuräuspern. Schmerzen in der Kehle mit trockenem und sehr krampfartigem Husten, der durch Reiz und Kitzel hinter dem Brustbein hervorgerufen wird, einige Minuten, nachdem er sich abends niedergelegt hat, und morgens nach dem Erwachen im Bett.
⊙ Husten, der durch geringstes Einatmen kalter Luft hervorgerufen wird; steckt deshalb den Kopf unter die Bettdecke.
Die Hustenanfälle setzen während des Essens ein. Scharfe Stiche in der Brust, besonders links, schlimmer beim Tiefatmen.

Herz: Herztätigkeit sehr erregbar durch Unterhaltung, Essen oder durch Treppensteigen. Stiche in der Herzgegend.

Magen- und Darmkatarrhe, morgendliche Durchfälle.

Verdauungsorgane: Trockene, wunde Zunge. Völlegefühl des Magens, wie wenn sich unverdauliche Speisen oder ein harter Körper im Magen befänden. Schmerzen im Magen und Bauch, Blähsucht. Durchfällige Stühle, besonders am frühen Morgen, aus dem Schlafe weckend.

Glieder, Muskulatur und periphere Nerven: Rheumatoide Schmerzen überall, schlimmer durch jede Bewegung.

Pruritus, Urtikaria.

Haut: Rote Bläschen, heftig juckend, am ganzen Körper, schlimmer durch kalte Luft; beim Auskleiden und beim Entblößen im Bett. Nesselsucht. Heftiges Jucken der Haut, durch Kratzen kommen Bläschen zum Vorschein, Wärme beruhigt wieder.

Dosierung

D 1 bis D 3, von anderen Autoren D 4 und D 5.

Vergleichsmittel

Husten durch kalte Luft: *Carbo vegetabilis, Hepar, Phosphorus, Rhus, Spongia.*
Durchfall frühmorgens: *Aloe, Natrium sulfuricum, Podophyllum, Psorinum, Sulfur.*

Ruta graveolens

Herkunft des Mittels

Ruta graveolens, die Garten- oder Weinraute (Fam. nat. Rutaceae), ist in Italien und auf der Balkanhalbinsel heimisch. Wird bei uns in Gärten angebaut. Zur Herstellung der Essenz wird das frische, vor Beginn der Blüte gesammelte Kraut verwendet.

Wirkung

In der alten Volksheilkunde wurde der Ruta sagenhafte Wirkung vor allem gegen Gifte und Schlangenbiß und als Vorbeugung gegen Pest zugeschrieben. Der vielfachen Empfehlung als Tee gegen Magenverstimmung, Epilepsie, Amenorrhö, Augenschwäche, Blutandrang zum Kopf, Krämpfe, Hysterie, Ohnmachten dürfte die nicht ungiftige Wirkung störend im Wege stehen, die auch die genannten nervösen Zufälle hervorrufen kann und unter anderem auch Abort bewirkt.
Das Flavon Rutin wurde 1842 aus Ruta graveolens isoliert. Die Verwendung gegen Blutaustritte findet dadurch ihre Erklärung. Weiter sind Cumarine, mehrere Alkaloide, die sich alle als gute Spasmolytika erwiesen und – für die Wirkung sehr bestimmend – ätherische Öle vorhanden. Letztere sind auch verantwortlich für die unmittelbar an der Uterusmuskulatur angreifende Wirkung. An der Haut bilden sich bei örtlicher Anwendung des Krautes heftige Reizerscheinungen und bei oraler Zufuhr Anschwellung der Zunge, Speichelfluß und Gastroenteritis aus.

Hauptrichtung

Der Gebrauch als Volksmittel sowie die Prüfung weisen klar auf eine enge Beziehung zu den Bewegungsorganen. Ruta findet Verwendung bei den **Folgen von Quetschungen und Schlag oder Fall,** also bei stumpfer Gewalt sowie bei **Überanstrengung und Verrenkung. Schwäche der Gelenke** und **Beulen der Knochenhaut, Seh-**

nenverzerrungen fallen in ihren Wirkungsbereich. Sie konkurriert hier also mit *Arnica* und wird in derselben Weise wie diese innerlich und äußerlich stark verdünnt (2 Kaffeelöffel auf $^1/_2$ l Wasser) verwendet. – **Venöse Stauung** und **Krampfadern** werden von Ruta ebenfalls wie von *Arnica* beeinflußt. Die Anwendung bei **Augenschwäche** und **Augenentzündung**, wenn diese nach Anstrengung der Augen auftritt, hat sich bewährt. Auch der Gebrauch bei **Mastdarmvorfall** verdient Beachtung.

Literatur

Eine Prüfung wurde von HAHNEMANN vorgenommen (Reine Arzneimittellehre, Bd. 4).
Einige weitere Beobachtungen stammen von C. HERING (Arch. homöop. Heilk. 15, 1: 187), HARTLAUB und TRINKS (Reine Arzneimittellehre, Bd. 1), SCHELLING (Allg. homöop. Ztg. 84: 44) und anderen.
ALLEN und HUGHES geben das Material gesammelt wieder.

Arzneimittelbild

Leitsymptome: *Augenschwäche nach Anstrengung der Augen.*
Gefühl wie zerschlagen und überanstrengt, wie nach einem Schlag oder Fall.
Lähmige Schwäche der Teile.

Geist und Gemüt: Stimmung ängstlich, schreckhaft, niedergeschlagen – ärgerlich, zu Streit geneigt.

Kopfschmerzen und Augenschwäche nach Überanstrengung der Augen

Augen: Kopfweh beim Lesen. Gefühl von Hitze und Brennen in den Augen und Schmerzen beim Lesen (am Abend, bei künstlichem Licht). Die Augen sind ermüdet wie nach zu langem Lesen und nach Überanstrengung. Krampf in den Augenlidern.

Herz: Puls beschleunigt oder schwach und langsam.

Verdauungsorgane: Leeregefühl und Nagen im Magen, als ob man lange Zeit nichts gegessen hätte. Gefühl von Spannung im Magen, das durch Trinken von Milch sehr beruhigt wird.

Mastdarmvorfall (bei Hämorrhoiden)

Drang zum Stuhl mit Aftervorfall; das geringste Bükken oder Heben läßt den After wieder vortreten. Wenn der Mastdarm zurückgebracht wird, fällt er sofort wieder vor. Stuhl infolge Schlaffheit des Mastdarms schwer zu entleeren, auch wenn er weich ist.
Stuhl hart und wie Schafkot.

Enuresis

Harnorgane: Starker Harndrang auch nach Entleerung der Blase. Gefühl, als könne sie den Harn nicht länger halten infolge heftigen Dranges.

Geschlechtsorgane: Männer: Erhöhung des Geschlechtstriebs, Pollutionen bei Nacht.

Abortus imminens

Frauen: Fehlgeburt und Frühgeburt nach starken Gaben.

Folgen von Quetschungen und stumpfen Verletzungen. Schwäche der Gelenke nach Verrenkungen. Schwellung und Beulen der Knochenhaut nach Stoß. Ganglion am Handgelenk. Rheuma. Krampfadern.

Glieder, Muskulatur, periphere Nerven: Schmerzen in allen Teilen, in Rumpf und Gliedern, in Muskeln und Gelenken, auch in den inneren Organen, wie zerschlagen oder überanstrengt, in Ruhe sowohl wie bei Bewegung. Gefühl wie nach einem Schlag oder Fall. Lähmigkeit und Schwäche der Beine mit Versagen beim Gehen. Die Knie geben nach. Alle Teile, auf denen man liegt, selbst im Bett, fühlen sich schmerzhaft wie zerbrochen. – Venen an den Händen erweitert.

Haut: Rötung und Schwellung der Haut, Aufschießen von Bläschen auf der entzündeten Haut mit Fieber und folgendem Abschälen der Epidermis.

Dosierung

Niedere Potenzen, D 1 bis D 3. STAUFFER empfiehlt warme Kompressen aufs Auge, 20–30 Tropfen Ruta-Essenz auf 200,0 Aqua foeniculi.

Vergleichsmittel

Folgen von Verletzungen: *Arnica, Bellis, Hypericum, Calendula, Hamamelis.*
Asthenopie, Überanstrengung der Augen: *Gelsemium, Phosphorus, Onosmodium.*
Mastdarmvorfall: *Aloe, Ignatia, Nux vomica, Podophyllum, Sepia, Sulfur.*

Sabadilla

Herkunft des Mittels

Schoenocaulum officinale oder **Sabadilla officinalis**, der Läusesamen (Fam. nat. Liliaceae), stammt aus Mexiko. Verwendet werden die reifen Samen. Sie steht sowohl botanisch wie in ihrem Wirkungscharakter dem *Veratrum* sehr nahe. Die Sabadilla enthält als wesentlichen Bestandteil Veratrin, ein Alkaloidgemisch, während in *Veratrum* Protoveratrin enthalten ist.

Toxikologie

Veratrin kann sowohl durch Einnehmen wie von der Haut aus bei Verwendung gegen Läuse zu Vergiftungen führen. Auch in letzterem Falle wird Erbrechen und Durchfall beobachtet. Bei äußerlicher Anwendung entsteht auf der Haut eine Röte oder ein varizellenartiger Ausschlag oder Pusteln, Erysipelas pustulosum. Die Hauterscheinungen können zu Schorfbildung führen oder Geschwüre hinterlassen und sind mit heftigem Brennen und Stechen verbunden. Auf den Schleimhäuten treten Reizerscheinungen, wie Niesen, Augentränen, Erbrechen und Durchfall, auf. Der quergestreifte Froschmuskel verkürzt sich durch Reizung normal, dehnt sich aber nur langsam wieder auf seine frühere Länge aus. Am Herzen ist der Übergang von der Systole zur Diastole sehr langsam. Große Dosen rufen durch Einwirkung auf den Herzmuskel und die Zentren Lähmung des Herzens hervor. Blutdruck und Temperatur sinken, der Tod erfolgt wahrscheinlich durch Lähmung des Atemzentrums. Am Menschen beobachtet man außerdem Kollaps, Verdunkelung des Gesichts und tagelang anhaltende Verlangsamung und Unregelmäßigkeit des Pulses, Bewußtlosigkeit, Zittern und Zukkungen sowie Delirien. Das Protoveratrin unterscheidet sich vom Veratrin nur durch das Fehlen des Einflusses auf die Muskelaktion.

Hauptwirkung

Ergriffen von Sabadilla wird nach der Arzneimittelprüfung das **Zentralnervensystem** mit großer Unruhe und Angst sowie krankhaften Phantasien. (Das verwandte *Veratrum* besitzt die größere Beziehung zu geistigen und seelischen Störungen.) Der **Vagus** zeigt ebenfalls Erregung an mit Zusammenschnüren im Hals und auf der Brust. Die **Schleimhäute** der Atmungs- und Verdauungsorgane befinden sich in einem Zustand der Reizung. Die Symptome an den Schleimhäuten erlangen durch den nervösen Charakter und die Beeinflußbarkeit von seiten des vegetativen Nervensystems eine besondere Prägung (allergische und vasomotorische Katarrhe). Die Neigung des **Kreislaufs** zu Kollaps, die wir von *Veratrum* kennen, scheint im ganzen Sabadilla-Bild durch in Form von Schwächeanfällen, daß man liegen muß. Auch die psychischen Züge klingen an die von *Veratrum album* an.

Literatur

STAPF: Arch. homöop. Heilk. 4, 3, 118.
HARTLAUB u. TRINKS: Reine Arzneimittellehre, Bd. 1.
ALLEN: Encyclopedia, Bd. VIII.
HUGHES: Cyclopaedia, Bd. III.

Arzneimittelbild

Leitsymptome: *Unruhe, Angst und Schreckhaftigkeit, eingebildete Befürchtungen.*
Schwäche und Abgeschlagenheit mit Gliederschmerzen und Frösteln.
Schleimhäute gereizt und brennend.
Brennender Tränenfluß, schlimmer in kalter Luft; heftiger krampfartiger Niesreiz.
Periodisches Auftreten der Beschwerden.
⊙ *Fieberanfälle, die auf die Stunde wiederkehren (Cedron).*
Die Beschwerden wandern von einer Seite zur andern (Lac caninum) und sind einem raschen Wechsel unterworfen.
Verschlimmerung in kühler Luft.
Besserung durch Wärme.

Allgemeines: Plötzlich hochgradige Müdigkeit. Er könnte liegen den ganzen Tag; Gehen und Stehen ist sehr anstrengend. Ein großer Teil der Schmerzen wird zuerst rechts, später auf der linken Seite wahrgenommen, zum Beispiel Kopfschmerz, Schmerz in der Seite, Gliederschmerzen.

Psychosen, Hysterie.

Geist und Gemüt: Niedergeschlagene und trübsinnige Stimmung, mißmutig und ärgerlich. Voller Angst und Unruhe, sehr schreckhaft. Seltsame Einbildungen, als sei sein Körper totenähnlich eingefallen, der Magen angefressen, der Hodensack angeschwollen und dergleichen. Er weiß, daß diese Gedanken auf Selbsttäuschung beruhen, kann sich aber nicht davon befreien.

Migräne

Schwindel und Eingenommenheit des Kopfes, erschwertes Denken. Kopfschmerz in Stirn und Schläfen, halbseitig, rechts, später auch die linke Seite ergreifend.

Bindehautkatarrh

Augen: Tränen beim Gehen im Freien, beim Sehen ins Licht, beim Niesen und Husten.

Schnupfen, **Heufieber.** Rhinopathia vasomotorica. Grippe.

Nase: Reichlicher, dünner oder dicker, weißer, klarer Schleim kommt von der Nase.
Niesen mit stechendem, zusammenziehendem Kopfschmerz über den Augen und roten Lidrändern. Verstopfung bald des einen, bald des anderen Nasenlochs. Nasenbluten, krampfartiges Niesen, gefolgt von Tränenfluß. ⊙ Krampfartiges Niesen mit laufender Nase.

Rachenkatarrh, Mandelentzündung, **Grippe.** Luftröhrenkatarrh.

Hals: Im Hals zusammenschnürendes Gefühl, wie geschwollen, Gefühl eines Fremdkörpers, den er hinunterschlucken muß. Trockenheit und Kratzen im Hals. Ständiger Reiz, zu schlucken und zu räuspern. ⊙ Halsentzündung von einer Seite zur anderen wandernd, besser durch warme Getränke.

Atmungsorgane: Kurzer und trockener Husten, der nicht ruhen läßt, ⊙ sobald man sich niederlegt. Stechen in der Brust.

Kreislaufschwäche, Kollaps.

Kreislauf: Herzklopfen, auch alle Arterien des Körpers klopfen. Beklemmung und Spannung in der Brust, zum Umsinken. Bedürfnis zu liegen mit Besserung des Befindens. Toxische Bradikardie und Blutdrucksenkung, Rhythmusstörungen des Herzens.

Magenkatarrh, Magen- und Darmkrämpfe.

Magen: Brennen der Zungenspitze. Ansammlung von süßlichem Speichel im Mund. Bitterer Geschmack im Mund. Heftiges Brennen mit Brecherlichkeit, Heißhunger und Durst auf kalte Getränke. Zusammenschnüren im Schlunde.

Verstopfung, Durchfall.

Darm: Drehen und Winden im Bauch. Kolikartige Schmerzen in den Gedärmen. Viel Kollern und Knurren im Bauch mit folgendem Durchfall.

Rheumatismus und Muskelkrämpfe.

Glieder: Schmerzen in den Muskeln und Gelenken, krampfartiges Zusammenziehen der Glieder. Heftige Schmerzen, als ob mit einem scharfen Messer in den Knochen herumgewühlt würde. – Zittern und Zucken der Hände, der Beine, der Oberlippe, Zittern am ganzen Körper.

Wärmeregulation: Viel Frostigkeit und Kältegefühl, häufige Frostschauder, darauf Hitze und Schweiß. Häufig wiederkehrende Anfälle von Schaudern, schnell vorübergehend. Brennende Hitze des Kopfes ohne Durst.

Dosierung

Nicht unter D 3, im allgemeinen D 6 bis D 12, bei **Psychosen** auch noch höher.

Vergleichsmittel

Fließschnupfen mit wundmachender Sekretion: *Arsenicum, Arsenicum jodatum, Jodum, Mercurius, Sanguinaria.*
Heuschnupfen: *Alumen chromicum, Arsenicum, Cepa, Cyclamen, Euphorbium, Jodum, Natrium muriaticum, Sanguinaria, Silicea.*

Sabal serrulata

Herkunft des Mittels

Sabal serrulata, die Sägepalme (Fam. nat. Palmae), wächst in Nordamerika von Florida bis Nordkarolina.

Wirkung

Verwendet werden die olivgroßen Früchte, welche im Reifezustand eine dunkelrote Farbe haben. Es wurde beobachtet, daß das Wild, welches sich von diesen Früchten ernährt, sehr erheblich an Gewicht zulegt, so daß sie eine leichte Beute der Jäger wer-

den sollen. Früher wurde die Wirkung auf ein ätherisches Öl, das Palmetto-Öl, das zu 1,2% in den Früchten enthalten ist, zurückgeführt, heute werden Sitosterin und Sitosteringlykosid, aber auch öllösliche hormonartige Substanzen als vermutliche Wirkstoffe angesehen.
Bei den Prüfungen haben sich starke Beziehungen zu der Blase, der Prostata, den männlichen und weiblichen Keimdrüsen und den Mammae ergeben. Bei einer Prüferin (Studentin) wurde neben einer erheblichen Gewichtszunahme ein Wachstum der Brüste um ein Drittel hervorgerufen.

Anwendung

Sehr wertvoll haben sich die Symptome von seiten des Blasenhalses, der Blase und der Vorsteherdrüse erwiesen. Dementsprechend ist die häufigste Verwendung bei Prostataadenom und bei Prostatitis. H. Ritter, der sich mit Sabal eingehend beschäftigt hat, faßt seine Beobachtungen folgendermaßen zusammen (Heilkunst 1951: 11):

„Eindeutig geeignet ist Sabal bei den Frühsymptomen der Prostatahypertrophie mit ihren kongestiven Reizerscheinungen und den ersten Stadien einer noch mehr funktionell bedingten Behinderung des Harnabflusses. Ist erst das Stadium einer strukturellen Ummauerung der Pars prostatica der Harnröhre eingetreten, und sei es nur auf Grund einer solitären Hypertrophie des Mittellappens, dann wird im allgemeinen mit befriedigenden Ergebnissen nicht mehr zu rechnen sein. Da aber der organische und funktionelle Anteil nicht immer auseinanderzuhalten sind, erlebt man doch zuweilen Erfolge, die bereits einen vorgeschrittenen Eindruck machen. Wichtig ist, daß das Mittel lange genug gegeben wird. Manche Fälle bessern sich zwar rasch, andere bedürfen jedoch einer längeren oder sogar kontinuierlichen Einwirkung."

Ritter ist weiter der Ansicht, daß die Organotropie von Sabal vorzugsweise auf die Prostata und nicht auf die Blase gerichtet sei, also für entzündliche Erkrankungen der Blase seltener wirksam sei. Bei totaler Harnverhaltung, wenn diese auf kongestiver und weniger indurativer Grundlage beruhe, scheine man manchmal den Katheter entbehrlich machen zu können.
Wenn innerhalb einiger Wochen oder Monate eine genügende Stärke des Harnstrahls und eine völlige Entleerung der Blase nicht erreicht werden kann, ist operatives Vorgehen in Erwägung zu ziehen.

Literatur

Die Ergebnisse der Prüfung und der therapeutischen Anwendung finden sich zusammengestellt bei Clarke: Dictionary of Materia Medica, Bd. 3.

Arzneimittelbild

Modalitäten: *Alle Beschwerden werden schlimmer am Morgen oder am Nachmittag bis zum Bettgehen.*

Allgemeines: Gefühl von Steigerung der Lebenskraft über die ganze Zeit der Prüfung. Schwächegefühl. Nervöse Erregung, kann nicht stillhalten.

Geist und Gemüt: Denken erschwert wegen Verwirrung der Gedanken; kann das Gelesene nicht aufnehmen und sich nicht erinnern. Gereiztheit, Ungeduld, Schreckhaftigkeit. Gedanken beschäftigen sich mit dem eigenen Leiden, will alleingelassen sein. Mitgefühl macht sie ärgerlich. Schwermütig und gedrückt vor den Menses.

Kopf: Schmerzen in verschiedenen Teilen des Kopfes, in den Schläfen, der Stirne, dem Scheitel, den Augen, dem Hinterkopf, schießend, plötzlich kommend und gehend, wandernd.

Schleimhäute der Atmungsorgane: Schneuzen, Tränen, Husten. Stechende, brennende Schmerzen in der Kehle, gefolgt von einem glatten Gefühl wie mit Öl überzogen.

Verdauungsorgane: Appetit gesteigert oder verringert und launisch. Heftiges Brennen wie von Schwefelsäure im Magen. Plötzliche krampfartige Schmerzen im Bauch, in die Schenkel, Magen schließlich in die Ovarien ausstrahlend, wo sie sich festsetzten.

Blasenkatarrh mit und ohne Prostata-Adenom. Harninkontinenz.

Harnorgane: Tenesmus, einige Tropfen Blut entleerten sich verschiedentlich. Gefühl, als wäre die Blase zu voll; bei der Entleerung Schmerzen, als ob sich der Strahl durch einen zu engen Ausgang zwängen müßte. Gefühl einer Striktur 2 Zoll unterhalb der Blase. Schmerzen von der Blase in die Schamteile, Stechen in der Nierengegend, heftige Kopfschmerzen mit Benommenheit und verschleiertem Sehen. ⊙ Bei jeder Anstrengung, beim Husten, beim Lachen tröpfelt der Harn weg. Muß mehrmals nachts aufstehen, damit sie nicht das Bett einnäßt.

Prostata-Adenom. Prostatitis, Epididymitis Geschlechtsschwäche.

Männliche Geschlechtsorgane: Erhebliche Steigerung der Libido und der Geschlechtskraft. Wärmegefühl der Geschlechtsorgane. ⊙ Gefühl von Kälte in den Geschlechtsteilen. ⊙ Rückenschmerzen, schlechter nach Koitus. Testes scharf nach oben gezogen, fast schmerzhaft. Ziehende Schmerzen in den Samensträngen.

Entzündung des Uterus und der Adnexe. Entzündung und Unterentwicklung der Brüste. Mastodynie.

Weibliche Geschlechtsorgane: Heftiges sexuelles Verlangen. Stechende Schmerzen in den Ovarien und im Uterus. Die Brüste nehmen an Größe zu, Schmerzen in den Brüsten, vermehrt durch Druck.

Dosierung

Ø bis D 3. RITTER rät, von der Tinktur auszugehen und bei einer etwaigen Verschlimmerung des Zustandes die Möglichkeit einer Arzneimittelreaktion in Betracht zu ziehen; in solchen Fällen soll man nach einer angemessenen Pause den Versuch mit einer Potenz aufnehmen. Es lohnt sich, die Behandlung längere Zeit fortzuführen und die Behandlung nicht zu früh abzubrechen.

Vergleichsmittel

Prostata-Adenom: *Populus, Magnesium carbonicum, Magnesium jodatum, Ferrum picrinicum, Barium, Conium.*
Prostatitis: *Populus, Aristolochia, Clematitis, Sepia, Thuja, Magnesium jodatum, Pulsatilla, Barium, Selen.*

Sabina

Herkunft des Mittels

Juniperus Sabina, der Sadebaum (Fam. nat. Cupressaceae), ist in Asien, Süd- und Nordamerika heimisch; in Europa vielfach als Zierstrauch angebaut. Zur Essenz werden die frischen Zweigspitzen mit den Blättern verwendet.

Hauptrichtung

Sabina enthält als wesentlichen Bestandteil 3–5% sehr toxisches ätherisches Öl, das etwa zur Hälfte aus Sabinol (sehr verwandt mit Thujol), Sabinylacetat und Sabinen besteht. Eine Ähnlichkeit der Wirkung mit *Thuja* infolge dieses beiden Pflanzen gemeinsamen Bestandteils ist unverkennbar. Sabinol ruft Abort hervor durch Erzeugung einer starken Hyperämie der Beckenorgane, nicht durch direktes Hervorrufen von Uteruskontraktionen. Diese Beckenhyperämie erklärt die wesentlichsten Heilwirkungen. Sabina wirkt häufig tödlich bei seiner Anwendung als Abortivum. Dabei wird oft eine tiefe, mit dem Tode endigende Bewußtlosigkeit beobachtet. Im einzelnen werden noch Erbrechen und Durchfall, Gastritis, Peritonitis, Verstärkung der Diurese und fettige Degeneration der Leber hervorgerufen. Besonders charakteristisch ist außer der emmenagogen Wirkung die harntreibende Kraft, die bis zum Abgang blutigen Harns geht. Diese Fähigkeit hat zur Anwendung als nierensteintreibendes Mittel geführt. Äußerlich wird Sabina-Pulver (Pulvis Summitatum Sabinae) gegen **Feigwarzen** gebraucht.

Typus

Eine Neigung zu Wallungen und Pulsieren in den Gefäßen sowie die Besserung bei Bewegung in der frischen Luft weisen auf eine gewisse Vollblütigkeit hin. Auch die aktiven Gebärmutterblutungen weisen nach dieser Richtung. Doch ist diese Charakterisierung nicht als zwingend zu betrachten; Sabina ist auch ohne diese Anzeichen wirksam bei **Menorrhagie.**

Literatur

Die Arzneimittelprüfung stammt von HAHNEMANN und findet sich in Stapfs Arch. homöop. Heilk. 5, 4. 1: 151.

HERING, C.: Prakt. Mitt. korresp. Ges. homöop. Ärzte, Leipzig 1827.

HARTLAUB u. TRINKS: Reine Arzneimittellehre, Bd. 1 u. 3.

ALLEN: Encyclopedia, Bd. VIII.

HUGHES: Cyclopaedia, Bd. IV.

Arzneimittelbild

Allgemeines: Erregung der Blutzirkulation, Pulsieren in den Gefäßen des ganzen Körpers mit Blutwallungen und verstärktem Herzklopfen. Bewegung in frischer Luft bringt Besserung.

Geschlechtsorgane: Männer: Entzündung der Vorhaut, der Eichel und des Gliedes. Die Harnröhre in ihrer ganzen Länge ist entzündet und schmerzhaft mit eitrigem Ausfluß (nach Einführung von Sabina-Pulver in die Harnröhre). Erregung des Geschlechtstriebs.

Menorrhagie, Metrorrhagie. **Drohender Abort,** Klimakterische Blutungen. **Fluor** scharf und eitrig.

Frauen: Hellrote, anfallsweise, reichliche Blutung. Die Regel ist sehr heftig und zu früh, flüssig oder klumpig, schlimmer bei jeder Bewegung. Krampfartige Schmerzen und Schmerzen im Kreuz. Abort.
Erregung des Geschlechtstriebs.
Fluor milchig und juckend.

Condylomata acuminata. Blasenkatarrh.

Harnorgane: Häufiger Harndrang auch bei Nacht. Abgang reichlichen Harns. Ziehende Schmerzen in den Lenden, gegen die Schamgegend sich ausbreitend. Harnverhaltung mit Brennen und tropfenweisem Abgang.

Gicht- und Gelenkrheumatismus

Glieder und Muskulatur: Schmerzen in allen Gelenken, Knochen und Muskeln. In den Gelenken Gefühl wie geschwollen. Schmerzen in den Fersen und Fußsohlen, in der großen Zehe. Gichtartige Schwellung und Schmerzen in der großen Zehe. Besserung der Schmerzen oft bei Bewegung in frischer Luft.

Dosierung

Bei **Blutungen** und **Abort** D 3 bis D 4; wenn stärkere Erregtheit besteht, empfiehlt STAUFFER D 6 bis D 12. Vorbeugungsweise gegen **habituellen Abort** D 6. Gegen spitze **Kondylome** wird äußerlich Sabina-Pulver (Pulvis summitatum sabinae) oder 10proz. Salbe angewendet.

Vergleichsmittel

Menorrhagie: *Crocus, China, Secale, Erigeron, Bovista, Trillium, Senecio.*
Abortus imminens: *Belladonna, Arnica* (Trauma), *Chamomilla* (Gemütserregung), *Aconitum* (Schreck), *Opium* (Schreck), *Crocus, Gelsemium, Secale, Trillium.*
Abortus habitualis: *Kalium carbonicum, Kalium jodatum* (Lues), *Sepia.*

Salvia officinalis

Herkunft des Mittels

Salvia officinalis, Gartensalbei (Fam. Labiatae). Die Essenz wird aus dem frischen Blatt hergestellt. Die Hauptinhaltsstoffe sind ätherisches Öl, welches bis zu 50% Thujon enthält (vgl. *Thuja* und *Tanacetum*), außerdem Cineol mit bakterizider Wirkung. Von Bedeutung sind noch die Gerbstoffe.

Anwendung

In der Homöopathie wird vor allem von der schweißhemmenden Wirkung des Salbei, zum Beispiel bei Tuberkulose und Vagotonie, Gebrauch gemacht, zu welchem Zweck am Abend 1- bis 2mal einige Tropfen der D 2 genommen werden (vergleiche *Tilia*). Durch *Pilocarpin* hervorgerufene Schweiße können mit Salvia fast vollständig unterdrückt werden.
Weitere Anwendungsgebiete sind die Herabsetzung der Milchsekretion, welche zur Erleichterung des Abstillens ausgenützt werden kann.
Der entzündungswidrigen Wirkung des Salbei liegt ein Synergismus zwischen Oleum Salviae und Gerbstoffen zugrunde. In diesem Sinne wird Salbei gebraucht als Tee bei Entzündungen des Mundes und Rachens als Gurgel- und Spülmittel. Auch bei Reizhusten wird es mit Erfolg verwertet.

Literatur

Eine Arzneimittelprüfung existiert nicht, eine Prüfung dieses kräftigen Arzneikörpers ist notwendig. Die Verwendung ist der Volksmedizin entnommen. Weitere Einzelheiten siehe bei GESSNER-ORZECHOWSKI: Gift- und Arzneipflanzen von Mitteleuropa.

Vergleichsmittel

In der monosymptomatischen Anwendung gegen übermäßige Schweiße ist zu vergleichen *Tilia europaea.*

Sambucus nigra

Herkunft des Mittels

Sambucus nigra, der Holunder (Fam. nat. Caprifoliaceae), ist in ganz Europa und in Vorderasien heimisch. Als Volksmittel werden die Blüten als schweißtreibender Tee, die Blätter und die Rinde als Diuretikum verwendet. Die Tinktur wird aus frischen Blättern und Blüten aus gleichen Teilen bereitet. Der Wasserhaushalt wird von der Pflanze stark beeinflußt. Der Saft aus den Beeren wird gegen Neuralgien (Trigeminus- und Ischiadikusneuralgie) gelobt.

Wirkung

Die Hauptwirkstoffe sind ein terpenhaltiges ätherisches Öl, dem die schweißtreibende Wirkung zugeschrieben wird, ferner ein Flavonglykosid Rutin, Chrysanthemin, ein Blausäureglykosid d-Sambunigrin und ein Enzym Emulsin. Von Bedeutung mag auch noch ein Alkaloid Sambucin sein, das identisch mit Coniin sein soll.
Eines der Hauptkennzeichen dieses Mittels ist Ödem: wassersüchtige Anschwellung in verschiedenen Körperregionen, speziell Schenkel, Fußrücken und Füßen. Dieses Ödem, wenn es die Nase befällt, ruft Verstopfung derselben hervor wie beim Schnüffeln der Säuglinge mit trockenem Schnupfen, am Atmen und Saugen hindernd. Wenn es tiefer in den Atemwegen auftritt, ruft es Atemnot hervor: das Kind erwacht plötzlich mit Erstickungsnot, Gesicht blau, livide, sitzt im Bett auf; wird blau, ringt nach Atem; der Anfall geht schließlich vorbei, kehrt aber bald zurück; das Kind schläft in den Anfall hinein (CLARKE: Dictionary). Durch äußeres Auflegen entsteht nach A. v. HALLER (Arzneimittellehre, 1806) eine wässerige Geschwulst.

Literatur

Die Arzneimittelprüfung wurde von HAHNEMANN selbst vorgenommen und im 5. Band der „Reinen Arzneimittellehre" veröffentlicht. Sie findet sich auch in den Enzyklopädien von ALLEN und HUGHES, ergänzt durch einige weitere Beobachtungen.

Arzneimittelbild

Leitsymptome und Modalitäten: *Ödematöse Schwellungen, besonders der Nasenschleimhäute und der Bronchien mit Anfällen von Asthma.*
⊙ *Asthmaanfälle gehen vorüber, um bald wiederzukehren.*
Bewegung bessert die meisten Symptome.
Empfindlichkeit gegen Erkältung.
⊙ *Schläft in den Asthmaanfall hinein.*

Geist und Gemüt: Große Schreckhaftigkeit; er erschrickt vor Dingen, welche er ständig um sich gewohnt ist. – Anhaltende Verdrießlichkeit. – Periodische Delirien; er sah fürchterliche Dinge an der Wand. Öfteres Aufwachen aus dem Schlaf; lebhafte Träume.

Schnupfen der Kinder und Säuglinge, Pseudokrupp, akute Laryngitis mit Glottiskrampf, Bronchialasthma.

Kopf: Drückend-reißende Kopfschmerzen (beim Bükken). Plötzliches schmerzhaftes Rucken.

Atemorgane: Heiserkeit durch viel klebenden Schleim im Kehlkopf. Beim Erwachen konnte er keinen Atem kriegen, mußte sich aufsetzen, mit Pfeifen auf der Brust, als ob er ersticken wollte; Kopf und Hände bläulich aufgetrieben; er war heiß ohne Durst; alles ohne Husten und vorzüglich nachts von 12 bis 4 Uhr. ⊙ Asthmaanfälle kehren nach Besserung bald wieder. ⊙ Schläft in den Anfall hinein.

Verdauungsorgane: Bauchkneifen mit Blähungsabgang. Schmerzen im Unterleib, sobald er denselben an etwas anlehnt.

Harnorgane: Öfteres Drängen zum Harnen mit wenig Harnabgang.

Bewegungsorgane: Rheumaähnliche Schmerzen in allen Muskeln und Gelenken. Die Kniesehnen sind sehr angespannt wie zu kurz.

Haut: Aufgedunsenheit und dunkelrote Schwellung. Ödematöse Schwellung. Rote Flecken auf den Wangen hier und dort mit brennendem Gefühl.

Wärmeregulation: Anfälle von Frostschauder. Frostschauder über den ganzen Körper, bald hier, bald dort. Brennendes Hitzegefühl im Gesicht bei eiskalten Füßen. Beim Erwachen findet er sich in Schweiß über und über. Hitze am ganzen Körper ohne Durst. Während der Hitze Scheu vor dem Aufdecken, er fürchtet, sich zu erkälten. ⊙ Heftiger Schweiß im Wachen, trockene Hitze im Schlaf.

Dosierung

Ø bis D 6. Als schweißerzeugendes Mittel bei Fieber ist der Tee der Holderblüten sehr beliebt.

Vergleichsmittel

Bronchialasthma: *Aralia*, *Apis*, *Arsenicum*, *Spongia*, *Jodum*, *Luffa*, *Bromum*, *Ipecacuanha*.

Sanguinaria

Herkunft des Mittels

Sanguinaria canadensis, Blutwurzel (Fam. nat. Papaveraceae), ist in Nordamerika heimisch. Sie ist eine krautige Pflanze mit unterirdisch wucherndem Wurzelstock, aus welchem im Frühjahr die Stengel hervorsprossen. Die Indianer Nordamerikas haben sich mit dem orangefarbenen bis zinnoberroten Saft der Wurzel bemalt und Gegenstände gefärbt. Auch von Färbern Nordamerikas wurde die Pflanze verwendet. Der Saft der Stengel ist gelbrot.
Zur Tinktur wird der getrocknete Wurzelstock mit anhängenden Wurzeln verarbeitet. Der wichtigste Bestandteil sind zahlreiche Alkaloide, welche zu 4–7% in der Wurzel enthalten sein sollen; unter diesen Chelerythrin und Sanguinarin als die bedeutsamsten.
Nach KENT wird von den Farmern im östlichen Nordamerika der Tee aus der Blutwurzel als Hausmittel gegen Erkältungskrankheiten von Kopf, Hals und Brust gebraucht.

Pharmakologie

Zwischen den in der Homöopathie verwendeten 3 Papaveraceen *Opium, Chelidonium* und Sanguinaria können deutliche Parallelen gezogen werden. Bezüglich ihrer Inhaltsstoffe besteht eine Ähnlichkeit zu *Chelidonium*, da Sanguinaria ebenfalls Chelidoniumsäure und Chelerythrin enthält. Sanguinaria steigert die Gallenabsonderung und wird, wie *Chelidonium*, unter die rechtsseitig wirkenden Mittel gezählt. Zu *Opium* besteht in der physiologischen Wirkung insofern eine Ähnlichkeit, als beide Kongestionen zum Kopf hervorbringen. Während diese jedoch bei *Opium* in einen lähmungsartigen Zustand der Gefäße und des Zentralnervensystems mit dunkelroter Farbe des Gesichts übergeht, ist die Kongestion der Sanguinaria mehr arterieller Natur und zeigt häufige Hitzewallungen. Daher wird hier die Blutwurzel noch häufiger mit der botanisch ferner stehenden *Belladonna* verglichen.

Anwendung

Auch zu anderen Körpergebieten ist diese Kongestion gerichtet, zum Beispiel zu den Bronchien und der Lunge (daher die Verwendung bei Erkrankungen der Lunge), zu den weiblichen Geschlechtsorganen (Menorrhagie); dann gehört Sanguinaria auch zu den Mitteln, die brennende Hitze der Fußsohlen nachts im Bett zeigen (vergleiche *Sulfur, Calcium fluoratum*); auch Brennen der Schleimhäute. Die stärkste Wirkung der Sanguinaria zeigt sich in einer Erregung der Vasomotoren mit arterieller Hyperämie am Kopf.
Der intensive Blutandrang zum Kopf mit Übelkeit und Erbrechen, ein berstender Schmerz im Kopf, der sich bei jedem Lagewechsel verschärft, haben Sanguinaria zu einem häufig bewährten Mittel bei der Behandlung der Migräne gemacht. Es hat sich gezeigt, daß es besonders bei den Formen ausgezeichnet wirkt, welche morgens beginnen, sich mit der Sonne steigern und gegen Abend wieder zurückgehen. Der Schmerz zieht meist vom Nacken nach vorne und setzt sich über dem rechten Auge fest.
Bei Vergiftungen mit Sanguinaria treten Übelkeit mit Schwindel, Schwäche und großer Elendigkeit auf. Von seiten des Magens kommt es zu Erbrechen mit heftigem

Brennen und starkem Durst. Hier tritt bereits eines der führenden Symptome der Sanguinaria hervor: Brennen in den befallenen Teilen, wo immer es sei.
An den Schleimhäuten verbindet sich diese vasomotorische Erregung mit einer katarrhalischen Reizung, es treten den allergischen ähnliche Zustände an den oberen Luftwegen ein (Rhinitis vasomotorica, Heuasthma).
Ähnlich wie *Chelidonium*, das gegen Warzen gebraucht wird, findet Sanguinaria Gebrauch gegen Polypen der Schleimhäute, zum Beispiel der Nase. Es wird hier als Salbe oder mit Glyzerin angewendet.
Sanguinaria wird daher als ein wertvolles Heilmittel bei Bronchitis, bei Grippe, bei Pneumonie, selbst bei Lungentuberkulose geschätzt. Man findet einen trockenen, harten Kitzelhusten, begleitet von Kongestionen zum Kopf und zur Brust und von brennenden Gefühlen. Auch die Rechtsseitigkeit kann führend sein. Aufsitzen bessert, ebenso bessern Abgang von Winden nach oben und unten.
Es wäre falsch, nur von einer arteriellen Hyperämie der Sanguinaria zu sprechen. Es ist zu erwarten, daß auch die Gegenphase, also eine Konstriktion der Gefäße, bei der Arzneimittelprüfung hervortreten werde. Tatsächlich wird neben dem hyperämischen Gesicht eine blasse Gesichtsfarbe angegeben. Man wird also Sanguinaria als Heilmittel nicht verwerfen, wenn ein Fall ein blasses Gesicht zeigt.
Die Erregung der Blutzirkulation greift auf die Geschlechtssphäre über, indem die Regel zu früh und bedeutend verstärkt auftritt. Das Menstrualblut zeigt einen üblen Geruch.
Über die Wirkung von Sanguinaria auf die Gehirndurchblutung liegt ein wertvoller Versuch von G. Schimert jr. vor (Dtsch. med. Wschr. 1940: 813). Er injizierte bei Hunden und Kaninchen 2 ccm der Sanguinaria-Tinktur intravenös, wobei die Durchblutung der Arteria carotis interna mit der Reinschen Stromuhr gemessen wurde. Dabei ergab sich eine deutliche Abnahme der Durchblutung in der Karotis. Wenn dagegen durch *Barium* oder *Gynergen* vorher ein Gefäßkrampf hergestellt worden war, konnte nach kleineren Dosen von Sanguinaria eine deutliche Steigerung der Durchblutung der Karotis beobachtet werden.
Diese Versuche Schimerts lassen die Beziehung der Sanguinaria zu dem arteriellen System erkennen. Daß dabei die Wirkungskurve mit einer Konstriktion der Gefäße beginnt, ist nur ein Hinweis auf die immer wieder zu erhebende Beobachtung, daß zur Wirkung eines Arzneistoffes auch die gegenpolare Reaktion gehört. – Daß eine durch andere Medikamente hergestellte Engerstellung der Gehirngefäße durch kleine Gaben von Sanguinaria rückgängig gemacht wird, bedeutet eine Bestätigung der Simileregel. Von anderen gegen Migräne in der Homöopathie gebrauchten Mitteln wurde von Gelsemin, dem Alkaloid des *Gelsemiums*, und von Ergotamin (*Gynergen*) durch Schimert eine ähnliche Wirkungskurve beobachtet.

Arzneimittelbild

Leitsymptome: *Blutzirkulation erregt, Wallungen zu Kopf und Brust, Hitzewellen und Röte des Gesichts und erweiterte Venen des Gesichts. ,,Man kann von einem Ge-*

mälde in Rot sprechen. Belladonna ist die akute, Sanguinaria die chronische Schwester" (Royal). Jedoch auch Blässe des Gesichts als Gegenphase.
Die Schleimhäute sind meist trocken und brennend oder sondern ein scharfes und übelriechendes Sekret ab. (Der üble Geruch ist in den Prüfungen beim Menstrualblut und beim Aufstoßen belegt.)
Hände und Füße in der Nacht brennend heiß.
Streckt die Füße nachts aus dem Bett.
⊙ *Die Kopfschmerzen steigen und fallen oft mit der Sonne.* ⊙ *Sie verschlimmern sich bei heißem, sonnigem Wetter.*
⊙ *Die rechte Seite scheint beim Kranken deutlich bevorzugt. Aus der Beziehung zur Leber (vergleiche Chelidonium) heraus kann man dieser Beobachtung Berechtigung zusprechen.*
Verschlimmerung am Morgen und am Abend.
Brennen an den verschiedensten Teilen (Kopf, Brust, Magen, Hände und Fußsohlen) ist eine häufige Empfindung,
Verschlimmerung durch Kälte und Zugluft, mit Ausnahme der Kopfkongestionen.

Allgemeines: Übelkeit und Brennen im Magen, Schwindel, Blutkongestion, große Mattigkeit, Schwäche mit kaltem Schweiß, erregte, ungleichmäßige Herztätigkeit, mangelhafte Sensibilität, krampfhafte Steifigkeit der Muskulatur, durch Sanguinaria hervorgerufen, werden am besten durch *Opium* behoben.

Geist und Gemüt: Meist werden die Beschwerden von Angst begleitet. Mürrisches, gereiztes Wesen, sehr ungeduldig und wütend bei den geringsten Anlässen, Verwirrung der Gedanken, Betäubung des Gehirns.

Rechtsseitige **Migräne.**
Menstruationsmigräne.
Kopfneuralgie
Stirnhöhlenkatarrh.

Kopf: Schwindel und Kopfschmerzen mit Blutandrang zum Kopf und Hitzewallungen sowie Ohrensausen. Dabei meist Übelkeit und Erbrechen. Anfallsweise auftretende Kopfschmerzen, Schmerz in der Stirne zum Zerspringen, Kopfschmerzen bei der Regel mit dem Gefühl, als würden die Augen aus den Höhlen getrieben, besonders das rechte Auge. Herzklopfen so heftig, daß es im Kopf gefühlt wird. Kopfweh mit Schwindel beim Niederlegen, aber auch beim Aufrichten und bei jeder Bewegung. ⊙ Kopfweh im Nacken beginnend, über den Kopf ziehend und sich über den Augen, besonders dem rechten Auge, festsetzend; die Schläfenarterien sind dabei geschwollen, und

Erbrechen begleitet den Kopfschmerz. ⊙Licht, Geräusch und Lärm verschlimmern, ebenso heißes, sonniges Wetter.
Der Schmerz beginnt meist morgens, steigert sich mit steigender Sonne und bessert sich gegen Abend. ⊙ Erbrechen erleichtert die Kopfschmerzen, ebenso Aufstoßen und Abgang von Blähungen. ⊙ Essen bessert die Kopfschmerzen für einige Zeit.

Gesicht: Meist erhitzt und gerötet, aufgedunsen; mit erweiterten Venen; im Zusammenhang mit der Übelkeit auch blaß.

Augen: Stark gereizt mit brennendem Gefühl. Verminderte Sehkraft.

Ohren: Überempfindlich gegen Geräusch.

Schnupfen, Heuschnupfen, Stirnhöhlenkatarrh. Nasenpolypen. Glottisödem, Rachen- und Kehlkopfkatarrh, Keuchhusten, Krupphusten. Lungenentzündung, Phthisis.

Atmungsorgane: Viel Niesen und wäßriger Schnupfen. Dabei dumpfer Schmerz an der Nasenwurzel. Die Absonderung macht die Nase wund. – Überempfindlichkeit gegen manche Gerüche. Verlust des Geruchs und Geschmacks. ⊙ Überempfindlichkeit gegen Kälte und gegen jeden Wetterwechsel, gegen jeden Luftzug und Wechsel der Kleidung.
Trockenes, brennendes Gefühl im Rachen und Kehlkopf mit dem Gefühl von Geschwollensein beim Schlucken, Wundheitsgefühl und Brennen, als ob die Schleimhaut abgezogen wäre. Trockener, harter Scharrhusten mit wenig schwerlöslichem Auswurf und Schmerz unter dem Brustbein, ⊙ Auswurf oft rostfarben und blutig; hackender, quälender Husten mit stechenden Schmerzen auf der Brust, nachts nach dem Zubettgehen. Ein trockener Husten weckte ihn nachts aus dem Schlaf und hörte nicht auf, bis er sich aufsetzte und Winde nach oben und unten abgingen. Essen verschlimmert. – Bedürfnis, tief Atem zu holen.
Scharfe Schmerzen in der rechten und in der linken Brust und unter dem Brustbein.

Wallungen der Wechseljahre

Herz und Blutkreislauf: Herztätigkeit erregt und beschleunigt. Puls voll und kräftig. Die Herztätigkeit ist so heftig, daß sie im Kopf gespürt wird.

Verdauungsorgane: Gefühl auf der Zunge wie verbrannt. Zunge gelblich belegt. Brennen im Mund und im Halse. Gefühl, als sei der Hals völlig zugeschwollen, mit Schmerzen beim Schlucken. Appetitlosigkeit.
Viel Übelkeit mit Speichelfluß, Erbrechen, das nicht erleichtert, besonders aber heftiges Brennen und Hitzegefühl im Magen.
Gefühl von Ödigkeit und Leere im Magen, Essen bessert, obwohl die Speisen wie ein Stein im Magen liegen.
Die laxierende Wirkung ist unbedeutend, auch wenig Verstopfung.

Harnorgane: Harn scharf, rot oder dunkel gefärbt.

Gebärmutterblutungen,
besondersn in den Wechseljahren,
mit Wallungen.
Polypen der Gebärmutter.

Weibliche Geschlechtsorgane: Regel bedeutend zu früh und verstärkt. Heftige Gebärmutterblutung, hellrot und übelriechend, dabei Kopfkongestionen und Kopfschmerzen rechts.
Stiche in den Brüsten, Schmerzen bei Berührung und Wundheitsgefühl der Brustwarzen.

Rheumatismus des rechten Armes
und der Schulter;
Ischias, Lumbago.

Muskulatur und Glieder: Tetanische Steifheit der Muskulatur des ganzen Körpers. Neuralgische Schmerzen in verschiedenen Teilen, ⊙ schlimmer durch Kälte und Zugluft, besser durch Wärme. Überall rheumatoide Schmerzen.
Schmerzen im rechten Arm und Schulter, schlimmer nachts im Bett. Kann den Arm nicht hochheben.

Wärmeregulation: Handflächen und Fußsohlen brennend heiß; die Füße werden nachts aus dem Bett gestreckt. Kältegefühl mit Kopfweh und Übelkeit, brennende Hitze, häufig wechselnd mit Kälte und Schaudern. Reichliche Schweiße, kalte Schweiße.

Dosierung

Empfehlenswert sind mittlere Potenzen, etwa D 6 bis D 12. Hochpotenzen von vorzüglicher Wirkung. Gegen Migräne wurde auch, wenn die Schmerzen bereits ausgebrochen waren, die Tinktur geraten. Bei der Gefäßerregung der Wechseljahre können auch höhere Potenzen angezeigt sein. Äußerlich anzuwenden gegen Polypen der Nase oder Gebärmutter in Glyzerin 1:10.

Vergleichsmittel

Entzündung der Bronchien und Lungen: *Kreosot, Phosphorus, Acidum nitricum.*
Kongestion des Kopfes mit Hitzegefühl: *Belladonna, Opium, Glonoinum.*

Hitzewallungen der Wechseljahre: *Acidum sulfuricum, Lachesis, Sepia, Pulsatilla, Aristolochia, Jaborandi.*
Füße werden nachts aus dem Bett gestreckt: *Sulfur*, Fluor-Präparate, *Secale.*
Gebärmutterblutungen, übelriechend, hellrot: *Belladonna, Acidum nitricum, Acidum sulfuricum, Kreosotum, Lachesis, Sepia, Sulfur.*
Rechtsseitige Beschwerden: *Belladonna, Chelidonium, Lycopodium, Apis, Crotalus, Mandragora.*
Kopfschmerzen mit der Sonne steigend und fallend: *Argentum nitricum, Gelsemium, Kalmia, Spigelia, Stannum.*
Brennen im Hals und auf der Brust mit Stechen auf der Brust und rostfarbenem Auswurf: *Ferrum phosphoricum, Phosphorus.*

Beispiel

Bandscheibenprolaps

Frau M. S., 41 Jahre, ist mit 32 Jahren an einem Bandscheibenprolaps der Lendenwirbelsäule erkrankt, das linke Bein war gelähmt. Sie wurde von dem bekanntesten Wirbelsäulenchirurgen einige Monate später operiert. Auch nach dieser Operation hatte sie viel unter Schmerzen der Wirbelsäule zu leiden.
8 Jahre später (Januar 1960) traten die Schmerzen in der ganzen Wirbelsäule nach mehrmaligem Sturz wieder mit ganzer Heftigkeit auf. Die von einem Kollegen über 8 Monate durchgeführte Behandlung blieb erfolglos.
Sie erhielt von mir *Stannum* D 12 und eine Behandlung mit Schröpfköpfen, worauf innerhalb 3 Wochen die Rückenschmerzen zur Ruhe kamen, die von der Halswirbelsäule gegen die Stirne ausstrahlenden Schmerzen jedoch sich noch weiter steigerten. Sie erwachte auch nachts mehrmals an Kopfschmerzen. Kälte verschlimmerte die Schmerzen, während warmes Einhüllen Erleichterung brachte. Bücken nach vorwärts oder Rückwärtsneigen vermehrt die Schmerzen. Das Gesicht ist blaß, bietet also keineswegs das als „typisch“ herausgestellte Sanguinaria-Bild. Da jedoch auch eine Blässe des Gesichts durch die Prüfung belegt ist, erhält sie Sanguinaria D 12, 3mal täglich 5 Tropfen. Nach 4 Tagen wird entschiedene Besserung berichtet. Nach insgesamt 5 Wochen ist völlige Beschwerdefreiheit erreicht, nachdem D 12 inzwischen durch D 15 ersetzt worden war. Das blasse und bleiche Aussehen hatte wieder einer frischen Gesichtsfarbe Platz gemacht.
[*Beobachtung des Verfassers*]

Sanguinarinum nitricum

Herkunft des Mittels

Sanguinarinum nitricum ist die Gesamtheit der Alkaloide der Sanguinaria canadensis als salpetersaures Salz.

Anwendung

Nach der von Prof. Owens vorgenommenen Prüfung mit D 3 hat sich gegenüber *Sanguinaria* eine Verstärkung der katarrhalischen Reizung in der Nase, den Augen, dem Kehlkopf und den Bronchien ergeben. Tränen der Augen, Schmerzen in den Augen und im Kopfe, wundes Gefühl in der Kopfhaut, verstopfte Nase und brennende Schmerzen in allen Teilen wurden festgestellt. Das Gefühl von Verstopfung ist sehr charakteristisch: Gefühl von Völle und Verstopfung im Kopfe; Ansammlung von Schleim mit Verstopfung der Nase; Erwachen häufig mit trockenem Mund bei verstopfter Nase. Ansammlung von Schleim hinter dem Brustbein mit dem Gefühl von Erstickung. Hitze und Spannung hinter dem Brustbein ist charakteristisch, ebenso der Auswurf von Mengen süßlich schmeckenden Schleimes oder von dünnem, schaumigem, aber sehr zähem Schleim. (CLARKE: Dictionary of Materia Medica.) Günstige Erfahrungen liegen vor bei veralteter hartnäckiger Bronchitis und bei Nasenpolypen, bei Retronasalkatarrhen und Kehlkopfkatarrhen.

Dosierung

Empfehlenswert ist D 6.

Sanguisorba

Herkunft des Mittels

Sanguisorba officinalis, Wiesenknopf (Fam. nat. Rosaceae). Verwendet wird das frische blühende Kraut. Inhaltstoffe im wesentlichen Gerbstoffe und Saponine.

Anwendung

Diese gerbstoff- und saponinhaltige Pflanze wurde im Volksgebrauch seit alters gegen Blutflüsse der Lunge und der Gebärmutter sowie bei blutiger Ruhr verwendet. Sie wurde von E. SCHLEGEL aus der Vergessenheit hervorgeholt und gegen **Gebärmutterblutungen** angewendet. Die Verordnung bei zu lang anhaltender und zu starker Menstruation scheint sich bewährt zu haben und ist auch bei Lungenblutungen angezeigt. Der hohe Gerbstoffgehalt macht die Pflanze geeignet für Durchfallkrankheiten, auch solche mit Blutabgang.
Geprüft wurde die Pflanze nicht, doch dürfen die bei der Verwendung an Kranken gelegentlich auftretenden Hitzewallungen zum Kopf mit Ohrensausen und Schweißausbrüchen als ein Hinweis auf die Erregung in den Blutgefäßen genommen werden (BECK, MENGEN). Eine besondere Indikation scheint in Stauungen im Venensystem mit Varizen vorzuliegen.

Literatur

SCHLEGEL, Emil: Unseres Herrgotts Arznei.
GESSNER-ORZECHOWSKI, Heidelberg 1974.

Dosierung

D 2 und D 1. Bei Frauen mit reizbarem Gefäßsystem D 6.

Sanicula (Aqua)

Herkunft des Mittels

Heilquelle von Ottawa (Illinois, Ottawa), nicht zu verwechseln mit der Pflanze *Sanicula*, die ebenfalls zu Heilzwecken verwendet wird. Analyse in Gran auf 1 Gallone (1 Gran = 0,06 g, 1 Gallone = $4^1/_3$ Liter). *Natrium muriaticum* 93; *Calcium muriaticum* 23,5; *Calcium sulfuricum* 9,5; *Kalium sulfuricum* 5; *Magnesium muriaticum* 23,25; *Calcium bicarbonicum* 1; *Natrium bromatum* 0,33; *Ferrum bicarbonicum* 0,1; *Natrium jodatum* 0,83; *Silicea* 0,5; *Alumina* 0,01; Spuren von *Lithium bicarbonicum, Natrium phosphoricum, Borax.*

Wirkung

Die umfangreiche Arzneimittelprüfung dieses Akkords an Mineralstoffen wurde von J. G. GUNDLACH vorgenommen, welcher das Wasser mehr als 1 Jahr lang getrunken hat. Darüber läßt sich GUNDLACH folgendermaßen aus: „Obwohl die Prüfung mehr als 5 Jahre hinter uns liegt, leiden meine Familie samt mir immer noch an der Wirkung, und ich fürchte, sie wird nie mehr ganz vergehen, da fast alle Symptome immer wiederkehren." SHERBINO nahm eine Prüfung mit Potenzen vor. CLARKE betrachtet Sanicula als eines der bestgeprüften Mittel unserer Materia Medica, als ein Polychrest und Antipsorikum von weitem Wirkungskreis. Viele Symptome haben sich bestätigt.

Von den Stoffen, welche Sanicula nach der Analyse enthält, scheint sich *Magnesium* offensichtlich am stärksten durchzusetzen. Mit *Magnesium* hat Sanicula die psychische Gereiztheit, die Angst, die Kälteempfindlichkeit, den üblen Geruch der Ausscheidungen, die Kopfkongestionen mit Besserung durch Abkühlung, andererseits aber neuralgische Schmerzen am Kopf und an anderen Teilen mit Verschlimmerung durch Kälte gemeinsam. In zweiter Linie läßt sich die Wirkung des *Kalkes* erkennen, fernerhin auch noch die des *Kochsalzes.* Ein Kind, das von einer Frau geboren wurde, die während der Schwangerschaft das Wasser gebraucht hat, habe schon bei der Geburt geschlossene Fontanellen gehabt.

Bei Kindern ist die Kachexie ein meist betonter Zug, Schwäche, Abmagerung, Ausschläge, Pusteln im Gesicht, schmutziges, fettes und bräunliches Aussehen der Haut, skrofulöse Ophthalmie und skrofulöse Eruptionen, kalt, klebrige Hände und Füße, faul riechender Fußschweiß, reichliche Schweiße im Hinterkopf und Nacken, Haare trocken und glanzlos, dicker Grind auf dem Haarkopf und Augenbrauen, langsame Verdauung, Verstopfung oder Durchfall, Stühle färben sich grün, dick-bäuchige, rachitische Kinder.

Die psychische Verfassung der Sanicula-Kachexie ist charakterisiert durch Mangel an Energie, jede Beständigkeit in den Plänen fehlt, springt von einer Arbeit zur anderen, ohne etwas zu Ende zu führen. Dabei Gemütsdepression mit dem Gefühl, als stünde ein Mißgeschick bevor. Kinder sind halsstarrig, eigensinnig und werfen sich nach rückwärts. Sie erbrechen die Milch in dicken Klumpen bald nach der Mahlzeit.

Die Menses sind unregelmäßig, verspätet, scharf und begleitet von Schmerzen.

Die Erregbarkeit der Nerven ist gesteigert; die geringste Erschütterung wird nicht ertragen. Deshalb wurde es mit Erfolg bei Reisekrankheit verwendet.

Literatur

PATCH, W.: Med. Adviser XXVII: 161.
CLARKE, H.: Materia Medica, S. 1090.

Arzneimittelbild

Leitsymptome und Modalitäten: *Verdauungsstörungen bei Kindern mit Schwäche und Abmagerung, besonders bei Säuglingen.*
Unbeständigkeit in seinen Absichten; Gedanken wandern von einem Gegenstand zum andern. ⊙ *Häufiger Wechsel der Symptome.*
Ärgerlichkeit – oder voller Angst.
Übler Geruch der Ausscheidungen: der Haut, der Genitalien (nach Fischlake), der Stühle (nach faulem Käse).
Stühle weiß, wie Kalk, sich grün verfärbend (bei Kleinkindern).
Verschlimmerung durch Kälte.
Verschlimmerung durch Berührung.
Verschlimmerung nach dem Essen (Verdauungsorgane).
Eine größere Anzahl von Symptomen weist eine Verschlimmerung morgens nach dem Erwachen auf (vergleiche Magnesium).

Allgemeines: Ruhelosigkeit, kann sich nicht ruhig halten, besser durch Bewegung.
Will auf einem harten Lager liegen.

Geist und Gemüt: Unbeständig in seinen Vorsätzen; wechselt ständig die Beschäftigung. Verlust der Energie. Die Gedanken wandern von einem Gegenstand zum andern. Rastloser Drang, von einem Ort zum andern zu gehen; große Abneigung gegen Dunkelheit.
Nervöse Reizbarkeit und Vergeßlichkeit.
Mißversteht die Handlungen der anderen. Kind eigensinnig und querköpfig, schreit und stößt. Eigensinn und Verdruß, in raschem Wechsel mit Lachen und Spielen [bei Kindern] (*Magnesium carbonicum*).
Intensive Depression; meint, niemand schätze sie, jeder hasse sie, will mit niemand etwas zu tun haben, geringfügige Sorgen erscheinen ihr unerträglich.
Angst vor drohendem Unheil. Muß ständig hinter sich sehen. Sieht bei Nacht unter das Bett nach Einbrechern. Will nicht berührt werden. Kann niemand bei Nacht dicht bei sich liegen haben. Leicht außer sich beim geringsten Anlaß (*Magnesium carbonicum*).

Schlaf: Ruhelos, mit ängstlichen Träumen, erwacht morgens 3.30 Uhr (*Magnesium carbonicum*).

Kopf: Schwindel beim Aufrichten vom Bücken, nach dem Essen; mit Übelkeit. Schwäche und Erstickungsgefühl mit großem Verlangen nach frischer Luft. Gefühl wie seekrank beim Reiten, im Dunkeln (*Magnesium sulfuricum*). Dumpfes, schweres Gefühl im Kopf morgens beim Erwachen. Dumpfer Stirnkopfschmerz, schlimmer beim Vorwärtsneigen oder im warmen, geschlossenen Raum, besser an der frischen Luft. Kopfschmerzen schlimmer durch Bewegung, durch Erschütterung, durch Geräusch, besser durch Ruhe, Liegen, Schlaf.
Kopfschmerz, schlimmer durch kalten Luftzug, hüllt den Kopf selbst im warmen Sommer ein (*Magnesium carbonicum*).
Kind schwitzt heftig am Nacken und Hinterkopf im Schlaf; das Kissen ist rundum naß (*Calcium carbonicum, Magnesium carbonicum*). Haare trocken und glanzlos. Haar elektrisch knisternd beim Kämmen.

Augen: Brennen der Augen mit Absonderung einer scharfen Flüssigkeit besonders am Morgen. Erwachen mit Trockenheit des Auges und Gefühl von Stechen. Wundheit der Kornea. Lichtscheu. Die Lidränder und die Lider sind rot und entzündet, sie stechen und brennen.

Ohren: Tubenkatarrh.

Gesicht: Kleine, rote Pickel auf den Wangen. Schmerz im Oberkiefer und den Zähnen, schlimmer durch den geringsten Zugwind, durch kalte und durch heiße Getränke.

Atmungsorgane: Nase wund mit dünner, scharfer, oder dickgelber und grüner, strähniger Absonderung, oder Nase wund und verstopft mit gelben Krusten; Verschlimmerung im geschlossenen Raum oder nach dem Essen.
Heiserkeit, morgens Gefühl, als sei der Kehlkopf verstopft. Tiefer, hohler Husten mit lautem Rasseln, hervorgerufen durch Kitzel unter dem Sternum. Husten

durch Lachen oder Sprechen, schlimmer im warmen Raum und am Morgen, besser an der frischen Luft.

Verdauungsorgane: Zähne gegen kalte Luft empfindlich, als wären sie sehr dünn.
Brauner Strich in der Mitte der Zunge, diese ist trocken wie Leder. Dicker gelber Belag auf der Zunge. Im ganzen Mund und der Innenseite der Lippen schmerzhafte Geschwüre. Rauhigkeitsgefühle am Gaumendach, schlimmer durch Wärme. Zunge schlaff und groß. Große Trockenheit im Mund und im Hals, ohne Durst. Atem übelriechend. Schwellung der Sublingualdrüsen, mit gelegentlicher Entleerung eines Teelöffels salziger Flüssigkeit (*Magnesium carbonicum*).

Exsudative Diathese, Skrofulose, Lymphatismus.
Rachenkatarrh.

Wundheit auf beiden Seiten des Zäpfchens, bis in den Retronasalraum. Gelbliche Geschwüre auf den Mandeln. Rachenwand purpurn gerötet. Aus dem Nasenrachenraum werden dicke Krusten ausgehustet, die den Durchgang 2 Tage lang verstopft hatten. Trockenheit im Hals (*Magnesium carbonicum*).
Kind will immerfort gestillt werden, magert aber trotzdem ab. Kind verlangt nach Fleisch, fettem Speck, mit Verschlimmerung, Ablehnung von Brot, mit Ausnahme von frischgebackenem. Verlangen nach Salz. Kein Appetit auf das Frühstück. Kind ist gierig auf Wasser, trinkt große Mengen (*Natrium muriaticum*).
Magen aufgebläht schon bei Beginn des Essens, oder alsbald nach dem Essen, muß die Kleider öffnen. Die Speisen werden sauer und ranzig. Aufstoßen sauer oder

Reisekrankheit

ranzig, brennend. Plötzliche Übelkeit nach dem Essen, Rauchen verschlimmert; Erbrechen alles Gegessenen.

Säuglingsdystrophie

Kurz nach dem Trinken wird in einem Guß die ganze Nahrung erbrochen, worauf das Kind in einen betäubten Schlaf fällt. Die Milch wird in großen, zähen Klumpen erbrochen (*Calcium carbonicum, Magnesium carbonicum*).

Gastroenteritis

⊙Wundheitsgefühl im Magen, empfindlich bei Druck und Erschütterung, schlimmer bei leerem Magen.
Übelkeit und Magenkrampf beim Erwachen nachts oder am Morgen, wie Vomitus matutinus, schlimmer nach dem Frühstück.

Leib stark aufgetrieben. Rumpeln und Gurgeln im Bauch. Leber geschwollen, schlimmer bei Druck und bei Erschütterung (*Magnesium carbonicum*).

Leberleiden

Stuhl trocken und hart, sehr schmerzhaft zu entleeren; mit zackigen Partikeln, die den After beim Stuhl wund machen. Unfähigkeit, den Stuhl zu entleeren, welcher aus grauweißen Knollen besteht, wie gebrannter Kalk, hart und bröckelig, mit Geruch von faulem Käse; er muß mechanisch entfernt werden.

Obstipation, Analekzem.

Nach heftigem Drängen gleitet der Stuhl, schon halb entleert, wieder zurück (*Silicea*).

Stuhl aus Klumpen von unverdautem Kasein, zerfetzt, nach faulem Käse riechend. Stuhl schaumig oder wie Froschlaich, oder von grasgrüner Farbe. Die ganze Masse des Stuhls verfärbt sich bei Stehen grün.

Stuhl sofort nach der Mahlzeit, muß vom Essen zu Stuhle rennen. Drängen wie von Flatus; muß aber die Beine kreuzen, um den Abgang von Stuhl zu verhindern.

⊙ Beim Durchtritt von Blähungen unwillkürlicher Stuhlabgang (*Aloe*).

⊙ Wundheit der Haut um den After und die Genitalien wie rohes Fleisch.

Harnorgane: Großer Drang zu urinieren mit reichlichem Harnabgang. Muß große Anstrengung aufwenden, um den Harn zurückzuhalten. Gefühl, als ob ein harter Körper wie ein Bleistift aufwärts und rückwärts von der Blase zur Niere gezwängt würde; verschwindet allmählich 15 Minuten nach dem Harnabgang (*Magnesium carbonicum*). Kind schreit vor dem Harnlassen.

Geschlechtsorgane: Männer: Geschlechtliches Verlangen zuerst verstärkt, später herabgesetzt. Geruch der Geschlechtsteile nach Fischlake.

Frauen: Krampfartige Schmerzen in der Gebärmutter, vor der Periode, besser wenn die Blutung im Gang ist (*Magnesium phosphoricum*).

Die Periode tritt unregelmäßig oder verspätet ein, sie ist dünn und wäßrig, später dunkel und klumpig. Leukorrhö mit strengem Geruch nach Fischlake.

Gefühl des Herabdrängens der Gebärmutter, als ob die Teile herausfallen wollten; hat das Gefühl, mit der Hand gegen die Vulva pressen zu müssen, um die erschlafften Teile zurückzudrängen (*Sepia, Lilium, tigrinum*).

Neuralgien, Myalgien. Pädatrophie.

Bewegungsorgane und periphere Nerven: Nacken so schwach und abgezehrt, daß das Kind den Kopf nicht halten kann (*Calcium phosphoricum*). Schmerzen rheumatoider Art im Rücken und in den Gliedern. Bewegung verschlimmert meist die Schmerzen, ebenso Übergang zu feuchtem Wetter. Verschlimmerung morgens beim Erwachen. Ruhelosigkeit der Glieder.

Ekzeme

Haut: Trocken und schlaff. Jucken, schlimmer durch Kratzen. Pickel im Gesicht, Furunkel. Ekzem mit Absonderung klebriger Flüssigkeit, hinter den Ohren, am Handgelenk, an den Fingern und Zehen. Schrunden an den Fingern.

Wärmeregulierung: Häufiges Frösteln. Eiskalte Hände und Füße. Hände kalt wie Eis. Auch Brennen der Handflächen. Frösteln schlimmer im warmen Raum. Hände schwitzen, daß es tropft (*Magnesium carbonicum, Calcium carbonicum*). Schwitzen bei Nacht, im ersten Schlaf. Kind stößt die Kleider weg selbst bei kaltem Wetter. Kalter klebriger Schweiß im Nacken und Hinterkopf und Schwitzen an den Fußsohlen, als ob er in kaltes Wasser getreten sei (*Calcium carbonicum*). Brennen der Füße, sucht nach einem kühlen Platz für sie, oder will sie aufdecken.

Dosierung

Mittlere und hohe Potenzen sind angezeigt; konstitutionelle Wirkung.

Sarothamnus scoparius

Herkunft des Mittels

Sarothamnus scoparius, früher Spartium scoparium, der Besenginster (Fam. nat. Leguminosae, Unterfamilie Papilionaceae), ist in Europa weit verbreitet, besonders auf Urgestein, Sand- und Silikatböden. Verwendet werden die Blüten der Pflanze.

Inhaltsstoffe: Chinolizidinalkaloide l-Spartein, Genistein, Sarothamnin und Pachycarpin (d = Spartein?). Weiter Flavone (Scoparin), Cumarine und biogene Amine. In der Asche Mangan.

Pharmakologie

Der Hauptwirkstoff ist Spartein, als l- und d-Spartein, welches in die Gruppe der Chinolizidin-Alkaloide gehört. Diese kommen in der Familie der Papillionaceen als Spartein und dessen Isomeren Cytisin, Anagyrin und Lupanin weit verbreitet vor. Spartein ist in den Zweigen zu 1,25 bis 3,0 %, in den Blüten zu 0,7 bis 2,0 %, während die Blüten und Knospen nur 0,33 %, die Samen und Wurzeln 0,1 % enthalten. Nach der Blüte im Mai geht der Wirkstoffgehalt rasch zurück. Im Katzenherzen behebt Spartein augenblicklich das Vorhof- und Kammerflimmern, erregt den Kaninchendarm und läßt am graviden Katzenuterus augenblicklich die Wehen einsetzen. Letztere Wirkung wurde auch bei schwangeren Frauen festgestellt.
Spartein ist in erster Linie als ein Nervengift speziell für das vegetative Nervensystem ohne typische digitalisartige Herzmuskelwirkung anzusprechen – mit Ausnahme der Hemmung der Reizbildung im Herzen und einer Verzögerung der AV-Leitung, inwieweit es mit *Digitalis* vergleichbar ist. Spartein wirkt dem Herzflimmern entgegen ohne Hemmung der AV-Überleitung und ohne Blutdrucksenkung; lange Wirkungsdauer. Peripher wirkt Spartein ähnlich, wenn auch bedeutend schwächer wie das verwandte *Nikotin*, zuerst erregend, dann lähmend auf die Ganglien des vegetativen Nervensystems. Bei einer tödlichen Vergiftung wurde schwerer Kreislaufkollaps mit Tachykardie und paralytischem Ileus beobachtet. Ebenso besteht eine nahe Verwandtschaft zu dem Alkaloid des Goldregens (*Cytisus laburnum*), dem Cytisin, das mit *Nikotin* fast identisch ist. Cytisus ist auch botanisch verwandt.
Isospartein wirkt ähnlich wie Spartein; in der Niere nimmt die Nierendurchströmung zu, während sie bei Spartein abnimmt.
Sarothamnin, ebenfalls zu der Gruppe der Chinolizidine gehörend, greift in die Herztätigkeit ein. Eine lähmende Wirkung auf Vagus wurde festgestellt.
Scoparin, ein Flavonfarbstoff, läßt keine Wirkung auf Herz, Kreislauf und Diurese erkennen. Jedoch besteht nach SCHINDLER die Möglichkeit eines Synergismus zwischen Scoparin und Spartein, welcher für die diuretische Wirkung von ausschlaggebender Wirkung sein könnte.
Weitere Inhaltsstoffe: Biogene Amine (Tyramin, Oxytyramin) und eine adrenalinähnliche Substanz. Stoffe aus der Gruppe der herz- und kreislaufwirksamen Sterine oder Triterpene konnte nicht aufgefunden werden.
Eine Wirkung des Besenginsters auf Herz und Kreislauf ist also in erster Linie den Alkaloiden zuzuschreiben.
Oxytyramin, eine carbozyklische Base, steigert die Herzfrequenz erheblich, vergrößert die Schlagamplitude um ein Mehrfaches und vermehrt die koronare Durchblutungsströmung. Tyramin wirkt ähnlich, aber schwächer als Oxytyramin.

Literatur

Eine Arzneimittelprüfung mit 3 Studenten wurde 1918 von HINSDALE mit 3mal täglich 0,06 bis 3mal täglich 0,12 der Droge (unbekannt, welcher Pflanzenteil) durchgeführt, worüber Fr. DONNER in der Allg. homöop. Ztg. 1928, S. 212, berichtet. SCHIER prüfte mit 6 Personen Infus und Tinktur der Winterwurzel, und

Tinktur aus Blüten und Stengeln und Infus aus frischen Blüten. Die Symptome von HINSDALE wurden mit (H), die von SCHIER mit (S) versehen.
Eine Arzneimittelprüfung mit 27 Prüfern, darunter 4 Frauen, wurde von J. MEZGER 1951 und 1952 an Gastärzten, die am Robert-Bosch-Krankenhaus einen vierteljährlichen Kurs zur Ausbildung in Homöopathie besuchten, angestellt. Die Auswertung der Prüfung wurde von M. STÜBLER vorgenommen. Geprüft wurde mit D 4, D 2 und der Tinktur, s. J. MEZGER und M. STÜBLER: Allg. homöop. Ztg., Bd. 205 [1960], S. 1.
Diese Prüfung wurde mit der Tinktur aus Blüten nach der Vorschrift des Deutschen homöopathischen Arzneibuches vorgenommen. H. SCHINDLER wies nach (SCHINDLER, H.: Besenginsterzubereitungen [Allg. homöop. Ztg. 1958: 261]), daß diese Tinktur nur Spuren von Spartein enthalte und daß man mit dieser demgemäß eine Therapie im Sinne von Spartein nicht durchführen könne. Er empfahl daher, die Tinktur aus Zweigen oder aus Blüten und Zweigen herzustellen. Das Ergebnis der Arzneimittelprüfung, besonders auch der Ekg-Kontrollen, weist jedoch auf eine deutliche Herzwirksamkeit der aus Blüten hergestellten Tinktur hin.
Durch die Arzneimittelprüfung werden extrasystolische und orthostatische Regulationsstörungen hervorgerufen. Es kommt zu einer Herzbeschleunigung mit Bangigkeitsgefühl und Lufthunger, Extrasystolien werden wahrgenommen. Bei der Schellongschen Kreislaufbelastung zeigte sich eine Tendenz zum Anstieg von Belastungspuls und Belastungsblutdruck. Der Ruheblutdruck stieg mehrfach an.
Die seitherige Anwendung von Sarothamnus scoparius in der Phytotherapie gegen Extrasystolie und orthostatische Regulationsstörungen erfährt durch diese Prüfung ihre Bestätigung.
Das Auftreten einer Hyperthyreose mit Struma, Gewichtsverlust und Herzbeschleunigung sowie entsprechende nervöse Störungen bei einer Prüferin legen einen Versuch bei Hyperthyreose nahe.
Die Hauterscheinungen schieben sich sehr stark in den Vordergrund. Bei der Mehrzahl der Prüfer ist die Haut befallen mit Erscheinungen wie Jucken, Pickelbildung, Furunkel, ausgedehnten Ekzemen (trocken und nässend), Seborrhö des Haarkopfes. Ein Prüfer bemerkte eine umschriebene bläulich-rote Anschwellung an den Füßen und Händen mit Jucken und symmetrischer Anordnung.
Die starke Beziehung zum vegetativen und zentralen Nervensystem tritt besonders in den Symptomen der psychischen und intellektuellen Sphäre und den häufigen Schlafstörungen in Erscheinung. Auffallend ist auch das Auftreten einer Eosinophilie zwischen 9 und 15% bei 3 Prüfern von insgesamt 18 Prüfern, bei welchen Blutkontrollen vorgenommen worden waren.
Bei Reizleitungsstörungen wird es von HAFERKAMP dem Chinidin vorgezogen. Derselbe Autor hat auch bei grippösen Infekten und bei Arthritis urica gute Erfolge gesehen (HAFERKAMP, der Besenginster, Hippokrates 1950, S. 668).
Spartein hemmt die pathologisch beschleunigte Reizbildung im Vorhof und die gesteigerte Reiz- und Erregbarkeit im Reizleitungssystem.

Arzneimittelbild

Geist und Gemüt: Leicht reizbar, auffahrend; zu Ärger geneigt. Melancholische Verstimmung, Unruhe, Gedankenflucht. Gemütsstimmung erregt, besonders nachts, wacht sehr oft auf (S). Leicht ermüdbar, antriebsarm, besonders in geschlechtlicher Hinsicht. Alles ist ihm zuviel, mangelhafte Konzentration, große geistige und körperliche Müdigkeit.

Schlaf: Verspätetes Einschlafen wegen starken Gedankenzudrangs oder Erwachen schon zwischen 3 und 5 Uhr. Herzklopfen verhindert das Einschlafen. Starke Unruhe in den Beinen, die am Einschlafen hindert.
Schlaf oberflächlich, wie nach Genuß von schwarzem Tee. Jedes Geräusch stört. Träume angenehmen Inhalts, wie Farbfilme oder von Selbstverherrlichung.

Träume aufregenden Inhalts mit mehrmaligem Aufschrecken. Träume von Verstorbenen. Morgens sehr müde und unausgeschlafen, steht schwer auf. Starkes Schlafbedürfnis, verbringt auch den größten Teil des Tages im Bett.
Erwachen zwischen 3 und 4 Uhr mit pektanginösen Beschwerden.

Kopf: Kopfschmerzen pulsierend, als ob der Kopf zerplatzen wolle. Kongestion zum Kopf.
Wallungen zum Kopf, zwingt zum Stillehalten.

Sinnesorgane: Wiederauftreten eines Glaukoms, das vor 5 Jahren begonnen und 2 Jahre vor der Prüfung zur Operation des einen Auges geführt hatte. – Flimmern vor den Augen.
Konstantes Rauschen und Knacken in beiden Ohren, am schlimmsten abends 19 bis 20 Uhr.

Grippöse Infekte.

Hals, Nase, Rachen: Kitzeln in der Nase mit häufigem Niesen. Nasenlöcher wechselweise verstopft. Blutige Sekretion, wunde Nasenlöcher, Geschwürchen am Septum.
Trockener Husten, vom Kehlkopf ausgehend; Kratzen im Hals.

Extrasystolie.
Orthostatische Regulationsstörungen, Reizleitungsstörungen (Vorhofflimmern, Extrasystolien des insuffizienten Herzens, Arrythmie).
Postinfektiöse Myokardschäden (Diphtherie, Gelenkrheuma).
Tachykardie bei Thyreotoxikose.
Hypotonie.

Herz und Kreislauf: Pulsbeschleunigung (bis 122/min) mit Herzklopfen, welches nachts oder in der Ruhe, aber auch bei geringer Anstrengung, zum Beispiel beim Gehen, auftritt; mit nächtlichem Erwachen um 3 Uhr, dabei Lufthunger, muß das Fenster weit öffnen; Kurzatmigkeit bei körperlicher Anstrengung. Rückgang der Pulsfrequenz von 74 auf 62 (H).
Beklemmung in der Herzgegend mit Druck- und Angstgefühl, beim Eintritt ins warme Zimmer gesteigert (S). Nachts 2 Uhr Aufwachen mit Angst, nervöser Unruhe und starkem Herzklopfen; beim Umlegen auf die linke Seite steigern sich die Beschwerden; dies steigert sich so, daß der Prüfer von 2.30 bis 3.15 Uhr im Zimmer umherwandert (S). Engegefühl am Herzen, besonders bei Linkslage, nachts zwischen 3 und 4 Uhr plötzliche Herzstiche. Extrasystolen und Gefühl von Herzstolpern.

Elektrokardiogramm (bei 26 Prüfern): bei 18 Prüfern blieb das EKG gleich, bei 8 änderte es sich. 2mal wurde das Verschwinden von Extrasystolen beobachtet. 1mal normalisierte sich auch die PQ-Überleitungszeit. Bei 2 Prüfern verschwanden die Zeichen der orthostatischen Regulationsstörungen, bei 1 Prüfer blieben sie bestehen. 3 Prüfer wiesen eine Besserung der Verhältnisse in der ST-Strecke und in der Nachschwankung am Ende der Prüfung auf.

Blut: Anstieg der Eosinophilen bei 3 Prüfern (von 18 Prüfern, bei denen Blutkontrollen vorgenommen wurden) auf 9–15%.

Schilddrüse: Eine Prüferin, welche 7 Jahre zuvor an einer Thyreotoxikose, später an Tetanie gelitten hatte, bekommt, nachdem sie 11 Tage lang D 4 genommen hat, eine deutlich wahrnehmbare Schilddrüsenschwellung mit schweißigen Händen, erschwertem Einschlafen und aufregenden Träumen, zuweilen Kloßgefühl im Hals. Heftige Hitzewallungen. Gewicht in 34 Tagen um 3,5 kg zurückgegangen.

Magen-Darm-Kanal: Appetit vermehrt, dauerndes Eßbedürfnis, gefräßige Gier, den Magen zu füllen. Das Essen verschlimmert jedoch deutlich und macht Magenschmerz. Abneigung gegen Fleisch und Eier. Appetitlosigkeit, Brechreiz und Übelkeit. Foetor ex ore.
Stuhl beschleunigt mit 3 bis 6 Entleerungen am Tage, dabei reichlich Blähungen mit Tenesmen während und nach dem Stuhl. Kollern im Leib. Stuhl gelb, dünnbreiig, zerfahren, zum Teil mit Schleim- und Blutbeimengung. Durchfall im Wechsel mit Verstopfung. – Kolikartige Schmerzen im Magen und im Unterleib. $^1/_4$ Stunde später hellfarbener breiiger Durchfall mit Brennen am Anus.
Schafkotartiger Stuhl. Nachdem eine Zeitlang Durchfall bestanden hatte, tritt Verstopfung ein (teilweise auch umgekehrt), Hämorrhoiden mit Splitterschmerz, dabei Tenesmus nach dem Stuhl, mit dem Gefühl ungenügender Entleerung.

Bei kardialem Hydrops Digitalis unterlegen.

Harnorgane: Vermehrter Harnabgang. Morgens 4 Uhr reichliche Harnentleerung. Urinmenge ver-

mehrt, starker Drang; muß nachts 3mal deshalb aufstehen (S).
Ziehen in den Nierenlagern mit kolikartigen Schmerzen. Steigerung der Urinausscheidung von 1083 auf 1322 ccm.

Geschlechtsorgane: Steigerung der Libido. Starke erotische Gedanken, die den ganzen Vormittag von der Arbeit abhalten. Nach einigen Tagen Umschlag in nachhaltigen Verlust der Libido. Periode um 7 Tage verspätet und stärker, 7 Tage statt 5.
Zweimarkstückgroße Schwellung in der rechten Brustdrüse, weich und druckschmerzhaft.

Arthritis urica (nach HAFERKAMP).

Bewegungsorgane: Ziehende Schmerzen in zahlreichen Gelenken. Die Muskeln schmerzen wie Muskelkater. Lumbagoanfälle. Blitzartig schießende Schmerzen im Hüftnerv, regelmäßig um 22 Uhr. Nachts ziehende Schmerzen in Hüften und Kreuz, in der linken Schulter, im linken Ellbogen; reißende Schmerzen in sämtlichen Fingern der rechten Hand.

Allergische Hautaffektionen, Urtikaria, Follikulitis, Furunkulose. Erythema nodosum.

Haut: Kleine wassergefüllte Bläschen mit starkem Juckreiz, besser beim Aufplatzen durch Kratzen. Hautjucken mit Urtikaria, mit Ekzem, mit Follikulitis, mit Furunkeln und Infiltration. Kratzen bessert nicht, eher Kälte. Trockenes und nässendes Ekzem. Psoriasisartige Ekzeme mit rotem Rand, wobei die Mitte schuppt, über den ganzen Körper sich ausbreitend. Furunkel mit ausgedehnter Infiltration und Ödem, der sich langsam entwickelt, schließlich schleimig-blutig-fadenziehenden Eiter entleert, nachher Fistel mit unterminierten Rändern. Schweißdrüsenabszesse. Hordeola. Blaurote, juckende Gelenkinfiltrate, symmetrisch angeordnet, besonders an den Großzehen- und Kleinfingerballen.
Nachts streng riechende Körperausdünstung. Struppige Haare; Haare legen sich nicht. Schuppenbildung. Büschelweiser Haarausfall.

Wärmeregulation: Starke Kälteempfindlichkeit und starkes Kältegefühl. Flüchtiges Hitzegefühl im Kopf. Abends Hitzegefühl mit Schwitzen und Benommenheit.

Dosierung

Bei vorwiegend nervösen Störungen des Herzens D 2 bis D 6, bei organischen Veränderungen die Tinktur oder eines der Sarothamnus- beziehungsweise Spartium-Spezialpräparate. Bei den übrigen Indikationen, die sich aus dem Arzneimittelbild ergeben, kommen Potenzen zwischen D 3 und D 12 in Betracht. STÜBLER hatte Erfolg beim Erythema nodosum mit D 3. Das Struppigwerden der Haare legt sich nach STÜBLER mit D 4.
Bei Herzleiden ist ein standardisierter Vollauszug vorzuziehen, wie z. B. *Spartiol*, von dem HAFERKAMP 3mal täglich 15 Tropfen empfiehlt; in dieser Dosierung jedoch bei Hypertonie kontraindiziert, da es den Blutdruck steigert. Von dem standardisierten Vollauszug wird als Normaldosis 3mal täglich 15 Tropfen angegeben. Toxische Wirkungen wurden dabei nicht beobachtet.

Vergleichsmittel

Tachycardie, Extrasystolie, Myokardschaden: *Adonis, Convallaria, Iberis, Kalmia, Scilla, Oleander, Strophanthus.*

Sarsaparilla

Herkunft des Mittels

Die **Smilax officinalis**, Stechwinde (Fam. nat. Liliaceae), wächst in Nordamerika. Verwendet wird die getrocknete Wurzel. Die Wirkstoffe sind Saponine. Weitere Inhaltstoffe: Sitosterin, Stigmasterin, Sarsapsäure, Glukose, viel KNO_3, teilweise Rutin.

Hauptrichtung

Die Wirkung beruht hauptsächlich auf dem Gehalt an Saponinen, welchen man die schweiß- und harntreibende Kraft zuschreibt. Am bekanntesten ist die Verwendung gegen **chronische Hautausschläge** mit heftigem Juckreiz, wie **Crusta lactea, Skrofulose, Lupus, Ulzera** und vor allem die **Lues** und **Psoriasis**. Als Bestandteil des gegen Lues gebrauchten Zittmannschen Dekokts hat sich die früher sehr berühmte Wurzel bis in die jüngste Vergangenheit gehalten; auch gegen Psoriasis wird sie neuerdings wieder angewendet. Wegen der diaphoretischen Wirkung wurde sie zu Schwitzkuren gebraucht. Gegen **Gicht** und **Gelenkrheumatismus** fand sie zu allen Zeiten Verwendung. Gegen **Steinleiden** der Niere sowie **Nierenbecken-** und **Blasenkatarrhe** wird sie in der Homöopathie häufig gebraucht, ebenso gegen **Hautausschläge.**

Literatur

HAHNEMANN: Reine Arzneimittellehre.
HAHNEMANN: Die Chronischen Krankheiten, 2. Aufl.
NENNING: in HARTLAUB u. TRINKS, 1. Bd.
TRINKS: Arch. homöop. Heilk., Bd. 9, S. 141.
ALLEN: Encyclopedia, Bd. VIII.
HUGHES: Cyclopaedia, Bd. IV.

Arzneimittelbild

Leitsymptome: *Chronische Hautausschläge auf dem Boden einer Dyskrasie, charakteristisch ist heftiges Jucken.*
⊙ *Soll besonders bei abgemagerten marastischen Kindern wirksam sein.*
Krampfartige Nieren- und Blasenschmerzen, ⊙ *nach dem Harnlassen heftiger Zwang.*
Weißliches Sediment im Harn.

Allgemeines: Kraftgefühl; keine Anstrengung scheint zu ermüden. Große Schwäche, kann kaum gehen.

Geist und Gemüt: Weinerlich und sehr verstimmt. Traurig und sehr niedergeschlagen. Äußerst verdrießlich, es ärgert ihn die Fliege an der Wand. Große Ängstlichkeit mit Zittern. Unaufgelegt zur Arbeit. Sehr veränderliche Laune. Im Gemüt von den Schmerzen sehr angegriffen. – Heiterer und munterer als sonst. – Unfähig zu denken.

Schlaf sehr unruhig, oft unterbrochen, mit heftigem Aufschrecken.

Kopf: Häufige Kopfschmerzen, Kopf schwer und eingenommen. ⊙ Kopfschmerzen ziehen vom Hinterkopf nach vorne und setzen sich über der Nase fest. Hautausschläge im Gesicht, an der Nase, auf dem Kopf.

Atmungsorgane: Fließschnupfen. Dicker Nasenschleim mit verstopfter Nase. Trockener Husten mit schmerzhaftem Kitzel- und Rauheitsgefühl im Kehlkopf. – Druck und Beengung auf der Brust.

Herz: Herzklopfen fast ständig. Puls etwas verlangsamt.

Verdauungsorgane: Speichelfluß, Zahnfleisch geschwollen, Aphthen auf der Zunge. Rachenkatarrh. Dyspeptische Beschwerden im Magen. Viel Gasbildung. Afterkrampf mit Harndrang.

Nierensteinleiden, Nierenkolik, Blasen- und Nierenbeckenkatarrh.

Harnorgane: Reichlicher Harnabgang. Viel Harndrang mit Abgang nur weniger Tropfen, Brennen beim Harnlassen und heftige Schmerzen ⊙ besonders gegen das Ende des Harnlassens.

⊙ Harnzwang nach dem Harnlassen. ⊙ Schmerzen in der Nierengegend. Harn kann im Sitzen nur tropfenweise abgegeben werden, beim Stehen fließt er frei ab (bei einer Frau). Harn vermehrt oder spärlich, schleimig, mit weißlichem Niederschlag (*Lycopodium* rötlich) oder lehmfarbig, flockig, Blutabgang. Harn schon beim Urinieren trüb.

Milchschorf, skrofulöse Hautausschläge, Ekzeme, Furunkulose, Lues, Psoriasis, Warzen und Kondylome.

Haut: Heftig juckende Hautausschläge mit Bildung von Quaddeln, Papeln, Pusteln, Bläschen, nässend und eiternd, besonders am Kopf. Bläschen an den Fingern, juckende Ausschläge an den Genitalien (*Croton*).

Rheumatismus in Muskeln und Gelenken, Tripperrheuma.

Muskulatur und Glieder: Gliederschmerzen in allen Teilen ziehend, reißend und wandernd. Hände zittrig und lähmig. Lähmige Schwäche.

Dosierung

D 1 bis D 6, auch die Substanz selbst in Verreibung oder Ø. C 9–C 30 nach Voisin.

Vergleichsmittel

Schmerzen am Schluß des Harnlassens: *Berberis, Cantharis, Equisetum, Mercurius, Pichi-Pichi, Sulfur, Thuja.*
Kann nur sitzend Harnlassen: *Causticum.*
Nierenkolik: *Belladonna, Berberis, Cantharis, Coccus, Colocynthis, Dioscorea, Lycopodium, Ocimum, Pareira, Tabacum.*
Nässende, eitrige Hautausschläge, pustulös: *Antimonium crudum, Arsenicum, Croton, Euphorbium, Graphites, Mercurius, Mezereum, Ranunculus bulbosus, Rhus, Silicea.*

Scilla

Herkunft des Mittels

Urginea maritima (= Scilla maritima), die Meerzwiebel (Fam. nat. Liliaceae), wächst in den Küstengebieten des Mittelmeeres. Verwendet wird die frische rote Zwiebel.

Pharmakologie und Klinisches

Die Meerzwiebel enthält Digitalisglykoside zweiter Ordnung, die sogenannten Digitaloide, und zwar soll die rote Sorte reicher an toxischen Stoffen sein als die weiße. Die Hauptglykoside der Scilla sind Scillaren A und Scillaren B. Die Digitaloide unterscheiden sich von den Glykosiden der *Digitalis purpurea* dadurch, daß ihre Wirkung bedeutend schneller, also ohne eine Latenzzeit eintritt und schon nach einigen Stunden ihren Höhepunkt erreicht. Eine Kumulation wird nicht gefunden, so daß die Wirkungskurve ebenso bald wieder abfällt. Die Systole ist nicht verstärkt, dagegen erheblich die Diastole, ähnlich der *Digitalis*. Von besonderer Bedeutung ist die diuretische Wirkung, welche durch eine direkte Beeinflussung der Nieren, also nicht nur durch Beseitigung einer etwa vorhandenen Herzdekompensation, zustande kommt. In dieser Beziehung ist Scilla der *Digitalis* überlegen. Die Anwendung bei **kardialem Hydrops** und bei **Kreislaufdekompensationen** mit und ohne Ödeme ist als Hauptanwendungsgebiet der Scilla zu betrachten. Beim **Altersherz** ebenfalls bewährt. Auch die Pleuritis exsudativa wird als Anwendungsgebiet genannt. Im einzelnen werden als Indikation angeführt:

Die **Arrhythmia absoluta**, bei welcher sie zur Entflimmerung und zur Rhythmisierung günstiger als *Digitalis* wirken soll. Die Behandlung von **Vitien** und die Nachbehandlung nach intravenöser Strophanthin-Therapie. Bei allen Beobachtern, welche sich mit der Scilla eingehend befaßt haben, besteht Übereinstimmung, daß die Scilla an diuretischer Wirkung die *Digitalis* und das *Strophanthin* meist übertrifft. Für die Reizung der Schleimhäute des ganzen Körpers ist sicher zum Teil der Saponingehalt der Meerzwiebel verantwortlich zu machen. Bei **chronischer Bronchitis** wird sie als Expektorans gebraucht. Als typisch wird dabei „Wegspritzen des Harns bei Husten" angesehen. Stauungsbronchitis kann im Arzneiversuch am Gesunden nicht erzeugt werden, da der Versuch nicht so weit getrieben werden kann. Scilla als Herzmittel war der älteren Homöopathie wegen dieser erschwerten Produzierung der Herzsymptome unbekannt. Bei starken Gaben werden als Nebenwirkung Übelkeit, Erbrechen, Durchfälle, auch Hämaturie beobachtet. Äußerlich angewendet wirkt die Scilla blasenziehend und ruft Dermatitis hervor mit Neigung zu Nekrose.

Im allgemeinen galt sie in der älteren Homöopathie vorwiegend als Heilmittel bei **katarrhalischen Affektionen** der Atmungsorgane.

Literatur

HAHNEMANN: Reine Arzneimittellehre.
ALLEN: Encyclopedia, Bd. IX.
HUGHES: Cyclopaedia, Bd. IV.

Arzneimittelbild

Bronchitis, Stauungsbronchitis bei Herzdekompensation.

Atmungsorgane: Fließschnupfen mit heftigem, anhaltendem Niesen. Nase wund. Heftiger Kitzel im Kehlkopf mit kurzem, trockenem Husten. Heftiger Husten mit Seitenstechen und reichlichem Auswurf von Schleim. ⊙ Beim Husten spritzt der Harn weg. Enge und Beklemmungen auf der Brust mit Stechen unter dem Brustbein und in den Seiten.

Verdauungsorgane: Bläschen an der Oberlippe und an der Zunge, brennendes und kratzendes Gefühl im Gaumen und im Schlund. Unangenehmer Geschmack der Speisen, Appetitlosigkeit oder Heißhunger. Heftige Übelkeit und Erbrechen. Leibschmerzen mit Rumpeln im Bauch und Blähungsbeschwerden. Schleimige, wäßrige Stühle mit sehr übelriechenden Blähungen. Auch harter und seltener Stuhl.

Harnorgane: Häufiger und starker Harndrang mit reichlichem, wäßrigem Harn. Harnzwang mit schmerzhaftem Harnen. Stechen in der Harnröhre. Abgang blutigen Harns. Wegspritzen des Harns beim Husten.

Glieder und Muskulatur: Rheumatoide Schmerzen in den Muskeln mit Verschlimmerung durch Bewegung.

Dosierung

Bei **Kreislaufinsuffizienz** sind bei Gebrauch der Tinktur je nach dem Grad der Dekompensation 3–25 Tropfen 3- bis 4mal täglich zu empfehlen.
Bei **Bronchitis** und bei **Lungenentzündung** sind niedere Verdünnungen ratsam.
Bei Herzdekompensation sind die Scillapräparate der pharmazeutischen Industrie zu empfehlen, die aus der weniger toxischen weißen Meerzwiebel hergestellt werden.

Vergleichsmittel

Feuchte Dekompensation: *Digitalis, Strophanthin* (i. v.), *Convallaria, Apocynum.*
Altersherz: *Crataegus, Strophantus.*
Wegspritzen des Harns beim Husten: *Causticum, Conium, Natrium muriaticum.*

Scrophularia nodosa

Herkunft des Mittels

Scrophularia nodosa, die Braunwurz, gehört zu der Familie der Scrophulariaceae und wächst in ganz Europa, in Ostasien und zerstreut in Westasien. Der Name stammt aus dem lateinischen Wort Scrophula, Halsgeschwür, wegen seiner Verwendung gegen Skrofulose. Als bewährte Anzeigen werden im Altertum und bei den Kräuterbüchern des 16. Jahrhunderts bei äußerer Anwendung Zerteilung von Geschwülsten, von verhärteten Kröpfen und von Drüsentumoren, Heilung von Geschwüren und von Krebs genannt. Es wird frisches, vor Beginn der Blüte gesammeltes Kraut zur Tinktur verwendet. Gehört zu den Saponinpflanzen. Wesentliche Inhaltstoffe: Saponin, Flavonglykosid Diosmin. In der Wurzel: p-Methoxyzimtsäure.

Wirkung

Von Bedeutung für die Wirkung ist der Gehalt an Saponinen, deren Wirkung möglicherweise, besonders hinsichtlich der Diurese, durch den Flavongehalt verstärkt wird. Wie bei *Digitalis*, das der gleichen Familie angehört, finden sich auch Digitalisglykoside, jedoch in einer geringen Menge. KRÖBER hat ferner *Mangan* festgestellt. p-Methoxyzimtsäure stimuliert das Hypophysennebennierensystem (H. SCHULZ). Beim Weidevieh wurde Hämaturie hervorgerufen (GESSNER-ORZECHOWSKI).
COOPER hat Scrophularia mit Erfolg verwendet bei Kröpfen, Knoten in den Brüsten, Taubheit. Er besserte einen Patienten, der mit Pfeilgift vergiftet worden war, wodurch Entzündung und Eiterung der Drüsen entstanden war. Ein schmerzhafter Zustand des Rektums mit eitrigen Stühlen, der jahrelang angehalten hatte, wurde gebessert.

Literatur

Eine Arzneimittelprüfung wurde vorgenommen von FRANZ (Arch. Homöop. 17, 3: 184) und von BLACKELEY, welcher die Tinktur verwendete (N. Amer. J. Homoeop. 1866: 187). Beide Prüfungen finden sich in ALLEN: Encyclopedia, Bd. VIII. FRANZ: Arch. Homöop. Heilk. 17, 3: 174.

Arzneimittelbild

Geist und Gemüt: Verzweiflung; sehr bekümmert über die Vergangenheit und ängstlich besorgt über die Zukunft. Neigung, viel und lang zu schlafen.

Kopf: Schwindel beim Stehen. Schwindel, Völle und Druck auf dem Scheitel. Kopfschmerzen mit folgendem Nasenbluten. Schmerzen in allen Teilen des Kopfes, schlimmer im Liegen, an der frischen Luft, beim Vorwärtsbeugen, beim Studieren.

Entzündung und Schwellung der Lymphdrüsen

Atmungsorgane: Schmerz in der Brust beim Tiefatmen, welches Husten hervorruft. Schmerzen in verschiedenen Teilen der Brust.

Skrofulose, einschließlich Ekzemen.
Leberleiden.

Verdauungsorgane: Lockerheit der Zähne. Bluten des Zahnfleisches. Starker Speichelfluß. Dicker, zäher, übelriechender Schleim im Hals. Ranziger Geschmack im Hals. Appetit zuerst stark vermehrt, nachher Übelkeit mit Schwäche und Oppression im Epigastrium. Schmerzen im rechten Hypochondrium beim Tiefatmen oder beim Liegen auf dieser Seite. Kolikartige Schmerzen in der Nabelgegend.
Mehrere Stühle am Tage, mit Tenesmus.

Harnorgane: Drücken und Ziehen im linken Ureter bis zur Schamgegend. Vermehrte Absonderung von Harn mit Brennen in der Harnröhre.

Bewegungsorgane: Rheumatische Schmerzen in allen Teilen. Große körperliche Schwäche, kann kaum eine kurze Entfernung gehen.

Dosierung

Vorwiegend tiefe Potenzen.

Scutellaria lateriflora

Herkunft des Mittels

Scutellaria lateriflora, das Helmkraut (Fam. nat. Labiatae), ist in Nordamerika heimisch. Verwendet wird die frische Pflanze.

Anwendung

Scutellaria lateriflora wurde von HALE in die Homöopathie übernommen. Der Gebrauch in Nordamerika (siehe CLARKE) entspricht etwa dem europäischen *Baldrian*. Es wird gebraucht gegen **nervöse Unruhe, Krämpfe, Veitstanz, Hysterie** und **nervöse Reizbarkeit. Schlaflosigkeit** mit viel Unruhe und Herzklopfen, auch **nervöse Kopfschmerzen** und **Migräne** finden in Scutellaria ein Palliativ. Die Beruhigung der Herztätigkeit bei **nervösen Herzstörungen** und bei **Basedow** scheint von besonderer Bedeutung zu sein.

Literatur

Eine Arzneimittelprüfung wurde nicht vorgenommen.

Dosierung

Ø und niedere Potenzen.

Secale cornutum

Herkunft des Mittels

Secale ist die Dauerform des auf dem Roggenkorn, aber auch auf anderen Gräsern schmarotzenden Pilzes Claviceps purpurea (Fam. nat. Pyrenomycetae).

Pharmakologie

Die Hauptwirkstoffe bestehen im wesentlichen aus Alkaloiden der folgenden Gruppen: 1. Ergotamingruppe, 2. Ergotoxingruppe, 3. Ergobasingruppe.
Dies sind Derivate der Lysergensäure. Über die umfangreiche Literatur dieser Gruppen wird auf die „Homöogramme" und die Darstellung bei GESSNER-ORZECHOWSKI

hingewiesen. In der Homöopathie wird nur das Gesamtpräparat und zum Teil auch noch ein wäßriger Secale-Extrakt Ergotin verwendet. Der Alkaloidgehalt der Secale-Tinktur beträgt 0 = D_1 0,01%.

Toxikologie

Bei der akuten Vergiftung steht die Wirkung auf die Verdauungsorgane zunächst im Vordergrund. Erbrechen, heftiger Durst, Kolikschmerzen, Atmungs- und Schlingbeschwerden, Präkordialangst treten auf. Ferner werden beobachtet als besonders typisch Pelzigsein und Ameisenlaufen in den Gliedern, Unempfindlichkeit der Haut, Bewegungsstörungen, Störungen der Sprache, Irrereden, Gefühl von Wärme und Kälte, Kontraktionen an den verschiedensten Muskeln, zum Beispiel Opisthotonus, an der Schlundmuskulatur und am Zwerchfell, besonders aber an den Flexoren Zuckungen und epileptoide Zufälle, Abort, ausgedehnte Gangrän der Glieder. Am Darm wird typhusartige Verschwärung der Lymphfollikel festgestellt.
Der chronische Genuß von Mutterkorn in dem damit vermischten Brot ruft den Ergotismus hervor, bei welchem man den **E. gangraenosus** und **E. convulsivus** unterscheidet. Der letztere, dessen Hauptmerkmal in Krämpfen der Muskeln, am hervorstechendsten der Streckmuskulatur der Hände und der Füße besteht, wurde nur östlich des Rheins beobachtet und hat zur Voraussetzung neben der Secale-Vergiftung den Mangel von Vitamin A bei einer an Hungerschäden leidenden Bevölkerung.
Beim **Ergotismus gangraenosus** werden Kribbeln und Gliederschmerzen, **Anästhesie** und Kältegefühl angegeben. Es tritt Gangrän der unteren Extremitäten, selten an anderen Stellen, mit Abstoßung des abgestorbenen Teiles auf. Linsenstar wird verschiedentlich berichtet. Der Brand hat vorzugsweise trockenen Charakter. Das dabei angegebene Empfinden wird als ein sehr heftiges Brennen mit einem Wechsel von starker Hitze und Kältegefühl beschrieben. Die Wärme im Bett ist unerträglich, der Kranke sucht die frische Luft auf, steckt dort aber das erkrankte Glied in heißes Wasser (nach BARGER).
Bezüglich der einzelnen Organe ist folgendes festzustellen: An der Gebärmutter wird ein Dauerspasmus hervorgerufen, weshalb Secale in der Geburtshilfe erst nach erfolgter Geburt Verwendung finden soll. Für das Zustandekommen von Blutungen aus dem Uterus ist neben dem Einfluß auf die Uterusmuskulatur auch die Beziehung zu den Kapillaren verantwortlich.
Das Zentralnervensystem wird in allen Phasen von einfacher Reizung bis zu schweren Degenerationserscheinungen befallen. Wegen der Ähnlichkeit des Bildes hat man eine Ergotin-Tabes beschrieben. Es werden Befunde beobachtet, die der Hinterstrangsklerose weithin gleichen, auch die Vorderhörner sind in den Prozeß einbezogen. Bei entzündlichen Erkrankungen des Zentralnervensystems hat Secale infolge dieser Zielrichtung offenbar mit Erfolg Verwendung gefunden, ebenso bei der Tabes.
Es werden bei Vergiftungen tonische und klonische Krämpfe an allen Muskeln der Glieder und des Rumpfes, selbst an Zwerchfell- und Schlundmuskulatur, ferner ta-

besartige Erscheinungen erzeugt, wobei die Hinterstränge des Brustmarks schwer geschädigt gefunden werden. Ob diese Nervensymptome allein durch Spasmen der Blutgefäße hervorgerufen werden, muß bezweifelt werden, da sich die Schädigung elektiv an bestimmten Teilen des Zentralnervensystems äußert. Man wird von der therapeutischen Auswertung dieser Beziehungen jedoch nicht zu viel erwarten dürfen, da die zerstörte Nervensubstanz sich ja nicht wiederherstellt. – Auffallend ist die Mißempfindung der Thermorezeptoren der Haut, die auch bei kühler Haut ein Hitzegefühl mit Brennen anzeigen und warme Bedeckung nicht ertragen können.

Im Gefäßsystem werden die Blutgefäße durch den Einfluß auf die glatten Muskelfasern der Gefäßwand verengt und bei längerem Anhalten dieser Kontraktion samt dem versorgten Gewebe geschädigt. Es entstehen so Prozesse, welche einer Endarteriitis und der Arteriosklerose nahestehen. Man beobachtet hohen Blutdruck und Gefäßveränderungen, wie Arteriosklerose, ferner Blutungen und Brand der Glieder. Nach starker Secale-Medikation, wie sie früher am Wochenbett oft geübt wurde, haben manche Beobachter Puerperalmanie und Dysmenorrhö gefunden, die nach Absetzen dieser Behandlung schwand (mündliche Mitteilung von GÖHRUM).

Von DONNER senior stammt der Gebrauch bei der **Arteriosklerose.** Hier wird oft dem aus dem wäßrigen Extrakt gewonnenen *Ergotin* der Vorzug gegeben. Auch RITTER rechnet *Ergotin* unter die wirksamsten Mittel gegen Hypertonie, wobei er offenbar keinen Unterschied zwischen essentieller und arteriosklerotischer Hypertonie macht. Er setzt sich für die D 1 (!) als die zuverlässigste Verdünnungsstufe ein. RITTER ist es auch aufgefallen, daß bei der Verordnung von *Ergotin* gegen Hypertonie gleichzeitig bestehende anginoide Symptome sich besserten. Da im toxikologischen Versuch eine eindeutige Erhöhung des Gefäßtonus beobachtet wird, darf man diese Feststellung wahrscheinlich auch auf die Kranzgefäße des Herzens übertragen. Also ist auch bei der homöopathischen Anwendung eine Entspannung zu erwarten.

Bei der **arteriosklerotischen Gangrän** wird nach GERLACH und STIEGELE mit Erfolg Secale D 3 gegeben. Tritt keine Reaktion ein, so gibt man D 2 und bleibt bei dieser Verdünnung, wenn sie Besserung herbeiführt. Wenn die Schmerzen eher zu als abnehmen, was in einzelnen Fällen beobachtet wurde, so gibt man D 4 bis D 6 und die einzelnen Arzneigaben in größeren Zwischenräumen. „Namentlich in den Frühformen, wenn die bekannten schwarzfleckigen Warnungszeichen erscheinen, gibt es nichts Besseres als Secale. Beim fortschreitenden Krankheitsprozeß aber, bei der faulig stinkenden Gangrän, war ich von der Leistungsfähigkeit des Mutterkorns nicht mehr befriedigt. Ich glaube aus praktischen und theoretischen Gründen sagen zu dürfen, daß hier die Anzeige für *Kreosotum* gegeben ist. Aus der Toxikologie wissen wir, daß der trockene Brand das Bezeichnende für Secale ist; dagegen ist die fäulniszerstörende Wirkung von *Kreosotum*, die durch Eiweißkoagulation gewebszerstörend vorgeht, bekannt" (STIEGELE: Klinische Homöopathie 1948: 138).

Vermutlich muß man in den Blutungen eine Umkehrung der Gefäßspasmen, also eine Erschlaffung und Lähmung, sehen; sie kommen bei Secale-Gebrauch als Nasenbluten, Gebärmutterblutungen und Blutungen aus dem Verdauungstrakt zur Beob-

achtung. Dazu tritt eine Schädigung der Gefäßwand infolge der Spasmen, so daß der Blutdurchtritt erleichtert wird. Die Blutungen sind von passiver Art, dunkel und übelriechend.
An der Gebärmutter treten heftige, krampfartige Spasmen, ebenso wie eine völlige Atonie des Uterus, so daß das Os uteri weit offensteht, ein. Aborte sind eine Folge der Secale-Vergiftung.
Eine Gefäßwirkung scheint auch in der Migränetherapie bei schweren Anfällen mit einer subkutanen Injektion von 0,25 bis 0,5 mg von *Gynergen* (Ergotintartrat) vorzuliegen.

G. SCHIMERT jr.* hat an Hunden und Kaninchen die Verhältnisse der Durchblutung der Karotis unter dem Einfluß von *Gynergen* gemessen. Er hat intravenös 0,5 bis 1 mg *Gynergen* gegeben und mit der Reinschen Stromuhr den Blutdruck und die Durchblutung der Karotis festgestellt. Dabei kam es bei gleichzeitig ansteigendem Blutdruck zu einer anhaltenden Abnahme der Durchblutung in den Zerebralgefäßen. Injiziert man in diesen durch *Gynergen* selbst verursachten Gefäßkrampf nach einiger Zeit nochmals eine wesentlich kleinere Dosis, 0,01 mg *Gynergen*, so kommt es in einzelnen Fällen zu einer Steigerung der Durchblutung ohne gleichzeitigen Bludruckanstieg. – Verursacht man durch ein anderes Mittel, wie zum Beispiel *Bariumchlorid*, eine Abnahme der Zerebraldurchblutung, also eine Verengerung der Zerebralgefäße, so tritt auf Dosen von 0,1 bis 0,01 mg *Gynergen* ebenfalls ohne Blutdrucksteigerung eine Zunahme der Durchblutung auf. Gelegentlich war sogar eine Senkung der Durchblutung zu beobachten, jedoch gewöhnlich nur von kleinen Dosen. Dosen über 0,1 mg führten zu einer weiteren Verminderung der Durchblutung. Der Unterschied dieser Dosen ist gegenüber den therapeutischen Dosen im Migräneanfall, 0,25 mg subkutan, nicht sehr groß, da das Mittel im Tierversuch intravenös gegeben wird und beim raschen Abbau des Ergotamins selbstverständlich so wesentlich intensiver wirkt.
,,Die gefäßerweiternde Wirkung des *Gynergens* ist also abhängig von der Reaktionslage und der Dosierung. Man kann auf Grund dieser Untersuchungen mit einiger Gewißheit sagen, daß die Gynergen-Therapie wie auch die Secale-Therapie der Homöopathie, die im Grunde genommen nichts anderes darstellt, bei gewissen spastischen Zuständen der Zerebralgefäße berechtigt und pharmakologisch sinnvoll erscheint."

SCHIMERT hat also mit diesen Versuchen bewiesen, daß *Gynergen* die Gefäße des Gehirns verengt, aber durch kleinere Gaben die verengten Gefäße erweitert. Diesen letzten Vorgang ahmen wir bei der Behandlung der Arteriosklerose und der Migräne nach.
Mit der auf die kleinen und kleineren Arterien gerichteten spastischen Wirkung des Mutterkorns beschäftigt sich UNSELD*(. Er hebt die günstige Wirkung beim **Digitus mortuus** und bei **Akroparästhesien** hervor. Hier hat er – es waren ausnahmslos Frauen und hier wieder die Jahre zwischen 35 und 50 besonders häufig vertreten – mit Secale D 3 bis D 4, auch gelegentlich D 6, baldige Heilung gesehen. Die nächtlichen Beschwerden nötigen sie, die Hände und Arme zu schütteln und zu massieren.
Bei den **Innenohrstörungen** des Alters und des Klimakteriums mit Ohrensausen und mit Schwindel hat UNSELD, veranlaßt durch die Angabe der Ohrenfachärzte, daß es sich um eine Durchblutungsstörung des Labyrinths handle, ebenfalls Secale D 3 verordnet und dabei schlagartige Besserung oder Beseitigung dieses lästigen Übels gesehen. Auch die erfolgreiche Verwendung von Secale bei **Buergerscher Krankheit**, bei der **Raynaudschen Gangrän** und bei der **diabetischen Gangrän** hebt er hervor, wäh-

* Dtsch. med. Wschr. 1940, 30.
*(Biol. Heilwsn. 61 [1949]: 114.

rend er beim Altersbrand damit wohl gelegentliche Erfolge gesehen habe, aber im allgemeinen die hohe Amputation des Beines nicht zu vermeiden sei. Andererseits sei aber die **Dysbasia intermittens** eine gute Indikation für Secale.
Eine statistische Aufstellung über die Wirkung von Secale bei der Paraesthesia nocturna hat MÖSSINGER* vorgenommen. Für Secale hält er die Fälle für geeignet, die sich durch das Gefühl von Pelzigkeit und Taubheit auszeichnen und bei denen das Schmerzgefühl zurücktritt. Ist jedoch das Taubheitsgefühl die Folge eines neuritischen Schmerzzustandes, so kommt Secale nicht in Frage. Das Taubheitsgefühl wird durch den Gefäßspasmus erzeugt, welcher durch Secale behoben werden kann. Diese Arbeit MÖSSINGERS kann als ein Beispiel dafür gelten, wie auch in der Homöopathie unter gewissen Umständen (bei einem Krankheitszustand mit feststehender Symptomatik) eine statistische Sicherung der therapeutischen Ergebnisse gewonnen werden kann.

MÖSSINGER schreibt: „Um mir ein Urteil über die Möglichkeit der Brachialgie-Behandlung mit Secale bilden zu können, habe ich mit dem Krankengut meiner Praxis eine Versuchsserie unternommen.
Ich habe jeden Brachialgiefall, für den mir die Secale-Behandlung unter den oben angeführten Bedingungen angezeigt erschien (Brachialgie mit Überwiegen des Symptoms Pelzigkeit), gleich bei der ersten Konsultation durch eine Liste erfaßt und diese Liste dann nach 5 Jahren ausgewertet.
Von den 57 auf dieser Liste erfaßten Patienten konnten 53 Fälle ausgewertet werden. (Die restlichen 4 Fälle sind entweder nicht wieder erschienen oder konnten aus einem anderen Grund, etwa interkurrente andere Erkrankung, nicht weiterbeobachtet werden.) Die 53 verwertbaren Fälle wurden überwiegend mit Secale D 3, vereinzelt auch mit D 2 und D 1 behandelt. Die Arzneigaben waren zumeist 3mal täglich 5 Tropfen, bei D 1 allerdings mit einigen arzneifreien Intervalltagen. Diese 53 Fälle ließen sich wie folgt aufteilen:

Brachialgie durch Secale in 14 Tagen:

deutlich gebessert:	42 Fälle (etwa 80%)
fraglich gebessert:	8 Fälle (etwa 15%)
unbeeinflußt:	3 Fälle (etwa 5%)

Im 3., 4. und 5. Jahr meines Beobachtungszeitraumes habe ich nebenher noch einen Kontrollversuch mit Placebo laufen lassen. Die Brachialgiepatienten erhielten zunächst statt eines Medikamentes Spiritus dilutus 10,0, 3mal täglich 5 Tropfen, das sich geschmacklich nicht von Secale D 3 unterscheidet. Nach 14 Tagen, das ist der Zeitraum, in dem die therapeutische Wirkung von Secale eingetreten ist, wenn sie erfolgt, wurden diese Patienten wiederbestellt. Durch diesen Versuch stehen 27 Fälle zur Verfügung, die nur Plazebo erhielten. Diese 27 Fälle ließen sich folgendermaßen aufteilen:

Brachialgie unter Plazebo:

deutlich gebessert:	7 Fälle (etwa 26%)
fraglich gebessert:	3 Fälle (etwa 11%)
nicht gebessert:	17 Fälle (etwa 63%)

Die fraglich gebesserten und nicht gebesserten Fälle, also 20 Patienten, erhielten dann nach Ablauf der 14 Tage, in denen zugleich auch die 10,0 Spiritus dilutus aufgebraucht waren, ein Rezept über Secale und wurden auf 14 Tage später erneut einbestellt. Alle 3 durch Plazebo fraglich gebesserten Patienten gaben nach 14 Tagen deutliche Besserung an. Von den 17 in der Plazebo-Periode nicht gebesserten Patienten sind 4 nicht mehr erschienen (Grund: möglicherweise auch Besserung).
Die übrigen 13 ließen sich wie folgt aufteilen:

Nach erfolgloser Plazebo-Behandlung Brachialgie durch Secale:

deutlich gebessert:	11 Fälle (etwa 84%)
fraglich gebessert:	1 Fall (etwa 8%)
nicht gebessert:	1 Fall (etwa 8%)

* MÖSSINGER: Das persönliche Rezept, S. 240. Ulm 1962. Karl F. Haug Verlag.

Der auffallend positive Hinweis dieser Versuchsserie für die therapeutische Wirksamkeit der Secale-Behandlung bei der Brachialgie ist unverkennbar."

Es liegt nahe, Secale im Hinblick auf die Beziehung zu den Hinter- und Vorderhörnern bei organischen Rückenmarksleiden zu versuchen. Es ist interessant, daß es sich in der offiziellen Medizin bei Tabes eines gewissen Rufes erfreute. Die Atonie der Blasen- und Mastdarmschließmuskulatur können neben den typischen Mißempfindungen der Wärme-, Schmerz- und Berührungswahrnehmungen einen Hinweis geben. Doch sind bis jetzt keine genügend gesicherten Erfolge bekannt geworden, und die diesbezügliche Verwendung hat keineswegs die Bedeutung erlangt, die man aus dem Auftreten dieser zentralnervösen Symptome vermuten könnte.

Typus

Die typische Ausprägung des Secale-Patienten stellt magere und elende Patienten mit welker Haut und schlechter Muskulatur dar. Das Gesicht ist fahl und blaß, mit dunklen Rändern um die Augen. Sie neigen infolge schlechten Kapillarkreislaufs zu Eiskälte am ganzen Körper und zu Taubheitsgefühl. Eine Voraussetzung für den Erfolg stellt diese Darstellung jedoch nicht dar.

Literatur

Das Arzneimittelbild ist überwiegend Vergiftungen entnommen; es wurden auch einige Prüfungen am Gesunden vorgenommen, doch nicht von Beobachtern, die das Ergebnis im Sinne der Homöopathie betrachteten. Vermutlich beruht auf diesen Tatsachen das dürftige Ergebnis in bezug auf die Modalitäten. Eine neuere Prüfung von H. SAUER (sen.) wurde an 14 Prüfern mit D 12, D 6, D 3, D 1 und der Tinktur vorgenommen (Ausgew. Arznei-Prüfungskontrolle, Reihe 1, M. 3. 1934. Homöopathischer Zentralverlag).

Arzneimittelbild

Leitsymptome: *Spasmen der willkürlichen und unwillkürlichen Muskulatur. Charakteristisch sind besonders Krämpfe der Strecker.*
Spasmen der Gefäßmuskulatur, wie Erschlaffung derselben (Menorrhagie, Kollaps).
Brennen wie Feuer, Taubheitsgefühl und Ameisenlaufen sind häufige und führende Begleiterscheinungen.
Blutungen aus den Schleimhäuten, begleitet von Ameisenlaufen, Taubheitsgefühl oder dem Gefühl von Brennen, das trotz Kälte der Haut nach Abkühlung (Aufdecken) verlangen läßt.
Schmerzen verschlimmern sich – selbst bei Kälte – durch warmes Zudecken und durch warme Luft, dulden keine Bedeckung trotz objektiver Kälte der Haut. Besserung an der kühlen Luft.
Übler Geruch der Ausscheidungen und des ganzen Kranken.
Besserung der Krämpfe durch Reiben und durch Strecken der Glieder.
Verschlimmerung bei Nacht wird zum Teil angenommen, ist aber in der Arzneimittelprüfung nicht genügend gestützt.

Allgemeines: Rasches Sinken der Kräfte, Erschöpfung bei Eiseskälte am ganzen Körper.

Puerperalmanie, Migräne, zerebrale Atherosklerose. Vegetative Dystonie.

Geist und Gemüt: Große Angst und Todesfurcht. Melancholische Verstimmungen können bis zu den größten Aufregungszuständen anwachsen. Delirien mit Irrereden und geistiger Verwirrung. Vergeßlichkeit; Denken und geistige Aufnahmefähigkeit erschwert. Heiterkeit und immer frohen Muts. Lustigkeit erheblichen Grades mit übernatürlicher Wachheit, mit einem sehr angenehmen Fluß der Gedanken und des Gefühls. – Epileptiforme Anfälle. Schlaflosigkeit.

Innenohrstörungen mit Ohrensausen und Schwindel. Zerebrale Durchblutungsstörungen bei Sklerose (Gefäßspasmen, Embolie und apoplektischer Insult), akut und chronisch. Commotio cerebri.

Kopf: Kongestive Kopfschmerzen, Schwindel, Ohrensausen mit Übelkeit und Brechwürgen.

Gesicht: Elendes, erdfahles Aussehen mit tief eingesunkenen Augen.

Linsentrübung.

Augen: Pupillen weit oder stark verengt. Erblindung vorübergehend oder dauernd. Linsentrübung.

Morbus Basedow. Hypertonie bei Zerebralsklerose.

Herz und Kreislauf: Sehr beschleunigter, schwacher und aussetzender Puls, oder langsamer, harter Puls, Herzangst und Beklemmung. Blutdrucksenkung oder erhöhter Blutdruck. Schwächeanfälle.

Diabetes mellitus, Hyperthyreose, Durchfälle, auch infektiöser Natur (Ruhr und Cholera) wurden genannt.

Verdauungsorgane: Appetitlosigkeit, meist jedoch Heißhunger und unstillbarer Durst. Übler Geruch aus dem Mund und des Atems. Übelkeit, Erbrechen von galligen, auch blutigen Massen. Magenkrämpfe, Sodbrennen, Blähsucht. Verstopfung, häufiger erschöpfende Durchfälle von schleimigen olivgrünen, sehr übelriechenden Stühlen, zum Teil mit Blut. Brennen im Bauch oder Kältegefühl, will den Leib trotzdem nicht warm bedeckt halten. Krampfhaftes, vergebliches Drängen zum Stuhl – oder Offenstehen des Afters mit unwillkürlichem Abgang des Stuhls.

Harnorgane: Häufiger, aber vergeblicher Harndrang. Erschwertes Harnlassen, mit ständigem Drang. Harnverhaltung. Harnabgang selten, tröpfelnd ohne Erleichterung. Unwillkürlicher Harnabgang.

Abort, passive Menorrhagie. Krampfwehen (höhere Verdünnungen), Wehenschwäche, Myomblutungen. Stocken der Lochien. Menorrhagie post partum. Intermenstrueller, bräunlich-schmieriger Ausfluß (KABISCH).

Weibliche Geschlechtsorgane: Wehenartiger Krampf in der Gebärmutter. Krampf des Muttermunds oder Muttermund weit offenstehend. Abort. Wehen fehlend oder zu schwach und aussetzend. – Menses bleiben aus. Blutungen sehr stark, passiv, dunkel und übelriechend, ⊙ dabei Kribbeln und Ameisenlaufen in den Gliedern und große Angst. Aussetzen der Lochien mit Fieber und Entzündung des Uterus.
⊙ Fluor bräunlich, blutig, übelriechend.

Syringomyelie, Tabes dorsalis. Multiple Sklerose, Raynaudsche Gangrän, Buergersche Krankheit. Dysbasia intermittens. Atherosklerotische und diabetische Gangrän (trockene Form). Akroparästhesien, Digiti mortui, Brachialgia paraesthetica nocturna. Atherosklerotische Hypertonie. Chorea, Tetanie.

Ulcera cruris beim varikösen Symptomenkomplex und bei Atherosklerose.

Wadenkrampf nach längerem Gehen (bei Dysbasia intermittens). Diabetische Neuropathie.

Glieder: Unwillkürliches, wechselndes Beugen und Strecken der Glieder. Merkwürdige Verrenkungen. Streckkrämpfe der Hände und Finger, Krämpfe der Streckmuskeln am ganzen Körper. Beugekrämpfe der Finger, Hände, Füße und Zehen, auch des ganzen Rumpfes, „welche der stärkste Mann nicht verhindern kann". Hände und Arme werden krampfhaft gebeugt an die Brust herangezogen. ⊙ Spreizkrämpfe der Finger. Die vom Krampf befallenen Teile werden taub und gefühllos.
Krämpfe und Steifheit der Glieder bessern sich durch Reiben und Strecken, auch wenn die Glieder durch eine fremde Person gestreckt werden. Zittern der Glieder, große Steifheit und Rigidität der Muskeln. Unsicherheit beim Greifen und Halten von Gegenständen.
Taubheit und Gefühllosigkeit der Glieder, Gefühl von Kribbeln und Ameisenlaufen, Gefühl, als krieche etwas unter der Haut. Heftige innere Schmerzen, die sich trotz objektiver Kälte der Haut sowohl durch Bettwärme wie durch warme Luft beträchtlich steigern, durch kühle Luft jedoch sich mildern. Wenn man an einem kühlen Tag während des Schlafs eine warme Decke auf ihn legt, erwacht er sofort und wirft sie ab. Brennen der Hände und der Füße, das sich durch Strecken der Glieder bessert. Prikkeln und Taubheit der Fingerspitzen mit Empfindlichkeit gegen Kälte. Die Glieder werden kalt, bleifarben, verlieren die Sensibilität, daß weder Stechen noch Schneiden mehr gefühlt wird, sie sterben schließ-

lich ab und fallen ab, ohne zu bluten. Trockene Gangrän der Finger und der Zehen ohne Schmerzen, sie werden in den Handschuhen und den Strümpfen gefunden. Finger, Zehen, auch ganze Arme und Beine, auch die Nase werden gangränös.

Haut: (s. auch Glieder.) Die Haut wird blaß, schrumpelig, kalt und trocken. Blutaustritte in der Haut. Gangränöse Blasen, schlecht heilende Geschwüre. Eitrige Beulen und Furunkel.

Wärmeregulierung: Außerordentlich heftiges Frieren, gefolgt von brennender Hitze, besonders der inneren Teile, und begleitet von hochgradiger Angst, so daß viele ihren Verstand verlieren mit heftigem, meist unstillbarem Durst. Schüttelfrost. Kälte der Körperoberfläche, besonders der Glieder.
Brennend heiße Haut. Hitze mit Durst. Reichlicher allgemeiner Schweiß, der alle Symptome bessert. Reichlicher kalter, auch klebriger Schweiß.

Dosierung

Im allgemeinen werden bei Blutungen und Atherosklerose D 3 bis D 6 verwendet. Auch bei Uterusatonie wird man damit auskommen, wenn die Secale-Symptome vorhanden sind (Kribbeln, Brennen bei kalter Haut usw.). Bei diabetischer Gangrän hat J. Bergmann D 2 empfohlen. Auch Hochpotenzen sehr bewährt. Bei der atherosklerotischen Gangrän wird das aus dem in Wasser gelöstem Extrakt gewonnene *Ergotin* bevorzugt. Hier hat sich Ritter* für die D 1 eingesetzt (in Tablettenform) und sich damit Assmann und Donner angeschlossen. Ritter hat damit bei längerer Darreichung gute Erfolge gehabt. Bei atherosklerotischer Gangrän ist meist D 3 mit einer Spielbreite von D 2 bis D 4 bis D 6 üblich.
Ergotinum in subkutanen Injektionen von C 4, 2mal wöchentlich, ist in einem sehr hohen Prozentsatz erfolgreich gegen Dysmenorrhö auf funktioneller Basis, wenn das Blut rot ist, mit oder ohne Klumpen; gegen Menorrhagie, wenn es sich nicht um infektiöse Fälle, sondern solche auf der Grundlage von Überfunktion der Hypophyse oder der Ovarien handelt. Cahiers de Biotherapie, 6. Jahrg., 1969, S. 266 von Dr. L. Fouché. F. hebt hervor, daß orale Gaben ohne Wirkung seien. Wenn das Blut dunkel sei, käme Ergotin nicht in Betracht.
Wenn man Entspannung verkrampfter Gefäße erzielen will, wird man Potenzen zwischen D 4 bis D 12 den Vorzug geben, dagegen sind bei Erschlaffung der Gefäße (zum Beispiel Blutungen) tiefe Potenzen erforderlich (D 1 bis D 3).

* Behandlung der Herz- und Gefäßkrankheiten. Saulgau 1948. Karl F. Haug Verlag.

Die Tinktur entspricht der D 1. Arzneigehalt der Tinktur – also D 1.
Bei Dysbasia intermittens soll etwa 3monatlicher Gebrauch erforderlich sein.

Vergleichsmittel

Hämorrhagien mit passiver, dunkler Blutung: *China, Crocus, Crotalus, Hydrastis, Acidum sulfuricum, Lachesis, Hamamelis.*
Zerebralsklerose: *Conium, Aurum, Barium, Strontium.*
Dysbasia intermittens: *Plumbum, Tabacum.*
Will den Bauch trotz Kälte unbedeckt halten: *Tabacum, Ginkgo triloba* (Tebonin W. Schwabe).
Brachialgia paraesthetica nocturna: *Aesculus, Hedera, Mandragora.*

Beispiele

Ménière

53jährige Frau leidet seit ca. 5 Jahren an Ménière.
Mit 17 Jahren katarrhalischer Ikterus. Mit 40 Jahren Periode verloren. Steht wegen heftiger Schwindelanfälle mit Erbrechen, Durchfall und Ohrenklingen in Behandlung – ohne Erfolg. Die genaue fachärztliche Untersuchung einschließlich EEG erbrachte keinen verwertbaren Befund.
Sie erhält von mir zunächst *Tabacum* D 30, ohne Besserung. Nachdem ich selbst einmal bei einer dieser schweren Krisen anwesend sein konnte und mir auf Befragen berichtet worden war, daß der linke Unterarm im Anfall wie pelzig sei, mit Verkrampfung der Finger, bekam sie einige Gaben Secale C 30, womit die Anfälle ihr Ende gefunden hatten. [*Eigene Beobachtung des Verfassers*]

Schwere Menorrhagie mit Thrombopenie

Eine 27jährige Büroangestellte, die schon seit der Menarche an sehr starken und langen Regelblutungen gelitten hatte, war mehrere Jahre in fachärztlicher Behandlung gestanden. Sie hatte alle üblichen Menostyptika bekommen, hatte auch einmal eine Abrasio, bei der ein Polyp entfernt wurde, mitgemacht. Alle Behandlung, einschließlich der Hormonbehandlung, sei erfolglos gewesen. Es wurde ihr als ultima ratio eine temporäre Röntgenkastration vorgeschlagen. Ehe sie sich zu dieser entschließe, wolle sie es noch mit der Homöopathie versuchen. Ihre Mutter habe auch an schweren Regelblutungen gelitten. Bei Beginn der Behandlung war die Gerinnungszeit 9'45", die Thrombozytenzahl 55 500. Hb. nach vorausgegangener intensiver Eisen-Therapie 70%. Meine Behandlung bestand nacheinander in *Calcarea carbonica Hahnemanni* D 6, *Chininum sulfuricum* D 3, *China* D 2, *Natrium nitricum* D 6. Sie hatte damit einen gewissen Achtungserfolg erzielt, so daß sie nun während der Regel, statt früher 3 Tage, nur 1 Tag mit der Arbeit aussetzen mußte. Doch auf die Dauer war auch dieser Zustand nicht erträglich. Schließlich fragte ich sie, ob sie nicht auch Gefühle wie Ameisenlaufen wahrnehme. Dies bejahte sie und nannte solche Beschwerden für die Tage nach der Regel als besonders lästig, da die Beine dann wie „pelzig" seien. Nun erhielt sie Secale D 6. Damit war die nächste Periode bedeutend schwächer und blieb es auch während der nächsten Monate. Nach 3monatigem Gebrauch von Secale war die Gerinnungszeit auf 2'45" zurückgegangen, die Blutungszeit betrug 3'20". Die Zahl der Thrombozyten war auf 190 000 angestiegen. Das Hämoglobin hatte sich noch nicht vermehrt, da sie in diesen Monaten kein *Eisen* bekommen hatte. Das Allgemeinbefinden hatte sich nach Aussagen der Angehörigen sehr gebessert; dies sei am besten aus ihrer guten Stimmung zu erkennen, während sie früher infolge der Abspannung sehr gereizt gewesen sei. [Eigene Beobachtung des Verfassers]

Megasigmoid

Es muß nicht immer eine Gebärmutterblutung sein, die uns zur Verordnung von Secale Veranlassung gibt. So behandelte ich einen 28jährigen Mechaniker mit einem Megasigmoid. Solange er als Soldat im Felde war, konnte er offenbar die durch dieses Leiden verursachten Blutungen mit *Sulfur*, das ich ihm verordnet hatte, beherrschen. Nach Hause zurückgekehrt, kam er in meine Behandlung zurück. Er bekam eine ganze Reihe homöopathischer Mittel, die ihm wenig und nur für beschränkte Zeit Hilfe brachten. Schließlich kam ich auf Secale, jedoch nicht ohne ihn nach Gefühlen wie Ameisenlaufen zu fragen. Er beschrieb diese so, daß er sie verglich mit dem Taubheitsgefühl nach einer Novocain-Injektion. Mit Secale erzielten wir nun einen vollen Erfolg, der endgültig war. Ob er für immer bestehen bleiben wird, ist bei der vorhandenen Anomalie des Sigmoids zu bezweifeln. – Nachschrift: Es sind seither 20 Jahre verflossen, in denen er – abgesehen von gelegentlich auftretender Verstopfung – gesund blieb. [*Eigene Beobachtung des Verfassers*]

Selenium

Herkunft des Mittels

Selen steht dem *Schwefel* sehr nahe und wird auch in der Natur in Begleitung des *Schwefels* gefunden. Es bildet mit *Schwefel* und *Tellur* die Schwefelgruppe. Jedoch weichen die toxikologischen Wirkungen von denen des *Schwefels* ziemlich stark ab.
Im Körper wird es in geringen Mengen in den Zähnen und den Knochen gefunden. Über eine physiologische Rolle von Selen ist nichts bekannt.

Toxikologie

In Nordamerika wurden Vergiftungserscheinungen durch den Gebrauch von Getreide, das Selen während des Wachstums aufgenommen hatte, beobachtet. Beim Vieh traten Haarausfall, Gewichtsabnahme und Unterschiede in der Entwicklung der Hufe ein. Beim Menschen wurden beobachtet: Schlechte Zähne bis zum völligen Zerfall, ziemlich regelmäßig ikterisch verfärbte Haut. Hautentzündungen von verschiedener Heftigkeit. Gelenkprozesse, von der rheumatischen Gelenkentzündung bis zur schweren Arthritis deformans, atrophische, brüchige, unregelmäßig gestaltete Finger- und Zehennägel mit Längs- und Querrillen.
Neben den amorphen Modifikationen, welche zur Prüfung verwendet wurden, kommen metallische Modifikationen vor; hier unterscheidet man zweierlei Formen (A und B), welche sich durch verschiedene Leitfähigkeit der Elektrizität unterscheiden. Unter dem Einfluß des Lichtes geht die eine Form A in die andere, besser leitende Form B über. Auf diese Weise kann man durch Einschaltung einer Selenzelle durch einen Lichtstrahl einen elektrischen Strom auslösen. Es besteht die Möglichkeit, daß durch den Verreibungsprozeß bei der Herstellung der homöopathischen Arznei auch diese Fähigkeit des Selens freigelegt wird. Manche nervöse Züge des Selens, wie die Unverträglichkeit heißen schwülen Wetters, bekommen dadurch ein gewisses Licht.
Bei Einspritzungen lagert sich das Selen in der Leber ab. Große Dosen erregen den Verdauungskanal und lähmen die kleinen Blutgefäße. Große Dosen werden durch die Atmungsluft ausgeschieden, die einen knoblauchartigen Geruch annimmt. Giftige Dosen führen zu einer bedrohliche Formen annehmenden Dyspnoe. Es läßt sich eine gewisse Ähnlichkeit mit dem Arzneimittelbild von *Arsen* feststellen. (Nach Boericke: Amer. J. Homoeop., ref. von R. Haehl.)
Die Prüfung an Gesunden ist nur an wenigen Personen erfolgt und muß als sehr unvollständig gelten. Die Symptome von seiten der weiblichen Geschlechtsorgane fehlen ganz.

Die Venosität des *Schwefels* und die Stoffwechselbeziehung finden sich bei Selen nur in geringfügigem Maße (Ekzem).

Typus und klinische Anwendung

Der Selen-Patient hat über große Schwäche und Schlaffheit zu klagen, mit einer unwiderstehlichen Neigung, sich niederzulegen und zu schlafen, obwohl er sich nach dem Schlaf nicht besser fühlt; vielmehr sind die körperliche und geistige Abspannung nach dem Schlaf wie auch alle anderen Beschwerden schlimmer. Diese Schlaffheit des Selen-Patienten zeigt auch eine besondere Abhängigkeit von der Temperatur; sie steigert sich bei heißem Wetter und bei schwüler Temperatur.

Die Schwäche des Selen-Patienten beruht auf einer Stoffwechselstörung, welche wir aus der Verwandtschaft zum *Schwefel* sofort verstehen. Mehr als beim *Schwefel* ist jedoch die nervöse Schwäche betont.

Es wird über viel Kopfschmerzen, Eingenommenheit des Kopfes und schlechtes Gedächtnis geklagt. Alle Anspannungen der Nerven, wie strenge geistige Arbeit oder ungenügender Schlaf, verstärken den Mangel an Spannkraft. Heißes Wetter, Alkohol- oder Teegenuß, Gerüche, wie beispielsweise nach Moschus oder Rosen, rufen Kopfschmerzen hervor.

Als ein wesentlicher Zug des Selen-Bildes ist es zu betrachten, daß Samenverluste stark schwächen. Es besteht wohl eine lebhafte Erregbarkeit der sexuellen Phantasie, dabei finden wir aber Herabsetzung der physischen Potenz.

Klinische Anwendung

Unwillkürliche Samenabgänge, Ejaculatio praecox, Prostatorrhö und nach den Samenverlusten Schwäche und psychische Verstimmung. Auch chronische **entzündliche Zustände der Harnröhre, Nebenhoden, Prostata und Samenbläschen**, wie sie vor allem nach Tripper vorkommen, fallen unter die Heilkraft von Selen.

Da solche Zustände häufig von neurasthenischen Beschwerden begleitet sind, ist Selen hier besonders wertvoll.

Im allgemeinen wird hier Selen bei neurasthenischen Zuständen und (nach DAHLKE) bei der „männlichen Hysterie" empfohlen. Bei Zerebralsklerose mit der typischen Erschwerung des Denkens und Gedächtnisschwäche empfiehlt es W. SCHWARZHAUPT, wenn noch der Hang zu liegen, geistige Verwirrtheit und ein sehr oberflächlicher Schlaf, gestört durch die geringsten Geräusche, zugegen ist (D 6, 3mal täglich).

Die Verwandtschaft zu *Schwefel* tritt, mehr als bei anderen Organen, an der Leber und an der Haut hervor. Das Gesicht zeigt eine gelbliche, ans Ikterische anklingende Farbe. Die Stoffwechselfunktion der Leber wird geschädigt, ähnlich wie durch *Schwefel*.

Stechende Schmerzen und Appetitlosigkeit oder Hunger zu ungewöhnlicher Zeit, gieriges Verlangen nach Anregungsmitteln, wie Alkohol oder Tee, bilden die Anzeigen für Selen. Alkohol und Tee, obwohl verlangt, verschlimmern den Zustand.

Die Hautausschläge, welche für Selen passen, sind gekennzeichnet durch Jucken und

Beißen, besonders an den Handflächen und Fußsohlen und zwischen den Fingern. Die **Gesichtshaut hat ein fettiges Aussehen**, daher die erprobte Verwendung bei **Seborrhö**. Es besteht eine betonte Neigung zu Schweißen, die entsprechend dem Charakter des Mittels wohl meist übelriechend sein dürften.
Die Atmungsorgane haben als einer der Ausscheidungsorte nach Zufuhr von Selen zu gelten; hier tritt der knoblauchartige Geruch der Atemluft auf. Häufig wird von Selen Gebrauch gemacht bei **Kehlkopfkatarrh mit Heiserkeit** der Sänger und Berufsredner. Heiserkeit besonders morgens und beim Singen sind die Kennzeichen. Aber auch bei **Bronchitis** ist Selen bei sonst passendem Krankheitsbild in die Wahl zu ziehen.

Literatur

C. Hering nahm eine Prüfung vor ohne Angabe über die Zahl der Prüfpersonen und die gebrauchte Dosis (Arch. Homöop. 12, 3: 192).
Schreter (N. Arch. homöop. Heilk. 3, 2: 184) verwendete D 4 und D 3.
Allen: Encyclopedia, Bd. VIII.
Hughes: Cyclopaedia, Bd. IV.

Arzneimittelbild

Leitsymptome: *Große Abgespanntheit und Schwäche der Nerven, besonders nach dem Schlafe, Bedürfnis, sich niederzulegen und zu schlafen.*
Sexuelle Reizbarkeit bei sexueller Schwäche, Samenfluß. Lüsterne Gedanken bei Impotenz.
Ausschläge bei fettiger Haut.
Verschlimmerung durch Alkohol und ⊙ Tee, aber Verlangen nach Reizmitteln. Verschlimmerung von heißem Wetter, ⊙ durch Besonnung.
Verschlimmerung ebenfalls durch Kälte und Luftzug.
Verschlimmerung durch Schlaf (Lachesis, Crotalus, Opium, Magnesium).
Verschlimmerung durch Samenverluste.

Allgemeines: Unwiderstehliche Neigung, zu liegen und zu schlafen, darnach sind alle Symptome schlimmer. Solange die Tageshitze dauert, muß er liegen und bleibt im Halbschlaf. Alle Symptome sind schlimmer nach Schlaf, obwohl er sehr schlafbedürftig ist. Der geringste Luftzug ist unerträglich, er erkältet sich davon und bekommt Ziehen in allen Gliedern. Nach dem Essen erschöpft, Bedürfnis, sich niederzulegen, ohne daß er schlafen kann, wegen Pulsieren im ganzen Körper, besonders aber im Bauch.

Neurasthenie, bes. bei Prostatitis und alten Harnröhrenkatarrhen, nach Tripper.

Geist und Gemüt: Große Redseligkeit, wenn in der Erregung. Schreckhaft, ängstlich, schläfrig, träg. Menschenscheu und Scheu vor der Arbeit. Lüsterne Gedanken mit Impotenz. Nach geistiger Arbeit ist er un-

gewöhnlich erschöpft, so daß er einige Tage lang nur das Allernötigste denken und erst nach einiger Zeit wieder an die Arbeit gehen kann. Sehr vergeßlich.
Eine Art von Stottern, er gebraucht die Silben der Worte in falschen Verbindungen, daher spricht er manche Worte unrichtig aus.
⊙ Betrinkt sich gern.

Schlaf: Konnte morgens kaum wach werden. Unwiderstehliche Neigung, sich tagsüber niederzulegen und zu schlafen, mit folgender Verschlimmerung aller Symptome morgens. Spätes Einschlafen, frühes Erwachen. Erwachen beim leichtesten Geräusch. Aufregende Träume; Träume mit Verlangen nach Koitus.

Migräne, Neuralgie der Supraorbitalnerven.

Kopf: Kopfschmerzen nach Wein- und Teegenuß. Schmerzen über dem linken Auge, verschlimmert durch Besonnung, durch Teegenuß und alkoholische Getränke, auch durch scharfe Gerüche.
Ausfallen der Kopfhaare und der Augenbrauen. Gesichtshaut fettig, auch subikterisch.

Augen: Tränen und Entzündung der Augen. Kleine runde Bläschen mit Sandgefühl am inneren Rand des Lides. Gesichtsfeld verdunkelt. Myopie verstärkt.

Nase: Teils flüssiger, teils schleimiger Schnupfen. Absonderung gelben, dicken, klumpigen Nasenschleims. Schnupfen mit lästigem Husten. Jucken in der Nase; bohrt häufig mit dem Finger in der Nase.
Der Geruchssinn ist für einige Stunden aufgehoben. Widerlicher Geruch (knoblauchartig) wird in der Nase wahrgenommen (Selbstversuch des Verfassers mit D 6).

Kehlkopf: Heiserkeit mit Räuspern, besonders morgens und beim Singen, besonders zu Beginn. Husten, der die ganze Brust angreift, mit Auswurf von Schleimklumpen und Blut.

Magen und Darm: Brennen auf der Zungenspitze. Zunge weiß belegt. Zahnweh in einem hohlen Zahn, besser durch kalte Luft und kaltes Wasser, auch durch

Essen, Trinken, Rauchen. Zunge weiß belegt, morgens. Erwacht aus dem Schlaf morgens und nach dem Mittagsschlaf mit Trockenheit im Mund, Rachen und Kehlkopf.

Hunger mitten in der Nacht oder gleich morgens früh. Verlangen nach salzigen Speisen, nachher Abneigung gegen salzige Speisen. Neigung zu Erbrechen. Große Übelkeit nach dem Schlaf. Unaufhörlicher Schwindel, gefolgt von Erbrechen der Speisen und von Schleim, 1 Stunde nach dem Essen am schlimmsten, nachher äußerste Schwäche und großer Durst nach kaltem Wasser, mußte völlig still liegen, sonst erneuerte sich der Schwindel.

Verlangen nach Schnaps und ⊙ nach Tee und Verschlimmerung dadurch.

Neigung zu Verstopfung mit harten, schwer zu entleerenden Stühlen. Schleimige Stühle. Im Rektum sammelt sich harter Stuhl in solchem Umfang an, daß er kaum zu entleeren ist.

Sexuelle Schwäche mit Reizung der Rückenmarkszentren, Prostatorrhö, Spermatorrhö, Prostatitis und chron. Tripper. Chron. Nebenhodenentzündung. Chron. Entzündung der Vesiculae seminales.

Männliche Geschlechts- und Harnorgane: Unwillkürlicher Abgang von Vorsteherdrüsensaft beim Sitzen, Gehen, im Schlaf, beim Stuhl. Unwillkürliche Samenabgänge ohne Erektion, schwache Erektion, verspätete Ejakulation. Große Schwäche nach Samenverlusten, ⊙ ziehende Schmerzen in den Hoden. Gefühl, als laufe ein Tropfen die Harnröhre entlang, besonders beim Gehen, nach Stuhl und Urinentleerung. Nachtröpfeln des Harns. Beim Gehen geht Harn tropfenweise ab.

Muskulatur und Glieder: Hals steif beim Drehen des Kopfes. Morgens lähmiger Schmerz im Kreuz. Schmerzen und Krampf in allen Gliedern nach Kaltwerden. Inneres Zucken der linken Hand. Zucken der Gesichtsmuskeln.

Akne bei fettiger Gesichtshaut. Seborrhoisches Ekzem.

Haut: Hautjucken und Auftreten von kleinen Bläschen und Blütchen, fettige Gesichtshaut; ikterische Haut. Ekzem am Kopf und an anderen Stellen. Hitzegefühl und leichtes Schwitzen. Atrophische, brüchige, unregelmäßig gestaltete Fingernägel mit Längs- und Querrillen.

Wärmeregulierung: Frost mit folgender Hitze. Äußere Hitze der Häute an einzelnen Stellen. Schweiß reichlich auf der Brust, in den Achselhöhlen, an den Geschlechtsteilen, von der geringsten Anstrengung; sobald er schläft. Schweiß macht das Leinen steif.

Dosierung

D 6 (Verreibung) und hohe Potenzen.

Vergleichsmittel

Bei Affektionen der Haut und Schleimhäute: *Sulfur.*
Kommt nicht von sexuellen Vorstellungen los: *Staphisagria.*
Sexuelle Schwäche mit geistiger Erschöpfung: *Acidum phosphoricum, Agnus, Acidum picrinicum.*
Prostatitis: *Sulfur, Sepia, Thuja, Acidum nitricum, Mercurius, Sabal.*
Verschlimmerung durch Schlaf: *Lachesis,* Magnesiumsalze, *Crotalus, Opium.*
Heiserkeit bei Sängern: *Alumina, Argentum nitricum, Arum, Causticum, Jodum.*

Senecio aureus

Herkunft des Mittels

Senecio aureus (Fam. nat. Compositae), ein naher botanischer Verwandter von *Senecio vulgaris* und *Senecio Jacobaea.* Verwendet wird die frische blühende Pflanze ohne Wurzel. Die arzneiliche Verwendung wurde von den Eklektikern Nordamerikas in den homöopathischen Heilschatz übernommen und zuerst von HALE verwendet.

Hauptrichtung

In den Senecioarten wurden ergotinähnliche Substanzen gefunden. Diese Alkaloide rufen bei südamerikanischen Arten toxische Wirkung mit Vergiftung des Weideviehs hervor. Dieses magert ab, es stellen sich Magenblutungen und Durchfälle ein, nach längerer Einwirkung bildet sich eine Leberzirrhose mit zentraler Leberläppchennekrose. Am Zentralnervensystem ergeben sich Lähmungserscheinungen, auch Lähmung der motorischen Nervenendigungen, am Uterus ausgesprochen starke Kontraktionen. Auch *Senecio vulgaris* und *Jacobaea* wirken durch ihre Alkaloide toxisch auf die Leber.
In *Senecio vulgaris* wurde in den Pollen ein Eiweißstoff isoliert, der von dem Entdekker (Dr. GOLDFARB) als Ursache der Pollenallergie angesehen wird (Zit. in der Zschr. Selecta vom 25. 9. 61, 39, S. 18).
Als der leberschädigende Bestandteil wird heute ein Pyrrolizidin-Alkaloid angesehen, das in zahlreichen Pflanzen, darunter *Senecio, Cytisus, Cynoglossum, Trichodesma* und *Echium* vorkommt und möglicherweise als Ursache der zahlreichen in den Tro-

pen beobachteten Leberkrankheiten anzusehen ist. Vor allem ist die Zahl der an Leberkrankheiten leidenden Kinder auffallend. Von manchen Beobachtern wird diese hohe Erkrankungsziffer auf den Genuß dieser hepatotoxischen Pflanzen zurückgeführt.

Klinische Verwendung

Die klinische Verwendung von Senecio aureus deckt sich auffallend mit den Angaben alter Kräuterbücher über *Senecio vulgaris*. Die unerhörte Fortpflanzungsenergie dieser Körbchenblüter mag auf die Geschlechtsorgane als bevorzugte Wirkrichtung hinweisen. Senecio aureus wird als ,,weiblicher Regulator" verwendet bei blassen, blutarmen Frauen und Mädchen, bei denen sich infolge von Regelstörungen allerlei Beschwerden, selbst auf Tuberkulose verdächtige Bronchialkatarrhe und Lungenblutungen einstellen. Sowohl zu starke Periode wie auch das verspätete Auftreten derselben sind Indikationen. (Ein Extrakt von *Senecio Fuchsii* wird als Hämostyptikum gegen Blutungen jeder Art gebraucht). Doch ist Senecio nicht an Frauen geprüft; gerade die wichtigsten und praktisch wertvollsten Anzeigen stützen sich also nicht auf die Arzneimittelprüfung. Diese Anwendung bei Regelstörungen und damit zusammenhängenden Erkrankungen ist jedoch klinisch bewährt.

Literatur

HALE: New Remedies, 2. Aufl.
ALLEN: Encyclopedia, Bd. VIII.
HUGHES: Cyclopaedia, Bd. IV.
Eine Zusammenstellung aller Indikationen und Erfahrungen bei CLARKE: Dictionary.

Arzneimittelbild

Leitsymptome: ⊙ *Blasenhalsreizung mit Beschwerden der Unterleibsorgane als Folge von ausbleibender Regel oder unterdrückten Absonderungen.*
Kreuzweh, Lendenschmerzen im Zusammenhang mit Regelstörungen.
⊙ *Neigung zu Blutungen, zum Beispiel aus Nase, Lunge, Gebärmutter. Blutungen bei aussetzender Regel.*
⊙ *Eintritt der Regel bessert alle Symptome, besonders die Reizung des Blasenhalses (ebenso Pulsatilla, Aristolochia; Besserung durch Bewegung fehlt bei Senecio).*

Puerperalmanie (bei unterdrückten Lochien)

Kopf: Stimmung gedrückt, auch wechselnd zwischen heiter und trübe. Schmerzen in Kopf und Gesicht, Schwindel, Gedankenschwäche, unruhiger Schlaf, erotische Träume.

Nasenbluten bei aussetzender Regel.

Atmungsorgane: Katarrhe der Nase und Luftröhre mit starker Schleimabsonderung; lockerer Husten.

Bronchialkatarrh mit Besserung durch Eintritt der Regel.

Verdauungsorgane: Magenverstimmung, Darmkatarrh mit viel Stuhldrang, Abgang von Blut, Kolikanfall, Leberstörungen.

Blasenbeschwerden zusammen mit Gebärmutterstörungen

Harnorgane: Vermehrte Harnabsonderung, ⊙ Blasendrang und -zwang, schneidender Schmerz beim Harnlassen, Blut im Harn.

Prostatismus, Prostataentzündung.

Geschlechtsorgane: Männer: Geschlechtstrieb erhöht, nächtliche Samenergüsse. Schmerzen in Samenstrang und Hoden.

Dysmenorrhö, Fluor albus. **Amenorrhö,** Oligomenorrhö mit Kreuzschmerzen.

Frauen: ⊙ Regel verstärkt und verfrüht, Schmerzen bei Eintritt derselben, Periode verzögert oder ausbleibend oder unterdrückt. ⊙ Eintritt der Periode bessert die Blasen- und alle anderen Beschwerden. ⊙ Weißfluß anstatt der Regel.

Akuter Gelenkrheumatismus.

Glieder: Rheumatoide Schmerzen in Kreuz und Lendengegend und allen andern Körperteilen, umherziehend, mit Gefühl von Fieber und Schweißen.

Dosierung

⊙ bis D 2.

Vergleichsmittel

Sekundäre Amenorrhö: *Aristolochia, Cimicifuga, Cyclamen, Ferrum, Graphites, Pulsatilla, Sepia.*

Eintritt der Periode bessert: *Aristolochia, Cimicifuga, Cyclamen, Lachesis, Sepia, Sulfur.*

Puerperalmanie: *Cimicifuga, Platin, Veratrum album.*

Nasenbluten bei aussetzender Periode: *Belladonna, Bryonia, Pulsatilla.*

Beispiel

Puerperale Manie mit sekundärer Amenorrhö

Frau X., 26 Jahre alt, Mutter von 2 Kindern. Vor der Entbindung war die Patientin verfolgt von der Idee, ihr Kind werde tot zur Welt kommen. 9 Tage nach der Geburt, die normal und gesund vor sich ging, wurde sie ins Krankenhaus aufgenommen in einem Zustand heftiger akuter Manie, welche unter hoher Temperatur 3 Monate andauerte. Bei großer körperlicher Lebhaftigkeit bestand eine wilde, heftige und fast unbeherrschbare psychische Verfassung. Es waren heftige Kopfschmerzen vorhanden, große nervöse Erregbarkeit, Schlaflosigkeit und hysterischer Erethismus. Diese Symptome, zusammen mit der erst jetzt erhobenen Tatsache, daß die Lochien plötzlich nach der Geburt aufgehört hatten und die Regel noch nicht wieder eingetreten war, führten die Wahl auf Senecio, welche in Tropfendosen der D 3 alle 2 Stunden gegeben wurde. Stetige Besserung folgte, und nach einigen Wochen konnte die Patientin probeweise entlassen werden. Ein Rückfall trat ein, bei dem *Belladonna* vergeblich gereicht wurde. Senecio wurde nun wiederholt, worauf sie gut ansprach und völlige Genesung erfolgte (TALCOT, zit. in CLARKE: Dictionary, S. 1146).

Senecio Fuchsii

Neben *Senecio aureus* kommt besonders Senecio Fuchsii zur therapeutischen Verwendung. Diese Pflanze enthält das styptische Alkaloid Fuchsisencionin, ein Monoester der Angelikasäure und Dihydromethylpyrrolizidin, ferner 1% Flavonglykoside mit der bekannten Kapillarwirkung. Während die meisten Senecioarten lebertoxische Eigenschaften haben, die vom Vorliegen einer C-C-Doppelbindung im Pyrrolizidinkern abhängig sind, konnte für Senecio Fuchsii, das keine Pyrrolizidindoppelbindung enthält, durch toxikologische Untersuchungen an der Ratte auch bei hundertfacher Überdosierung eine Lebertoxizität ausgeschlossen werden. Die Spanne ist für Senecion (einem alkoholischen Extrakt von S. Fuchsii) mit 10 000 (letal) :100 (toxisch) :1 (therapeutisch) besonders hoch. SCHLÜREN, der über Erfahrungen an einigen tausend Patientinnen seiner gynäkologischen Praxis verfügt, berichtet über hämostyptische Effektivität in einer 540 Fälle umfassenden Statistik. Die Statistik umfaßt Blutungen bei Abortus imminens, postoperativen Blutungen, Blutungen bei Endometritis, bei Myomen, im Wochenbett, juvenile Blutungen usf. Bei vorhandener Uterusatoni hat er Senecin ergänzt durch Secale, da Senecio keine kontraktionsfördernde Wirkung besitzt. Interessant ist, daß die hämostyptische Wirkung nicht auf das Genitale beschränkt ist, sondern auch bei Blasen- und Mastdarmblutungen, bei Nasenblutung hilfreich ist. Bei Patienten, die unter einer Dikumarolbehandlung stehen, wird die Blutungsneigung deutlich eingeschränkt.

Dosierung

SCHLÜREN dosiert 3mal täglich 15 Tropfen Senecio. Eine entsprechende Menge der Seneciotinktur dürfte daher angemessen sein.

Literatur

SCHLÜREN: Erfahrungen mit dem pflanzlichen Hämostiptikum Senecion. Zschr. f. Allgemeinmedizin, 1974, S. 1572.

Senega

Herkunft des Mittels

Polygala Senega, Schlangenwurzel (Fam. nat. Polygalaceae), ist in Nordamerika heimisch. Verwendet wird die getrocknete Wurzel. Sie galt unter den Indianern als Heilmittel gegen Schlangenbisse.

Wirkung

Senega ist eine saponinreiche Droge. Ihre Wirkung äußert sich an allen Schleimhäuten, besonders an denen der Atmungsorgane, als schmerzhafte Trockenheit mit Bildung von zähem Schleim. Auch eine Reizung der Harnwege und verstärkte Diurese ist festzustellen. Die in Deutschland wachsende *Polygala amara* soll ähnlich wirken. – Zur Anregung der Milchsekretion wird Polygala Senega und *Polygala amara* auf Grund des Saponin-Gehalts ebenfalls gebraucht.

Noch mehr läßt die Arzneimittelprüfung eine Beziehung zu den Wandungen des Brustkorbs erkennen, wo hin- und herziehende, schießende, brennende, stechende Schmerzen sowohl bei Bewegung als auch in Ruhe angegeben werden. Der Schmerz wird im Brustbein, unter dem Brustbein und zwischen den Rippen empfunden.

Typus

Senega wird bei gedunsenen, schwachen Menschen als besonders wirksam empfohlen. Hierbei ist wohl an einen Einfluß der Senega auf den Wasserstoffwechsel gedacht. Wenn diesem Gedanken eine Berechtigung auch nicht abgesprochen werden soll, so darf doch einer Beschränkung auf solche Kranke nicht das Wort geredet werden. Eine besondere Indikation gibt BORLAND an: bei Pneumonia ist die Haut über der erkrankten Partie überempfindlich, so daß der Patient lebhafte Schmerzen äußert. Er verwendete Hochpotenzen.

Literatur

Die Wirkung ist durch eine hinreichende Zahl von Prüfern bekannt.
SEIDEL: Arch. homöop. Heilk. 1, 2: 175.
STAPF: Beiträge zur Reinen Arzneimittellehre.
ALLEN: Encyclopedia, Bd. VIII u. X.
HUGHES: Cyclopaedia, Bd. IV.

Arzneimittelbild

Leitsymptome: *Verschlimmerung durch Berührung.*
Verschlimmerung durch Klopfen (Brustkorb).
Besserung durch Rückwärtsbeugen des Kopfes.

Konjunktivitis, Blepharitis.

Augen: Bindehautkatarrh mit Reizerscheinungen, Trockenheit der Bindehaut mit Kratzen, wie von Sand oder Tränen, und reichlicher Schleimabsonderung. Schmerzen in der Supraorbitalgegend. Besserung durch Zurückbiegen des Kopfes. Besserung im Freien.

Chron. zähe Bronchialkatarrhe alter Leute.
Lungenemphysem mit höchster Atemnot und Asthma bronchiale.
Keuchhusten.
Lungenentzündung.
Rippenfellentzündung.

Luftwege: Schnarren, Rauheit und Kratzen in der Kehle, zäher Schleim in Kehlkopf und Luftröhre. Trockener Husten oder Husten mit mühsamem Auswerfen zähen Schleims. ⊙ Hustenanfall endigt mit Niesen. Druck und Enge auf der Brust, Wundheitsgefühl und lebhafte Schmerzen in den Brustwandungen, in der Ruhe oder bei Bewegung. Sämtliche Brustbeschwerden sind im allgemeinen in der Ruhe heftiger.

Verdauungsorgane: Katarrhalischer Zustand des ganzen Magen-Darm-Kanals ohne kennzeichnende Symptome.

Harnorgane: Vermehrter oder verminderter Harnabgang, häufiger Harndrang. ⊙ Harninkontinenz (beim Husten). Brennen beim Wasserlassen. Harn satzig und mit Schleimfäden gemischt.

Dosierung

Die Tinktur hat $^1/_{10}$ Arzneigehalt, entspricht also der D 1. Verflüssigung des Schleims erfolgt nicht immer bei der Tinktur am stärksten. STAUFFER meint, man komme bei viel Schleim mit der D 3 bis D 4 besser zum Ziel. Auch bei blutigem Schleim solle man diese Vorsicht anwenden. NASH, der Hochpotenzler, gab 3 bis 7 Tropfen ⊙ in 1 Glas Wasser, davon 1- bis 2stündlich 1 Teelöffel bei **Bronchialasthma**. Andere Beobachter empfehlen Hochpotenzen als sehr bewährt.

Vergleichsmittel

Trockenheit der Schleimhäute der Atmungsorgane: *Alumina, Ammonium bromatum, Belladonna, Bryonia, Causticum, Hyoscyamus, Jodum* und alle Jodabkömmlinge (*Hedera, Luffa, Spongia*), *Sticta*.
Zähschleimige Sekretion: *Arsenicum, Coccus, Hydrastis, Kalium bichromicum, Sanguinaria, Sulfur, Antimonium sulfuratum aurantiacum.*

Senna

Herkunft des Mittels

Verwendet werden die Blätter von **Cassia angustifolia** und **Cassia acutifolia** (Fam. nat. Mimosaceae). Heimat Ägypten und Nubien. Die Hauptwirkstoffe sind Anthrochinonderivate, meist in Form von Glykosiden (Sennosid A und B), ferner Flavone. In der Homöopathie wird die Tinktur aus den getrockneten Fliederblättchen verwendet. Es ist noch ungeklärt, welche der Wirkstoffe in die Tinktur übergehen, da nach der Ansicht mehrerer Autoren nur den wäßrigen Extrakten die laxierende Wirkung zukomme. Ein Selbstversuch von G. BAYR ergab, daß selbst 10 ml der Tinktur (= D 1) keine Darmwirkung hervorriefen, während ein wäßriger Auszug aus 5,0 Folia Sennae deutlich laxierend wirkte (s. bei O. LEESER, Lehrb. d. Hom. Pflanzliche Arzneistoffe Bd. 2, S. 11).

Anwendung

Sennesblätter sind als Abführmittel bekannt. Aus diesem Gebrauch ist das Symptom bekannt: Wiederholtes Niesen, welches Hitze, besonders der Hände, erzeugt, Erschöpfung und keuchende Atmung, FARRINGTON gibt an, daß es eines der besten Mittel bei „Erschöpfung durch Verlust von Stickstoff" sei. BOERICKE schreibt: Sehr nützlich bei kindlichen Koliken, wenn das Kind voll von Winden zu sein scheint. Oxalurie mit reichlicher Harnstoffausscheidung; vermehrtes spezifisches Gewicht. Wenn der Organismus erschöpft ist, das Gedärm verstopft, die Muskulatur schwach und ein Verlust von stickstoffhaltigen Stoffen vorhanden ist, wirkt Senna als ein Tonikum. Blutwallungen bei Nacht. **Azetonämie**, Prostration, Schwäche, Verstopfung mit Kolik und Flatulenz. Leber empfindlich und vergrößert.“ Interessant scheint vor allem die Empfehlung bei **azetonämischem Erbrechen** zu sein, bei dem Senna in tiefen Potenzen, etwa D 6 bis D 12, im akuten Zustand empfohlen wird. In der anfallsfreien Zeit Behandlung mit Konstitutionsmitteln wie *Arsen*, *Lycopodium*, *Magnesium*.

Sepia

Herkunft des Mittels

Sepia ist der Inhalt des Tintenbeutels des im Mittelmeer, in der Nordsee und im Atlantischen Ozean lebenden Tintenfisches Sepia officinalis (Fam. nat. Cephalopodae).

Pharmakologie

Sepia stellt eine schwarzbraune, dicke Flüssigkeit dar. Sie wurde von HAHNEMANN geprüft, nachdem er bei einem Kunstmaler auf die nachteiligen Folgen des gewohnheitsmäßigen Pinselableckens aufmerksam geworden war. – Sepia enthält hauptsächlich *Calcium carbonicum*, *Magnesium carbonicum*, *Natrium sulfuricum*, *Kochsalz* und einen schwarzen Farbstoff Melanin, in welchem kleine Mengen *Eisen* gebunden sind. Die Prüfung ergab einen völlig eigenen Wirkungscharakter, der sich aus keinem der genannten Mineralstoffe erklären läßt.

Der Farbstoff Melanin ist seiner chemischen Konstitution nach noch nicht aufgeklärt. Es kann daher auch nicht gesagt werden, daß das Sepia-Melanin einen ähnlichen chemischen Aufbau besitzt wie die Melanine der menschlichen Haut. LEESER vermutet jedoch einen Zusammenhang des Sepia-Melanins mit den bei der Arzneimittelprüfung beobachteten Pigmentverschiebungen, die sich in dem bekannten gelben Sattel über der Nase und dem oberen Teil der Wange ausdrücken. Er schreibt:*

„Die Pigmentverschiebung unterliegt der neuro-hormonalen Kontrolle, und zwar innerhalb des Funktionskreises, der durch das Gegen- und Zusammenspiel von Nebennierenrinden-, Geschlechts- und Hypophysenhormonen reguliert wird. Das Chloasma uterinum zeigt ein Mißverhältnis zwischen Östrogenen und Androgenen an. Die gelben und braunen Flecke erscheinen bei Frauen namentlich in den Phasen, in denen das Gleichgewicht dieser Hormone stärkeren Schwankungen ausgesetzt ist, wie am Ende der Schwangerschaft und im Klimakterium. Ein relativer Tiefstand der Östrogene ruft dann eine vermehrte Abgabe von gonadotropen Proteohormonen hervor, und in diesen Prozeß ist anscheinend das ihnen verwandte Proteohormon der Hypophyse, dem der Haupteinfluß auf die Pigmentbildung zugeschrieben wird, einbezogen. Wenn auch diese Fälle an der Grenze zwischen normalem und anomalem Geschehen liegen, so vermögen sie doch auf den konstitutionellen Hintergrund der Sepia-Wirkungen einiges Licht zu werfen.
Sehr viel ernster ist die bronzebraune Pigmentierung, die von einer Insuffizienz der Nebennieren herrührt.

* LEESER, O.: Lehrbuch der Homöopathie. Spezieller Teil: Arzneimittellehre. C Tierstoffe, S. 47. Ulm/Donau 1961. Karl F. Haug Verlag.

Man wird die Sepia-Wirkungen nun freilich nicht gut mit einer ausgesprochenen Addisonschen Krankheit vergleichen können. Es gibt aber auch leichte Grade dieser Insuffizienz, den sogenannten Addisonismus, und ein Vergleich des Sepia-Syndroms damit ist sehr lehrreich. Alle charakteristischen Symptome des Addisonismus, wie Hyperpigmentierung, Hypotonie, Adynamie, Herabsetzung des Blutumlaufs und der Körpertemperatur, seelische Depression, mangelhaftes Konzentrationsvermögen und Abneigung gegen die gewohnte Betätigung, finden sich, gleichsam in Miniatur, im Arzneimittelbild von Sepia wieder. Man wird daraus aber nicht etwa folgern, daß Sepia *auf* die Nebenniere oder *auf* die Hypophyse wirkt; vielmehr wird eine Hypothese nahegelegt, daß Sepia in das Zusammenspiel dieses hormonalen Teilsystems, das wiederum mit Kontrollzentren im Zwischenhirn und der Hirnrinde in Wechselbeziehung steht, einzugreifen vermag."

Solange das Sepia-Melanin chemisch nicht aufgeklärt ist, mag diese Spekulation als Hilfsmittel zur Erklärung der Dynamik des Sepia-Bildes genommen werden.

Typus

Wichtiges Frauenmittel. Meist schlanke, brünette Frauen, deren schlaffe Haltung die Erschlaffung und Abspannung erkennen läßt. Das Gesicht ist oft durch gelbliche Gesichtsfarbe und braune Flecken auf der Haut sowie einen gelben Sattel über der Nase gekennzeichnet. Die Gleichgültigkeit gegen die Angehörigen und gegen die nächsten Pflichten sowie gegen ihre liebsten Beschäftigungen, welche durch Reizbarkeit unterbrochen wird, zeigt eine besondere Form depressiver Gemütsverstimmung, die eng mit den Vorgängen in den weiblichen Geschlechtsorganen verknüpft ist. Die natürlichen Bindungen der Frau an Mann und Kind und das Hauswesen sind durch Sepia in Frage gestellt.

Das körperliche und seelische Verhalten weist auf eine gewisse Insuffizienz der Ovarien mit einem relativen Mangel an Östrogenen hin. Dadurch überwiegen die Androgene, die bei der Frau von der Nebenniere geliefert werden. Als Folge davon bildet sich eine gewisse Maskulinisierung der Sepia-Frau aus.

Arzneimittelbild und klinische Anwendung

Von allen in der Homöopathie gegen gynäkologische Erkrankungen angewendeten Mitteln ist die Sepia das wohl am häufigsten gebrauchte Heilmittel, und die homöopathische Literatur ist voll des Lobpreises über seine vorzügliche Wirkung.

Die geistig-seelische Haltung der Sepia-Patientin ist stark verändert: es handelt sich um depressive und reizbare Patientinnen mit viel Angst vor allem Möglichen, Angst vor dem Alleinsein, wie auch Bedürfnis nach Einsamkeit, Gleichgültigkeit, ja Ablehnung gegen die eigene Familie, gegen den Gatten, ja selbst gegen die eigenen Kinder. Die sonst liebsten Beschäftigungen sind ihr zuwider. Das Seelenleben der Frau ist also bis in seine Fundamente gestört. Das weibliche, frauliche Empfinden ist zum Problem geworden.

Diese Gleichgültigkeit gegen die eigene Familie und gegen die liebste Beschäftigung ist wegweisend für Sepia, es soll aber darauf hingewiesen werden, daß die Arzneimittelprüfung wohl deutlich depressive Züge zum Vorschein gebracht hat, jedoch die geschilderte Präzision als ein Ergebnis der klinischen Beobachtung, also nicht der Arz-

neimittelprüfung, gefunden wurde. Diese seelischen Veränderungen deuten auf den tiefen Eingriff hin, den Sepia auf das weibliche Hormongefüge bewirkt.
Die Regel ist meist verspätet bei abgeschwächter Blutung. Vor Eintritt derselben sind alle Beschwerden seelischer und körperlicher Art gesteigert. Es bildet sich ein Ausfluß von meist gelblicher und scharfer Beschaffenheit aus. Als typisch wird ein ständiges Drängen in der Gebärmutter und der Scheide nach unten, als ob diese nach unten herausfallen wollten, geklagt. Die Patientin muß die Beine kreuzen, um das Vordrängen der Scheide zu verhindern. Diese Symptomatik gibt häufig Veranlassung, Sepia bei Störungen der Wechseljahre zu verordnen. Wenn die Periode unregelmäßig zu werden oder sich zu verspäten oder ganz auszusetzen beginnt und die geschilderten depressiven Züge und andere Ausfallserscheinungen (Hitzewallungen) sich bemerkbar machen, gibt es kein besseres Mittel als Sepia.
Wenn man auch nicht erwarten darf, daß ein ausgebildeter Deszensus uteri oder Retroflexio damit zur Norm zurückgebracht wird, so ist es keine Frage, daß die Beseitigung der venösen Beckenstauung, zu der Sepia wohl imstande ist, sowie die Straffung des Bindegewebes und der in den Ligamenta uteri nachgewiesenen Muskelfasern eine weitgehende Besserung des lokalen Tonus mit Behebung der Beschwerden zur Folge haben kann.
Neben dem direkten Einfluß auf die hormonalen Verhältnisse durch Sepia ist die Einwirkung auf das venöse System des Beckens einschließlich des Pfortadersystems sehr bedeutsam. Durch die Beseitigung der venösen Stauung werden nicht nur die Funktionen der Beckenorgane normalisiert, sondern es werden auch variköse Zustände an der Vulva und den Beinen, besonders auch während der Schwangerschaft günstig beeinflußt.
Schwangerschaftserbrechen kann eine Indikation darstellen, wenn schon der Anblick der Speisen Erbrechen hervorruft und ein Widerwille gegen Fleisch und Milch besteht. Eine Ischialgie, wenn sie im Zusammenhang mit gynäkologischen Erkrankungen oder einer Schwangerschaft steht, wurde schon häufig mit Sepia geheilt.
Wenn auch im wesentlichen das Sepia-Bild bestimmt ist durch seine Einwirkung auf das endokrine System, so darf die Beeinflussung entzündlicher Affektionen der Genitalorgane nicht außer acht gelassen werden. Für chronisch-entzündliche Affektionen der Gebärmutter wie der Adnexe ist Sepia ein bewährtes Mittel. Dasselbe trifft auch für die männlichen Geschlechtsorgane zu, wo es sich bei Prostatitis, Entzündung der Vericulae seminales und Entzündungen der Harnröhre, auch bei chronischer Gonorrhö bewährt hat. Bei den reichlichen Inhaltsstoffen der Sepia-Tinte ist dieser breite Wirkungskreis verständlich. Bei Blasenkatarrh, wenn der sehr üble Geruch des Harns auffällt und noch weitere Sepia-Züge zugegen sind, kann man entscheidende Erfolge sehen.
Bei den Affektionen der Haut kommt es ebenfalls weniger auf die Art der Hautmorphe an als auf die konstitutionellen Gegebenheiten. HAHNEMANN hat Sepia unter seine antipsorischen Mittel aufgenommen, was besagen will, daß die Hauterscheinun-

gen in Wechselwirkung mit inneren Leiden stehen. Chronische Hautausschläge mit Jucken, Nässen, Akne, Nesselsucht, auch Psoriasis rosacea kommen in Frage. LEESER ist der Ansicht, daß die hormonelle Lage mit einem Überwiegen der Androgene über die Östrogene, wie er sie bei Sepia annimmt, eine Disposition für seborrhoische Affektionen der Haut schafft, für welche Sepia ein geeignetes Mittel darstellt. Die Erfahrung hat ergeben, daß Sepia besonders wirksam ist, wenn die Dermatitis sich ringförmig anordnet. (Bei mykotischen Dermatosen mit diesem ringförmigen Aussehen dürfte Sepia weniger in Frage kommen.)

Sepia hat als ein Konstitutionsmittel mit breitestem Wirkungskreis zu gelten. Es kommen daher auch noch alle weiteren Organgebiete in Frage, wenn der Grundzug des Mittels, wie er sich aus den Leitsymptomen und den Modalitäten ergibt, vorliegt. Zum Beispiel wird Sepia verordnet bei Erkrankungen der Luftwege (Nasenrachenkatarrh, Kehlkopfkatarrh, Bronchitis, Pertussis) oder bei rheumatischen und neuralgischen Zuständen, wenn ein Bedürfnis zu Bewegung im Freien vorhanden ist und sonstige Zeichen von venöser Stauung vorhanden sind (Verschlimmerung beim Stehen), oder wenn ein Zusammenhang mit dem Genitalsystem nachzuweisen ist (Arthropathia endocrinica in den Wechseljahren der Frau oder Ischialgie bei Prostatitis).

Literatur

Ein großer Teil der Kennzeichen der Sepia-Konstitution stammt, wie auch bei anderen Konstitutionsbildern, aus Beobachtungen an Kranken und nicht aus Prüfungen (siehe unten die mit ⊙ versehenen Symptome). Im Jahre 1874 wurde vom „American Institute of Homoeopathy" eine Nachprüfung an 30 Personen, darunter 10 Frauen, vorgenommen, deren Ergebnis in guter Übereinstimmung mit den von HAHNEMANN gesammelten Symptomen steht.

HAHNEMANN: Die Chronischen Krankheiten, 1. Aufl. (1247 Symptome), 2. Aufl. (weitere 413 Symptome).
Amer. Inst. homoeop. Transact. 1875: 5, 177.
Weitere Nachprüfungen:
ROBINSON: Brit. J. Homoeop. 25 [1867]: 231.
BORRIDGE: N. J. Homoeop. 22 [1871]: 193 – N. E. Med. Gaz. 9, 5: 402.
KRÜGEL: Bibl. homöop. 1878: 235.
ALLEN: Encyclopedia, Bd. VIII.
HUGHES: Cyclopaedia, Bd. II.

Arzneimittelbild

Leitsymptome und Modalitäten: *Venöse Stauungen im ganzen Organismus, die ihren Ausgang nehmen von einer Stauung im Pfortadersystem und in den weiblichen Geschlechtsorganen.*

Gefühl von Senkung und Erschlaffung in den Baucheingeweiden und besonders in der Gebärmutter. Abwärtsdrängen in den weiblichen Geschlechtsteilen gegen die Scham, muß sich setzen und die Beine übereinanderschlagen.

Regel meist verspätet und spärlich.

Gleichgültigkeit gegen alles, ⊙ *Gleichgültigkeit gegen das, was ihr sonst lieb und teuer ist, zum Beispiel gegen Mann und Kind, gegen ihre liebsten Beschäftigungen, gegen ihre nächsten Pflichten.*

Ärgerliche Gereiztheit; hoffnungslos besorgt um ihre Gesundheit.
Gelbe Flecken im Gesicht, besonders über der Nase und dem Mund. Verstopfung ⊙ mit dem Gefühl eines Knollens in der Scheide oder im Mastdarm. Übler Geruch aller Ausscheidungen (Schweiß, Stuhl, Harn, Regelblut). Auf der Grundlage der venösen Stauung werden geklagt: kalte Hände und kalte Füße, viel Frösteln. Hitze und Frost, Wallungen und Schweiße. Wechsel von kalten Füßen mit warmen Händen und warmen Füßen und kalten Händen. Kräftige Bewegung – außer Reiten – bringt Besserung, während Ruhe verschlimmert, und Besserung aller Beschwerden im Freien, besonders bei Bewegung in frischer Luft.
⊙ Verschlimmerung im Stehen.
Empfindlichkeit gegen kalte Luft, Neigung zu Erkältungen,
Verschlimmerung durch Kälte, Besserung durch Wärme und warme Anwendungen.
Verschlimmerung vor und während der Periode.
⊙ Verschlimmerung durch Geschlechtsverkehr bei beiden Geschlechtern.
Verschlimmerung früh und abends sowie in der Nacht; meist jedoch morgens gedrückt und abgespannt und abends angeregt und lebhaft.
Verschlimmerung nach dem Essen infolge Erschlaffung der Verdauungsorgane.

Nervöse Erschöpfung und Depression bei hormonell-ovariellen Störungen. Klimakterische Depressionen.

Geist und Gemüt: Sie ist traurig und weint viel, kann keine Hoffnung fassen und sieht schwarz in die Zukunft.
Trübe Vorstellungen über seine Krankheit, über die Zukunft. Schwermütig, besonders morgens.
Fürchtet sich vor dem Alleinsein, jedoch auch: sie wünscht, allein zu sein und zu liegen.
Große Gleichgültigkeit gegen alles, kein rechtes Lebensgefühl. ⊙ Gleichgültigkeit gegen den Mann und gegen ihre Kinder, hat keine Freude an ihren liebsten Beschäftigungen. ⊙ Sie ist gleichgültig gegen ihre nächsten Pflichten im Haushalt.
Sehr schreckhaft und furchtsam. Die Nerven sind gegen jedes Geräusch sehr empfindlich.
Unaufgelegt zu geistiger Arbeit, kann die Gedanken nicht konzentrieren und kann sich an nächstliegende Dinge nicht erinnern.

Schlaf: in der Nacht sehr schlecht, schläfrig am Tage.

Linksseitige Neuralgie am Kopf, Migräne.
Klimakterische Kopfschmerzen.

Kopf: Schwindel und Blutwallungen zum Kopf mit Hitze. Kopfschmerzen, als wolle alles bersten, halbseitig, besser durch Ruhe, durch Druck und durch Essen, schlimmer morgens. Halbseitige Kopfschmerzen mit Stechen vom (linken) Auge zum Hinterkopf. Schmerzhafte Kopfhaut. Haarausfall. ⊙ Berstende Kopfschmerzen (Hinterkopf) mit Übelkeit und Erbrechen, besser durch heiße Umschläge (STIEGELE). Jucken auf dem Haarkopf. Schorfe auf dem Kopf. Ausfallen der Kopfhaare.

Gesicht: Gelbliche Gesichtsfarbe. Gelbe Flecke im Gesicht und ein gelber Sattel quer über die Oberbacke und Nase. ⊙ Sommersprossen. Ausschlag auf der Stirn, kleine rote Blütchen.

Entzündungen des äußeren Auges

Augen: Katarrhalische Symptome und Entzündung des äußeren Auges.

Chron. Rachen- und Kehlkopfkatarrh.
Bronchitis.

Luftwege: Wäßriger oder schleimiger Schnupfen, trockener Nasenkatarrh. Trockener Katarrh des Rachens und des Kehlkopfes, nächtlicher trockener Kitzelhusten, Husten mit salzigem Auswurf.

Chron. Magenkatarrh und Ptosis,
Schwangerschaftserbrechen.
Gallenblasenentzündung und Hepatopathien.
Chron. Darmkatarrh,
Verstopfung,
Hämorrhoiden.

Verdauungsorgane: Zahnschmerz bei kalten Speisen oder kalter Luft, Zahnfleisch geschwollen und wund. Zunge weiß oder gelb belegt, Speichel salzig schmekkend; Geschmack sauer, bitter oder faulig. Aufstoßen sauer oder nach faulen Eiern riechend.
Rachen und Kehlkopf trocken und rauh, mit Schmerzen beim Schlucken.
Übelkeit und Brechreiz beim Anblick und Riechen von Speisen; bisweilen heftiger Heißhunger mit dem Gefühl ohnmachtartiger Schwäche. Fleisch wird verschmäht. Viel Durst, Verlangen nach Branntwein.
Magen öd und leer, Gefühl von Hinsein, schon beim Gedanken ans Essen, oder Leere und Schwäche im Magen, die sich durch Essen bessert. Nach dem Essen Druckgefühl, welches sich durch Essen bessert. ⊙ Fette Speisen und Fleisch werden nicht ertragen.
Druck im Bauch nach unten, als ob der Inhalt des Bauches durch die Scheide hinausdrängen wollte. Lebergegend schmerzhaft und stechend, besser durch Liegen auf der rechten Seite. ⊙ Braune Flecken auf der Bauchhaut, ähnlich denen im Gesicht.
Stuhlgang vermehrt und dünn. Durchfall nach Milchgenuß. Verstopfung mit vergeblichem Drang.

Stechen im After bei Verstopfung, das durch schnelles Gehen sich bessert und nach erfolgtem Stuhl ganz verschwindet. Viel Drängen auch bei weichem Stuhl. ⊙ Gefühl eines Knollens im Mastdarm. Hämorrhoiden mit Stechen. Vorquellende Hämorrhoiden, Mastdarmvorfall.

Blasenkatarrh, Bettnässen im ersten Schlaf.
Chron. Tripper bei beiden Geschlechtern.
Prostatitis chronica, Entzündung der Nebenhoden und Samenbläschen. Prostatahypertrophie.

Harnorgane: Druck in der Harnröhre mit häufigem Harndrang, der Harn läuft jedoch erst nach einigen Minuten Wartens. Häufiger Harndrang mit Brennen in der Harnröhre. Muß auch nachts häufig zum Harnlassen aufstehen. Dann wieder viele Stunden Aussetzen des Harnlassens. – Harn übelriechend, trüb, schleimig, hinterläßt einen rötlichen Satz wie Ziegelmehl. ⊙ Urin von sehr üblem Geruch, kann im Zimmer nicht ertragen werden.

Impotenz und Pollutionen, besonders bei entzündlichen Erkrankungen.

Verminderte und verspätete Regel. Menorrhagie, besonders in den Wechseljahren.
Chron. Entzündung des Uterus und der Adnexe, bes. auch nach Gonorrhö. Fluor. **Senkungsbeschwerden. Myomblutungen.** Habitueller Abort. Frigidität. Dysmenorrhö.

Geschlechtsorgane: Bei Männern sexuelle Gereiztheit, später Mangel an Trieb. Pollutionen.
Bei Frauen tritt die Regel entweder zu früh ein, sie ist scharf und abgeschwächt; als typisch gilt jedoch eine zu späte Regel, wundmachend und abgeschwächt, übelriechend*. – Vor der Regel sind alle Beschwerden seelischer und körperlicher Art schlimmer. – Ausfluß gelb, milchig oder gelbgrün, teils auch wäßrig, meist scharf und wundmachend, von üblem Geruch vor der Periode. Scheide fühlt sich wund und brennend, scharfe, stechende Schmerzen in der Gebärmutter und den Eierstöcken, Vergrößerung derselben infolge Blutanschoppung. Druck und dumpfe Schmerzen im Becken mit Harndrang und Ausfluß. Ständiges Drängen nach abwärts in der Gebärmutter, als ob etwas unten herausfallen wolle. Sie muß die Beine kreuzen, um das Vordrängen der Scheide zu verhindern. Trockenheit der Scheide.
⊙ Schmerzen beim Geschlechtsverkehr und deshalb Abneigung dagegen. ⊙ Übermäßige Erregung des Geschlechtstriebes (bei einer Frau beobachtet, die vom Verfasser wegen Fluor D 6 verordnet bekam, das weitere Einnehmen deshalb aber verweigerte).
Heftige Gebärmutterkrämpfe vor der Regel.

* Bei der Prüfung von 1875 schwächte sich die Regel bei 9 von den beteiligten 10 Frauen ab.

Chron. Muskel- und Gelenkrheumatismus, Ischias, bes. in der Schwangerschaft.
Krampfadern.
Klimakterische Arthropathie bes. der Knie.

Muskulatur und Glieder: Schwächegefühl in den Lenden, Schmerzen im Kreuz im Zusammenhang mit den Erkrankungen der Bauch- und der Geschlechtsorgane, schlimmer im Sitzen, besser durch Gehen im Freien. ⊙ Kältegefühl zwischen den Schulterblättern. Muskel- und Gelenkschmerzen rheumatischer Natur, Nervenschmerzen in verschiedenen Teilen.

Psoriasis,
Chron. Hautausschläge, Ringflechte auf seborrhoischer Basis. Akne, Akne rosacea, variköse **Unterschenkelgeschwüre** und variköse Ekzeme.

Haut: Hautausschläge bläschenförmig und pustelbildend. Nässende Hautausschläge. ⊙ besonders in den Kniekehlen. ⊙ Ringförmige Flechten. Herpesartige Bläschen an Mund und Nase. Braune Flecken auf der Haut, besonders im Gesicht, über dem Nasensattel, wie Chloasma uterinum. ⊙ Nesselsucht. Übelriechende Schweiße ⊙ an den Füßen und den Genitalien. ⊙ Ein übelriechender Achselschweiß ist typisch und kann bei sonstigen Sepia-Symptomen führend sein.

Wärmeregulation und Blutkreislauf: Häufige Wallungen mit Schweißen auf der Grundlage von venösen Stauungen. Viel Frieren und Frösteln, kalte Hände und kalte Füße, oder kalte Hände und heiße Füße, dann wieder umgekehrt heiße Hände und kalte Füße. Pulsieren in den Arterien des ganzen Körpers. Gefühl, als ob die Venen zum Bersten voll wären.

Dosierung

Bis D 6 nur in Verreibung herzustellen. Verwendet werden hohe wie niedere Verdünnungen von D 4 an. Bei konstitutionellen Störungen sind die höheren Verdünnungen zu bevorzugen. Hohe und niedere Verdünnungen wirken bei richtiger Wahl außerordentlich zuverlässig. Bei örtlichen Veränderungen, wie einer Genitalentzündung oder einer Senkung, werden meist die niederen Potenzen gewählt (D 6).

Vergleichsmittel

Gefühl des Herabdrängens in der Gebärmutter: *Lilium tigrinum, Helonias, Senecio, Bellis, Murex.*
Übermäßige Erregtheit der Libido: *Lilium tigrinum, Murex, Platinum.*
Aussetzende Periode, besonders in den Wechseljahren: *Pulsatilla, Aristolochia.*

Hitzewallungen in den Wechseljahren: *Glonoinum, Jaborandi, Lachesis, Sanguinaria, Acidum sulfuricum, Sulfur, Aristolochia, Pulsatilla.*
Schmerzen beim Koitus, daher Abneigung dagegen: *Natrium muriaticum, Kreosotum.*
Übelkeit beim Sehen und Riechen von Speisen: *Cocculus, Colchicum, Arsenicum.*
Arthropathia endocrinica: *Aristolochia, Pulsatilla, Cimicifuga.*
Gefühl eines Knollens oder Pflocks im Darm: *Anacardium.*
Besserung durch Bewegung und im Freien: *Pulsatilla, Jodum, Acidum fluoricum, Bellis.*
Harn übelriechend: *Acidum nitricum, Acidum benzoicum, Lycopodium, Berberis, Chimaphila, Sulfur.*
Verschlimmerung im Stehen: *Sulfur, Calcium fluoricum, Pulsatilla, Mandragora.*

Beispiel

Gastroptose, Sterilität

Die 33jährige Frau T. H. war seit mehreren Jahren von einigen Ärzten behandelt worden. Sie leidet an ständigen dyspeptischen Beschwerden mit Magendruck, häufigem Aufstoßen und Blähungsbildung. Sie muß alle Fette meiden, erträgt keinen Wein und bekommt beim Durcheinanderessen verschiedenartiger Speisen Übelkeit. Als Ursache ist röntgenologisch eine Gastroptose und ein girlandenartig gesenkter Dickdarm festgestellt. Im Magensaft wurde eine Hypazidität gefunden, weshalb reichlich mit *Salzsäure* und *Pepsin* behandelt worden war.
Die Periode kommt mit 28 Tagen, Dauer 3–4 Tage, und hat sich gegen früher bedeutend abgeschwächt.
Damit im Zusammenhang steht eine schwere Migräne, die meistens abends einsetzt.
Die Abschwächung der Periode sowie die dyspeptischen Beschwerden mit Unverträglichkeit fetter Speisen sowie eine ebenfalls vorhandene Übelkeit bei fahrender Bewegung veranlaßten mich, zunächst *Magnesium muriaticum* zu geben (D 6). Dieser Arzneistoff war auch noch durch das Vorhandensein einer eitrigen Tonsillitis mit Eiterpfröpfen angezeigt. Als darauf nach 2wöchigem Einnehmen keine Zeichen einer Besserung erkennbar waren, bekam sie Sepia D 30, einige Gaben.
Erst nach einem Vierteljahr sah ich sie wieder, wobei sie mir eine Besserung aller ihrer Beschwerden berichtete und mir auch noch ihr Leid vortrug, das in der Unfruchtbarkeit ihrer seit 9 Jahren bestehenden Ehe lag. Sie war deshalb schon mit Hypophysen- und Eierstockspräparaten behandelt worden, auch eine Uteruserweiterung war durchgeführt worden. Eine Tubendurchblasung hatte Durchgängigkeit der Tuben ergeben. Sie erhielt nun wiederum Sepia D 30, von der 2mal in der Woche 5 Tropfen genommen werden sollten. Nach einem Vierteljahr war die gewünschte Empfängnis eingetreten, die in diesem Falle auf eine ovarielle Insuffizienz zurückzuführen war. [*Eigene Beobachtung des Verfassers*]

Serum anguillae

Siehe unter Aalserum, Seite 1.

Siegesbeckia orientalis

Herkunft des Mittels

Die **Siegesbeckia orientalis** (Fam. nat. Compositae) genießt in der Volksmedizin in Indien einen großen Ruf. Sie ist eine einjährige Pflanze, die ursprünglich aus Abessinien stammt, sich aber über alle Küsten Asi-

ens und auch Afrikas verbreitet hat. Sie ist ein Unkraut und wächst in den Pflanzkulturen. Die Blätter fühlen sich klebrig an, und die Blüten enthalten einen harzigen Saft.
Zur Tinktur werden die Blätter und die Blütenköpfe mit ihren drüsenhaltigen Schutzblättern verwendet. Die Blüten haben einen aromatischen Geruch und einen bitteren Geschmack. Die Pflanze enthält einen Bitterstoff Darutosid.

Klinische Anwendung

Die klinischen Anzeigen, welche von Emil VINCON 1855 angegeben wurden (Bulletin de la Société Medicale de l'Ile Maurice, August 1888), umfassen folgende Angaben: Skrofulose, Syphilis, Flechten, Gicht, Mesenterialdrüsenerkrankung, verschiedene Erkrankungen der Haut und der Kopfhaut, Geschwüre, Verbrennungen, Amenorrhö. Auch die Verwendung in der Homöopathie schließt sich an diese Indikationen an.

Literatur

Die Prüfung mit der Tinktur an 20 Prüfern wurde von Dr. ALLENDY und Dr. RÉAUBOURG vorgenommen und in der Revue Française de l'Homoeopathie, Januarheft 1927, veröffentlicht. Ein Auszug wurde in der Dtsch. Zschr. Homöop. 1928: 481, wiedergegeben.

Wirkung

Die Hauptwirkung erstreckt sich auf das Nervensystem im Sinne einer Depression, auf die Muskeln, das Lymphgefäßsystem, auf das Unterhautzellgewebe und auf die Haut (Ulzerationen und atonische Wunden). Bei schwerer Vergiftung entstehen Gangrän und Eiterungen, Fieberzustände, wobei Kälteschauer, Hitze und Schweiß abwechseln.
ALLENDY berichtet, daß er eine tuberkulöse Fistel des Nebenhodens, welche seit etwa 3 Jahren bestand, mit Siegesbeckia in wenigen Tagen heilen konnte. CHIRON erzielte eine bemerkenswerte Heilung in einem Fall eines Abszesses der Fossa ischiorectalis, als die Operation unvermeidlich schien. ALLENDY berichtet weiter: „Ich habe ganz ausgezeichnete Erfolge bei schweren septischen Zuständen und bei Eiterungen gesehen, vom Furunkel angefangen bis zu den schwersten Erkrankungen. Ich fand es vor allem wirksam beim Dekubitus und beim Ulcus varicosum."

Arzneimittelbild

Leitsymptome: *Als besondere Charakteristika werden hervorgehoben: Schwäche, Schlaffheit, Schläfrigkeit, Übelkeit und Schwindel.*
Der Kopf scheint nach hinten gezogen.
Schlingbeschwerden.

Modalitäten: *Verschlimmerung durch Bewegung, Berührung, Verschlimmerung durch Kälte, Verschlimmerung nachts. Verschlimmerung im Stehen.*
Bevorzugte Seite links.
Besserung durch Ruhe, Einsamkeit, im Liegen, bei Rückwärtsbeugen des Kopfes.

Allgemeines: Schlaffheit und Schwäche. Neigung zu Ohnmachten.

Psychisches: Reizbarkeit, unzufrieden mit allem, antwortet heftig und neigt zu Grobheiten, zornig zu werden und Schlägereien anzufangen.
Verlangen nach Einsamkeit, Furcht vor Berührung.
Gleichgültigkeit, Ekel, Schlaffheit, Widerwille gegen Arbeit, die Zeit scheint rasend schnell zu vergehen.
Kann nicht denken, unzusammenhängende Gedanken.
Gefühl, als wäre er betrunken oder als schwebe er in einer Wolke. Träumereien und alte Erinnerungen.

Motilität: Schlaffheit und Schläfrigkeit, ein Zustand von Müdigkeit und Schock wie nach einem lebhaften Schrecken. Zittern, besonders der Hände, ataktische Bewegungen.

Sensibilität: Schießende, drückende und brennende Schmerzen.

Schlaf: Benommenheit, Gähnen.

Septikämie.

Fieber: Frostigkeit, Frösteln im Rücken. Frost und Zittern herrschen vor, zuweilen trockene Hitze ohne Durst mit rotem Gesicht. Kommt schwer in Schweiß. Die genannten drei Stadien gehen ineinander über, Hitze und Schweiß am Körper mit kalten Extremitäten.

Kopf: Schwindel. Gefühl, als fiele er senkrecht herunter oder als drehte er sich rund herum. Der Kopf ist schwer, besonders im Liegen. Gefühl von Leere im Kopf und Gefühl eines Gewichtes im Nacken. Der Kopf ist nach hinten gezogen. Der Kopf ist schwer und neigt sich zur Seite. Schweregefühl in der Stirn, besser durch Druck. Schmerzen, welche von der Schläfe zum Oberkiefer ziehen.

Gesicht: Blaß, verzerrt, dunkle Augenränder, zuweilen mit roten Flecken auf den Backen, Schmerzen in den Zähnen, die nach der Augenhöhle ausstrahlen.

Nase: Kalt und spitz, Nasenflügelatmen.

Augen: Schwierigkeit, die Augen offen zu halten. Gefühl, als treten sie aus den Augenhöhlen heraus. Das Sehen ist trübe. Sehschwäche.

Ohren: Lärm wird scharf und heftig empfunden. Schießende Schmerzen im linken Ohr.

Skorbut, Eiterungen der Schleimhäute.

Verdauungsapparat: Im Mund bitteres, brennendes und trockenes Gefühl, trockene Lippen. Lippen geschwollen. Das Zahnfleisch ebenfalls geschwollen und leicht blutend, dabei mit Kältegefühl. Reichliche Speichelabsonderung. Die Zähne erscheinen zu lang. Trokkene Zunge.

Tonsillitis.

Trockene und brennende Kehle, schwieriges Schlukken. Gefühl des Zusammenschnürens. Stechende Schmerzen im Schlund.

Magen: Zunahme des Appetits. Gefühl von Brennen und Schwere. Schießende Schmerzen. Nausea. Schlimmer durch Trinken.

Mesenterialdrüsentuberkulose.

Abdomen: Kollern im Leib. Schießende Kolikschmerzen, Schwere im Leib. Leib aufgetrieben und gespannt. Durchfälle und brennende Schmerzen am After.

Blase: Brennende Schmerzen beim Wasserlassen. Urin spärlich und rot.

Epididymitis tuberculosa

Genitalsphäre: Männer: Verminderte Libido. Frauen: Amenorrhö oder zu frühzeitige und zu starke Regel, Neigung zu Abort.

Atmungsorgane: Nase kalt und spitz. Nasenflügelatmung. Weitgeöffnete Nasenlöcher. Trockener, ermüdender Husten, welcher in der linken Schulter Schmerzen hervorruft. In der Brust zwischen Schulterblatt und Wirbelsäule der linken Seite auftretende Schmerzen, die schlimmer bei Bewegung des linken Armes werden.

Verletzungen der Pleura und der Lunge linksseitig.

Lungen: Verlangen nach tiefer Einatmung, schwieriges Atmen, Gefühl von Hitze in den Brustwandungen.

Zirkulationssystem: Schneller, unregelmäßiger Puls.

Bewegungsapparat: Muskeln auf Druck schmerzhaft, gichtischer Zustand. Abmagerung. Aufgedunsenheit. Brennende Rückenschmerzen und Lumbago. Gefühl von Schwere zwischen den Schulterblättern. Schmerz im Nacken, besser durch Rückwärtsbeugen des Kopfes. Schmerz in der linken Schulter. Schwäche der

Arme. Gefühl von Schwellung in der Ellenbeuge auf beiden Seiten. Gefühl von Eingeschlafensein und Kälte in den Fingerspitzen. Stechende Schmerzen in den Handflächen. Die Hände sind heiß, geschwollen.

Untere Gliedmaßen: Beine kalt bis zum Knie, Zittern, Unsicherheit in den Beinen. Schmerzen im Oberschenkel. Heiße und geschwollene Füße. Gicht.

Skrofulose, Lymphatismus.

Haut: ⊙ Belegte und torpide Geschwüre. ⊙ Flechten, Haarausfall, Kopfgrind, Sykosis. ⊙ Gürtelrose, Brandwunden. ⊙ Gangrän. ⊙ Krebs. ⊙ Skrofulöse und krebsartige Anschwellungen der Lymphdrüsen. ⊙ Ulcus varicosum.

Dosierung

D 2 bis D 12.

Vergleichsmittel

Die Vergleichsmittel gehören in erster Linie ebenfalls den Kompositen an. *Echinacea* hat mit Siegesbeckia die septischen Fieberzustände gemein.
Mit *Arnica* besteht Verwandtschaft durch das Zerschlagenheitsgefühl, die Furcht vor Berührung und die Verschlimmerung durch Berührung, während die Wunden von *Arnica* mehr von Verletzungen herrühren, stammen diese bei Siegesbeckia von toxischen oder septischen Zuständen. Der Puls ist bei Siegesbeckia von geringer Spannung, bei *Arnica* voll.
Mit *Abrotanum* hat Siegesbeckia die Beziehung zu Pleuritis und Mesenterialdrüsentuberkulose gemeinsam.
Besserung durch Rückwärtsbeugen: *Mandragora, Belladonna, Dioscorea.*

Silicea

Herkunft des Mittels

Silicium ist nächst dem Sauerstoff das weitverbreitetste Element der Erdrinde und kommt im Gestein in Form von Quarz, Feldspat und Glimmer vor. Es gehört zu der Kohlenstoff-Gruppe, bietet aber mit dem Kohlenstoff nur dann Vergleichspunkte, wenn man den anorganischen Kohlenstoff, besonders den *Graphit*, zum Vergleich heranzieht.
Die Kieselsäure, SiO_2, ist ein notwendiger Bestandteil des menschlichen und tierischen Körpers. In den Pflanzen ist sie am reichlichsten vertreten in den Kieselalgen, Gräsern, Knöterichgewächsen und Schachtelhalmen. Im Bambusrohr schlägt sie sich in der Nähe der Knoten nieder, und in dieser Form wurde sie im Orient arzneilich verordnet.
Bezüglich des Vorkommens im Körper wurde von H. SCHULZ festgestellt, daß die Kieselsäure ein notwendiger Bestandteil des Bindegewebes ist und daß sie am reichlichsten im Bindegewebe enthalten ist. Fer-

ner wurde festgestellt, daß jugendliche Individuen in ihrem Bindegewebe einen reicheren Gehalt an Kieselsäure besitzen als ältere. Der Gesamtgehalt an Kieselsäure beträgt im menschlichen Körper nur 0,001 %.

Wirkung

Für das Bindegewebe scheint Kieselsäure den gleichen maßgebenden Wert zu besitzen wie *Eisen* für die Blutkörperchen, *Phosphor* für die Nerven und *Kalk* für die Knochen. Auch für das retikulo-endotheliale System als einem Teil des Bindegewebes scheint der Kieselsäure die gleiche Bedeutung zuzukommen. Über die Art der Bindung an das Bindegewebe ist jedoch noch nichts Näheres bekannt. Sie befindet sich dort in kolloidaler Form und ist in den Organen mit geringem Stoffwechsel (Bindegewebe, Haare, Nägel) am meisten vertreten. LEESER sieht in der kolloidalen Kieselsäure der Gewebe gewissermaßen einen Gegenpol des Organischen, da sie im Gegensatz zu den Kohlenstoffkolloiden nicht abbaufähig ist. Für die Stützfunktion des Bindegewebes scheint sie Bedeutung zu besitzen.

Bei Einspritzungen von Kieselsäuresol wird eine Erhöhung der Körpertemperatur erzielt, wie sowohl am Tier als auch am Menschen beobachtet wurde.

Im Blut wird der opsonische Index gesteigert und die Phagozytose angeregt. Im weißen Blutbild wird nach einer anfänglichen Senkung der Zahl der weißen Blutkörperchen eine erhebliche Vermehrung hervorgerufen, welche hauptsächlich durch einen Anstieg der stabkernigen Neutrophilen zustande kommt. Es handelt sich also um eine Linksverschiebung des Blutbildes.

Das Pankreas scheint eine besondere Rolle im Kieselsäure-Haushalt zu spielen, indem es die Kieselsäure zu speichern vermag.

Die Milz findet sich nach Injektionen im Tierversuch als Ganzes vergrößert und zeigt eine erhebliche Vermehrung der Retikulum- und Pulpazellen.

Die Leber erfährt ebenfalls eine Schwellung derber Natur mit einer serös-sklerosierenden Entzündung. Es können sich Zustände ähnlich einer Zirrhose ausbilden. Bindegewebsstränge durchziehen in sichtbarer Weise das Lebergewebe, auch die Kupfferschen Sternzellen erscheinen vermehrt.

Die Nieren weisen eine Vergrößerung der Glomeruli auf.

Eine besondere Bedeutung wird der Kieselsäure für die Vernarbungsprozesse zugeschrieben. RÖSSLE hebt hervor, daß die Vernarbung durch Bindegewebe, welche auf die Behandlung mit Kieselsäure einsetzt, vollkommen der Art und Weise entspricht, wie die Vernarbung der Tuberkulose beim Menschen erfolgt, nämlich erstens durch eine demarkierende, abkapselnde Isolierung des Tuberkelinnern, zweitens aber in Form einer Durchwachsung mit Totalinduration. RÖSSLE sieht die Kieselsäure als notwendig an zum Aufbau der tuberkulösen Narbe.

SIEGMUND konnte durch intravenöse Injektionen von feinstverteiltem kristallinischem Quarz an seinen Versuchstieren typische silikotische Granulome erzeugen. Dieser Quarzstaub wurde von den Zellen des retikulo-endothelialen Systems phagozytiert und ziemlich gleichmäßig auf Leber, Milz, Lymphknoten und Knochenmark verteilt.

Auch er beobachtete diese Ähnlichkeit der Kieselsäure-Granulome mit den Bildungen der menschlichen Tuberkulose.

Arzneimittelprüfungen

Die Kieselsäure wurde von PARACELSUS den tartarischen, das heißt den Steinkrankheiten zugeordnet. Sie gehört zu den ältesten Heilmitteln der Menschheit und wird schon in den Papyri des alten Ägypten genannt. Nach PARACELSUS ist sie in Vergessenheit geraten und wurde dieser erst wieder von HAHNEMANN entrissen, ohne daß wir wissen was HAHNEMANNS Interesse auf die Kieselsäure gelenkt hat.
Die Arzneimittelprüfung wurde von HAHNEMANN und seinen Schülern vorgenommen und wurde in den „Chronischen Krankheiten" veröffentlicht. Im Hinblick darauf, daß HAHNEMANN zu der Zeit dieser Veröffentlichung die C 30 für Arzneimittelprüfungen empfahl und wohl auch anwandte, sind neuere Prüfungen mit materiellen Dosen interessant.
Hier muß die Prüfung von H. SCHULZ erwähnt werden, die in vieler Hinsicht eine Bestätigung der HAHNEMANNschen Prüfung brachte. Zur Verwendung kamen bei SCHULZ die reine Kieselsäure, dann D 1, D 2, D 3 sowie noch eine Verdünnung, welcher die Aqua silicata, eine 0,01-proz. Lösung von Kieselsäure in Wasser, in der D 4 zugrunde gelegt worden war. Dabei wurde im Gesicht Akne hervorgerufen, desgleichen auf der Stirn, im Nacken und im Rücken. Furunkel mit derb infiltrierter Umgebung und nach der Entleerung mit unterminierten Rändern zeigten sich in 4 Fällen unter 17 Prüfern. Weiter wurde ein Hautjucken angegeben ohne sichtbare Erscheinungen und in 2 Fällen ein papulöses Exanthem, dem ein heftiges Hautjucken voranging. Die Schweißsekretion zeigte sich 5mal auffallend vermehrt. Der Schweiß roch sauer. Die Füße, welche besonders von dieser Schweißsekretion befallen waren, zeigten eine Neigung zum Wundlaufen und zum Abschilfern der Haut zwischen den Zehen und den Fingern, einmal eine nässende Rhagade. In einem Fall liefen alte Narben dick auf und schmerzten. 2mal traten hühneraugenähnliche Gebilde auf, einmal ließ sich ein vorhandenes Hühnerauge leicht lockern. Die Kopfhaut fand sich abschuppend, die Kopf- und Barthaare gingen leicht aus. Einmal waren die Fingernägel schmerzhaft und leicht brüchig.
An den Muskeln, Gelenken und Knochen zeigte sich große Müdigkeit und Erschöpfung mit dem Gefühl, als wollten die Beine den Körper nicht mehr tragen. In den Armen und Beinen wurden Schmerzen angegeben, die ihren Sitz in den Gelenken hatten.
Von seiten des Nervensystems wurde angegeben: Schwindel und häufige Kopfschmerzen, oft vom Hinterkopf ausgehend, Unfähigkeit, die Gedanken zu sammeln, und Schlafsucht, nervöse Reizbarkeit, einmal auch schlechter Schlaf.
An den Atmungsorganen keine Beobachtungen.
An den Verdauungsorganen wurden bei 16 von den 17 Prüfern übereinstimmende Erscheinungen angegeben. Es ergaben sich starke Gasansammlungen im Darm mit Kollern und Gurren im Bauch, zum Teil sehr heftiges Leibschneiden mit Stuhldrang. Der Stuhl war öfter verstopft, dann auch nach normalem Stuhl plötzlich weich, hell-

gelb. Der Stuhldrang war oft erfolglos, häufig war Tenesmus von quälender Beschaffenheit.
An den Harnorganen wurde nur bei 2 Fällen, die die reine Kieselsäure gebraucht hatten, Polyurie beobachtet, dabei 1mal brennende Schmerzen in der Eichel. 3mal war der Harn spärlicher und konzentriert und roch dabei intensiv urinös (zitiert nach LEESER: Arzneimittellehre).

Klinische Anwendung

Eines der wichtigsten Mittel ist die Kieselsäure bei **Eiterungsprozessen.** Silicea ist jedoch nicht das Mittel auf dem Höhepunkt der Eiterung, sondern wird dann gewählt, wenn sich nach der Eröffnung der Eiterung infolge einer Schwäche des Bindegewebes eine schlechte Heilungstendenz zeigt. Die Granulation ist ungenügend und bedarf einer Anregung der fibroblastischen Tätigkeit. Es macht sich eine Neigung zu Fistelbildung bemerkbar. Für Fisteln haben wir in Silicea ein Spezifikum. Fremdkörper und Knochensequester werden durch die einsetzende Heilmittelreaktion oft ausgeschieden. Auch die Anregung der Lymphozytose kommt einer Verstärkung der Heilungstendenz zugute. Wo wir eine Eiterung auf der Grundlage einer schlechten Abwehr haben, kann sich jedoch die Kieselsäure auch im akuten Stadium bewähren. So vermag die Kieselsäure zum Beispiel ebensogut einen peritonsillitischen Abszeß zur raschen Reifung und Entleerung zu bringen, wie sie eine Vorbeugung für die häufigen Rezidive bildet und sich hier oft bewährt hat. Wiederholt eintretende Eiterungen rücken Silicea in die engere Arzneiwahl.
An welchen Organen sich die Eiterungen befinden, ist für die Verordnung von Silicea gleichgültig. Insbesondere eignen sich auch **Knocheneiterungen mit Fisteln** zur Behandlung damit. Man muß dabei allerdings die für diese Prozesse notwendige Zeit in Ansatz bringen und nicht in kurzer Frist eine Änderung erwarten. Nach alter, wiederholt bestätigter Erfahrung vermag Silicea nicht selten Knochensequester zur Ausstoßung zu bringen. Auch **eitrige Absonderungen der Schleimhäute** mit flüssig-eitrigen Sekreten von üblem Geruch sind als gute Indikation zu betrachten, sei es, daß es sich um Rachenkatarrhe oder Bronchialkatarrhe oder auch um Nierenbecken- und Blasenentzündungen handelt. Bei Pyodermien verdienen die Schwefel-Präparate den Vorzug; aber stets, wenn auf diese eine gewünschte Reaktion nicht bald eintritt, habe ich mich als nächsten Mittels der Kieselsäure bedient. So bin ich beispielsweise stets bei der Furunkulose vorgegangen und habe dann meist Erfolg gehabt. Die Hautausschläge der Kieselsäure haben vorwiegend nässenden Charakter mit Bläschenbildung und sitzen oft an den Händen und Füßen. Bei eitrigen Prozessen im Gefolge von Pokkenimpfung wurde Silicea empfohlen (vergleiche *Thuja*, *Variolin* und andere).
Bei allerlei vom Bindegewebe ausgehenden Prozessen wird man sich der Kieselsäure erinnern müssen. Es sei hier erinnert an die Behandlung von **Narbenkeloiden,** von schmerzhaften **Fußschwielen,** von **Warzen** und **Balggeschwülsten, Lipomen, Enchondromen, Ganglien,** bei welchen man nicht selten einen Erfolg buchen kann.

Diese Bildungen leiten über zu den bösartigen Neubildungen. Schon bei **Fibromen,** bei denen man Zeit zu haben glaubt, ehe man sie der Operation überweist, kann man nicht selten eine Heilung erzielen, besonders wenn man Silicea wechselt mit *Calcium fluoratum.* Wenn auch der Optimismus, den ZELLER mit seiner Kieselsäure-Therapie des Krebses hegte, sich nicht als stichhaltig erwies, so wird man doch bei manchen nicht sehr progredient verlaufenden **Tumoren** eine Verlangsamung des Verlaufes, in einzelnen Fällen Besserung und selbst klinische Heilung beobachten können. Allerdings kann sich diese Therapie an Zahl der Heilungen nicht mit derjenigen der chirurgischen oder Strahlenbehandlung messen, und man wird darum nicht säumen, operable Fälle dem Chirurgen zu überweisen. Bei inoperablen Fällen wird man sich aber gerne eines solchen Mittels bedienen, um einen unschädlichen Versuch zu machen. Selbst beim Sarkom hat man mit der Kieselsäure in einzelnen Fällen Gutes gesehen. – SCHEIDEGGER hat günstigen Eindruck bei **Arteriosklerose** bekommen.

Die bei der Behandlung der Versuchstiere mit Kieselsäure auftretende Lymphozytose, die schlecht heilende Haut, die Schleimhautkatarrhe, die Beziehung zu den Lymphdrüsen ergeben eine klare Beziehung zur **lymphatischen Diathese** und **Skrofulose.** Es wurde bei Kindern besonders ein Typ in schlechtem Ernährungszustand, mit mageren Gliedern, jedoch dickem Bauch mit geschwollenen Mesenterialdrüsen als besonders kennzeichnend für Silicea herausgestellt. Eine besonders stark ausgeprägte Kälteempfindlichkeit und Mangel an animalischer Wärme ist Silicea eigen, auch anderen Einflüssen gegenüber besteht eine starke Widerstandslosigkeit, zum Beispiel leichte Erschöpfbarkeit bei geistiger Arbeit, Empfindlichkeit der Haut bei Berührung. Schweiße gehören ebenfalls zum Bild. Vom Calcarea-Bild unterscheidet sich der Silicea-Typ besonders durch das Fehlen der pastösen Gewebsbeschaffenheit, die den Calcarea-Typ auszeichnet. Ganz überwiegend kann man sagen, daß Silicea seltener für die akute Phase einer Erkrankung als für chronische Zustände in Frage kommt.

Bei der **Tuberkulose** vermag die Kieselsäure die narbige Umwandung der tuberkulösen Granulome zu unterstützen. Bei tuberkulösen Lymphomen, nicht nur im Stadium der Eiterung und Fistelung, ist sie besonders ausgezeichnet, zum Beispiel bei Hilusdrüsen-, Mesenterialdrüsentuberkulose. Man halte sich jedoch stets an das Gesamtbild mit seinen Leitsymptomen und Modalitäten.

Es kann als Hauptmittel oder als Zwischenmittel in manchen Phasen solcher Erkrankungen gebraucht werden.

Krankheiten des **Nervensystems** werden selten Gegenstand einer Behandlung mit der Kieselsäure sein. Die bezüglich dieses Organsystems angegebenen Symptome sind mehr als begleitende Hinweise bei Krankheiten anderer Organe zu werten. Epilepsieartige Zustände wurden bei der Arzneimittelprüfung beobachtet; Epilepsie soll damit geheilt worden sein, in Frage kommt auch **traumatische Epilepsie.** Die Anfälle sollen besonders nachts und bei Neumond auftreten. Auch bei Krankheiten der **Verdauungsorgane** wird man nicht oft Gelegenheit haben, von der Kieselsäure Gebrauch zu machen. Stuhlverstopfung gibt manchmal die Anzeige, dabei zeigt sich eine Dyskoordination der Darmmuskulatur. Als typisch hat sich nämlich das Zeichen ergeben: Der

Stuhl, der unter großer Anstrengung teilweise aus dem Darm ausgepreßt wurde, gleitet wieder zurück. So eigenartig dieses Symptom auch sein mag, es hat schon manchmal zu einer glücklichen Wahl von Silicea geführt. So berichtet STIEGELE über einen Fall von **Darmkrebs,** der auf dieses Symptom hin Silicea erhielt und auch damit geheilt wurde. Daß die Kieselsäure besonders in der Bauchspeicheldrüse gespeichert wird, glaubt SCHEIDEGGER annehmen zu können.

Mit der Kieselsäure werden auch humoralpathologische Anschauungen verbunden. Wenn nach dem Verschwinden eines Fußschweißes oder dem Versiegen einer Fisteleiterung andere Leiden auftreten, die man diesem Umstand zuschreiben will, so wird man nach der Empfehlung HAHNEMANNS in Silicea ein hilfreiches Mittel finden.

Bei **Nierensteinleiden** setzt Silicea, ähnlich wie die kieselsäurehaltigen Mineralwässer, die Bereitschaft zu Koliken erheblich herab. Auch dürfte es nicht unberechtigt sein, wenn man annimmt, daß der Neubildung von Nierenkonkrementen damit bis zu einem gewissen Grade vorgebeugt wird. Chronische Nierenbecken- und Blasenentzündungen werden günstig beeinflußt.

Typus

Bei der Behandlung von skrofulösen und exsudativen Kindern wird man *Calcium carbonicum* und *Calcium phosphoricum* nicht selten von Silicea abzugrenzen haben. Dabei läßt sich sagen, daß der Silicea-Typ nicht, wie die beiden genannten Mittel, eine bestimmte Wuchsform ausgeprägt, sondern pyknisch als asthenisch sein kann. Kennzeichnend sind in ausgebildeten Fällen die besonders große Erkältlichkeit, die Neigung zu Eiterungen, zum Beispiel zu Furunkeln oder Mandelabszessen, die chronischen und rückfälligen Schleimhautkatarrhe mit übelriechendem, selbst eitrigem Charakter, und die indolenten Drüsenanschwellungen. Das Kind kann dann einen mageren, selbst marantischen Eindruck mit schwachen Gliedern und einem dicken Bauch infolge des Gasbauches und der Mesenterialdrüsenschwellungen machen. Bei Erwachsenen treten dieselben Zeichen in ähnlicher Form auf. Es ist sowohl die Assimilation als auch die Dissimilation gestört; infolge der ersteren besteht ein schlechter Ernährungszustand, infolge der letzteren sind die Ausscheidungen zersetzt, dünnflüssig und übelriechend (Wund- und Schleimhautsekrete, Schweiße), da die Stoffwechselprodukte nicht in der richtigen Weise abgebaut werden können. In bezug auf die Einteilung GRAUVOGLS wird man die Kieselsäure infolge des mit Verschlackung einhergehenden Stoffwechsels der karbonitrogenen Konstitution zuzuweisen haben.

Psychisch ist der Silicea-Typ charakterisiert durch seine Ängstlichkeit und den Mangel an Selbstvertrauen. Er fürchtet sich vor einem Mißerfolg gegenüber den ihm gestellten Aufgaben und wagt sich nicht an diese heran. Kinder sind scheu und furchtsam und verstecken sich hinter der Mutter.

Häufig ist er niedergedrückt und weinerlich. Die Depression geht bis zum Lebensüberdruß. Schreckhaftigkeit ist ein weiterer Charakterzug. Aus dem Schlaf schreckt er

infolge angstvoller Träume hoch. Geräusche kann er schlecht ertragen. Das Sprechen anderer bringt ihn aus der Fassung.
Zorniges und ärgerliches Wesen findet man nicht selten. Beim geringsten Anlaß kann er aufbrausen, selbst gegen seinen eigenen Willen. Widerspruch kann er nicht ertragen. Kinder werden eigensinnig und widerwärtig.
Die Fähigkeit, zu denken, wird eingeschränkt. Geistige Anspannung, sogar schon eine Unterhaltung, erschöpft ihn und bringt eine Eingenommenheit des Kopfes hervor. Er verspricht sich leicht und verschreibt sich; die rechten Ausdrücke sind ihm beim Sprechen nicht greifbar. Ein zerstreutes Wesen macht sich breit, die Kontrolle über die Handlungen geht verloren, ,,so daß sie beinah die Uhr in den Kochtopf getan hätte statt das Ei". Die Festigkeit und Beständigkeit, die wie bei einem Grashalm oder Getreidehalm durch die Kieselsäure bedingt ist, geht verloren, wie es KENT beschreibt, und kann durch Behandlung mit Kieselsäure wiederhergestellt werden.
Eine auffallende und wichtige Beziehung besteht zu der *Flußsäure*. Diese verstärkt ganz ausgesprochen die Wirkung der Kieselsäure und vermag ihren Einfluß, wo er sich erschöpft haben sollte, aufzufrischen und wieder zu erneuern. Auch der *Flußsäure* kommt eine große Bedeutung für das Bindegewebe zu, und so besteht ein praktisch verwertbares Ergänzungsverhältnis, das auch in verschiedenen Präparaten *(Natrium silico-fluoricum, Lapis albus, Calcium silico-fluoricum)*, welche beide Substanzen enthalten, zum Ausdruck kommt. Bereits aus der chemischen Schau kann man etwas zum Verständnis dieser Tatsache beitragen, indem wir wissen, daß Glas und andere Silicate allein von der *Flußsäure* angegriffen werden können.

Literatur

HAHNEMANN: Chronische Krankheiten, 1. und 2. Aufl.
ALLEN: Encyclopedia, Bd. IX.
HUGHES: Cyclopaedia, Bd. IV.
BECKER: Hygea, Bd. 22, S. 401 (Aqua silicata).
HARTLAUB u. TRINKS: Reine Arzneimittellehre, 3. Bd.
KNORRE: Allg. homöop. Ztg. 6:37.
RUOFF: Hygea, Bd. 8, S. 1, S. 97, S. 193.
SCHULZ, Hugo: Dtsch. Med. Wschr. 1903 : 38.
SCHEIDEGGER: Allg. homöop. Ztg. 1929.
Im Hinblick darauf, daß HAHNEMANN zur Zeit der Veröffentlichung der ,,Chronischen Krankheiten" kaum mehr Gelegenheit hatte, selbst Arzneimittelprüfungen vorzunehmen, wird man annehmen dürfen, daß ein größerer Teil seiner Symptome von seinen Patienten stammt, also der Behandlung mit der Kieselsäure wich. Dies betrifft besonders auch die psychischen Symptome. Doch stimmen die Versuchsergebnisse von Prof. Hugo SCHULZ, der ein Jahrhundert nach HAHNEMANN geprüft hat und dessen kritisches Vorgehen offenliegt, im wesentlichen mit denen HAHNEMANNs überein. Die psychischen Symptome sind bei HAHNEMANN reichhaltiger und differenzierter als bei den späteren Prüfungen.

Arzneimittelbild

Leitsymptome: *Abmagerung und schlechter Ernährungszustand. Frostigkeit und Neigung zu Erkältung. Die Frostigkeit gehört zu den ausgeprägtesten Erscheinungen*

des Silicea-Bildes; es besteht ein Mangel an Lebenswärme. Viele Beschwerden sind mit Frostigkeit verbunden.
Die Absonderungen nehmen meist einen üblen Geruch an, zum Beispiel Schweiß, Eiter; Sputum, Fluor, Stühle.
Neigung zu Schweißen, besonders am Kopf, nachts und früh.
⊙ Beschwerden von unterdrückten Absonderungen, von unterdrücktem Schweiß.
Schmerzhaftigkeit des ganzen Körpers, daher Überempfindlichkeit gegen Berührung.
Überempfindlichkeit gegen alle Sinneseindrücke.
Erschwerte Entleerung des Stuhls, der wieder in den Darm zurückgleitet.
Verschlimmerung durch Kälte, im Winter.
Besserung durch Wärme und durch Warmeinhüllen.
Eine Verschlimmerung nach der Tageszeit steht nicht fest; ein Teil der Symptome ist schlimmer nachts, ein anderer Teil morgens.

Allgemeines: Schmerzhaftigkeit des ganzen Körpers, schon früh im Schlaf fühlbar, nach dem Aufstehen besser. Geschwürschmerz des ganzen Körpers auf der Seite, auf der er liegt.
Fühlt jede Wetterveränderung, im Kopf und in den Gliedern. Die meisten Symptome scheint die Kieselerde zur Zeit des Neumondes hervorzubringen ⊙ oder auch des Vollmondes.
Große Verkältlichkeit. Stetes Frösteln bei der geringsten Entblößung.
Große Reizbarkeit und Schmerzempfindlichkeit der Haut beim Berühren.

Geist und Gemüt: Sehr empfindlich, selbst weinerliche Stimmung; niedergedrückt, weint jeden Morgen und meint, er müsse sterben. Das geringste Wort bringt zum Weinen. Lebensüberdrüssig.
Über Kleinigkeiten macht er sich oft die größten Gewissensbisse, als habe er das größte Unrecht begangen.
Auf Schreck große Ängstlichkeit. Erwachen nachts an schreckhaften Träumen.
⊙ Angst vor Mißerfolg; fürchtet sich vor den ihm gestellten Aufgaben. ⊙ Mangel an Selbstvertrauen.
Sehr schreckhaft. Überempfindlichkeit gegen Geräusche und mit Angstgefühlen verbunden.
Lautes Sprechen beschwert ihn.
Zornig und ärgerlich, gerät leicht in Zorn. Eigensinnig. Grillig und übelnehmerisch. Das Kind

wird eigensinnig, widerwärtig, unwillig. ⊙ Kann keinen Widerspruch ertragen*. Unstet und verwirrt in seinen Unternehmungen. Vergeßlichkeit und Duseligkeit am Morgen. Zerstreutheit.

Geistige Erschöpfung bei Geistesarbeitern.
Gedächtnisschwäche, auch bei alten Leuten.
Aufnahmefähigkeit herabgesetzt.
Zerebralsklerose.

Erschwertes Denken. Auch von geringer Unterhaltung bekommt er sogleich Eingenommenheit des Kopfes und allgemeine Abspannung. Unvermögen, zu lesen, schreiben und zu denken. Verspricht sich oft, kann sich auf die rechten Ausdrücke nicht besinnen. Gedächtnisschwäche. Epileptische Anfälle, nächst zum Neumond, doch ohne Schrei und ohne Zungenbiß. Ungeheurer Schwindel, im Gehen, so daß sie nicht weiß, wo sie ist und als solle sie auf die Seite fallen, auch besonders früh beim Aufstehen und bei gebücktem Arbeiten, beim Erheben der Augen, um nach oben zu sehen. Wenn er die Augen schließt, dreht sich alles im Kreise herum, beim Öffnen der Augen wieder vergehend; Schwindel mit Unsicherheit beim Gehen und Torkeln. Schwindel durch das geringste Nachdenken erhöht, mit großer Eingenommenheit des Kopfes.

Schlaf: Schlafsucht bei Tage. Schlaf sehr unruhig und unterbrochen, voll angstvoller und schrecklicher Träume. Wandelt im Schlaf umher. Alpdrücken im Schlaf.

Neuralgien und Neuritiden am Kopf, Migräne.
Epilepsie, bes. Rindenepilepsie (Verschlimmerung bei Neumond).

Kopf: Blutandrang zum Kopf. Schwindel mit Übelkeit, besonders morgens beim Aufstehen, mit Hitzegefühl im Kopf. Drückender Kopfschmerz mit Völle, als wolle der Kopf platzen, besser von Festbinden, schlimmer beim Drehen, Bücken und Sprechen. Schwindel bei den verschiedenartigsten Anlässen. Kopfschmerz, vom Nacken und Hinterhaupt nach vorn ziehend und sich über dem Auge festsetzend. Kopfschmerz, der sich durch Warmeinhüllen des Kopfes bessert. Kopfschmerzen von geistiger Anstrengung, von Lärm, ⊙ gebessert mit Abgang einer Harnflut.

* Man kann sich vorstellen, daß der Silicea-Patient, für den Mangel an Selbstvertrauen typisch ist, sich durch Widerspruch in seinem Wert herabgesetzt fühlt und dann gereizt reagiert.

Kopfhaut druckempfindlich und empfindlich gegen den Druck des Hutes.
Schwitzen im Gesicht bei geringfügiger Anstrengung.

Skrofulöse Ophthalmie.
Entzündung des äußeren Auges.
Gerstenkörner, Hagelkörner.
Katarakta. Tränenfistel.

Augen: Entzündung der Lider, der Bindehaut und der Hornhaut mit schleimig-eitriger Absonderung. Schwellung und Entzündung des Tränensackes und des Tränenkanals.

Chron. **Mittelohrkatarrh** mit Schwerhörigkeit, Otosklerose.
Mittelohreiterung. Gehörgangekzem.
Chron. Parotitis.

Ohren: Schwellung des äußeren Ohres, dünneitrige Absonderung aus dem inneren Ohr. Überempfindlichkeit gegen Schall. Schwerhörigkeit.
Die Ohren sind wie zugefallen. Sausen und Brausen in den Ohren.

Chron. Schnupfen.
Ozaena, Nasenpolypen, Nebenhöhleneiterungen. Chron. Pharyngitis und Laryngitis.
Chron. **Bronchitis, Lungentuberkulose.**

Atmungsorgane: Stockschnupfen und Fließschnupfen mit scharfer wäßriger Absonderung. Trockener Schnupfen mit Krusten in der Nase. Wundheitsgefühl in den Nasenknochen.
Erschütternder Husten mit Kitzel und Reiz im Hals; starkes Rasseln auf der Brust; schleimig, eitriger und übelriechender Auswurf. Gefühl eines Haares auf der Zunge bis in die Luftröhre, das zum Hüsteln reizt.

Zahnschmerzen infolge Karies und Wurzelhautentzündung und -Eiterung.
Parodontose.
Chron. Tonsillitis,
Abszedierende Angina (auch als Vorbeugungsmittel),
chron. Pharyngitis.
Chron. Parotitis.

Verdauungsorgane: Mundwinkel wund. Herpesbläschen an den Lippen. Trockenheit im Munde oder Speichelfluß. Wundheitsgefühl im Mund und auf der Zunge; Gefühl eines Haares auf der Zunge. Zahnfleisch geschwollen und entzündet, die Zähne lockern sich. Kälte ruft Zahnschmerz hervor (kalte Speisen und kalter Wind). Katarrh der Rachenschleimhaut mit übelriechendem Schleim. Übelkeit, Völle, Heißhunger, aber trotzdem appetitlos, Magenschmerzen nach dem Essen, Sodbrennen. Aufgetriebenheit des Leibes. Schlucken sehr erschwert infolge von Schmerzen im Hals. Die Lymphdrüsen am Hals sowie die Parotis- und Sublingualdrüsen sind geschwollen und schmerzhaft.
Verlust des Appetits oder gieriger Hunger.
Widerwille gegen warme gekochte Speisen und gegen Fleisch; allerlei dyspeptische Beschwerden.

Mesenterialdrüsentuberkulose.

Es werden durch Räuspern sehr stinkende Kügelchen ausgeworfen. Halsweh mit viel Schleim im Hals oder auch Trockenheit im Munde. Übler Geruch aus dem Mund. Starke Gasansammlung im Leib mit Kollern und Rumpeln.

Obstipation.

Durchfälle stinkend, hellgelb. Verstopfung mit vergeblichem Stuhldrang. Schmerz im After während des Stuhles, wie zusammengeschnürt. Stuhlgang mit Schleimbeimengung. Öfterer Abgang weniger aashaft stinkender Flüssigkeit. Stuhl tritt unter großer Anstrengung teilweise heraus und gleitet dann wieder zurück.

Abneigung gegen Muttermilch, Erbrechen. Durchfall nach Milchgenuß.

Nierensteinkoliken (als Vorbeugungsmittel).

Harnorgane: Harnmenge vermehrt mit brennendem Schmerz in der Eichel während des Harnlassens oder konzentrierter Harn mit stark urinösem Geruch. Reichlicher Harndrang. Gelblicher oder rötlicher Sand im Harn.

Geschlechtsorgane: Männer: Schmerzhafte Erektionen morgens vor dem Aufstehen. Häufige Erektionen und Ejakulationen, denen ein Stadium herabgesetzter Erregbarkeit folgt. Pollutionen. Lüsternheit der Gedanken. Nach dem Beischlaf Zerschlagenheit des ganzen Körpers.

Fluor, Zervixerosionen.

Frauen: Weißfluß wäßrig, wundmachend und übelriechend.

Brustwarzen schmerzen und brennen. ⊙ Säugling verschmäht die Mutterbrust und erbricht sich beim Saugen.

Rachitis, chron. Knocheneiterung mit Fistelbildung.

Glieder, Muskulatur und periphere Nerven: Schwäche der Muskeln, Zittern der Glieder. Gefühl, als wollten die Knie einknicken vor Schwäche. Die Arme und Beine schlafen beim Draufliegen ein. Steifigkeit und Lähmigkeit, Reißen in den Gliedern, besonders sobald er sich entblößt. Schmerzen in den Gelenken in der Ruhe, besser bei Bewegung.

Chron. **Lymphdrüsenschwellungen. Drüseneiterung.**

Drüsen: Die Lymphdrüsen schwellen an, derbe Drüsenschwellungen.

Haut: Hautjucken, allerlei eitrige Entzündungen in und unter der Haut, Blasen, Pusteln und

(Nässende) **Ekzeme,** bes. an den Händen und Füßen.
Furunkel und Furunkulose.
Keloid, Balggeschwulst, Entzündete Fußschwielen.
Schmerzhafte Hühneraugen.
Ganglien, Warzen,
Enchondrome, Fibrome.

Furunkel. Selbst kleine Wunden heilen schlecht und eitern leicht. Furunkel an allen Teilen des Körpers, nach der Entleerung mit unterminierten Rändern.
Fußsohlen schmerzen und brennen; es entstehen Hühneraugen oder Schmerzen in den vorhandenen Hühneraugen. Nägel splitternd und pulverig-brüchig beim Schneiden.
Alte Narben schwellen an und schmerzen.

Fußschweiß.

Wärmeregulation: Große Frostigkeit und Frieren; tagelang anhaltendes, inneres Frieren; wird selbst im Bett nicht warm. Fürchtet sich vor der geringsten Entblößung der Haut. Eiskalte Füße. Neigung zu Schweißen, Schweiße am Kopf. ⊙ Sobald der Patient einschläft, beginnt er zu schwitzen *(Pulsatilla, Conium)*. Saure und übelriechende Nachtschweiße. Der Fußschweiß macht die Zehen wund.

Dosierung

Meist gebraucht werden die D 3 bis D 6 bis D 30. Bei chronischen Prozessen finden die Hochpotenzen überzeugte Befürworter in seltenen Gaben, zum Beispiel bei rezidivierenden Peritonsillarabszessen, bei welchen etwa 14tägig eine Gabe zu empfehlen ist über längere Zeit. Bei akuten Zuständen kann die Wiederholung auch einige Male erfolgen. Bei der Silicea-Therapie handelt es sich um eine Anregung des Kieselsäurestoffwechsels, während die substantielle Zufuhr Sache der Ernährung ist.

Vergleichsmittel

Neigung zu Abszeßbildungen: *Hepar sulfuris, Sulfur, Calcium sulfuricum, Myristica, Pyrogenium, Syphilinum, Siegesbeckia.*
Folgen von Pockenimpfung: *Thuja, Hepar sulfuris, Mercurius, Variolinum.*
Rachitis, großer Kopf , offene Fontanellen: *Calcium carbonicum, Lycopodium, Sulfur.*
Verlangsamung der körperlichen und geistigen Entwicklung: *Barium carbonicum, Calcium carbonicum.*
Lymphatismus, chronische Tonsillitis: *Mercurius bijodatus, Barium carbonicum* und *jodatum, Sulfur, Hepar sulfuris, Magnesium carbonicum, jodatum* und *fluoratum, Calcium jodatum* und *fluoratum, Calcium phosphoricum.*
Nierensteinleiden mit Koliken: *Equisetum, Berberis, Lycopodium, Calculi renales.*
Stinkende Schweiße: *Sulfur, Hepar sulfuris, Psorinum,* Magnesiumsalze.
Kopfschmerz besser durch Warmeinhüllen: *Belladonna, Aconitum, China,* Magnesiumsalze.

Kopfschmerz mit einer Harnflut endend: *Aconitum, Gelsemium, Ignatia, Mandragora, Sanguinaria, Veratrum album.*
Gerstenkörner: *Staphisagria, Calcium fluoratum, Pulsatilla.*
Splitternde Nägel: *Calcium fluoratum.*

Solidago virga aurea

Herkunft des Mittels

Solidago virga aurea, die Goldrute (Fam. nat. Compositae), ist in Europa, Asien und Nordamerika heimisch. Verwendet werden die frischen Blüten. Die Pflanze ist reich an Saponinen und enthält auch ein Flavon, ätherisches Öl, Bitterstoff und Gerbstoff.

Anwendung

Die Kenntnis dieser bei uns heimischen Pflanze verdanken wir den Beobachtungen RADEMACHERS. Er gebrauchte sie als ein Organspezifikum der Niere, wenn im Verlauf von gastrischen Fiebern oder anderen akuten Krankheiten der Urin dunkel und trübe wurde und einen dicken Bodensatz bekam und „die Besserung langsamer fortschritt, als sie hätte tun müssen". Er sah die Goldrute diese Nierenaffektion beheben und „den Urin wieder klar und normal machen, ohne ihn gerade zu treiben, und so die zögernde Besserung rasch zum Ziele führen". Ferner wandte er sie bei **chronischer Nephritis** und **Arthritis** an. H. SCHULZ erwähnt noch den erfolgreichen Gebrauch beim **Asthma uraemicum.** STAUFFER nennt sie ein hochwertiges organspezifisches Mittel und ein erstklassiges Nierenfunktionsmittel. Eine Arzneimittelprüfung von Solidago existiert nicht, doch hat der württembergische Arzt Dr. BUCK seine Heilwirkung sorgfältig studiert (veröffentlicht in Dr. BOLLES „Populären homöopathischen Zeitung"). Auch nach BUCK liegt der Schlüssel für dieses Heilmittel in der Funktion der Nieren und der Beschaffenheit des Harns. Er nennt als Indikation von seiten der Nieren:
Schmerzen in den Nieren; Nierengegend schmerzhaft bei Druck. Gefühl von Schwellung und Spannung in den Nieren. Schmerzen, die von den Nieren gegen den Bauch und die Blase ziehen. Dysurie, erschwertes Harnlassen mit scharfen Schmerzen. Harn dunkel, rotbraun, mit dickem Satz; Stein oder Sand, Eiweiß, Blut oder Schleim. Phosphatniederschlag, leicht sauer, alkalisch oder neutral, zahlreiche Epithelzellen oder Schleimpartikel. Epithelzellen mit Sand von Tripelphosphaten. Brightsche Nierenkrankheit.
BUCK hält Solidago besonders angezeigt, wenn die Erkrankung der Nieren verbunden ist mit Hautausschlägen und Drüsenschwellungen skrofulöser Natur, mit katarrhalischen Zuständen der Atmungs- ebenso wie der Verdauungsorgane, mit rheumatischen Zuständen.
Aus diesen Empfehlungen geht eine ausleitende und regulierende Fähigkeit hervor; ob jedoch eine tiefergreifende Wirkung bei Nierenentzündung zu erwarten ist, erscheint

mir ungewiß. Die Verwendung geschieht in Form von Tee und der Tinktur sowie der D 1 bis D 2.

Vergleichsmittel

Arsenicum album, Calcium arsenicosum, Apis, Terebinthina, Cantharis, Phosphorus, Lespedezza, Berberis.

Spigelia

Herkunft des Mittels

Spigelia anthelmia, das Wurmkraut (Fam. nat. Loganiaceae), ist in Brasilien heimisch. Verwendet wird das getrocknete Kraut. Sehr giftig.

Hauptrichtung

Über die wirksamen Bestandteile ist nichts Aufschlußreiches bekannt. Die Verordnung dieser Pflanze stützt sich auf die Herzwirkung als Grundlage ihres Wirkungsbildes, ferner auf die ihm eigenen Neuralgien. Auch gegen Wurmbeschwerden findet es Verwendung. Die Linksseitigkeit seiner Neuralgien kann sich merkwürdigerweise nicht auf die Prüfungen am Gesunden stützen, sondern auf die Bewährung am Kranken, wobei sich alle Autoren für die Linksseitigkeit aussprechen. Vermutlich ist die Linksseitigkeit des Mittels durch die Affinität zum Herzen bestimmt. Auch das Steigen und Fallen der neuralgischen Schmerzen mit der Sonne hat sich aus der Beobachtung am Kranken ergeben.

Für **akute Endokarditis** und **Perikarditis** ist Spigelia von ausgezeichneter Wirkung, wenn lebhaftes Herzklopfen, verbunden mit Herzstechen, ausstrahlend in den linken Arm, gefunden wird. Man hat den sicheren Eindruck, daß solche Fälle ausgezeichnet gefördert werden. Auch **chronische Herzleiden** mit solchen Beschwerden, einschließlich **Angina pectoris,** können gut damit beeinflußt werden.

Arzneimittelbild

Leitsymptome: *Herzbeschwerden mit lebhaften stechenden Schmerzen, großer Erregung und Angst. Stürmisches Herzklopfen; muß sich auf die rechte Seite legen. Periodisch auftretende Neuralgien. ⊙ Die Schmerzen befallen meist die linke Seite und steigen und fallen mit der Sonne. Doch ist Rechtsseitigkeit keine Gegenanzeige. Verschlimmerung durch Berührung, Bewegung, Erschütterung, durch Geräusch, ferner durch Sturm, Wetterwechsel und kalte Luft.*

Besserung durch Liegen auf der rechten Seite, mit erhöhtem Kopf (bei Herzbeschwerden).

Allgemeines: Große Schmerzhaftigkeit des ganzen Körpers; jede Berührung, jedes Anstoßen oder Auftreten macht Schmerz.

Gemüt: Aufgeregt und voller Angst und Furcht, voll schlimmer Ahnungen. Kann vor ständiger Angst und Aufregung keine Ruhe finden.

Neuritis und Neuralgie des Nervus trigeminus.

Kopf: Schmerzen halbseitig im Stirnhöcker, im Auge, in der Schläfe. Gefühl, als sei der Kopf längs der Pfeilnaht offen. Schmerzen in einer Gesichtshälfte und in den Zähnen. Jede Berührung, Erschütterung und Bewegung verschlimmert den Schmerz. ⊙ Der Schmerz steigt und fällt mit der Sonne.

Auge: Schmerzen der Augäpfel bei Bewegung, als seien sie zu groß. Scharfer Schmerz in den Augen. Bindehautkatarrh.

Gesichtsneuralgie mit Nebenhöhlenentzündungen.

Nase: Schnupfen mit Abfluß reichlichen Schleims vom hinteren Nasenrachenraum gegen den Kehlkopf; dadurch Hustenreiz.
Hustenreiz und reichlicher Schleimauswurf aus dem Rachen. Der Katarrh dehnt sich auf die Tuben aus.

Verdauungsorgane: Übelriechender Atem, appetitlos und heißhungrig; ängstliches Gefühl in der Magengrube mit Druck. Gefühl, als steige ein halbflüssiger Körper im Schlund auf. Schneidende Schmerzen, kolikartig um den Magen. Blähsucht, schleimige Stühle, auch Abgang reinen Schleims.

Akute Endokarditis und Myokarditis.
Angina pectoris.
Nervöse Herzbeschwerden.

Herz: Heftige Schmerzen vor allem stechender Art im Brustkorb. Stürmisches Herzklopfen, so daß die linke Brusthälfte erschüttert wird, schlimmer von der geringsten Bewegung. Heftige, starke Schmerzen am Herzen, in den linken Arm ausstrahlend. Stechende Herzschmerzen. Große Unruhe und Angst. Schwacher unregelmäßiger Puls. Atemnot, muß auf der rechten Seite liegen mit erhobenem Kopf. Angst vor jeder Berührung der Herzgegend, da dadurch Schmerz hervorgerufen wird.

Neuralgien und Neuritiden.

Glieder: Rheumatoide Schmerzen in den Muskeln und Gelenken mit Steifheit und Schwäche der befallenen Teile.

Wärmeregulation: Der Körper wird von Schaudern durchrieselt. Wechsel von Hitze und Frost, Schweiße.

Dosierung

Bei **akuten Herzentzündungen** und **Neuritiden** meist D 3 bis D 6. Mehr funktionelle Herzstörungen und Neuralgien reagieren auch gut auf höhere Verdünnungen; sie scheinen diesen Fällen auch besser angepaßt zu sein als die niedrigeren.

Vergleichsmittel

Entzündliche Erkrankungen des Herzmuskels: *Kalmia, Aconitum, Naja, Acidum benzoicum, Colchicum, Phytolacca, Kalium carbonicum.*
Neuralgie, linksseitig: *Aconitum, Thuja.*
Neuralgie und Migräne mit der Sonne steigend und fallend. *Argentum nitricum, Gelsemium, Sanguinaria* (rechtsseitig), *Stannum.*

Spiraea ulmaria

Herkunft des Mittels

Filipendula ulmaria (= Spiraea ulmaria), Mädesüß (Fam. nat. Rosaceae), wird in den Kräuterbüchern meist unter den diuretischen Drogen geführt. Zur Tinktur wird die frische Wurzel verarbeitet.
Die Hauptwirkstoffe sind Salicylsäureverbindungen, Phenolglykoside, Gaultherin = Monotropitosid mit Aglykon Salicylsäuremethylester und Spiraein mit Aglykon Salicylaldehyd.

Anwendung

Bei **Wassersucht** verschiedener Genese hat man beachtliche Erfolge beobachtet. RADEMACHER hat sie als Nierenmittel bei Bauch- und Hautwassersucht gebraucht, und auch H. SCHULZ erwähnt sie als Diuretikum bei Nephritis nach Scharlach. Die Pflanze enthält in Wurzeln und Blättern Gerbstoffe, wodurch ihre Verwendung gegen Durchfall erklärlich wird. Auch als schweißtreibendes Mittel ist sie bekannt. Diese Eigenschaft wird uns verständlich durch den Gehalt an *Salizylsäure,* die die Pflanze auszeichnet und weitgehend den Charakter bestimmt. Sie wurde in den Blättern und Wurzeln festgestellt. Doch ist damit nicht alles über die Wirkung gesagt, denn die Wirkung auf die Nieren ist damit allein wohl nicht erklärt. Unter den homöopathischen Mitteln besteht eine Verwandtschaft zur *Benzoesäure*, welche der *Salicylsäure* chemisch sehr nahe steht. Auch mit *Berberis* besteht eine Symptomenähnlichkeit, die sich hauptsächlich auf die Harnsymptome gründet. Viele Beobachtungen homöopathischer Ärzte lassen erkennen, daß die *Salizylsäure* für den **Gelenkrheumatismus** in manchen Fällen nicht nur als ein Milderungsmittel, sondern als ein echtes Heilmittel zu gelten hat. Ja, sie wurde zu manchen Zeiten sogar als epidemisches Mittel befunden. Für solche Fälle ziehe man die Spiraea als naturgegebenes Mittel heran, durch deren Prüfungsbild, das wir dem verdienten Prüfer Dr. J. SCHIER verdanken, überall die uns bekannte Wirkung der *Salizylsäure* durchschimmert. Die Leitsymptome geben für die Auswahl der Fälle die genauere Anzeige. Weitere salizylsäurehaltige Pflanzen sind (nach RIPPERGER): *Ringelblume, Schlüsselblume, Schwarzpappel,*

Stiefmütterchen, Veilchen, Weide, Wiesengeißbart. MÜNCH hat die Heilkraft der Sumpfpflanze Spiraea bei Malaria erprobt und hält viel von ihr bei eitrigen Infektionen als Umschläge.

Arzneimittelbild

Leitsymptome: *Erregung der Blutzirkulation mit Blutandrang zum Kopf, mit Ohrensausen, Schwindel, Herzklopfen und reichlichen Schweißen.*
Gesteigerte Harnabsonderung oder starkes Harnsediment.
Schmerzen in Muskeln, Gelenken und Nerven, die sich durch Bewegung verschlimmern und häufig die Stelle wechseln.
⊙ *Verschlimmerung durch Feuchtigkeit.*
(SCHIER *schließt aus dem Standort auf feuchten Wiesen und in Sümpfen, daß die Pflanze ihre Wirksamkeit am besten in einem feuchten Milieu entfalte.)*

Geist und Gemüt: Unruhiger Schlaf, mühsames Einschlafen, erwacht nachts und quält sich mit Gewissensbissen über ein längst begangenes Vergehen.

Kopf: Benommenheit und Schwere des Kopfes, Schwindel mit Vergehen der Sinne und Ohrensausen, Kopf wie zu groß, Kopfschmerz, wie ein Reifen um den Kopf, pulsierender Kopfschmerz, besser im Freien, schlimmer durch Bücken und Schütteln.

Schleimhäute des Kopfes und des Halses: Bindehautkatarrh, Schnupfen, Husten, Scharren und Kitzeln im Hals.

Blutkreislauf: Herzklopfen mit Angst, aufsteigender Hitze und Kurzatmigkeit, erhöhtes Wärmegefühl und Schweißausbrüche. Venen schwellen an den Händen an.

Verdauungsorgane: Druckgefühl im Magen und in der Speiseröhre, Brennen unter dem Schwertfortsatz, besser durch Essen und Trinken; Verstopfung, wie Hasen- oder Ziegenkot, nachher Zusammenschnüren im After. Prasselnder, aashaft riechender Durchfall.

Harnorgane: Vermehrter Harndrang und gesteigerte Harnabsonderung. Lehmfarbener Harn, Fetthäutchen auf dem Harn, roter Bodensatz. Brennen an der Harnröhrenmündung.

Geschlechtsorgane: Morgens starke Erektionen und große Geilheit.

Gelenkrheumatismus, akut und chronisch, auch mit Gelenkerguß. Muskelrheumatismus, Ischias.

Glieder, Muskulatur und periphere Nerven: Ziehende und reißende Schmerzen in den Gelenken, hin- und herziehend. Gefühl in den Muskeln der Vorderarme, als wolle ein Krampf entstehen, bis zum tatsächlichen Auftreten eines Muskelkrampfes. Abgespanntheit mit Dehnen und Recken der Glieder. Schmerzhaftes Ziehen und Reißen im rechten Nervus ischiadicus von der Hüfte bis zur Ferse, bei Bewegung sehr verschlimmert.

Haut: Jucken am ganzen Körper. Akne faciei, vorher schon vorhanden, wird jedesmal nach dem Einnehmen schlimmer. Reichliche Schweiße.

Wärmeregulation: Wärmegefühl erhöht. Es überläuft ihn wie Hitze, namentlich an Kopf, Schultern und Brust, als wolle Schweiß ausbrechen. Blutandrang zum Kopf mit Ohrensausen, Schwindel, Herzklopfen und reichlichen Schweißen.

Dosierung

Im allgemeinen ∅, allenfalls auch D 1 und D 2.

Spongia

Herkunft des Mittels

Euspongia officinalis, der Badeschwamm (Fam. nat. Porifera), gehört zu den Coelenteraten oder Hohltieren. Verwendet wird das Skelett des Tierstockes, das durch vorsichtiges Erwärmen geröstet wird. Aus diesem Röstprodukt wird die Tinktur gewonnen.

Pharmakologie

Der wesentliche Bestandteil ist das vorhandene *Jod,* das bei vorsichtiger Bereitung zum größten Teil in organischer Bindung, und zwar als Dijodtyrosin, erhalten bleibt. Es wurde jedoch festgestellt, daß das sogenannte reine Dijodtyrosin ein Gemenge von 4 bis 5 Mol Dibromtyrosin und 1 Mol Dijodtyrosin darstellt. H. SCHINDLER* hat ferner nachgewiesen, daß der Gehalt an Halogenen (*Jod, Brom* und *Chlor*)

* SCHINDLER, H.: Über Spongia unter besonderer Berücksichtigung ihres Gehalts an Jod und Brom (Dtsch. Apoth.-Ztg. 1957: 448, 664).

auch bei starkem Rösten auffallend beständig bleibt, ferner daß der Gehalt von *Brom* denjenigen von *Jod* in der Tinktur um ein Mehrfaches übersteigt. Man muß daher annehmen, daß der Brom-Bestandteil für die Wirkung in wesentlicher Weise mitbestimmend ist.
Weitere Bestandteile sind *Kalk, Magnesium, Kieselsäure, Schwefel-* und *Phosphorsäure.*
Der Mindestgehalt der Spongia-Tinktur an *Jod* soll 0,04 % betragen.

Klinische Anwendung

Bei der Prüfung durch HAHNEMANN, welcher schon um den Jod-Gehalt wußte, haben sich organotrope Beziehungen zu den Lymphdrüsen, der Schilddrüse, dem Kehlkopf und der Luftröhre sowie zu den Hoden ergeben. Ein wesentlicher Angriffspunkt von Spongia liegt auch am Herzen.
Schilddrüse: Bei Prüfern mit Kröpfen traten Anschwellung, Spannung und Schmerzen auf. Spongia wurde deshalb zum Hauptmittel bei der **Kropf**behandlung und ist es auch bis heute geblieben, da das *Jod* in dieser organischen Bindung offenbar besser ertragen wird, ähnlich der Bindung des *Jods* in den Jodsalzen. Doch ist bei empfindlichen Patienten und dem Gebrauch tiefer Potenzen auf das etwaige Auftreten von Hyperthyreosen zu achten. Die gebräuchlichste Dosis sind die D 2 und D 3, doch sind auch höhere Verdünnungen wirksam. Letztere sind allein zu empfehlen bei der Behandlung des **Basedow**leidens.
Kehlkopf: Die Anzeichen sind ein Räusperzwang, Heiserkeit, ein trockener und schmerzhafter Husten, Erschwerung der Atmung, wie wenn ein Pfropfen in der Luftröhre stecke oder man durch einen Schwamm atmen müsse. Spongia wurde deshalb bei **katarrhalischer Laryngitis** mit Heiserkeit und bellendem Husten, bei Besserung durch Essen und Trinken verwendet. Auch **Tuberkulose** mit einem solchen Husten fällt in den Wirkungskreis. Bei der **kruppösen Laryngitis** mit Membranbildungen, dem sogenannten Krupp, wird es seit HAHNEMANN gebraucht; er begann die Behandlung mit *Aconitum,* um nach 2 Stunden zu Spongia und nach weiteren 2 Stunden zu *Hepar sulfuris* überzugehen.
Hoden: Daß auch die Hoden zu dem Wirkungsbereich des Mittels gehören, ist bei dem Jod-Gehalt nicht verwunderlich. Bei der Prüfung wurden Schmerzen und Anschwellung der Hoden beobachtet. Die darauf gegründete Behandlung von **Orchitis** und **Epididymitis** hat sich bewährt.
Herz: Bei Herzleiden ist Spongia ein wohl zu beachtendes Mittel bei subakuter und chronischer **Myokarditis** und bei **Myodegeneratio arteriosclerotica** mit anginösen Zuständen. Plötzliches Erwachen bei Nacht mit Erstickungsgefühl weist darauf hin. Der nächtliche Reizhusten infolge Stauungsbronchitis bei Arteriosklerotikern ist eine bewährte Indikation für Spongia. Das durch einen Spasmus im Kehlkopf hervorgerufene Erstickungsgefühl kann also sowohl durch den Druck eines Kropfes, durch eine

trockene Laryngitis, durch ein Kropfherz, aber auch durch eine Myokarditis und eine Myodegeneratio im Sinne einer Angina pectoris erzeugt werden.

A. STIEGELE (Klinische Homöopathie, Hippokrates-Verlag) hebt die Wirkung der Spongia beim „Herzhusten" hervor. Er hat den quälenden Hustenreiz bei akuter und subakuter Endokarditis mit Spongia D 2 weichen sehen, ebenso bei einer „klinischen Symbiose herzsklerotischer und stauungsbronchitischer Erscheinungen". Auch bei einer Erkrankung der Aorta schreibt er der Spongia eine hilfreiche Wirkung zu, wenn das Gefühl des plötzlichen Zusammenschnürens im Kehlkopf den Kranken plötzlich aus dem Schlaf reißt. Man wird sich bei dieser Erwähnung der Tatsache erinnern, daß *Jod* weitgehenden Einfluß auf degenerativ-atheromatöse Prozesse besitzt.

Typus

Als Typus werden blonde und blauäugige Kinder angegeben, während die dunklen und mageren besser auf *Jod* ansprechen sollen. Ob diese Einschränkung von Bedeutung ist, erscheint mit fraglich.

Literatur

HAHNEMANN: Reine Arzneimittellehre.
ALLEN: Encyclopedia, Bd. IX.
HUGHES: Cyclopaedia, Bd. IV.

Arzneimittelbild

Leitsymptome: *Der kruppartige, trockene Husten bessert sich durch Essen und Trinken; Sprechen und Singen verschlimmert.*
Wärme soll nach den Beobachtungen der Praxis ebenfalls bessern. Dies ist insofern nicht auffallend, als Jod sowohl auf Kälte als auch auf Wärme empfindlich macht.
Auffahren aus dem Schlaf mit Erstickungsgefühlen.
Atmung erschwert, ⊙ wie durch einen Schwamm.
Verschlimmerung nachts.
Verschlimmerung durch Bewegung.
Verschlimmerung durch Schlaf.

Allgemeines: Nach unbedeutender Anstrengung schwach, das Blut wallt in die Brust hinauf, das Gesicht wird heiß.

Gemüt: Sehr ängstlich und schreckhaft.

Struma colloides.
Basedow-Struma.

Hals: Bei Berührung empfindlich, Schilddrüse angeschwollen. Im Kropf ein Gefühl, als arbeite es darin, oder Wehgefühl und Stechen im Kropf.

Laryngitis.
Kruppartiger Husten bei

Atmungsorgane: Schnupfen und Heiserkeit. Bedürfnis zu räuspern. Kratzen im Hals. Rauhe Stim-

Diphtherie und Pseudokrupp. **Bronchitis, Lungentuberkulose.**

me. Unaufhaltsamer Husten aus einer tiefen Stelle in der Brust, wo es schmerzt, als wäre sie vom Husten wund und blutig geworden. Trockener Husten, bei Tag und Nacht, mit Brennen in der Brust, als hätte sie inwendig etwas Heißes. Nach Essen und Trinken läßt der Husten nach. Schweres Atemholen, als ob ein Stöpsel in der Kehle steckte und der Atem durch die Verengerung des Kehlkopfes nicht hindurch könnte. ⊙ Erschwertes Atmen, wie durch einen Schwamm.

Myodegeneratio cordis und **Myokarditis,** auch mit **Stauungsbronchitis** und nächtlichem Reizhusten.

Herz: Fährt plötzlich aus dem Schlaf auf mit einem Gefühl des Zusammenschnürens im Kehlkopf, als ob er erwürgt würde, besser beim Aufsitzen (nach D 30). ⊙ Kann mit dem Kopf nicht niedrig liegen. Schmerz und Druckempfindung in der linken Brustseite. Beschleunigter, voller Puls.

Orchitis und Epididymitis.

Männliche Geschlechtsorgane: Drückendschmerzhafte Geschwulst des Hodens. Quetschende Schmerzen im Hoden; Stiche vom Hoden in den Samenstrang fahrend.

Dosierung

Der Arzneigehalt ist $^1/_{10}$. Die Tinktur ist also gleich der D 1. Bei akuten **Kehlkopf- und Luftröhrenkatarrhen** wird die D 2 bis D 3 empfohlen, ebenso beim **Kropf.** Es werden auch die starken Gaben gegeben, doch ist dabei immer eine Beobachtung auf Jodismus (Gewicht, Herztätigkeit, Nerven) nötig. Zweifellos wurden mit der Spongia-Tinktur durch unkontrollierten Gebrauch schon manche Fälle von Hyperthyreoidismus erzeugt. Bei **Herzleiden** gibt man am besten D 2 bis D 4. Bei **Hyperthyreose** habe ich zu Anfang oft nur einzelne Gaben gegeben in höheren Verdünnungen und die Reaktion abgewartet. Bei guter Verträglichkeit ließ ich nach einigen Tagen die nächste folgen; die Zwischenräume sind dann allmählich zu verkürzen.

Stannum

Toxikologie

Das metallische Zinn ist nicht in der Lage, Vergiftungen hervorzurufen, jedoch ist dies möglich, wenn durch starke Säuren lösliche Zinnsalze entstehen. Nach Aufnahme von *Zinnchlorid* entstehen beim Menschen Erbrechen, Schmerzen im Epigastrium, Durchfälle und Koliken, Frösteln mit Hitze und Stirnkopfschmerzen. Wegen der Eigenschaft, Erbrechen zu erregen, fand Stannum früher Verwendung als Emetikum. – Das Arzneimittelbild von Stannum entstammt der Prüfung durch HAHNEMANN. HAHNEMANN kannte Stannum in seiner Zeit als ein Heilmittel gegen Epilepsie, als welches es von englischen Autoren empfohlen wurde. Im homöopathischen Gebrauch hat es jedoch als Antiepileptikum keine Bedeutung erlangt. Im Mittelalter wurde Stannum gegen die „geschwürige Lungensucht" als Schwindsuchtsmittel gebraucht. In dieser Hinsicht kehrt es auch in der Homöopathie wieder. Weiterhin wurde Zinn als ein Abtreibungsmittel gegen Bandwurm angewendet.

Hauptrichtung

Wie bei den meisten der Schwermetalle steht die Beziehung zu den Nerven im Vordergrund. Neben weniger charakteristischen Abspannungs- und Reizerscheinungen treten eine auffallende Schwäche und Kraftlosigkeit bei der geringsten körperlichen und geistigen Anstrengung oder Beanspruchung hervor. Bei den Nervenschmerzen hat sich ein langsames Ansteigen bis zum Gipfelpunkt, dem ein ebensolches Absteigen folgt, als kennzeichnend erwiesen; ferner eine Besserung durch Druck bei allen Schmerzen. Diese Beobachtung des allmählichen Steigens und Fallens wurde bei der Prüfung des Schülers HAHNEMANNS Dr. GROSS gemacht und wird als typisch angesehen. Nicht selten findet dieses Steigen und Fallen mit dem Lauf der Sonne statt. SnO wurde in vergangenen Zeiten gegen hysterische und epileptische Krämpfe und Nervenschmerzen verwendet. Auch *Zinnchlorür* wurde bei Epilepsie gegeben.
Mehr als bei irgendeinem anderen Metall hebt sich eine starke Organotropie zu den Atmungsorganen heraus. Vergleichbar unter den Metallen ist hier nur noch *Argentum nitricum* und *Mercurius*. Typisch ist ein reichlicher grüner, oft widerlich süßlich schmeckender Auswurf. Die obengenannte Schwäche gesellt sich auch hier dazu, so daß jedes Sprechen, Lachen und Singen den Husten verschlimmert. Sprechen strengt auffallend an. Gebrauch wird gemacht bei **Lungentuberkulose, chronischem Bronchialkatarrh und Bronchektasien** sowie bei **chronischen Entzündungen der Nasennebenhöhlen und Kehlkopfkatarrh**. Bei chronischen Entzündungen der Nasennebenhöhlen besitzt es großen Heilwert, besonders bei begleitenden Kopfschmerzen von dem typischen Stannum-Charakter. Die Beziehung zu den Atmungsorganen wird durch die horizontale Nachbarschaft zu *Antimonium* (Sb) verständlich, worauf LEESER hinweist: Sn hat das Atomgewicht 50, Sb dagegen 51.
An den Verdauungsorganen pendelt die Wirkung zwischen Spasmen und Erschlaffung. Die Erscheinungen von Schwäche und Senkung legen die Verwendung bei Enteroptosen nahe. Die für Stannum sprechenden Kolikschmerzen haben wie die Kopfschmerzen einen allmählich an- und abschwellenden Charakter.
Im Vordergrund der Erscheinungen des Magens steht das Erbrechen, das häufig ausgelöst wird, dabei fällt die Bitterkeit und die gallige Farbe des Erbrochenen auf. Da auch bei den (durchfälligen) Stühlen eine grünliche Farbe beobachtet wird, darf man eine Störung der Gallenabsonderung der Leber annehmen. Eine wichtige organo-

trope Beziehung scheint zur Leber zu bestehen. Funktionelle Schwächezustände, aber auch Anschwellungen der Leber stellen ein Indikationsgebiet für Zinn dar; in der anthroposophischen Medizin wird es als ein Hauptmittel für Hepatitis und Zirrhose der Leber genannt. Diese Empfehlung habe ich für bewährt gefunden; sie gibt meines Erachtens auch eine Erklärung ab für die auffallende Schwäche des Stannum-Patienten und das starke Bedürfnis zu liegen. Aus der gleichen Quelle stammt auch die Verwendung von Zinn bei Osteochondrose und Arthrosen.
Eine gewisse Bedeutung besitzt Stannum als Heilmittel bei Senkungen der weiblichen Geschlechtsorgane, wenn dieses Gefühl der Schwäche wahrgenommen wird. Die dabei auftretenden nervösen Beschwerden und depressiven Gefühle werden vor der Periode verstärkt angegeben.

Typus

Spannungslose, schnell ermüdbare, von Schwächegefühl beherrschte Menschen. Nervöse Erschöpfung und unerträgliche Unruhe; nach kurzer geistiger Betätigung muß die Arbeit abgebrochen werden, um zu liegen. Die Brustorgane, die Eingeweide, auch die weiblichen Geschlechtsorgane sind Sitz eines Schwäche- und Senkungsgefühls. Die Glieder sind schwach und versagen mit Zittern. Tiefgreifende alte Katarrhe der Nasennebenhöhlen und Bronchien, dabei Schwäche der Stimme; Lungentuberkulose mit Schwäche auf der Brust. Senkung der Verdauungsorgane und des Uterus. Chronische Hepatitis und Leberzirrhose.

Literatur

HAHNEMANN: Reine Arzneimittellehre, 1. und 2. Aufl.
HAHNEMANN: Die chronischen Krankheiten, 1. und 2. Aufl.
ALLEN: Encyclopedia, Bd. IX.
HUGHES: Cyclopaedia, Bd. IV.
Das Arzneimittelbild wurde von HAHNEMANN mit seinen Schülern aufgestellt; es will mir wegen der relativ wenig zahlreichen Symptome fraglich erscheinen, ob die Prüfung erschöpfend durchgeführt wurde. Von dem Schüler HAHNEMANNS Dr. GROSS erfahren wir, daß HAHNEMANN seine Symptome von einem männlichen und einem weiblichen Prüfer erhalten hat, bei welchen er ansteigende Gaben einer Verreibung verwendet hat, die 5 Teile Zinn auf 100 Teile Milchzucker enthielt. Auch bei den anderen 8 Prüfern sind ähnliche Gaben gebraucht worden (siehe HUGHES-DONNER: Einführung in die homöopathische Arzneimittellehre, S. 86). Dies ist einer der wenigen Fälle, wo wir Kenntnis über die von HAHNEMANN verwendeten Prüfungsdosen haben. Eine Nachprüfung wurde nach Angaben von J. MEZGER vom Dtsch. Zentralverein hom. Ärzte 1960–1965 im doppelten Blindversuch mit Stannum D 12, D 4 und Plazebo, je 3mal täglich 1 Tablette, vorgenommen. 23 Prüfer (17 Männer und 6 Frauen). Die Protokolle wurden von W. KLUNKER bearbeitet und in der Zschr. Klass. Homöop. Bd. XVI, 1972, H. 6, S. 248, veröffentlicht. Die mit K bezeichneten Symptome stammen aus der Nachprüfung.

Arzneimittelbild

Leitsymptome: *Schwächegefühl ist beherrschend.*
Jede Beanspruchung körperlicher oder geistiger Art strengt übermäßig an.
Grüner Auswurf von süßlichem Geschmack.

Husten durch Sprechen, Singen oder Lachen erregt.
Nervenschmerzen oder Kolikschmerzen steigen langsam an und fallen ebenso wieder ab, ⊙ häufig steigend und fallend mit der Sonne.
Kopfschmerzen und Verdauungsstörungen sind häufig mit galligem Erbrechen verbunden.
Druck bessert die Schmerzen.
Besserung durch Bewegung mit Ausnahme der Schwäche.

Allgemeines: Große Müdigkeit mit steter Neigung, zu sitzen und zu liegen, mit Schwäche, Zittern und Schweißausbruch. Beim Niedersitzen fällt er gleichsam auf den Stuhl wegen Schwäche der Beine. Beim Treppenabwärtsgehen große Mattigkeit, kaum atmen lassend, dagegen nicht beim Treppenhinaufsteigen.
Bei langsamem Gehen spürt er die Müdigkeit am meisten, weshalb er unwillkürlich schnell geht.
K: Müdigkeit. Zerschlagenheit; Hinfälligkeit; Innere Kälte; Erkältungsgefühl. Wärmegefühle. Zittern.
Wetterwechsel verschlechtert (Einwirkung)? Kaffee verschlimmert.

Geist und Gemüt: Depressive Gefühle mit unbeschreiblicher Angst, Scheu und Abneigung vor den Menschen, Mutlosigkeit, er antwortet ungern und abgebrochen. Unzufriedenheit, stilles, in sich gekehrtes Gemüt.
Unerträgliche Unruhe, daß man sich nicht zu lassen weiß; ärgerlich und aufbrausend. – Eingenommenheit und Schwindel, mangelhaftes Gedächtnis. Größte Abspannung des Körpers und Geistes; er hält nicht lange bei einer Arbeit aus, muß sich wegen unwiderstehlicher Schläfrigkeit legen und schlafen.
K: Reizbar, geladen, innerlich gespannt (bei 6 der 23 Prüfer).
Leicht wütend, jähzornig, Ungeduld. Mißmut.
Angst: Pessimismus. Traurigkeit. Verlangen, allein zu sein. Unruhe (4 Prüfer). Gedankenaktivität.
Arbeitsfreude: Antriebsarm. Lustlos. Gleichgültigkeit. Zerstreutheit. Benommenheit. Gefühl von Abwesenheit und des sich Fremdseins. Geistige Erschöpfung. Arbeitsfreude abends.

Schlaf: Sehr lebhafte, ängstliche Träume von Zank, Streit und Schlägerei. Öfteres Erwachen wie von Schreck. Unruhiger, unterbrochener Schlaf.
K: Schlaf unruhig, unerfrischend. Schlaf tief, verlängert. Erwachen nach vier oder fünf Uhr. Schlaflosigkeit, Aufschrecken. Alpdrücken.

Neuralgien und Neuritiden langsam steigend und fallend, auch als Folge von Stirnhöhlenentzündung.

Kopf: Drückende, pressende, bohrende, pochende Kopfschmerzen, die sich durch festen Druck bessern. Drückende Schmerzen an verschiedenen Stellen des Kopfes, die schwach beginnen und ebenso wieder abnehmen, dabei Übelkeit und Würgen. Ziehende, brennende oder reißende Gesichtsschmerzen, Blässe und Eingefallensein des Gesichts.
K: Schwellungsgefühl. Spannungsgefühl wie ein Ring. Kopfschmerz abends; gegen Abend schlechter; in Stirne mittags bis abends; mit Sehstörung; Lesen und Schreiben verschlechtert; Schmerz in den Schläfen. Kopfschmerz drückend, stechend, ziehend. Kopfschmerz im Scheitel, abwechselnd rechts und links, Schmerz im Hinterkopf, morgens bis nachts. Haarausfall. Haarboden berührungsempfindlich.

Gesicht: K: Schwellungsgefühl. Schwellung rechte Wange. Schwellung und Rötung am rechten Oberlid. Blässe. Lippenzyanose.
Akne vulgaris.

Augen: Drücken, Stechen und Brennen der Augen. Nächtliches Zuschwären des Gesichts.
K: Spannungsgefühl um die Augen. Schwere der Lider morgens. Zucken des linken Unterlids. Schmerz drükkend in den Augenhöhlen. Sehstörungen bei Kopfschmerz; Lesen erschwert. Trübsichtigkeit, muß etwas wegwischen.

Chronische Nasennebenhöhlenentzündung.

Nase: Heftiger Schnupfen alle Tage, besonders morgens; die linke oder rechte Seite ist verstopft infolge Schwellung der Schleimhaut; Nasenloch schmerzhaft bei Berührung. – ⊙ Reichliche Schleimabsonderung aus der Nase und dem Nasenrachenraum.
K: Kribbeln in der Nase. Niesen, Schnupfen, nachmittags und abends. Sekretion weiß. Trockenheit in der Nase. Nasenbluten beim Stuhlpressen.

Chronischer Kehlkopfkatarrh mit Stimmschwäche.
Lungentuberkulose bes. in späteren Stadien. **Bronchitis, Bronchiektasien.**

Atmungsorgane: Rauheit und Heiserkeit der Kehle, mit Mattigkeit und Leere der Brust, beim Singen zum Absetzen und Tiefatmen nötigend. Viel Schleim in der Luftröhre, der durch leichte Hustenstöße ausgeworfen wird, unter großer Schwäche der Brust und allgemeiner Mattigkeit und Schwächegefühl. Heftiger, erschütternder, tiefer Husten, mit Wundheitsgefühl auf der Brust. Gelber oder grüner, widrig süßlich schmeckender Auswurf. Lastende Beklommenheit auf der Brust mit großem Leeregefühl in der Herzgrube. Das Reden wird ihm schwer, weil es ihm an Kraft fehlt. ⊙ Klanglose heisere Stimme. Husten erregt durch Sprechen, Singen und Lachen. Beklommenheitsgefühl der Brust, als wäre sie innerlich zusammengezogen. Schneiden, Stechen und Wundheitsgefühl auf der Brust.
K: Räuspern. Stimme rauh und schwach. Heißer Kaffee bessert Stimmbeschwerden.
Dyspnoe, Seufzen.
Husten heftig, nachts, locker, trocken und wund. Auswurf grünlich, weiß, übel schmeckend.
Brust und Rücken: K: Schweregefühl in der Brust. Herzklopfen. Schmerz an Herzspitze, schlechter durch links Liegen und Atmen. Schwäche und Zerschlagenheit im Rücken. Rückenschmerz im Nacken, Schulterblattgegend, im Kreuz.

Enteroptose.

Funktionelle Leberstörungen, Chronische Hepatitis, Leberzirrhose.

Verdauungsorgane: Schneiden, Stechen und Trokkenheitsgefühl im Hals, Gefühl wie geschwollen, besser durch Husten und Schlingen. Kratzen im Hals mit viel Schleim. Speichelfluß im Mund. Zähne wie zu lang; Lockerheit der Zähne. Saurer und bitterer Geschmack im Munde; es kommt süßlich den Hals herauf. Übler Geruch aus dem Mund. Öfteres Schlucksen. Heftiges Brechwürgen. ⊙ Küchengeruch reizt zum Erbrechen. Erbrechen von bitter schmeckendem, dunkelgrünem Schleim. Großer Appetit und Hunger, er konnte gar nicht satt werden. Ängstliches Drücken in der Herzgrube, durch Druck gebessert.
Wundheitsgefühl im ganzen Unterleib, beim Befühlen schlimmer. Großes Leerheitsgefühl, auch nach

dem Essen. ⊙ Das An- und Abschwellen der Schmerzen im Bauch, obwohl hier bei der Arzneimittelprüfung nicht beobachtet, gilt hier ebenfalls. Krampfhafter Bauchschmerz, durch Legen über den Tisch vergehend. Wundheitsgefühl im Unterleib. Knurren im Leib wie von Leerheit.
Der Stuhl ist breiig und dünn, auch grünlich; oder hart, knollig. Beim Stuhl Schaudern durch den ganzen Körper, mit anhaltendem Drang auch nach der Entleerung, Abgang von Schleim wie Würmer. Frustraner Drang zum Stuhl. Brennen und Jucken am After nach dem Stuhl.
K: Appetitmangel. Durst. Durstlosigkeit. Verlangen nach kalten Getränken.
Mund trocken, Zunge trocken. Pappiger Geschmack. Entzündung an innerer Unterlippe und Zungenspitze. Grauweißer Zungenbelag. Gekerbte Zunge.
Trockenheit im Rachen und Nasenrachenraum. Kratzen im Nasenrachenraum. Völlegefühl im Magen. Übelkeit morgens beim Erwachen, nach dem Abendessen. Sodbrennen. Magenschmerz brennend, drückend. Blähungen, abends schlechter. Unbehagen im Kolon. Kältegefühl im Oberbauch. Empfindlichkeit im rechten Oberbauch. Bauchschmerz im rechten Unterbauch morgens; drückend in Lebergegend, im Hypochondrium. Bauchschmerz krampfend im Kolon, im rechten Hypochondrium. Bauchschmerz stechend im rechten Oberbauch, Bauchschmerz ziehend im linken Hypochondrium, ausstrahlend zum Thorax. Bauchschmerz ziehend im Unterbauch. Pflockgefühl im Rektum. Tenesmus im Rektum. Brennen im After.

Harnorgane: Häufiger Harndrang mit Brennen und Stechen in der Harnröhre beim Harnlassen. Drücken im Blasenhals nach dem Harnen. Übelriechender Harn.
K: Häufiger und erfolgloser Harndrang. Gefühl einer zu vollen Blase.
8 Prüfer haben die Aldehydprobe auf Urobilinogen durchgeführt, die bei zwei stark positiv und bei zwei weiteren positiv ausfiel.

Männliche Geschlechtsorgane: Unerträgliches Wollustgefühl in den Zeugungsteilen und im ganzen Körper, selbst bis zur Samenentleerung. Nächtliche Erektionen. – Libido erloschen. – Pollutionen.
K: Potenzschwäche, Impotenz. Libido vermindert.

Gebärmuttersenkung.

Weibliche Geschlechtsorgane: Ein vorhandener Scheidenvorfall wird bei hartem Stuhl sehr beschwerlich. Vor der Regel große Angst und Schwermut, mit Eintritt der Blutung aufhörend. Weißfluß mit klarem Schleim.
K: Menses zu früh, drei Tage. Fluor milchig, gußweise.

Arthrosis, Osteochondrosis, Spondylarthrosis.

Glieder: Lähmungsartige Schwäche mit Zittern bei jeder Anstrengung, besonders beim Treppabgehen; er kann kaum gehen, sondern muß sitzen und liegen. Lähmige Mattigkeit und drückende Schwere der Arme, durch jede Bewegung erhöht. Beim Niedersitzen fällt er aus Schwäche gewissermaßen auf den Stuhl. Schmerzen rheumatischer Art in allen Gliedern und Muskeln. Knacken der Halswirbel, selbst andern hörbar, beim Schütteln des Kopfes. Unruhe in den Beinen abends, er muß sich bald da, bald dorthin legen. Viele Schmerzen fangen gelinde an, steigen langsam hoch und nehmen dann ebenso langsam wieder ab.
K: Schwere der Beine, Treppensteigen verschlechtert. Schwäche in Oberschenkel und Knien. Schmerzen in Hüften, Füßen, Handgelenk und Schulter bei Bewegung, reißend, ziehend. Unruhe der Glieder, Zittern der Hände. Kälte der Hände und Füße, Heilwirkung? Wärmegefühl der Füße.

Wärmeregulation: Schaudern und Frösteln über den ganzen Körper. Schauder, mehrere Vormittage um 10 Uhr, mit Kälte der Hände, Abgestorbenheit der Finger und Gefühllosigkeit der Fingerspitzen.
Unangenehme Hitze in den Füßen. Heftiges Brennen in Händen und Füßen. Hitze und Schweiß. Sehr schwächende Schweiße, bei geringer Bewegung, heftiger Nachtschweiß.

Dosierung

HAHNEMANN hat die C 3 empfohlen als „hinreichend zu jeder arzneilichen Absicht". Bei Erkrankungen der Atemwege werden auch heute tiefe Potenzen empfohlen. Mindestens bei Neuralgien sind aber höhere und hohe Potenzen empfehlenswert und erprobt.

Präparate

Stannum jodatum, SnJ_4, ist nicht geprüft, findet aber bei den obengenannten Indikationen der Atmungsorgane häufige Verwendung.

Vergleichsmittel

Husten mit reichlichem gelblichem Auswurf: *Phellandrium, Hepar sulfuris, Sulfur, Antimonium tartaricum, Antimonium sulfuratum aurantiacum, Mercurius solubilis.*
Kopfschmerzen steigend und fallend mit der Sonne: *Argentum nitricum, Sanguinaria, Natrium muriaticum, Spigelia.*
Schmerzen allmählich steigend und fallend: *Pulsatilla, Platinum.*
Harter Druck bessert: *Colocynthis, Bryonia*, alle Magnesiumsalze, *Sepia.*
Übelkeit durch Speisegeruch: *Colchicum, Colocynthis, Arsenicum.*
Verschlimmerung durch Bewegung abwärts: *Borax.*
Gebärmuttersenkung: *Sepia, Platinum.*

Staphisagria

Herkunft des Mittels

Delphinium staphisagria, Stephanskörner oder Läusepfeffer (Fam. nat. Ranunculaceae), ist in Südeuropa heimisch und mit dem *Rittersporn* nahe verwandt. Eine weitere Verwandtschaft besteht botanisch und bezüglich der Inhaltsstoffe zu *Aconitum*. Der Hauptwirkstoff ist ein Alkaloid Delphinin, das zu den komplexgebauten Diterpenalkaloiden der Aconitgruppe gehört. Staphisagria war DIOSCORIDES bekannt als ein Erbrechen und Speichelfluß erregendes Mittel, ebenso zur Behandlung von Zahnschmerzen. Mancherorts wurde sie beim Fischfang zur Betäubung der Fische, wie *Cocculus*, gebraucht. In Salbenform fand sie bis in die Neuzeit herein gegen Läuse Verwendung.

Hauptrichtung

Staphisagria greift das Gehirn und das Rückenmark sowie die peripheren Nerven an, so daß als Folge eine hochgradige Widerstandslosigkeit gegen verstimmende Gemütsereignisse eintritt. Auch die lokalen Reizungen an den Verdauungsorganen, den Geschlechtsorganen und der Haut stehen unter dem Einfluß der überreizten und zerrütteten Nervenfunktionen. Nervöse Reizbarkeit und Zerrüttung ist der Grundzug dieses Mittels; Ärger, Kummer und Sorge beherrschen den Staphisagria-Patienten. Er kann sich in seinem Ärger beleidigt und vergrämt in sich zurückzie-

hen oder auch ausfällig werden in Zorn. Sein Kummer oder Ärger wird Herr über ihn; er wird verärgert, ausfällig, verzweifelt oder tief niedergedrückt.
Die Fähigkeit zu geistiger Arbeit und das Gedächtnis leiden beträchtlich. Kann beim Sprechen die Worte nicht finden, die Gedanken schwinden beim Reden. Der Schlaf wird sehr unruhig und durch angstvolle Träume gestört.
Nicht selten ist eine übermäßige geschlechtliche Erregung beim männlichen Geschlecht der Grund dieser zerrütteten Gemütsverfassung. Typisch ist das ständige Haften der Gedanken an sexuellen Vorstellungen, obwohl der Geschlechtsakt von hypochondrischer Verstimmung und Abgeschlagenheit gefolgt ist. Es handelt sich also um Überreizung des Geschlechtstriebes bei mangelhafter Potenz. Es kann sich dabei um bloß funktionell-nervöse Störungen der Geschlechtsorgane bei gehäuften Pollutionen, bei Onanisten und nach sonstigen geschlechtlichen Ausschweifungen wie auch um organische Veränderungen bei Prostatitis, Urethritis und Prostataadenom handeln.
An den einzelnen Organen zeigen sich folgende Wirkungen: Die Zähne bekommen einen schwärzlichen Belag, der sich schwer entfernen läßt. Zahnkaries breitet sich schnell aus. Im Magen wird ein Gefühl von Herabsinken und Schlaffheit wahrgenommen, das ein Verlangen nach Stimulantien weckt. Alle Gemütserregungen rufen Bauchbeschwerden, insbesondere Koliken, hervor. Ob die genannten Symptome auch eine Aussicht auf eine erfolgreiche Behandlung bei Gastro- und Enteroptose geben, scheint mir weniger gesichert. Doch weisen sie auf einen Reizmagen hin.
Im Darm treten Koliken auf nach kalten Speisen, nach Ärger und anderen Gemütserregungen. Nach Bauchoperationen wird Staphisagria zur Inganghaltung der Darmperistaltik und zur Vermeidung der Inkarzeration der Gase eingesetzt. A. STIEGELE schreibt dazu: ,,Wir haben im Homöopathischen Krankenhaus die Gepflogenheit, nach jeder Laparotomie einige Tage lang prophylaktisch Staphisagria D 3 zu geben, wir haben seit einer Reihe von Jahren nie mehr eine postoperative Darmlähmung beobachtet.“
Es wird sowohl gegen die Folgen von Insektenstichen als auch als Schutzmittel gegen Insektenstiche verwendet (D 2 3mal täglich 5 Tropfen).
Staphisagria hat einen alten Ruf gegen die Folgen von stichartigen, ganz allgemein durch mit scharfen Instrumenten gesetzten Wunden. Zu dieser Verwendung hat wohl die Beobachtung stichartiger Empfindungen an verschiedenen Stellen des Körpers zugleich mit dem Auftreten einer Unheilsamkeit der Haut bei der Arzneimittelprüfung Veranlassung gegeben.
An der Blase und Harnröhre treten ebenfalls Reizungserscheinungen auf, die bei Zystitis, Prostatitis und Prostataadenom therapeutisch ausgenützt werden. Blasenreizung bei jung verheirateten Frauen, wobei man sowohl an entzündliche wie psychische Ursachen denken kann, wird als Indikation genannt.
Ekzeme der Haut, trocken oder nässend, können mit Staphisagria angegangen werden. Am Auge geben habituell auftretende Hordeola eine bewährte Indikation ab.

Literatur

HAHNEMANN: Reine Arzneimittellehre, Bd. 5.
ALLEN: Encyclopedia, Bd. IX.
HUGHES: Cyclopaedia, Bd. IV.

Arzneimittelbild

Leitsymptome: *Nervenzerrüttung mit großer Reizbarkeit, Ärgerlichkeit oder Hypochondrie.*
Allgemeine Müdigkeit und Abgespanntheit mit Zittern, besonders morgens; Verlangen, sich niederzulegen, und Besserung durch Liegen.
Sexuelle Überreizung, ⊙ die Gedanken sind immer mit sexuellen Dingen beschäftigt.
⊙ Abneigung gegen das andere Geschlecht.
Große Empfindlichkeit der erkrankten Teile, besonders die Haut ist gereizt, brennend und juckend.
Gefühl von Stichen an verschiedenen Körperregionen.
⊙ Globusgefühl in den erkrankten Körperteilen ist charakteristisch.
Gefühl, als hinge der Magen schlaff herab, ⊙ verlangt nach Stimulantien, wie Wein, Schnaps und Tabak.
Neigung zu übelriechenden Schweißen.
⊙ Folgen durch Operationen und Verletzungen (Schmerzen, Darmatonie).
Verschlimmerung durch Ärger, Gram, Kummer oder Beleidigung, verletzter Eigenliebe und gekränktem Stolz und allen herabstimmenden Gemütsbewegungen.
Verschlimmerung durch Onanie, gehäuften Pollutionen und sexuellen Exzessen. Verschlimmerung durch Koitus.
Verschlimmerung durch Tabak.
Verschlimmerung nach dem Schlafen.
Verschlimmerung ab 3 Uhr und beim Aufstehen.
Verschlimmerung durch Kälte.
Besserung durch Liegen.
Besserung durch Gehen im Freien.

Neurasthenie infolge von Säfteverlusten oder sexuellen Exzessen.

Allgemeines: Am Morgen im Bett ist sie sehr müde ohne Schläfrigkeit, alle Glieder fühlen sich wund wie zerschlagen. Große Müdigkeit und Schwäche nach dem Essen, hat das Bedürfnis, sich niederzulegen, fällt dann bald in Schlaf, erwacht dann verwirrt und mit schweren Gliedern. Muß viel gähnen und sich strecken.

Gemüt: Traurig und wie seelisch abgestorben, voller Kummer, kann an nichts Gefallen finden, ständige Furcht; kann sich der ängstlichen Gedanken nicht erwehren. Jedes Wort ärgert sie, will von niemand etwas wissen, von nichts hören und weint laut ohne Ursache. Besserung durch Gehen im Freien.

Folgen von unterdrücktem Ärger.

Sehr gereizt und launisch, zu Zorn geneigt, heftige Wutausbrüche, leicht beleidigt. Morgens beim Aufstehen hypochondrisch, verärgert und scheltend (*Nux vomica*). Er ärgert sich über alles, auch was ihn nicht betrifft. Verärgert und voller Angst, er kennt sich selbst nicht mehr vor Verzweiflung und ist aufs Äußerste niedergedrückt. Traurig und düster, mürrisch und verschlossen; rasch wechselnde Stimmung.

Neurotische Kinder.

Sexuelle „Neurasthenie", nach Tripper oder Lues.
Sexuelle Überreizung.
Nervöse Erschöpfung nach Kummer, Ärger und anderen Gemütserregungen.
Vegetative Dystonie.

⊙ Bedürfnis nach peinlicher Ordnung.

⊙ Kinder verlangen einen Gegenstand und stoßen ihn dann wieder zurück (*Chamomilla*).

⊙ Ist immer mit geschlechtlichen Dingen beschäftigt, Hang zur Einsamkeit und Meiden des anderen Geschlechts. ⊙ Teilnahmslos, gedrückt, trübsinnig nach Onanie.

Geist: Unfähigkeit zu geistiger Arbeit und Abneigung dagegen, Gedächtnisschwäche und geistige Abspannung. Kann die Worte nicht finden, die Gedanken schwinden beim Reden.
Unruhige, ängstliche Träume. Tagsüber sehr schläfrig und nachts schlaflos. Schlaflosigkeit ab 3 Uhr. Früh beim Erwachen und nach dem Mittagsschlaf müde und matt, ohne alle Lebensfreude und Arbeitslust, dabei Rückenschmerzen. Häufiges Gähnen.

Ausschläge auf dem Haarkopf, Furunkel, bes. am Kopf, am Auge und im Ohr.

Kopf: Hohläugiges und angegriffenes Aussehen. Betäubendes Kopfweh in der Stirne, als läge eine Kugel dort, oder als ob das Gehirn locker wäre, vergeht beim Gähnen.
Juckender Hautausschlag hinter und um die Ohren; Haarausfall mit Schuppen auf dem Kopf.
Träume von Mord, Kampf und Streit, von ängstlichen Situationen.

Gersten- und Hagelkörner. Dakryozystitis. Iritis rheumatica und luetica.

Augen: Erweiterung der Pupillen, Jucken der Augen; es bildet sich ständig Augenbutter. Trockenheit der Augen, es setzen sich trockene Krusten an. Lidränder entzündet, ebenso die Augenwinkel; Gerstenkörner und Hagelkörner mit häufigen Rückfällen.

Gesicht: Äußerst tiefliegende Augen mit blauen Rändern, wie nach einer Ausschweifung.

Zahnschmerzen infolge Karies. Karies, vorbeugungsweise. Zahnschmerzen und Gesichtsschmerzen.

Mund und Zähne: Zähne schmerzen bei kalten Getränken und in freier Luft und Berührung, besonders während der Periode. Zähne werden locker. Die Zähne werden schwarz, sie muß sie täglich 2mal putzen. Leicht blutendes Zahnfleisch. Die Zähne werden schwarz und bröckelig (*Kreosot*). Rasch überhandnehmende Karies. Lippen und Zahnfleisch entzündet und leicht blutend. Auf den Lippen ein schorfiges Geschwür.
Schmerzen im Gesicht, von kranken Zähnen ausgehend.

Atmungsorgane: Hals rauh und wie wund beim Reden und Schlingen. Geschwulst der Mandeln. Die Unterkieferdrüsen schmerzen wie geschwollen und gequetscht. Fließschnupfen. Nase innerlich wund. Heftiger Hustenreiz mit zähem, schwerlöslichem Schleim, nach dem Essen, beim Niederlegen. Husten mit Wegspritzen des Harns.

Hypotonie.

Herz: Verlangsamung der Herztätigkeit, Puls langsam und schwach. Mit Herzklopfen aus dem Schlaf aufwachend.

Magenatonie.
Koliken nach Gemütserregungen, Colitis mucosa, Darmkatarrh. Atonische Verstopfung. Darmlähmung nach Bauchoperationen (auch vorbeugungsweise).

Verdauungsorgane: Alle Morgen Übelkeit zum Erbrechen. Schlucksen nach dem Essen. Ungeheurer Heißhunger, selbst bei vollem Magen. Gefühl, als hinge der Magen schlaff herab, aber doch kein Appetit; Bedürfnis, den Magen zu halten. Ungeheurer Heißhunger, auch wenn der Magen voll Speisen war, und wenn er dann wieder aß, schmeckte es trotzdem. ⊙ Verlangen nach Reizmitteln wie Wein, Schnaps, Tabak. Übelkeit und Brechreiz.
Es bilden sich eine ungeheure Menge übelriechender Blähungen. Blähungen versetzen sich. Nach Tabakrauchen Sodbrennen. Kolik schneidend nach dem Essen, nach Ärger (*Colocynthis*). Durchfälle mit Tenesmus nach Trinken von kaltem Wasser. Häufiger Drang zum Stuhl, es ging jedesmal sehr wenig und sehr hart ab, Tenesmus mit einem Schmerz im After, als ob er zerspringen wollte. Verschlimmerung aller Bauchsymptome durch Gemütserregungen. ⊙ Erbrechen infolge Aufregung.

Spasmen am Blasenhals.
Prostatismus.
Prostatahypertrophie, Blasenkatarrh.
Blasenreizung bei jungverheirateten Frauen.

Harnorgane: Sehr häufiges Harnen. Brennen der Harnröhre beim Wasserlassen. Viel Drang zum Harnlassen und doch nur Abgang von einem Löffel voll in einem dünnen Strahl, bisweilen tropfenweise, nach dem Harnlassen. Gefühl, als sei die Blase nie leer. Der Harn geht in der Nacht mit Steifigkeit der Rute und zuletzt nur tropfenweise ab, mit Brennen am Blasenhals. Harnträufeln beim Husten. ⊙ Gefühl, als fließe ständig ein Tropfen Harn durch die Harnröhre.

Pollutionen, Spermatorrhö, Onanie, Neuritis spermatica.

Männliche Geschlechtsorgane: Geschlechtstrieb erhöht, ⊙ muß immer an geschlechtliche Dinge denken, oder geschlechtliche Gleichgültigkeit. Gegen Ende des Beischlafs Engbrüstigkeit. ⊙ Neigung zu Onanie wegen Juckreiz, Spermatorrhö und Pollutionen eine Reihe von Tagen hintereinander, ⊙ nachher große Schwäche, Kreuzschmerzen und Verstimmung. Wollüstige Träume. Hoden schmerzhaft und empfindlich bei Berührung. Ziehen in den Samensträngen.

Fluor albus (nach Erregung).
Pruritus vulvae, Kondylome.
Furunkel an der Vulva.
Dysmenorrhö.

Weibliche Geschlechtsorgane: Die Periode, welche 1 Jahr ausgeblieben war, erscheint noch einmal. Weibliche Teile schmerzempfindlich und reizbar, Jucken und Kribbeln, besonders beim Sitzen. Bläschen an den Schamlippen. Rückenschmerzen. ⊙ Senkungsgefühl.

Neuralgien, Neuritiden, Ischias bei Reizung der Geschlechtsorgane, nach Tripper.
Harnsaure Diathese, Rheuma, Gicht.

Glieder: Schmerzen in den Gliedern, wie Neuralgien, mit größter Empfindlichkeit. Rheumatoide Schmerzen in den Muskeln und Gelenken, steif und zerschlagen mit Schwellung. Rückenschmerz morgens vor dem Aufstehen. Besonders häufig werden stechende Schmerzen angegeben.
Wadenkrämpfe, die ihn aus dem Schlaf wecken.

Seborrhoische Ekzeme.
Exantheme aller Art.
„Glatte Stichwunden und deren Folgen."
Schmerzmittel bei Krebs mit ausstrahlenden Schmerzen.

Haut: Große Empfindlichkeit der Haut, besonders bei Berührung. Jucken und Kribbeln, wie wenn Insekten laufen; Stiche wie von Flöhen; auf Kratzen wechselt das Jucken die Stelle. Hautausschläge, Blüten und Blasen bildend, brennend und juckend, trocken oder nässend, übelriechend. Juckendes Fressen am Hinterhaupt, allabendlich wiederkehrend.
Schweiße, besonders nachts, übelriechend.

Schwellung der Lymphdrüsen an verschiedenen Stellen.

Wärmeregulation: Schauder mit Gänsehaut; oder Hitze besonders bei Nacht, mit übelriechenden Nachtschweißen. Er muß die Hände und Füße unbedeckt halten.

Dosierung

Man wird sich am besten an die D 6 und höhere Potenzen halten. Niedere Verdünnungen (D 3) können gewählt werden, wenn man eine örtliche Einwirkung ins Auge faßt (Hordeolum, Prostataleiden), während bei vegetativ-nervösen Störungen, die meist zugrunde liegen, die höheren zu bevorzugen sind.

Vergleichsmittel

Übermäßige geschlechtliche Erregung: *Agnus castus, Cannabis indica, Camphora, Cantharis, Hyoscyamus, Kalium bromatum, Moschus, Nux vomica, Phosphorus, Platinum.*
Folgen von sexuellen Exzessen: *Acidum phosphoricum, Agnus castus, China, Conium.*
Folgen von Ärger, Kummer, Sorgen: *Acidum phosphoricum, Antimonium crudum, Aconitum, Chamomilla, Ignatia,* Magnesiumsalze, *Anacardium.*
Gedächtnisschwäche, kann Worte und Ausdrücke nicht finden: *Conium, Barium, Strontium, Lycopodium, Sepia, Anacardium, Cannabis sativa.*
Hordeolum, Chalazion: *Pulsatilla, Calcium fluoricum, Kreosot, Silicea.*
Gastroptose und Enteroptose: *Calcium fluoratum, Sepia, Antimonium crudum, Ignatia, Sulfur.*
Kondylome: *Thuja, Acidum nitricum.*

Beispiel

Enuresis

Es handelt sich um das Kind Hans Peter V., geb. 14. 12. 47. Es näßte nicht nur nachts ein, sondern auch tagsüber. Der Junge verlor auch bisweilen Stuhl, außerdem war er außerordentlich nervös. Er war ein mittelmäßiger Schüler, kam aber in der Schule mit. Das Einnässen hatte sich nach einer Bruchoperation im Jahre 1952 noch bedeutend verschlimmert. Früher war er gelegentlicher Bettnässer, jetzt ist er dauernder Einnässer. Es wurde genau nachgesehen, ob eine Phimose vorhanden war. Es wurde weiter röntgenologisch untersucht, ob eventuell eine Spina bifida zu finden war. Aber nichts war vorhanden. Es fiel mir bei der Untersuchung des Jungen auf, daß er, sowie er sich auszog, dauernd an seinen Genitalien spielte und daß er dabei immer wieder Erektionen bekam. Ich habe dem Jungen daraufhin Staphisagria gegeben, eben wegen dieser Beziehung zum sexuellen Reaktionsablauf cum grano salis. Ich sah das Einnässen unter dem Gesichtswinkel des Orgasmus beim noch unausgereiften Organismus eines Kindes. Auf das Staphisagria hin hat sich das Bettnässen völlig verloren. Staphisagria wurde hier in der 3. Dezimalpotenz 3mal täglich mit 5 Tropfen verabreicht. Die Mutter, die ich auf das Onanieren, das ihr in dieser Form nicht aufgefallen war, aufmerksam machte, gab später an, es trotz großer Aufmerksamkeit nicht beobachtet zu haben. Man kann annehmen, daß es von dem Jungen aufgegeben worden war. Seine Situation war ja auch sonst verändert (SCHWARZHAUPT: Dtsch. homöop. Mschr. 10 [1959]: 209).

Stellaria media

Herkunft des Mittels

Stellaria media (Fam. nat. Cariophyllaceae), Hühnerdarm oder Vogelmiere, ist eine in ganz Europa verbreitete Pflanze, die besonders Kulturboden liebt und zu den Ammoniakpflanzen zählt. Verwendet wird das frische blühende Kraut. Es enthält ca. 13 % Mineralbestandteile, darunter ziemlich viel Kaliumsalze und Chlor. Ein Saponingehalt ist noch fraglich.

Anwendung

Ihre Verwendung in der Volksmedizin ist sehr vielfacher Art: Wundbehandlung, auszehrende Fieber, fieberhafte Lebererkrankungen, bei Hämorrhoiden, Blutkrankheiten, Exanthemen, bei Lungenschwindsucht, als Diuretikum bei Hydrops und Anasarka, gegen Krämpfe der Kinder. Die homöopathische Verwendung geht auf eine Arzneimittelprüfung von F. Kopp (Homoeop. World XXVIII: 284, June 1893) zurück, welche dieser an seiner eigenen Person mit der Tinktur vorgenommen hat. Dabei ergaben sich hauptsächlich rheumatische Schmerzen in allen Gliedern, die bald nach dem Einnehmen auftraten, dabei ausgeprägtes Wundheitsgefühl bei Berührung. In zweiter Linie wurden Leberschmerzen bemerkt. Die Ähnlichkeit mit *Bryonia* fällt in die Augen.

Literatur

Brett: Homoeop. World XXVIII [1893].
Clarke: Dictionary, Vol. III.
Anschutz: New, old and forgotten remedies.

Arzneimittelbild

Akuter und chron. Gelenkrheumatismus.

Glieder: Schmerzen von rheumatischem beziehungsweise neuralgischem Charakter im Kopf, im Gesicht, im Rücken, in den Lenden, in den Armen und Beinen, mit Verschlimmerung durch Bewegung und wundem Gefühl bei Berührung. ⊙ Hin- und Herziehen und plötzliches Eintreten der Schmerzen scheint charakteristisch zu sein. Gefühl in den Schenkeln wie nach Überanstrengung. Plötzlicher Eintritt der Schmerzen.

⊙ Besserung nach Baden in der See oder in Süßwasser (Voisin).

Atmungsorgane: Kurzer Husten von Kitzel in der oberen Brust, schlimmer bei tiefem Atemholen. Ausräuspern von zähem, salzigem Schleim. Gefühl von Zusammenschnüren auf der Brust.

Verdauungsorgane: Hitze und Trockenheit im Mund, Taubheitsgefühl am Zahnfleisch des Unterkiefers und der Zunge. Taubheit und Trockenheit im Hals, darauf scharfe Stiche in der linken Mandel. Leichte Übelkeit mit häufigem Aufstoßen. Magen und Gedärme wund bei Berührung. Wandernde Schmerzen um den Nabel, die sich zwischen Nabel und Leber festsetzen. Brennen in der Leber, Wundheit, Gefühl der Leber, wie zu groß.
Stühle durchfällig, dunkelbraun.

Dosierung

KOPP, der damit die ersten Erfolge veröffentlicht hat, verwendete die D 2, 1–2 Tropfen alle 2, 3 oder 4 Stunden, je nach der Heftigkeit des Falles.

Vergleichsmittel

Bryonia.

Sticta pulmonaria

Herkunft des Mittels

Lobaria pulmonaria (= Sticta pulmonaria), Lungenmoos oder Lungenflechte (Fam. nat. Stictaceae), ist ein altes Volksmittel, das auf der ganzen Erde wächst. Verwendet wird die frische Flechte. Seine Anwendung ist überwiegend auf alte Erfahrung, weniger auf die ungenügende Prüfung am Gesunden gegründet. Als Wirkstoffe sind Schleimstoffe, Gerbstoffe und Flechtensäuren anzusprechen. Bei dem nahe verwandten isländischen Moos ist auch *Jod* festgestellt. Sollte dies auch für Sticta zutreffen, so wäre dies bestimmend für das ganze Arzneimittelbild.

Anwendung

In der Homöopathie wird das auf dem Zuckerahorn in Nord- und Mittelamerika wachsende Lungenmoos verwendet.
Sticta besitzt eine starke Beziehung zu Atmungsorganen und ist ein sehr geschätztes Mittel bei trockenem Reizhusten, besonders wenn dieser bei katarrhanfälligen Patienten mit einem Schnupfen einsetzt und dann in die Bronchien herabsteigt; Verschlimmerung des Hustens abends und nachts, muß aufsitzen, kann nicht niederliegen. In geringem Maße werden die rheumatischen Symptome therapeutisch ausgewertet.

Literatur

Sticta wurde von HALE in die Homöopathie eingeführt und von BURDOCK, LUKS und LILIENTHAL geprüft. HERING hat wertvolle klinische Symptome beigetragen.

Eine weitere Prüfung stammt von DEWEY, letztere findet sich in Transact. Paris Int. H. Congr. 1900: 317, und ist auch bei CLARKE: Dictionary, mitverwertet, während die Angaben der ersteren sich bei ALLEN und HUGHES finden.
DEWEY: Allg. homöop. Ztg. 142: 136.
Eine neue Prüfung dieses Mittels wäre vorzuschlagen.

Arzneimittelbild

Krustige Nasen- und Stirnhöhlenkatarrhe, Heuschnupfen.

Atmungsorgane: Heftiger Schmerz und schwerer Druck in der Stirne und an der Nasenwurzel, ⊙ sowohl zu Anfang eines Katarrhs wie als Überbleibsel eines solchen. ⊙ Verlust des Geruchs. ⊙ Wäßriger Schnupfen mit viel Niesen und verstopfter Nase, oder trockene Schleimhäute mit harten und schorfbildenden Absonderungen, die fortwährend zum Schnauben reizen, Absonderung bessert. Dickgelbe Absonderung an der Nase, Kopfweh dumpf und heftiger Schmerz über der Nasenwurzel.

Akute Erkältungskrankheiten der oberen Luftwege
Husten bei Grippe, Masern, Lungentuberkulose,
Verschleppte Bronchialkatarrhe.
Große Anfälligkeit gegen Erkältungen: Schnupfen, der jedesmal in eine Bronchitis übergeht. Nach STIEGELE kann diese konstitutionelle Neigung mit Sticta beseitigt werden.
Chron. Heiserkeit mit Trockenheit.

Jede Erkältung zieht sich von der Nase hinab in den Rachen und die Luftröhre und endigt in mehr oder weniger langem Husten. ⊙ Gaumen wie Leder, Schlucken schmerzhaft wegen Trockenheit. ⊙ Trockener, erfolgloser Reizhusten bis zur Erschöpfung, schlimmer durch Einatmen und Flachliegen, ⊙ dabei Schmerz unter dem Brustbein bis zur Wirbelsäule durch. ⊙ Auch lockerer, krampfartiger Husten bei andauerndem Reiz. Verschlimmerung des Hustens abends und nachts, kann nicht liegenbleiben, muß aufsitzen oder herumgehen.

Glieder: Rheumatische Schmerzen in den Schultern sowie in allen Gliedern und Gelenken. ⊙ Das entzündete Gelenk zeigt eine Röte, ähnlich der hektischen Röte bei Phthisis. Die Venen an Händen und Beinen sind gestaut.

Nervensystem: Gefühl, als ob die Beine in der Luft schwebten, oder sie fühlt sich leicht wie schwebend, als ob sie nicht mehr im Bett läge. ⊙ Schlaflosigkeit, als Begleiterscheinung der katarrhalischen Symptome. Kopfweh, große Schmerzen im Kopf und Gesicht, Kopf wie schwimmend, heftiger Schmerz über der Nasenwurzel.

Dosierung

D 1 bis D 3, auch Ø.

Vergleichsmittel

Husten: *Rumex, Hedera, Spongia.*
Nasenhöhlenkatarrh: *Luffa, Jodum, Cinnabaris.*

Stigmata maydis

Herkunft des Mittels

Die Narben oder Griffel von **Zea Mays**, der Maispflanze (Fam. nat. Gramineae), welche zu Tinktur verarbeitet werden.
Inhaltstoffe: 2¼–3% Saponine, ätherisches Öl, Flavone, Gerbstoff, brauner Farbstoff, Harz, ein noch nicht näher bestimmtes Alkaloid und viel Kieselsäure.

Anwendung

Stigmata maydis findet Verwendung (nach CLARKE: Dictionary):
1. Bei **Reizzuständen der Harnwege**, des Ureters, der Blase und der Harnröhre. Bei akuter und chronischer **Zystitis** und **Pyelitis** mit Eiter, Blut und Schleim. Bei akuter Zystitis und bei gonorrhoischer Zystitis werde eine beachtliche Vermehrung der Diurese, aber auch eine Zunahme der Schmerzen beobachtet, es wird daher vom Gebrauch abgeraten (nach Dr. DUFAN in ANSCHÜTZ: New, Old and Forgotten Remedies).
2. Bei **Nierensteinleiden** mit Ausscheidung von harnsauren und phosphorsauren Steinen, rotem Sand und Blut;
3. Als kraftvolles **Diuretikum bei Herzleiden**; nach den vorgenommenen Untersuchungen verlangsamt und kräftigt es die Herztätigkeit und reguliert den Rhythmus. Die diuretische Wirkung offenbart sich zuerst. Bei Herzleiden mit Wassersucht ist die Wirkung besonders kräftig und auffallend. Mit der Beseitigung der Wassersucht steigt die arterielle Spannung an und vermindert sich der Venendruck.
4. Durch SEEL (Hippokrates 1948: 421) ist die hergebrachte Verwendung als **Antidiabetikum** auf experimentelle Grundlagen gestellt. Der blutzuckersenkende Einfluß der Extrakte aus Stigmata maydis beruht möglicherweise auf der Anwesenheit von Guanidin-Verbindungen beziehungsweise von Abbauprodukten des Arginins. Hinsichtlich der Menge des in den Maisgriffeln enthaltenen Prinzips ergeben sich insoweit gewisse Anhaltspunkte, als die wirksamsten Extrakte aus 4,0 g Frischdroge der Blutzuckersenkung nach einer Einheit *Insulin* je kg entsprechen. – Bei 2 mittelschweren Fällen von Diabetes konnte der Blutzucker ohne *Insulin* und ohne Diät von 180 bis 200 mg% bei 8- bis 14tägiger Kontrolle auf 120 bis 140 mg% gesenkt werden.
Eine Arzneimittelprüfung liegt nicht vor.

Dosierung

Die Dosierung bewegt sich zwischen 20 Tropfen und 1 Teelöffel voll der Tinktur etwa alle 4 Stunden.

Stillingia silvatica

Herkunft des Mittels

Stillingia silvatica (Fam. Euphorbiaceae), das bis zu 1 m hohe ausdauernde Kraut wächst in den trockenen Wäldern Nordamerikas.
Verwendet wird die getrocknete Wurzel. Pharmakologisch noch ungenügend untersucht.

Anwendung

Stillingia wurde in den südlichen Staaten der USA als ein Volksmittel gegen Syphilis gebraucht. Nachdem eine Prüfung mit der Tinktur und durch Kauen der Wurzel beziehungsweise der Rinde angestellt worden war, wurde die Pflanze von HALE in die Homöopathie eingeführt. Es hat sich bei der Arzneimittelprüfung eine Reizung der Schleimhäute, der Atmungs- und Verdauungsorgane, desgleichen der Harnwege ergeben. Beim klinischen Gebrauch soll Stillingia sich bei den Erscheinungen der sekundären und tertiären Syphilis, wie Hautausschläge, Geschwüre, Periostitis, bewährt haben. Ferner wurde Stillingia bei Laryngitis, Bronchitis, Leukorrhö, skrofulösen Hauterscheinungen und Gonorrhö verwendet. Bemerkenswert ist die klinische Verwendung bei **Periostitis** und **Ostitis**, syphilitischer oder anderer Genese.

Literatur

HALE: New Remedies, 2. Aufl.
Die Enzyklopädien von ALLEN und HUGHES enthalten neben der HALEschen noch weitere Prüfungen.

Arzneimittelbild

Geist und Gemüt: Niedergedrückte Stimmung. Stumpfer und stupider Verstand.

Kopf: Schmerzen in den vorderen Teilen des Kopfes und auf dem Scheitel. Schmerz, wie wenn ein Strom von der Mitte des Scheitels zum Hinterkopf zöge.

Laryngitis, Bronchitis.

Atmungsorgane: Schnupfen zuerst wäßrig, dann schleimig. T r o c k e n e r, krampfartiger Husten infolge Kitzels in der Luftröhre. Z u s a m m e n s c h n ü r e n im K e h l k o p f mit Stechen und Brennen im Hals.
Tiefer, lockerer Husten.
⊙ Chronische Heiserkeit durch Überanstrengung (auch luetisch?). ⊙ Schlimmer bei feuchtem Wetter.

Herz und Kreislauf: Puls beschleunigt, schwach und unregelmäßig.

Leberstörung mit Gelbsucht. Lymphdrüsenschwellung.

Verdauungsorgane: Gelblichweiß oder weiß belegte Zunge.
Anfälle von neuralgischem Zahnschmerz.
Trockenheit, Wundheit, Brennen und Zusammenschnüren im Hals. Schmerzen beim Schlucken.
Sodbrennen von 15 Uhr bis zum Bettgehen. Brennen im Magen und im Gedärm.
Durchfall mit reichlichen, explosiven Blähungen.
Stuhl träg, mit Schmerz im Anus wie zerrissen.

Urethritis.

Harn- und Geschlechtsorgane: Heftiges Brennen mit Schmerzen längs des ganzen Verlaufs der Harnröhre, schlimmer beim Harnlassen. Dumpfer Schmerz in der Nierengegend. Die Schmerzen in der Harnröhre waren so heftig, daß er nicht mehr atmen konnte. Weißes oder braunrotes Sediment im Harn.

Haut: Ausbruch von Bläschen am Ohr. Jucken der Haut, wenn sie der Luft ausgesetzt wird.

Periostitis, Exostosis.

Glieder: Große Schwäche der Glieder mit Wundheitsgefühl, mag sich nicht rühren. Schmerzen in den Gelenken. Scharfe schießende Schmerzen von der Mitte des Oberarms bis zu den Fingern.

Dosierung

Tinktur bis D 2.

Vergleichsmittel

Knochen- und Knochenhautentzündung: *Asa foetida, Aurum, Angustura, Mercurius, Kalium jodatum, Mezereum, Phosphorus, Silicea, Phytolacca, Calcium fluoratum, Syphilinum.*

Stramonium

Herkunft des Mittels

Datura Stramonium, der Stechapfel, gehört zu den Solanaceen, wie *Belladonna, Hyoscyamus, Mandragora, Solanum, Dulcamara, Tabacum* und *Capsicum.* Es wurde von seiner Heimat Amerika schon frühzeitig nach Europa gebracht und wird jetzt fast auf der ganzen Erde gefunden. Die ältere Angabe, daß die Heimat Südrußland und Indien sei, von wo es durch die Zigeuner nach Europa gebracht worden sei, trifft nicht zu. – Zur Bereitung der Tinktur wird das zur Zeit der beginnenden Blüte gesammelte Kraut verwendet. Bei einer 2. Zubereitung wird der reife Samen verwendet. Das Hauptalkaloid ist Hyoscyamin und geringe Mengen l-Scopolamin. Durch Hydrolyse zerfällt Scopolamin in Scopolin und Tropasäure. Bei der Aufbereitung entsteht aus Hyoscyamin teilweise Atropin.

Wirkung

Die Symptomatik von Stramonium zeigt im Vergleich zu *Belladonna* eine verstärkte Verschiebung der Wirkung auf das Gebiet des zerebralen Lebens, des Nervösen und Psychischen. Es werden jede Art von Phantasien und Delirien erzeugt, und diese heben sich hervor durch ihre auffallende Exaltiertheit und Heftigkeit. Es werden bei den Vergiftungen Neigung zu Gewalttätigkeiten gegen andere mit Schlägen, Beißen, Beschimpfen, Schreien und Gestikulieren beobachtet. Die Aggressivität kann sich selbst bis zu Mordlust steigern, auch Mord an sich selbst. Allerdings ist diese Beobachtung GREDING entnommen, der sie bei der Anwendung bei Kranken gefunden hat.

Es zeigen sich allerlei phantastische Ideen, besonders charakteristisch sind schreckhafte Vorstellungen von Hunden, Katzen, wilden Tieren, auch von Gespenstern, die furchtbare Angst einflößen. Streit und Zanksucht treten auf, Versuch, aus dem Bett oder Zimmer zu entfliehen. Der Vergiftete ist hingerissen zum Tanzen, Singen, Gelächter, Wüten. Obszöne Reden und schamlose Schaustellungen kommen vor. Schließlich melden sich Konvulsionen und Krämpfe an allen Gliedern.

Angst spielt eine hervorstechende Rolle: Angst vor dem Alleinsein im Dunkeln. Das Bedürfnis nach Licht und Gesellschaft ist ein beherrschender Zug.

Die depressive Gegenphase läßt sich bei dem größtenteils aus Vergiftungen und Überdosierung aufgebauten Arzneimittelbild ebenfalls klar erkennen. Es kommt zu Denkhemmung, Aufhebung der Konzentrationsfähigkeit, Traurigkeit, Benommenheit, Aufhebung der Sensibilität, Sopor, Stupor, Koma, in den früheren Stadien Verlust der Aufnahmefähigkeit und Gedächtnisschwäche.

Die Motorik ist gestört. Es zeigen sich Zucken, Tremor, Konvulsionen, Spasmen, choreatische Bewegungen, auffallende Leichtigkeit der Bewegungen, andererseits Störung der Koordination mit Unsicherheit des Ganges, Schwanken beim Gehen, besonders in der Nacht, mangelhafte Artikulation beim Sprechen, Stottern, schließlich auch Lähmung. Untersichlassen von Harn und Stuhl.

Licht- und Geräuschreize erregen den Patienten übermäßig und rufen Konvulsionen hervor. Krämpfe können durch einen grellen Lichtreiz, einen spiegelnden oder glänzenden Gegenstand ausgelöst werden. Die Schlundmuskulatur befindet sich in einem solchen Hypertonus, daß Schlucken kaum möglich ist und schon der Versuch zu schlucken, einen Krampf im Hals, ja allgemeine Konvulsionen erzeugen kann.

Im Vergleich zu *Belladonna* finden wir bei Stramonium eine weniger fieberhafte Erregung des Gefäßsystems und eine weniger starke Kongestion zum Kopf. Es findet daher bei starken Fiebergraden weniger häufig Anwendung, sondern ist bei milderem Fieber eher geeignet.

Bei *Hyoscyamus* sind die Delirien von geringerer Erregtheit, obwohl der Inhalt derselben weithin mit denen von Stramonium verwandt ist. Jedoch treten Mißtrauen und Eifersucht bei *Hyoscyamus* stärker hervor. Ebenfalls sind die Fiebererscheinungen bei *Hyoscyamus* noch weiter verringert. Es findet bei Kranken ohne Fieber oder solchen mit typhösen Fiebern Anwendung.

HAHNEMANN hat beobachtet, daß der Stechapfel in seiner Erstwirkung keine eigentlichen Schmerzen hervorruft und daß diese erst in der Nachwirkung als Reaktion auf die „gefühltötende" Einwirkung als „krankhaft erhöhte Empfindlichkeit (Schmerz)" hervorgebracht werden. „Ebenso erzeugt dieses Kraut in seiner Erstwirkung Leichtbeweglichkeit der dem Willen unterworfenen Muskeln und Unterdrückung aller Absonderungen und Ausleerungen, wovon in der Nachwirkung das Gegenteil entsteht, nämlich Lähmung der Muskeln und übermäßige Ab- und Aussonderungen. Heilend hingegen beruhigt er in angemessener Gabe einige krampfhafte Muskelbewegungen und stellt gehemmte Ausleerungen wieder her in mehreren Fällen, wo Schmerzlosigkeit vorwaltet."

Da HAHNEMANN der Ansicht war, daß die Nachwirkung nicht mehr ein Effekt des Prüfstoffes, sondern nur die übers Ziel hinausschießende Wiederherstellung des ursprünglichen Zustandes sei, also nichts mehr für den Prüfstoff Spezifisches enthalte, so war seine Beschränkung auf die Erstwirkung im therapeutischen Bezug nur folgerichtig. Doch weicht unsere Ansicht heute hier von der HAHNEMANNS ab, indem wir auch in der Nachwirkung eine unmittelbare und spezifische Folge des Prüfstoffes sehen und auch diese als Grundlage für die Ähnlichkeitsbeziehung nehmen. Es ist also durchaus denkbar, einen Speichelfluß oder Durchfall, welche HAHNEMANN als Nachwirkung ansieht, oder einen lähmungsartigen Zustand, ja selbst beträchtliche Schmerzhaftigkeit mit Stramonium therapeutisch anzugehen. Wir haben die Nachwirkung als sekundäre Phase der Wirkungskurve zu betrachten gelernt.

Da Stramonium erst gegen Ende des 16. Jahrhunderts in Europa bekannt und erst im 17. Jahrhundert verwildert angetroffen wurde, wissen die alten Kräuterbücher sehr wenig oder gar nichts über das „Tollkraut" zu berichten. Im östlichen Europa und dem westlichen Asien wurde es wegen seiner narkotischen Eigenschaften im Gebrauch gegen Zahnschmerzen und zu Betäubungen verwandt. Neben seiner geistesverwirrenden Wirkung war es als Aphrodisiakum geschätzt (vergleiche *Mandragora* und *Hyoscyamus*).
MADAUS (Biologische Heilmittel) führt an, daß nach REKO in Mexiko eine ganze Reihe von Datura-Arten, darunter auch Datura stramonium als Teeaufguß oder in Zigaretten verwendet werden. Als Höchstdosis wird von den einheimischen Bauern die Menge von 4 ausgereiften Blättern in Teeaufguß oder 1 g der Blätter als Zusatz zu einer Zigarette (höchstens 3 Zigaretten täglich) angegeben. Die Wirkung besteht in einem starken Gleichgültigkeitsgefühl gegen die äußere Umgebung und in der Hauptsache aus einem tiefen Schlafe mit erotischen Träumen. Auch stellt sich vorübergehende Geistesverwirrung ein, die sich in allerlei kindischnärrischen Einfällen, niemals aber in Gewalttätigkeit äußert. Ein starker Katzenjammer, allgemeine Schwäche, Zittern der Finger und unerträgliches Asthma sind häufige Begleiterscheinungen dieses Rauschmittels. – Aus diesen Angaben zu schließen, ist der Gebrauch des Stechapfels gegen Bronchialasthma als ein Simile, wenigstens in oberflächlichem Sinne, zu betrachten. Andererseits muß man bei der notwendig starken Dosierung eine nachfolgende Verschärfung des Zustandes durch dieses Milderungsmittel erwarten.

Literatur

HAHNEMANN: Fragmenta de viribus.
HAHNEMANN: Reine Arzneimittellehre, 2. Aufl., Bd. 3.
HARTLAUB u. TRINKS: Reine Arzneimittellehre, 1. u. 3. Bd.
STÖRCK: Libellus de Stramonio.
SCHNELLER: Zschr. k. u. k. Ges. Ärzte Wien, Bd. 2 [1846].
WIBMER: Wirkungen der Arzneien.

Allens „Encyclopedia" enthält neben den Prüfungen eine große Anzahl von Vergiftungen, ebenso die „Cyclopaedia" von Hughes.
Auch die Symptome in Hahnemanns „Reiner Arzneimittellehre" stammen zum größeren Teil aus toxikologischen Beobachtungen.
Die von Greding und von Störck gelieferten Symptome, welche Hahnemann auch in sein Symptomenregister aufgenommen hat, wurden an Patienten beobachtet und können nur mit Zurückhaltung verwertet werden.

Arzneimittelbild

Leitsymptome: *Kongestionen zu Kopf und Gehirn, dabei Gesicht erhitzt, gedunsen, hellrot.*
Erregungszustände höchsten Grades mit wilden Delirien und Verwirrungszuständen, mit Toben, großer Schreckhaftigkeit und Angstzuständen.
Halluzinationen besonders des Gesichts und Gehörs.
Ununterbrochene Geschwätzigkeit, lacht, singt, schreit oder ⊙ betet unaufhörlich.
Krampfzustände, die beim Anblick von glänzenden Gegenständen, bei grellem Licht, beim Sehen von Flüssigkeiten ausbrechen oder sich verschlimmern.
Rhythmische oder krampfartige, unwillkürliche Bewegungen. Choreatische Bewegungen und Koordinationsstörungen des Bewegungsablaufs (Schwanken beim Gehen, Stottern beim Sprechen): Tremor, Lähmungszustände.
Will immer Licht haben wegen angstvoller Phantasien; jedoch Verschlimmerung durch grelles Licht.
Will nicht allein sein, verlangt nach Gesellschaft.
Auffallendes Fehlen von Schmerzen, trotz der Heftigkeit der Symptome. Der Versuch zu schlucken ruft Schlundkrämpfe hervor; Angst vor dem Schlucken von Flüssigkeiten.
Verschlimmerung durch Schlaf und durch Kälte.
⊙ *Verschlimmerung durch unterdrückte Sekretionen (Menses, Lochien, Ausschläge, Schweiß).*

Geist und Gemüt: Lebhafte Phantasien und Delirien: wunderliche Phantasiebilder; delirierende Geschwätzigkeit; anfallsweise schwatzt er ununterbrochen, oder wütet, oder bricht in lautes Gelächter aus; er delirierte und war ohne Gedächtnis und Besinnung; er kommt sich sehr groß vor, die Gegenstände umher aber erscheinen ihm zu klein; er spricht mit abwesenden Personen, als ob die gegenwärtig wären, und redet leblose Gegenstände mit Namen solcher Personen an (zum Beispiel Schachfiguren); er träumt mit offenen Augen, fängt unsinnige Dinge an zu schwatzen; er tanzt nachts auf dem Kirchhof; wahnsinnig tanzt er, gestikuliert, schlägt ein Gelächter auf und singt; er singt und führt unzüchtige Reden; bei starren Augen und ganz erweiterten Pupillen sah er nichts, erkannte nie-

Manische und schizoide Zustände. Halluzinationen. Puerperale Manie. Delirium tremens. Epilepsie. Hysterie. Typhoide Zustände bei Masern und Scharlach (Urin unterdrückt, Exanthem kommt nicht heraus, Delirien).

Hirnreizung mit psychischer und motorischer Unruhe.

mand von seinen Angehörigen, fuhr mit den Händen immer herum, als ob er etwas greifen wollte; anhaltend starke Zanksucht; er schlägt mit schrecklichem Geschrei die Umstehenden und wütet; sie beißt einen Umstehenden in die Hand; wütendes Delirium; nicht zu bändigende Wut; sie kann nur mit Gewalt im Bett gehalten werden.
(Wut, Menschen zu morden)*. (Wut, sich selbst zu morden; unsinnige Vorstellung, als werde er geschlachtet, gebraten und gefressen werden; sie schreit zuweilen über Katzen, Hunde und Kaninchen, die sich ihr näherten; Schreckdelirien, als wenn ihn ein Hund anfiele; schreckenvolle Phantasiebilder: er glaubt, Gespenster zu sehen)*. Schreckhafte Traumbilder, selbst mit offenen Augen, von großen Hunden, Katzen und anderen schrecklichen Tieren, und vor welchen er mit Zeichen des Schrecks auf die Seite springt. Er glaubt zu sterben und den Abend nicht zu erleben und macht Anordnungen zu seinem Begräbnis. Er hat mehr Traumgestalten zur Seite als vor sich, die ihm alle Grausen erregen.
⊙ Fixe Idee, vom Teufel besessen zu sein und eine unverzeihliche Sünde begangen zu haben und verdammt zu sein.

Schlaf: Erwacht aus dem Schlaf mit Schreien; angstvolle Träume. – Langanhaltender, tiefer Schlaf mit Schnarchen. Tagesschläfrigkeit.
Unlust zu geistiger Arbeit. Unfähigkeit, die Aufmerksamkeit auf einen bestimmten Gegenstand zu richten; jeder Versuch, sich zu überwinden, ist gefolgt von Verwirrtheit und Kopfschmerz. Kann nicht aufnehmen, was zu ihr gesprochen wird. Gedächtnisschwäche; kann sich nicht erinnern, was er in den letzten 5 Minuten gesagt und getan hat.

Kopf: Hebt den Kopf und läßt ihn fallen. Kopfrollen. Kopf und Wirbelsäule nach hinten gebeugt.
Blutwallungen zum Kopf mit Schweißausbruch. Heftige Kopfschmerzen mit Pulsieren. Schwindel

* Beobachtungen GREDINGs an geisteskranken, mit Stramonium behandelten Patienten.

beim Gehen, schwankt beim Gehen, unsicherer Gang. Schwindel im Dunkeln.

Gesicht: Erhitzt, helle Rötung, umschriebene Flecken im Gesicht. Fliegende Hitze. Hitze des Kopfes und funkelnde Augen. Ausdruck wilder Angst. Krampfartige Bewegungen mit Verzerrung des Gesichts. Risus sardonicus.

Augen: Glänzend, gerötet, wie wild und vorgetrieben. Pupillen erweitert oder verengt. Vorübergehende Blindheit, Gesichtsverdunkelung, Trübsichtigkeit. Weitsichtigkeit, er konnte nur sehr entfernte Schrift lesen. Doppeltsehen. Alle Gegenstände erscheinen schief. Die Gegenstände zeigen sich vielfach und von verschiedenen Farben. Feurige Erscheinungen vor den Augen.

Mund, Rachen und Schlund: Lähmung der Zunge und Sprachstörungen, Sprache lallend. Kann nur mit Schwierigkeit artikulieren. Außerordentliche Geschwätzigkeit.
Röte und große Trockenheit im Mund und Rachen, oder heftiger Speichelfluß. Der Schlund ist wie zugeschnürt, kann kaum schlucken. Der Versuch zu schlucken ruft Schlundkrämpfe hervor; daher Abneigung gegen Flüssigkeiten. Krämpfe beim Anblick von Wasser.
Übelkeit und Erbrechen. Auftreibung des Leibes. Kollern und Gurren im Leib; Koliken im Bauch. Verstopfung mit vergeblichem Drang. Durchfall. Durchfall mit vermehrter Eßlust.

Stottern, Sprachstörungen. Kehlkopfkatarrh, Keuchhusten, krampfartige Bronchitis und Asthma.

Kehlkopf und Luftröhre: Stimme heiser und krächzend oder quakend und tonlos, unverständlich und ohne Artikulation. Kann kein verständliches Wort hervorbringen.
Nase trocken und verstopft. Krampfartiger Husten, besonders nach Trinken von kaltem Wasser.

Harnorgane: Absonderung unterdrückt. Häufiger Harndrang. Er muß 1 Minute warten, bis der Harn tropfenweise fließt. Unwillkürlicher Harnabgang.

Dysmenorrhö, Menorrhagie, Nymphomanie.

Geschlechtsorgane: Starke Erregung des Geschlechtstriebs bei beiden Geschlechtern, unanständig in Reden, schlimmer vor der Regel.
Regel stark, dunkel, klumpig, übler, geiler Geruch des Körpers während der Regel; dabei die typischen Veränderungen des Geistes und Gemüts (zum Beispiel allzugroße Geschwätzigkeit).

Chorea, Neuralgien.

Glieder: Rhythmische und unwillkürliche Bewegungen der Arme und Beine, krampfartige, auch choreatische Bewegungen, Krämpfe am ganzen Körper oder an einzelnen Teilen, schlimmer bei Berührung, beim Sehen glänzender Gegenstände, wie eines Spiegels oder Lichtes, oder bei Sehen von Wasser. Ungewöhnliche Leichtigkeit und Schnelligkeit aller Bewegungen. Zittern der Glieder, Zucken der Sehnen und Muskeln.
Völliger Verlust aller willkürlichen Bewegungen. Unfähigkeit, koordinierte Bewegungen auszuführen. Steifheit aller Glieder.
Glaubt, seine Glieder seien abgetrennt oder doppelt, oder zu groß. Taumeln im Dunkeln. Heftiger Schmerz in der Hüfte.

Haut: Schwellung der Haut mit Rötung, wie bei Scharlach oder Wundrose, Jucken der Haut.

Wärmeregulierung: Schüttelfrost durch den ganzen Körper mit einzelnem Zucken teils des ganzen Körpers, teils einzelner Glieder. Große Hitze und Schweiße. ⊙ Schweiße ohne Erleichterung.

Dosierung

D 3 bis D 6 und höhere Verdünnungen; STAUFFER setzt sich für die hohen Potenzen, besonders bei hochgradigem nervösem Reizzustand, ein.

Vergleichsmittel

Geschwätzigkeit: *Lachesis, Hyoscyamus.*
Hirnreizung mit Rötung des Gesichtes: *Apis, Belladonna, Glonoinum, Hyoscyamus.*
Leichtigkeit der Bewegungen, choreatische Bewegungen: *Agaricus, Hyoscyamus, Tarantula hispanica.*
Lacht, singt, schreit, betet, geschwätzig: *Hyoscyamus, Crocus, Lachesis, Rhus, Veratrum album.*

Gang schwankend bei geschlossenen Augen: *Alumina.*
Erotomanie: *Cantharis, Hyoscyamus, Veratrum album, Mandragora, Moschus, Platinum.*
Will nicht allein sein: *Argentum nitricum, Arsenicum album, Bismutum, Hyoscyamus, Kalium carbonicum, Lycopodium.*
Furcht vor Dunkelheit: *Calcium carbonicum, Cannabis indica, Causticum, Lycopodium, Phosphorus, Pulsatilla.*
Delirien, will aus dem Bett springen: *Belladonna, Bryonia, Opium, Rhus.*
Geiler Geruch der weiblichen Genitalien: *Crocus.*
Stottern, unartikulierte Sprache: *Belladonna, Causticum, Hyoscyamus, Mandragora, Mercurius, Nux vomica.*
Analgesie der Haut: *Belladonna, Hyoscyamus, Opium, Rhus, Mandragora, Phosphorus, Acidum phosphoricum.*
Angst vor Tieren: *Tuberculinum.*
Umgebung erscheint ihm kleiner: *Platinum.*

Beispiele

Septische Otitis media mit basilarer Meningitis

Zwei ältere Geschwister hatten die Masern innerhalb einer gewöhnlichen Endemie vor kurzem hinter sich gebracht, da perforierte bei dem Jüngsten aus der Familie, einem damals 3jährigen Jungen, ganz plötzlich unter Wehgeschrei das linke Trommelfell. Trübseröse Absonderung, anfangs mit geringer Blutbeimischung. Keine Temperatursteigerung. Kein Stuhlgang seit 3 Tagen. Großer Durst, Nahrungsverweigerung. Zunge frei von Belag, aber auffallend tiefrot verfärbt. Meinerseits zunächst keine Therapie.
Nach 2 Tagen ganz plötzlich keine Ohr-Absonderung mehr, dafür aber Erbrechen, Fieber von 39,5° rektal, Kopfschmerzen in Stirn und Hinterhaupt, rosafarbene Skleren, Angstgefühle, das Licht muß brennen, die Mutter muß dauernd am Bettrand sitzen und die kleine Hand festhalten. Murmeln, Winseln, plötzlich schrilles Lachen. Will schnell aus dem Bett heraus. Ruckbewegungen durch den ganzen Körper. „Mammi, mein Fuß ist viel zu lang" – „Mammi, da sind Mäuse an der Wand." „Mammi, halt mich fest – die holen mich jetzt!" Die kleine Hand greift immer wieder in die Luft und schlägt wie zur Abwehr ins Leere.
Der Anruf erfolgte gegen 17 Uhr. Die Kernigsche Nackenhebelprobe deutete auf starken Meningismus. Der linke Warzenfortsatz war hochgradig klopfschmerzhaft. Die Pupillen weit und träge reagierend auf Lichteinfall. Bei jedem Blendversuch lautes Wehgeschrei. Ängstlich wilder Gesichtsausdruck. Schüttelfrost. Die klinische Diagnose heißt für einen solchen Vorgang septische Otitis media mit basilarer Meningitis. Ein Fall also, der für gewöhnlich einer Klinik übergeben wird. Nicht selten ist dann, abgesehen vom Meißel, unter Lumbalpunktion und antibiotischer Therapie das Leben reichlich vorzeitig beendet. –
Die Arzneidiagnose Stramonium und davon eine Gabe C 30 zeitigte demgegenüber in unserer eindeutigen Diagnose sofortiges tiefes Einschlafen, gegen Morgen Abfieberung und nach einem übelriechenden schwarzschleimigen Stuhl Eßverlangen, Wiedereinsetzen eines starken serösen Ohrflusses, welcher, langsam abnehmend, noch 1 Woche lang anhielt. Nach 8 Wochen ist kein Trommelfelldefekt mehr sichtbar. – Dieser Verlauf liegt 9 Jahre zurück. Das Kind ist seitdem – abgesehen vom Gelegenheitsschnupfen – nicht mehr krank gewesen.

[BERNDT, Dietrich: Das Arzneibild von Stramonium (Klass. Homöop. 1963: 228).]

Zerebralsklerose

Stramonium-Situation im Verlaufe einer Zerebralsklerose.
Eine 74jährige Patientin kam im letzten Jahr für etwa 50 Tage zu stationärer Behandlung wegen schwerer zerebraler Durchblutungsstörungen bei Herzinsuffizienz mit Linksschenkelblock.
Es war ein sehr würdig wirkendes älteres Fräulein, das wir schon einmal wegen einer Magen-Darm-Affektion behandelt hatten und das zu dieser Zeit unauffällig und distanziert wirkte.

Die Vorgeschichte zeigte wieder häufige Tonsillenaffektionen und frühzeitig einsetzende Menopause mit 45 Jahren.
In krassem Gegensatz zu ihrer äußeren, eher eckig und manieriert wirkenden Erscheinung einer typisch alten Jungfer war sie aber bei ihrem weiteren stationären Aufenthalt auffallend im Sinne eines Stramonium-Bildes enthemmt.
Sie lief ständig hinter Mitpatientinnen und Pflegepersonal her, redete viel und oft zotig. Vor allem erinnern wir uns noch an eine Episode, als die alte Dame mit der Visite aus dem Zimmer lief, um den Ärzten einen recht zweideutigen Witz zu erzählen.
Diese Kranke fiel bei dem beschriebenen Krankenhausaufenthalt plötzlich durch einen Zustand großer innerer Erregbarkeit auf, wobei sie dauernd Licht und fensternahe Plätze aufsuchte, einen hochroten Kopf zeigte, wieder mit glänzenden Augen und stark wechselnder Stimmung. Eine in dieser Zeit angestellte Grundumsatzbestimmung ergab eine Erhöhung auf + 61 % Abweichung von der Norm.
Sie beschrieb uns in diesem Zustand kleine Tierchen und Schneegestöber, die auf sie zukamen und sie erschreckten.
Der äußere Eindruck der Patientin und der Inhalt ihrer Wahnvorstellungen brachte uns auf Stramonium, und nach wenigen Gaben des Mittels in der D 12 normalisierte sich der Zustand. Objektiv ließ sich ein Rückgang der Grundumsatzabweichung nachweisen, die Hautfarbe des Gesichtes blaßte ab, und die Kranke wurde auch psychisch wieder eher zu reserviert und zurückhaltend. Optische Halluzinationen wurden nicht mehr beobachtet, und wir konnten die Frau mit gutem Gewissen nach einer Zeit weiterer Beobachtung entlassen.
[SCHIMMEL, Klaus Ch.: Stramonium als Psychopharmakon in der Klinik (Aus dem Homöopathischen Krankenhaus Höllriegelskreuth bei München, Chefarzt Dr. W. Zimmermann) (Klass. Homöop. 1963: 220)].

Strontium carbonicum

Wirkung

Strontium gehört zu den Erdalkalimetallen und steht in dieser Gruppe zwischen *Calcium* und *Barium*. Die Verwandtschaft mit *Calcium* zeigt sich darin, daß sich *Calcium* im Zell- und Organexperiment weitgehend durch Strontium ersetzen läßt. Mit Ausnahme der Phagozytose der Leukozyten werden dabei alle Funktionen des *Calciums* durch Strontium übernommen. Wenn jedoch bei Fütterungsversuchen von Tieren Strontium statt Calcium eingesetzt wird, entsteht eine Rachitis, welche durch Lebertran nicht heilbar ist. Bei heranwachsenden Tieren werden durch Strontium Knochenveränderungen hervorgerufen, welche der Sklerose der Knochen bei Phosphor-Vergiftung ähnlich sind. Es bilden sich in der Kortikalis und der Spongiosa Knochenneubildungen. Damit ist die aus der Arzneimittelprüfung erschlossene Beziehung von Strontium zum Knochensystem auf eine experimentelle Grundlage gestellt.
Strontium besitzt keine Funktion im normalen pflanzlichen und tierischen sowie menschlichen Organismus; es ist also als körperfremd zu bezeichnen.
Aus der Toxikologie ist nach LEWIN nur bekannt, daß durch milchsaures Strontium Magenreizsymptome, Vermehrung der Harnmenge und Nierenschädigung, ferner Senkung des Blutdrucks erzeugt werden.
Die Arzneimittelprüfung wurde von SCHRETER, SEIDEL, TRINKS, WOOST und der Prüfergruppe NENNINGS vorgenommen. Sie kann nicht als vollständig bezeichnet werden. Infolgedessen wurden noch nicht viele praktische Erfahrungen gesammelt. Es ergibt

sich jedoch, daß Strontium in bezug auf das Knochensystem mit *Calcium*, in bezug auf das Gefäßsystem (kongestive Zustände zum Kopf, Arteriosklerose) mit *Barium* und im Hinblick auf die Verdauungsorgane und den Lymphatismus mit den beiden genannten Stoffen und auch *Magnesium* verwandt ist. Es ist eine enge Gruppenverwandtschaft innerhalb der Erdalkalien festzustellen.

Die Symptomatik am Gefäßsystem zeigt sich an einem Gefäßerythismus mit Kopfkongestion und Kopfschmerzen: lebhaft gerötetes Gesicht mit Wärmegefühl und Schmerzen an allen Teilen des Kopfes. Die Patienten täuschen ein ,,blühendes" Aussehen vor, sie fühlen sich besser im Freien, ertragen aber trotz des heißen Kopfes keine Kälte oder Zugwind am Kopfe, sondern lieben warmes Einhüllen oder Sonnenwärme am Kopfe. Das Schwindelgefühl und die Gedächtnisschwächen sind gleichfalls auf die Störung der Blutzirkulation des Gehirns wie bei Barium zurückzuführen. Gegenüber dem letzteren unterscheidet sich der Strontiumfall durch das kongestionierte Gesicht. Der Kopfkongestion entspricht eine Neigung zu kalten Füßen.

An den Händen und Armen zeigt sich eine venöse Stase mit angelaufenen Venen. Eine zuvor schon vorhandene Schwellung der Füße und Unterschenkel verschwindet bei einem Prüfer. Diese Beobachtung hat zur Verwendung von Strontium bei Ödemen nach Knöchelverstauchung geführt. Es ist jedoch noch zu prüfen, ob diese Schwellung nicht vielmehr auf einer Venen- oder Lymphstauung beruht, wie man nach den angelaufenen Venen bei der AMP vermuten darf.

Im Knochensystem folgt Strontium weithin den Bahnen des nahe verwandten Calciums und findet bei Arthrosen und Spondylarthrosen mit oder ohne Osteoporose therapeutische Angriffspunkte. Bei diesen degenerativen Knochenprozessen hat es sich mir vielfach bewährt.

Die Symptome an den Verdauungsorganen erinnern sehr an Magnesium carbonicum: trockener Rachenkatarrh, Trockenheit im Mund mit viel Durst und Foetor ex ore, Verlangen nach Schwarzbrot u.ä.

Die bewährte Verwendung bei Zerebralsklerose erfährt häufig eine Fortsetzung durch Barium, für welches Strontium die Rolle eines Schrittmachers hat. Hier folgt Barium häufig auf Strontium.

Literatur

HARTLAUB und TRINKS: Reine Arzneimittellehre, 3. Bd. 1847.
TRINKS: Hom. Arzneimittellehre, 2. Bd., S. 1031.
ALLEN: Encyclopedia, Bd. IX.
Die AMP wurde mit 4 männlichen Prüfern, zuzüglich der Prüfergruppe von NENNING mit einer nicht bekannten Anzahl von männlichen und weiblichen Prüfern durchgeführt.

Arzneimittelbild

Leitsymptome: *Bemerkenswerte Schwäche und Abgeschlagenheit des ganzen Körpers mit Neigung zu Abmagerung.*

Zahlreiche Schmerzen in sämtlichen Teilen des Körpers ohne besonderen Schmerzcharakter.

Kongestion zum Kopf mit kapillarer Stase, mit angelaufenen Venen an den Händen und Armen und gerötetem Kopf und mit Schwindel.
Besserung im Freien, kann aber keine Kälte am Kopf ertragen.
Verschlimmerung durch Anstrengung.

Allgemeines: Abmagerung, alle Kleider werden zu weit, ⊙ Anschwellung der Lymphknoten am Hals, den Achselhöhlen und Leisten. Große Müdigkeit und Abgeschlagenheit im ganzen Körper schon früh im Bett, den ganzen Tag anhaltend. Mattes, zittriges Gefühl im ganzen Körper. Zittern aller Glieder.

Zerebralsklerose.

Geist und Gemüt: Bangigkeit und Ängstlichkeit, wie von einem schlechten Gewissen. Sie ist mißlaunig und zornig. Sehr heftig und zornig, längere Zeit hindurch. Sehr verdrießlich, er möchte alles prügeln, was ihm in den Weg kommt. Sehr verdrießlich und nachdenkend und nicht zum Sprechen geneigt.
Große Vergeßlichkeit.
Anhaltende Zornmütigkeit mit großer Mißlaunigkeit, mit großer Heftigkeit.
Eingenommenheit des Kopfes durch die Kopfbedekkung. Taumeligkeit wie von Weintrinken. Schwindel früh mit Übelkeit, mittags heftiger, abends mit Müdigkeit.

Schlaf: Spätes Einschlafen, häufiges Erwachen. Unruhiger und durch schreckhafte Träume unterbrochener Schlaf. Er erwacht nachts etwa 20mal über trockenem Husten, und beim jedesmaligen Erwachen hat er Schwindel zum Umfallen. Abends im Halbschlaf fährt sie öfter erschrocken auf und ist dann bang und wehmütig; es zittert alles an ihr, und es ist ihr schwer um die Brust. Beim Einschlafen nachmittags und nachts ein einzelner, schneller Ruck durch den Oberkörper, der wieder völlig munter macht.

Kopfschmerzen, Migräne, **Zerebralsklerose.** Hypertonie mit Kopfkongestion, > Wärme.

Kopf: Kopfschmerzen in allen Teilen des Kopfes, vorwiegend drückender Art, auch Ziehen und Reißen. Verschlimmerung beim Liegen im Bett, besonders bei tiefer Lage des Kopfes.
Starkes Hitzegefühl im Kopf und Gesicht mit Röte und Gefühl, als wollte der Kopf auf dem Scheitel zerspringen, ⊙ besser durch warmes Einhüllen

des Kopfes, trotz der vorhandenen Kongestion. ⨀ Kopfschmerzen, mit der Sonne steigend und fallend.
Schwindel mit drückendem und stechendem Kopfweh.
Taumelig im Kopf wie von Weintrinken.
Vielfache Kopfschmerzen an allen Teilen des Kopfes, drückend, spannend, reißend, bohrend, dröhnend, mit Schweregefühl, besonders morgens nach dem Aufstehen.

Augen: Zucken und Fippern im linken Oberlid. Brennen und Stechen mit Röte des Augenweißes und Tränenfluß beim Anstrengen der Augen. Grüne, längliche Flecken vor den Augen im Dunkeln. Große Schwäche der Augen.

Gesicht: Heftige Hitze und Brennen des Gesichts, mit Röte desselben. Gesichtsschmerzen, reißend. Zucken in der Oberlippe und am Jochbein.

Chronische Nasennebenhöhlenentzündung. Chronische Bronchitis, Emphysembronchitis.

Atmungsorgane: Öfteres Niesen. Nasenbluten. Beim Ausschnauben gehen öfters blutige Krusten aus der Nase ab. Heisere Sprache. Rauheit im Halse mit Hustenreiz. Beständig Husten, des Nachts am ärgsten.

Kreislauf und Herz: Engbrüstigkeit beim Gehen. Drückender Brustschmerz, vorzüglich bei Bewegung. Nachts drückender Schmerz unter dem Brustbein. Krampfhaftes Ziehen und Raffen in der Brust. Den Atem versetzendes Stechen tief innerlich unter dem Schwertknorpel. Starkes Klopfen der Arterien und des Herzens.

Verdauungsorgane: Vielfache Zahnschmerzen reißender und zuckender Art. Trockenheitsgefühl im Mund früh beim Erwachen. Bei gehöriger Speichelabsonderung Trockenheitsgefühl im Mund. Viel Durst. Zunge mit Schleim bedeckt mit Trockenheitsgefühl darauf. Die Zungenspitze schmerzt wie angefressen. Früh Bitterkeit im Munde mit Trockenheit am Gaumen. Übler Geruch aus dem Munde. Rauh und trocken im Hals. Der Rachen entzündet und schmerzhaft beim Schlingen.
Appetitmangel, es hat nichts den rechten Geschmack,

außer Milch und Schwarzbrot. Kein Appetit, Fleisch widersteht ihm, hartes Schwarzbrot schmeckt ihm noch am besten, 3 Wochen lang. Sehr großes Verlangen nach Bier.
Langdauerndes Schlucksen. Latschig und übel im Magen, mit Mattigkeit und Verdrossenheit. Brecherlichkeit mit Würgen. Magendrücken, besser durch Aufstoßen; durch Essen verliert es sich.
Der ganze Unterbauch ist voll und aufgetrieben mit Spannungsgefühl und Kneipen und Wundheitsgefühl, mit Leibschneiden und dünnem Stuhl.

Obstipation, Durchfall.

Stinkende Blähungen. Stuhl wie Schafmist und nur unter größter Anstrengung abgehend und nur unter schrecklichen Schmerzen, so daß sie ohnmächtig zu werden glaubt, hinterher Brennen im After.
Durchfällige Stühle mit Brennen im After. Durchfall 3 Uhr. Aussetzender Stuhl.

Harnorgane: Vermehrter Harnabgang. Braucht nachts nicht, wie gewohnt, zum Harnen aufzustehen. Urin ist blaß und riecht ammoniakalisch oder wie *Jod*.

Geschlechtsorgane: Periode zu früh oder zu spät. Weißfluß.

Kariöse Knochenprozesse, Exostosen, **Osteoporose. Arthrosen, Spondylarthrosen.**

Muskulatur und Glieder: Ziehende, reißende, stechende, brennende ruckartige Schmerzen in allen Gliedern und der Muskulatur des Rumpfes mit Überwiegen der rechten Seite. Gefühl von Lähmigkeit. Zuckungen einzelner Muskelpartien. Zittern aller Glieder. Die Schmerzen scheinen besonders in den langen Röhrenknochen zu sitzen. Ziehen und Spannen, Schmerzen wie zerschlagen längs der Wirbelsäule.

Lupus erythematodes.

Haut: Die über einer Narbe liegende Haut löst sich ab. Ein Geschwür näßt mehr. Es treten Blütchen auf der Haut auf. Heftiges Jucken, das sich durch Kratzen nicht bessert, sondern verschlimmert.
Die Adern an den Händen und Armen sind wie aufgelaufen und spannen.
Hitze und Brennen der Füße, abends nach dem Niederlegen.
⊙ Krämpfe an den Waden und Fußsohlen.

Wärmeregulation: Außerordentliches Hitzegefühl im Kopf und im Gesicht mit Röte und dem Gefühl, als wolle der Kopf im Scheitel bersten, begleitet von Angst und Schläfrigkeit. Schaudern und Frösteln. Kalte Hände und kalte Füße, aber auch heiße Hände und Füße.

Dosierung

Potenzen von D 6 an aufwärts. D 6 und D 12 haben sich mir bewährt.

Vergleichsmittel

Arteriosklerose und Lymphatismus: *Barium* (hat nicht das kongestionierte Aussehen und nicht die Besserung durch Wärme).
Osteoporose: *Calcium fluoratum.*
Arteriosklerose mit kongestioniertem Gesicht: *Aurum, Arnica, Asterias.* Bei Arthrosen habe ich oft *Strontium carbonicum* D 12, wöchentlich 1 sc. Injektion hilfreich gefunden, ebenso *Aurum metallicum* D 12 (siehe auch bei Aurum).

Strophanthus gratus

Herkunft des Mittels

Von den 3 Strophanthus-Arten, Strophanthus Kombé, hispidus und gratus, wird in der Homöopathie **Strophanthus hispidus** (Fam. nat. Apocynaceae) benützt, es wächst im zentralen Afrika. Ein wesentlicher Unterschied zwischen den 3 Spezies scheint nicht zu bestehen. Verwendet werden die von Grannen befreiten, reifen getrockneten und entfetteten Samen. ∅ = D 1.

Wirkung

Der wirksame Bestandteil ist das Strophanthin (das sich jedoch nicht von dem aus dem Strophanthus Kombé gewonnenen k-Strophanthin unterscheiden soll). Da das *Strophanthin* bei seiner oralen Darreichung unter dem Einfluß der Verdauungsfermente zum Teil zerstört wird, benützen wir in den Fällen, wo es sich um die Notwendigkeit stärkerer Dosen handelt, also vor allem bei Dekompensation, nicht die Tinktur, sondern die intravenöse Injektion des *Strophanthins.* Es ist aber bemerkenswert, daß die Strophanthus-Tinktur bei Dekompensation mit Hydrops nicht selten noch zu einer Entwässerung führt, wo das *Strophanthin* im Stich gelassen hat. Dies scheint jedoch nur dann der Fall zu sein, wenn die Verabreichung von Strophanthus zu durchfälligen Entleerungen führt. In der Dosierung kann man sich an die Grenze halten, die durch das Auftreten von Durchfällen gesetzt ist. Im Vergleich zu *Digitalis* haben sich beim *Strophanthin* intravenös folgende Eigenschaften herausgestellt:

1. Die geringere kumulative Wirkung und schnellere Ausscheidung; nach 6 Stunden ist der größte Teil des *Strophanthins* nicht mehr im Herzmuskel nachweisbar.
2. Die momentane Wirkung bei intravenöser Anwendung.
3. Die besonders auf die Systole gerichtete Wirkung des *Strophanthins* gegenüber *Digitalis,* das vorwiegend die Diastole vertieft. Dies ist besonders in Fällen starker Erweiterung der **Ventrikel** von Bedeutung, indem wir hier *Strophanthin* vorziehen.
4. Während *Digitalis* nur als wirksam gilt, wenn eine Hypertrophie des Herzens vorliegt, können wir *Strophanthin* auch mit Erfolg verwenden, wenn keinerlei Hypertrophie vorhanden ist, also bei **akuten Infektionskrankheiten,** bei **Koronarsklerose und -insuffizienz,** bei **Herzinfarkt** in späteren Stadien, bei **Myokarditis** und **Myodegeneratio.**
5. Angezeigt ist *Strophanthin* ferner, wenn durch *Digitalis* **toxische Rhythmusstörungen,** wie Bigeminie, Vorhofflimmern, **Leistungsstörungen,** wie Herzblock und dergleichen, und starke **Pulsverlangsamung** hervorgerufen werden. *Strophanthin* setzt die Pulszahl nicht in demselben Maß herab und erzeugt auch nicht diese Störungen der Reizleitung wie *Digitalis.*
6. G. Schimert jr. hat bei künstlich gesetztem Myokardinfarkt bei Hunden feststellen können, daß Strophanthin-Injektionen zu einer starken Zunahme der Koronardurchblutung führen, wobei gleichzeitig eine geringe Abnahme des Minutenvolumens und allmähliche und nur geringe Steigerung des Blutdrucks beobachtet wurde. Wenn man annimmt, daß die Abnahme des Minutenvolumens ebenso das Absinken des Blutdrucks auf einer reaktiven Umstellung, einer Kleinerstellung des Kreislaufs beruht, so muß dieser Effekt als sehr günstig bezeichnet werden (G. Schimert: Arch. exper. Path. [D.] 1947: 473). Diese Weiterstellung der Koronararterien ist von großer Bedeutung bei der Behandlung der **Koronarsklerose, Angina pectoris, Koronarinsuffizienz** und dem **Myokardinfarkt.**
7. Damit ist jedoch die Gefäßwirkung des *Strophanthins* nicht erschöpft. Sie erstreckt sich auch auf die übrigen Gefäße, indem sie im Gegensatz zu den Kranzgefäßen eine Verengerung bewirkt. Schon in kleinen Gaben wird das Blutreservoir der Darmgefäße nach Meyer-Gottlieb verengert, worauf es bei der peripheren Kreislaufschwäche ankommt. Der Blutdruck steigt damit an. *Digitalis* hat in dieser Richtung nicht nur einen geringeren Effekt, sondern dieser tritt auch langsamer ein. Auf diesem Einfluß beruht ein großer Teil der Wirkung des *Strophanthins* beim **Kollaps** und bei **Kreislaufschwäche.**

Das Arzneimittelbild des Strophanthus geht auf Prüfungen, zum Teil auf unsere Kenntnis der Überdosierung von *Strophanthin* zurück; denn wir wissen, daß ein grundsätzlicher Unterschied zwischen beiden in bezug auf den Kreislauf nicht besteht. Dagegen sind die Magen-Darmstörungen der Strophanthus-Tinktur, wie Übelkeit, Erbrechen und Durchfälle, bei den intravenösen Strophanthin-Injektionen nicht zu beobachten. Diese Erscheinungen können sich bei der Behandlung mit der Tinktur gelegentlich störend bemerkbar machen, die Durchfälle können aber auch die Entwässerung beschleunigen.

Die koronarerweiternde Wirkung des *Strophanthins* wird gerne ausgenützt bei Herzinfarkt; jedoch wird hier, wenn nicht gerade eine bedrohliche Schwäche besteht, öfter die Strophanthus-Tinktur verordnet.
Als Frühsymptom kardialer und vaskulärer Insuffizienz bezeichnet SCHWARZHAUPT die von STAUFFER empfohlene Verwendung von Strophanthus bei **Examensangst** der Kandidaten und bei **Lampenfieber** (D 2). Doch wird neuerdings dem *Strophanthin* auch eine pervitinähnliche zentralanaleptische Wirkung zugeschrieben.
Beim **Altersherzen** und **Hypertonikerherzen** ziehe ich orale Gaben von Strophanthus-Tinktur der *Digitalis* vor, solange keine feuchte Dekompensation eingetreten ist. Es kann hier, wenn *Crataegus* nicht mehr ausreicht, als das Mittel der Wahl angesehen werden.
Eine merkwürdige Beobachtung wird von SKWORZOW (Homoeop. World XXIX: 34) berichtet. Er hat gefunden, daß Strophanthus bei Alkoholikern einen dauerhaften Widerwillen gegen Alkohol hervorrufe. Es erzeuge Nausea mit starkem Schweißausbruch; ein plötzlicher Alkoholentzug wurde ohne Delirium ertragen.

Literatur

HUGHES: Cyclopaedia, Bd. IV.
GISEVIUS: Ausgewählte Arzneiprüfungsprotokolle, Bd. 2. 1926 (wahrscheinlich Strophanthus Kombé nach Auskunft der Fa. Willmar Schwabe, die den Prüfstoff geliefert hat).

Arzneimittelbild

Geist und Gemüt: Drückendes Angstgefühl mit der Neigung zum Tiefatmen; Gereiztheit des Gemüts, schwere Träume; Gefühl, als ob er beim Mittagsschlaf von der Unterlage gehoben würde. Kopfweh, begleitet von Doppeltsehen, geschwächtes Sehvermögen, Pupillen erweitern und verengern sich. Konvulsionen der Glieder, Lähmungen vom Zentrum zur Peripherie fortschreitend.

Examensangst. Lampenfieber.

Herz und Blutkreislauf: Starke tumultuarische Herzaktion mit erschütterndem Spitzenstoß, durch die Kleider sichtbar, dabei Verlangsamung der Herztätigkeit. Intensives Herzklopfen bei geringer Anstrengung. Pulsieren im Körper.
Beklommenes Gefühl am Herzen, welches zu tiefen Atemzügen nötigt. Das Herz schlägt bis in den Hals hinauf.

Kreislaufdekompensation bei Angina pectoris, beim Koronarinfarkt. Hypertonikerherz. Myodegeneratio cordis.

Verlangsamung der Herzaktion; nach Aussetzen der Prüfung Zunahme der Pulsfrequenz. Der primären Verlangsamung ging bei einem Prüfer eine Beschleunigung mit wechselnd schnellem Puls zwischen 75 und 84

voraus; 3 Stunden später Puls 54–60, sehr voll und gespannt.
Puls durch einfaches Auf- und Abgehen frequent und unregelmäßig, dickrot.
Gefühl von Druck in der Mitte der 3. rechten Rippe spontan und auf Druck. Stechen in der rechten Brustwarze.

Nieren: Urinmenge vermehrt, später um ein Drittel vermindert.

Verdauungsorgane: Übelkeit und Erbrechen, Durchfälle mit Kolikschmerzen. Brennen vom Hals bis zum Magen.
Rechter Rippenbogen spontan und auf Druck sehr empfindlich.

Dosierung

∅ (= D 1). Die Dosis bei **Dekompensation** (leichteren Fällen) beträgt 3–6–10 Tropfen mehrmals täglich. Bei **Lampenfieber** und bei **nervösen Herzstörungen** auch D 2.

Strychninum

eingeschlossen Strychninum nitricum, Strychninum phosphoricum

Herkunft des Mittels

Das Alkaloid **Strychnin** findet sich in der *Nux vomica* und der *Ignatia*, es bestimmt weitgehend die arzneiliche Wirkung dieser beiden Drogen.

Wirkung

Strychnin steigert in außerordentlicher Weise die Reflexerregbarkeit des Rückenmarks und der Medulla oblongata. Die Folgen sind eine verstärkte Atmung, Steigerung des Blutdrucks und Verlangsamung des Pulses. Nach einem Prodromalstadium, das sich in Fibrillieren der Muskeln, Steifigkeit der Muskeln, besonders des Unterkiefers (Trismus) und des Nackens (Opisthotonus), zeigt, brechen plötzlich heftige Muskelkrämpfe aus, welche mit einer Streckung des Rumpfes und der Beine und einer Beugung der Arme (infolge des Überwiegens der Flexoren) einhergehen. Der Kopf wird nach rückwärts gezogen. Diese Krämpfe lassen nach 1 bis 2 Minuten nach, um bei dem geringsten Reiz, zum Beispiel Berührung, Bewegung, Geräusch, Licht, wiederzukehren. Auch in den krampffreien Intervallen können die Muskeln hart wie Holz kontrahiert sein. Der Tod erfolgt in den krampffreien Intervallen. Unter den Sinnesorganen ist das Riech- und Sehvermögen außerordentlich verschärft.

In allopathischem Gebrauch wird Strychnin zur Behebung einer peripheren Kreislaufschwäche, zur Vorbeugung gegen Gefäßkollaps, zum Beispiel bei Infektionskrankheiten, und zur Tonisierung gelähmter Muskeln und Steigerung der Erregbarkeit derselben verwendet. Der Appetit wird angeregt, die Magenperistaltik und die Absonderung des Magensaftes und der Magensäure verstärkt.
Alle sensiblen und sensorischen Reize werden unter Durchbrechung der zwischengeschalteten Hemmungen auf die motorischen Rückenmarks- und Gehirnzentren übertragen und führen so zu **Spasmen der willkürlichen Muskulatur** von tetanusartigem Charakter. Eine therapeutische Beeinflussung des Tetanus hat sich trotz der großen Ähnlichkeit des Bildes nicht bewährt. Als Grund für dieses Nichtwirken ist der verschiedene Angriffspunkt der beiden Toxine anzusehen: während Strychnin vom zentralen Nervensystem aus wirkt, hat das Tetanustoxin seinen Angriffspunkt an den peripheren Nerven.
Der **Geist** befindet sich in höchstem Erregungszustand, die Gedanken sind verwirrt, das Gedächtnis ist gestört. Es folgt Benommenheit der Gedanken und Schlummersucht. Auch Schlaflosigkeit mit innerer Unruhe und Angst vor Krampfanfällen. Die Stimmung ist sehr niedergedrückt und verzweifelt, jammert laut. Typisch sind unmotivierte Anfälle von Lachen (Zwangslachen).
Wenn gegenüber den Volldrogen der *Brechnuß* und *Ignazbohne* eine Schwerpunktsverschiebung auf das Zentralnervensystem deutlich erkennbar ist, so sind doch auch die vegetativen Nerven befallen: Spasmen an allen Hohlorganen, besonders Krampf mit Erstickungsgefühl im Kehlkopf und im Schlund, die sich beim Versuch zu schlukken steigern, Rektumspasmen anfallsweise mit unwillkürlichem Stuhl.
Die Erregung des Zentralnervensystems bedingt die Verwendung bei **geistiger Erschöpfung** mit kongestiven und neuralgischen Kopfschmerzen, Überreizung des Gehirns mit Unruhe oder mit Betäubung und Schlummersucht. Das anfallsweise Auftreten der Beschwerden hat auch zur Verwendung bei **Epilepsie** geführt, wenn die Anfälle durch nervöse Reize hervorgerufen werden. **Neuritiden** sind charakterisiert durch den anfallsweise auftretenden Schmerz, durch die Verschlimmerung am Morgen und durch Sinnesreize sowie durch Parästhesien in den befallenen Nerven.
Bei **Multipler Sklerose** kann es gegen Harninkontinenz eine dankbare Verwendung finden.
Die Wärmeregulation ist beträchtlich gestört, es werden fieberhafte Zustände mit Kältegefühl, kalten Schweißen, Kälte längs der Wirbelsäule und an den Beinen erzeugt.
Von den **Modalitäten** sind besonders bemerkenswert: die Verschlimmerung durch Sinnesreize, durch Bewegung, Verschlimmerung am Morgen (vergleiche *Nux vomica*), die Neigung zu Spasmen in Intervallen an der willkürlichen Muskulatur und an allen Hohlorganen. Auch die Verschlimmerung durch Tabak und Alkohol kann von *Nux vomica* beziehungsweise von *Ignatia* auf Strychnin übertragen werden.
Verwendet wird seltener das unveränderte Alkaloid als seine Salze Strychninum nitricum (bei Neuritiden) und Strychninum phosphoricum (bei nervöser Erschöpfung und anderen Störungen des Zentralnervensystems).

Literatur

Das Arzneimittelbild ist aus Beobachtungen der Toxikologie entnommen. Sie sind zusammengestellt bei ALLEN (Encyclopedia, Bd. IX) und HUGHES (Cyclopaedia, Bd. IV).
Eine Arzneimittelprüfung an 2 Personen ist in der Monthly Hom. Rev. XII: 251, 560 veröffentlicht. Weiteres Schrifttum über Strychnin findet sich bei HAUSMANN (Allg. homöop. Ztg. 92: 81, 89); KÖLLIKER (Allg. homöop. Ztg. 56); NOACK u. TRINKS (Handbuch, Bd. 2); ROYAL (Berl. homöop. Zschr. 1910: 164); SCHLOSSER (Allg. homöop. Ztg. 56).

Arzneimittelbild

Leitsymptome: *Anfallsweises Auftreten von Krämpfen und von krampfartigen Schmerzen, dazwischen freie Intervalle.*
Rheumatismus mit krampfhafter Steifheit der Muskeln.
Verschlimmerung durch Berührung, durch Bewegung, durch Licht und durch Geräusch. Alle sensiblen und sensorischen Reize werden durch Erregung der motorischen Gehirn- und Rückenmarkszentren auf die motorische Sphäre übertragen und rufen Krämpfe hervor.
Verschlimmerung durch Anstrengung, durch Erregung.
⊙ *Verschlimmerung durch Tabak und Alkohol.*
Verschlimmerung nachts und morgens.

Nervöse Erschöpfung bei Geistesarbeitern und Geschäftsleuten. Epilepsie.

Geist und Gemüt: Höchste nervöse Erregtheit, Verwirrung der Gedanken, völlige geistige Erschöpfung und Abspannung. Bewußtsein klar erhalten bis zum Tode. Aber auch Benommenheit und Schwindel, Schlummersucht und Betäubung. Schlaflosigkeit mit innerer Unruhe und Angst, Angst vor der Wiederkehr der Krampfanfälle. Niedergedrückt und verstimmt, jammert laut. Unmotivierte Anfälle von Lachen, Zwangslachen.

Kopf: Venen am Kopf voll und gespannt, Augen gerötet und vorgetrieben. Kopfschmerzen wie zum Bersten, verbunden mit Benommenheit und Schlummersucht. Schießende Schmerzen durch den Kopf wie elektrische Schläge.

Augen: Gerötet und vorgetrieben. Brennen oder Kältegefühl in den Augen. Pupillen erweitert oder auch kontrahiert. Gegenstände sind undeutlich oder verschleiert. Blitze vor den Augen. Sehkraft gesteigert oder Erblindung. Gesichtsfeld vergrößert. Verschiedenfarbige Blitze vor den Augen.

Ohren: Hörvermögen gesteigert. Geräusche in den Ohren.

Atmungsorgane: Erstickungsgefühl im Kehlkopf. Brustwand wie starr beim Atmen. Krampfhafte Enge auf der Brust.

Verdauungsorgane: Trockenheit oder Speichelfluß. Schaum vor dem Mund, weißer Speichel in den Mundwinkeln. Zungenpapillen hervortretend. Bitterer Geschmack. Ungewöhnliche Steigerung des Appetits. Erstickungsgefühl im Schlund, jeder Versuch zu schlukken ruft einen heftigen Schlundkrampf hervor. Bitteres Aufstoßen. Heftiges Erbrechen. Im Magen heftige scharfe Schmerzen, heftige ruckartige Krämpfe. Brennen in der Speiseröhre und im Magen.
Krämpfe im Gedärm. Bauchmuskeln hart gespannt. Gurgelndes Geräusch im Rektum. Schmerzen wie elektrische Schläge. Wäßrige, reichliche Durchfälle, gehen während eines Mastdarmkrampfes unwillkürlich ab. Hartnäckige Verstopfung.

Blasenlähmung bei Multipler Sklerose.
Neuritiden, Ischias, Paresen.

Glieder: Krämpfe der Hände, der Arme und Beine, mit plötzlichen ruckartigen Stößen wie durch elektrischen Strom. Die Muskeln bleiben auch während der Krampfintervalle gespannt. Jede Bewegung erneuert die Krämpfe. Scharfe, schießende Schmerzen in den Gliedern. Zittern der Hände und der Arme und Beine. Sehnenhüpfen. Steifigkeit in den Muskeln. Lähmungsartige Zustände. Bei den Krämpfen ist die Haut heiß und wie gebadet in dampfenden Schweiß. Kann nur auf dem Rücken liegen, jede andere Lage ruft Krämpfe hervor.

Haut: Zuerst blaß, später livid und bläulich. Finger und Zehen violettfarbig. Parästhesien wie Brennen und Eiseskälte, Kribbeln, Ameisenlaufen. Heftiges Jucken am ganzen Körper. Jede Berührung ruft ein wollüstiges Gefühl hervor.

Wärmeregulation: Starke Kältegefühle an allen Teilen, besonders an den unteren Extremitäten und längs der Wirbelsäule. Plötzlicher kalter Schweiß und Eiskälte am ganzen Körper. Kalte Schweiße bei den Krampfanfällen. Auch brennende Hitze mit heißem Schweiß.

Dosierung

Zwischen D 4 und D 12, D 30. Wenn Strychnin homöopathisch indiziert ist, wird man die niederen Potenzen entbehren können.

Vergleichsmittel

Bei der Mehrzahl der Indikationen: *Nux vomica.*
Krämpfe infolge Licht, Geräusch: *Stramonium.*
Geistige Erschöpfung: *Acidum phosphoricum, Acidum picronitricum, Argentum nitricum, Calcium phosphoricum, Gelsemium, Ignatia, Kalium phosphoricum, Natrium muriaticum, Onosmodium, Phosphorus, Silicea, Staphisagria, Sulfur, Zincum.*

Sulfur

Pharmakologie

Der **Schwefel** befindet sich im Organismus als wesentlicher Bestandteil von 2 Aminosäuren, dem Cystin und dem Methionin. Cystin ist in den meisten Eiweißstoffen enthalten, mit Ausnahme der Peptone und der Protamine, ist also ein Bestandteil der meisten Eiweißarten und damit aller Körperzellen. In der Haut tritt Cystin in der Form des Keratins auf, auch alle Knorpelzellen enthalten Cystin im Chondroitin. Beim oxydativen Abbau von Cystin entsteht Taurin, das in seiner Verbindung mit Cholsäure als Taurocholsäure in der Fettverdauung eine Rolle spielt.
Das Endprodukt des oxydativen Schwefel-Stoffwechsels aus den schwefelhaltigen Aminosäuren Cystin und Methionin ist der Sulfatschwefel. Dieser spielt im Entgiftungsprozeß des Organismus eine beträchtliche Rolle. Da nur ein kleiner Teil des dazu erforderlichen Schwefels mit der Nahrung zugeführt wird, müssen die schwefelhaltigen Aminosäuren vermehrt abgebaut werden, um zum Beispiel bei einer experimentellen Phenol-Vergiftung über genügend Schwefel verfügen.
Es sind vor allem die Abbauprodukte aromatischer Aminosäuren, wie Kresol, Phenol, Indoxyl und Tyramin, welche an Schwefelsäure gebunden zur Ausscheidung gebracht werden. Von exogenen Stoffen können durch Bindung an Sulfat Brenzkatechin, Hydrochinon, Piridinderivate und Barbiturate unter anderen entgiftet werden. Der größte Teil dieser Esterschwefelsäuren geht aus dem Stoffwechsel der Leber hervor. Eine weitere Rolle spielt der Schwefel in der Entgiftung der Cyanide, welche durch Schwefel in die weniger giftigen Rhodanide übergeführt werden. Das dazu bestimmte Ferment wird als Rhodanase oder – da es die Übertragung der S-Atome katalysiert – als Transsulfurase bezeichnet. Als Schwefel-Donator spielt hierbei Thiosulfat eine große Rolle. Auch dieser Prozeß findet in der Leber statt.
Beim Gebrauch von Schwefel in den in der Homöopathie gebräuchlichen Mengen wird manchmal beobachtet, daß die Hautausdünstung, der Stuhl und die Blähungen den Geruch von Schwefelwasserstoff annehmen. Da die verwendeten Mengen viel zu

klein sind, um diese Tatsache als unmittelbare Ausscheidung des einverleibten Schwefels zu erklären – zuweilen färben sich dabei auf dem Körper getragene Silbergegenstände, wie Armreife und Uhren, schwarz –, so stellte August BIER die Theorie auf, daß „durch die Einnahme von elementarem Schwefel der Gewebsschwefel in hohem Maße beweglich gemacht wird und ausgeschieden wurde. Wie ist das zu deuten? Ich nehme an, daß bei diesen Menschen eine abnorme Anhäufung im Körper bestand, daß ihr Schwefel-Stoffwechsel gestört war und daß die kleine Gabe von elementarem Schwefel den Reiz gab, den in den Geweben überflüssig gespeicherten Schwefel auszuscheiden". BIER spricht dann die Vermutung aus, daß die Schwefel-Ausscheidung auch dann stattfinde, wenn man es der geringen Menge halber mit dem Geruchssinne nicht mehr feststellen könne.

BIER ließ nun unter Benutzung einer auf der Haut getragenen Silberplatte untersuchen, wieviel Schwefel der Gesunde unter dem Einfluß von Sulfur Collóo D 3 ausscheide, und kam durch Gewichtszunahme und Schwärzung der Silberplatte auf den Wert von etwa 10 mg je Tag. Diese Gewichtsmenge beträgt etwa das 3fache der Schwefel-Ausscheidung beim Gesunden ohne Schwefel-Zufuhr. – Nun wurde ein an Seborrhö leidender Mann unter Sulfur Collóo D 3 gesetzt. Schon am 2. Tag bemerkte er deutlichen Schwefelwasserstoffgeruch und Bräunung der Silbersachen, die er trug. Aus der Gewichtszunahme der Silberplatte wurde eine Schwefel-Ausscheidung von 5,76 g am Tage, also etwa die 600fache Menge des Gesunden, der Sulfur D 3 einnimmt, errechnet. Nach 10 Tagen wurde die Sulfur-Verordnung weggelassen. Während der nächsten 10 Tage wurden 117 mg täglich ausgeschieden, also etwa die 11fache Menge des Gesunden. Die nächstfolgenden 10 Tage ergaben 56 mg je Tag; erst nach 30 Tagen wurde nur noch etwa die doppelte Menge des Gesunden festgestellt. (BIER-SCHLEGEL: Homöopathie und harmonische Ordnung. Berlin 1939.)

Dieses Experiment BIERS erbrachte also den Beweis, daß der zugeführte feinstoffliche Schwefel tatsächlich als Aktivator des Schwefel-Umsatzes im Organismus gelten kann.

Ein zweiter Patient mit Seborrhö, der auf Sulfur Collóo stark nach Schwefel roch, bekam die Silberplatte umgehängt, welche sich darauf tief schwarz färbte. Die Seborrhö heilte. 2 Jahre später machte derselbe Patient, obwohl jetzt gesund, nochmals dasselbe Experiment mit Sulfur Collóo D 6 innerlich und der Silberplatte auf der Haut. Diesmal färbte sich die Silberplatte nur eben angedeutet und kaum sichtbar. Die festgestellte Menge an Schwefel betrug 29 mg täglich, auf die ganze Hautoberfläche berechnet, also ein normaler Wert. Aus diesen und ähnlichen Beobachtungen dürfte die BIERsche Annahme, daß infolge einer Störung des Schwefel-Stoffwechsels zurückgehaltener Schwefel auf kleine Schwefel-Gaben ausgeschieden wird, zu Recht bestehen.

Diese Vorstellung, mit einem nach den Regeln der Homöopathie zubereiteten Arzneistoff im Organismus den Stoffwechsel des entsprechenden Stoffes anregen zu können, dürfte auch für die anderen körpereigenen Stoffe, wie Kochsalz, Kalk, Kieselerde, Phosphor, Kali, Eisen, Kupfer usf., zutreffen. Man darf zum Verständnis dieser Tatsachen auf den Begriff der Katalyse oder eine dieser ähnlichen Wirkung zurückgreifen.

Hauptwirkungen

Wenn auch der Schwefel auf den Gesamtorganismus seine Tätigkeit entfaltet vermöge des Gehalts der Eiweißstoffe an Schwefel, so sind doch die Beziehungen auf mehrere Organsysteme besonders hervorzuheben. Als diese haben zu gelten die Haut, das Venensystem, einschließlich des Pfortadersystems, und die Verdauungsor-

gane, bei welchen noch die Leber, und zwar sowohl als Stoffwechsel- wie als gallebereitendes Organ hervortritt, ferner das retikulo-endotheliale System.
Ein wesentlicher Teil der charakteristischen Symptome des Schwefels findet seine Ausprägung auf der Haut. Diese ist gelblich-schmutzig, rauh und unheilsam mit Neigung zu Intertrigo und zu Ekzemen sowie zu Hautinfektionen, wie Akne und Furunkulose. Kleine Verletzungen ziehen Entzündung und Eiterung nach sich. Es besteht eine Empfindlichkeit gegen kalte Luft sowie gegen Wasser. Diese Abneigung gegen kaltes Wasser und gegen Waschen beruht auf einer Verstärkung des Juckens und Brennens der Haut, welches durch Waschen hervorgerufen wird. Der Sulfur-Patient nimmt selbst eine gewisse Unreinlichkeit in Kauf, um dem Wasser zu entgehen. Mit dem schmutzigen Aussehen der Haut und der Abneigung gegen Wasser hat man daher eine Unreinlichkeit als Charaktereigenschaft kombiniert, die zutreffen mag, wenn sie auch nicht in der Arzneimittelprüfung belegt ist. Denn der Sulfur-Mensch vernachlässigt öfter sein Äußeres, er ist unordentlich und unsauber. Die glanzlosen struppigen Haare, die sich nicht legen wollen, vermehren diesen Eindruck.
Die für Sulfur typischen **Ekzeme** sind vorwiegend trockener Art, mit Brennen, heftigem Jucken und Hitzegefühl, alles schlimmer nachts in der Bettwärme. Doch sind feuchte Hautaffektionen keine Gegenindikationen, sofern man Vorsicht walten läßt in der Dosierung sowie in der Wiederholung der Gabe, die hier nicht automatisch und gedankenlos erfolgen darf, wenn man nicht schwere Reaktionen eintauschen will. – Daß Furunkel als Folge von Schwefel-Gaben auftreten können, wissen wir nicht nur aus den Arzneimittelprüfungen, sondern man kann dies auch bei einer zu lange fortgesetzten Schwefel-Medikation nicht selten beobachten. Durch den Schwefel-Gebrauch bei Arzneimittelprüfungen wird der Boden vorbereitet, auf dem solche Infektionen der Haut haften können.
Typisch für alle Hautaffektionen ist neben der üblen Hautausdünstung, die durch Waschen nicht besser wird, das lästige Jucken und Brennen, das sich in der Bettwärme bis zur Unerträglichkeit steigern kann. Die Schweiße, unter denen die Sulfur-Patienten nicht selten leiden, zeigen ebenfalls den üblen Geruch. Nesselsucht mit Jucken in der Bettwärme oder beim Auskleiden ist eine bewährte Indikation des Schwefels.
Diese Erscheinungen leiten zur zweiten Haupteigenschaft des Schwefels, der Venosität, über. Das Hitzegefühl in den Füßen nötigt in der Nacht dazu, die Füße aus dem Bett zu strecken. Brennende Hitze wird auch an den Handflächen und auf dem Scheitel beobachtet. Alle Schleimhäute, besonders an den Körperöffnungen, zeigen sich gerötet infolge der venösen Stauung, zum Beispiel die Lippen, der After, die Harnröhre und die Vulva. Zum Teil ist diese Rötung noch verstärkt durch die Schärfe der Ausscheidungen. Daß diese Körperöffnungen sich durch Brennen und Jucken sehr unangenehm bemerkbar machen, braucht nicht mehr besonders hervorgehoben zu werden.
Außer dem für Sulfur typischen Hitzegefühl auf dem Scheitel haben wir reichliche Wallungen mit oder ohne Schweiße, weshalb der Schwefel häufigen Gebrauch bei **klimakterischen Beschwerden** findet (vergleiche auch *Acidum sulfuricum*). Infolge

der venösen Stase sind die sichtbaren Venen stark gefüllt, die Beschwerden des ganzen Sulfur-Bildes verschlimmern sich häufig durch Stehen, weil durch die Schlaffheit der Venen die Blutstauung sich vermehrt. Es liegt auf der Hand, daß **Krampfadern** und **Krampfadergeschwüre,** besonders wenn sie brennen und jucken und einen üblen Geruch verbreiten oder Ekzeme der Umgebung aufweisen, ein dankbares Feld für die Schwefel-Therapie darstellen. Ebenso gehören **Hämorrhoiden** mit Jukken und Brennen, dabei Rötung des Afters mit oder ohne Blutung zu den wichtigsten Indikationen. Wenn auf dieser Basis der Venosität Blutungen auftreten, greifen wir ebenfalls zum Schwefel, einerlei, aus welchen Organen diese Blutung erfolgt.

Einen bevorzugten Angriffspunkt des Schwefels haben wir weiter in der **Abdominalplethora mit Stauungen im Pfortadersystem** vor uns, welche wiederum nicht streng zu trennen sind von den Leberaffektionen und Verdauungsstörungen. Auf die Leber ist ein galletreibender Effekt gesichert, wovon im *Haarlemer Öl* seit langer Zeit Gebrauch gemacht wird. Bei **Leberstörungen** chronischen Charakters ohne nähere Indikationen sollte man sich öfter des Schwefels erinnern (vergleiche auch *Natrium sulfuricum* und Magnesiumsalze). Auch an der Leber als Hauptorgan des Stoffwechsels und wesentlichen Teil des retikulo-endothelialen Systems finden wir die Schwefel-Wirkung stark beteiligt. So gehört **nach Infektionskrankheiten** mit erschwerter Rekonvaleszenz, bei der mit schlechtem Appetit, Schwächegefühlen, Nachtschweißen, vermehrtem Urobilinogen im Harn zu kämpfen ist, eine Schwefel-Behandlung zu den dankbarsten Anzeigen. Wenn man bedenkt, daß durch eine fieberhafte Infektionskrankheit der Eiweißstoffwechsel stark in Anspruch genommen ist und schwefelhaltige Eiweißschlacken im Gewebe liegen bleiben können, wird diese empirische Erfahrung leicht verständlich.

Die eigentlichen Anzeigen im Bereich des Magen-Darm-Kanals bestehen in **Dyspepsie** und **Unverträglichkeit vieler Speisen.** Obwohl Verlangen nach Alkohol und Süßigkeiten besteht, werden beide nicht ertragen, ja deren Genuß ist von einer Verschlimmerung gefolgt. Meist besteht großer Durst bei geringem Appetit, nicht selten aber eine Flauheit im Magen, die zu vielem Essen nötigt. Besonders wird um 11 Uhr eine Leere und ein Elendigkeitsgefühl im Magen geklagt, bei welchem offenbar ein Tiefstand des Blutzuckerspiegels vorliegt. Die weiteren Beschwerden am Magen und Darm sind: stinkende Flatulenz, Aufgetriebenheit, der Hunger ist entweder vermehrt oder herabgesetzt, es besteht reichlicher Durst, Verlangen nach anregenden Speisen, besonders nach Alkohol sowie Süßigkeiten, die aber nicht ertragen werden. Der Stuhl ist nicht selten verstopft, häufig von Durchfällen unterbrochen. Eine ausgezeichnete Indikation sind frühmorgens auftretende **Durchfälle,** die den Patienten morgens in der Frühe aus dem Bett treiben, tagsüber aber wieder auszusetzen pflegen. Für chronische Durchfälle mit dieser Indikation ist der Schwefel sehr häufig das Heilmittel. Ich überblicke eine nicht geringe Anzahl von langwierigen und hartnäckigen Säuglingsdurchfällen, die in Kinderkliniken, zum Teil Universitätskinderkliniken mit intensivster Pflege und Diät sowie den einschlägigen Arzneien und Infusionen nicht in einen befriedigenden Zustand gebracht wurden und nicht aus der Pädatrophie herausgebracht werden konnten und die dann durch einige Gaben Sulfur sofort und endgültig von ihrem Darmkatarrh und Ernährungsstörungen befreit wurden. Die Eltern waren verzweifelt, weil alle Mühe und Kunst nicht zum Ziel geführt hatte. Der Erfolg war so entschieden und endgültig, wie man es sich nur wünschen konnte. Vergleichsmittel bei Pädatrophie und Ernährungsstörungen der Säuglinge sind in erster Linie *Magnesium carbonicum* und *Calcium carbonicum.*

Auch bei chronischen Darmkatarrhen der Erwachsenen steht der Schwefel in der ersten Reihe der zu wählenden Mittel, selbst auch dann, wenn kein besonders hinweisendes Symptom, wie etwa der morgens früh aus dem Bett treibende Stuhl oder die Rötung der Orifizien, an Sulfur denken läßt, sondern allein der chronische Charakter vorliegt.

Die Hämorrhoiden des Schwefels zeichnen sich durch Jucken und Brennen, am schlimmsten in der Bettwärme, aus, sie sind entzündet und gerötet. Blutungen sind damit verbunden, können aber auch ausbleiben, was von manchen als charakteristisch angesehen wird.

Das Schwefel-Bild enthält sehr viele Züge von allgemeiner nervöser Erregung. Gemütsverstimmung aller Schattierungen, wie Apathie, Traurigkeit und Ängstlichkeit, andererseits Ärger und Reizbarkeit, Furchtsamkeit und Schreckhaftigkeit, dann wieder Unruhe und Hast, unruhiger Schlaf (Katzenschlaf) und Schlaflosigkeit. Alle diese Erscheinungen, an denen das Sulfur-Bild reich ist, machen durchaus den Eindruck von Reflexen, die dem Zentralnervensystem auf dem Wege über das vegetative Nervensystem aus den Körperorganen und dem Stoffwechselgeschehen zugeleitet werden. Nach den therapeutischen Erfahrungen der Homöopathie ist der Schwefel kein Nervenmittel im engeren Sinne, wie etwa der *Phosphor* oder die Edelmetalle, sondern es scheint sich um die Widerspiegelungen des vegetativen Geschehens im Nervensystem oder um toxische Belastung zu handeln. In Fällen von Stoffwechselstörungen und Selbstvergiftung durch solche ist der Schwefel mitunter gegen **Hypochondrie** und andere psychische Veränderungen am Platze.

Alle anderen Schleimhäute des Körpers nehmen ebenfalls teil an der katarrhalischen Ergriffenheit, so die Augen, Ohren, die Nase und die übrigen Luftwege. Es handelt sich überwiegend um chronische oder verschleppte Leiden mit hoher Neigung zu Erkältungen oder um skrofulöse Leiden und dergleichen.

Bei der **Skrofulose** gehört der Schwefel vermöge seiner starken Beziehung zum lymphatischen System, den Lymphdrüsen, Lymphgefäßen und den Schleimhäuten, zu den bevorzugtesten Mitteln. **Chronische Katarrhe der Schleimhäute** mit Drüsenschwellungen weichen ihm. Die Anzeige für den Schwefel im Gegensatz zu anderen Mitteln ergibt sich entweder aus dem ganzen Typus oder aus dem chronischen Charakter, der übelriechenden Art der Absonderungen (zum Beispiel bei **Bronchitis foetida**) oder der Entstehung durch Unterdrückung anderer Absonderungen oder Krankheitszustände. Man soll aber nicht annehmen, daß der Schwefel nicht auch für akute Zustände brauchbar sein könne. So konnte ich mehrere schwere **Grippeepidemien**, verbunden mit Bronchialkatarrhen, Lungenentzündungen oder Darmkatarrhen, mit dem Schwefel aufs beste bewältigen. Hier war der Schwefel das überlegene epidemische Mittel gewesen. Den ersten fieberhaften Ansturm der Grippe kann man am besten mit *Pyrogenium* brechen, worauf man noch auf der Höhe der Krankheit Sulfur folgen läßt.

Da der Schwefel als ein Mittel gegen die Verschlackung des Organismus mit Eiweißabbauprodukten und mit Toxinen des Infektionsweges gelten kann, wird es verständlich, daß man ihn mit viel Erfolg als **Einleitung der Behandlung chronischer Krankheiten** verwendet. Die Tiefe der Wirkung wird ebenfalls aus diesem Angriffspunkt an den Eiweißkörper klar. Diese Deutung des großen Umfangs der Schwefel-Wirkung erscheint mir viel wahrscheinlicher als eine hypothetische Beziehung zum Nervensystem, durch welche man den umfassenden Charakter des Schwefels deuten wollte. Chronische Krankheiten werden entweder allein mit dem Schwefel geheilt, oder dieser macht die Bahn frei für andere Mittel, die nach den auftretenden Symptomen zu wählen sind. Es wird nicht leicht eine chronische Krankheit geben, bei der der Schwefel nicht in Frage käme, mit Ausnahme der bösartigen Tumoren und der Lungentuberkulose, bei welchen er den Zerfallsprozeß zu beschleunigen scheint. Andererseits ist der Schwefel bei der **Tuberkulose des Rippen- und Bauchfells** sowie der **Gelenke** gut zu gebrauchen und öfters von entscheidender Bedeutung.

Ein breites Indikationsgebiet für Sulfur liegt vor bei Folgezuständen akuter Krankheiten:

1. bei verzögerter Rekonvaleszenz mit Schwäche, Appetitlosigkeit, übelriechenden Nachtschweißen, Schlaflosigkeit oder Schlafsucht; sehr häufig nach Grippe und grippösen Infekten;

2. bei rheumatischen Prozessen, die im Anschluß nach akuten Krankheiten oder auch erst einige Wochen später auftreten, wie zum Beispiel Lumbago, Ischialgie, Kreuzschmerzen im Zusammenhang mit Osteochondrose der Wirbelsäule und Bandscheibenschäden;

3. bei sich verschleppenden Schleimhautkatarrhen der oberen Luftwege.

Dabei handelt es sich um eine Toxinbelastung des Organismus, besonders des aktiven Mesenchyms, und verzögerte Ausscheidung dieser Gifte. Die zahlenmäßig am häufigsten gebrauchte Indikation war in meiner Praxis die Verordnung im Anschluß an Infektionskrankheiten. Wenn immer ein Patient in die Sprechstunde kommt, der seit einigen Wochen an unerklärlicher Appetitlosigkeit, an Müdigkeit und Schwäche, an rheumatischen Schmerzen der Muskeln und Gelenke und dergleichen klagt, sollte man nicht versäumen, zu fragen, ob ein Schnupfen, ein Husten oder eine Grippe vorausgegangen sei. Oft wird dies bestätigt, oft bekommt man auch die Antwort: Ja, ich hatte wohl eine „Erkältung“, aber diese war so gering, daß sie mich kaum störte. Trotzdem wird man – nach Ausschluß sonstiger Möglichkeiten – gut daran tun, die geklagten Beschwerden als Folge dieses Infekts zu buchen. Die Stärke der heute vorgebrachten Beschwerden braucht keineswegs in einem Verhältnis zu dem vorausgegangenen Infekt

zu stehen. Ja sogar, man wird sich die Frage vorlegen müssen, ob der Infekt nicht stumm und unerkennbar verlief und sich erst in der Nachwirkung erkennbar machte. Wenn gar noch eine Bronchitis oder Lumbago, selbst eine depressive Verstimmung zurückgeblieben ist, wird man mit Sulfur einen raschen Erfolg einheimsen können. Bei dieser Verordnung von Sulfur handelt es sich nicht um eine konstitutionelle Verordnung, sondern um eine Anregung und Entschlackung des RES, also um eine klinische Indikation. Man wird in diesen Fällen die Behandlung mit Sulfur einleiten und, wenn diese nach 2 bis 3 Wochen nur zu einem Teilerfolg geführt haben sollte, die individuelle Reaktionslage des Patienten in einer neuen Verordnung berücksichtigen.
Gleichwertig mit Sulfur sind andere Schwefel-Präparate, die gegebenenfalls zu wählen sind: *Hepar sulfuris* bei hervorstechender Kälteempfindlichkeit, Überempfindlichkeit gegen Berührung und gegen Schmerz, *Cinnabaris* bei starker Beteiligung des Nasenrachenraums mit Anschwellung der Tonsillen, Entzündung der Nasennebenhöhlen. (Bei Folgezuständen akuter Tonsillitis mit weiterbestehender Anschwellung der Tonsillen wird man statt Sulfur am besten *Mercurius bijodatus* geben.)
Posttraumatisches Syndrom: Seit mehreren Jahrzehnten beobachte ich, daß die Stoffwechselstörungen, von welchen Verletzte und Frischoperierte wenige Tage nach dem Trauma befallen werden, vorzüglich mit Sulfur behandelt werden können. Die Beschwerden beginnen mit Appetitlosigkeit, Foetor ex ore, belegter Zunge, übelriechenden Schweißen und Verdauungsstörungen und setzen sich oft genug in venösen Stauungen mit Thrombosen fort. Der Mangel an Bewegung spielt bei der Entstehung dieses Zustandes neben den durch die Wundvorgänge bedingten Stoffwechselstörungen eine Rolle. Man kann diese Zustände meist erstaunlich gut mit Sulfur beherrschen. Die entgiftende und stoffwechselregulierende Fähigkeit des Schwefels setzt sich hier kraftvoll durch.
Für die Behandlung **chronischer Rheumatismusformen** wird sehr gern der Schwefel herangezogen. In Nachahmung der Schwefel-Badkuren kann man, wenn man mit den Verdünnungen keinen genügenden Erfolg sieht, zu massiveren Dosen, allenfalls zur Ø (= D 4) herabgehen. Diese Empfehlung gilt natürlich nicht bei Neuralgien und Neuritiden, da man hier mit einer leichteren Ansprechbarkeit rechnen darf. Beim fieberhaften **Gelenkrheumatismus** mit schwerer Ansprechbarkeit auf die angezeigten Mittel wird man manch schönen Erfolg sehen. STIEGELE nennt den Schwefel als bewährtes Mittel beim akuten Gelenkrheumatismus, wenn ein Fall ständig Salizylate braucht, um Rückfällen vorzubeugen. Für die **Gicht** als Prototyp der Stoffwechselkrankheiten gehört der Schwefel zu den bestempfohlenen Mitteln.
Da der Angriffspunkt des Schwefels an den Eiweißstoffen liegt, muß man erwarten, daß ein verstärkter Eiweißabbau die Folge ist. Tatsächlich wurde der Sulfur-Typ von jeher als hager beschrieben. Dies ist zu beachten, wenn man Sulfur als Typenmittel verordnet.
Die schon erwähnte Ausscheidungsfunktion des Schwefels erstreckt sich nicht nur auf Eiweißschlacken, sondern auch auf Ablagerungen anderer Natur. Es werden zum Beispiel **Blei- und Quecksilber-Vergiftungen** damit erfolgreich behandelt. A.

BIER gab zum Beispiel Sulfur D 3 einige Wochen, dann D 6 und mit Pausen so fort, unter Umständen jahrelang. Die Kraft auszuscheiden scheint dieselbe zu sein wie die, Krankheitsprodukte zu resorbieren. Starke Blutaustritte in den Körperhöhlen weichen oft einer Schwefel-Behandlung, sowohl nach Traumen wie nach hämorrhagischer Diathese. Auch entzündliche Massen chronischer oder veralteter Entzündungen, zum Beispiel **Venenentzündung, Rippenfellschwarten, Bauchfellentzündung, Gelenkergüsse,** werden vom Schwefel angegriffen und zerteilt. Hier findet sich also die Fähigkeit, chronische Krankheiten zu erfassen, zusammen mit derjenigen, zu resorbieren.

Typus

Der vollkommen ausgeprägte Sulfur-Typ wird als hager mit vornübergebeugter Haltung beschrieben; der Ernährungszustand ist schlecht, die Haut ist trocken und gelblich und neigt zu Jucken und Brennen, welches charakteristischerweise in der Bettwärme sich verschlimmert. Das Gesicht ist gleichfalls gelblich, oft mit deutlicher Venenzeichnung und roter Nase, welche die schlechte Blutzirkulation im Pfortadergebiet und Unterleib anzeigt. Es besteht eine Anfälligkeit der Haut zu Ekzemen und Furunkulose, welche auf dem Boden eines seborrhoischen Zustandes der Haut entsteht. Der Sulfur-Patient fühlt sich nicht wohl nach Baden und Waschen und hat eine Abneigung gegen Wasser, welche in der besonderen Beschaffenheit der Haut ihren Grund hat. Alle Ausscheidungen haben einen üblen Geruch. Schweiß, Stuhl, Menstrualblut, Harn, ja der ganze Mensch ist mit einem üblen Geruch behaftet. Der üble Geruch der Haut läßt sich auch durch Waschen nur unvollkommen beseitigen. Die Haare sind gleichfalls trocken und glanzlos, dazu struppig. Die Körperöffnungen sind gerötet, teils wegen der dem Schwefel eigenen venösen Stauung, teils wegen der Schärfe der Absonderungen. Gegen 11 Uhr befällt ihn ein Leere- und Flauheitsgefühl des Magens. Es besteht eine Neigung zu Hitzewallungen, obwohl er meistens fröstelig ist. Frieren und Hitze wechseln häufig ab.

Schwefel ruft bei chronischen Erkrankungen und bei reaktionslosen Fällen die Reaktion wach und wird deshalb gerne zur Einleitung bei der Behandlung chronischer Zustände oder als Zwischenmittel bei reaktionslosen Fällen gegeben. Durch seine Dynamik überführt der Schwefel den Krankheitsprozeß in ein aktiveres und akuteres Stadium.

Die Veränderungen im Gemütsleben, welche von Sulfur berichtet werden, stammen so gut wie ausschließlich und die intellektuellen Symptome ganz überwiegend aus der HAHNEMANNschen Prüfung. Sie unterscheiden sich in ihrem Grundstock nicht wesentlich von den seelischen Symptomen anderer Konstitutionsmittel. Sie umfassen Ängstlichkeit, Kleinmütigkeit, Lebensüberdruß, Verzweiflung über seine Lage, mürrische Gereiztheit und Neigung zu zornigem Auffahren – Abneigung gegen jede Art Beschäftigung und Betätigung, sei es Arbeit, Sprechen, Bewegung, Frohsinn. Auf dem Gebiet des Intellekts sind zu nennen große Vergeßlichkeit und Mangel, die Gedanken zu konzentrieren. Aus diesem Rahmen allgemeiner geistiger Symptome, die einer größeren Anzahl von Mitteln eigen sind, wird die Neigung herausgehoben, sich auf sich selbst zurückzuziehen, sich mürrisch abzusondern und den Umgang mit anderen zu meiden. In seinen Ideen spinnt er sich eigenbrödlerisch in sein Gehäuse ein und hängt philosophischen und religiösen Schwärmereien nach. Ob dieser „Zerlumpte Philosoph" eine praktische Bedeutung erlangt hat, vermöchte ich jedoch nicht zu sagen. Dasselbe gilt für sanguinisch anmutende Einstellung: „Sie bildet sich ein, schöne Kleider zu haben, sieht alte Lumpen für schöne Kleider an."

Bei Depressionszuständen, wenn diese als Folge von Stoffwechselvergiftungen, besonders im Anschluß akuter, vielleicht höchst banaler oder kaum beachteter Infekte, aufzufassen sind, lichtet der Schwefel den trüb verhangenen Himmel oft sehr schnell auf.

Neben der Befallenheit der Haut durch Ekzeme und neben der Neigung zu Furunkulose, die meist, aber nicht immer trockener Art sind und bei Nacht heftig jucken, finden wir nicht selten gerötete und entzündete Augenlider mit Lidrandentzündungen und Gerstenkörner, wodurch sich die typische Rötung der Körperöffnungen an dieser Körperstelle offenbart.

Wie die Haut ist der Magen-Darm-Kanal fast immer mit im Spiel. Hier ist zuerst die Flauheit in der Magengegend um 11 Uhr zu nennen, mit schwachem, ohnmächtigem Gefühl, das zu essen nötigt. Diese Schwäche kommt besonders gern beim Stehen zum Vorschein, als Folge der venösen Stauung im venösen System, Verstopfung ist häufig, oft im Wechsel mit Durchfall. Die Stühle haben auffallend üblen Geruch. Pathognomisches Symptom erster Ordnung ist der Durchfall frühmorgens, der vorzeitig aus dem Bett heraustreibt. Hämorrhoiden runden das Bild ab. Der After ist etwas gerötet und juckt lästig.

Neben diesem Sulfur-Typ, den ich als „klassischen" bezeichnen möchte, habe ich einen anderen beobachtet, der in seiner äußeren Gestalt und Haltung dem ersteren geradezu entgegengesetzt ist. Es sind dies wohlgenährte Menschen mit rotem Gesicht und von meist untersetztem Wuchs, also der rote Pykniker. Hierher gehört auch die alte Beobachtung, daß der Sulfur-Patient sich weniger wohl fühlt, wenn er ein gerötetes Gesicht hat, denn dieses ist Folge der Stauung; dagegen ist es ihm besser, wenn er bleich ist. Die abdominelle Stauung und Plethora ist mit einer Auftreibung des Leibes, ja sogar mit Zwerchfellhochstand verbunden, so daß der Oberkörper in seiner Haltung eher nach hinten ausweicht, im Gegensatz zur vornübergebeugten Verfassung des klassischen Typus. Dieser pyknische Mensch ist prädestiniert zum roten Hochdruck, welcher sich auch in der Folge nicht selten entwickelt. Für solche Pykniker gibt es auch kein besseres Mittel als den Schwefel. Eine Bestätigung für diese Beobachtung habe ich bei BORLAND gefunden, der für Kinder einen zweiten Schwefel-Typus ähnlicher Art kennt. Er beschreibt ihn als gut genährt und gut entwickelt, als schweren Schlag in Bau und Bewegung, mit guter Hautfarbe; die Haut neigt besonders an Händen und Füßen zur Röte, rauht sich im kalten Winde; die Lider, die Ohren, die Lippen sind rot.

Auch KENT erwähnt diesen Typus, wenn er schreibt: „Bisweilen entspricht das Mittel auch fetten, rundlichen, wohlgenährten Kranken."

Einer dieser geradezu alltäglichen Fälle von Hypertonie – wenigstens gilt diese Beobachtung für meine in Stuttgart und Umgebung beheimatete Klientel – sei im folgenden kurz erwähnt: Ein 54jähriger kaufmännischer Prokurist kommt in meine Sprechstunde mit Klagen über Schwindelgefühle und Beengung des Herzens mit Herzstechen. Er sieht aus „wie das Leben", ist wohlgenährt bei untersetztem Wuchs. Die Brust wird hoch getragen und ruht auf einem vollen und gespannten Leib. Es besteht ein extremer Zwerchfellhochstand. Der Blutdruck beträgt RR 190/120. Dieser Befund genügte vollkommen zur Verordnung von Schwefel. Doch lag noch ein weiteres Merkmal dafür vor: Der Patient hatte eine außerordentlich widerliche Hautausdünstung an sich, die für ihn selbst wie seine Umgebung gleich peinlich war. Aus Sorge, als unreinlich zu gelten, wollte er die Sprache nicht darauf bringen; als ich diesen Punkt jedoch vorsichtig antippte, fiel mir die begleitende Frau ins Wort mit lebhaften Klagen über die Unerträglichkeit dieser Ausdünstung, die ihn wie eine Wolke umgab. Verordnung: Sulfur D 6. Nach 14 Tagen RR 165/110 und völlige Beseitigung des Foetors. – 9 Jahre vorher, also im Alter von 45 Jahren, hatte ich denselben Patienten ebenfalls mit Hypertonie und Thrombose im Bein zu behandeln. Damals war die Verordnung von Sulfur jodatum D 6 ebenfalls von rasch einsetzendem Erfolg gewesen.

Sulfur ist das Hauptmittel der carbo-nitrogenen Konstitution nach GRAUVOGL, da seine Symptome durch die Ansammlung schädlicher Stoffwechselprodukte entstehen. Der Sulfur-Mensch leidet an Stagnation seiner Säfte, die er nur mangelhaft umzuwandeln und zu erneuern vermag. Die erethischen Züge, wie zum Beispiel die Wallungen, machen dagegen nur eine scheinbare Ausnahme, denn sie werden durch die Gegenwirkung gegen die venöse Stauung hervorgerufen. Es wäre meines Erachtens nicht richtig, aus diesem Grunde auf einen beschleunigten Stoffwechsel und daher Zugehörigkeit zur oxygenoiden Konstitution zu schließen. Der Fehler sitzt vielmehr in einer Störung der Assimilation und Gewebsentschlackung. In der Reihe der Mittel zur Mesenchymentschlackung muß Sulfur an die vorderste Stelle gerückt werden.
Nach HAHNEMANN ist der Schwefel das klassische Mittel für die **Psora**, welche er als eine Folge der nach innen getriebenen Krätze ansah und sie als Infektionskrankheit der Sykosis und Syphilis an die Seite stellte. Für unsere heutige Erkenntnis ist soviel richtig, daß der Schwefel das wichtigste Mittel für ein derartiges chronisches Siechtum darstellt, welches im Wechsel mit Hautausschlägen innere Krankheiten hervorbringt, mögen diese Hautausschläge nun durch Salbenbehandlung unterdrückt worden oder von selbst zurückgetreten sein. Eine solche Auffassung der Psora, losgelöst von der Skabies, kann auch heute noch therapeutisch nutzbringend sein. Nach Schwefel-Behandlung kommen diese Ausschläge nicht selten wieder zum Vorschein, oder es werden beide Äußerungen der Psora zugleich beseitigt. Bei diesen Krankheiten, die in Wechselwirkung mit Hautausschlägen stehen, mag es sich um Magen-, Darm- oder Leberleiden, um Bronchialasthma oder Bronchitis, um Gicht oder Rheumatismus oder andere Zustände handeln, ist Schwefel das Mittel der Wahl.

Literatur

Sulfur ist seit HAHNEMANN immer wieder neuen Arzneimittelprüfungen unterworfen worden bis in die Neuzeit, und der Grundstock der Symptome hat sich immer wieder erzeugen lassen. Das Arzneimittelbild enthält aber auch eine ganze Anzahl von sulfur-typischen Symptomen, die sich bei den Prüfungen nur ganz vereinzelt ergeben haben, zum Beispiel „Verlangen nach Süßigkeiten"; „muß nachts die Füße wegen Bren-

nens aus dem Bett strecken"; „Durchfälle morgens früh aus dem Bett treibend"; oder Symptome, die aus klinischer Beobachtung stammen, wie Flauheit um 11 Uhr. Andererseits ist HAHNEMANN bei Sulfur erstmals davon abgewichen, die Verordnung rein nach den Symptomen vorzunehmen, und hat den Schwefel zum Hauptmittel der Psora erhoben, also eine Verordnung nach klinischen Vorstellungen vorgenommen.
ALLEN: Encyclopedia, Bd. IX, enthält nicht weniger als 4048 Symptome.
Die wichtigsten Prüfungen sind:

HAHNEMANN: Reine Arzneimittellehre.
HAHNEMANN: Die Chronischen Krankheiten, 1. u. 2. Aufl.
WURMB: Zuschr. Ver. homöop. Ärzte Österr. 1957, 1–9 (eine Prüfung der österreichischen Prüfergesellschaft an 30 Personen).
ABEGG: Allg. homöop. Ztg. 1931.
BOECKER: Hygea, 22: 305, 411, 513.
GROSS: Arch. homöop. Heilkunst 19, 3: 186.
HELBIG: Heraklides 1833: 64.
HARTLAUB u. TRINKS: Reine Arzneimittellehre, Bd. 3.
KNORRE: Allg. homöop. Ztg. 6: 37.
SCHULZ, Hugo: Studium der Pharmakologie des Schwefels. Greifswald 1896.

Arzneimittelbild

Leitsymptome: *Venöse Stauungen chronischer Art, besonders im Pfortadersystem, in den Hämorrhoidalvenen, in den Krampfadervenen. Als Folge der Venenstauung sind die Wallungen zum Kopf mit Hitzegefühl auf dem Scheitel bedingt, ferner kalte Hände und kalte Füße; wenn die Füße warm geworden sind, werden sie brennend heiß, so daß sie zur Kühlung nachts aus dem Bett gestreckt werden. Der Schlaf ist oberflächlich und durch jedes Geräusch gestört – Katzenschlaf. Erwachen um 3 Uhr; kann nicht wieder einschlafen.*

Alle Schleimhäute brennen, die Absonderungen sind scharf. Die Körperöffnungen sind auffallend gerötet (Lippen, Lider, After usw.).

⊙ *Flauwerden im Magen mit großer Elendigkeit um 11 Uhr.*

Trinkt viel, ißt wenig, oder Heißhunger. Verlangen nach Süßigkeiten und geistigen Getränken, die aber schlecht bekommen.

Sodbrennen; Verstopfung und Durchfälle oder beides im Wechsel. Frühdurchfälle, morgens aus dem Bett treibend. Brennen am After und Jucken, Hämorrhoiden.

Haut rauh, unrein, brennend und juckend. Haare struppig, glanzlos und wirr.

Brennen und Jucken in der Haut, in der Bettwärme schlimmer werdend. Hautausdünstung unangenehm, wird nicht besser durch Waschen. Hautausschläge aller Art werden schlimmer durch Waschen. ⊙ *Abneigung und Furcht vor Waschen und Baden. Furunkulose und Staphylodermien.*

Brennen in allen Teilen ist charakteristisch, auch lästiges Jucken, das durch Kratzen in Brennen übergeht und sich in der Bettwärme verschlimmert.

⊙ *Veraltete Fieberfälle mit remittierendem Fieber, trockener und quälender Hitze, welche schließlich in übelriechenden Schweiß übergeht. Verschlimmerung abends, nach Mitternacht, in der Bettwärme.*

Verschlimmerung der Übelkeit und des Durchfalls morgens früh.

Verschlimmerung um 11 Uhr (Flauheit im Magen mit Mattigkeit).

Verschlimmerung durch Nässe, Kälte, durch Waschen und Baden, durch Wetterwechsel.
Verschlimmerung durch Stehen und in der Ruhe, Besserung in der Bewegung.
Besserung durch trockenes Wetter und durch Wärme.

Depression und Hypochondrie auf der Grundlage von Stoffwechselstörungen.
Schlafstörungen.
Sanguiniker.

Geist und Gemüt: Traurig, kleinmütig, voll Lebensüberdruß. Betrübt über ihre Krankheit und verstimmt.
Große Beängstigung und Verstimmtheit. Große Angst, abends nach dem Niederlegen, daß sie nicht einschlafen kann, 1 Stunde lang.
Starkes Erschrecken, selbst vom Gerufenwerden beim Namen.
Große Neigung zum Weinen, ohne Ursache. Höchst empfindlich und leicht weinend über geringe Unannehmlichkeiten.
Unruhe und Hast (am Tage), er konnte sich nicht halten.
Große Zerstreutheit; er kann seine Aufmerksamkeit nicht auf den gegenwärtigen Gegenstand heften und verrichtet sein Geschäft ungeschickt.
Trödelig, unentschlüssig.
Widerwille gegen jede Beschäftigung.
Die mindeste Arbeit ist ihm zuwider.
Höchst ärgerlich und mißmutig; es ist ihr nichts recht.
Gereizte Stimmung, leicht auffahrend und stets in sich gekehrt. So eigensinnig und mürrisch, daß er niemand antwortet, er will niemand um sich leiden und kann, was er begehrt, nicht schnell genug erlangen.
Trägheit des Geistes und Körpers den Tag über und zu keiner Beschäftigung und Bewegung aufgelegt.
Abends sehr unaufgelegt zu allem, zur Arbeit, zum Frohsein, zum Sprechen und Bewegen; es ist ihm höchst unbehaglich, und er weiß nicht, wo es ihm fehlt.
⊙ Verzweiflung. ⊙ Fürchtet um sein Seelenheil.
Große Neigung zu philosophischen und religiösen Schwärmereien.
Sie bildet sich ein, schöne Kleider zu haben, sieht alte Lumpen für schöne Kleider an, einen Rock für eine Jacke, eine Mütze für einen Hut.
Auffallende Vergeßlichkeit, besonders der Eigennamen.
Sie vergißt das Wort im Munde.

Wie stumpfsinnig ist er, unbesinnlich, verlegen, meidet Umgang.
Sie konnte nicht zwei Gedanken in Verbindung bringen und war wie schwachsinnig.

Schlaf: Schlaflos und hellwach bei Nacht. Schweres, verspätetes Einschlafen und Erwachen nachts alle Stunden. (⊙ Katzenschlaf). Heftiges Auffahren während des Einschlafens. Wirft sich im Schlaf ruhelos umher und erwacht häufig an angstvollen Träumen. Erwacht nachts mit heißen Füßen oder am Klopfen des Herzens im Kopf oder in der Brust, oder mit großer Hitze und allgemeinem Schweißausbruch. Erwachen morgens um 3 Uhr und kann keinen Schlaf mehr finden.
Träume, komisch, mit lautem Gelächter.
Kann morgens nur mit Mühe wach werden und sich vom Bett erheben. Unwiderstehliche Schläfrigkeit am Tag; schläft im Sitzen bei der Arbeit ein.

Ménièresches Syndrom. Toxischer Schwindel nach Infektionskrankheiten.

Kopf: Hitze auf dem Scheitel, morgens schwindlig und unausgeschlafen, dabei heißes rotes Gesicht und Übelkeit. Schwindel bei Bewegungen, beim Bücken; Schwindel morgens, mit Nasenbluten.
Kopfschmerz durch Blutwallungen und Blutandrang zum Kopf, mit Eingenommenheit des Denkens, schlimmer durch Stehen, Bücken und durch Essen.
Kopfschmerz auf dem Scheitel.
Haare legen sich nicht, sind glanzlos und struppig (⊙ oft bei Blonden). Ausfallen der Haare, Jucken der Kopfhaut.
Gesicht blaß gelblich, elendes Aussehen mit Schatten unter den Augen. Oder Röte und Hitze des Gesichts, scheint sich aber bei blassem Gesicht eher wohler zu fühlen. ⊙ Kinder sehen alt aus mit welker Haut.

Lidrand- und Bindehautentzündung, Skrofulöse Ophthalmie.

Augen: Lidränder auffallend gerötet, Bindehäute entzündet, Lichtscheu, Brennen der Augen, scharfes Tränen.

Subakute und chron. **Katarrhe der Luftwege, Lungen- und Rippenfellentzündung,**

Atmungsorgane: Schnupfen brennend und wundmachend; Nase geschwollen und geschwürig. Nasenbluten bei Blutandrang zum Kopf.

trocken und bes. mit Erguß.
Bronchialasthma.

Überempfindlichkeit gegen Gerüche, kann keine Gerüche ertragen.
⊙ Kann den Eindruck übler Gerüche nicht losbekommen (auch seine eigenen üblen Körpergerüche).

Grippe (manchmal epidemisches Mittel), auch Grippepneumonie.

Rachen- und Kehlkopfkatarrh mit Brennen, Heiserkeit, schlimmer morgens. Husten trocken, würgend, oder lockerer Husten mit dickem Schleimauswurf und üblem Geruch des Schleims, Verschlimmerung nachts.

Gastrokardiales und hepatokardiales Syndrom.

Brust und Herz: Blutandrang zur Brust mit Völlegefühl und Zusammenschnüren der Brust. Kurzatmigkeit, besonders beim Niederlegen nachts. Nachts Brustbeklemmung, muß sich aufsetzen. Stechende Schmerzen in der Brust. Trockener Husten mit Wundheit im Halse, besonders bei Nacht. Aushusten von reichlichem, lockerem Schleim. Übelriechender Geruch des Atems beim Husten.
Ängstliches Herzklopfen. Herzklopfen zu jeder Tages- und Nachtzeit.

Akuter und chron. **Magenkatarrh,** Hyper- und vor allem **Hypazidität. Leberanschwellung. Insuffizienz der Leberfunktion,** bes. nach fieberhaften Krankheiten.
Hepatopathie.
Cholezystopathie.
Metallvergiftungen, z. B. Blei- und Quecksilber-Vergiftung.

Verdauungsorgane: Zunge schmutzig-weiß belegt, übler Mundgeruch. Bläschen an den Lippen, Schwämmchen im Mund, Zahnfleisch blutet leicht.
Fader, pappiger, süßlicher oder saurer oder fauliger Geschmack, besonders am Morgen. Brennen im Mund und Trockenheit mit großem Durst.
Kratzen im Hals mit viel Räuspern; Gefühl im Hals wie verschwollen, beim Schlucken Stiche im Hals. Heißhunger, ißt aber nur wenig auf einmal. Gieriger Hunger, muß daher öfter essen, sonst befallen ihn Kopfschmerzen und große Mattigkeit, daß er sich legen muß. Verlust des Appetits, nichts schmeckt ihm. Milch macht sauren Mund und saures Erbrechen. Widerwille gegen Fleisch. Verlangen nach Süßigkeiten, ⊙ aber Sodbrennen und Übelkeit darnach. Verlangen nach alkoholischen Getränken mit Verschlimmerung der Verdauungsbeschwerden darnach.
Während der Verdauungsarbeit des Magens Druck, Völle und allgemeine Belästigung und allgemeine Angegriffenheit, aber Leerheitsgefühl im Magen vormittags; klammartiges Zusammenziehen in der Herzgru-

be, mittags vor dem Essen. ⊙ Flauheit im Magen vormittags um 11 Uhr, mit schwachem ohnmächtigem Gefühl im Magen. Viel Aufstoßen nach dem Essen, sauer oder wie nach faulen Eiern. Übelkeit besonders früh morgens. Erbrechen von Schleim und Speisen.

Auftreibung des Leibes mit schneidenden und kneipenden Schmerzen und reichlichen und sehr übelriechenden Blähungen (nach Schwefelwasserstoff).

Akuter und chron. **Darmkatarrh, Verstopfung, Hämorrhoiden.**

Durchfall blaßfarbig, schleimig, olivgrün bis schwarz, von üblem Geruch, mit starkem Brennen am After und Rötung desselben. ⊙ Der üble Geruch der Stühle haftet ihm lang an. Durchfall häufig morgens aus dem Bett treibend. Unwillkürlicher Abgang von dünnem gallig aussehendem Stuhl mit dem Gefühl, als wolle ein Wind abgehen.

Verstopfung mit harten, trockenen Stühlen, wie verbrannt, mit Brennen im After, auch mit Abgang von Blut beim Stuhl. Verstopfung und Durchfall im Wechsel. Viel erfolgloser Drang und Gefühl, nicht fertig zu sein. Heftiges Brennen im After und Jucken und Krabbeln wie von Madenwürmern.

Subakuter und chron. **Tripper.**

Harnorgane: Brennen und Stechen in der Harnröhre. Starker Harndrang. Unwillkürlicher Abgang des Harns. Muß pressen beim Harnlassen. Harn sehr übelriechend.

Geschlechtsorgane: Männer: Überreizter oder abgeschwächter Trieb. Zu früher Samenerguß. Pollutionen und Erektionen ohne psychische Beteiligung. Kälte der Geschlechtsteile.

Menorrhagie, Fluor, Endometritis, Parametritis.

Frauen: Regel zu früh, zu stark und zu lang; oder auch zu spät. Blut dunkel, scharf, wundmachend, übelriechend. Brennender Ausfluß, wundmachend.

Bewegungsorgane: Rücken: Steifigkeit im Nacken mit Krachen in den Halswirbeln beim Rückwärtsbeugen, Krachen in der Wirbelsäule und im Kreuz.

Lumbago.

Schmerzen im Rücken wie verrenkt; besonders beim Bücken und Aufrichten, beim Atmen. Plötzlicher

Schmerz im Kreuz und im unteren Rücken, wie verrenkt! Kreuzschmerz, daß er nicht aufrecht stehen konnte. Kreuzschmerz beim Bücken. Schmerzhafte Rückenschwäche im Stehen, mit Gefühl, als ob sich die Wirbelsäule zusammenschöbe, zum Hinliegen nötigend, dann sofort besser.
Brennen zwischen den Schulterblättern.

Krampfadern, chronische und subakute **Venenentzündung, Ulcus varicosum** mit stinkender Absonderung und mit Ekzemen. **Muskel- und Gelenkrheumatismus. Gicht.** Nervenentzündungen, einschl. Ischias.

Arme und Beine: Die Venen der Arme und Beine sind gestaut. Füße eiskalt; wenn sie im Bett warm geworden sind, sind sie brennend heiß, muß die Füße zur Kühlung aus dem Bett strecken. Wadenkrampf nachts. Schmerzen in den Muskeln, Gelenken und Sehnen, schlimmer nachts in der Bettwärme, in der Ruhe.
Nervenschmerzen brennend, stechend, ruckweise.
Venen an den Händen und Unterschenkeln angelaufen.

Ekzeme, meist trocken. **Seborrhoisches Ekzem. Schuppenflechte** (bes. wenn diese mit Dermatitis und Furunkulose verbunden ist. Erysipel, rezidivierend und mit Haut-Indurationen.

Haut: Unheilsam, kleine Wunden eitern leicht, zu Ausschlägen geneigt. Haut rauh, trocken und juckend. Erträgt das Waschen und Baden nicht. Brennen der Haut und Jucken, schlimmer in der Bettwärme. Üble Ausdünstung der Haut, die sich durch Waschen nicht beseitigen läßt. Übelriechender Achsel- und Fußschweiß. Übelriechender Körperschweiß. ⊙ Silberschmuck, der auf der Haut getragen wird, verfärbt sich schwarz. Rhagaden der Haut. Akne und Furunkulose an allen Teilen.

Übelriechende Schweiße. **Akne und Furunkulose.**

Verschleppte Fieberfälle mit trockener Hitze und folgenden starken, übelriechenden Schweißen.

Wärmeregulation: Häufiges Frösteln, Frostschauer, dann Hitzewallungen mit Bangigkeit und trockener Hitze und Durst. Schweiß tritt erst spät ein, nachts oder gegen Morgen. Hitze auf dem Scheitel. Viel Verlangen nach frischer Luft. Neigung, sich aufzudecken, um sich abzukühlen.

Dosierung

Der Schwefel ist gleich beliebt bei den Anhängern der Tief- wie der Hochpotenzen. Auch mit den Hochpotenzen kann man Erstverschlimmerung erleben. Am meisten werden die D 3 bis D 30 verordnet; die D 3 bis D 12 ist 2- bis 3mal täglich zu geben, die höheren Potenzen werden seltener, in mehrwöchigen Abständen, unter Umständen nur als einzige Gabe gereicht. A. Bier , der den Schwefel als Simillimum für die

Furunkulose bezeichnet, hat von Sulfur Collóo D 6 verordnet und dabei den größten Wert darauf gelegt, daß jede andere Behandlung, chirurgische sowohl wie physikalische (Wärme) und sonstige arzneiliche Behandlung, unterlassen werde. Sogar von Verbänden nahm er soweit irgend möglich Abstand. Mastisol und Heftpflaster wurde verbannt. Auf diese Weise konnte er fast alle seine Furunkulosefälle heilen. Er ließ den Schwefel nie länger als 4 Wochen einnehmen, um dann 2 Wochen Pause zu machen. Um die Folgen zurückgetretener Hautausschläge oder von Erkältungen („zurückgetretener Schweiße") zu beseitigen, werden hohe Potenzen in einzelnen Gaben empfohlen. Ein empfehlenswertes Vorgehen ist es, mit den Potenzen zu wechseln, am besten mit niederen Potenzen zu beginnen und zu höheren Potenzen überzugehen. Dabei kann man sich an die Theorie halten, daß die niederen Potenzen mehr auf materieller Basis wirken, während die höheren Potenzen als konstitutionelles Umstimmungsmittel zu betrachten sind. Da wir seit BIER wissen, daß die durch Sulfur bedingte Heilung unter verstärkter Schwefel-Ausscheidung durch die Haut vor sich geht, können wir es verstehen, daß es nicht auf die Zufuhr einer mengenmäßig erheblichen Schwefel-Dosis, sondern auf die dynamisch aufgeschlossene Form derselben ankommt, ja daß man sich durch zu zahlreiche Gaben niederer Potenzen eine Kur verderben kann. Auch DONNER, der leidenschaftliche Kämpfer gegen die Hochpotenzen, berichtet von einem Fall, der mit den üblichen Potenzen (D 3 und D 6) nicht gedeihen wollte und sich erst besserte, als er zu D 12 überging und auch diese nur in „mehrtägigem Abstand eine Gabe nehmen ließ. Da trat prompt eine Besserung unter gleichzeitiger, vorher nicht beobachteter, die Silbersachen schwarz färbender Schwefelwasserstoffausscheidung ein". (Vergleiche DONNER: Zwölf Vorlesungen, 2. Aufl., S. 42. Ulm 1959. Karl F. Haug Verlag.) – Als Reaktionswecker sind stets Hochpotenzen in einzelnen Gaben vorzuziehen.

Vergleichsmittel

Übler Geruch aller Ausscheidungen, juckende Hautausschläge, jedoch viel frostiger als Sulfur, Wechsel von Hautkrankheiten mit inneren Leiden: *Psorinum.*

Hautausschläge schlimmer in Bettwärme und bei Nacht: *Magnesium carbonicum.*

Krankheitszustände im Anschluß an akute Infektionen, Rekonvaleszenz verzögert mit Mesenchymverschlackung: *Hepar sulfuris, Magnesium carbonicum, Magnesium fluoratum,* letztere nach Sulfur einsetzen.

Hitzegefühl und Brennen der Füße, streckt nachts die Beine aus dem Bett: *Acidum fluoricum, Calcium fluoratum, Psorinum, Sanguinaria, Secale* (Brennen trotz Kälte der Haut).

Übler Geruch aller Ausscheidungen: *Acidum nitricum, Acidum sulfuricum, Hepar sulfuris,* Magnesiumsalze, *Psorinum, Sepia, Silicea, Staphisagria, Thuja.*

Heißhunger, muß essen, besonders nachts: *Jodum, Mandragora, Lycopodium, Petroleum, Psorinum, Phosphorus.*

Gieriges Verlangen nach Süßigkeiten, aber Verschlimmerung dadurch: *Argentum nitricum, Lycopodium, Magnesium carbonicum* und *muriaticum.*

Morgendurchfall, morgens aus dem Bett treibend: *Natrium sulfuricum, Podophyllum, Rhus, Rumex, Thuja, Mandragora.*
Verschlimmerung im Stehen: *Mandragora* und andere venöse Mittel.
Hordeola: *Pulsatilla, Calcium fluoratum, Silicea.*
Auf Sulfur folgen oft *Magnesium carbonicum, Magnesium fluoratum, Calcium carbonicum, Graphites, Lycopodium.*

Sulfur jodatum

Wirkung

Verbindung oder Mischung von *Jod* und *Schwefel,* etwa der Formel S_2J_2, entsprechend. – Das sonst so aktive *Jod* hat in dieser Ehe nicht die Führung; sie liegt beim *Schwefel,* welcher Umfang und Ziel der Einwirkung bestimmt. Das *Jod* tritt hier ganz in die Bahnen des *Schwefels,* seine Wirkung vertiefend. Dementsprechend wird Sulfur jodatum bei keinem Krankheitsbild verordnet, bei dem nicht auch die Anwendung des einfachen *Schwefels* angezeigt wäre. Es wird vorwiegend bei **Erkrankungen der Haut, der Schleimhäute und der Lymphdrüsen** gegeben. In diesem Stoff scheint die sonst leicht zu Thyreotoxikose führende Wirkung des *Jods* gefesselt und gemildert zu sein. In den Verreibungen D 3 bis D 6, in welchen man bei elementarem *Jod* Jodismus beobachten kann, tritt eine solche Schädigung kaum ein; auch STAUFFER ist dies aufgefallen.

Literatur

Die wenig umfangreiche Prüfung an 4 Personen zeigt eine Reizung aller Schleimhäute. Die Verordnung erfolgt ausschließlich nach klinischen Gesichtspunkten.

ALLEN: Encyclopedia, Bd. IX.
HUGHES: Cyclopaedia, Bd. IV u. Bd. IV, Anhang.

Arzneimittelbild nach klinischen Gesichtspunkten

Die **Leitsymptome** *und der Umfang der Wirkung entsprechen dem Sulfur-Bild in Verbindung mit Jod.*

Augen: Bindehäute gerötet, tränenabsondernd, Gesichtsfeld daher verschleiert, ⊙ mit ausgesprochenem Kältegefühl in den Augäpfeln, das sich durch äußere Wärme kaum bessert.

Lymphsystem: Lymphdrüsen geschwollen, chronisch entzündet, einschließlich der regionären Schleimhäute. Chronische Mandelentzündung, auch mit starker Schwellung, besonders als Eröffnungsmittel oder bei Sulfur-Konstitutionen.

Luftweg: Chronische Rachenkatarrhe, Bronchitis foetida (Spezifikum, von A. STIEGELE empfohlen, ruft weitgehende Besserung hervor). Pleuritis exsudativa, als Resorptionsmittel.

Verdauungsorgane: Chronische Darmkatarrhe, Dickdarmkatarrh mit Schleimabsonderung und Blutabgang, Hämorrhoiden mit Entzündung der Umgebung. Chronische Verstopfung. Blinddarmentzündung mit Neigung zu Rückfällen.
Leberschwellungen, Hepatopathie, Säuferleber. Diabetes.

Haut: Furunkulose (nach A. STIEGELE und A. BIER Hauptmittel), zeigt sich in einem großen Teil der Fälle bei längerem Einnehmen als wirksam, auch bei anderen als den Sulfur-Konstitutionen, ebenso bei Akne vulgaris, Bartflechten mit Infiltrationen der Haut.
Nässende und brennende Flechten, subakut und chronisch, Unterschenkelgeschwüre mit Entzündung und Schwellung. Brustdrüsenknoten und Entzündung.

Dosierung

D 6 bis D 3. Muß unter Umständen eine Reihe von Wochen täglich 2- bis 3mal gegeben werden. Nach 4wöchigem Einnehmen ist eine 14tägige Pause einzulegen. Lange Zeit fortgesetztes Einnehmen, etwa bei Furunkulose, kann zu einer Verschlimmerung führen.
Verreibungen bis D 6, Verdünnungen von D 4 an.

Sumbul

Herkunft des Mittels

Euryangium Sumbul (Fam. nat. Umbelliferae), wegen des moschusähnlichen Geruchs Moschuswurzel genannt, ist in Zentralasien in der Nähe von Samarkand heimisch. Von dieser, der Archangelica verwandten Pflanze wird die getrockente Wurzel zur Tinktur verarbeitet.
Inhaltsstoffe: Balsamharz, aus dem Vanillinsäure hervorgeht, ätherisches Öl.

Anwendung

Sumbul wird gegen **Diarrhöen, Cholera, Koliken**, gegen nervöse **Erscheinungen** und **hysterische Zustände** und gegen **Epilepsie** gebraucht. **Spasmen, nervöse Erregbarkeit, Schlaflosigkeit** und **asthmatische Zustände** gehören in das Wirkungsfeld. In der Homöopathie werden in erster Linie **nervös-erregte Herzzustände** damit behandelt.

Literatur

ALLEN: Encyclopedia, Bd. IX.
ALTSCHUL: Homöop. Vjschr., Bd. 4.
HENCKE: Allg. homöop. Ztg., Bd. 35.
LEMBKE: Allg. homöop. Ztg. 34: 273.

Arzneimittelbild

Leitsymptome: *Auffallend erregte und erregbare Herztätigkeit.* ⊙ *Bei nervösen oder nervös überlagerten Herzleiden.*
Eine geringfügige Erregung oder Anstrengung ruft nachhaltige und heftige Herzbeschwerden hervor. „Kleiner Anlaß, große Wirkung."

Nervös-hysterische Symptome

Geist und Gemüt: Heiter angeregte Stimmung, beständiges Lächeln ohne besonderen Grund. Anfälle von Lachen und Weinen. Reizbar und zu Zorn geneigt. Niedergeschlagene Angegriffenheit des Zentralnervensystems, wie Schwindel, Versehen beim Schreiben und Rechnen, Eingenommenheit des Kopfes und Kopfschmerzen.

Nervöse Herzstörungen, auch für organische Herzleiden (ohne Dekompensation, als Tonikum).

Herz und Kreislauf: Herzklopfen und Blutwallungen bei der geringsten körperlichen Anstrengung, selbst schon beim Darandenken, Anfälle von heftigem Klopfen und Stoßen des Herzens, aussetzendes Herzklopfen, unruhiges Wallen des Herzens; ungeregelter Puls, bald schwach, bald stark, in der Frequenz von 70 bis 100 schwankend. Durchschießende Schmerzen in der linken Brusthälfte mit fliegender Hitze und ungeregeltem Puls. ⊙ Kann nicht einschlafen wegen unruhiger Herztätigkeit.

Atmungsorgane: Schnupfen und Husten.

(Darmkatarrhe, choleraartige Durchfälle.)

Verdauungsorgane: Dyspepsie und gastritische Beschwerden. Verstopfung und Durchfälle.

Harnorgane: Harndrang mit vermehrter Harnausscheidung, Harndrang bei entleerter Blase.

Gechlechtsorgane: Gesteigerter Geschlechtstrieb der Männer.

Frauen: Ziehende Schmerzen in der Gegend des linken Eierstockes und der Gebärmutter. Spannende oder schießende Schmerzen in den Brüsten.

Glieder, Muskeln und periphere Nerven: Rheumatoide Schmerzen in allen Teilen. Ziehen und Pulsieren längs der Wirbelsäule; Gefühl, als ob heißes Wasser durch die Lendenwirbelsäule flösse. Taubheitsgefühl im linken Arm, Kälte der Hand und der Finger mit blauen Nagelgliedern. Die Venen und Kapillaren scheinen erweitert zu sein.

Dosierung

Gebraucht werden Ø bis D 3. STIEGELE gebrauchte die Tinktur, mehrmals täglich 5 Tropfen.

Symphoricarpus

Herkunft des Mittels

Symphoricarpus racemosus, Schneebeere (Fam. nat. Caprifoliaceae), ist im westlichen Nordamerika beheimatet, wächst auch überall in Deutschland als Zierstrauch. Nach dem HAB werden die Wurzeln zur Tinktur verarbeitet, während bei CLARKE die Beeren genannt werden.
Inhaltsstoffe nicht erforscht.

Wirkung

Die Beeren rufen bei Prüfern eine ungewöhnlich heftige Übelkeit mit Erbrechen hervor. Eine Prüferin beschreibt diesen Zustand wie das Schwangerschaftserbrechen, unter dem sie bei ihren Schwangerschaften litt. Dieses Symptom hat sich dann an mehreren weiteren Prüferinnen in fast eintöniger Weise bestätigt. Übelkeit bis zu heftigem Erbrechen. Bei klinischen Fällen wird eine Gleichgültigkeit gegen jedes Essen und äußerste Abscheu gegen den Geruch, selbst den bloßen Gedanken an Speisen, erwähnt. Die Wirkung ist nicht auf Schwangerschaftserbrechen beschränkt.

Anwendung

Der Gebrauch erstreckt sich auf Schwangerschaftserbrechen, auf Erbrechen im Zusammenhang mit den Menses und Kinetosen.

Literatur

ANSCHUTZ: New, Old and Forgotten Remedies, second Edition Philadelphia, 1917. Von Dr. BURDICK eingeführt.

Dosierung

Zweckmäßige Dosierung: D 4 bis D 12.

Vergleichsmittel

Übelkeit und Erbrechen beim Geruch oder Sehen von Speisen: *Arsenicum, Colchicum, Sepia.*

Symphytum

Herkunft des Mittels

Symphytum officinale, Beinwell oder Wallwurz (Fam. nat. Boraginaceae), hat von alters her einen großen Ruf zur Heilung von Knochenschäden besessen (wallen = heilen). Sie war der hl. HILDEGARD und PARACELSUS als solche bekannt. Der verwendete Pflanzenteil ist die frische, vor der Blüte gesammelte Wurzel.

Wirkung

Die Wirkung ist aus der Empirie bekannt. Die wirksamen Bestandteile sind das Glykosid Consolidin, das Curare-ähnliche Alkaloid Symphytocynoglossin, Gerbstoff, Schleim, Cholin und Allantoin. Dem letzteren mißt man neuerdings die wesentlichste Bedeutung bei. Symphytum enthält am meisten von allen bisher untersuchten Pflanzen Allantoin. Von diesem nimmt man an, daß es Pflanzen und Tiere für die Zellproliferation brauchen. So kommt es in den ersten Wochen der Schwangerschaft in der Allantois in größerer Menge vor. Seine Wirkung wird mit der eines Hormons verglichen, welches imstande ist, in kleinen Mengen eine beträchtliche Proliferation hervorzurufen. So wird zum Beispiel die Keimung von Hyazinthenknollen durch die Injektion von Allantoin erheblich beschleunigt. Die Exkrete der Fliegenmaden, welche bekanntlich die Wundheilung beschleunigen, enthalten ebenfalls Allantoin. Durch die Anwendung von Allantoin wurden beachtliche Erfolge bei der Behandlung schlecht heilender Geschwüre mit Förderung der Granulationen und der Epithelisierung erzielt. Auch Ulcus duodeni und ventriculi werden als Indikation genannt. Es wurde jedoch beobachtet, daß Symphytum dem reinen Allantoin in seiner Eigenschaft, das Zellwachstum anzuregen, überlegen ist, so daß man annehmen muß, daß weitere Inhaltsstoffe die Heilkraft steigern.
Durch Versuche am Menschen wurde festgestellt, daß Allantoin eine beträchtliche Leukozytose erzeugt.
Von Interesse ist, daß durch Symphytum das Wachstum von Schimmelpilzen, Staphylokokken und Kolibakterien stark, ja stärker als durch irgendeine andere Pflanze angeregt wird. Man nimmt deshalb an, daß auch die Wundflora im Wachstum gefördert wird, ähnlich wie das Zellwachstum der Wunde selbst. MADAUS hat beobachtet, daß man mit Symphytumpflanzen Stroh und andere zellulosehaltige Bestandteile schneller verrotten kann, im Gegensatz zu den Ranunculaceen, die konservierend wirken.

Anwendung

In den überlieferten Heilanzeigen von Symphytum wiederholt sich immer wieder die Empfehlung bei Hämorrhagien aller Art, zum Beispiel **Haemoptoë, Blutharnen, Menorrhagie** usw. Desgleichen findet man die Empfehlung gegen **Darmkatarrhe.** An der Wirkung dürften die in Symphytum enthaltenen Schleimstoffe und Gerbsäure mitbeteiligt sein. Auch bei Lungenkatarrhen hat es sich anscheinend bewährt.
Die in der Homöopathie am meisten ausgenützte Anzeige ist die bei **Knochentraumen***. Symphytum wird zur Beschleunigung der Heilung bei Knochenbrüchen, also zur Anregung der Kallusbildung, gebraucht. Auch Verletzungen des Periosts geben eine bewährte Empfehlung ab. ALLEN dehnt diese Anzeige bei Knochenverletzungen auf derbe Nerven- und Fasergewebe aus. „Sie ist für Knochen, Periost und derbe Nerven- und Fasergewebe, was *Arnica* für Weichteile ist." Aus diesem Grunde hat er bei Verletzungen des Augapfels aufgehört, *Arnica* zu verordnen, wogegen ihm Symphytum prompte und dauernde Besserung gab. Verletzungen des Knochens und Periosts, wie zum Beispiel von einem ins Gesicht geworfenen Schneeball oder etwas anderem, hat er oft durch eine einzige Gabe von Symphytum geheilt, wo andere homöopathische Ärzte *Arnica* und andere Dinge versucht hatten und trotzdem der Schmerz und die Entzündung angehalten hatten. – Bei **Paradentose** scheint es eine wohl zu beachtende Arznei zu sein.
Bei Arthrosen hat sich die Tinktur, über lange Zeit zu 3mal täglich 10 Tropfen, bewährt (nach EISENBERG).
Ein Pflanzenbrei, aus der Wurzel hergestellt, unter dem Namen *Kytta-Plasma* im Handel, hat sich als ein sehr zweckmäßiges und erfolgreiches Umschlagmittel gegen **Verletzungen des Knochens und der Knochenhaut, Arthrosen** sowie bei **Distorsionen der Gelenke** eingebürgert. Auch bei **Phlebitiden** akuter und chronischer Art hat sich diese Zubereitung oder eine *Kytta-Salbe* bewährt.

Dosierung

Innerlich wird meist die D 2 gebraucht.

Vergleichsmittel

Bei Knochenverletzungen: *Calcium fluoratum, Calcium phosphoricum.*

Syphilinum

(Luesinum)

Herkunft des Mittels

Aus den Sekreten luetischer Geschwüre hergestellte Nosode.

* Hermann WOHLGEMUTH schreibt in LEESER (Bd. II Seite 572) über eine Kurzprüfung an sich selbst: Starke Schmerzhaftigkeit des rechten os pisiforme, besonders bei Berührung, Druck und Bewegung.

Anwendung

Für eine behandlungsbedürftige Syphilis in allen 3 Stadien dürfte heute Syphilinum kaum mehr in Frage kommen. Eine solche ist der Behandlung mit antibiotischen Mitteln zuzuführen. Dagegen scheint es bei heriditärer Syphilis wertvoll zu sein, wenn eine solche aus der Familiengeschichte erschlossen werden kann, auch wenn die serologischen Bluntuntersuchungen keinen Beweis mehr erbringen. Die Abkömmlinge aus solchen Familien leiden an Skrofulose, an Ozaena, an chronischen Entzündungen der Ohren und Augen, an Neuralgien, an Exostosen, an Atrophie des Nervus opticus, an den typischen Deformitäten der Zähne, an chronischen Katarrhen der Schleimhäute (zum Beispiel Bronchitis oder Endometritis mit sehr reichlicher und scharfer Absonderung), an Bronchialasthma, an Gelenkrheumatismus, an Störungen der Gemütssphäre und des Intellekts, an Karies der Knochen usw.

Das Vorhandensein von Vitiligo weist oft auf eine heriditäre Lues hin, ebenso der Nachweis von Fehl- und Totgeburten in der gleichen oder der vorausgehenden Generation.

Früher wurde Syphilinum auch als Reaktionsmittel bei „unterdrückter Syphilis" angewendet. Als solche haben wir eine behandelte, aber nicht ausgeheilte, jedoch symptomfrei gewordene (im Hinblick auf die typischen Symptome) Lues zu verstehen. Seine Anwendung empfiehlt sich heute zur Verwendung als Reaktionsmittel bei heriditärer- und allenfalls bei therapieresistenter erworbener Syphilis.

Darüber hinaus muß Syphilinum als eines der drei großen Erbtoxine außer Syphilinum noch *Tuberculinum* und *Medorrhinum* beziehungsweise *Gonococcin* – angesehen werden, welche die Konstitution des ganzen Menschengeschlechtes von Grund auf bestimmen, ohne daß massive Zeichen einer Erbsyphilis feststellbar sind. Dabei handelt es sich um solche Krankheitsprozesse, zu denen der Erbsyphilitiker neigt. In welcher Weise die Spirochäte auf das konstitutionell-pathologische Geschehen Einfluß nimmt, ist noch völlig unklar. Möglicherweise handelt es sich um eine mutierte oder sonstwie abgewandelte Form dieses Erregers mit abgeschwächter Virulenz, mit Übertragung von den Eltern auf die Kinder im Strom der Generationen. Die tiefgreifenden therapeutischen Erfolge mit Syphilinum auf der Grundlage des aufgestellten Arzneimittelbildes beweisen, daß die Erreger der Syphilis in einer irgendwie gearteten Form eine bedeutende Rolle spielen, auch wenn man von einer Lues hereditaria im klinischen Sinn nicht sprechen kann. Man bewegt sich hier meines Erachtens auf einem gesicherten therapeutischen Boden.

Zu einer grundlegenden Konstitutionsbehandlung muß immer an die Erbtoxine gedacht werden. In der Schwangerschaft ist zur konstitutionellen Kräftigung der Frucht die sogenannte eugenische Kur empfehlenswert. Diese kann in folgender Weise durchgeführt werden: Beginn mit der Verabfolgung von *Tuberculinum* C 30, nach 2 bis 3 Wochen C 200. Dann Syphilinum C 30 und C 200, anschließend *Medorrhinum* oder *Gonococcin* C 30 und C 200. Die einzelnen Gaben werden in einem Abstand von

jeweils 2 bis 3 Wochen gegeben. Daneben ist ein geeignetes Schwangerschaftsmittel *(Pulsatilla, Aristolochia clematitis, Sepia)* als Drainagemittel zu geben.
Syphilinum gibt uns den Schlüssel zu manchem aussichtslos scheinenden Fall. CLARKE stellt als Leitsymptome heraus:

1. Zuerst steht an Bedeutung die Verschlimmerung bei Nacht. Schmerzen von der Abenddämmerung bis zum Tagesanbruch. Schreckliche Angst vor der Nacht, wegen der geistigen und körperlichen Erschöpfung beim Erwachen. Diese nächtliche Verschlimmerung wird bei verhältnismäßig vielen Fällen gefunden, welche Syphilinum nötig haben. Bei Augenleiden sind die Schmerzen schlimmer bei Nacht, und die Lider kleben zusammen. Neuralgien und Kopfschmerzen, Asthma, Husten von Sonnenuntergang bis zu Sonnenaufgang, ob syphilitisch oder nicht, ziehen ihren Nutzen von Syphilinum. Schlaflosigkeit ist ein führendes Symptom, das es als Wiederhersteller des Schlafes mit *Sulfur* aufnehmen kann.

2. Nächstdem sind Geschwüre anzuführen; ihr Sitz mag sich im Mund, Nase, den Genitalien oder der Haut befinden; dieselben haben einen grauen Grund. In der Nase rufen sie eine höchst übelriechende Art von Ozaena mit Absonderung fötider Krusten hervor. In solchen Fällen hat CLARKE Syphilinum von größtem Nutzen gefunden. Ich möchte hinzufügen, daß eine schleimig-eitrige Absonderung der Schleimhäute von üblem Geruch auf Syphilinum hinweisen kann. Ich habe einmal eine Frau mit einem überaus starken Genitalfluor, verbunden mit nächtlichen Kreuzschmerzen, bei der weder eine Abrasio noch eine längere homöopathische Behandlung etwas auszurichten vermochte, allein mit 2 Gaben von Syphilinum geheilt.

3. Abszesse mit faulen Sekretionen folgen aufeinander. Bei Ophthalmia neonatorum verkleben die Lider während des Schlafes; Schmerzen von 2 bis 5 Uhr; reichlicher Eiter, schlimmer durch kaltes Baden. Iritis auf syphilitischer oder rheumatischer Basis. Ptosis der Augenlider, schläfriges Aussehen wegen Herabsinkens der Augenlider. Diplopie, ein Bild wird unter dem anderen gesehen. Die Zähne sind defekt am Saum des Zahnfleisches und brechen ab; die Schneiden sind gezackt. Zähne verkümmert, die Zahnspitzen konvergieren gegeneinander. Die typische Hauteruption von Syphilinum sind kupferfarbene Flecken, aber sie umfaßt auch andere Formen, einschließlich Pemphigus. Das Drüsensystem ist durchweg affiziert und der Ernährungszustand herabgesetzt bis zu äußerster Abmagerung. Hinzufügen möchte ich diesen Angaben von CLARKE, daß auch das gesamte Nervensystem, Gehirn, Rückenmark und periphere Nerven, von entzündlichen und degenerativen Prozessen befallen sein kann. Neuritiden und Neuralgien rheumatischer oder syphilitischer Art. Neuritis optica. Ertaubung.

Literatur

Arzneimittelprüfung: Syphilinum ist zwar schon von mehreren amerikanischen Prüfern (SVAN, MORRISON, BERRIGDE, CARR) einer Arzneimittelprüfung unterzogen worden. Ein umfangreiches Arzneimittelbild, erarbeitet aus diesen Prüfungen und klinischen Fällen, die damit gebessert wurden, findet sich in

der „Materia Medica of the Nosodes“ von H. C. ALLEN. Eine Trennung der Symptome nach diesen beiden Quellen ist dort jedoch nicht angegeben. Es sollen daher nur die wesentlichen Züge des Arzneimittelbildes, die sich vorwiegend auf die Ergebnisse der therapeutischen Versuche stützen, angeführt werden.
Weitere Literatur: KENT: Materia Medica.
CLARKE: Materia Medica. Wichtiger als die Symptome des Arzneimittelbildes erscheint mir aus meiner Erfahrung, wenn man aus der Familienanamnese eine oder zwei Generationen vorher eine Lues annehmen muß, auch wenn die serologischen Blutuntersuchungen negativ ausfallen.

Arzneimittelbild nach klinischer Erfahrung

Leitsymptome: *Verschlimmerung bei Nacht, von der Abend- bis zur Morgendämmerung (wie Thuja, umgekehrt Medorrhinum).*
Furcht vor der Nacht wegen der geistigen und körperlichen Erschöpfung beim Erwachen (Lachesis).
Verlangen nach Alkohol in irgendeiner Form.
Neigung zu Geschwürbildung mit gräulichem Grund.
Reichliche, übelriechende, eitrige Sekretionen der Schleimhäute, Vitiligo.
Abszesse mit fauligen Sekretionen.
Verschlimmerung durch extreme Hitze sowohl wie durch Kälte.
Psychosen, abwegige Charaktere. Suizid. Epilepsie.
Multiple Sklerose.
Gehirnhautreizung und -entzündung, schwere Kopfneuralgien und Migräne. Verschlimmerung an der See.

Schlecht lernende Schulkinder, bes. schwach in Mathematik.

Geist und Gemüt: Vergeßlichkeit; Geistesschwäche; Lachen und Weinen ohne besonderen Grund. Der Kranke erinnert sich nicht an Gesichter, Namen, Verabredungen, Ereignisse, Bücher oder Örtlichkeiten. Er kann nicht rechnen. Er verzweifelt an seiner Gesundung. Melancholie. Er fürchtet, verrückt zu werden. Imbezillität. Der Patient ist gleichgültig gegen seine Freunde und freut sich an nichts mehr.
Er fürchtet die Nacht und fürchtet den Morgen, denn Schwäche und Schmerzen sind schlimmer beim Erwachen. Schlaflosigkeit. Bedürfnis, sich häufig die Hände zu waschen.

Kopf: Alte Syphilitiker leiden häufig unter heftigen neuralgischen Kopfschmerzen. Besserung durch Wärme ist dabei nicht selten vorhanden. Lineare Kopfschmerzen von der Stirne über den Scheitel nach rückwärts. Schmerzen nachts zum Verrücktwerden; Schlaflosigkeit, Kopfschmerz und Delirium.

Kopfneuralgie

Kopfneuralgie um 16 Uhr beginnend, bis Mitternacht allmählich schlimmer werdend, dann allmählich besser, bei Tagesanbruch aufhörend.
Heftige Schmerzen im ganzen Kopf mit rotem Gesicht, erweiterten Gesichtsvenen, Ruhelosigkeit und schlaflosen Nächten.
Hochgradige Empfindlichkeit des Periosts der Schädelknochen.
Sehr schmerzhafte Schädelexostosen. Haarausfall.

Augen: Lähmung der Augenmuskeln ist nicht ungewöhnlich. Ptosis des oberen Augenlids. Strabismus. Diplopie. Amaurose. Atrophie des Nervus opticus. Die Netzhaut ist abgeblaßt, rauh und gefleckt. Myopie, Iritis, Ptosis, Lähmung des Musculus obliquus superior. Chronische, rezidivierende Phlyktänen der Hornhaut. Bindehautentzündung mit Geschwürsbildung. Hornhautgeschwüre. Interstitielle Keratitis. Flecken auf der Hornhaut. Anisokorie.
Akute Ophthalmie der Neugeborenen, wenn einer der Eltern Syphilis durchgemacht hat. Reichliche eitrige Absonderung aus den Augen. Die Lider sind stark geschwollen. Die Augen können wegen der Schwellung nicht geöffnet werden. Iritis mit intensivem Nachtschmerz und Lichtscheu. Schmerzen in den Augen von Sonnenuntergang bis Sonnenaufgang. Beißende Tränen.

Ohren: Scharfe Schmerzen im Ohr. Eitrig-wäßrige Absonderung aus dem Ohr. Karies des Mastoidfortsatzes. Lähmung des Gehörnerven. Kalkablagerung auf dem Trommelfell. Fortschreitende Ertaubung. Das Mittel hat oft die übelriechenden, grünen oder gelben Absonderungen aus der Nase bei Kindern mit spezifischer Anamnese geheilt. Trockenheit der Nase, die nachts verstopft ist. Häufige Anfälle von Schnupfen. Jede Erkältung schlägt sich auf die Nase. Syphilitische Ozaena. Die Nasenknochen werden durch Karies zerstört, und die Nase sinkt ein. Die ganze Nase zerfällt geschwürig. Blutende Nasengeschwüre. Harte Pfropfen in der Nase.

Gesicht: Gesichtsneuralgie. Lähmung einer Gesichtsseite. Tuberkel und kupferfarbene Ausschläge im Gesicht. Das Mittel hat krebsartige Geschwüre des Gesichts gebessert. Schorfige Ausschläge im Gesicht.

Verdauungsorgane: Die Zähne sind deformiert, verdreht, bei Kindern tonnenförmig, fleckig verfärbt und zerfallen frühzeitig. Heftige Schmerzen in den Zahnwurzeln wie von einem Wurm.
Mund und Zunge sind geschwürig. Der Atem stinkt. Die Zunge ist weich und schwammig; einseitige Zungenlähmung. Die Zunge ist rot, wund, aufgesprungen und empfindlich. Flecken auf der Zunge, die stellenweise vom Epithel entblößt ist. Rote Flecken. Reichlicher, zäher Speichel. Geschwürsbildung des weichen Gaumens. Der weiche Gaumen kann völlig zerstört sein. Blutung aus Geschwüren.
Der Rachen ist mit Geschwüren bedeckt. Entzündung des Rachens und der Mandeln. Der weiche Gaumen ist geschwollen und knotig. Katarrh und Geschwürsbildung im Nasen-Rachen-Raum. Die hinteren Naseneingänge sind mit Krusten gefüllt.
Der Appetit ist schlecht. Der Kranke hat Verlangen nach starken alkoholischen Getränken. Durst. Abneigung gegen Speisen, besonders gegen Fleisch. Alle Nahrung ist unbekömmlich. Blähsucht. Sodbrennen. Übelkeit. Erbrechen. Geschwürsbildung im Magen.
Der Mastdarm ist Sitz von mancherlei Beschwerden. Geschwürsbildung, Fissuren, Hämorrhoiden, Knotenbildung, Gummata, reichliche Blutung, schneidende, brennende Schmerzen. Kondylome. Verstopfung. Lähmung des Mastdarms. Vorfall des Afters. Erschlaffter, hervortretender Mastdarm*.

Männliche Geschlechtsorgane: Diese Nosode hat Knötchenbildung in den Hoden, im Samenstrang und am Skrotum geheilt; ebenso herpetiforme Ausschläge an der Vorhaut und am Hodensack. Verhärtung der Hoden und des Samenstrangs.

* HERING beschreibt in „Guiding Symptoms" diesen Zustand folgendermaßen: „Der untere Teil des Rektums hängt nach außen, wie eine Halskrause, ähnlich einer voll aufgeblühten Rose."

Weibliche Geschlechtsorgane: Knotenbildung in der Scheide und an den Labien. Geschwürsbildung des Muttermundes. Verhärtung der Zervix. Reichlicher, gelbgrüner Ausfluß. Weißfluß kleiner Mädchen mit spezifischer Anamnese. Scharfwäßriger Weißfluß, der nachts durch die Bettwärme verschlimmert wird. Schmerzen in den Eierstöcken während der Nacht. Jucken der Vulva. Scharfe Schmerzen in der Gebärmutter. Ovarialzysten und -tumoren.

Herz: Schießende Schmerzen am Herzen. Oppression auf der Brust, daß er nicht mehr atmen kann. Schmerz und Druck hinter dem Sternum.

Atmungsorgane: Geschwürsbildung im Kehlkopf und Verlust der Stimme. Aphonie vor der Regel. Anhaltende scharfe Schmerzen im Kehlkopf vom Abend bis zum Sonnenaufgang, die den Kranken zwangen, jede Nacht auf und ab zu gehen.
Nächtliche Asthmaanfälle bei warmem Wetter. Kurzluftigkeit. Attacken von spastischem Bronchialasthma, die nachts im Bett oder während eines Gewitters auftraten. Trockener, schmerzender Husten während der Nacht. Wundheit in der Brust. Dickeitriger Auswurf. Trockener Husten vom Liegen auf der rechten Seite. Schleimig-eitriger Auswurf, gräulich, grünlich, grüngelblich, geschmacklos. Klarer, weißer, schleimiger Auswurf. Rasseln auf der Brust. Schmerz- und Druckgefühl hinter dem Brustbein. Ausschläge auf der Brust.

Bewegungsorgane: Rheumatische Steifigkeit und Lähmigkeit im Rücken. Schmerzen in der ganzen Wirbelsäule. Schmerz in der Nierenregion, verschlimmert nach Urinlassen. Schmerz im Kreuzbein, schlimmer im Sitzen. Karies der Hals- und Brustwirbel. Vergrößerte Nackendrüsen. Das Mittel hat verhärtete Halsdrüsen geheilt. Schmerzen im Rücken, in der Hüfte und den Oberschenkeln während der Nacht.
Entzündung der Gelenke, Rheumatismus. Schmerzen in den Gliedern, durch Wärme gebessert, verschlimmert während der Nacht.
Steifigkeit aller Gelenke. Rheumatische Schmerzen und Schwellung der Gelenke der oberen Gliedmaßen.

Rheumatismus des Deltamuskels; Schmerzhaftigkeit beim Erheben des Armes. Schmerzen in den Armen bei Bewegung. Geschwüre auf den Handrücken.
Nächtliche Schmerzen und Schwellung in den Beinen. Schmerzen in den unteren Extremitäten beeinträchtigen den Schlaf; Verschlimmerung durch heiße Anwendungen, gebessert durch Übergießen mit kaltem Wasser. Schwäche in den Knien und Hüften. Starke Knochenschmerzen in den Beinen, im Fußrücken und in den Zehen nachts im Bett. Die Schmerzen treiben den Kranken nachts aus dem Bett.
Extreme Kälte und Hitze lassen häufig die Symptome hervortreten. Neuralgie der Glieder, allmählich zunehmend, verschlimmert bei Anbruch der Nacht. Äußerste Empfindlichkeit des Schienbeins.

Haut: Syphilitische Hauteruptionen lassen Juckreiz im allgemeinen vermissen. Pemphigus. Kupferrote Flekken auf der Haut. Vitiligo.

Dosierung

Einzelne Gaben von Hochpotenzen, während gleichzeitig das dem Fall entsprechende Simile gegeben wird. Meines Erachtens genügen 2 bis 3 Gaben von Syphilinum in Hochpotenz in den allermeisten Fällen, etwa C 30, C 200 und C 1000 im Abstand von 2 bis 3 Wochen gegeben, mit entsprechender Nachwirkung, um das zu erzielen, was mit Syphilinum zu erreichen ist. Eine solche Behandlung hält etwa 2 Jahre vor, dann kann es sein, daß der Toxinanfall eine nochmalige Behandlung nötig macht.

Vergleichsmittel

Neigung zu Suizid. Nächtliche Knochenschmerzen und Periostitis. Aortitis luetica: *Aurum.*
Schleimig-eitrige Absonderung aller Schleimhäute: *Acidum nitricum.*
Geistige Schwäche, Zittern, hastige Unruhe: *Argentum nitricum.*
Nächtliche Unruhe mit Angst, schleimig-eitrige Absonderungen: *Mercurius.*
Knochen- und Periostschmerzen: *Asa foetida, Angustura, Mercurius, Kalium jodatum, Calcium fluoratum, Calcium phosphoricum, Stillingia.*

Beispiele

Pneumonie

Ein Säugling von 3 Monaten, die Mutter war Mestize, der Vater Chinese. Pneumonie, schwerer Krankheitszustand. *Ipecacuanha* besserte 2 Tage lang, dann stellte sich ein Rückfall ein. Während ich mich fragte, welches Mittel ich zu geben habe, zeigte mir die Mutter den After des Kindes und sagte mir, daß dieser schon seit der Geburt so sei. Ich konnte den Anblick nicht besser beschreiben, als dies in den „Guiding Symptoms" von HERING getan ist: „Der untere Teil des Rektums hängt nach außen wie eine Halskrause, ähnlich einer voll erblühten Rose." Ich gab Syphilinum, und das Kind besserte sich unmittelbar, die Lunge reinigte sich, und in wenigen Wochen waren Anus und Rektum, wie sie normalerweise sein müssen. Das Kind, das sehr heruntergekommen und elend gewesen war, entwickelte sich zu einem kräftigen Kind.

Geröteter, schmerzhafter After

Zwei andere Fälle betrafen zwei kleine Portugiesen, der eine von 6, der andere von 3 Jahren. Der Anblick, den der After bot, war derselbe wie bei dem ersten Fall, mit der kleinen Ausnahme, daß bei diesen Knaben die Partien sehr gerötet und schmerzhaft waren. Kein Juckreiz, der das Wundsein durch Kratzen hätte erklären können. Die Heilung war auch hier sehr schnell. Ich darf nebenbei sagen, daß diese Fälle mir weder Gold noch Silber einbrachten, jedoch waren sie mir eine Quelle von Befriedigung und Freude, da sie mir die Bestätigung dieses Symptoms zeigten (Nach Eleanor V. LE BLOND: Skin Diseases in Hawaii, I. H. A., berichtet bei BAUR: Syphilinum in Les Ann. 8: 238 – Homoeop. frç. 1958: 10).

Bohrender, drückender, folternder Kopfschmerz

CLARKE berichtet in seinem „Dictionnary of Materia Medica": WILDES heilte mit Syphilinum 1 M einen Buchhändler, welcher seit einigen Monaten an einem bohrenden, drückenden, folternden Kopfschmerz über dem rechten Auge litt. Dieser zog sich tief in das Gehirn hinein und war so heftig, daß es ihm die Gedanken und das Gedächtnis raubte. Unter Syphilinum, jede Nacht gegeben, verschwand der Kopfschmerz völlig in 10 Tagen, und die geistigen Fähigkeiten wurden wieder völlig hergestellt. Jedoch nach 6 Wochen brach über der Augenbraue derselben Seite ein sichelförmiges, gelbes, syphilitisches Ekzem mit einem roten, nässenden Grund aus, welches sich über das Augenlid von einem Winkel zum andern und über die Stirne und die Seite der Nase ausbreitete. Der Verlauf der Behandlung wurde dadurch verlangsamt, weil er, wie WILDES meint, die Behandlung nicht mit Syphilinum fortsetzte, sondern das Mittel wechselte. Dieser Mann hatte 5 Jahre zuvor eine Syphilis erworben.

Ozaena

Im Jahr 1879 wurde WILDES von einer 26jährigen, sehr gescheiten und intelligenten Dame mit einer fürchterlichen Ozaena aufgesucht. Sie hatte außerdem eine Verkrümmung der Wirbelsäule und eine Entzündung des rechten Ovars. Schon als Kind sehr zart. Syphilinum heilte die Ozaena und besserte ihre Gesundheit, jedoch trieb es einen Sattel heraus, im Vergleich zu welchem der Sepia-Sattel nur ein Schatten ist, nämlich eine fürchterliche Masse von syphilitischen Ausschlägen, rot und heftig, mit einem feuerroten Grund von einem Jochbein zum anderen, quer über die Nase zu den Augen und zur Stirne. Die Behandlung dieses Ekzems dauerte 18 Monate. Die Ozaena kehrte nicht mehr wieder.

Bemerkung des Verfassers: um eine solche unangenehme und für die Genesung keineswegs erforderliche Reaktion zu vermeiden, kann der Vorschlag gemacht werden, Syphilinum nur in einzelnen Gaben und steigender Potenz, etwa C 30, D 200, C 1000, in 3wöchentlichem Abstand zu geben und täglich ein Drainagemittel zu verabreichen. In diesem Falle würde sich *Magnesium fluoratum* D 12, morgens und abends 5 Tropfen empfehlen. *Fluor* hat sehr starke Wirkung auf chronische, besonders auch syphilitische Schleimhautprozesse. *Magnesium* hat ebenfalls chronische, fötide Schleimhautkatarrhe. Nach klinischen pathotropen Gesichtspunkten ist daher *Magnesium fluoratum* geeignet.

Syzygium

Herkunft des Mittels

Syzygium jambolanum, Jambul (Fam. nat. Myrtaceae), ist ein Baum, der in Hinterindien und Australien heimisch ist. Nach dem HAB wird die Tinktur aus den reifen getrockneten Früchten gewonnen. Doch wird von anderer Seite auch die Rinde verwendet. Die Früchte enthalten ätherisches Öl, Gerbstoff, sowie einen hypoglykämisch wirksamen Faktor. In der Rinde wurden Terpene nachgewiesen.

Anwendung

Die empirische Verwendung erstreckt sich in der Hauptsache nur auf **Diabetes mellitus.** Für diese Wirkung verwendet sich eine Anzahl von Autoren, darunter v. NOORDEN. Auch im Tierexperiment konnte ein durch *Phlorizin* künstlich erzeugter Diabetes bezüglich der Zuckerausscheidung gebessert werden. Die Zuckerausscheidung konnte hier auf ein Zehntel herabgedrückt werden (vgl. MADAUS: Biologische Heilmittel). Doch werden die klinischen Ergebnisse als unsicher beurteilt.

Dosierung

Tinktur mehrmals täglich einige Tropfen. STAUFFER hat mit D 30 gute Ergebnisse auf das Allgemeinbefinden feststellen zu können geglaubt, während die Zuckerausscheidung mit der Tinktur nicht beeinflußt wurde.

Vergleichsmittel

Alfalfa, Acidum phosphoricum, Arsenicum, Stigmata maydis.

Tabacum

Herkunft des Mittels

Nicotiana Tabacum (Fam. nat. Solanaceae); die ursprüngliche Heimat sind die tropischen Teile von Amerika. Verwendet werden die getrockneten, nicht fermentierten Blätter. ∅ = D 1. Wesentlicher Wirkstoff ist das Pyridin-Alkaloid Nikotin. Unter weiteren Wirkstoffen, die noch ungenügend erforscht sind, steht das Cholin im Vordergrund.

Toxikologie und Klinik

Das Pyridin-Alkaloid der Tabakpflanze, das Nikotin, hat starke Bezihung zum vegetativen Nervensystem, indem es die Umschaltstellen in den Ganglien des ganzen vegetativen Nervensystems, des sympathischen wie des parasympathischen, nach einer anfänglichen Erregung lähmt. Auch das Zentralnervensystem wird von Nikotin betroffen, nach einer Erregung folgt Lähmung. Am Herzen entsteht nach kurzer Hemmung eine Beschleunigung, welche durch Lähmung der Hemmungsapparate des Herzens bewirkt wird. Vagusreizung bleibt dann erfolglos. Der Darm kontrahiert sich auf Nikotin äußerst heftig, so daß das Darmlumen ganz verschwindet. Der Darm wird unter einer Art Tetanus blaß, da auch die Gefäße komprimiert werden. Nach kurzer Entspannung erneuert sich die heftige Peristaltik mit kräftigen Entleerungen. Da Nikotin als der beherrschende Wirkungsstoff anzusehen ist, können die Tabakextrakte, das isolierte Nikotin und das Tabakrauchen in ihrem Effekt weithin gleichgesetzt werden. Jedoch ist die bekannte karzinogene Wirkung des Tabaks an das Rauchen, besonders von Zigaretten, gebunden, aber auch nicht ausschließlich, denn auch bei Tabakkauern soll eine Erhöhung der Rate zu Speiseröhrenkrebs festgestellt

worden sein. Als krebsfördernde Stoffe im Tabakrauch haben zu gelten Teerstoffe und Metallspuren, unter welchen besonders *Arsen* zu erwähnen ist.
Bei den Vergiftungen treten neben den bekannten Erscheinungen von Herzklopfen, Übelkeit, Erbrechen und explosiven Durchfällen vor allem Ohnmachtsanfälle mit Kollaps und Anfälle von klonischen Krämpfen ein. Als Todesursache ist Respirationslähmung anzusprechen. Als Krankheiten, deren Entstehung durch Nikotin-Genuß begünstigt werden, gelten nervöse Herzstörungen, Angina pectoris, Duodenalgeschwür, Buergersche Krankheit. Direkte Folgen des Tabakgenusses können Tabakangina des Herzens, Tabakamblyopie (ein zentrales doppelseitiges Skotom), Neuralgien, Lähmungen paraplegischer Art und Psychosen sowie die ,,Raucherbeine" sein. Die Erklärung der verschiedenen Vergiftungssymptome ergibt sich aus der Einwirkung auf die vegetativen Ganglien.
Am Herzen erfolgt durch die anfängliche Erregung mit anschließender Lähmung der Vagusganglien zuerst Verlangsamung der Schlagfrequenz, dann erhebliche Beschleunigung. Als Ursache für die auftretende Blutdrucksteigerung, welche der starken Senkung des Blutdrucks mit Kollaps vorausgeht, betrachtet man eine Reizung der Sympathikusganglien wie auch eine vermehrte Adrenalin-Ausschüttung. Durch Ausschaltung des Plexus solaris mit einer Nikotin-Lösung wird die motilitätshemmende Wirkung des Nervus splanchnicus paralysiert. Auf diese Weise kommt es zu verstärkten Darmkontraktionen. Die Steigerung der Sekretion der Speichel-, Schweiß- und Bronchialdrüsen ist auf Erregung parasympathischer Ganglien zurückzuführen. Welches Symptom bei der Nikotin-Vergiftung hervortritt, hängt von der Wirkungsphase beziehungsweise der verwendeten Dosis (fördernd oder hemmend) ab.
Bezüglich der Vermutung, daß Nikotin einer der Faktoren sei, die das Ulcus ventriculi bedingen, sind Versuche von G. SCHIMERT jr.* von Bedeutung. Er stellte am Hunde fest, daß mittlere Dosen von Nikotin, 0,005–0,05 mg je kg Körpergewicht, mit großer Regelmäßigkeit zu einer lang anhaltenden Drosselung der Magendurchblutung führen, die von einer etwas kürzeren Periode von Hyperämie gefolgt sein kann.
Im Hinblick auf den Kreislauf und das Herz wurden von S. DIETRICH und G. SCHIMERT jr. wertvolle Versuche an Hunden angestellt. Dabei ergab sich (s. Dtsch. Ztg. Klin. Med. 135: 731):
Es treten sowohl Drosselungen als auch Steigerung der Koronardurchblutung ein. Die steigernde Wirkung ist bei allen Tieren, die drosselnde nur bei einem Teil zu erzielen. Durch *Atropin* ist die Drosselung der Koronardurchblutung in allen Fällen aufhebbar (Vaguswirkung). Durch *Prostigmin* wird die durch Nikotin erzeugte Drosselung der Koronardurchblutung verstärkt, sie tritt danach auch bei Tieren in Erscheinung, die vorher auf Nikotin keine Koronardurchblutungsdrosselung aufwiesen. Aus diesen Versuchen ergibt sich eine vagotrope Beziehung des Nikotins.
Es kommt außerdem zu Vorhofflattern, Schenkelblockierung und Kammerflattern. *Atropin* verhindert auch diese Schädigung der Reizbildung und Reizleitung. Auch

* Nikotin und Ulcus ventriculi (Klin. Wschr. 23 [1944]: 164).

beim Menschen kann eine Tabak-Angina-pectoris durch *Atropin* verhindert werden. ,,Diese Befunde machen das Auftreten der Angina pectoris bei unveränderten Kranzgefäßen und auch die Auslösung der Anfälle beim Koronarsklerotiker durch Nikotin verständlich. Darüber hinaus lassen sie aber auch die Anwendung des Nikotins bei einer Beachtung seiner verschiedenen Wirkungsphasen und einer eventuell zusätzlichen medikamentösen Beherrschung ihrer Bedingungen zur Behandlung der Angina pectoris, die bisher nur von der Homöopathie geübt wurde, berechtigt erscheinen.“

Klinische Anwendung

Die klinische Anwendung erfolgt bei Krampfzuständen vorwiegend am arteriellen Gefäßsystem, verbunden mit Schwindel, Übelkeit wie zum Sterben, Kältegefühlen und kalten Schweißen, schwerer Prostration. Oft Übergang in kollapsartigen Zustand mit Erschlaffung des Gefäßsystems. Im einzelnen sind es folgende Krankheitszustände:
Migräne und Ménièresches Syndrom sowie Reisekrankheit,
Zerebralsklerose mit Gefäßspasmen,
Angina pectoris vasomotorica mit derselben Symptomatik, dazu Herzangst, Oppressionsgefühl, Tachykardie, Herzschmerzen, ausstrahlend in den linken Arm,
Vagovasales Syndrom mit Herzangst, Übelkeit, Tachykardie, Rhythmusstörungen des Herzens und Anfälle von innerem Frieren und Zittern, Parästhesien, Angina pectoris bei Koronarsklerose,
Dysbasia intermittens bei Zugegensein der typischen Tabaksymptomatik, Morbus Raynaud,
Digiti mortui.
Als Euthanasiakum empfohlen von LEESER (Skripten).
MÖSSINGER beschreibt ein Krankheitsbild, das er bei Frauen mit positivem Chvostek beobachtete, die wegen anfallsweise auftretenden Herzbeschwerden, verbunden mit Sterbensübelkeit (oft mit Schwindel), leichenblassem Gesicht während des Anfalls und Zittern und Frieren, von den Frauen als Schüttelfrost bezeichnet, zu ihm kamen. Er sah diese Frauen mit Tabacum D 4 bis D 6 anfallsfrei werden (MÖSSINGER, Paul: Das persönliche Rezept, S. 214. Ulm/Donau 1962. Karl F. Haug Verlag).
RADEMACHER rechnete den Tabak unter die Gehirnmittel und behandelte damit Fieber, das mit heftigen Kopfschmerzen einhergeht. Er stellte sich zu diesem Zweck eine Aqua spirituosa aus Nicotiana rustica her. Gegen Lungenblutung und Lungenhusten verwendete er einen Tabakextrakt aus frischen Blättern. ,,Gegen den Urlungenhusten ist es eines der besten Mittel, die ich kenne.“* Beide Anwendungen lassen sich aus dem

* RADEMACHER schreibt dazu sehr beherzigenswert: ,,Daß man mit Tabakextrakt beim eingewurzelten Urlungenhusten der nahestehenden Schwindsucht vorbeugen könne, ist keinem Zweifel unterworfen, vorausgesetzt, daß der Husten unter der Heilgewalt dieses Mittels stehet; stehet er aber unter der des Antimoniums, so wird man ihn mit diesem bändigen und nicht mit Tabak. Überhaupt müssen wir uns bei Übung der Heilkunst folgende Wahrheit ganz deutlich denken: die Krankheiten richten sich nicht nach den Gedanken des Arztes, und wäre er auch der gelehrteste Mann, also wird der Arzt wohl genötigt sein, sich nach der Krankheit zu richten.“
Wie man es feststellt, unter welcher ,,Heilgewalt“ eine Krankheit steht, hat RADEMACHER durch Probieren zu erfahren gesucht, aber HAHNEMANN hat einen methodischen Weg aufgezeigt.

Arzneimittelbild und besonders aus den Beziehungen zu den Gefäßen wohl verstehen. Eine sehr nahe verwandte Wirkung hat *Cytisus laburnum*, der Goldregen, welcher ebenfalls Nikotin enthält, dessen gute Heilwirkung bei „Berauchten" ich selbst beobachten konnte.

Literatur

HARTLAUB u. TRINKS: Reine Arzneimittellehre, nach Prüfungen von Dr. SCHRETER und von NENNING. Weitere zahlreiche toxikologische Beobachtungen in den Enzyklopädien von ALLEN und von HUGHES.

Arzneimittelbild

Leitsymptome: *Infolge Vaguswirkung starke Affinität zu den Gefäßen, dem Herz, dem Magen-Darm-Kanal und anderen Hohlorganen in Form von Spasmen, wie auch von Lähmungen.*
Übelkeit zum Sterben mit Speichelfluß, Schwindel, Würgen und Erbrechen, dabei Ausbruch von kaltem Schweiß.
Sterbenselend mit größter Schwäche und Kollapsgefühl, Gesicht und Glieder mit kaltem Schweiß bedeckt; Eiskälte am ganzen Körper, ⊙ *will den Leib aber unbedeckt haben wegen innerer Hitze.*
Erbrechen erleichtert.
Bauch aufgetrieben, heftige Krampfschmerzen im Magen und den Därmen mit Durchfällen; ⊙ *will den Bauch unbedeckt haben.*
Besserung in der frischen Luft.
Besserung durch Erbrechen, durch Abgang von Harn und Stuhl.
Verschlimmerung durch Tabakgenuß oder Einatmen von Tabakrauch.
Verschlimmerung durch Bewegung, besonders durch passive Bewegung (Fahren), durch Druck, durch Aufenthalt in warmen Räumen.
Verschlimmerung aber auch durch Kälte.

Nervenschwäche, nervöse Erschöpfung. Tabakvergiftung *(Nux vomica).*

Geist und Gemüt: Sehr vergnügt und redelustig, lebhaft, tanzt vor Vergnügen.
Gefühl höchster Elendigkeit, Verdrossenheit und Schwermut. Bangigkeit und Beklommenheit. Zustände von Angst und Verzweiflung. Angst, er müsse plötzlich sterben. Furchtsamkeit und Angst, besser durch Weinen.
Schwerfälligkeit des Denkens, Vergeßlichkeit, schlechte Auffassungskraft und Konzentration (in der Anfangswirkung, Belebung der geistigen Fähigkeiten). Abstumpfung des Denkens. Bewußtlosigkeit und Delirium.

Schlaf: Schlaf mit darauffolgendem reichlichem Schweiß, sehr schlechter Schlaf infolge nervöser Erregung. Große Schläfrigkeit, besser im Freien. Schlaf unruhig und oft unterbrochen, mit schreckhaften Träumen.

Migräne.
Neuralgie.

Kopf: Schwindel, alles dreht sich im Kreise, schlimmer bei jeder Bewegung und im warmen Raum. Schwindel und Sehstörungen und Ohrensausen.
⊙ Schwindel schlimmer beim Öffnen der Augen. Kopfschmerzen mit tödlicher Übelkeit und Schwindel. Plötzlich reißende Schmerzen, Blutandrang nach dem Kopf, Kopfschmerzen mit Schwindel bessern sich im Freien, sie verschlimmern sich durch Fahren und durch Erschütterung.

Sehstörungen

Augen: Bindehautkatarrh, Pupillen erweitert. Augenmuskeln und Nerven werden gelähmt. Atrophie der Sehnerven. Schielen und Doppeltsehen, vorübergehende Blindheit.

Menière

Ohren: Ohrensausen mit Schwindel und Erbrechen, schlimmer bei jeder Bewegung. Überempfindlichkeit gegen das geringste Geräusch, gegen Musik und lautes Sprechen. Durch das geringste Geräusch schreckte er auf und verfiel in Zittern.

Gesicht: Blaß, bläulich, mit kaltem Schweiß bedeckt, oder zuerst fleckig gerötet, nachher sehr blaß.

Nase und Hals: Nasen- und Rachenkatarrh, Heiserkeit mit Husten und Rauhigkeit der Stimme.

Brust: Angst, Bangigkeit und Gefühl von Zusammenschnüren auf der Brust. Unregelmäßiges Atmen, bald beschleunigt, bald verlangsamt, oberflächlich oder tief.

Atmungsorgane: Anhaltender, trockener Husten. Husten und Aufstoßen zu gleicher Zeit.

Anfälle von Angina pectoris bei Koronarsklerose.
Angina pectoris vasomotorica.
Vagovasales Syndrom.

Herz, Kreislauf, Fieber: Herzklopfen stark und unregelmäßig, beschleunigt. Herztätigkeit bald verlangsamt, bald beschleunigt. Herzklopfen beim Liegen auf der linken Seite. Puls schwach, kaum fühlbar und aussetzend. Stechen in der Herzgegend, Herzkrämpfe mit heftiger eisiger Kälte und Angst, Gesichtsblässe und kalten Schweißen. Anfälle von Präkordialangst bei Nacht. Kollaps.

Starkes Kältegefühl im ganzen Körper und Frostschauer, Haut kalt, bedeckt mit kaltem, klebrigem Schweiß. Kalte Hände und Füße bei Hitzegefühl im übrigen Körper.
Glieder kalt und blau. Kalt, schwitzende Hände. Fiebererregung mit heftigen klebrigen Schweißen, oder ungewöhnliche Trockenheit der Haut mit folgenden Schweißen.

Singultus zerebralis. Erbrechen, Reisekrankheit.
Magen-Darm-Katarrh, Magenkrampf, Angina abdominalis, Verstopfung. Darmkatarrh. Eingeklemmte Brüche.

Mund und Magen: Trockenheit im Mund mit vermehrtem Durst. Reichlicher, zäher oder wäßriger Speichelfluß mit großer Übelkeit und Schwindel. Anfallsweises Auftreten von Schwindel und Übelkeit mit kaltem Schweiß. Übler Mundgeschmack. Ungewöhnlicher Hunger oder Appetitlosigkeit. Schlaffheitsgefühl im Magen und Gefühl des Herabhängens. Krampfartiges Aufstoßen, Magenbrennen, Würgen und krampfhaftes Erbrechen, welches Erleichterung bringt (*Ipecacuanha:* Erbrechen erleichtert nicht). Erbrechen von Wasser, Schleim oder Säure. Höchste Elendigkeit, so daß man gleichgültig wird gegen Leben und Sterben. Magenkrampf, Stechen und Drücken. Stöße im Epigastrium wie von elektrischem Strom, besonders bei Nacht aus dem Schlaf heraus.

Magen-Darm-Katarrh, Ileus.

Darm: Heftige Aufgetriebenheit der Gedärme mit krampfartigem Schneiden und Stechen, oder, noch typischer, Leib eingezogen. Krämpfe der Bauchmuskeln und reißende Schmerzen, die durch Berührung schlimmer werden, will den Leib unbedeckt haben trotz Kältegefühls. Kollern im Bauch und häufiger Stuhldrang; Blähungen, die nicht abgehen wollen. Durchfälle, wäßrige, übelriechende, unwillkürliche, auch blutige Stühle, welche Erleichterung bringen. Reiswasserähnliche Stühle wie bei Cholera. Verstopfung ist seltener.

Nierensteinkolik. Harninkontinenz, Enuresis.

Harn- und Geschlechtsorgane: Vermehrte Harnabsonderung und vermehrter Harndrang. Unwillkürlicher Harnabgang. Harnträufeln. Erregung und Schwächung der Geschlechtsorgane. Fehlen von Erektionen und des geschlechtlichen Verlangens.

(Muskelrheumatismus in Genick, Lenden und Gliedern. Neuralgie im Gesicht, in den Zähnen, Zwischenrippenneuralgie, Lähmung der Glieder).
Claudicatio intermittens.
Raynaud.
Digiti mortui.
Tetanie.

Bewegungsorgane: Genicksteifigkeit, Lenden- und Kreuzschmerzen krampfhafter Art, unwillkürliche Bewegungen aller Muskeln, auch des Gesichts, klonische Krämpfe in den Muskeln. Krämpfe besonders in den Flexoren der Hände, der Arme und Beine. Schmerzen in allen Muskeln, Gelenken und Nerven. Schwäche, daß man sich kaum bewegen kann. Lähmungsgefühl und Bewegungsstörungen, Kribbeln und Ameisenlaufen, Zittern und Taumeln nach Anstrengung.
Claudicatio intermittens.

Dosierung

Potenzen von D 6 an bis zu Hochpotenzen, die sich bestens bewähren. Bei der Bekämpfung der üblen Folgen des Tabakgenusses oder Einatmens von Tabakrauch, bei denen es sich sehr bewährt, sind Potenzen nicht unter D 12 zu wählen. Es hilft dann rasch gegen Übelkeit, Herzbeschwerden und Brennen der Augen nach Tabakrauchen, selbst bei starken Rauchern und erst recht bei Nichtrauchern, welche in rauchigen Lokalen aushalten mußten. STAUFFER, selbst ein starker Raucher, rühmt die gute Wirkung von D 30 an sich selbst gegen die nachteiligen Folgen des Tabakrauchens. Versuche mit allen Potenzen zum Entwöhnen des Rauchens haben keine Wirkung gezeigt.

Vergleichsmittel

Kollapsmittel mit kalten Schweißen, Sterbensübelkeit, Erbrechen, kalten Schweißen und Durchfall: *Veratrum album*, *Aconitum*, *Camphora*.
Reisekrankheit: *Cocculus*, *Hyoscyamus*, *Mandragora*, *Petroleum*.
Will den Bauch nicht bedeckt haben trotz Kälte: *Secale*.
Herzkrämpfe, Angina pectoris: *Aurum*, *Arnica*, *Cactus*, *Lachesis*, *Latrodectus*.
Kolikschmerzen im Gedärm: *Colocynthis*, *Nux vomica*, *Opium*, *Belladonna*, *Mandragora*, *Dioscorea*, Magnesiumsalze.
Nierenkolik: *Berberis*, *Colocynthis*, *Belladonna*, *Equisetum*, *Pareira*, Magnesiumsalze, *Silicea*, *Mandragora*.
Tetanie: *Magnesium carbonicum*.

Antidote

Bei Verdauungsstörungen: *Nux vomica*.
Bei Mißbrauch gegen Tabak: *Ignatia*, *Nux vomica*, *Cytisus*.
Herzbeschwerden nach Tabakmißbrauch: *Arsenicum*, *Phosphorus*, *Lachesis*, *Naja*, *Kalmia*.
Als Gegenmittel gegen Tabakschäden ist Tabacum in höheren Potenzen vorzüglich bewährt.

Beispiel

Vegetative Kreislaufregulationsstörung

Eine 28jährige Postassistentin trat im November 1961 wegen funktioneller Herz- und Kreislaufstörungen mit Anfällen von Tachykardie und Stenokardie in meine Behandlung. Die Erscheinungen waren zunächst so stürmisch und die Patientin hatte solche Angstzustände, daß klinische Behandlung nicht zu umgehen war. Die klinische Diagnose wurde auf vegetative Kreislaufregulationsstörung gestellt. Die Patientin wurde in der Klinik mit sedativen Mitteln, *Depot-Cortison* sowie Bädern und Bürstenmassagen behandelt. Bei der Entlassung waren die Beschwerden etwas gebessert, kehrten aber bald wieder und bereiteten auch in der Nachbehandlung immer wieder Schwierigkeiten, nachdem die Patientin ihren Dienst wieder aufgenommen hatte. Es bestand eine ausgesprochene Hypotonie. Immer wieder traten Herzklopfen, Beklemmungsgefühl in der Herzgegend, Schwächezustände, Schwindel und Ausbruch kalten Schweißes auf. *Veratrum album* schien indiziert, half aber nicht in befriedigender Weise. Nachdem die Patientin auf Befragen auch starke Übelkeit, Frischluftbedürfnis und Unverträglichkeit von Tabakrauch – sie ist selbst Nichtraucherin – angab, verordnete ich Tabacum D 6. Übelkeit und Schwindel besserten sich daraufhin sofort. In den folgenden Wochen verloren sich bei reduzierter Gabenfolge allmählich auch die Herzbeschwerden, so daß die Patientin jetzt von seiten des Herzen ebenfalls ganz beschwerdefrei geworden ist. Die tachykardischen Anfälle kamen nicht mehr vor, der Blutdruck ist leicht angestiegen, die Pulsfrequenz hat sich vollkommen normalisiert. Die Besserung hält auch nach Absetzen des Mittels an.

[UNSELD: Tabacum (Allg. homöop. Ztg. 209 [1964] : 6)]

Tarantula cubensis

Herkunft des Mittels

Tarantula cubensis ist eine Vogelspinne, die heute als Eurypelma spinicrus bezeichnet wird (nach einer Mitteilung von Dr. Wolfgang BÜCHERL, Instituto Butantan, Sao Paulo, Brasilien). Neben einer neurotoxischen Wirkung tritt ein toxämischer beziehungsweise septikämischer Effekt in den Vordergrund. Sie ist von den in der Homöopathie gebrauchten Spinnen mit *Mygale lasiodora* verwandt.

Toxikologie

Der Biß der Spinne ist schmerzlos; die Person empfindet nichts davon bis zum nächsten Morgen, wenn sich ein kleines Bläschen mit scharlachroter Umgebung gebildet hat. Von dem Bläschen zu einer anderen Stelle des Körpers zieht eine rotlaufartige Linie. Dieses Bläschen schwillt an, der gerötete Hof breitet sich aus, Frost und Fieber setzt ein mit reichlichem Schweiß und Harnverhaltung. Aus dem Bläschen bildet sich ein harter, großer, äußerst schmerzhafter Karbunkel. Die Haut über dem Abszeß stirbt schließlich ab, und nachdem sich mehrere kleine Öffnungen gebildet haben, sondert sich ein dicker, gesunder Eiter mit Stücken abgestorbenen Zellgewebes, Faszien und Sehnen ab. Die Öffnungen konfluieren und bilden eine große Höhle. Zu diesem Zeitabschnitt nimmt das Fieber intermittierenden Charakter an mit abendlichem Temperaturanstieg. – Bei 2 Fällen, zarten Kindern, wirkte der Biß tödlich; doch die Mehrzahl erholte sich in 3 bis 6 Wochen. Auf Grund dieser Vergiftungserscheinungen wurde Tarantula cubensis verordnet bei Septikämie, verbunden mit Diarrhö; als typisch wurde dabei angesehen Schorfbildung der gebissenen Stelle mit intensiv roter Verfärbung, von Anfang an hochgradige Erschöpfung, Todesangst und jeden Abend wiederkehrendes, remittierendes Fieber. Dazu kommt eine nervöse Unrast, die Füße sind fortwährend in Bewegung, die Hände zittern. Pruritus, besonders in der Genitalgegend. Eine eigenartige Modalität hat sich ergeben: Besserung durch Rauchen, die sich auch bei anderen Spinnengiften, *Aranea diadema, Aranea ixobola* und *Theridion*, gezeigt hat.

Literatur

Eine Arzneimittelprüfung wurde mit 10 Studenten angestellt von MACFARLAN (Philadelphia): New, Old and Forgotten Remedies, 1917, und Allg. homöop. Ztg. 1916: 261. Verwertet sind besonders auch die toxischen Beobachtungen. Bei der Prüfung wurde die C 200 in stündlichen Gaben gebraucht.

Arzneimittelbild

Leitsymptome: *Abszesse und Karbunkel mit heftiger Entzündung und hochgradigen Schmerzen.*
Von Anfang an und im weiteren Verlauf sehr erschöpft.
Scharlachrotes Aussehen der Geschwüre.
Todesangst.
Ruhelosigkeit der Füße, Zittern der Hände.
Pruritus, besonders in der Genitalgegend.
Besserung durch Tabakrauchen.

Karbunkel, Septikämie.

Geist und Gemüt: Todesangst. Delirium. Drehschwindel, besonders bei Nacht. Vor dem Schwindel heiß am ganzen Körper, mit Schweißausbruch. Leichtigkeitsgefühl im Kopf. – Kann sich schwer konzentrieren. Sehr unruhiger Schlaf. Tagesschläfrigkeit.

Kopf: Kopf und Gesicht heiß. Heftiger schießender Schmerz, kommend und gehend, von der linken Schläfe quer durch die Stirne. Kopfschmerzen im rechten Auge, bedeutend schlimmer beim Mikroskopieren. Dumpfer Kopfschmerz.

Atmungsorgane: Schmerzen im Hals, belästigend beim Schlucken. Trockener Husten. Der Harn kann beim Husten nicht gehalten werden.

Verdauungsorgane: Stechende Schmerzen nach Trinken von kaltem Wasser. Magengegend so hart wie ein Stein beim Dagegendrücken. Trotz Hungers ist er satt nach wenigen Bissen.

Muskulatur und Glieder: Wundheitsgefühl in den Muskeln. Scharfer, ziehender Schmerz im linken Arm. Zittern der Hände, beim Greifen; kann deshalb nicht schreiben.
Hände schwellen an infolge Blutfülle.

Karbunkel, Septikämie.

Haut: Haut geschwollen überall, wie wenn sie bersten wollte. Es entstehen Bläschen auf der Haut. An der Bißstelle entsteht unter heftigen Schmerzen ein Karbunkel.

Wärmeregulation: Intermittierendes Fieber.

Dosierung

Mittlere und höhere Potenzen. Da das Gift durch den Biß parenteral beigebracht wird, so können in Nachahmung dieses Vorganges auch Injektionen gegeben werden.

Vergleichsmittel

Septische Prozesse: *Lachesis, Crotalus, Magnesium carbonicum, Chininum arsenicosum, Carbo vegetabilis, Staphylococcin, Streptococcin, Anthracin.*

Tarantula hispanica

Herkunft des Mittels

Tarantula hispanica, zoologisch als Tarantula fasciiventris, nach der neuen Nomenklatur Lycosa hispanica geführt, gehört zu der Familie der Arachnoidea, speziell zu den Wolfsspinnen. Sie wird in Italien und Spanien gefunden.

Toxikologie

Tarantula hispanica wurde seither als identisch mit Tarantula fasciiventris (Klasse Arachnoidea, Ordnung Araneidae, Familie Lycosidae) betrachtet und aus letzterer Spinne hergestellt*. Wenn man die Berichte der Vergiftungen durch Spinnenbisse aus Mittel- und Südamerika und aus Spanien nachliest, so kommt man zu der Überzeugung, daß es nicht im mindesten feststeht, durch welche Spinnenart die Bisse erfolgt sind. Auch die Arzneimittelprüfung durch den spanischen Arzt Dr. NUÑEZ wurde mit einer heute nicht mehr festzustellenden Spinnenart durchgeführt. Dazu kommt, daß von NUÑEZ nicht das isolierte Gift der Giftklauen (Cheliceren) zu seiner ausgedehnten Prüfung verwendet wurde, sondern es wurde der ganze Tierkörper gebraucht. Dieser enthält jedoch noch weitere Giftige Substanzen (siehe unter *Aranea ixobola*), welche für die Wirkung zweifellos mitbestimmend sind. Trotz dieser Unklarheiten hat sich das Arzneimittelbild der Tarantula hispanica einen festen Platz in der Homöopathie erworben, besonders was die choreaähnlichen Symptome betrifft. Vielleicht darf man diese Tatsache zum Teil damit erklären, daß die Gifte der verschiedenen in Frage kommenden Spinnen unter sich sehr ähnlich sind, so daß ihnen allen die wesentlichen

* BÜCHERL (Sao Paulo) gibt an, daß die mit Tarantula hispanica gemeinte Species unmöglich die Tarantula fasciiventris sein könne (siehe bei O. LEESER „Die Spinnengifte" [Allg. homöop. Ztg. 1957: 215]).

Symptome gemeinsam sind. Dafür spricht, daß die Mehrzahl der Spinnengifte, welche in der Homöopathie zur Anwendung kommen, nämlich *Aranea diadema, Aranea ixobola,* Tarantula hispanica und *Latrodectus mactans,* tatsächlich sehr verwandte Züge tragen. *Mygale avicularis* und *Trantula cubensis* bilden zoologisch und wirkungsmäßig wiederum eine Gruppe für sich.
Durch die Gefährlichkeit des Bisses sowie durch die Eigenart der Symptome haben diese Spinnen die Aufmerksamkeit stark auf sich gezogen. Die Gebissenen werden von einer Mattigkeit und Benommenheit befallen, sie fangen an zu stampfen und zu tanzen, sobald sie die Töne von Saiteninstrumenten oder Flöten hören. Solange mit dieser Musik fortgefahren wird, scheinen sie gesund und nicht mehr unter Schmerzen zu leiden. Wenn aber die Musikanten eine Pause machen, fallen die Kranken alsbald wieder zu Boden und fallen in den vorherigen Zustand von benommener Mattigkeit zurück. Von alters her gilt daher ohne Unterbrechung durchgeführte Musik als Heilmittel gegen den Biß der Tarantel. Die Tanzmelodie Tarantella mit ihren mitreißenden Rhythmen wurde in Italien als besonders heilsam angesehen.

„Die gebissene Person fühlt einen scharfen Stich, gleich einem Bienenstich, jedoch noch heftiger. An der Stelle des Stiches bildet sich gewöhnlich ein roter, brauner oder gelber Hof, manchmal eine kleine Erhebung ohne Verfärbung der Haut, manchmal überhaupt keine Veränderung. Nach kurzer Zeit wird die gebissene Stelle taub oder juckt schmerzhaft. Das häufigste Symptom jedoch ist eine Taubheit, welche sich schnell über den ganzen Körper ausbreitet; auch wird eine heftige Kälte, zuerst lokal, dann am ganzen Körper empfunden. Hierauf erscheinen Angst und heftiger Schmerz, höchste Unruhe, beklommene Atmung, Herzbeklemmung, Herzklopfen, Verkleinerung des Pulses, Prostration, kalte Schweiße, Kälte der Glieder, Stimmlosigkeit, Ohnmachtsanfälle, Erbrechen, schärfster Schmerz und Entzündung im Bauch, Brennen beim Harnlassen, Priapismus, scharfbrennende Stühle, Bewegungslosigkeit, venöse Kongestionen oder eine Art von Apoplexie, ähnlicher einer Katalepsie, wie wenn die Lebensgeister eingefroren wären, mit Schwellung und dunkler Verfärbung des Gesichts und der Glieder – kurz, alle Wirkungen eines Giftes mit großer Gerinnungsfähigkeit (? [Der Verfasser]). Wenn die Patienten gefragt werden, sagen sie, sie wissen nicht, was mit ihnen los ist, sie zeigen mit ihrer Hand gegen ihr Gesicht, um anzudeuten, an welcher Stelle sie am meisten leiden. Sie seufzen und jammern und klagen, sie müssen sterben. Bei einem Teil nehmen Agitation, Schmerzen in den Nieren und im Hypogastrium sowie in der Blasengegend einen solchen Grad an, daß sie sich auf dem Boden wälzen. Bei einem anderen Teil ist die Prostration derart rapid, daß sie plötzlich ohnmächtig werden und die anderen Symptome erst nachher auftreten." (Nach einem Bericht von CID 1787, referiert nach HUGHES: Cyclopaedia, Bd. I, S. 336).

Es muß auch hier bemerkt werden, daß auch in diesem Falle die Identität der Spinnen, welche diese Bisse gesetzt haben, nicht mehr festgestellt werden kann; vermutlich waren es sogar mehrere Arten.
Eine Arzneimittelprüfung wurde von NUÑEZ von Madrid an 10 Ärzten und 8 anderen Personen, darunter 7 Frauen mit C 6, C 10 und C 12 angestellt; einer nahm C 3. Der Prüfungsstoff wurde fraglos vom ganzen Tier hergestellt. 2 oder 3 Gaben täglich wurden eingenommen, bis zum Auftreten von Symptomen, was in der Regel nach dem 1. Tag der Fall war. Dann wurde der Prüfstoff abgesetzt. In dem Arzneimittelbild von NUÑEZ, wie es uns von späteren Autoren überliefert wird, wurden nicht nur Symptome von Prüfern und von Gebissenen aufgenommen, sondern auch klinische Symptome. Die auffallend große Symptomenausbeute und die Art der Beschreibung der

auftretenden Erscheinungen spricht nicht für eine besonders kritische Einstellung der Prüfer*.
Wie ebenfalls an Gebissenen beobachtet wurde, kehren die Erscheinungen jedes Jahr wieder, besonders in den 3 heißen Sommermonaten, oder speziell zu der Jahreszeit, zu der der Biß erfolgte.
Die periodische Wiederkehr der Giftwirkung macht sich durch Appetitlosigkeit, Angst, Kopfschmerzen, Zerschlagenheitsgefühl bemerkbar. Tanzartige, choreatische Bewegungen brechen aus. Die Patienten nehmen ihre Zuflucht zu Musik und Tanz, wodurch eine Milderung eintritt, besonders wenn Tanzbewegung zu Schweißausbruch führt. (Nach G. BAGLIVI, Rom 1695, bei ALLEN: Encyclopedia.)
Als Heilmittel gegen Spinnenbisse gilt heute die Injektion von 10prozentigen Calcium-Lösungen intravenös oder intramuskulär, ebenso wie bei Bienenstichen. Tarantula in höheren Potenzen ist als Isopathikum ebenfalls in Betracht zu ziehen.

Hauptrichtung

Die Hautprichtung kann folgendermaßen zusammengefaßt werden. Im Vordergrund stehen die Störungen der Motilität, mit einem außerordentlichen Bewegungsdrang. Die Muskulatur befindet sich in einem Hypertonus, welcher nach Betätigung verlangt. Krämpfe können an der Muskulatur des ganzen Körpers auftreten. Die Ähnlichkeit der Bewegungen hat zur Verwendung bei Chorea minor geführt. Auch mit derselben motorischen Unruhe beherrschte, gewalttätige Kinder, die Dinge zerschlagen und auf andere Kinder einschlagen, werden als Indikation erwähnt.
Die Überempfindlichkeit auf sensorischem Gebiet ist ebenfalls bemerkenswert. Licht und grelle Farben wirken aufreizend und verschlimmern die Beschwerden. Musik mit dem leidenschaftlichen Rhythmus der Tarantella bringt Besserung hervor. Es wird aber auch eine Verschlimmerung durch Musik erwähnt, was bei der Kenntnis der Ambivalenz, die für alle Mittel gilt, nicht verwunderlich ist. Eine Überempfindlichkeit der Sensibilität mit Verschlimmerung durch Berührung gehört ebenfalls in diesen Zusammenhang.
Es ist keine Frage, daß neben dem verstärkten Tonus der Muskulatur auch noch Schmerzen myalgischen und arthritischen Charakters mit Schwellung der Gelenke zum Arzneimittelbild gehören, wenn davon in der Praxis auch scheinbar noch kein Gebrauch gemacht wurde.
Am Kopf werden Schwindelerscheinungen beobachtet mit Kopfschmerzen in verschiedenen Teilen des Kopfes. Die Schwindel können plötzlich auftreten, so daß der Patient zu Boden fällt.
Die für die Spinnengifte typischen Kälteempfindungen werden auch bei der Tarantula gefunden. Die Prüfer beziehungsweise die Gebissenen werden von Kälte und Kräm-

* Nach Angaben von Rich. HUGHES stammen die klinischen Symptome von Dr. PERRY, sie wurden ursprünglich als solche bezeichnet, doch ging diese Bezeichnung später verloren. Daher wurden auch diese klinischen Angaben bei ALLEN als Prüfungssymptome geführt. Es steht auch keineswegs fest, ob nicht auch Beobachtungen von Skorpionenbissen mit aufgeführt wurden, wie NUÑEZ bezüglich der von BAGHOI beigebrachten Symptome erwähnt.

fen befallen. Auch diese Störungen werden, wie die Wirkung des ganzen Mittels, zentral gesteuert.
Bei den psychischen Symptomen beobachten wir im Zusammenhang mit den überreizten Sinneseindrücken gewissermaßen als deren Fortsetzung ins Illusionäre das Auftreten von Halluzinationen. Es werden Geister, fremde Gesichter, Insekten und schreckhafte Gestalten gesehen. Auch die Träume sind von derartigen Erscheinungen durchsetzt. Die Hypermotilität kann sich bis zur Aggressivität steigern, so daß plötzliche Impulse auftreten, Gegenstände zu zerstören, sich und auf andere einzuschlagen. Die durch Tarantula bedingte Charakterveränderung kann sich aber auch in Neigung, sich zu verstellen, zu simulieren, und in Verstohlenheit äußern. Daß bei dieser psychischen Überreiztheit auch die Modalität der Verschlimmerung durch heftige Gemütsbewegungen zu finden ist, kann nicht verwundern.

Literatur

BAGLIVI hat im Jahre 1695 in Rom eine Dissertation über die Folgen von einer Anzahl von Spinnenbissen und eines Skorpionstiches veröffentlicht. Die Arzneimittelprüfung von NUÑEZ (Madrid) findet sich bei ALLEN.
ALLEN: Encyclopedia, Bd. IX und X, enthält alle Quellen.
HUGHES: Cyclopaedia, Bd. I, unter dem Stichwort Arachnidae.
NUNNEZ: Allg. homöop. Ztg. 68: 88, 104, 111.
UPHAM, Roy: Schlangen- und Insektengifte. Berlin-Saulgau. Karl F. Haug Verlag.

Arzneimittelbild

Leitsymptome und Modalitäten: *Zustand manischer Unruhe und Erregung. Zwang, sich ständig zu bewegen, umherzurennen und zu tanzen, Zuckungen und Krämpfe der Muskulatur, Tremor.*
Intensive Kälteempfindung, teils allgemein, teils partiell, und Verschlimmerung durch äußere Kälte.
Überempfindlichkeit der Sinnesorgane: der Augen gegen Licht und grelle Farben, der Ohren gegen Geräusche der Sensibilität gegen Berührung (Schmerzhaftigkeit).
Überempfindlichkeit gegen Musik: Musik mit lebhaften Rhythmen reißen den Patienten aus seinem kataleptischen Stupor heraus. Musik kann aber auch unangenehm empfunden werden.
Beengungsgefühl auf der Brust mit Gefühl drohender Erstickung.
Sexuelle Übererregbarkeit bei beiden Geschlechtern, aber Verschlimmerung durch Koitus.
Tief rotbläuliche Verfärbung der Haut (wie Kollaps).
Periodizität der Beschwerden, Wiederkehr der Erscheinungen nach 1 Jahr zur gleichen Zeit in den Sommermonaten.
Verschlimmerung des Zusammenschnürens im Hals durch Tabakrauchen (Husten besser durch Tabakrauchen).
Verschlimmerung durch Ruhe – Besserung durch schnelle Bewegung.
Besserung durch Schlaf und nachts.

Chorea minor
Paralysis agitans.

Allgemeines: Zwang, die Glieder zu bewegen, kann nirgends und in keiner Haltung ruhig halten, muß Arme, Beine, Kopf und Rumpf ständig bewegen.
Muß umherrennen oder tanzen, schlägt sich selbst gegen den Kopf oder schlägt auf andere ein.
Durch Musik wird der Gebissene aus seiner Benommenheit gerissen, er fängt an zu tanzen, der Tanz wird immer wilder bis zum Ausbruch von Schweiß, worauf Besserung eintritt. Ruhelosigkeit mit Zwang zu schreien.
Überempfindlichkeit des Tastsinns. Kälteempfindlichkeit am ganzen Körper. Jedes Jahr, wenn die Zeit des Bisses wiederkam, erschien der Schmerz in dem gebissenen Glied wieder, mit allen übrigen Symptomen (wie vom Schlag getroffen, Atemnot, schwärzliche Farbe des Gesichts und der Glieder).

Gewalttätige, unruhige Kinder, die sich verstellen, verhehlen oder verstohlen sind.

Gemüt: Trauer, Gram, Melancholie und moralische Verzweiflung während der ganzen Prüfung. Zerstörende Impulse. Lockere Moral. Plötzlicher Stimmungswechsel, von Traurigkeit in Heiterkeit umschlagend. Halluzinationen, sieht Gesichter, Insekten, Geister, Fremde. Immer aufgelegt zu lachen und zu scherzen, Heiterkeit, die an Manie grenzt. Anfälle von nervösem Lachen. Singt, bis er heiser wird und erschöpft. Er lacht, tanzt, gestikuliert und rennt umher, ohne das Erstaunen der andern zu beachten. Musik mit hinreißendem Rhythmus bessert die psychischen Beschwerden, zum Teil wird aber dadurch Unruhe, Unbehagen und Verdruß hervorgerufen. Schreien und Jammern, große Angst vor eingebildetem Unglück. Jammern und Beklemmung am Herzen, wie wenn ein Unglück sie befallen hätte, dabei Kälte der Beine mit Krämpfen. Große Gereiztheit, Raserei, Wut, Verlust des Verstandes; will sich und andere schlagen ⊙ oder Gegenstände zerstören. Große Hast bei allem Tun, kann nichts schnell genug tun. Schreien und Jammern beim geringsten Widerspruch, Versuch zu trösten versetzt in Wut. ⊙ Simulierte Paroxysmen, ein Mädchen, das einen Schwächeanfall simuliert, sieht seitwärts auf die Umstehenden, um die Wirkung auf diese zu beobachten. Teilnahmslosigkeit bis zur Stupidität.

Schlaf: Ständige Schläfrigkeit, ruheloser Schlaf. Schreckhafte Träume, schläft erst gegen Morgen ein.

Kopf: Schwindelanfälle mit Blutandrang zum Kopf, schlimmer im Freien und beim Treppensteigen. Schwindel kommt in plötzlichen Anfällen und ist so heftig, daß er zu Boden fällt, aber ohne das Bewußtsein zu verlieren. Brennende, hämmernde Kopfschmerzen mit Hitzegefühl. Lanzinierende Schmerzen. Kopfschmerz mit Lichtscheu, Licht ruft sofort Beschwerden und Aufschreien hervor. Kopfschmerz schlimmer durch Berührung. Schmerzhaftes Gefühl, als ob kaltes Wasser auf den Kopf und über den Körper gegossen würde.

Augen: Sonnenlicht und grelle Farben blenden.

Ohren: Ohrgeräusche. Schießende Schmerzen in den Ohren.
Vermehrte Absonderung des Ohrenwachses.

Angina pectoris, Kreislaufkollaps. Euthanasie.

Herz: Herzklopfen, Präkordialangst mit Beklemmungsgefühl. Schmerzen am Herzen und an der Aorta wie zusammengequetscht.
Stürmisches Herzklopfen. Gefühl, als ob das Herz herumgedreht würde. Laute Farben rufen Herzbeklemmung hervor. Niederstürzen infolge Ohnmacht mit Kälte am ganzen Körper, mit kalten Schweißen und dunkelbläulichem Gesicht.

Atmungsorgane: Trockener, krampfhafter Husten mit Heiserkeit und Rauheit in Kehlkopf und Trachea, besser von Tabakrauchen.
Lockerer Husten mit dickem, gelbem Schleim.
Atmung mühsam, Gefühl von Erstickung und Zusammenschnüren der Brust, muß schreien mit keuchender Atmung.

Verdauungsorgane: Trockenheit des Mundes, Geschwüriges Gefühl in Mund und Rachen. Schlechter, fader oder bitterer Geschmack.
Schmerzhaftes Zusammenschnüren in den Mandeln,

schlimmer beim Schlucken, mit Verschlimmerung der Mundsymptome durch Rauchen.
Verlust des Appetits aber viel Durst.
Übelkeit und Erbrechen nach dem Essen. Schmerzen im Magen, krampfartig, schlimmer durch Druck.
Schmerzen im Hypochondrium mit gelblicher Haut.
Berührung der Lebergegend ist schmerzhaft.
Schießende und brennende Schmerzen im Leib. Auftreibung des Leibes mit Rumpeln und kolikartigen Schmerzen, besser durch kräftigen Druck und Zusammenkrümmen.

Harnorgane: Harnleerung sehr behindert.
Unwillkürlicher Abgang beim Husten, Lachen oder einer körperlichen Anstrengung. Reichlicher Harnabgang.
Harn dunkelrot mit harngrießartigem Satz, Hämaturie.
Zuckerausscheidung im Harn.
Unbehagen in der Nierengegend, gebessert nach dem Abgang von braunem, übelriechendem Harn.

Geschlechtsorgane: Männer: Äußerste sexuelle Erregung mit obszönem Verhalten. Priapismus. Schmerzen in den Hoden.
Pollutionen.
Frauen: Trockene und heiße Vulva mit viel Jucken.
Pruritus vulvae.
Sexuelle Erregung bis zur Nymphomanie.
Sehr verfrühte und verstärkte Menses. Dysmenorrhö mit sehr empfindlichen Ovarien. Krampfhafte Schmerzen im Uterus.
Pruritus vulvae nach den Menses.

Glieder, Muskulatur, periphere Nerven: Zwang, sich dauernd zu bewegen, erstreckt sich auch auf die Hände und Finger, nimmt etwas in die Hände und wirft es wieder weg, rollt etwas zwischen den Fingern.

Chorea minor.
Paralysis agitans?

Zittern aller Glieder. Konvulsionen – Verkrampfung aller Muskeln. Krämpfe, ausgelöst durch Druck auf die Wirbelsäule. Gefühl in den Muskeln wie verkürzt.
Muskelschmerzen nach dem Waschen der Hände in

kaltem Wasser. Hin- und herwandernde Schmerzen, gebessert durch warme Friktionen.

Neuralgien, Parästhesien.

Schießende Schmerzen. Die Beine sind wie gelähmt durch Schmerzen. Schmerzen in verschiedenen Gelenken mit Schwellung derselben.

Parästhesien mit Taubheit, Ameisenlaufen, Kältegefühlen. Taubheit der Glieder, gefolgt von Lähmung. Große Schwere der Glieder, sie gehorchen dem Willen nicht.

Haut: Ekchymosen. Leberflecken. Miliariaähnliches Exanthem.

Pickel, Pusteln, nässendes Ekzem.

An der gebissenen Stelle bildet sich eine Entzündung mit roter oder livider Verfärbung der Umgebung und drohender Nekrose und mit dunklem Schorf. Die Wunde bricht jedes Jahr wieder auf. Gesicht, Hände und die anderen Extremitäten werden schwarz. Jucken der Haut am ganzen Körper.

Wärmeregulation: Schaudern und Kälte. Brennende Hitze im Wechsel mit Eiskälte und Schüttelfrost; Füße immer kalt. Allgemeine Kälte und kalte Schweiße bei Kollaps der Gebissenen.

Dosierung

D 6 bis D 30. Injektionen sind ebenfalls zu empfehlen.

Vergleichsmittel

Chorea minor: *Agaricus, Arsenicum album, Stramonium, Zincum.*

Beispiel

Chorea minor

Die erst 23 Jahre alte Frau M. H. erkrankte im Alter von 10 Jahren an Chorea minor. Sie konnte damals $^1/_2$ Jahr die Schule nicht besuchen, da beide Arme, besonders aber der linke, von den unwillkürlichen Bewegungen so stark befallen waren, daß sie keine praktische Tätigkeit ausführen konnte. Sie konnte dann aber den Besuch der Volksschule beenden, obwohl sie durch die ausfahrenden und unbeherrschbaren Bewegungen der Hände noch stark behindert war. Im Alter von 15 Jahren wurde sie 8 Wochen in der Universitäts-Nervenklinik in H. behandelt, ohne daß eine ins Gewicht fallende Besserung eingetreten war. Sie wurde dann als Büroangestellte beschäftigt, mußte aber ihre Arbeit, wie sie angab, nach stärkerer Arbeitsbelastung mehrfach unterbrechen und arbeitsunfähig geschrieben werden. Es traten immer wieder Zeiten der Verschlimmerung ein, bei welchen sie neben den unwillkürlichen Bewegungen der Arme auch unter der Schwierigkeit, zu schlucken und zu sprechen, zu leiden hatte.
Im Juli 1955 trat sie in meine Behandlung, da sie nun wieder arbeitsunfähig geworden war. Sie erhielt von mir *Agaricus* D 12, von dem ich bei anderen Fällen fast regelmäßig Besserung und Heilung beobachtet hatte

und das ich in die erste Reihe der Arzneimittelwahl bei Chorea minor stellen möchte. Damit schien auch bei ihr eine Besserung einzutreten, doch hielt diese der Belastung durch die Arbeit nicht stand. Wenn die Hände nicht beschäftigt waren, hielt sie beide Hände fest, um die unwillkürlichen Bewegungen zu verhindern. Beim Sprechen zeigten sich Verkrampfungen und Verzerrungen des Mundes; Sprechen erfolgte mühsam und langsam.
Im März 1957 kam sie wieder in meine Behandlung, da eine Schwangerschaft eingetreten war und mit dem Beginn derselben eine Verschlimmerung des Leidens eingesetzt hatte. Sie hatte Schwierigkeiten, zu sprechen, da sich der Mund, die Zunge und die rechte Gesichtshälfte krampfhaft verzogen. Auch das Gehen war behindert. Sie erhielt nun *Strychninum nitricum* D 12 und am 27. 5., da eine Besserung nicht eingetreten war, Tarantula hispanica D 12. Da der zugezogene Nervenarzt sich wegen einer Gefahr für die Mutter, die er auf Grund einer Statistik von an Chorea minor erkrankten Schwangeren befürchtete, für eine Schwangerschaftsunterbrechung eingesetzt hatte, lief ein Verfahren beim Gesundheitsamt. Die Gutachterkommission des Gesundheitsamtes hat das Gesuch jedoch nicht befürwortet. Inzwischen war unter dem Gebrauch von Tarantula eine Besserung eingetreten, die sich stetig fortsetzte. Am 31. 10. 1957 erfolgte die Geburt eines kräftigen Kindes. Nach der Niederkunft war, als sie das Einnehmen von Tarantula einige Zeit unterbrochen hatte, nochmals eine Verschlimmerung der Choreabeschwerden festzustellen. Unter dem wieder erneuten Gebrauch von Tarantula trat in der Folge völlige Ausheilung ein, wovon ich mich bei einer Beratung am 20. 6. 1958, als sie wegen Verstopfung und einer Epidermophytie die Sprechstunde aufsuchte, überzeugen konnte. (Bei einer Untersuchung im Jahre 1964 konnte die Endgültigkeit der Heilung festgestellt werden.)
Diese 12–13 Jahre dauernde Chorea minor kam unter Tarantula hispanica völlig zur Ausheilung. Da es sich um einen chronischen Fall handelt, bei dem die Selbstheilungstendenz gering einzuschätzen war, und in die Behandlungszeit eine Schwangerschaft fiel, die sich als erschwerendes Moment auswirkte, darf Tarantula hispanica wohl als der Heilfaktor angesehen werden.

[*Beobachtung des Verfassers* (Dtsch. homöop. Mschr. 9 [1958]: 488)]

Taraxacum

Herkunft des Mittels

Taraxacum officinale, Löwenzahn (Fam. nat. Compositae), ist in ganz Europa verbreitet. Verwendet wird die zu Beginn der Blüte gesammelte ganze Pflanze mit Wurzel im Verhältnis 2:5:1 Ø
Wesentliche Wirkstoffe: Der am reichlichsten in Rhizom und Wurzel sowie in der Wand des hohlen Blütenstengels vorkommende weiße Milchsaft enthält den Bitterstoff Taraxin, dessen „Bitterwert" je nach Jahreszeit schwankend ist. Auch die übrigen Inhaltsstoffe unterliegen in ihrer Zusammensetzung jahreszeitlichen Schwankungen.
Flavone, Cholin, Sterine (β-Sitosterol), Triterpene, zahlreiche Aminosäuren in hohen Konzentrationen, Protein mit hohem Nährwert, Cholin, Gerbstoffe, Vitamin B_2, C und E und Inosit. Der Gehalt an Inulin kann in den Wurzeln im Herbst bis zu 40% des Gewichts ausmachen.

Pharmakologie

Von wesentlicher Bedeutung ist die cholagoge Wirkung des Löwenzahns. Bei intravenöser Injektion des Wurzelextrakts wurde die Gallensekretion verdoppelt, bei Verwendung des Blätterextrakts bis vervierfacht. Bei **Hepatitis epidemica** werden mit intravenösen Injektionen einer Verdünnung, welche der D 2 entspricht, rasche Heilung berichtet. Es wird täglich 1 ccm injiziert; sobald Besserung eintritt, wird zu innerlicher Einnahme des Extrakts übergegangen. Bei cholangitischer Cholezystitis wird ähnlich verfahren.

Wirkung

Die Erregbarkeit des Sympathikus wird gesteigert und die Abdominalorgane werden stärker durchblutet. Als Amarum steigert es den Appetit, der Stuhlgang wird ange-

regt. Die Anregung der Harnsekretion ist altbekannt und hat der Pflanze die volkstümlichen Namen eingetragen. Es wird zur Behandlung des Diabetes mellitus genannt und zur allgemeinen Reinigung und Anregung des Stoffwechsels geschätzt. Außer der Beziehung zum Leber- und Verdauungssystem und zu der Harnsekretion besitzt Taraxacum wenig Eigentümlichkeiten, die seine Wahl empfehlen. Das Vorhandensein einer landkartenartig gezeichneten Zunge ist als führendes Symptom zu nennen, außerdem können noch rheumatische Erscheinungen, die sich durch das Auftreten stechender Schmerzen äußern, genannt werden. Eine Besserung der Beschwerden beim Gehen kann allenfalls noch verwertet werden; dies weist auf venöse Stauungen hin.
Die Arzneimittelprüfung wurde von HAHNEMANN selbst mit einigen seiner nächsten Schüler vorgenommen. Das Symptom der Landkartenzunge wurde von LANGHAMMER an sich selbst beobachtet. Eine neuere Prüfung wurde von PISCHEL 1955 veröffentlicht, ihm standen 8 Prüfer zur Verfügung, welche 3 bis 4 Wochen lang die D 2, D 1 und die Tinktur je 3mal 20 Tropfen eingenommen haben.
Das Ergebnis hat PISCHEL folgendermaßen zusammengefaßt:

Depressiv-reizbare Stimmungslage (nach deutlicher euphorischer Phase mit Leistungssteigerung zu Beginn) Apathie, Antriebsunlust, Antriebslosigkeit, Stimmungsschwankungen.
Kopfschmerzen als Stirn-, Schläfen- und Nackenkopfschmerzen (zum Teil neuralgiform sich äußernd).
Muskel- und Gelenkschmerzen, dumpf-ziehend.
Juckreiz.
Gräulich belegte Zunge. Schmerzen, Druck und Völlegefühl in der Lebergegend (dumpfer Druck, zum Teil Vergrößerungsgefühl). Meteorismus mit Leibschmerzen.
Flatulenz mit Besserung der Leibschmerzen durch Windabgang (zum Teil drängende Flatulenz).
Obstipation nach vorausgegangenen gehäuften Stuhlentleerungen mit mühevollem Abgang (noch keine Diarrhöen).
Vermehrte Wasserentleerungen (pathologischerweise Oligurie).

Literatur

HAHNEMANN: Reine Arzneimittellehre, Bd. 4.
PISCHEL: Allg. homöop. Ztg. 200 [1955]: 151.
ALLEN: Encyclopedia, Bd. IX.
HUGHES: Cyclopaedia, Bd. IV.

Arzneimittelbild

Leitsymptome: *Organotrope Beziehung zum Gallensystem und zur Leber.*
Anregung der Harnabsonderung.
Landkartenzunge mit weißen Platten auf rotem Grund.
Stechende oder dumpf-ziehende rheumatoide Schmerzen am ganzen Körper.
Die Beschwerden kommen nur im Sitzen und verschwinden beim Gehen.

Geist und Gemüt: Depressiv-reizbare Stimmung. Apathie, Arbeitsunlust, Antriebslosigkeit.

Kopf: Drückender, betäubender Schmerz im Kopf, stechende Schmerzen im Kopf und Gesicht. Neuralgiforme Kopfschmerzen.

Hepatopathien, Gastritis, Appetitlosigkeit, Pfortaderstauung, Hepatogener Hydrops.

Enuresis

Augen: Brennen und Stechen in den Augen. Gefühl wie von einem Sandkorn.

Ohren: Stechen und Reißen in den Ohren.

Verdauungsorgane: Die Zunge wird überzogen mit einer weißen Haut, dabei Wundheitsgefühl, worauf sie sich stückweise abschält und dunkelrote, zarte, sehr empfindliche Stellen zurückläßt. Verstärkter Speichelfluß. Bitterer oder saurer Geschmack im Mund. Übelkeit wie von Überladung mit fetten Speisen. Scharfe Stiche im Bauch. Druck- und Völlegefühl, Schmerzen in der Lebergegend. Meteorismus mit Besserung durch Windabgang. Obstipation nach vorangegangenen gehäuften Stuhlentleerungen.

Harnorgane: Häufiges Drängen zum Harnen mit viel Urinabgang.

Muskeln, Gelenke und periphere Nerven: Zucken und Fippern in den Muskeln, Schmerzen in den Gliedern, wobei die Empfindung des Stechens überwiegt. Dumpf ziehende Muskel- und Gelenkschmerzen.

Wärmeregulation: Fieberbewegung mit Frostschauder und Hitze.

Dosierung

Ø in einzelnen Tropfen und D 1 bis D 3.

Vergleichsmittel

Landkartenzunge: *Arsenicum, Kalium bichromicum, Mercurius, Natrium muriaticum.*
Leber- und Gallemittel mit Meteorismus: *Carduus marianus, China.*

Tartarus emeticus
Tartarus stibiatus

Synonyma für *Antimonium tartaricum* (S. 173).

Tellurium

Herkunft des Mittels

Dieses Element aus der Schwefelgruppe wird in der Natur meist in Gemeinschaft von Schwermetallen, wie Gold, Silber, Blei und Wismut, gefunden. In seinen chemischen Reaktionen wie seinen physiologischen Wirkungen ist eine nahe Verwandtschaft zum *Schwefel* und *Selen* zu erkennen.

Wirkung

Wirkung bei der Arzneimittelprüfung und der klinischen Anwendung: Hervorstechend ist die Affinität zur Haut, welche am wertvollsten geworden ist; dann Schleimhautkatarrhe der Nase und des Kehlkopfes und drittens Schmerzen neuralgischer Art im Rücken, im Kreuzbein und in den Hüftnerven. An der Haut entwickeln sich unter lästigem Jucken kreisförmig angeordnete Bläschen (**Herpes circinatus**) auf entzündeter Basis, die nach einigen Tagen eintrocknen und mit kleinen Schuppen abfallen. Die Prüfungssymptome am Ohr sind mit Sicherheit der Haut und nicht dem Mittelohr zuzurechnen. Der Gehörgang und das Ohrläppchen sind lebhaft entzündet und sondern ein nach Heringslake riechendes Sekret ab. Die Prüfung ergab keinerlei Zeichen einer Mittelohrentzündung. Doch wird Tellur auch gegen Mittelohreiterung mit solcher Absonderung gebraucht (NASH). Die Hautausdünstung und die Schweiße der Tellur-Prüfer waren von so widerlichem, knoblauchartigem Geruch, daß die Prüfer die Gesellschaft anderer Menschen meiden mußten.
Bei Schmerzen im oberen Teil der Brustwirbelsäule rheumatischer Art und nach Traumen, wenn Berührung eine heftige Steigerung und Ausstrahlung der Schmerzen hervorruft, so daß Angst vor jeder Berührung vorhanden ist, wird Tellurium als sehr heilsam gerühmt.
Die Rachen-, Kehlkopf- und Nasensymptome erinnern an ähnliche Beschwerden des verwandten *Selen.* Es wird ein Gefühl von Schmerz und von Trockenheit angegeben, das sich durch Essen und Trinken bessert.
Wohl neuralgischer Art ist die Überempfindlichkeit und die Angst vor Berührung der Wirbelsäule über dem letzten Halswirbel bis zum 5. Brustwirbel. Weiterhin wird das Kreuzbein als Sitz lebhafter Schmerzen angegeben, die sich bei Anstrengung verschlimmern. Sie ziehen in die Schenkel hinunter und verschlimmern sich beim Husten, Lachen, beim Pressen (zum Beispiel zum Stuhl) und beim Bücken, während Gehen Besserung hervorruft.

Literatur

Prüfungen mit niederen Potenzen an 12 Personen wurden vorgenommen von C. HERING (Amer. homeop. Rev., Bd. V) und von METCALF an 1 Person (North. Amer. J. Homeop. II [1852]: 405).
ALLEN: Encyclopedia, Bd. IX.
HUGHES: Cyclopaedia, Bd. IV.

Arzneimittelbild

Leitsymptome: *Übelriechende Hautausdünstung, knoblauchartiger Mundgeruch, Ohrfluß nach Heringslake riechend.*

Bläschenförmige Hautausschläge, kreisförmig angeordnet, mit heftigem nächtlichem Jucken.
Obere Wirbelsäule schmerzhaft und überempfindlich gegen Berührung.
Schmerzen im Kreuzbein und Hüftnerv, schlimmer durch Bücken, Lachen, Husten und jede Anstrengung, aber besser beim Gehen.

Geist und Gemüt: Sehr vergeßlich und unfähig zu geistiger Arbeit. Viel Schwindel und Kopfschmerzen. Blutwallungen zum Kopf.

Gehörgangsentzündung, Mittelohreiterung.

Ohren: Das linke Ohr begann zu jucken, zu brennen und zu schwellen. Es traten Schmerzen und Klopfen im äußeren Gehörgang auf und im Verlauf von 3 bis 4 Tagen eine nach Heringslake riechende Absonderung. Diese war scharf und rief am Ohrläppchen und am Nacken, wo sie die Haut benetzte, einen Ausbruch von Bläschen hervor. Im übrigen war die Entzündung des Ohres nicht bläschenartig, die Farbe war blaurot, und es sah aus, wie mit Wasser infiltriert. Die Entzündung, welche wegen des Juckens und Brennens sowie wegen der reichlichen, übelriechenden und scharfen Absonderung sehr lästig war, dauerte etwa 3 Monate.

Kopf: Auf dem Hinterkopf treten kleine Bläschen auf entzündetem Grunde auf, welche nach einigen Tagen abtrocknen und abfallen, desgleichen an der Haargrenze des Nackens und an der hinteren Fläche der Ohren.
Ähnliche Bläschen (ohne kreisförmige Anordnung) sind am ganzen Körper festzustellen; sie sind schlimmer bei Nacht nach dem Zubettgehen.

Atmungsorgane: Beim Gehen im Freien entwickelt sich ein flüssiger Schnupfen mit Heiserkeit und Wässern der Augen, kurzem Husten und Druck unter dem Sternum. Wundes, trockenes Gefühl beim Leerschlukken, besser beim Essen und Trinken.

Muskeln, Gelenke und periphere Nerven: Die Wirbelsäule, vom letzten Halswirbel bis zum 5. Brustwirbel, wird sehr empfindlich. Fürchtet sich vor jeder Berührung oder Annäherung. Schmerz im Rücken zwischen den Schulterblättern.

Ischias

Schmerzen im Kreuzbein, die sich in den rechten Hüftnerv hinabziehen und sich beim Bücken, beim Lachen und Husten, beim Pressen zum Stuhl verschlimmern, dagegen beim Gehen bessern.

Herpes circinatus, Bläschenekzem.

Haut: Stiche in der Haut wie Flohstiche, besonders in der Ruhe. Kreisförmig angeordnete Bläschen auf einem entzündeten Grund, welche in dünnen weißen Schuppen abtrocknen. Das Stechen in der Haut wanderte über den ganzen Körper und wurde sehr unangenehm, besonders am Abend.
Übelriechender Fußschweiß.

Wärmeregulation: Inneres Frieren mit einzelnen Schaudern. Der Schweiß nimmt einen derartig widerlichen Geruch an, daß man für Wochen von jeder Gesellschaft fernbleiben muß.

Dosierung

D 6 und höhere Verdünnungen. NASH hat bei Otorrhö nach Scharlach die C 6 mit Erfolg gebraucht, während höhere Potenzen versagt haben.

Vergleichsmittel

Angst vor Berührung: *Arnica, Strychninum, Arsenicum, Belladonna, Cimicifuga, Hepar sulfuris, Hypericum, Lachesis, Phosphorus, Silicea, Zincum.*
Herpes circinatus: *Sepia.*
Otitis media, Ohrfluß: *Aurum, Calcium fluoratum, Acidum nitricum, Capsicum, Hepar sulfuris, Silicea.*
Übelriechende Hautausdünstung und Schweiße: *Sulfur, Psorinum, Hepar sulfuris, Sepia,* Magnesiumsalze, *Mercurius, Petroleum, Silicea, Staphisagria, Mandragora, Stramonium, Thuja.*

Terebinthina

Herkunft des Mittels

Oleum Terebinthinae besteht aus einem Gemisch von Terpenen mit kleinen Mengen von Sesquiterpenen und Oxydationsprodukten. Dieses wird aus dem Harz von verschiedenen Kieferarten gewonnen.

Toxikologie und arzneiliche Wirkung

Terpentinöl reizt alle Schleimhäute der Luftwege und des Verdauungskanals mit Hyperämie und Desquamation. Ebenso ruft es Hyperämie des Gehirns und der Gehirnhäute hervor. Insbesondere aber werden die Nieren und die Harnwege gereizt. Es finden sich Blut, Eiweiß und Zylinder im Harn bei veilchenartigem Geruch. An der Haut beobachtet man ein scharlachartiges Erythem, Dermatitis, Papeln und Bläschen. Im Blut sind die weißen Blutkörperchen vermehrt.

Am Nervensystem wird ein Zustand von Trunkenheit, taumelndem Gang, Erregung mit Toben und Umsichschlagen, schließlich Koma hervorgerufen.

Von seiten der Verdauungs- und Harnorgane werden neben den sonstigen Reizerscheinungen der Schleimhäute auch heftige Schmerzen, selbst kolikartigen Charakters, beobachtet, worauf sich die Verwendung von Terebinthina gegen **Koliken der Gallenblase und der Harnwege** stützt. Das Durandsche Mittel ist eine Auflösung von Terpentinöl in Aether; es erfreut sich alter Beliebtheit bei **Gallensteinkoliken.**

Gegen Lungenleiden wird in der Volksmedizin von jeher eine Abkochung oder Sirup der Zweigspitzen der Fichte verwendet. Man darf annehmen, daß das ätherische Öl der Fichtenzweige den wesentlichen Teil der arzneilichen Kraft dieses Aufgusses darstellt.

In Form von subkutanen Injektionen hat in der modernen Medizin das Terpentinöl bei **Entzündungen innerer Organe** seinen Anwendungsbereich gefunden. Wahrscheinlich dürfte es sich hierbei nicht nur um eine unspezifische Umstimmung im Sinne der Reizkörpertherapie, sondern um eine spezifische Terpentinöl-Wirkung handeln. Für diese Annahme ist der Bericht ROYALS eine Stütze, der Bauchfellentzündungen des Beckens, zum Beispiel nach Blinddarmentzündung, bei Wochenbettfieber, bei gonorrhoischen Adnextumoren, bei Typhus usf. mit Terebinthina C 6 und Einläufen von 10 Tropfen Terpentinspiritus in $1/_2$ l Wasser erfolgreich behandelte. (ROYAL: Abriß der Arzneimittellehre. Regensburg 1926.)

Literatur

Terebinthina wurde von HARTLAUB erstmals (HARTLAUB u. TRINKS: Annalen 3; 118) geprüft, wobei schon eine Anzahl von therapeutischen Überdosierungen verwertet wurden. Die Enzyklopädien von ALLEN und von HUGHES enthalten noch eine große Zahl von Nebenwirkungen bei Inhalation und oraler Zufuhr (letzteres vor allem bei Bandwurmkuren).

HUGO SCHULZ hat eine Arzneimittelprüfung an Studenten mit einer 1prozentigen und 0,1prozentigen Lösung durchgeführt (Münch. med. Wschr. 1900: 28 – Allg. homöop. Ztg. 141: 129 – Vorlesungen über Wirkung und Anwendung der deutschen Arzneipflanzen. Ulm 1956. Karl F. Haug Verlag).

Arzneimittelbild

Leitsymptome: *Neigung zu Schleimhautaffektionen mit blutigen Absonderungen. Starke Organbeziehung zu den Nieren mit entzündlicher Reizung derselben und Ödemen der Haut.*
Brennen in den betroffenen Teilen.

Geist und Gemüt: Rauschartiger Zustand mit Betäubung und Schlafsucht; taumeliger Gang und Schwindelanfälle. Kann sich nicht auf geistige Arbeit konzen-

trieren, nachdem zuerst das Denken leichter als gewohnt vonstatten ging. –
Schlaf unruhig mit öfterem Erwachen, spätes Einschlafen oder Schlafsucht.

Kopf: Schwere und Vollheitsgefühl im Kopf, stechende und reißende Kopf- und Gesichtsschmerzen.

Chron. fötide Bronchitis, Lungentuberkulose.

Atmungsorgane: Flüssiger Schnupfen. Schwellung und Kongestion der Schleimhaut der Luftwege. Kurzer und trockener Husten, brennende Schmerzen längs der Luftwege, Auswurf von Schleim, teilweise mit blutigen Streifen.
Gefühl von Trockenheit in allen Schleimhäuten.

Gallensteinkoliken

Verdauungsorgane: Zunge brennend, mit hervortretenden Papillen. ⊙ Glatte, glänzende, rote Zunge (NASH). Appetitmangel, Übelkeit und Erbrechen. Hitzegefühl im Magen, Sodbrennen. Druckgefühl, besser durch Aufstoßen.
Auftreibung des Leibs mit Rumpeln und Gurgeln. Kolikartige Leibschmerzen. ⊙ Schmerzen im Gedärm mit häufigem Harnlassen (BURNETT). Kältegefühl im Bauch, als wäre er unbedeckt.
Heftiges Brennen und Krabbeln im After, wie von Würmern. Durchfall oder Verstopfung. Feste, harte Kotbröckel. Erfolgloser Stuhldrang. Breiige gelblichgrüne Stuhlentleerungen.

Scharlachnephritis. **Parenchymatöse Nephritis.** Nierenblutung, **Nierenbecken- und Blasenkatarrh.** Nierensteinleiden. Nierentuberkulose.

Harnorgane: Drückende, ziehende, brennende Nierenschmerzen. Nierengegend empfindlich gegen Druck. Harnzwang und schmerzhaftes Harnen mit krampfhaftem Drang.
Harn stark vermindert, später vermehrt, mit Eiweiß, Blut und Schleim. Geruch nach Veilchen, Satz wie Kaffeesatz; rauchiges Aussehen.

Glieder, Muskulatur und periphere Nerven: Schmerzen rheumatoider Art in allen Muskeln und entlang der Nervenstämme.

Haut: Rosenartige Rötung der Haut unter heftigem Jucken und unter Bildung einzelner Blasen. Scharlachartiger Ausschlag, der sich über den ganzen Körper ausbreitet. Nesselartiges Erythem. – Ödematöse Anschwellung der Haut. Schweiße (nach Terpentin riechend).

Dosierung

D 2 bis D 6. [Das Durandsche Mittel (Oleum Terebinthinae 1,0, Aether 3,0) wird mehrmals täglich zu 5 bis 10 Tropfen gegen **Gallensteinkolik** gegeben.]

Vergleichsmittel

Brennen und Ziehen in Nieren, Blase und Harnröhre: *Cannabis sativa, Cantharis, Berberis.*
Harn blutig: *Acidum nitricum, Berberis, Cantharis, Crotalus, Erigeron, Kreosotum, Phosphorus.*

Teucrium marum verum

Herkunft des Mittels

Teucrium marum verum, auch als Marum verum bezeichnet, gehört in die Familie der Labiatae und wächst in den Mittelmeerländern. Verwendet wird die frische, kurz vor dem Aufblühen gesammelte Pflanze.

Wirkung

Seine Wirkung beruht auf dem Gehalt an ätherischen Ölen (Marumkampfer), Gerbstoffen, Bitterstoffen und Cholin. Es besteht eine starke Beziehung zu den oberen und tiefen Luftwegen. Die Hauptanzeige bilden chronische Katarrhe der Nase und des Retronasalraumes mit Atrophie der Schleimhäute und Krustenbildung. Besonders wird die Pflanze bei Nasenpolypen, innerlich und äußerlich gebraucht. Auch bei Lungentuberkulose und bei Bronchialkatarrh wurden ihr gute Erfolge zugeschrieben.

Literatur

STAPF: Beiträge zur reinen Arzneimittellehre, 1836.
STAPF: Arch. homöop. Heilkunst 5, 2: 149.
ALLEN: Encyclopedia, Bd. VI.
HUGHES: Cyclopaedia, Bd. III.
Die Prüfung wurde an 5 männlichen Prüfern vorgenommen.

Arzneimittelbild

Geist und Gemüt: Große geistige Erregung. Fast unwiderstehliche Neigung zu singen. Schreckhaftigkeit. Ängstlichkeit.

Kopf: Druck in der Stirne über den Augen. Schmerzhafter Druck in der rechten Schläfe, häufig wechselnd mit dem gleichen Gefühl in der rechten Eminentia frontalis und in der linken Schläfe.

Augen: Tränen der Augen und Rötung.

Ohren: Stechen in den Ohren. Tubenkatarrh.

Chron. atrophische Nasenkatarrhe. Nasenpolypen. Retronasalkatarrh.

Atmungsorgane: Häufiges Niesen. Flüssiger Schnupfen an der frischen Luft. Beide Nasenlöcher sind stark verstopft, mehrmals am Tage. Gefühl in der rechten Nase, wie teilweise verstopft, er mußte die Nase schneuzen und niesen, konnte aber die Verstopfung nicht beseitigen. Kribbeln in der Nase.

Bronchitis, Lungentuberkulose.

Gefühl von Rauheit, Trockenheit und Kitzel im Rachen, zum Räuspern reizend. Kitzel im Halse wie von Staub, einen unangenehmen, trockenen Reizhusten hervorrufend, der nicht unterdrückt werden konnte, durch Husten schlimmer werdend, abends nach dem Niederliegen. Kurzer, trockener Reizhusten durch leichtes Kitzeln im oberen Teil des Rachens hervorgerufen, in kurzen Abständen wiederkehrend.

Verdauungsorgane: Kratzen und Beißen auf der Zunge. Zahnfleisch und Zähne schmerzhaft. Stechender Schmerz im Halse. Anhäufung von viel Schleim am Gaumensegel. Vermehrter Hunger und Appetit. Leerheitsgefühl und Hunger zu ungewöhnlichen Zeiten.

Cholelithiasis mit cholagoger. Wirkung

Druckgefühl in der Magengrube. Ziehen und Reißen wie von Blähungen im Bauch, Kollern und Rumpeln von Gasen. Abgang sehr übelriechender Gase und von sehr warmen Winden. Kribbeln im After und Abgang einer großen Zahl von Madenwürmern.

Harnorgane: Vermehrte Harnabsonderung. Brennen im vorderen Teil der Harnröhre. Wundheitsgefühl in der Harnröhre, ohne daß uriniert wird.

Männliche Geschlechtsorgane: Schmerzhaftes Ziehen im Glied. Verminderter Trieb. Mangel an Erektionen.

Unguis incarnatus.

Glieder: Reichliche rheumatische Schmerzen in den Muskeln und Gelenken des ganzen Körpers. Zuckungen der Muskeln. Einschlafen der Arme und der Beine. Schmerz und Entzündung an der Großzehe, mit dem Gefühl, als ob der Nagel eingewachsen wäre.

Wärmeregulierung: Frösteln nach dem Essen. Häufige Hitzegefühle.

Dosierung

Meist wird die D 1 bis D 3 gebraucht. Bei Nasenpolypen lokal als 10%ige Salbe oder als 10%iges Glyzerin, auch als Schnupfpulver. Über Erfahrungen bei eingewachsenem Nagel verfüge ich nicht.

Vergleichsmittel

Nasenpolypen: *Calcium carbonicum, Sanguinaria, Lemna, Thuja.*

Teucrium scorodonia

Herkunft des Mittels

Teucrium scorodonia, Salbeigamander (Fam. nat. Labiatae), ist in Europa weitverbreitet. Ein aromatisches Kraut mit reichem Gehalt an ätherischen Ölen, Gerbstoffen und Bitterstoffen. Außerdem enthält der Salbeigamander Ursolsäure, Flavone, bitteres Anthrachinon, wenig Saponin. Cholin. In der Asche viel Mg. Verwendet wird das frische blühende Kraut.

Anwendung

Die Anwendung erfolgt in erster Linie gegen **Lungentuberkulose,** ferner gegen **Tuberkulose der Drüsen** und bei **Hodentuberkulose,** selbst bei **Knochen- und Gelenktuberkulose.** Eine Anzahl von Autoren berichtet über gute Erfolge, selbst über ungewöhnliche Heilungen. **Chronische Bronchialkatarrhe.** Emil SCHLEGEL hat „in vielen Fällen von Urogenitaltuberkulose, besonders junger Männer, ausgezeichneten Erfolg gehabt, auch bei Verdacht auf Bauchfelltuberkulose und oftmals bei Lungenaffektion. Wiederholt operierte, mit Fisteln versehene und selbst ganz kastrierte Kranke heilten mit Teucrium aus". Er berichtet dann noch, daß beim Gebrauch des Gamanders mitunter eine vorher nicht vorhandene Heiserkeit mit Husten und Auswurf auftrat, wodurch er sich genötigt sah, einige Zeit mit dem Mittel auszusetzen oder überhaupt aufzuhören (SCHLEGEL, E.: Religion der Arznei, 5. Auflage, S. 174. Ulm/Donau 1960. Arkana-Verlag).

Dosierung

Die übliche Verdünnung bewegt sich zwischen D 1 und D 3, meist wohl D 2.

Vergleichsmittel

Knochentuberkulose: *Calcium phosphoricum, Tuberculinum, Aurum.*
Hoden- und Urogenitaltuberkulose: *Eucalyptus, Terebinthina, Jodum, Pulsatilla, Silicea, Spongia, Aurum, Tuberculinum.*

Thallium

Herkunft des Mittels

Thallium steht im periodischen System unmittelbar neben dem *Blei,* mit welchem es auch bezüglich seiner physiologischen Bedeutung in erster Linie zu vergleichen ist.

Toxikologie

In der Medizin ist Thallium als **Enthaarungsmittel** von Bedeutung; aus dieser Anwendung sind uns auch seine Nebenwirkungen und Vergiftungsbilder bekannt geworden. Es hat sich herausgestellt, daß Thallium eine außerordentliche Giftigkeit besitzt, die diejenige des *Bleis* erheblich übertrifft; vor allem gilt dies für geschlechtsreife Menschen und Jugendliche vor und während der Pubertät, während Kinder vor dem 12. Lebensjahr ihr offenbar weniger unterliegen. – Weiterhin wird Thallium in Form der Zeliokörner als Rattengift verwendet, wodurch es auch nicht selten zu Vergiftungen kam.
Im folgenden soll aus den akuten Krankheitsbildern der Thallium-Vergiftung ein Arzneimittelbild im Sinne der homöopathischen Arzneimittellehre geschaffen werden, wobei es vor allem unsere Aufgabe sein wird, auf die pathologisch-physiologischen (funktionellen) Symptome zu achten, soweit diese überhaupt in den Berichten aufgenommen sind, während die irreparablen organischen Veränderungen vor allem im Zentralnervensystem untergeordnete Bedeutung besitzen und eigentlich nur die Organotropie zu den betreffenden Organen und Nervenzentren aufzeigen können. Bei dieser Aufstellung kann ich die wertvolle Vorarbeit und Zusammenstellung der Erscheinungen von W. EMMERT zugrunde legen (Allg. homöop. Ztg. 1935: 16).

Hauptwirkung

Die Hauptwirkung ist unstreitig auf das Nervensystem gerichtet. Es werden hier gefunden:
Polyneuritis mit allen Folgeerscheinungen vor allem an den Beinen, enzephalitische und meningitische Veränderungen, Psychosen und Verblödung, Lähmungen mit Zerstörung der Nervenzellen und Achsenzylinder, vorübergehende Amaurose ohne Optikusatrophie. Bei der Polyneuritis sind meist nur die Beine befallen, während Bleipolyneuritis sich besonders an den oberen Extremitäten zeigt.
An den endokrinen Drüsen: Entartung des Marks der Nebennieren, Amenorrhö bei Frauen, Impotenz bei Männern.

An den Verdauungsorganen: Gastroenteritis, fettige Entartung der Leber.
An den Atmungsorganen: eitrige Bronchitis, Lungenentzündung und Lungenödem.
Am Gefäßsystem: Hypertonie im Tierversuch (vergleiche *Blei*).
An der Haut: Allgemeiner Haarausfall an sämtlichen Körperteilen, Ekchymosen, Hyperkeratosen, Follikulitiden, Erytheme.
EMMERT vertritt die Ansicht, daß eine unmittelbare Einwirkung auf das Zwischenhirn mit seinem endokrin-sympathischen System am zwanglosesten das Gesamtvergiftungsbild erklären könne. Besonders finden dadurch die heftigen peripheren Schmerzen, welche sich unbeeinflußbar gegen antineuralgische Mittel verhalten, die krankhafte Schlafsucht wie die unbeeinflußbare Schlaflosigkeit, die Fiberzustände, die Abmagerung, die Empfindlichkeit und die Charakterveränderungen ihre Erklärung. Vom Zwischenhirn mit seinen Zentren im Zusammenwirken mit der Hypophyse können alle diese Veränderungen verursacht werden.
Neben der Verwandtschaft mit *Blei* ist eine auffallende Ähnlichkeit mit dem Bild der Arsen-Vergiftung festzustellen. Dies gilt besonders bezüglich der neuritischen und der Hautsymptome.
Bei den Vergiftungen haben sich geschlechtsreife Menschen einschließlich der Pubertätsjahre ungleich viel empfindlicher gezeigt als Kinder bis zu 12 Jahren. Ob man bei der homöopathischen Therapie nun deshalb gerade die Erwachsenen bevorzugen soll, oder umgekehrt die Kinder wie bei der Jod-Therapie, läßt sich zunächst noch nicht sagen. EMMERT schreibt: „Thallium wirkt auf jedes Lebensalter, am stärksten auf Menschen jenseits der Pubertät mit Überwiegen der Abbau- über die Aufbaukräfte, also bei Menschen mit vorzeitigen Alterserscheinungen und frühzeitigem Aussetzen der Sexualtätigkeit."
Im Blutbild wird bei der akuten Vergiftung Leukozytose, in späteren Stadien Lymphozytose und Eosinophilie, ferner körnige Entartung der Erythrozyten (wie beim *Blei*) festgestellt. Der Blutzucker ist bei einmaliger Darreichung für lange Wochen um etwa 100% erhöht.
Wegen der elektiven Beziehung zum Haarausfall wurde Thallium von HALTER nun auch gegen den Haarausfall mit gutem Erfolg versucht. Er verwendete D 6 und D 12 in Injektionen und sah gute Ergebnisse besonders bei der hartnäckigen **Alopecia areata.** Man wird jedoch bedenken müssen, daß der Vorgang des Haarausfalls auf sehr verwickelten Vorgängen beruht; es sei nur an die hormonalen, die fermentativen, die vegetativ-nervösen Vorgänge, an den Mineralstoffwechsel und andere erinnert, die alle von Bedeutung sind. Wenn man also ein Mittel nur auf Grund eines einzigen Symptoms wählt, wird man damit rechnen müssen, daß man sich nur auf eine sehr beschränkte Ähnlichkeit berufen kann. Man wird sich dann auch nicht wundern, wenn man Nebenwirkungen im Sinne einer Arzneimittelprüfung dabei in Kauf nehmen muß. Ja selbst mit einer Verschlimmerung des Haarausfalls wird man in manchen Fällen rechnen müssen.
Es fehlt bis jetzt an weiteren homöopathischen Erfahrungen.

Literatur

ALLEN: Encyclopedia.
CLARKE: Dictionary of pract. Materia Medica.
EMMERT, W.: Allg. homöop. Ztg. 1935: 16.
Diese Quellen stützten sich ausschließlich auf toxikologische Beobachtungen, eine Arzneimittelprüfung wurde nicht vorgenommen.

Arzneimittelbild

(In der „homöopathischen Pharmakopoe" werden Thallium aceticum und Thallium sulfuricum geführt ohne nähere Unterscheidung.)

Leitsymptome: *Starke Abmagerung mit Mattigkeit, Neigung zu Kachexie.*
Nervenschmerzen von äußerster Heftigkeit, schlagartig einsetzend, blitzartig und reißend oder bohrend und brennend; besonders befallen sind die Beine.
Verschlimmerung durch jede Bewegung, trotzdem unwiderstehlicher Drang zu Bewegung.
Äußerste Empfindlichkeit der Fußsohlen.
Haarausfall einschließlich der Bart- und Schamhaare.
Allgemeines Kältegefühl, kann nicht warm werden, Kältegefühl in den schmerzhaften Teilen (Agaricus, Platinum, Aranea ixobola und diadema, Elaps).
Periodizität der Beschwerden: sie setzen zur gleichen Stunde täglich ein und hören ebenso wieder auf.
Latenz der Krankheitserscheinungen für mehrere Tage (Magnesiumsalze).

Allgemeines: Wirkt bei Vergiftungen wesentlich stärker auf Menschen jenseits der Pubertät. Starke Abmagerung und Mattigkeit, fühlt sich monatelang geschwächt, wie nach einer schweren Krankheit. Reizverzögerung beim Auftreten der Vergiftungserscheinungen.

Geist und Gemüt: Reizbarkeit und Gewalttätigkeit, Erregungszustände, Teilnahmslosigkeit und Weinanfälle. Affektive Überempfindlichkeit (bricht beim geringsten Anlaß in Tränen aus, schreit dann wieder seine Mutter furchtbar an, verhält sich dem Arzt gegenüber völlig ablehnend).
Apathie und fortschreitende Abnahme der geistigen Regsamkeit. Depression mit Schlafsucht; hartnäckige Schlaflosigkeit trotz allerstärkster Schlafmittel. Epileptiformer Anfall mit 2stündiger Bewußtseinstrübung und klonischen Krämpfen.

Kopf: Kopfschmerzen, Schmerzhaftigkeit des Hinterkopfes. Jeden Morgen starker Hinterkopfschmerz von 1stündiger Dauer.

Augen: Konjunktivitis und Blepharitis, Hornhautgeschwüre. Beträchtliche Herabsetzung des Sehvermögens infolge Sehnervenschwunds. Retrobulbäre Neuritis; zentrales Skotom. Vorübergehende Amaurose.

Gesicht: Pelziges Gefühl im Gesicht, plötzlich auftretend für 10 Minuten.

Herz: Tachykardie sehr häufig; schwacher, auch arrhythmischer Puls. Anfallsweise Herzbeklemmung und Stenokardie.

Atmungsorgane: Atemnot mit Schmerzen, die den ganzen Brustkorb durchstrahlen. Bronchopneumonie und Lungenödem. Bronchitis.

Verdauungsorgane: Stomatitis, Gingivitis, Glossitis ähnlich Hg-Ulzerationen und Rhagaden an Zunge und Wangenschleimhaut. Speichelfluß. Vergrößerung der Unterkieferdrüsen ähnlich Blei. Häufige Angina.
Völlige Appetitlosigkeit, Übelkeit, häufiges Erbrechen. Kolikartige Magen- und Darmschmerzen. Anfallsweise auftretende Leibkrämpfe. Diarrhö mit und ohne Bauchkrämpfe, Durchfälle breiig und schleimig, mit Tenesmus. Proktitis. Spastische Obstipation.

Geschlechtsorgane: Männer: Impotenz. (Wahrscheinlich dürfte dieser Lahmlegung der Funktion ein Stadium der Gereiztheit vorausgehen [d. Verf.].)
Frauen: Amenorrhö.

Harnorgane: Urindrang, ohne daß Harnabgang möglich. Unwillkürlicher Harnabgang. Hämorrhagische Nephritis und Zystitis. Albuminurie.

Muskeln, Knochen und Gelenke: Gewöhnlich ist ein arthralgisch-myalgisch-neuralgischer Symptomenkomplex vorhanden. Die Gelenke der Beine sind häufiger befallen, besonders Fußgelenke, seltener Knie- und Hüftgelenke, noch seltener die Gelenke der Arme. Verschlimmerung durch jede Bewegung, schlimmer nachts. Periodisches Einsetzen oft genau zur selben Stunde *(Arsen, Cedron, Chinin)*. Gelenkschwellungen mit Erguß. Polyarthritis in Knie- und Sprunggelenk. Schmerzen in den Röhrenknochen, zum Beispiel bei

Druck auf die Tibiakante (Reizzustand des Knochenmarks?). Gelenkhautentzündungen.

Periphere Nerven: Reißende, bohrende, ziehende und brennende Schmerzen von äußerster Heftigkeit mit Hitze- oder Kältegefühl und Kribbeln, Ameisenlaufen; besonders befallen sind die unteren Extremitäten. Besonders charakteristisch ist eine gesteigerte Berührungsempfindlichkeit der Fußsohlen ohne sichtbare Veränderung an der Haut. Der Kranke geht deshalb auf den Hacken. Auf diese Überempfindlichkeit folgt später Hypästhesie beziehungsweise Anästhesie. Ischiasartige Schmerzen mit Erlöschen des Patellar- und Achillessehnenreflexes und Atrophie der Beine. Interkostalneuritis. Choreatische Zwangsbewegungen. Liegt stundenlang laut schreiend im Bett und wälzt sich umher; er kann keinen Augenblick die Beine ruhig halten trotz stärkster Schmerzen in Ober- und Unterschenkel.

Haut: Überempfindlichkeit der Haut gegen Berührung, besonders auf den Fußsohlen. Roter Dermographismus. Schweiß vermindert, in der Sekundärwirkung vermehrt. Erytheme am ganzen Körper, besonders aber am Haarkopf, mit Schuppung und Hyperkeratose. Diffuse und punktförmige Ekchymosen, subkutane Hämorrhagien. Urtikaria, Herpes zoster.
Follikulitis auf dem Haarkopf.
Dystrophie der Haut an Finger- und Zehenspitzen sowie an Handflächen und Fußsohlen mit verdickter, blasser, starrer Haut. Weiße Nagelbänder quer über die Nägel (vergleiche *Arsenicum*). Erythema nodosum, selten Lichen ruber.

Alopecia areata und totalis.

Haarausfall einschließlich der Bart-, Scham- und Lanugohaare; an den Augenbrauen werden die seitlichen Partien betroffen.

Wärmeregulation: Subfebrile Temperaturen. Fieberanfälle mit Schüttelfrost. Kältegefühl, kann nicht warm werden.

Dosierung

Wegen der außerordentlichen Giftigkeit nicht unter der D 6.

Thea

Herkunft des Mittels

Thea chinensis, der chinesische Tee (Fam. nat. Camelliaceae). Die Tinktur wird aus getrockneten Zweigspitzen mit Blättern und Blüten hergestellt.

Wirkung

Die Wirkung beruht auf dem Gehalt an Thein, (mit Coffein identisch), das sich in den Teeblättern bis zu 4,5% finden kann, ferner Theophyllin (Dimethylxanthin), Theobromin, Tannin und andere Basen von gleichsinniger Wirkung. Die Folgen des Teegenusses infolge Mißbrauches oder konstitutionsbedingter Unverträglichkeit bestehen in Herzstörungen, Irregularität des Pulses, Schwindel, Sausen im Kopf, Unbesinnlichkeit, Betrunkenheit wie nach Alkohol, starker Depression, langsamer Atmung, Muskelzittern, Unsicherheit im Gebrauch der Beine, Fahl- oder Gelbsein der Haut, Leberverkleinerung. Die Magensekretion wird gehemmt (bei vorhandener Verdauungsschwäche offenbar auch heilsam angeregt). Ferner wird Sehschwäche beobachtet, Diplopie, partielles Skotom für Rot.
Der Gehalt an Tannin (bis zu 20%) verleiht dem Teetrank die antidiarrhoische Wirkung.

Literatur

Das Arzneimittelbild wurde aus toxikologischen Beobachtungen an Teetrinkern und Teeprüfern zusammengestellt. Eine Arzneimittelprüfung wurde von SWAN vorgenommen.

ALLEN: Encyclopedia, Bd. IX.
GÜNTHER: Zschr. homöop. Klin. 4: 65.
TESTE: Allg. homöop. Ztg. 42: 329.
SWAN: N. Y. J. Homoeop. 2, [1874]: 202.

Arzneimittelbild

Modalitäten: *Verschlimmerung nachts.*
Verschlimmerung nach den Mahlzeiten.
Verschlimmerung im Freien.
Besserung durch alkoholische Getränke.
Besserung durch Wärme.

Allgemeines: Großes Schwächegefühl, besonders nach den Mahlzeiten, mit Bedürfnis, sich niederzulegen. Große Unruhe, Zittern und Herzklopfen. Ein Glas Sherry oder Bier kürzt die Anfälle von Schwäche, Übelkeit und Irregularität des Pulses ab.

Geist und Gemüt: Delirium mit großer Ekstase, der Patient lachte unaufhörlich, sprach beständig in Reimen und zeigte, daß er sich über die Maßen wohlfühlte. Vorübergehende Erregung des Geistes; Selbstvertrauen erhöht. Zuerst eine heitere Kordialität, Brillanz des Geistes mit flüssiger, interessanter und sprühender Konversation; dann Umschlagen in den entgegengesetzten Zustand mit großer Reizbarkeit und Überempfindlichkeit mit Neigung, sich über eine harmlose Rede oder Handlung zu beklagen.

Nervöse Erschöpfung. Folgen von Teemißbrauch.

Bedeutende Steigerung der Fähigkeit, Eindrücke aufzunehmen; befähigt zu gedanklicher Meditation, gewährt größere Aktivität und Gedankenfluß, gibt ein allgemeines Gefühl von Gesundheit und Heiterkeit; nach 1 Stunde folgt auf diese angenehmen Gefühle ein allgemeiner nervöser Zustand wie Gähnen, Reizbarkeit, Schmerzen im Epigastrium, Herzklopfen, Zittern der Glieder und allgemeine Verstimmung.

Depressive Stimmung.

Große Redseligkeit. Schweigsam und ängstlich, mag kein Wort reden. Weint leicht. Der Geist ist in einem höchst peinlichen und ängstlichen Zustand, welcher nicht die geringste Ruhe zuläßt, weder im Sitzen, Liegen oder Lesen. Nimmt alles von der schwärzesten Seite.

⊙ Neigung zu Mord und zu Selbstmord.

Nervöse Schlaflosigkeit

Schlaf: Schläfrigkeit bei Tage. Schlaflos bei Nacht mit großer nervöser Erregung und ständigem Gedankenzudrang. Nächtliches Alpdrücken, Erwachen nachts mit großer Unruhe und Erregung und Gefühl, sterben zu müssen. Schreckliche Träume; ich ermordete, mit kaltem Blut, junge Knaben und junge Mädchen; diese Untaten riefen in mir keinen Abscheu noch sonst eine Erregung hervor, und selbst nach dem Erwachen fand ich Gefallen an der Erinnerung daran.

Kopfneuralgien, Migräne.

Kopf: Schwindel mit Dunkelheit vor den Augen. Kopfschmerzen mit Blutandrang zum Kopf mit Klopfen der Karotiden.

Migräne: Kopfneuralgien. Scharfes und schnelles Zucken wie elektrische Schläge.

Augen: Pupillen erweitert. Dunkelheit vor den Augen. Blitze vor den Augen. Neuralgie der Augen.

Ohren: Ohrgeräusche. Gehörhalluzination: hört jede Nacht die Hausglocke läuten.

Atmungsorgane: Atemnot. Atmung beschleunigt und vertieft. Unfähig, die Treppe anzusteigen ohne Atemnot und Herzklopfen. Anfälle von Atemnot, alle 5 bis 6 Minuten, mit Krampfschmerzen im Präkordium. Gefühl von Zusammenschnürung auf der Brust mit Angst.

Herz und Kreislauf: Herzklopfen bei Nacht, kann nicht links liegen. Flattern des Herzens, gefolgt von momentaner Unterbrechung der Herzaktion und lang anhaltendem ohnmächtigem Gefühl.
Puls sehr beschleunigt, unregelmäßig, intermittierend. In einem Teil der Fälle ist der Puls weich und langsam, in einem anderen Teil flatternd und alternierend; dieser Zustand der Depression im Kreislaufsystem nimmt gelegentlich alarmierende Form an.

Dyspepsie bei Teetrinkern

Verdauungsorgane: Verlust des Appetits. Der Appetit kommt 2 Stunden früher als gewöhnlich mit einem Gefühl von Leere im Magen und einer Art von Schwäche zur normalen Essenszeit. Durstgefühl mit Verlangen nach Saurem, besonders nach Zitronen.
Übelkeit und Erbrechen. Der Magen hängt herab wie ein leerer Sack. Gefühl von Schwäche und Elendigkeit im Magen.

Glieder: Gefühl von Lähmung; die Glieder werden taub, teilweiser Verlust des Gebrauchs derselben. Gefühl, als ob die Zirkulation in den Schenkeln aufgehoben wäre.
Heftiges Zittern der Hände, so daß er nicht schreiben konnte. Unfähigkeit, die Muskeln zu gebrauchen aus Schwäche. Leichtes Zucken in verschiedenen Teilen, speziell in den Vorderarmen und Händen, genau wie von elektrischen Schlägen.

Dosierung

Wird im allgemeinen gegen die Folgen von Teegenuß gebraucht. Es sind daher höhere Potenzen vorzuziehen.

Theridion

Herkunft des Mittels

Theridion curassavicum (Fam. nat. Arachnoideae), Orangenspinne oder Curacaospinne, ist in Westindien heimisch, wo sie unter Orangenbäumen gefunden wird.

Toxikologie

Das Tier, dessen Leib etwa die Größe eines Kirschkernes hat, beißt leicht das Vieh, wenn sie die Blätter, auf deren Unterseite die Spinne sitzt, fressen wollen. Sogar Kühen und Pferden kann der Biß einer einzigen Spinne tödlich werden. Auch Menschen kommen durch den Biß der Spinne in Lebensgefahr; es befällt sie heftiger Schüttelfrost, wobei Schaum vor den Mund tritt, oder zuerst Schmerzen in allen Knochen, und erst dann Fieberkälte, so daß sie sich durch nichts erwärmen können, ohne Durst. Als Folge des Bisses bleibt lange Zeit ein Anschwellen der Füße zurück. Das Gift sei nur durch den Biß wirksam, vom Magen aus sei es unschädlich (nach HERING). Die Wirkung oraler Gaben der homöopathischen Darreichung ist jedoch einwandfrei gut.
Die Arzneimittelprüfung wurde von C. HERING an verschiedenen Prüfern mit je einer einzigen Gabe der C 30 vorgenommen. Sein Symptomenverzeichnis enthält auch Symptome von Gebissenen.
Theridion curassavicum ist nach einer Mitteilung von Dr. Wolfgang BÜCHERL (Instituto Butantan, Sao Paulo, Brasilien) an O. LEESER identisch mit *Latrodectus mactans.* Die beschriebenen Spinnen sind nur Jungtiere, die, wenn sie vollständig ausgewachsen sind, die Farbe von *Latrodectus mactans* haben. Wenn sich diese Ansicht bestätigt, müssen die beiden Arzneimittelbilder von Theridion curassavicum und *Latrodectus mactans* vereinigt werden. Bei Theridion sind jedoch bis jetzt keine Muskelspasmen, wie sie für *Latrodectus* typisch sind, festgestellt worden.

Klinisches

Nach dem Symptomenbild ist eine Verwendung bei Zuständen nervöser Überreizung und bei Reisekrankheit, bei Kopfschmerzen und Kollapszuständen angezeigt. Entfernter liegt das Verständnis für die Empfehlung bei Skrofulose, Rachitis, Karies der Knochen, die sich in der Literatur findet; diese Indikationen dürften kaum aufrecht zu halten sein.

Literatur

Die Prüfung stammt von C. HERING an sich und anderen Personen. Materia medica von C. HERING. HERING, Arch. homöop. Heilk. 14, 1: 157.
ALLEN: Encyclopedia, Bd. IX.
LEESER, O.: Lehrbuch der Homöopathie, Spez. Teil, C: Tierstoffe. Ulm/Donau 1961. Karl F. Haug Verlag.

Arzneimittelbild

Leitsymptome: *Überempfindlichkeit der Sinne, besonders des Gehörs. Überempfindlichkeit gegen Geräusche, sie dringen durch den ganzen Körper, besonders die Zähne.*

Schwindel mit Übelkeit und Erbrechen, mit kalten Schweißen, schlimmer durch jedes Geräusch, schlimmer beim Schließen der Augen.
Kollapszustände mit eiskaltem Schweiß am ganzen Körper; Schwindel, Erbrechen und Durchfall.
Vermehrtes Verlangen nach Tabak.
Verschlimmerung durch jede Bewegung (Schwindel), durch laute Geräusche (Schwindel), durch Koitus.

Allgemeines: Erwachen nach 23 Uhr nach kurzem Schlaf mit Schwindel und Brechwürgen, ohnmachtsartiger Schwäche und Ausbruch eiskalten Schweißes; krampfartiges Erbrechen von scharfem, schleimigem Wasser. Die geringste Bewegung erneuert das Erbrechen und den Schwindel; auch wenn die Augen vor Müdigkeit zufielen, war Schwindel und Erbrechen wieder da.

Reisekrankheit

Jedes laute und widerhallende Geräusch durchdringt den ganzen Körper, vor allem die Zähne, und steigert den Schwindel, so daß Erbrechen eintritt. Anschwellen des ganzen Körpers (nach Biß).

Geist und Gemüt: Sehr vergnügt, zum Singen aufgelegt. Bei Nacht sehr erregt und Geräusch in den Ohren. Die Zeit vergeht zu schnell. Sehr geneigt zu sprechen, sich geistig zu betätigen, bleibt nachts lange wach. Große Schreckhaftigkeit, fährt bei jedem Anlaß zusammen. Verzweiflung, Verlust des Selbstvertrauens. Große Abneigung gegen jede Arbeit. Das Denken fällt ihm schwer und ermüdet sehr.

Nervöse Überarbeitung

Schlaf: Schläft über den ganzen Tag hinweg. Morgens sehr müde und schläfrig.

Kopf: Kopfschmerzen mit Übelkeit und Erbrechen, schlimmer beim Schließen der Augen. Sobald sie vor Müdigkeit die Augen schließt, kehren Schwindel und Übelkeit zurück. Schwindel erneuert durch die geringste Bewegung. Schwindel vermehrt durch jedes laute Geräusch. Gefühl, als wäre der Kopf zu dick oder als ob man einen anderen Kopf hätte. Schmerzen tief im Gehirn, kann deshalb nicht liegen, sondern muß aufsitzen oder herumgehen.

Augen: Vergehen des Gesichts, alles scheint weit entfernt. Es flimmert und flackert vor den Augen, auch nach dem Schließen derselben.

Ohren: Geräusche in den Ohren, schlimmer nachts. Jedes Geräusch durchdringt den ganzen Körper, besonders die Zähne. Geräusche in den Ohren. Sehr empfindlich gegen alle Geräusche.

Atmungsorgane: Anfall von wäßrigem Schnupfen mit heftigem Niesen. Wäßrige Absonderung. Krampfhafter Husten.

Verdauungsorgane: Er beißt sich im Schlaf auf die Zungenspitze. Mund sehr verschleimt. Vermehrtes Verlangen nach Tabakrauchen. Appetit auf saure Früchte. Neigung, Wein und Branntwein zu trinken. Nausea hervorgerufen durch Schwindel, nach jedem lauten Geräusch Nausea bis zum Erbrechen. Erbrechen von Galle. Durchfall mit Kolikschmerzen. Verstopfung über mehrere Tage.

Harnorgane: Vermehrte Harnabsonderung.

Geschlechtsorgane: Männer: Schwache Erektion. Verminderte Libido. Pollution von außergewöhnlicher Menge des Samens.
Frauen: Periode setzt 10 Wochen lang aus bei einer klimakterischen Frau, die aber nachher noch einen Sohn gebar.

Bewegungsorgane, Muskulatur, Glieder: Schmerz in den Knochen, als ob alle Teile auseinanderfallen wollten, oder wie zerbrochen. Schmerz zwischen den Schultern. Stechen vom Ellbogen zu der Schulter; Schmerz im rechten Bein, dieser begann in der Hüfte und zog nach unten mit einem Gefühl von Kälte unter dem Knie. Dieses wurde innerlich kalt gefühlt, aber nicht bei Berührung; äußere Hitze war jedoch angenehm.
Große Empfindlichkeit zwischen den Wirbeln; sitzt seitwärts auf dem Stuhl, um Druck auf die Wirbelsäule zu vermeiden.
Anschwellen der Beine (Spätfolge des Bisses).

Haut: Heftiges, brennendes Jucken. Jucken und Knoten am Gesäß. Einige harte Knötchen am Daumenballen.

Wärmeregulierung: Heftiger Schüttelfrost, während Schaum am Munde erscheint (nach Biß). Eiskalter Schweiß bedeckt den ganzen Körper, dabei Elendigkeit und Schwindel und Erbrechen. Es überfällt ihn ein starker innerer Frost, daß er zittert.

Dosierung

Bei der Giftigkeit der Spinnengifte nicht unter D 6 zu empfehlen.

Vergleichsmittel

Schwindel beim Schließen der Augen: *Lachesis.*
Kollapszustände mit Schwindel und Erbrechen: *Tabacum, Veratrum album.*

Thuja

Herkunft des Mittels

Thuja occidentalis, der Lebensbaum (Fam. nat. Coniferae), stammt aus Nordamerika. Er gedeiht besonders an Standorten mit feuchter Luft; in Europa vielfach angepflanzt. Verwendet werden die frischen, zu Beginn der Blüte gesammelten Zweige mit den Blättern.
Hauptwirkstoffe: In dem kampferartig und scharf schmeckenden ätherischen Öl (0,4–1%) wurde als wichtige Komponente das toxische d-alpha Thujon (50–60 % des äth. Öles) neben Isothujon, l-Fenchon und l-Campher, sowie zahlreiche Terpene festgestellt. Der Gehalt an ätherischem Öl der Blätter und Zweigspitzen ist im Frühjahr am höchsten.

Wirkung

Die Wirkung ist im wesentlichen auf ein ätherisches Öl und dessen Hauptbestandteil Thujon, zurückzuführen, das mit dem ätherischen Öl von Tanacetum sehr nahe verwandt ist und auch dem Oleum Sabinae nahesteht. Bei peroraler Vergiftung tritt stärkste Reizung und Entzündung des Magen-Darm-Kanals mit teilweise blutigem Erbrechen auf; die Gastritis geht bis zu ulzerösen Prozessen mit Magenperforation; Reizung der Nieren mit Hämaturie, Eiweiß und Zylindern im Harn; Hyperämie der Beckenorgane, welche emmenagoge Wirkung und damit auch Abort hervorruft. Die Uterusmuskulatur selbst wird dagegen nicht erregt.
Unter Gehirnhyperämie treten stertoröses Atmen, Krämpfe, Anästhesie und Koma ein. Degenerative Veränderungen an parenchymatösen Organen, besonders der Leber, ähnlich der Phosphor-Vergiftung. Im Blut Hämolyse. Man kann aus diesen massiven Tierexperimenten kaum mehr die Grundzüge der feintoxikologischen Arzneimittelprüfung am Gesunden erkennen. Eine therapeutische Verwendung kann bei solcher Giftigkeit auch nur bei homöopathischer Dosierungskunst aussichtsreich sein.

Hauptrichtung

Die Kräfte des Lebensbaums sind auf Grund der Arzneimittelprüfung und des klinischen Gebrauchs gerichtet:

1. Auf die Schleimhäute mit den zugehörigen Lymphdrüsen. Am stärksten befallen sind die Schleimhäute der männlichen und weiblichen Geschlechtsorgane, dann die oberen Luftwege (Nase bis zum Kehlkopf), ferner Augen und Ohren. Die Verdauungsorgane werden am meisten an ihrem Beginn, in Mund und Rachen, sowie an ihrem Ende, am After, angegriffen. Kennzeichnend ist besonders die Polypen- und Feigwarzenbildung. Höchste Neigung zu Erkälrungskrankheiten, besonders durch den Einfluß feuchter Kälte.

2. Auf die äußere Haut mit Bläschen- und Ekzembildung sowie Erscheinen von Warzen. MADAUS, SCHINDLER und KOCH berichten über die Heilung von skabieskranken Ratten durch Fütterung mit einer thujonhaltigen Pflanze (siehe MADAUS: Biologische Heilmittel).

3. Auf die Geschlechtsorgane: Hier tritt neben der Wirkung auf die Schleimhäute auch die Beziehung zu den Keimdrüsen beider Geschlechter hervor. Die Blutgefäße des Unterleibs sind stark mit Blut gefüllt, worauf die abortive Wirkung beruht. Doch wird Thuja als ein unsicheres und gefährliches Abortivum bezeichnet. Es ist hier mit *Sabina* zu vergleichen, mit der es botanisch nahe verwandt ist.

4. Ein Einfluß auf das Nervensystem fehlt fast nie in Form von Depression und Reizung der Gehirnfunktionen wie auf die peripheren Nerven als Neuralgien und Neuritiden. Es wird eine Hyperämie des Gehirns und seiner Häute bei Vergiftungen gefunden. Es treten epileptiforme Krämpfe auf, die als sogenannte Tanacetum-Wut lange bekannt sind, mit lautem Schrei und Speichelfluß, Pupillenerweiterung, Temperaturabfall, Beschleunigung der Atmung, Blutdrucksteigerung, vermehrter Darmperistaltik.

5. Von Bedeutung ist auch die Beziehung zu den Muskeln, Sehnen und Gelenken. In den rheumatischen Erscheinungen wie in den Neuralgien gibt sich der hydrogenoide Charakter durch die Unverträglichkeit von feuchter Kälte zu erkennen. Die Sumpfpflanze Thuja ruft im Menschen ein Bild des Einflusses des feuchtkalten Elementes hervor.

6. Auf die Blutzirkulation: Hervorstechender Mangel an Eigenwärme und große Frostigkeit, dabei venöse Stauungen und Blutwallungen mit Schweißen nachts. Schweiße an den unbedeckten Teilen, zum Beispiel Gesicht und Hals.

7. Auf den Wasserhaushalt: Wichtiges Mittel für die hydrogenoide Konstitution GRAUVOGLS. Aufgeschwemmte Menschen verlieren unter Thuja mitunter mehrere Kilogramm ihres Körpergewichts. VOISIN unterscheidet einen fetten und einen mageren sykotischen Konstitutionstyp bei Thuja.

Typ

Zusammenfassend wird der Thuja-Typ durch eine übermäßige Neigung zu **katarrhalischen Zuständen** von schleimig-eitriger Beschaffenheit und durch seine Unverträglichkeit gegen Nässe und Kälte, die bei Thuja stärker als bei irgendeinem anderen Mittel auftritt, charakterisiert. Thuja ist der Prototyp der „hydrogenoiden Konstitution" GRAUVOGLS und ist ein wichtiges Heilmittel für Menschen, auch Kinder, mit häufig wiederkehrenden Erkältungen, durch Nässe und feuchtes Wetter bedingt; auch rezidivierende Anginen machen davon keine Ausnahme bei solchen ewig fröstelnden Menschen. Besonders wertvoll ist Thuja bei **Asthma**-Patienten, die durch feucht-kaltes Wetter und Nebel rückfällig werden. Die Folgen von chronischem Tripper bringen oft eine solche Anfälligkeit gegen Kälte und Nässe mit sich. Chronischer und subakuter **Tripper** der Harnröhre, der Prostata, der weiblichen Adnexe und des Parametriums sind eine gute Indikation für Thuja, welches hier in der vordersten Linie steht. Ein stockender Harnröhrenkatarrh, der durch adstringierende Spülungen unterdrückt, aber nicht ausgeheilt wird, kann durch Thuja wieder zum Fließen gebracht werden. Man kann Thuja geradezu eine pathotrope Eigenschaft zur Tripper-Infektion zuschreiben. Bei akuter Gonorrhö ist antibiotische Behandlung entschieden überlegen.

Während die Sykosis eine Einteilung nach der infektiösen Ursache darstellt, bezeichnet die hydrogenoide Konstitution nach GRAUVOGL einen Reaktionstypus: Menschen, die feuchte Kälte nicht ertragen, sondern darauf mit katarrhalischen, rheumatischen und neuritischen Erscheinungen antworten. Auch Fiebererkrankungen und Bronchialasthma können dadurch hervorgerufen werden; mitunter trifft man selbst Menschen, denen der Genuß von wasserhaltigen Speisen, wie Obst und Gemüse, schlecht bekommt. Es handelt sich meist um Menschen aus feuchtem Wohnsitz an Binnenseen oder hohem Grundwasserspiegel, oder aus feuchten Wohnungen. Praktisch genommen fällt dieser Reaktionstypus mit der sykotischen Konstitution zusammen, und die Gruppe von Arzneimitteln, welche beiden Typen zukommt, ist dieselbe. Hierher zählen außer Thuja das Glaubersalz *(Natrium sulfuricum)*, *Natrium muriaticum*, *Natrium carbonicum*, der Natron- und der Kalisalpeter, die *Salpetersäure* und *Medorrhinum*.

Wir können den Thuja-Typus als eine durch eine chronische Infektion hervorgerufene Konstitutionsform betrachten. Neben der Gonorrhö kommt das Pockenvirus in Betracht. Gegen die Folgen von Kuhpockenimpfung und als Vorbeugungsmittel im Anschluß an die Pockenimpfung, um einen milderen Ablauf derselben zu gewährleisten, wird Thuja häufig und mit Erfolg angewendet. Aber auch andere Infektionen unterstehen der Wirkung des Lebensbaums. Wegweisend ist in erster Linie die Reaktion des Organismus auf die Infektion anzusehen, und nicht die Art des Erregers. Als Angriffspunkt für Thuja kann man das retikuloendotheliale System ansehen.

Die äußeren Kennzeichen des Thuja-Typus sind: Die Gesichtshaut und die Haare haben ein fettiges Aussehen. Auf der Haut zeigen sich Warzen und bräunliche Pigment-

flecken. An den Nasenflügeln werden häufig knotige Veränderungen vorgefunden, die Nasolabialfalten sind tief eingefurcht. Thuja-Patienten neigen bei lange bestehendem Zustand zu Fettsucht, einer Hypertrophie des Fettgewebes. Die Zähne werden nicht selten am Zahnhals kariös. Unter der Zunge kann sich eine Ranula ausbilden. Der After ist rissig und von Kondylomen umgeben. Diarrhö wie aus dem Spundloch schießend.
Die Linksseitigkeit dürfte durch die Beziehung zum Pankreas bedingt sein, die wir auch an den fettigen, öligen Stühlen erkennen. Nach der Regel der Homolateralität werden durch das Pankreas Störungen auf der linken Körperseite hervorgerufen (vergleiche *Hedera*).

Anwendung

Hautausschläge zeichnen sich durch Fettigkeit aus. Es treten Blüten und Bläschen, pockenähnliche Eruptionen auf. Gegen **Warzen** ist es eines der wichtigsten Mittel wie auch gegen **spitze Kondylome.** Gegen die nachteiligen Folgen der Pockenimpfung hat es einen alten Ruf. Ein wertvolles Führungssymptom, das sich bei den verschiedensten Krankheiten bewährt hat, ist ,,der Schweiß an den unbedeckten Körperteilen". Die Schweiße, welche auch sonst auftreten, haben einen üblen Geruch. Ganz allgemein hat die Haut ein unreines, fettes Aussehen. Die Neigung zu Entzündung der Haut entlädt sich einmal in pemphigus- und pockenähnlichen Effloreszenzen, dann auch in der Bildung von Warzen. Bei Rheuma beobachten wir neben der Empfindlichkeit gegen Nässe und Kälte eine Besserung durch Bewegung in der frischen Luft und bald hier, bald da auftretende Schmerzen.
Es können ebensowohl die Nerven und Gelenke wie die Muskeln, Sehnenscheiden und Schleimbeutel erkrankt sein. Oft handelt es sich nicht nur um allergische Reaktion auf einen an anderer Stelle sitzenden Herd, sondern um lokale Ansiedelung der Entzündung.
Thuja als Konstitutionsmittel bei chronischen Infektionen und bei der hydrogenoiden Konstitution und bei der Sykosis HAHNEMANNS: Thuja wurde von HAHNEMANN als das wichtigste Mittel für die **Sykosis** aufgestellt, in welcher er die Auswirkung der Tripperinfektion gesehen hat. Offenbar hat das Trippersiechtum früher eine sehr große Rolle gespielt. In neuerer Zeit hat die Gonokokkeninfektion ohne das Verdienst der Ärzte stark an Virulenz eingebüßt, auch ist die Bekämpfung derselben im akuten Stadium sicher erfolgreicher geworden. Die von HAHNEMANN aufgestellte Sykosis gibt es aber immer noch, wenn sie auch seltener geworden sein mag. Die Infektion zieht sich dann nicht selten in die Prostata, die Drüsen der Harnröhre oder die Samenbläschen zurück und bereitet dem Träger meist keine oder geringe lokalen Beschwerden. Die Feststellung derselben bei den Kranken gibt der Behandlung erst eine sichere Basis. Da diese Konstitution aus obigen Gründen nicht mehr so aufdringlich in Erscheinung tritt, muß der Arzt um so klarer die Kenntnis derselben beherrschen, um sie in den betreffenden Fällen auch zu sehen. Denn ihre Feststellung öffnet in der Tat oft erst den Zugang zu ihrer Heilung, während sie sich einer

anderen Behandlung gegenüber ungemein widerspenstig zeigt. Thuja ist als Heilmittel gegen solche Zustände in die erste Reihe zu stellen. Die wichtigsten Vergleichsmittel sind in dieser Beziehung *Medorrhinum* und *Acidum nitricum*, des weiteren *Selen*, *Sepia*, *Aristolochia*, auch *Kalium jodatum* und die gleichfalls jodhaltige *Hedera*.
Die chronischen Infektionen, welche die Behandlung mit Thuja benötigen, können auch im lymphatischen Rachenring oder den Nasennebenhöhlen ihren Sitz haben.
Nach VOISIN ist Thuja kontraindiziert bei Karzinomverdacht oder bei einem bereits vorhandenen Karzinom, auch dann, wenn es das Simillimum ist. (Gefahr einer Beschleunigung des Tumorenwachstums.)

Literatur

HAHNEMANN hat seine Arzneimittelprüfung im 5. Band der „Reinen Arzneimittellehre" veröffentlicht. Eine sehr wertvolle Prüfung hat die österreichische Prüfergesellschaft an 18 Männern, 5 Frauen und 3 Kindern, die besonders die Tinktur, aber auch Dilutionen verwendeten, geliefert (Dr. MAYERHOFER im 2. Bd. der „Österreichischen Zeitung für Homöopathie"). Abzulehnen ist dagegen die Prüfung des Dr. WOLF, der ein einziges Körnchen der 1000. Potenz (nach JENICHEN) an sich und 100 anderen Personen verwendete und alle Symptome aufzeichnete, die innerhalb 2 Jahren auftraten. Er hat eine Unzahl von Symptomen, besonders auch psychischer Art, geliefert, die leider auch von ALLEN aufgenommen wurden.
Weitere Quellen:
ALLEN: Encyclopedia, Bd. IX.
HUGHES: Cyclopaedia, Bd. IV.
Bei der von Dr. MAYERHOFER veröffentlichten AMP der österreichischen Prüfergesellschaft haben von den 26 Prüfern 17 vorzugsweise die Tinktur verwendet und dabei erstaunlich große Mengen derselben über viele Tage, ja Wochen eingenommen. Ein Prüfer hat z. B. in steigenden Mengen die Tinktur 121 Tage lang eingenommen und kam am letzten Tage auf 550 Tropfen. Dr. ZLATOROWITSCH, der geistige Leiter der Gruppe, nahm am 1. Tage 6 Tropfen der Tinktur, steigerte ständig die Zahl der Tropfen und kam am 72. Tage der Prüfung auf 1000 Tropfen. Ein weiterer Prüfer nahm 2 Eßlöffel der Tinktur am Tage. Daß bei dieser massiven Vereinnahme auch der Alkoholgehalt in die Waagschale fällt, kann nicht von der Hand gewiesen werden.

Arzneimittelbild

Leitsymptome: ⊙ *Folgen von Infektionen akuter, aber öfter chronischer Naur: Gonorrhö – oft unterdrückt, Vakzinosis, Grippe, Skrofulose.*
⊙ *Hauptmittel der Sykosis nach* HAHNEMANN; *auch der hydrogenoiden Konstitution nach* GRAUVOGL: ⊙ *Aufgeschwemmte fette Naturen mit gestörtem Jodaufnahmevermögen – oder magerer, demineralisierter Sykotiker mit kränklichem Aussehen und trophischen Störungen der Haut.*
Kälte und Nässe werden nicht ertragen und rufen rheumatische und neuritische Erscheinungen sowie Katarrhe an allen Schleimhäuten hervor, dabei plötzlich eintretende Schmerzen, die ebenso plötzlich wieder verschwinden.
Allgemeine Frostigkeit beherrscht das Bild, kalte Hände und Füße. Trotzdem fühlen sich die Patienten bei Bewegung an der frischen Luft wohler.
Starke Schweiße; Schweiße nur an den unbedeckten Teilen, zum Beispiel im Gesicht und am Hals, auf der Oberlippe.
⊙ *Linke Seite bevorzugt betroffen: Kältegefühl, linksseitiger Nagel-Kopfschmerz, rheumatische Schmerzen usw. Rechtsseitigkeit ist aber keine Gegenanzeige.*

An der Haut Bildung von Warzen und Feigwarzen, an den Schleimhäuten Bildung von Polypen und Papillomen.
Durchfall nach dem Frühstück wie aus dem Spundloch.
Schlimmer durch Kälte und Nässe, durch Wetterwechsel, ⊙ vor und bei Gewitter und Sturm.
Verschlimmerung durch Ruhe (ausgenommen Gelenkschmerzen).
Verschlimmerung von 16 bis 4 Uhr.
Besserung durch Schweiße und durch Bewegung.
Besserung durch wiederauftretende Absonderungen, ⊙ zum Beispiel durch Schweiß, durch Nasenfluß bei Stirnhöhlenkatarrh, durch Harnröhrenfluß bei Nebenhodenentzündung usf.
Besserung durch Wärme und warme Anwendungen.
Besserung bei trockenem Wetter.

Nervenschwäche,
Depression,
Fixe Ideen.

Geist und Gemüt: Verstimmung und Niedergeschlagenheit bis zum Lebensüberdruß. Traurig, mutlos, düstere Stimmung. Weinerlichkeit. Ängstlichkeit und Sorge wegen der Zukunft.
Verdrießlichkeit, wenn nicht alles nach seinem Willen geht. Grundlos erregt und zu Ärger geneigt.
Aber auch Heiterkeit und ungewöhnlich aufgeräumt. Wahnidee, als ob der Körper dünn und schwach wäre und als müsse er jede Bewegung vermeiden, um ein Auseinanderfallen der verschiedenen Körperteile zu verhindern. ⊙ Gefühl, als ob sie aus Glas und zerbrechlich wäre. Schwäche des Kopfes und Unbesinnlichkeit, der Kopf ist eingenommen und zum Denken unfähig. Zerstreutheit, Unstetigkeit und Neigung, bald dies, bald das zu verrichten.
Häufiger Schwindel, auch in der Ruhe. Schwindel beim Schließen der Augen.

Neuralgien im Kopf und Gesicht,
Nagelkopfschmerz (bes. im linken Stirnhöcker).

Kopfschmerzen wie von einem Nagel im Scheitel und im Stirnhöcker. Muß Kopf und Gesicht warmhalten. Kopfschmerz von Teegenuß.
Haare glanzlos, trocken, ausfallend.
Unruhiger, unterbrochener Schlaf.

Entzündung der Bindehaut und der Lider,
der Horn- und Regenbogenhaut.
Gerstenkorn, Hagelkorn.

Augen: Rötung und Schwellung der Lider und der Bindehaut des Auges, Tränenfluß und Lichtscheu, verwischtes Sehen, besser durch Reiben. Gefühl, wie wenn ein kalter Luftstrom gegen das Auge blasen würde.

Chron. Mittelohrkatarrh und Eiterungen mit Polypen

Ohren: Stechen und Reißen, Ohrgeräusche.

Gesicht: Gesichtsschmerzen im linken Backenknochen bis in das Ohr, die Zähne und die Nase. Gesichtshaut fettig und wie schmutzig. Gesichtsfarbe erdig, blaß. ⊙ Knotige Verdickungen auf den Nasenflügeln.

Hartnäckiger Schnupfen mit Hypertrophie oder Atrophie. Stinknase. Nasenpolypen.

Atmungsorgane: Schnupfen wäßrig oder versteckt, dicke grüne, schleimige und eitrige Absonderung. Nasenbluten, Wundheit um die Nasenlöcher und Geschwüre in diesen, $^1/_2$ Zoll vom Naseneingang entfernt. Niesen bessert viele Beschwerden.

Chron. Kehlkopfkatarrh und Polypen.
Bronchialasthma

Rauheit und kratzendes Gefühl im Hals mit schwerlöslichem Schleim. Stiche in der Brust und Husten nach kaltem Trinken. Drückender Schmerz in der Brust.

Stomatitis aphthosa, Papillome im Mund, Ranula.

Verdauungsorgane: Schleimhaut des Mundes und der Zunge wund, Bläschen im Mund und am Zungenrand, Zahnfleisch geschwollen und schmerzhaft. ⊙ Die Zähne werden an der Wurzel schlecht, während die Krone gesund bleibt. Geschmack verändert (übel, bitter, salzig, fad, süßlich, sauer).

Chron. Mandelentzündung, **Rezidivierende Angina.**

Speichelfluß; Speicheldrüsen und Mandeln geschwollen, Ausräuspern von zähem, schwer löslichem Schleim; blutiger Schleim. Hals wund und geschwollen, mit Stechen, welches das Schlucken erschwert. Hals trocken und rauh.

Dyspepsie auf Fettes

Dyspeptische Beschwerden, ⊙ Beschwerden nach Fett und nach Zwiebeln, besonders Aufstoßen, nach Teegenuß.

Verstopfung und chron. Durchfälle.
Spitze Kondylome, Hämorrhoiden, Analekzem und Rhagaden.

Durchfall nach dem Frühstück wie aus dem Spundloch. Verstopfung mit harten, dunklen Knollen und heftigem Schmerz im Mastdarm und After. Blähsucht und Auftreibung des Leibes, hier oder da sich vorstülpend wie bei Kindsbewegungen. Rumpeln und Knurren im Bauch; Quaken, als ob ein Tier schreit.

Durchfälle, mit Schleim vermengt, mit Abgang von reichlichen Winden, jeden Morgen zu gleicher Zeit nach dem Frühstück. Brennen und Stechen nach dem Stuhl. ⊙ Plötzliche Stuhlentleerung, kommt mit einem Male wie herausgeschossen. ⊙ Verschlimmerung des Durchfalls durch die geringste feste und flüssige Nahrungsaufnahme. Verstopfung, mühsame Entleerung von harten Knollen, mit Blut, After wund und geschwollen. ⊙ Stühle fettig und ölig.

After brennend, juckend, übelriechende Absonderungen aus dem After mit Blut und Schleim. Hämorrhoiden brennend und stechend, mit Blutabgang, sehr empfindlich bei Bewegung und Berührung. Risse im After. Wundheit des Afters.

Tripper, chron. und subakut, spitze Kondylome.
Vorsteherdrüsen- und Nebenhodenentzündung, bringt die stockende Sekretion zurück.
Blasenentzündung.

Harnorgane: Brennen und Schneiden beim Harnen, dabei Frösteln. Häufiger Harndrang. Gefühl, als bleibe nach dem Harnlassen noch etwas in der Harnröhre zurück, oder als laufe ein einzelner Tropfen durch die Harnröhre. Miktionsstörungen: Langes Nachtröpfeln des Harns, ⊙ Harn kann nicht entleert werden, oder er geht unwillkürlich. Ständiger Harndrang. ⊙ Heftiger Schmerz zu Ende des Urinierens.

Männliche Geschlechtsorgane: Harnröhre brennt und juckt. Dünne grüne Absonderung aus der Harnröhre, Erektionen durch Reizung der Harnröhre. Eichel wund, geschwürig, Leistendrüsen geschwollen. Hoden schmerzhaft. Feuchtwarzen an der Glans und am Präputium, leicht blutend.

⊙ Ruft oft die stockende Sekretion wieder hervor.

Geschlechtstrieb erregt oder vermindert, Pollutionen, Impotenz.

Tripper der weiblichen Organe, Endometritis, Adnexitis, Eierstocksentzündung, Polypen am Muttermund, blumenkohlartig, spitze Kondylome an der Vulva.
Abortus.

Weibliche Geschlechtsteile juckend und wund. Schwellung der Schamlippen. Starker Ausfluß, gelbgrün. Heftige Schmerzen in der Gegend der Eierstöcke. Regel verspätet oder zu früh, zu schwach oder zu stark, vorher Schweiße. (Abortivum wie die verwandte *Sabina.*)

Chron. Muskel- und Gelenkrheumatismus, Tripperrheumatismus, Neuralgien, Neuritiden, Tendovaginitis.

Glieder, Muskeln, Gelenke, periphere Nerven: Schmerzen in den Muskeln und Gelenken sind ziehend, reißend und brennend mit scharfen Stichen und Gefühl von Lähmigkeit. Zittern der Glieder, Krachen der Gelenke. Schmerzen bald hier, bald dort im ganzen Körper. Plötzliches Auftreten der Schmerzen und ebenso schnelles Verschwinden. Bewegung in der frischen Luft bessert. Sichtbare Blutstauung in den Venen.

Nässende Flechte, Psoriasis, **echte Pocken, Impfschäden,** Pemphigus, fungöse Geschwülste, Epitheliome, Lupus, **Naevi** (schwammig, leicht blutend).
Fette, aufgeschwemmte Naturen.

Haut: Große Empfindlichkeit der Haut gegen kalte Luft. Jucken, Brennen und Stechen der Haut. Gesichtshaut fettig, glänzend, sieht schmutzig aus. Nägel spröde und rissig, brechen leicht. Haare trocken, ausfallend, grau werdend. Auf der Haut Blütchen, Bläschen, Pusteln und rote Flekken, nässende und eiternde Flechten.
Braune Flecken, erhaben, treten an verschiedenen Stellen auf, besonders im Gesicht, Brust und Nacken. Haut sehr empfindlich gegen Berührung, juckend und brennend. Warzenbildung, glatt oder rissig, fleischig und sehr empfindlich, mit rotem Hof.
Übelriechende Schweiße besonders an Füßen und Geschlechtsorganen. Schweiße an den unbedeckten Teilen. Auflaufen der Hautvenen. Anschwellung der Lymphdrüsen.

Hypertonie bei Hydrogenoiden?

Blutzirkulation und Fieber: Frösteln häufig, friert bei jeder Entblößung. Periodischer Frostschauder. Hitzewallungen zum Kopf und Gesicht, Frost nachmittags. Schweiße nachts und gegen Morgen. Hände und Füße eiskalt.
Die sichtbaren Venen sind stark gefüllt und gestaut. Hämorrhoiden. Herzklopfen bei jeder Anstrengung und ohne solche. Puls in der Schlagfolge rasch wechselnd, rasch oder langsam, auch unregelmäßig.

Dosierung

Es werden hohe und ganz tiefe Verdünnungen verwendet herab bis zu D 3 (und D 1). Wenn man bei der Behandlung mehr eine lokale Entzündung ins Auge faßt, so kann man die tiefen Verdünnungen geben, täglich 2- bis 3mal. Wenn Potenzen nicht greifbar waren, zum Beispiel auf Reisen, habe ich ein winziges Stückchen eines Zweiges kauen lassen – mit bestem Erfolg. Bei alten und konstitutionellen Fällen, und wenn man die Fernwirkungen einer heftigen Infektion angehen will, haben sich hohe Verdünnungen sehr gut bewährt. Die Wiederholung derselben sollte nicht zu oft erfolgen; STAUFFER setzt sich auf Grund einer Arzneimittelprüfung an sich selbst für seltene Gaben, etwa 2wöchentlich, ein.
Vorbeugend gegen eine Schädigung durch Pockenimpfung gibt man im Anschluß an die Impfung eine Gabe D 30.

Vergleichsmittel

Sykosis: *Medorrhinum, Gonococcinum, Acidum nitricum.*
Folgen von Nässe und Kälte: *Rhus, Dulcamara, Colchicum, Natrium sulfuricum, Phytolacca, Rhododendron, Calcium carbonicum, Formica.*
Ruft stockende Sekretionen wieder hervor, wodurch Besserung eintritt: *Sulfur, Pulsatilla, Medorrhinum.*
Schwindel bei geschlossenen Augen: *Theridion, Lachesis.*
Heftiger Schmerz am Ende des Urinierens: *Berberis, Equisetum, Medorrhinum, Sarsaparilla.*
Verschlimmerung des Durchfalls durch die geringste feste oder flüssige Nahrungsaufnahme: *Argentum nitricum, Arsenicum, Croton.*
Gußartige Stuhlentleerung, wie aus dem Hydranten: *Croton, Mandragora, Podophyllum.*
After rissig: *Antimonium crudum, Graphites, Silicea, Paeonia.*
Pankreopathie: *Calcium fluoricum, Hedera, Iris, Jodum, Phosphorus, Mandragora.*
Üble Folgen von Pockenimpfung: *Vaccinium* (Kuhpockenimpfstoff), *Antimonium tartaricum, Silicea, Sulfur, Hepar sulfuris, Mercurius.*
Kondylome: *Acidum nitricum, Staphisagria, Cinnabaris, Sabina.*

Thymol

Herkunft des Mittels

Thymol oder Thymiankampfer wird gewonnen aus dem ätherischen Öl einer Anzahl von Pflanzen (Thymus vulgaris, Carum ajowa, Carum copticum, Monarda punctata, Origanum und den Früchten von Trachyspermum amni). Kirstallisierende Substanz.

Wirkung

Wegen seiner desinfizierenden Eigenschaften vielfach verwendet bei Wunden, gegen Wurmkrankheiten aller Art, besonders auch gegen Hakenwürmer, gegen Aktinomykose. Bei länger dauernder Zufuhr auch kleiner Mengen, zum Beispiel als Zahnpaste, kann es bei disponierten Menschen zu Thyreotoxikose kommen. Am Menschen entstehen nach Einnahme hoher Dosen (6–12g) Kopfschmerzen, Erbrechen, Diarrhöen mit starken Schmerzen, Schwindel- und Rauschzustände, Ohrensausen, Exantheme, scharlachartig oder auch pustulös, Nierenstörungen (Albuminurie), in ernsten Fällen Kollapszustände; Krämpfe werden von einem Teil der Beobachter geleugnet, aber von anderen angegeben.
Nach der Arzneimittelprüfung wird besonders der Magen, die Geschlechtsorgane und in geringerem Grade das Nervensystem ergriffen.
Kann klinische Verwendung finden bei fauler Dyspepsie, bei Darmkatarrhen, bei Blasenstörungen, bei sexueller Überreizung, bei sanguinolenter Leukorrhö, bei Prostataleiden (?).

Literatur

Die Arzneimittelprüfung wurde von W. B. GRIGGS (Hahnemannian 76, [1941]: 657–665) an einer Prüfergruppe von 6 Männern, 2 Frauen und einem Mann als Kontrolle vorgenommen. Es wurde begonnen mit der D 3 für 2 Wochen, D 2 für weitere 2 Wochen, und dann D 1 solange wie es die Prüfer aushielten, annähernd 10 Tage.
STEPHENSON, J.: Materia Medica and Repertory.

Arzneimittelbild

Geist und Gemüt: Verwirrung, Redseligkeit, Ruhelosigkeit. Traurigkeit mit Kopfschmerz.

Kopf: Zusammenschnürendes Gefühl mit Besserung beim Niederliegen und bei äußerer Wärme. Kopfschmerzen an den Seiten, im Hinterkopf.

Ohren: Ohrgeräusche, Gehör vorübergehend aufgehoben.

Atmungsorgane: Husten infolge von Kitzel im Kehlkopf.

Verdauungsorgane: Wäßriger Speichelfluß mit Übelkeit. Aufstoßen von Schleim, mit Brennen und Übelkeit und Magendrücken, Verschlimmerung durch Tabak. Nausea, besser durch Essen. Erbrechen.
Durchfall mit Schleimhautfetzen. Durchfall gefolgt von Verstopfung. Schmerz im After bei Durchfall.

Harnorgane: Häufiger Harndrang. Harnabsonderung aussetzend. Harn reichlich, mit Eiweiß, schwarzgefärbt, beim Stehen grünlich.
Nierenschmerzen, gegen das Gesäß ziehend.

Geschlechtsorgane: Männer: Samenergüsse mit erotischen Träumen; beim Stuhlgang.
Frauen: Leukorrhö, bräunlich, blutig, übelriechend, dünn wäßrig. Periode klumpig, spärlich, verlängert. Schmerzen in den Ovarien und der Gebärmutter vor und während der Periode.

Muskulatur und Glieder: Rückenschmerzen, bei Kopfschmerzen, in der Lumbosakralgegend, in das Gesäß ziehend. Konvulsionen klonischer Art.

Dosierung

Empfehlenswert Potenzen ab der 6. Verreibung.

Trifolium pratense

Herkunft des Mittels

Trifolium pratense, Wiesenklee, Roter Klee (Fam. nat. Leguminosae), ist in Europa, Asien und Nordafrika beheimatet, auch in Amerika und Australien als Futterpflanze eingebürgert. Gibt an den Boden reichlich Toxine ab, welche eine Kleemüdigkeit des Bodens über 9 bis 12 Jahre bedingen.

Bestandteile

Gerbstoffgehalt 4,05% (daher bei Darmkatarrh als adstringierendes Mittel wirksam); der wichtigste Bestandteil scheint ein furfuralhaltiges ätherisches Öl zu sein; ein Glykosid Trifolin, etwas Salizylsäure. WEHMER nennt weiterhin Asparagin, Tyrosin, Hypoxanthin, Xanthin, Guanin, Pectase und Urease. Auch Arsen ist nachgewiesen.

Wirkung

Bei den Eklektikern Nordamerikas bei Keuchhusten und Husten, bei Masern und Phtisis gebraucht. Nach COOPER ruft Trifolium bei Pferden Salivation und Durchfall hervor, wenn sie zuviel davon fressen. Nach diesem ist es hilfreich bei Mumps und Pankreasaffektionen. HALE erwähnt es als Heilmittel beim Keuchen der Pferde. FELTER gibt Trifolium Personen, die zu Krebs disponiert sind. Er fand, daß es das Wachstum der Tumoren aufhält und das Allgemeinbefinden der Patienten hebt. Es verhinderte die Ulzerierung des Krebses; wenn die Ulzerierung bereits eingetreten sei, hält er es nicht mehr für angezeigt. Weiterhin wird es von dem gleichen Autor gegen abschuppende und geschwürige Zustände in der Schienbeingegend bei alten Leuten empfohlen (Homoep. Rec. XIV: 431).

Literatur

DUNCAN: Transact. N. Y. St. Homoeop. Soc. 8 [1870]: 237, 3 Prüfer, welche die Tinktur und C 1 einnahmen.
ALLEN: Encyclopedia, Bd. X.

Arzneimittelbild

Allgemeines: Im geschlossenen Raum schwach, besser an der frischen Luft. Am Abend fühle ich mich besser in jeder Hinsicht. Schlaf schlecht und nicht erfrischend.

Geist: Gedanken am Morgen verwirrt. Kopf benommen; kann nicht denken und sich nicht erinnern.

Kopf: Erwachen morgens mit Kopfweh. Stirnkopfweh. Kopf fühlt sich voll mit Blut.

Rachen- und Atmungsorgane: Gefühl im Rachen trocken, Fremdkörpergefühl, muß ständig räuspern.

Wundheit und Heiserkeit, Trockenheit, Rauheit und Fremdkörpergefühl im Hals, muß ständig schlucken, räuspern und husten. Ständiger Reiz in Pharynx und Trachea ruft dauernden trockenen, harten Husten hervor, mit Ansammlung von Schleim. Im geschlossenen Raum Gefühl, als könne er nicht genug Luft bekommen, fühlt sich besser im Freien und in einem kühlen Raum, dort wenig Reiz im Hals. Scharfer Schmerz im Zäpfchen, welcher mir die Tränen heraustreibt.

Hustenreiz von den Bronchien ausgehend, einen kurzen, hackenden Husten auslösend.

Brustbeklemmung beim Atmen; Gefühl nach dem Niederlegen, als müsse ich verunreinigte Luft atmen. Gefühl in den Lungen, wie voll von Blut, muß den geschlossenen Raum verlassen wegen Enge auf der Brust; beim Gehen an die frische Luft mußte ich husten, darauf reichliche Expektoration und Aufstoßen. Beim Niederliegen oder Zurückneigen Gefühl von Atemnot. Beengung auf der Brust, wie wenn die Luft stark verunreinigt wäre.

Herz und Kreislauf: Puls schwach; 1 oder 2 Schläge aussetzend, nachher Puls springend.

Verdauungsorgane: Bauchkrümmen; Verstopfung. Nach jeder Stuhlentleerung gehen einige Tropfen Blut ab, mit dem Gefühl, als ob die Gedärme infolge ihres Gewichts prolabieren wollten. Schleimabgang beim Stuhl.

Harnorgane: Unbehagen und Wundheitsgefühl in den Nieren. Die Schleimhäute der ganzen Harnwege sind gereizt. Starker Harndrang mit Vermehrung der Harnmenge, dabei trotzdem hohes spezifisches Gewicht des Harns. Harndrang nach dem Harnlassen.

Dosierung

Bei Husten werden tiefe Potenzen D 2 bis D 4 vorgeschlagen.

Vergleichsmittel

Husten besser an der frischen Luft: *Bryonia, Hedera, Pulsatilla.*

Trillium

Herkunft des Mittels

Trillium pendulum, botanischer Name Trillium erectum (Fam. nat Liliaceae) ist in den mittleren und westlichen Staaten der USA heimisch. Als Hauptwirkstoffe werden Saponine Trillin und Trillarin angesehen.

Wirkung

Die Anwendung der aus der Wurzel hergestellten Tinktur stammt ursprünglich von den Indianern, welche von ihr Gebrauch bei Gebärmutterblutungen gemacht haben. Bei Hämorrhagien ante partum, post partum, bei Blutungen des Klimakteriums und bei Myom, überhaupt bei sämtlichen Menorrhagien wurde Trillium hilfreich befunden. Ein führendes Symptom ist Menorrhagie mit Elendigkeit und Senkungsgefühl im Magen, dabei kalte Glieder und schneller, schwacher Puls. Auch bei Blutungen der Nase und nach Zahnziehen wurde es lokal angewendet. Die Menorrhagien sind eher aktiver als passiver Art und werden schlimmer bei jeder Arbeit. Besonders typisch ist ein Gefühl, als ob das Kreuz auseinanderbrechen wollte; hat das Bedürfnis, zusammengehalten zu werden.

Klinische Anwendung

Blutungen aus allen Organen mit reichlichem Blutverlust, entweder dunkelklumpig oder besonders hellrot, aktiv. Nasenbluten, Bluterbrechen, Dysenterie mit Blutstühlen, Blutharnen, Blutungen aus den weiblichen Geschlechtsorganen nach der Geburt (es wurde in Nordamerika als Birthroot bezeichnet), bei drohendem Abort, klimakterischen Blutungen, bei verfrühter, selbst 2wöchentlicher Regel, Myomblutungen. Gefühl als ob Lenden- und Kreuzgegend auseinanderfallen wollten und zusammengebunden werden müßten. Heftiger Schmerz im Rücken und Kreuz.
Dabei allgemeines Gefühl von Schwäche im ganzen Körper. Kälte der Glieder und schneller, schwacher Puls. Gefühl des Herabdrängens in den weiblichen Teilen, Gefühl, als ob der Magen herabsinken wolle. „Blutung mit Schwäche." Fluor aus der Scheide.
Verschlimmerung bei jeder Bewegung.
Eine Prüfung von Trillium pendulum liegt nicht vor.

Literatur

HALE: New Remedies, 5. Aufl., Bd. 1, S. 628.

Dosierung

Niedere Verdünnungen und Tinktur. Örtlich kann ein mit der Tinktur getränkter Tampon zum Stillen von **Zahnblutungen** gebraucht werden.

Vergleichsmittel

Menorrhagie aktiver Natur: *Erigeron, Millefolium, Ipecacuanha, Cinnamonum, Sabina.*

Tuberculinum

Pharmakologie

Tuberculinum Kochi ist eine Kultur von Tuberkelbazillen auf Rinderbouillon, welche eingedampft und filtriert wird. Dieses ist das auch mit Alttuberkulin benannte Präparat, welches sowohl die Ekto- wie die Endotoxine des Tuberkelbazillus enthält. Bacillinum Burnett (Tuberculinum Burnett) wird aus tuberkulösem Sputum und tuberkulösem Lungengewebe hergestellt. Es wird in der Wirkung dem Tuberkulin Koch im allgemeinen gleichgestellt. Es wurde von NEBEL einer Arzneimittelprüfung unterworfen.

Das Arzneimittelbild von Tuberkulin Koch (T. K.) wurde gewonnen durch Zusammenstellung der damit in der Tuberkulinära geheilten Fälle wie auch der dabei zustande gekommenen Nebenerscheinungen und Schädigungen. Dazu kam noch eine Prüfung am Gesunden von TEACHER („The Homoeopathician" 1912). Alle für Tuberkulin charakteristischen Erscheinungen wurden aus der klinischen Arbeit heraus bis in die Neuzeit gesammelt. In dem folgenden Arzneimittelbild habe ich mich besonders an die Angaben von Léon VANNIER („Matière Médicale Homéopathique" 1943 und „Les Tuberculiniques et leur Traitement Homéopathique" 1947) gehalten. – VANNIER unterscheidet den Tuberkulösen vom Tuberkuliniker, unter welchem er den Patienten versteht, der durch die Tuberkuloseinfektion nicht tuberkulös, jedoch durch die latent gebliebene Infektion in seinem Konstitutionsbild einschneidend verändert wurde. Für diesen ist das Tuberkulin das Hauptkonstitutionsmittel. Die von VANNIER geforderte „Drainage" bei der Tuberkulinbehandlung (siehe unten) ist sehr beachtenswert.

Klinisches

Tuberkulin Koch ist nur bei der **tuberkulösen Fibrosklerose,** der **torpiden Tuberkulose,** die nicht heilen will, angezeigt, und zwar besonders bei blonden, blauäugigen Personen mit engem, schlankem Brustkorb, bei Individuen von schwächlich-asthenischem Habitus mit gesteigerter geistiger Aktivität, ferner bei frühentwickelten, rasch emporgeschossenen Kindern. Bei aktiven Prozessen der Lunge ist der Verwendung von Tuberkulin Koch dringend zu widerraten.

Beim „Tuberkuliniker" (prätuberkulöses Stadium ohne objektiven, aktiven klinisch-röntgenologischen Befund) sind die Indikationen jedoch außerordentlich zahlreich: Chronische **Konstipation**, chronische **Enteritis, Dyspepsie** mit oder ohne Zahnerkrankungen, **dekalzifizierende Polykarie, rezidivierende Katarrhe** der Luftwege, **Störungen der Harnwege (Koliurie** entwickelt sich oft auf einem tuberkulinischen Terrain), **nervöse „neurasthenische" Störungen** mit hartnäckigen Kopfschmerzen und depressiven Erscheinungen usw. Die Wiederstandskraft gegen Erkältungen beziehungsweise katarrhalische Infektionen ist herabgesetzt; nicht selten liegt eine familiäre Erbschwäche zugrunde.

Ein Mittel von der größten Bedeutung ist Tuberkulin Koch bei **extrapulmonaler Tuberkulose** an allen Organen, sofern sich diese nicht in einem Zustand von Aktivität, Fieber oder gar Kachexie befindet. Besonders bei Tuberkulose der Lymphknoten, der Knochen und Gelenke, der Nieren und Blase, der Genitalorgane, der Haut, der Augen usw. findet es oft entscheidende Verwendung, nicht ohne daß sich gelegentlich kritische Erstverschlimmerungen einstellen.

Als Reaktionsmittel bei allen solchen Krankheiten, wenn sie unter dem Gebrauch gut gewählter homöopathischer Mittel nicht heilen wollen, ist Tuberkulin entscheidende Bedeutung beizumessen. Es wird unter Beobachtung der Reaktion in langen Zeiträumen als Zwischenmittel wiederholt.

Bei einer aktiven Tuberkulose und beim febrilen Tuberkuliniker ist Tuberkulin absolut kontraindiziert! Der beste Führer ist, wie überhaupt in der Homöopathie, die Analogie zwischen den Symptomen des Kranken und denen des Arzneimittelbildes von Tuberkulin Koch. Die T.K.-Symptome beim Kranken weisen nicht nur auf das passende Mittel, sondern geben auch einen Hinweis auf die Ätiologie.

Man sollte Tuberkulin Koch, wie jedes andere Tuberkulin, nicht ohne gleichzeitige Drainage mit einem „Drainagemittel" anwenden! Die Ausscheidungsorgane, deren Funktion meist gehemmt und ungenügend ist, müssen angeregt werden, die von dem Tuberkulin freigemachten Toxine auszuscheiden; andernfalls gibt es eine Toxinüberschwemmung des Organismus, die bedrohliche Zustände mit gefährlichen Verschlimmerungen hervorrufen kann.

In der Pädiatrie mißt Frau H. IMHÄUSER der Tuberkulinbehandlung in folgenden Fällen Bedeutung zu:

1. Kinder, die dem Tuberkulinbild entsprechen, ohne mit Tuberkelbazillen infiziert worden zu sein.

2. Kinder, die mit Tuberkulin infiziert, also Kinder, die nachweislich mit Tuberkulinbazillen infiziert worden sind und eine positive Tuberkulinprobe aufweisen, z. B. Frühfälle ohne Organmanifestation. Ist der vordem negative Moro (nach früherer BCG-Impfung) in jüngster Zeit positiv geworden, so ist eine Behandlung mit Tuberkulin in jedem Fall – unabhängig von den Symptomen – angezeigt. Man ist immer wieder überrascht, in welch kurzer Zeit nach einer einzigen Gabe Tuberkulin Koch D 200 eine Wendung zum Besseren eintritt, insbesondere, was die Stimmung, den Schlaf und den Appetit angeht.

3. Bei Erythema nodosum als Übergang zu den Fällen von Organtuberkulose. Es ist

im Kindesalter nicht selten tuberkulöser Genese und geht im allgemeinen der Organmanifestation voraus.

4. Bei Fällen von Organtuberkulose. Die Beobachtungen von IMHÄUSER erstrecken sich nur auf Fälle von Hiluslungentuberkulose und auf Nachbehandlung von tuberkulöser Meningitis. Auch hier ist Tuberkulin ein nicht zu unterschätzendes Heilmittel, selbst dann, wenn neben der Nosode Tuberkulostatika gegeben werden. Während Tuberkulin sonst nur bei extrapulmonaler Tuberkulose verwendet wird, berichtet IMHÄUSER auch hier von sehr guten Erfolgen von Tuberkulin D 200 in mehrwöchentlichem Abstand.

3jähriges Mädchen. Seit Wochen schlecht gegessen, sonst nicht aufgefallen. Tuberkulinprobe positiv. Im Röntgenbild Hilustuberkulose mit perihilärem Infiltrat. Der Lungenfacharzt empfiehlt Heilstättenbehandlung. Bis dahin sollen Tuberkolostatika verabreicht werden. Das abgemagerte Kind erholte sich darauf prächtig. Die Blutsenkung ging in 14 Tagen von 19/45 auf 2/6 zurück. Entsprechend besserte sich der Röntgenbefund. Als nach 4 Monaten der Antrag auf Heilstättenbehandlung genehmigt wurde, hielt der Lungenarzt eine solche eigentlich nicht mehr für notwendig. Das Kind hatte bis zu diesem Zeitpunkt im ganzen 3 Gaben Tuberkulin bekommen.

Nach IMHÄUSER ist heute die Behandlung der tuberkulösen Meningitis im akuten Stadium eine Domäne der Allopathie, die Behandlung der Restzustände gehört in das Aufgabengebiet der Homöopathie. Sie berichtet über einen 27jährigen Postbeamten, der nach überstandener tuberkulöser Meningitis an starken Kopfschmerzen litt. Er erhielt Tuberkulin D 200, mit Wiederholung nach 2 Monaten. Nach der 1. Gabe heftige Erstverschlimmerung. Darauf voll arbeitsfähig.

5. Verwendet IMHÄUSER Tuberkulin bei Kindern, die dem Tuberkulinismus nach VANNIER entsprechen, sich also mit dem tuberkulinischen Terrain auseinander setzen.

Verwandte Mittel

Praktisch kann Tuberkulin Koch zusammen mit jedem der sogenannten „psorischen" Mittel indiziert sein; die häufigst angezeigten Konstitutionsmittel sind: *Natrium muriaticum, Ferrum, Kalium carbonicum, Jodum, Arsenicum, Sepia, Silicea, Sulfur, Sulfur jodatum.* Nach L. VANNIER ist meist *Sulfur jodatum* dem reinen *Sulfur* vorzuziehen, da letzteres in hoher Potenz häufig Abmagerung hervorruft, die durch eine oder zwei Gaben von *Natrium muriaticum* in hoher Potenz abgebremst werden kann. Als Drainagemittel kommen bei der Verordnung von Alttuberkulin (Koch) in erster Linie in Betracht: *Pulsatilla, Nux, Ignatia, Rhus, Crataegus, Solidago, Berberis.*

Literatur

ALLEN, H. C.: Materia Medica of the Nosodes. Philadelphia 1910.
CLARKE: Zschr. Berl. Ver. homöop. Ärzte 10: 169.
NEBEL: Zschr. Berl. Ver. homöop. Ärzte 19: 295.

Arzneimittelbild*

Leitsymptome: *Rapider Körperverfall und starke Abmagerung.*
Trotz Schwäche dauernder Lagewechsel.
Außerordentliche Veränderlichkeit aller psychischen und körperlichen Symptome.
Heftiger, aus dem Bett treibender Durchfall morgens um 5 Uhr.
Lufthunger trotz Frierens und Verlangens nach warmer Einhüllung.
Himbeerzunge.
Immer wiederkehrende Erkältungskrankheiten, wie Schnupfen, Angina, Bronchialasthma, Zystitis und Pyelitis; besonders Koli-Zystopyelitis.
Bettnässen, Schwäche und Reizbarkeit der Blase auch am Tage.
Chronisches oder rezidivierendes Ekzem.
Skrofulöse Leiden, Lymphdrüsenschwellung.
Tuberkulöse Prozesse an allen Organen, vor allem bei extrapulmonaler Tuberkulose (Gegenindikation: Fieber).
Bei Lungentuberkulose nur in torpiden Stadien.
Bei nervöser Reizbarkeit (toxische Wirkung).
Verschlimmerung durch geringste Anstrengung, zum Beispiel kurzen Ausgang.
Verschlimmerung morgens – von 3 Uhr ab (Schweiße und Durchfälle).
Verschlimmerung im geschlossenen Raum.
Verschlimmerung durch schroffen Wetter- und Temperaturwechsel; durch Sommerhitze.
Besserung durch Ruhe.
Besserung durch Aufenthalt im Freien, verlangt stets offenes Fenster.

Neurasthenie und Schlaflosigkeit auf tuberkulös-toxischer Grundlage

Geist und Gemüt: Körperliche und seelische Abgeschlagenheit; Depression, Melancholie; üble Laune (besonders morgens beim Aufstehen), Reizbarkeit; Angst (besonders vor Hunden, aber auch vor anderen Tieren). Die Reizbarkeit fällt besonders auf bei vorher sanften und ruhigen Menschen. Außerordentliche Empfindlichkeit gegenüber Musik *(Natrium muriaticum)*. Bizarre Vorstellungen (Gegenstände im eigenen Zimmer erscheinen fremd oder an einem anderen Platz aufgestellt).

Schlaf: Frösteln beim Einschlafen; Schlafsucht nach dem Essen; Wachsein morgens zwischen 1 und 3 Uhr; Schläfrigkeit am Morgen.

Schmerzen sehr variabel, wechseln oft alle 5 Minuten ihren Platz *(Pulsatilla, Kalium bi-*

* Entgegen der für dieses Werk aufgestellten Regel ist in diesem Arzneibild davon abgewichen, die von Kranken gewonnenen Symptome besonders zu bezeichnen. Sie überwiegen hier an Zahl und Bedeutung.

chromicum); kommen und verschwinden plötzlich (*Acidum nitricum, Argentum nitricum, Belladonna, Magnesium phosphoricum)*

Kopfschmerz nach geistiger Anstrengung

Schulkopfschmerz

Kopf: Intensiver chronischer Kopfschmerz, vom rechten Auge zum rechten Hinterhaupt oder zum linken Ohr ziehend; Kopfschmerzen wie von einem Eisenband um den Kopf (*Bacillinum*); Schüler- und Studentenkopfweh (*Calcium phosphoricum*), schlimmer durch geistige Anstrengung, nach Essen besser (*Anacardium, Mandragora e radice, Ignatia, Psorinum*); Kopfweh mit Schweißen, Gliederschmerzen und Schlaflosigkeit; mit Appetitverlust, Abmagerung und Depression; Kopfweh mit morgens geschwollenen Augen.

Skrofulöse Ophthalmie,
Chron.-tuberkulöse Augenleiden.

Augen: Geschwollene Augenlider; rezidivierende Gerstenkörner, besonders am rechten Oberlid, die grünlichen Eiter enthalten (an unteren Lidern: *Pulsatilla*)

Mittelohrtuberkulose

Ohren: Chronischer, schmerzloser, grünlicher Ohrenfluß; unregelmäßige Ränder der Trommelfellperforation.

Parodontose.
Chron.-rezidivierende Angina.

Chron. Darmkatarrhe.
Tabes mesaraica.
Mesenterial- und Lymphdrüsentuberkulose.

Verdauungsorgane: Fauliger Atem (*Arnica*); übler Mundgeschmack nach ranzigem Fett oder metallischer Geschmack. Zahnfleischschwellung mit Geschwürsbildung; klebriger Überzug über den Zähnen, der den Kranken sehr belästigt; Wackeligwerden der Zähne mit Pyorrhö. Belegte, oft himbeerartige Zunge; Gefühl des Verbranntseins der Zunge (*Podophyllum*); Zungenspitze schmerzhaft (*Sanguinaria, Rhus*). Starker Durst auf kleine Mengen Wasser (*Arsenicum*). Abneigung gegen alle Nahrungsmittel, besonders gegen Fleisch und Süßigkeiten (umgekehrt: *Argentum nitricum, Sulfur*). Verlangen nach kalter Milch (*Acidum phosphoricum, Rhus;* umgekehrt: *Sepia*)

Chronische Mandelschwellung mit trockenem Rachen und Gefühl des Verbranntseins; heftige Schluckschmerzen. Drüsenschwellungen am Hals; retropharyngealer Abszeß. Überempfindlichkeit gegen Küchengerüche (*Arsenicum, Colchicum, Digitalis, Sepia*); Widerwillen gegen Geruch und Anblick von Spei-

sen. Häufiges Erbrechen, das vorhandenes Kopfweh bessert; Erbrechen von kaltem Schweiß und Schwäche begleitet. Krampfschmerzen im Magen und im Bauch mit Geblähtsein und schmerzhafter Spannung.
Brüske Diarrhö mit heftigem Drang gegen 5 Uhr morgens (wichtiges Zeichen [*Sulfur*]), mitunter mit Husten (*Rumex*), stets mit fortschreitender Abmagerung, selbst bei gutem Appetit (*Jodum, Natrium muriaticum*), Stuhl wäßrig, bräunlich bis schwarz, stets spritzend entleert, stinkend, oft wie alter Käse riechend (*Hepar sulfuris*). Stuhlentleerung mit großer Schwäche hinterher (*China*) und profusen Nachtschweißen. Durchfall den ganzen Tag über 6- bis 10mal täglich, wenn auch morgens stärker.

Chron.-rezidivierende Appendizitis

Atmungsorgane: Sehr kälteempfindlich, erkältet sich leicht (*Hepar sulfuris, Rumex*). Schnupfen bei geringer Abkühlung mit viel Niesen, häufige, sehr schmerzhafte Furunkel des Naseneinganges, der Nasenflügel, der Oberlippe mit grünlichem Eiter. Häufig wiederkehrende schmerzhafte Heiserkeit; Trockenheit im Kehlkopf, die zum Husten reizt; intermitttierende Heiserkeit (klare Stimme und tonlose Stimme wechseln 1- bis 2tägig ab). Matte, glanzlose Stimmbänder; allmähliches Anschwellen der aryepiglottischen Falten, die sich dick belegen, graue, leicht erhabene Punkte oder weißliche, an der Peripherie gerötete Flecke zeigen.
Reizhusten, abends stärker, hindert Einschlafen; Husten strahlt in die Arme. Vermehrter Auswurf, geballt, eitrig; erschwertes Auswerfen, danach Oppression mit vermehrter Respiration; Dyspnoe, Lufthunger (wichtiges Zeichen!) trotz Frierens und Verlangens nach warmem Eingehülltsein (*Arsenicum*). Atembeschleunigung ohne wirkliche Dyspnoe, verschwindet, wenn man mit dem Kranken spricht.

Chron.-rezidivierender Schnupfen.
Bronchialasthma.
Chron.-rezidivierende Bronchitis.
Lugentuberkulose im Latenzzustand.
Pleuritis exsudativa (in der Rekonvaleszenz).

Kreislauforgane: Herzklopfen frühmorgens (erhöhte Pulsfrequenz morgens: *Arsenicum*); Herzklopfen mit Husten und heftigen Lungenschmerzen; Herzklopfen bei tiefem Atmen und beim Erheben des Kopfes vom Kissen. Puls beschleunigt, meist der Temperatur entsprechend.

Basedow und basedowoide Herzbeschwerden

Enuresis.
Rezidivierende Zysto-Pyelitis.
Tuberkulose der Nieren und Blase.

Harnorgane: Miktionserschwerung; muß sich anstrengen, um während des Stuhlganges zu urinieren. Langsame, aber häufige Harnentleerung, besonders bei Wetterwechsel. Urin trübe, wolkig, riecht oft nach gekochten Bohnen (*Colibacillin, Formica rufa*). Albuminurie, Peptonurie, Hämaturie mit Nierenschmerzen. Bettnässen.

Tuberkulose der Hoden, der Prostata der Samenbläschen.
Dysmenorrhö.

Geschlechtsorgane: Männer: Hodenschmerzen und -schwellungen, besonders rechts, Hydrozele.
Frauen: Regel sehr verfrüht, alle 3 Wochen, sehr stark und langdauernd, mit intensiven Schmerzen im Unterleib, in den Nieren, in der Lumbalgegend, die das Gehen behindern und sich beim Einsetzen der Blutung verschlimmern.

Chron. Gelenkrheumatismus.
Knochen- und Gelenktuberkulose.
Stillsche Krankheit.

Rücken und Bewegungsorgane: Schmerzhafter, steifer Hals mit Halsdrüsenschwellung. Drüsen hart und schmerzhaft. Gefühl, als wenn die Bekleidung des Rückens feucht wäre. Schmerzen in den Lendenwirbeln, die in die Beine strahlen. Gefühl der Schwere und Schwäche in den Gliedern mit durchschießenden Schmerzen. Allgemeine Zerschlagenheit, Knochenschmerzen, verschlimmert vor einem Gewitter, gebessert durch Bewegen. Ziehende Schmerzen in den Schultern, in die Arme strahlend, verschlimmert durch Husten, mit Händezittern; in den Rücken und in die Beine, besonders in das rechte Bein ausstrahlende Schmerzen. Häufige Wadenkrämpfe. Kalte Füße im Bett (Wichtig! Häufig bei tuberkulinischen Arzneimitteln: *Calcium carbonicum, Sepia, Silicea*).

Chron. Hautausschläge.
(Akne, Psoriasis, Ekzeme).
Lupus.

Haut: Ekzem über den ganzen Körper mit intensivem Jucken, verschlimmert nachts, beim Auskleiden, nach Baden, durch Hitze, beim Darandenken, gebessert durch kaltes Wasser (*Graphites*). Trockenes Ekzem mit starkem Jucken und weißlichen Schuppen wie Kleie (*Arsenicum*). Flechten aller Art. Nässendes Ekzem hinter den Ohren, an behaarter Haut, in den Hautfalten, von lebhafter Rötung und sehr schmerzhaft (*Calcarea carbonica, Natrium muriaticum*). Harte subkutane Knoten (Erythema nodosum). Kleine bronzeartige Punkte, als ob die Haut mit dem Höllensteinstift touchiert wäre. Schweiße bei geringer physischer und psychischer Anstrengung. Schweiße während des Schlafes, die Wäsche gelb färbend.

Dosierung

Tuberkulin Koch und Tuberkulin Burnett werden stets in hoher Potenz, D 30 bis D 200 bis D 1000 oder den entsprechenden Centesimalpotenzen, gegeben. Eine Wiederholung der Dose soll erst nach längerer Pause (mindestens 2 bis 4 Wochen) erfolgen, da es sehr lange und tief wirkt. Die Wiederholung darf frühestens nach Abklingen der vorhergehenden Gabe erfolgen. Ohne weitangelegte Planung, bei der man sich Zeit lassen kann, sollte Tuberkulin nicht eingesetzt werden.

Tuberkulinpräparate

Das aktivste der Tuberkulinpräparate ist *Tuberkulin Koch,* hergestellt aus abgetöteten Bakterienkulturen.
Tuberkulin Burnett ist ein Mischpräparat, gewonnen aus dem Inhalt von tuberkulösen Kavernen und tuberkulösem Lungengewebe; es enthält neben Tuberkelbazillen die bei der Lungentuberkulose auftretenden Bakterien und toxischen Stoffe. Ebenfalls sehr aktiv.
Tuberkulin Marmoreck wird gewonnen aus dem Serum von mit Kochschen Bakterien behandelten Pferden. Es ist also ein Antitoxin, das sich als wirksam gezeigt hat bei den für Tuberkulin zugänglichen Fällen. Die ersteren 2 werden nur in Hochpotenzen und seltenen Gaben, etwa C 30 gegeben, nach günstiger Reaktion etwa 4 Wochen später eine Gabe C 200. Eine weitere Gabe ist nie erforderlich. Tuberkulin *Marmoreck* kann öfters wiederholt und auch in weniger hohen Potenzen gegeben werden. Kann auch in aktiven Stadien der Tuberkulose gereicht werden, während dieses Vorgehen bei den Tuberkulin Koch oder Burnett kontraindiziert ist.
Tuberculocidin Klebs, ein mit Alkohol und Wismut behandeltes Tuberkulin, ist ebenfalls ein sehr mildes und gut verträgliches Präparat, das auch in weniger hohen Potenzen gegeben werden kann. STÜBLER gibt *Tuberculocidin Klebs* D 12 2mal täglich 3 Tropfen fortlaufend

1. bei Kindern, die dauernd „nein“ sagen,
2. bei immer wiederkehrenden Erkältungen,
3. Angst vor Hunden,
4. strickter Ablehnung von Fleisch.

Wenn zwei dieser 4 Punkte zutreffen, hält er *Tuberculocidin* für angezeigt (AHZ Bd. 214 [1969]: 146). Ein Drainagemittel hält er nicht für erforderlich.
Da nach gesetzlicher Vorschrift die ganze Bevölkerung mit Tuberkulin geimpft ist, könnte die Frage auftreten, ob eine Indikation für Tuberkulinpräparate noch gegeben ist. Nach meinen persönlichen Erfahrungen sind die Tuberkuline bei vorliegender Indikation trotzdem noch wirksam.

Uranium nitricum

Herkunft des Mittels

Das metallische Uran ist ein radioaktives Element und gehört zur Chromgruppe.

Wirkung

An Tieren (Ratten) wurde bei Versuchen mit dem salpetersauren Uran die Schleimhaut des Magens in der Nähe des Pylorus entzündet gefunden; bei einem Teil hat sich dort ein Geschwür gebildet. Bei subkutaner Zufuhr wird an Tieren Eiweiß und Zucker im Harn festgestellt. Die Zuckerausscheidung dürfte auf der Nierenschädigung beruhen. An den Nieren wurde der Befund einer hämorrhagischen Nephritis und Epithelialnekrose an den gewundenen Harnkanälchen erhoben. Bei Zufuhr von kleineren Gaben tritt neben Nephritis in der Brust- und Bauchhöhle reichlich seröse Flüssigkeit auf, ebenso im Unterhautzellgewebe.
Soweit die Ergebnisse der Tierversuche (durchgeführt von LECONTE*). Bei den Prüfungen am Menschen** wurde aber kein Zucker, nur einmal eine Spur Eiweiß im Urin gefunden, die Harnabsonderung erfolgt häufiger und ist der Menge nach vermehrt. Erst in der Nachwirkung und bei toxischen Gaben ist die Harnmenge herabgesetzt. Die Wirkung beruht auf der radioaktiven Strahlung, also einer pysikalischen Größe. „So tritt hier die chemische Eigenart ganz zurück hinter der physikalischen Veränderlichkeit. Die Strahlung, die mit dieser Veränderung verbunden ist, wird ausschlaggebend für die Wirkung dieser Stoffe“ (LEESER).

Arzneimittelbild

Leitsymptome: *Große Erschöpfung und Schwäche. Neigung zu Aszites und allgemeiner Wassersucht.*

Nase: Nasenkatarrh trocken oder mit blutiger Absonderung, Stockschnupfen.

Verdauungsorgane: Speichelfluß, Übelkeit, Erbrechen. Verlust des Appetits. Nagende Schmerzen im Magen, gebessert durch Essen, schlimmer bei leerem Magen. Kolikartige Schmerzen im Darm, Tenesmus im After.

Die Versuche an Tieren und die Arzneiprüfung legen die Verwendung bei **Magengeschwür** und bei **Nierenentzündung** nahe.
Ob Uran bei Diabetes wirksam ist, wird bestritten; eher kann es bei Nierendiabetes in Frage kommen.

Harnorgane: Brennen in der Harnröhre, ständiger Harndrang. Harnzwang, stark vermehrte Harnmenge, Eiweiß im Harn.

* Arch. gén. méd., Paris.
** BLAKE: Hahnemanns Materia Medica, Part. II London, und CARTIER: Therap. Gaz. 1891: 776.

Dosierung

D 3 bis D 6. Niedere Potenzen sind frisch zu bereiten. Verreibungen und Verdünnungen (bis D 3 mit Wasser).
Nach den derzeit geltenden Bestimmungen für die radioaktiven Stoffe in der Bundesrepublik Deutschland ist die Abgabe derselben, auch in Hochpotenzen, unzulässig.

Urtica urens

Herkunft des Mittels

Urtica urens, die Brennessel (Fam. nat. Urticaceae), wird im blühenden Zustand mit Blüten, Blättern, Stengeln und Wurzel zur Tinktur verarbeitet. Als wichtigste Bestandteile kommen der Inhalt der Brennhaare mit seiner haut- und nierenreizenden Wirkung (Nesselgiftstoff) sowie ein dem Sekret in der Bauchspeicheldrüse zu vergleichender Stoff, der in reichlicher Menge gefunden wird, in Betracht. Außerdem auffallend viel Chlorophyll.

Wirkung

Als für die Brennwirkung verantwortlich wird der Nesselgiftstoff der Brennessel, eine noch nicht näher aufgeklärte, der Harzsäure nahestehende, als Nesselgiftstoff bezeichnete Substanz, angesehen. Weitere Bestandteile sind alle wesentlichen Aminosäuren, *Acetylcholin, Histamin* und Spuren von *Ameisensäure*, letztere jedoch in so geringer Menge, daß sie als unwesentlich für die Nesselwirkung sein dürfte.
Auf homöopathischer Grundlage, wofür sich besonders BURNETT verdient gemacht hat, wird sie verwendet:
Gegen **nesselsuchtartige und frieselähnliche Hautausschläge** mit Brennen und Jukken, ebenso gegen **Verbrennungen** 1. Grades. Bei Nesselsucht wird D 2 bis D 6 angewendet. Urtikaria nach Seefischgenuß, Insektenstichen.
Auf der gleichen Ebene wie die Hauterscheinungen steht die Beziehung zu den Brüsten. Eine Frau, die nach dem Genuß von Brennesseltee eine starke Schwellung der Haut mit Bildung von Bläschen bekam, bot noch folgende Erscheinung: „Die Frau, welche seit $3^1/_2$ Jahren keine Kinder mehr gehabt hatte und keines ihrer 12 Kinder gestillt hatte, bekam eine schwere Schwellung der Brüste, welche zuerst eine seröse Flüssigkeit, nachher richtige Milch absonderten. Diese reichliche Absonderung von Milch zog sich über 8 Tage hin." Die Verwendung bei **Milchmangel der Wöchnerinnen** ist altbekannt, hier sind sinngemäß die Tinktur oder Tee zu verordnen. Bei **Galaktorrhö** ist der Gebrauch von Potenzen angezeigt.
Seit DIOSCORIDES ist der Gebrauch bei **Nierengries** bekannt. Zur Ausscheidung von Harnsäure hat BURNETT die Brennessel geschätzt. Er weist darauf hin, daß die Brennessel sich besonders an den Kloaken, wo sich menschliche Ausscheidungen sammeln, und in der Nähe von Ställen ansiedelt, also auf stickstoffreichem Boden.
Der Gebrauch gegen **Arthritis urica** geht ebenfalls auf BURNETT zurück. Er sah in Urtica ein Mittel, das den akuten Anfall abkürzte durch Ausscheidung des Krankheitsproduktes (der Harnsäure). Auch in fieberhaften Fällen hält er Urtica für sehr geeig-

net, da nach seinen Beobachtungen an Patienten durch die Brennessel auch Fieber erzeugt werden könne.
Bei der auch heute noch mit Erfolg geübten Methode des Auspeitschens rheumatischer Glieder mit den frischen Brennesselruten, summiert sich zu dem spezifisch-antirheumatischen Urtikareiz noch die lokale hyperämisierende Wirkung.
Die Brennessel kann Diurese erzeugen wie auch eine Unterdrückung der Nierensekretion hervorrufen. Sie kann also sowohl zur Überwindung einer Anurie oder Oligurie als auch zur Behandlung einer Nierenreizung gebraucht werden. Auch bei Urämie soll schon ein Erfolg beobachtet worden sein.
Antidiarrhoische Wirkung, besonders als Tee aus der Wurzel.
Gegen Haarausfall alkoholischer Extrakt zu äußerlicher Anwendung.

Folgende Modalitäten hat VOISIN angegeben:
Verschlimmerung durch feuchtkaltes Wetter oder Schneewetter, durch Waschen bei Rheuma und Gicht.
Verschlimmerung durch Berührung und feuchtkalte Anwendungen bei Urtikaria und Erythem.
Im jährlichen Rhythmus wiederkehrende Prozesse.

Literatur

Die Arzneimittelprüfung ist nur an 2 Prüfern vorgenommen worden. Über sie berichtet ALLEN (Encyclopedia, Bd. X) unter Beifügung von 2 Vergiftungen.
HUGHES: Cyclopaedia, Bd. IV.
HALE: New Remedies, 2. Auflage.
FIARD: Arch. homöop. Heilk. 19: 187.
FIARD: Allg. homöop. Ztg. 8: 81.

Dosierung

BURNETT verwendete fast stets die Tinktur. Bei Urtikaria dürften die Potenzen D 2 bis D 6 vorzuziehen sein.

Vergleichsmittel

Bei Urtikaria: *Apis, Medusa, Rhus, Primula obconica,* sowie die Konstitutionsmittel *Sulfur, Magnesium carbonicum.*
Milchmangel der Wöchnerinnen: *Agnus castus, Galega officinalis* (Tee).

Ustilago Maydis

Herkunft des Mittels

Ustilago Maydis, der Maisbrand (Fam. nat. Ustilaginaceae), ist ein auf dem Mais schmarotzender Pilz. Die Ähnlichkeit mit *Secale cornutum* erstreckt sich nicht nur auf die Lebensweise, sondern auch auf die physiologische Wirkung.

Die Sporen werden zur Herstellung der Tinktur verarbeitet.
Ergotinartige Stoffe wurden nicht gefunden, dagegen scheinen für die perorale Anwendung zahlreiche Amine maßgebend zu sein. Weitere Angaben bei O. LEESER, Lehrb. d. Homöop. Bd. 1, Pflanzliche Arzneistoffe.

Wirkung

Ustilago wird von den nordamerikanischen Negern, desgleichen in Serbien als Abortivum benützt. Vergiftungen äußern sich nach TESTONI (zitiert nach MADAUS: Biologische Heilmittel) in Gastroenteritis, Koliken, Pruritus diffusus, Turgor und Kältegefühl, Pigmentierung und trockener Gangrän der Extremitäten, Rötung der Mund- und Nasenschleimhäute und des Zahnfleisches, Muskelatonie, Spasmophilie, Tetanie, Insomnie mit Erregung und Delirien, hohem Blutdruck, Temperatursteigerung und Tachykardie. Auch nach der Ausheilung bleibt eine Idiosynkrasie gegen Ustilago zurück.
Tiere, welche vom Maisbrand fraßen, haben häufig abortiert. Auch die Zähne und Haare sollen ausfallen, die Maulesel verlieren die Hufe. Hühner legen Eier ohne Schalen. Das Abfallen der Nägel und der Haare wird als Leitsymptom betrachtet. HURNDALL berichtet von einer Hündin, welche abortierte und daran anschließend 5 Wochen lang an einer Menorrhagie mit dunklem klumpigem Blut litt. Der Uterus war weich und schwammig. Außerdem hatte das Tier sämtliche Haare am ganzen Körper, mit Ausnahme eines kleinen Restes am Kopfe, verloren. Mit Ustilago C 3, 3mal täglich 5 Tropfen, war die Blutung in 2 Tagen beseitigt. Nach 3 Monaten war das Fell wieder mit Haaren bedeckt (CLARKE: Dictionary).
Die arzneiliche Wirkung beruht nicht, wie man vermutet hat, auf mutterkornähnlichen Alkaloiden, die wir von *Secale* kennen. Als wesentlich für die Wirkung scheinen zahlreiche Amine zu sein.

Anwendung

Die Verwendung in der Homöopathie geschieht auf Grund des angegebenen Volksgebrauchs als Abortivum und auf Grund von Erfahrungen der Praxis. Die unvollständige Prüfung ergab kleine Blutungen an verschiedenen Organen; unter den Prüfern befanden sich nur 2 Frauen. Von dabei aufgetretenen Erscheinungen verdienen am ehesten die Hautsymptome Beachtung.
Klinische Verwendung bei Gebärmutterblutungen durch geringste Veranlassung, zum Beispiel Untersuchung mit dem Finger. Die Zervix fühlt sich schlaff und schwammig an, das Blut ist hellrot, teilweise auch klumpig, dunkel und schwarze Strähnen bildend. Die Regel ist zu lang und zu stark. Es wird gebraucht bei Menorrhagie besonders im Klimakterium, bei Zwischenblutungen, bei Myomblutungen, bei drohendem Abort mit Blutung, bei atonischen Blutungen post partum und post abortum, bei Verlagerungen.

Literatur

BURT: Monograph on Ustilago Maydis (5 Prüfer).
HOYNE: Transact. Amer. Inst. Homoeop. 1872 (7 Prüfer, 6 weitere zeigten keine Symptome, verwendet wurde eine einzelne Gabe von einem Grain D 2).
ALLEN: Encyclopedia, Bd. X.
Die Prüfung muß als fragmentarisch bezeichnet werden.

Arzneimittelbild

Männliche Geschlechtsorgane, Prüfungssymptome: Erregung des Geschlechtstriebes oder völlige Erschlaffung der Teile. Schmerzen in den Hoden.

Menorrhagie bes. in der Klimax, bei Myomen. Zwischenblutung. Atonische Blutung post partum und post abortum. Abortus imminens.

Weibliche Geschlechtsorgane: ⊙ Muttermund und Zervix schlaff und schwammig; Blutung schon bei geringer Berührung derselben. ⊙ Regel zu lang und zu stark, Blut hellrot, oder dunkel, klumpig und schwarze Strähnen bildend.

Haut (Nebenerscheinung bei einer Verordnung gegen einen großen Uterustumor): Die ganze Kopfhaut verwandelte sich in eine schmutzige entzündliche Masse, zwei Drittel der Haare fielen aus, der Rest war völlig verklebt; eine wäßrig-seröse Flüssigkeit sickerte ständig aus der Kopfhaut, so daß das Haar stets naß war. Am Körper glich der Hautausschlag völlig einem Masernexanthem, an Brust und Nacken beginnend und sich gegen die Füße ausbreitend, von dunkelroter Farbe und der Größe eines Stecknadelkopfes. Bei Nacht heftiges Jucken, auf Reiben kam der Ausschlag nach einigen Minuten hervor.

Dosierung

D 2 bis D 6. BOERICKE nimmt D 3.

Vergleichsmittel

Massive, dunkle Uterusblutungen: *Bovista, Secale, Crocus, Hydrastis, Kreosotum, Platinum, Senecio aureus.*
Hellrote Uterusblutungen: *Erigeron, Ipecacuanha, Millefolium, Trillium, Sabina.*
Blutung nach Koitus, nach Berührung: *Argentum nitricum.*
Blut strähnig: *Crocus.*

Uzara

Herkunft des Mittels

Uzara wird aus dem getrockeneten Rhizom einer im südafrikanischen Seengebiet wachsenden Gomphocarpusart (Fam. nat. Asclepiaceae) hergestellt. Die wirksamen Stoffe sind nach dem Pharmakologen Prof. GÜRBER (Marburg) weder Gerbstoffe noch Alkaloide, sondern eine überraschend große Menge von Glykosiden, die etwa 10% der Droge ausmachen. Tinktur = D 2.

Pharmakologie

Der Trockenextrakt wird als Uzaron bezeichnet; derselbe enthält die Glykoside Uzarin, Uzarosid, Xysmalorin und Urezin, welche mit den Digitalisglykosiden in der Herzwirkung übereinstimmen, deren pharmakologische Hauptbedeutung jedoch im gesamten Innervationsgebiet des sympathischen Nervensystems liegt. Uzara wirkt über die Nervi splanchnici hemmend auf den Darm, das heißt verengend auf die Blutgefäße des Darmes, worauf die Behebung der Diarrhöen, der Kreuzschmerzen und des so unangenehmen Druckgefühls in der Bauchhöhle beruht. Als therapeutisch wichtigste Uzara-Wirkung ist die Sensibilisierung der Endfasern der glattmuskeligen Organe, insbesondere des Magen-Darm-Traktes einschließlich der Blutgefäße des Splanchnikusgebietes anzusehen. Dabei wirkt Uzara nicht verstopfend, sondern regulierend, da es nicht wie *Opium* den Darm lähmt, sondern den Einfluß des physiologischen Hemmungsapparates steigert. Es verschwindet bei der Behandlung der **Enteritis** daher nach der Uzara-Gabe nicht sofort der diarrhoische Stuhl, sondern es wird zunächst die Zahl der Entleerungen mit den oft so quälenden Tenesmen beseitigt. Besonders wichtig ist die Uzara-Wirkung durch die Beseitigung **spastischer Kontrakturen im Verdauungskanal,** eine Wirkung, die bei der **Bleikolik** und beim **Pylorospasmus der Säuglinge** von großem Wert ist.
Außerdem hat Uzara bei **Amöbendysenterie** ätiotrope Wirkung, da ganz zweifellos nachgewiesen ist, daß die Amöben der Dysenterie oft schon nach kurzem Gebrauch vollständig verschwinden. Das gilt besonders für die Amöbenruhr in Afrika.
Eine weitere Indikation sind **spastische Kontrakturen** und **abnorm gesteigerte Bewegungen der Gebärmuttermuskulatur,** die zu dysmenorrhoischen Zuständen und in der Schwangerschaft zu Abort führen können.
Mangels einer Arzneimittelprüfung können wir uns an die genannten klinischen Indikationen, insbesondere Diarrhö und Dysmenorrhö, halten.

Dosierung

Liquor Uzara 3- bis 6mal täglich bis zu 30 Tropfen oder 3-bis 6mal bis zu 3 bis 6 Tabletten.

Vergleichsmittel

Darmkatarrh mit Koliken: *Cuprum, Colocynthis, Mercurius, Arsenicum.*

Valeriana

Herkunft des Mittels

Valeriana offizinalis (Fam. nat. Valerianaceae). Wächst in feuchten Wiesen Mitteleuropas und Asiens. Wird auch stellenweise angebaut (Ostharz, Thüringen und Franken). Verwendet wird die getrocknete Wurzel. ∅ = D 1. Der Geruch der Droge entsteht erst beim Trocknen.

Pharmakologie

Die Wirkstoffe der Baldrianwurzel sind 1. ätherisches Öl, 2. 4 Alkaloide, 3. eine azyklische Estersäure. Während früher die Wirkung ausschließlich dem ätherischen Öl zugeschrieben wurde, nimmt man heute an, daß die Alkaloide, besonders α-Methylpyrrylketon, stark an der Wirkung beteiligt sind. Nach O. GESSNER spricht für den Hauptanteil des ätherischen Öls an der Wirkung vor allem die Tatsache, daß auch Präparate, die praktisch nur aus Oleum Valerianae bestehen, sedativ wirken. Auffallenderweise wird die homöopathische Tinktur nicht aus der frischen, sondern aus der getrockneten Wurzel hergestellt.

Hauptwirkung

Für das homöopathische Arzneimittelbild ist weniger die sedative Wirkung, sondern deren Gegenphase von Bedeutung. Baldrian erzeugt Überempfindlichkeit der Sinne mit großer Ruhelosigkeit, Erregung des Gefäßsystems mit Ohnmachtsanwandlungen und Gliederzittern und Mattigkeit. Plötzlich auftretende und den Ort wechselnde Schmerzen, die sich durch Bewegung bessern und in der Ruhe verschlimmern, ferner Blähsucht und Krämpfe im Leib, Globus hystericus.

Literatur

STAPF: Beiträge zur Reinen Arzneimittellehre.
JÖRG: Materialien zu einer künftigen Heilmittellehre, 1825.
PIPER: Allg. homöop. Ztg. 19: 201.
FRANZ: Arch. homöop. Heilk. 2, 2: 153.
ALLEN: Encyclopedia, Bd. X.
HUGHES: Cyclopaedia, Bd. IV.

Arzneimittelbild

Leitsymptome: *Unruhe und Gedankenflucht.*
Überempfindlichkeit aller Sinne.
Schlaflosigkeit infolge innerer Unruhe.
Muskel- und Nervenschmerzen, besser durch Bewegung.
Ruckartige Gliederschmerzen, oder wie von elektrischen Schlägen.
Neigung zu Ohnmachtszuständen, ⊙ *bei dem geringsten Schmerz.*
⊙ *Globusgefühl.*
Besserung durch Bewegung.
Verschlimmerung durch Stehen, Sitzen und Ruhe, nach Anstrengung.

Allgemeines: Zittrigkeit, er hat nirgends Ruhe, wie man sich fühlt, wenn man ein frohes Ereignis erwartet. Ziehen an verschiedenen Stellen, wie flüchtige Rucke.

Geist und Gemüt: Ungewöhnliche Heiterkeit und Lebendigkeit, leichteres Auffassungsvermögen, wie nach Kaffeegenuß. Große Gedankenflucht, ein Gedanke jagt den anderen mit solcher Schnelligkeit, daß er ganz stumpfsinnig wird und die Gedanken verliert. ⊙ Gefühl, als schwebe man in der Luft. Ein Zustand von hochgradigem Delirium, will sich aus dem Fenster stürzen, heftig scheltend und schreiend; von jeder Art von Angst ergriffen, der er entfliehen will, obwohl er nicht gehen kann, ohne von einer Seite zur andern zu schwanken.

Geistige Überreizung

Schlaflosigkeit

Schlaf: Wacht abends ungewöhnlich lange und ist nachts ruhelos; kann erst gegen Morgen einschlafen unter lebhaften Träumen. Große Schlafsucht.

Kopf: Blutandrang zum Kopf mit Schwindel und Kopfschmerzen. Schmerzen in der Stirne, alle paar Minuten wechselnd zwischen Stechen und Drücken.

Augen: Schwellung der Augenlider. Brennen der Augen, wie durch Rauch.
Verschleierung des Gesichtsfeldes. Sieht entfernte Gegenstände deutlicher als sonst. Sieht im Dunkeln besser, ein dunkles Zimmer erscheint ihm wie im Dämmerschein erhellt.

Herz und Kreislauf: Der Puls fällt zuerst meist ab, um dann höher als vor der Prüfung anzusteigen. Dabei Blutandrang zum Kopf und Hitzegefühle.
Gefühl von Herzklopfen. Plötzliche Stiche in der Herzgegend.

Verdauungsorgane: Früh morgens fader, schleimiger Mundgeschmack. Ungewöhnlich heftiger Hunger; Heißhunger, darauf Appetitmangel. Häufiges, zum Teil übelriechendes Aufstoßen. Aufschwulken von ranziger Flüssigkeit. Übelkeit, bei weißen Lippen und eiskaltem Körper, darauf Erbrechen von Schleim und Galle, unter heftigem Schüttelfrost. Übelkeit, möchte erbrechen. Gefühl, als ob ein Draht im

Globus hystericus, hysterische Blähsucht. Darmspasmen bei nervösen Säuglingen (VOISIN)

Halse hinge. ⊙ Globusgefühl. Völle und Druckgefühl im Epigastrium mit Schmerzhaftigkeit bei Berührung. Leib aufgebläht durch Gase. Viel Rumpeln und Kollern im Bauch mit kolikartigen Schmerzen. Breiige und durchfällige Stühle. Plötzliche Stiche in der Gegend der falschen Rippen und der Leber, von innen nach außen.

Harnorgane: Häufiger und vermehrter Harnabgang mit hellem Urin. Oder Absonderung von dunkelbraunem Harn. Wolken im Harn oder rotes oder weißliches Sediment.

Ischias, >Gehen.

Muskulatur und Gelenke, periphere Nerven: Schmerzen in allen Muskeln und Gelenken, nach vorausgegangener Anstrengung, besser durch Bewegung. Schmerzen wie elektrische Schläge in verschiedenen Teilen, zum Beispiel im Gesicht oder im Daumen beim Schreiben. Krampfschmerz im Bizeps beim Schreiben.

Wärmeregulation: Kälteschauer kriechen über den Körper. Vorherrschend jedoch ist ein Hitzegefühl am ganzen Körper. Hitzewallungen am Abend beim Sitzen.

Dosierung

Zu empfehlen sind niedere Potenzen D 3 bis D 6. Bei weniger vollkommener Übereinstimmung mit dem Krankheitsbild ist die Tinktur zu wählen.

Vergleichsmittel

Globusgefühl und Blähsucht: *Asa foetida, Ignatia,* Magnesiumsalze, *Castoreum, Anacardium.*
Überempfindlichkeit gegen Schmerzen: *Coffea, Chamomilla, Hepar sulfuris. Moschus, Arnica.*
Schlaflosigkeit mit Unruhe und Gedankenflucht: *Ambra, Coffea, Zincum metallicum* und *valerianicum.*
Gefühl, als schwebe man in der Luft: *Asarum.*

Veratrum album

Herkunft des Mittels

Veratrum album, Weiße Nieswurz, Germer (Fam. nat. Liliaceae), wächst in Hochgebirgen Europas, zum Beispiel in den Alpen, sowie in Osteuropa und in Sibirien. Es enthält ein Alkaloid Protoveratrin, das

auch in *Veratrum viride* vorkommt und wirkungsverwandt ist mit Veratrin, das in *Sabadilla* festgestellt wurde, jedoch in *Veratrum album* nicht enthalten ist. Ein weiteres Hauptalkaloid ist Germerin. Weitere Nebenalkaloide.
Wie bei den Sabadilla-Alkaloiden liegt auch bei den Veratrum-Alkaloiden ein C_{27} Steroidgerüst zugrunde. Sie gehören zu den Alkaminen = Basen mit steroidem Skelett. Diese Alkaloide zeigen eine gewisse Verwandtschaft mit den herzwirksamen Glykosiden. Es fehlt aber der charakteristische Laktonring am C_{17}. Dagegen ist Stickstoff in das Molekül eingebaut. Eingehende Darstellung der Veratreae-Alkaloide bei LEESER: Pflanzliche Arzneistoffe Band II. Zur arzneilichen Verwendung kommt der vorsichtig getrocknete Wurzelstock.

Toxikologie und Klinik

Im Altertum und Mittelalter wurde Veratrum album als Helleborus falbus bezeichnet und häufig als Erbrechen erregendes Mittel und als Niespulver gegen vielerlei Krankheiten verwendet. Selbst der Gebrauch gegen Geisteskrankheiten war im Altertum schon bekannt. HAHNEMANN hat seine Habilitationsschrift über „Dissentatio historico-media de Helleborismo veterum" verfaßt (Leipzig 1812) und vertrat hier die Ansicht, daß es sich dabei um unser Veratrum album gehandelt habe.
Protoveratrin, auf dem die Hauptwirkung beruht, ist ein Muskel- und Nervengift von alkaloidhaltigem Charakter. Es ruft krampfartige Zusammenziehung der Muskulatur hervor, der Vagus wird gereizt und in der Folge gelähmt, auch eine anästhesierende Wirkung ist ihm eigen. Die wesentlichen Vergiftungserscheinungen bestehen in Pulsverlangsamung, Erbrechen, Temperaturabfall, Schweißen, Störungen des Sensoriums, choleraartigen Durchfällen. Ein gutes Bild der Wirkung gibt das Arzneimittelbild, das überwiegend aus Vergiftungen und zum kleinsten Teil aus Prüfungen am Gesunden gewonnen ist. An der quergestreiften Muskulatur zeigen sich spastisch erschwerte Bewegungen und Steifigkeit bei Muskelbewegung sowie Verlangsamung der Aktion.
Obwohl Veratrin und Protoveratrin nicht identisch sind, werden sie in der Art ihrer pharmakologischen Wirkung als gleichartig angesehen; es kann daher das näher erforschte Veratrin für unsere Betrachtung zugrunde gelegt werden.
Die Kontraktion der quergestreiften Muskulatur durch Veratrin erfolgt mit normaler Kraft und Geschwindigkeit, doch ist die Entspannung der Muskulatur bedeutend verlangsamt und benötigt 40- bis 50mal längere Zeit als normal. Die Folge davon ist, daß ein so behandelter Frosch mit zögernden und spastischen Bewegungen umherkriecht. Die unteren Extremitäten sind schließlich in starker Beugung an den Leib gezogen. Die durch Veratrin bedingte Anregung der Sekretion der Hautdrüsen ist dabei derart gesteigert, daß die Tiere wie in ein Schaumbad gehüllt erscheinen.
Die Alkamine von Veratrum werden als Antagonisten von Adrenalin angesehen. Außerdem hat Protoveratrin wie Veratrin eine antiparasitäre Wirkung.

Anwendung

Von großer Bedeutung ist die Verwendung von Veratrum album in der Therapie der **Kreislaufschwäche mit Kollapszuständen**, auf Grund von entsprechenden Befunden bei Vergiftungen mit Veratrum album und Veratrum viride. Es handelt sich hier um Kollapszustände durch Vasomotorenkollaps, aus nervösen Ursachen oder im Verlauf von Infektionskrankheiten durch Kreislaufschwäche der Peripherie, wie auch bei Herzerkrankungen. Veratrum album ist ein großes Analeptikum, das in der Homöopathie ebensooft wie erfolgreich verwendet wird. Meist wird hier die D 3 gebraucht. Selbst bei der Kreislaufschwäche Sterbender versagt sie ihre Hilfe nicht und erleichtert das Sterben.

Eine Krankheit, bei der die Kreislaufschwäche ebenso im Vordergrund steht wie die Entzündung des Magen-Darm-Kanals in einer der Veratrum-Vergiftung ähnlichen Weise, ist die **Cholera** und **Cholera nostras.** Hier liegen gute Beobachtungen vor über Heilung von solchen Epidemien, zum Teil aus vorhomöopathischer Zeit. H. SCHULZ sah sich dadurch veranlaßt, Nährböden, die mit Erregern einer solchen Epidemie von Cholera nostras beschickt waren, mit Veratrin zu vergiften. Es gelang ihm aber nicht, das Wachstum dieser Erreger zu beeinträchtigen, selbst wenn er auf 100 g Nährboden 0,16 g Veratrin zugab. Er folgerte daraus, daß es sich bei der Behandlung mit Veratrin beziehungsweise Veratrum nicht um eine Unschädlichmachung der Erreger handle, sondern um eine auf den Organismus gerichtete „Organtherapie". Der Nährboden, also der Darm, war durch diese Therapie umgestimmt worden (vergleiche SCHULZ, H.: Vorlesungen über Wirkung und Anwendung der deutschen Arzneipflanzen, 4. Aufl., S. 103. Ulm/Donau 1956. Karl F. Haug Verlag).

Jedoch ist es nicht nur die Peripherie des Kreislaufs, welche der Einwirkung des Germers unterliegt, sondern auch das **Herz** selbst beziehungsweise seine Muskulatur. Dies haben die von G. SCHIMERT jr. durchgeführten Versuche beweisend festgestellt.

SCHIMERT ging davon aus, daß Veratrin durch Erregung der sensiblen Endigungen im Herzmuskel eine Verlangsamung der Herzaktion mit Abnahme des Minutenvolumens und eine starke Senkung des Blutdrucks bewirkt; die Körpertemperatur ist dabei gesenkt. Dieser Vorgang gleicht auffallend der Umstellung des Kreislaufs, wie er beim Herzinfarkt eintritt.

SCHIMERT hat nun beim künstlich gesetzten Infarkt bei Hunden Veratrin injiziert und dabei eine Zunahme der Koronardurchblutung an dem erhaltenen Ast der Arteria coronaria erzielt. Wenn ein schwerer Kollapszustand eingetreten war, ist durch das Veratrin, entgegengesetzt der sonstigen Wirkung, eine Zunahme des Blutdrucks zu beobachten. Dabei steigt das Minutenvolumen nicht an. Da jedoch diese Kleinstellung des Kreislaufs als reflektorische Schonung des Herzens betrachtet wird, so hat man also einen durchweg günstigen Effekt des Veratrins vor sich, nämlich Besserung der Herzdurchblutung und Steigerung des kollabierten Blutdrucks.

Veratrin setzt in starken Dosen den Blutdruck erheblich herab durch eine Schädigung des Vasomotorenzentrums, Hand in Hand damit geht eine Intoxikation der wärmeregulierenden Zentren einher, so daß dadurch das Bild der Kreislaufschwäche mit Kältegefühlen und kalten Schweißen entsteht. Die Schweißerzeugung ist sehr reichlich, in den meisten Fällen jedoch mit Frieren und Kältegefühl verbunden. Die Beziehung zu Fieberzuständen, die hierdurch entsteht, wird bei *Veratrum viride* therapeutisch mehr ausgenützt als bei Veratrum album. Bei Hypotonie und den dadurch bedingten Kollapsgefühlen wird Veratrum album neben den Schlangengiften (*Lachesis, Naja, Crotalus*) und *Spartium* als ein Heilmittel mit nachhaltiger Wirkung geschätzt. Man kann damit den Blutdruck von den zentralen Regionen des Zwischenhirns aus tonisieren, wenn die Situation dem Simile entspricht. Bei vorhandenem Hochdruck kann man von der blutdrucksenkenden Wirkung, der wir bei der Arzneimittelprüfung begegnen, im allopathischen Sinne Gebrauch machen. Es sollen 75% aller Fälle von Hochdruck, gleichgültig welcher Genese, dadurch gebessert werden; eine Nebenwirkung zeigt sich in der Erzeugung von Durchfällen, Übelkeit und Kollapsneigung.

Neben der Cholera sind es andere Arten akuter **Durchfälle,** wie die Gruppe der paratyphösen Erkrankungen und der infektiösen Durchfälle, wie sie besonders im Sommer beobachtet werden, sowie ruhrartige Darmkatarrhe, die in Veratrum ihr Heilmittel finden können. Wesentlich ist also nicht die Art der Infektion, sondern die Antwort des Organismus auf diese, wobei die mit kalten Schweißen sich ankündigende Kreislaufschwäche führend ist. Die für Veratrum sprechenden Durchfälle sind durch die besondere Reichlichkeit der Entleerungen, des Erbrechens und des Durchfalls, ebenso durch die Reichlichkeit der Schweiße charakterisiert.

Der Gebrauch bei **Dysmenorrhö** ist ebenfalls an das Versagen der vasomotorischen Steuerung und der Wärmeregulation geknüpft. Wenn es nicht gerade zum ausgeprägten Kollaps kommt, so sind die Krämpfe doch mit einem Frösteln verbunden. Vor der Periode wird über Kopfweh, Schwindel, auch psychische Erregung geklagt. Hier muß Veratrum nicht nur während der kritischen Tage, sondern im Intermenstrum genommen werden (nach STIEGELE D 6).

Die von HAHNEMANN stark empfohlene Verwendung bei **Geisteskrankheiten** war schon den alten Griechen bekannt und wird auch in den Kräuterbüchern des 17. Jahrhunderts erwähnt. HAHNEMANN war der Ansicht, daß man mindestens ein Drittel der in den Irrenanstalten aufgenommenen Kranken damit heilen könne. Nach meinen eigenen Erfahrungen ist hier Veratrum in der Tat ein Mittel, das nicht selten die schönsten und eindrucksvollsten Erfolge bringt. Bei Manien verschiedener Genese, auch bei puerperaler Manie, bei Wahnvorstellungen, bei arteriosklerotischer Demenz mit Halluzinationen sowie auch bei depressiven Gemütsleiden kann es entscheidende und überzeugende Besserungen hervorrufen. HAHNEMANN nennt hier die C 6 als hilfreich. Verständlicherweise kann es in den Arzneimittelprüfungen, die in vorsichtiger Dosierung anzustellen sind, nicht zu der vollen Entwicklung von Delirien und Manien kommen. HAHNEMANN hat in der „Reinen Arzneimittellehre" zahlreiche Beobachtungen maniakalischer und depressiver Art von GREDING aufgenommen, welche dieser bei der Anwendung von Veratrum bei manischen, melancholischen und epileptischen Patienten erhoben hat. HUGHES (ALLEN: Encyclopedia, Bd. X, S. 73) äußert dazu, daß die angewendeten Dosen zu klein gewesen seien, um die psychischen Symptome im Sinne von Manie und geistiger Verwirrung erklären zu können; dasselbe gelte von den epileptiformen Zuständen. Man hat also Grund genug, die von GREDING angeführten Symptome nicht als reine Arzneiwirkung zu werten und sie auszuscheiden. Dies beeinträchtigt nicht die klinische Hochschätzung von Veratrum bei Psychopathien.

Die in den Lehrbüchern genannten Modalitäten verdienen eine besondere Betrachtung. Am wichtigsten sind die kollapsartigen Schwächezustände mit Kälte der Haut, blasser livider Haut und mit kalten Schweißen. Im Magen nimmt dieses Gefühl öfters

die Form einer großen Leere, die auch durch Essen nicht genügend beseitigt werden kann, und einer großen Elendigkeit in der Magengrube an. Es ist ein Verlangen nach kalten Getränken, nach Obst und sauren Speisen vorhanden, welches durch eine Trockenheit im Mund und ein brennendes Gefühl im Leib hervorgerufen wird. Doch bekommen diese kalten Getränke und sauren Speisen schlecht; diese Unverträglichkeit und das Verlangen nach diesen Dingen stammt aus dem Gebrauch beim Kranken. Einige der anderwärts genannten Modalitäten habe ich, als nicht genügend gesichert, nicht aufgenommen, zum Beispiel Verschlimmerung bei Nacht.
Dagegen darf man Veratrum als ein parasympathikomimetisches Mittel ansehen; damit wird es auch verständlich, daß der Schwerpunkt seiner Wirkung auf die Zeit von 3 bis 5 Uhr, wie die klinische Beobachtung gezeigt hat, zu legen ist.
Die Besserung bei Bewegung wird in den Arzneimittelprüfungen höchst vereinzelt nur gefunden, zum Beispiel bei Schmerzen in den Knien. Demgegenüber steht aber ein mehrfach hervorgehobenes Verlangen zu liegen mit einer Erleichterung dadurch, mit einer Verschlimmerung beim Aufrichten und beim Aufstehen, so daß man also zur gegenteiligen Feststellung der Verschlimmerung durch Bewegung kommt. – Auch für die Verschlimmerung durch Bettwärme habe ich keinen Anhaltspunkt finden können.
Neben der Verwandtschaft zu *Veratrum viride* besteht eine große Ähnlichkeit des Bildes zu *Colchicum*, welches ebenfalls zu den Liliaceen gehört und gleichfalls Protoveratrin und das chemisch verwandte Colchicin enthält.

Literatur

HAHNEMANN: Reine Arzneimittellehre, 3. Aufl., Bd. 3. HAHNEMANN hat in sein Symptomenverzeichnis Symptome GREDINGS an Kranken (Manikern, Melancholikern, Epileptikern), denen zu Heilzwecken Veratrum verabfolgt worden war, aufgenommen; diese Symptome blieben hier unberücksichtigt.
BUCHNER: Allg. homöop. Ztg., Bd. 24 u. Bd. 48.
LEMBKE: Allg. homöop. Ztg., Bd. 49.
SCHELLING: Allg. homöop. Ztg., Bd. 83 – Homöop. Vjschr., Bd. 6.
HUGHES: Cyclopaedia, Bd. IV.

Arzneimittelbild

Leitsymptome: *Kollaps mit kaltem Schweiß im Gesicht und am Körper, mit kalter und bläulichblasser Haut.*
Kältegefühl am ganzen Körper und einzelner Teile, trotzdem inneres Brennen und Durst auf viel kaltes Wasser.
Alle Absonderungen sind sehr reichlich: die kalten Schweiße, der Speichelfluß, das Erbrechen, die Harnabsonderung und die Durchfälle; dabei rasch fortschreitende Erschöpfung.
Aber auch Trockenheit mit Brennen in Nase, Mund, Rachen, mit heftigem Durst auf kaltes Wasser.
Wahnvorstellungen und heftige Delirien.
Koliken, Krämpfe der Glieder und konvulsivische Zuckungen begleiten die Beschwerden.

Verlangen zu liegen und Besserung dadurch.
⊙ *Verschlimmerung um 4 Uhr.*
Im allgemeinen Besserung durch Wärme; der Magen jedoch verlangt kalte Getränke, ⊙ *die jedoch verschlimmern.*
Besserung durch Niederliegen, schlimmer beim Aufrichten.
Verschlimmerung nach körperlicher und geistiger Anstrengung und nach Gemütserregung.
Verschlimmerung vor der Periode.

Allgemeines: Konvulsivische Zuckungen und Krämpfe, anfallsweise auftretende Schwäche, die zum Niederliegen zwingt, mit Ausbruch von kalten Schweißen. Schwäche wie von großer Hitze. Rapides Sinken der Kräfte. Facies hippocratica.

Geist und Gemüt: Drang und Lust zur Arbeit. Geschäftige Unruhe, nimmt vielerlei vor, wird aber gleich wieder überdrüssig. Überempfindlichkeit, erhöhte Geisteskraft.
Er ist übermunter, exzentrisch ausgelassen. Leichtes Delirium.

Manische und depressive Gemütsleiden, Puerperale Manie, Religiöse Manie, Arteriosklerotische Demenz.

Ärgerliche Gereiztheit. Ständiges Rasen, kann kaum zurückgehalten werden. Er redet nicht, außer wenn er gereizt wird, dann schimpft er. Bricht bei der geringsten Veranlassung in Ärger aus, dabei Ängstlichkeit und Herzklopfen.
Furcht; Mutlosigkeit; Verzweiflung.
Melancholie, mit Frost, als wenn er mit kaltem Wasser überschüttet würde, und öfterer Brecherlichkeit.
Niedergeschlagenheit mit unwillkürlichem Weinen.
Über das eingebildete Unglück ist sie untröstlich, läuft heulend und schreiend in der Stube herum oder sitzt jammernd und untröstlich weinend in einem Winkel.
⊙ Religiöse Manie. Angst, wie von bösem Gewissen, als wenn er etwas Böses begangen hätte; oder als wenn ihm etwas Schlimmes bevorstünde. Traurig und verstimmt, redet kein Wort; jedes Wort, das er reden muß, ärgert ihn.
Verlust des Gedächtnisses. Die Gedanken verlassen ihn. Große Schwäche nach seelischer Erregung. Alle Arbeit macht ihn verdrießlich.
⊙ Geschlechtliche Erregung, verliebtes Gebaren, schamlose Redensarten, will alle küssen. ⊙ Manische

Zustände bei Ausbleiben der Periode oder vor dem Eintritt der Periode.

Schlaf: Schläfrigkeit. Schläft beim Sprechen und Reden ein. – Ruheloser Schlaf. Schlaflosigkeit. Schwere, wirre, angstvolle Träume.

Migräne

Kopf: Schwindel mit Vergehen der Augen und kaltem Schweiß. Schwerer, voller Kopf, schlimmer beim Bücken. Kopfschmerzen vor und während der Regel. Heftiger Kopfschmerz, verbunden mit Harnflut. Gefühl, als bliese ein kalter Wind durch den Kopf. ⊙ Gefühl von Kälte wie Eis auf dem Scheitel.

Augen: Sehstörungen, Doppeltsehen, Funken vor den Augen. Brennen und Röte der Augen mit heftigen Tränen, oder Trockenheit der Augen. Pupillen erweitert oder enggestellt.

Gesicht: Hitze und Röte des Gesichts oder bläuliche Blässe und kalter Schweiß auf der Stirne. Eingefallenes Gesicht mit ängstlichem Ausdruck.

Bronchitis der Kinder und alten Leute.

Drohender Kollaps bei Infektionskrankheiten und bei akuten Erkrankungen des Herzens.
Orthostatische Regulationsstörung.
Hypotonie mit Kollaps.
Herzinfarkt.

Atmungsorgane: Wäßriger, reichlicher Schnupfen; Nase innerlich trocken wie von Straßenstaub. Nasenbluten. Hohler, krampfhafter Husten mit blauem Gesicht und unwillkürlichem Harnabgang.
Kitzel im Hals oder tief unter dem Sternum ruft Husten hervor. Husten, der vom Bauch zu kommen scheint, ⊙ Husten schlimmer bei Eintritt in ein warmes Zimmer, schlimmer durch Kalttrinken.
Zusammenschnüren des Halses und der Brust zum Ersticken, große Atemnot. Kratzen im Hals und Brennen; Stimme schwach.

Herz und Kreislauf: Heftiges Herzklopfen, daß die Rippen gehoben werden. Puls sehr rasch, aber schwach und kaum fühlbar; oder sehr verlangsamter Puls. Nägel blau und kalt.
Schwächeanfälle bei Aufstehen und Aufsitzen, besser im Liegen, mit Schüttelfrost und kaltem Schweiß. Große Schwäche, wie bei großer Hitze.

Akuter Brechdurchfall,
Cholera und Cholera nostras.
Ruhr, Paratyphus.
Typhus.

Verdauungsorgane: Brennen des Mundes und der Zunge mit Trockenheit und großem Durst nach kaltem Wasser, oder ausgesprochener Speichelfluß; oder Kältegefühl im Mund wie nach Pfefferminz. Zunge kalt. Galliger Geschmack. Musculus masseter verkrampft.

Speisevergiftungen.
Chron. Gastritis und Gastroenteritis (Elendigkeits- und Leeregefühl im Magen trotz viel Essens und Trinkens, Bedürfnis zu liegen, Schwäche mit kaltem Schweiß).

Krampfhafter Schluckauf. Übelkeit und Hunger zugleich. Große Übelkeit mit reichlichem Erbrechen von Speisen, saurem Schleim, Galle oder Blut, dabei verfallenes Gesicht mit kaltem Schweiß, bei raschem Körperverfall. Heftiges, langanhaltendes und überaus reichliches Erbrechen; grünliches Erbrechen. Er ißt viel, klagt aber trotzdem über Hunger und Leere im Magen. Schmerzen im Magen wie bei Heißhunger. Dabei große Schwäche und Elendigkeit, die ihn zum Liegen zwingt.

Brennen im Leib mit Durst auf viel kaltes Wasser in großen Schlucken; Verlangen nach Obst und Saurem, nach kalten Speisen, um zu kühlen; ⊙ jedoch Verschlimmerung dadurch. Widerwille gegen warme Speisen.

Durchfall und Erbrechen mit schneidenden Blähungskoliken, wie mit Messern, und Brennen im Bauch, besonders vor dem Stuhl. Durchfälle sehr reichlich, mit Schleim oder Blut, wie Cholera, geruchlos. Unwillkürlicher Abgang des Stuhls, besonders nach Schreck und anderen Gemütserregungen. Dabei Kollapsgefühl und Muskelkrämpfe in den Waden. Reiswasserähnliche oder grüne Durchfälle.

Ileus, Obstipation infolge Atonie des Rektums.

Verstopfung mit großen und dunklen Kotballen, ohne Drang. Beim Stuhl kalter Schweiß, Erschöpfung und Ohnmacht.

Menorrhagie, Dysmenorrhö mit Krämpfen, Neigung zu Ohnmacht,
kalten Schweißen und Schüttelfrost.

Weibliche Geschlechtsorgane: Regel viel zu früh, sehr reichlich. Nasenbluten vor der Regel verschwindet. ⊙ Manische Zustände vor der Regel.

Neuralgien,
Muskelrheumatismus.
Bei Rückenmarksleiden mit Spasmen wie Multipler Sklerose, und Thomsenscher Krankheit.
Ischias, Wadenkrämpfe.

Glieder, Muskulatur und periphere Nerven: Rücken- und Kreuzschmerzen, Gliederschmerzen, wie zerschlagen, wie lahm und steif, mit krampfartigem Spannen und Ziehen, Taubheit und Gefühllosigkeit, blitzartiges Durchschießen in den Muskeln, Gefühl wie elektrischer Schlag.

Fieber bei Infektionskrankheiten,
mit Schüttelfrösten und Kreislaufkollaps.

Bewegungen sind verlangsamt. Rhythmisches Zucken in den Muskeln. Muskelkrämpfe, besonders in den Waden. Lähmungsartige Schwäche.

Wärmeregulation: Kältegefühle äußerlich und an den inneren Organen und Frösteln sind reichlich vorhanden zusammen mit ohnmachtartigem Zustand und kaltem Schweiß. Wo Hitze angegeben wird, ist diese oft unterbrochen durch Frieren und Frösteln. Heftiger Durst auf kalte Getränke infolge innerlichen Brennens auch beim Frieren. Kalter Schweiß begleitet viele der Erscheinungen.

Dosierung

Bei akuten Fällen D 3 bis D 6; auch noch niedrigere Verdünnungen wurden bei Cholera gebraucht. Bei dem sehr akuten Charakter der Krankheitszustände sind die Gaben unter Umständen häufig zu wiederholen, um nach Abflauen sofort seltener gegeben zu werden.
Bei **Gemütskrankheiten,** wobei Veratrum sehr zu empfehlen ist, habe ich D 6 bis D 12 2mal täglich, auch Hochpotenzen in einzelnen Gaben, mit Erfolg verwendet. HAHNEMANN hat die C 6 empfohlen.

Vergleichsmittel

Kollapszustände mit Angst und kalten Schauern: *Aconitum;*
Kollapszustände und Herzbeschwerden, Verschlimmerung durch Schlaf, Verschlimmerung durch Wärme: *Lachesis.*
Kollaps mit kaltem Schweiß und Übelkeit zum Sterben; Besserung durch Stuhl und Erbrechen. Choleraartige Durchfälle, will den Leib nicht bedeckt haben trotz Kälte: *Tabacum.*
Kollaps mit Kälte, Erbrechen und wenig Durchfall: *Camphora.*
Eisige Kälte, Zyanose, Kollaps, kalte Extremitäten infolge langwieriger erschöpfender Krankheiten (Pneumonie, Typhus und dergleichen): *Carbo vegetabilis.*
Kälte und Zyanose und Kollaps, besonders aber kolikartige Krämpfe beim Durchfall: *Cuprum.*
Durchfall mit innerem Brennen und Kälte der Haut, erträgt aber trotzdem keine Bedeckung: *Secale.*
Verschlimmerung durch Speisegerüche: *Colchicum, Arsen.*
Durchfall mit großer Schwäche, Verschlimmerung nach Mitternacht, rapides Sinken der Kräfte, Erschöpfung nach dem Stuhl, unstillbarer Durst, nimmt aber nur kleine Schlücke: *Arsen.*
Maniakalische Zustände, lüsternes Verhalten: *Hyoscyamus* und *Stramonium.*

Verzweiflung. Fürchtet um sein Seelenheil: *Sulfur*.
Puerperale Manie. Klimakterische Manie: *Cimicifuga*.

Antidote

(nach HAHNEMANN)

Starker Bohnenkaffee und *Kampfer* (jählinge, schlimme Zufälle).
Angstzustände und Kollaps: *Aconitum*.
Drückendes Kopfweh mit Körperkälte und unbesinnlichem Schlummer: *Kampfer*.

Beispiel

Alterspsychose mit schweren Verwirrungszuständen und völliger Schlaflosigkeit

Bei einem 73jährigen pensionierten Pfarrer trat im Anschluß an ein schweres Magenleiden mit reichlichen Magenblutungen (röntgenologisch war nur eine Gastritis festzustellen) eine Alterspsychose mit schweren Verwirrungszuständen und völliger Schlaflosigkeit auf, die sein Verbringen in eine Heilanstalt für Geisteskranke dringend nötig gemacht hätte; doch wurde dieser von mir wiederholt geforderte Schritt von den Angehörigen abgelehnt, obwohl dieselben durch die nächtliche Unruhe des Kranken beinahe aufgerieben wurden. Meine Behandlung schien völlig aussichtslos zu sein. Ich meinte die Psychose durch Bekämpfung der auf 29% Hämoglobin stehenden Anämie bekämpfen zu müssen. Dies wollte aber nicht gelingen. Selbst eine Bluttransfusion von 400 g brachte keine Besserung des Nervenzustandes und nur eine unwesentliche Besserung des Hämoglobins. Alle Beruhigungs- und Schlafmittel nützten nichts, außer *Morphium*, von dem täglich Gebrauch gemacht werden mußte.
Schließlich machte ich einen Versuch mit Veratrum album D 12, nachdem *Zincum*, *Arsenicum* und andere keine Wirkung hervorgerufen hatten. Damit stellte sich langsam, aber stetig zunehmend, eine Beruhigung des Kranken ein, der nun seine Nachtruhe fand und auch alle noch übriggebliebenen Magenbeschwerden verlor. Es war zu seiner Herstellung kein anderes Mittel mehr notwendig, auch die Anämie behob sich im Laufe von 2 bis 3 Monaten völlig, nachdem eine Beruhigung und Kräftigung der Nerven eingetreten und der Schlaf zurückgekehrt war.
Die Delirien waren ängstlicher Art gewesen und hatten sich mit seinen früheren Berufspflichten befaßt. Er stand zum Beispiel nachts auf, um ein Begräbnis abzuhalten, war aber nicht imstande, sich richtig anzukleiden, derart, daß er die Kleidungsstücke verwechselte und bald auch nicht mehr wußte, was er überhaupt wollte. Auch sah er frühere weltanschauliche Gegner vor sich und bemühte sich ständig, diese zu überzeugen, wobei sich aber stets seine Gedanken völlig verwirrten. Das Gedächtnis war für die Ereignisse der jüngst vergangenen Zeit ganz aufgehoben, auch für die frühere Zeit unsicher. Hervorstechend war neben der geistigen auch die körperliche Unruhe, die ihn trieb, Bett und Zimmer immer wieder zu verlassen. Als der Kranke den Eindruck erweckte, daß er seine normale geistige Tätigkeit wiedergewonnen hatte, wurde Veratrum abgesetzt. Doch stellten sich dann im Laufe von etwa 2 Wochen Schlaflosigkeit und Andeutung seiner schon überwundenen Verwirrung ein, so daß Veratrum wieder eingesetzt wurde. Damit hat er sich wieder erholt, und es fehlt nicht mehr viel zu seiner früheren geistigen Frische. Der körperliche Zustand hat sich sogar über den Zustand vor seiner Erkrankung erhoben. – Die verwendete Verdünnung war D 12, die Gabenwiederholung 2mal täglich 5 Tropfen. [*Beobachtung des Verfassers*]

Veratrum viride

Herkunft des Mittels

Veratrum viride, Grüne Nieswurz (Fam. nat. Liliaceae), wächst in den Vereinigten Staaten auf feuchten Wiesen und seichten Gründen. Der verwendete Bestandteil ist die Wurzel, die im Herbst nach dem Absterben der Blätter geerntet wird.

Wirkung

Wie bei *Veratrum album* beruht die Wirkung hauptsächlich auf dem Alkaloid Protoveratrin; infolgedessen fällt seine Wirkung weitgehend mit derjenigen von *Veratrum album* zusammen.

Es besteht eine ausgesprochene Beziehung zum vegetativen Nervensystem, insbesondere zum Vagus. Es tritt starke Übelkeit auf mit Erbrechen sowie eine Verlangsamung des Pulses. HALE, der die Prüfung am Gesunden vorgenommen hat, erwähnt eine Herabsetzung der Pulszahl von 68 auf 24 am Gesunden und von 140 auf 33 bei Fieberkranken. Desgleichen wird die Zahl der Atemzüge von 18 auf 12 beim Gesunden, von 40 auf 12 bei Pneumonie herabgesetzt. Der Puls ist dabei eher weich und schwach als hart. Diese Primärwirkung auf den Kreislauf ist verbunden mit aktiver Kongestion heftiger Art zu Kopf und Brust. In der Folge als sekundäre Phase wird ein schneller, schwacher Puls und kollapsartiger Zustand mit Zyanose und kalten Schweißen hervorgerufen. Der anfänglich erhöhte Blutdruck senkt sich in seinem systolischen und diastolischen Anteil erheblich. Von dieser Senkung des Blutdrucks wurde von Allopathen bei Nephritis, bei arteriosklerotischem Hochdruck und bei Blei-Vergiftung Gebrauch gemacht. Auch in neuerer Zeit wurde Protoveratrin gegen Hypertonie wieder angewendet. Es hat sich dabei jedoch gezeigt, daß man mit den dabei notwendigen starken Gaben der Möglichkeit des Kreislaufkollapses naherückt. Infolge der Herabsetzung der Puls- und Atemfrequenz wurde der grüne Germer bei den Ärzten der verschiedenen Richtungen, wie NASH berichtet, bei **Pneumonien** verwendet. Auch NASH „glaubte in diesem Mittel eine Perle gefunden zu haben. Aber eines Tages ließ ich einen Patienten, der sich bei einem akuten und heftigen Anfall von Lungenentzündung durch dieses Mittel gebessert hatte, einige Stunden ohne meine Aufsicht und fand ihn bei meiner Rückkehr tot. Darauf achtete ich auf andere mit diesem Mittel Behandelte und fand von Zeit zu Zeit Patienten mit Lungenentzündung, die nach angeblicher Besserung plötzlich gestorben waren", so berichtet NASH in „Leitsymptome". Welche Dosen bei diesen Kuren verwendet wurden, geht aus einer Bemerkung HALES hervor, der bei puerperalen Konvulsionen 10 bis 30 Tropfen Ø jede Stunde nennt.

Am Gehirn wurde bei Tieren an der weißen und grauen Gehirnsubstanz eine starke Kapillarkongestion, und zwar am Kleinhirn und der Brücke mehr als am Großhirn, festgestellt. Die Anwendung bei **entzündlichen und kongestiven Zuständen des Gehirns** ist also wohl begründet. Auch bei **Chorea minor** werden guten Erfolge berichtet.

Eine besondere Domäne des Mittels stellen **Fieberzustände mit starker Temperatursteigerung und heftigen aktiven Kongestionen,** besonders zum Kopf und zur Brust, dar. Oft hat das Fieber einen unregelmäßigen Verlauf, der Puls ist voll, neigt jedoch eher zu Schwäche. Zum Teil wird auch ein harter Puls genannt. Von *Aconitum* unterscheidet sich das Veratrum-Fieber durch das Fehlen oder einen geringeren Grad von Angst. Man hat Veratrum viride bei Fieber als eine Vereinigung von *Aconitum* und *Belladonna* bezeichnet. Fieberzustände mit Neigung zu Kreislaufkollaps mit großer

Übelkeit und kalten Schweißen, mit Frösteln und Schüttelfrösten sind in der Prüfung ebenfalls vorgezeichnet. Man gebraucht Veratrum besonders bei **Sepsis einschließlich Puerperalfieber, Erysipel, Gelenkrheumatismus, Meningitis** und **Enzephalitis,** bei **Herzentzündungen** und bei **Pneumonie.** Bei letzterer soll es die Krankheit öfters kupiert haben. Krämpfe und Delirien sprechen für die Wahl. Zum Unterschied von *Veratrum album* ist das kongestive Stadium wesentlich betonter, wie sich aus der praktischen Arbeit an akuten Fiebern ergeben hat. Die Neigung zu Kollaps ist als Sekundärstadium zu betrachten, das dem kongestiven Stadium folgt.
Das ganze Arzneimittelbild weist auf schwere Infektionen mit Kreislaufversagen hin – Zustände, bei denen oft die moderne Therapie mit Sulfonamiden und Antibioticis nicht außer acht gelassen werden kann.
Das Mittel ist durch die modernen Antibiotika weitgehend verdrängt worden.

Arzneimittelbild

Leitsymptome: *Starkes Fieber mit vollem Puls und heftigen aktiven Kongestionen, oder mit Neigung zu Kreislaufkollaps.* ⨀ *Nach* NASH *alle Fieber mit vollem raschem und hartem Puls sowie Neigung zu Kongestionen und Spasmen.*
Höchster Grad von Schwäche; Anfälle von Kreislaufschwäche mit Zyanose und kalten Schweißen.
Senkung des systolischen und diastolischen Blutdrucks, Verlangsamung des Pulses, oder Beschleunigung.
Gelb belegte Zunge mit rotem Streifen in der Mitte.
Übelkeit mit Erbrechen begleitet die meisten Erscheinungen.
Verschlimmerung durch Bewegung und Aufrichten.
Besserung im Liegen.

Allgemeines: Schwach und elend zum Sterben. Kollaps und Vergehen des Gesichts beim Aufrichten; muß sich flach legen.

Geist und Gemüt: Delirien mit streitlustigem Wesen, oder auch heitere Delirien. Große Angst vor dem Tode. Doch nimmt die Angst nicht den Grad wie bei *Aconitum* an.

Sonnenstich, **Meningitis,** Enzephalitis.

Kopf: Heißer Kopf, blaurotes Gesicht und dumpfe Kopfschmerzen; oder blasses, eingefallenes Gesicht, Facies hippocratica. Zuckungen und krampfhafte Verzerrungen des Gesichts. Opisthotonus.

Pneumonie

Atmungsorgane: Schnupfen, krampfhafter Kitzelhusten. Krampfhafte Atmung zum Ersticken. Trockenheit im Hals. Heftige Kongestion zur Lunge. Die Atemfrequenz fällt von 18 auf 12 bei Gesunden und von 40 auf 12 bei Pneumonie.

Akute Herzentzündung.
Kreislaufkollaps.
Anfall von Bradykardie.
Sepsis.

Herz und Kreislauf: Erhebliche Herabsetzung des Blutdrucks. Schwächeanfälle und Kollaps, besonders beim Aufrichten und Gehen, besser beim Liegen. Fühlt sich sterbensschwach. Der Puls wird sehr verlangsamt, auf 35–40, ja selbst 24 Schläge in der Minute. Brennen und Weh am Herzen.

Globus, Ösophagitis.
Singultus.

Verdauungsorgane: Übermäßiger Appetit morgens beim Erwachen, durstig. Zunge gelb belegt mit rotem Streifen in der Mitte. Kiefermuskeln steif, so daß er nichts in den Mund bringen kann. Trockene Lippen und dicker Schleim im Mund, oder Speichelfluß. Bitterer Geschmack im Mund.
Kann nicht schlucken wegen Krampfes der Speiseröhre, Globusgefühl. Heftiger Schluckauf mit schmerzhaftem Krampf in der Speiseröhre.

Gastroenteritis acuta et chronica, Typhus, Cholera.

Übelkeit und Erbrechen von Speisen, später von Schleim, Galle und Blut. Schmerzhafte Krämpfe im Magen. Viel Blähungen und Kolikschmerzen.
Durchfall mit heftigen Leibschmerzen zuvor, nachher Tenesmus. Choleraartige Zustände.

Zerebrale und spinale Erkrankungen mit Spasmen.
Akuter **Gelenkrheumatismus.**
Hyperpyretischer Gelenkrheumatismus.
Chorea minor.

Glieder, Muskulatur und periphere Nerven: Steifigkeit und Verkrampfung der Muskeln, oder lähmungsartige Schwäche; befallen werden vor allem die Muskeln, die zuvor angestrengt worden waren. Krämpfe in den Gliedern und blitzartige Stöße von großer Heftigkeit. Die Nackenmuskeln schmerzen so, daß er kaum den Kopf halten kann. Opisthotonus.

Erysipelas

Haut: Die Berührung der Kleider belästigt sehr, kann deshalb nicht still halten. Heftiges Hautjucken.

Fieber mit aktiven Kongestionen.
Fieber mit viel Frösteln, Schüttelfrost, kaltem Schweiß, Übelkeit und Kreislaufkollaps.

Wärmeregulation: Viel Frösteln und Schaudern und Kältegefühl am ganzen Körper. Kalte Haut, bedeckt mit klebrigem Schweiß; Haut wie gebadet in kaltem Schweiß. Heftiger Schweiß bei Kälte der Haut. Hitze des Körpers mit kaltem Schweiß an der Stirne. Hitze gefolgt von Eiseskälte.

Dosierung

Meist werden D 1 bis D 6 verwendet, zum Abfangen akuter Entzündungen werden die niederen Potenzen einschließlich der Tinktur gebraucht. Nach dem dabei öfters zu beobachtenden kritischen Temperaturabfall ist das Mittel sofort abzusetzen, um einen möglichen Kollaps zu verhüten.

Vergleichsmittel

Hochfieberhafte Infektionen mit Kreislaufversagen: *Aconitum, Baptisia, Lachesis, Crotalus, Pyrogenium.*
Kongestive Kopf- und Gehirnaffektionen: *Apis, Belladonna, Gelsemium, Glonoinum, Sanguinaria, Acidum hydrocyanicum.*
Akute Endokarditis: *Aconitum, Colchicum, Kalmia, Spigelia, Spongia, Kalium carbonicum.*
Bei Typhus abdominalis Kombination mit *Bryonia* und *Baptisia* empfohlen (berichtet von HOCHSTETTER, XXVIII. Intern. Kongreß, Wien 1973, S. 218).

Verbascum thapsiforme

Herkunft des Mittels

Verbascum thapsiforme, die Wollblume oder großblumige Königskerze (Fam. nat. Scrophulariaceae), wächst in ganz Europa. Verwendung findet das zu Beginn der Blüte gesammelte Kraut ohne Stengel. Das Kraut enthält reichlich Schleimstoffe, Saponine, Aucubin, Ascorbinsäure und Flavone.

Wirkung

Ihre Wirkung beruht hauptsächlich auf dem reichen Gehalt an Saponinen, Schleimstoffen, ferner gelben Farbstoffen. Als Volksmittel gebraucht gegen Husten, Hämorrhoiden, Afterjucken, Durchfall, Harnbeschwerden einschließlich Bettnässen. Eine beliebte Form ist ein Ansatz der Blüten mit Olivenöl, der 4 Wochen der Sonne ausgesetzt wird. Dieses Öl wird äußerlich angewendet bei Gehörgangsentzündung, Ohrfurunkel, Gehörgangsekzem, chronischer Mittelohreiterung. Bei akuter Mittelohrentzündung ist der Erfolg umstritten.

Anwendung

Ihre Verwendung erstreckt sich auf die Behandlung von **Katarrhen** der Bronchien und dergleichen als Expektorans (ist in Species pectorales enthalten) und auf **Neuralgien,** hauptsächlich im Trigeminusgebiet.

Literatur

Die Arzneimittelprüfung HAHNEMANNs findet sich in HAHNEMANNs „Reiner Arzneimittellehre", Bd. V, ebenso bei ALLEN und bei HUGHES.
ANSCHUTZ: New, Old and Forgotten Remedies, Mullein Oil, S. 375.
Mullein-Öl wird aus *Verbascum thapsus* gewonnen.

Arzneimittelbild

Trigeminusneuralgie

Kopf und Gesicht: Zermalmendes Gefühl im Kiefergelenk, als ob beide Kiefergelenke mit Zangen zusammengequetscht würden. Scharfe Stiche in der Schläfengegend und dem Stirnhöcker, intermittierend auftretend. Heftiger, drückender Schmerz in der Gegend des Oberkiefers, der Wange und des Unterkiefers, schlimmer durch kalte Luft.

Ohrschmerzen

Ohr: Ziehende Schmerzen im inneren Ohr, Gefühl, als würde das Ohr nach innen gezogen. Taubheitsgefühl und Empfindung, als seien die Ohren verstopft.

Laryngitis

Atmungsorgane: Heiserkeit durch lautes Reden. ⊙ Heiserkeit mit Baßstimme (Basso profundo) (STIEGELE). Nase wie verstopft. ⊙ Hohler Husten mit heiserem, tiefem Klang wie mit einer Trompete (NASH).

Verdauungsorgane: Uncharakteristische Reizung der Schleimhäute des Verdauungskanals.

Enuresis, Husten mit Harninkontinenz.
Neuralgien.

Harnorgane: Häufiger Harndrang und vermehrter Harnabgang.

Glieder, periphere Nerven: Rheumatoide Schmerzen in allen Teilen. Lähmige Schmerzen. Krampfartiger Schmerz in den Muskeln der Hüfte. Plötzliche Schmerzen im Bein. Krampfartiger Druck auf den Fußsohlen. Taubheitsgefühl und Gefühllosigkeit im Daumen (bei äußerer Anwendung).

Dosierung

D 1 bis D 3; auch Tinktur. Äußerlich gegen **Neuralgien** und **Ohrschmerzen** als Tinktur. A. STIEGELE hat Verbascum gegen Enuresis geschätzt, desgleichen gegen Trigeminusneuralgie und gegen hohlklingenden Husten ,,wie aus einem alten Hafen".

Viburnum opulus

Herkunft des Mittels

Viburnum opulus, der Wasserschneeball (Fam. nat. Caprifoliaceae), ein in Europa, dem westlichen und nördlichen Asien weitverbreiteter Strauch. Es wird die frische Rinde verwendet.

Eine in den Gärten kultivierte Spielart ist der Gartenschneeball, welcher in seinem kugeligen Blütenstand nur noch unfruchtbare Scheinblüten trägt.
Eine Verwandte ist das in Nordamerika wachsende *Viburnum prunifolium*, welches bei ganz entsprechenden Indikationen Verwendung findet, nämlich **spastische Dysmenorrhö, nervöse Graviditätsbeschwerden** und klimakterische Störungen. Zur Tinktur verwendet wird die frische, im Herbst gesammelte Rinde der Zweige und jungen Stämme.

Hauptwirkung

Viburnum prunifolium wirkt beim Meerschweinchen spasmenlösend, nach intravenöser Injektion erzeugt es durch periphere Gefäßkontraktion eine Steigerung des Blutdrucks. Bei größeren Dosen ergeben sich neben nervösen Funktionsabweichungen, wie Schwindel, Sprach-, Bewegungs- und Bewußtseinsstörungen, auch Übelkeit, Erbrechen und Magen-Darm-Katarrh. Viburnum opulus kann diesem gleichgestellt werden.
Nach GESSNER-ORZECHOWSKI (Die Gift- und Arzneipflanzen von Europa, 3. Aufl.) enthalten Rinde, Blatt und Frucht von Viburnum opulus den chemisch unerforschten „Bitterstoff" Viburnin, in Blatt und Rinde ein noch unbestimmtes, bei der Hydrolyse Valeriansäure abspaltendes Glykosid. – Die Tinktur besitzt einen unverkennbaren Geruch nach *Baldrian*, so daß man annehmen muß, daß die Baldriansäure an der Wirkung beteiligt ist. Viburnum ruft Enteritis hervor und kann beim Genuß der Beeren zu schweren Vergiftungen führen.
Auszüge von Viburnum opulus haben in Versuchen an Dünn- und Dickdarm sowie an der Gebärmutter bei einer Konzentration von $0{,}5 \cdot 10^{-5}$ bei Tierversuchen eine deutliche spasmolytische Wirkung ergeben. An isolierten Froschherzen wirken diese negativ inotrop und chronotrop (bei einer Konzentration von 10^{-5} bis 10^{-2}), das heißt im Sinne einer Herabsetzung der Kontraktilität und der Reizerzeugung.
H. UNGER faßt seine an 74 Fällen von Dysmenorrhö gewonnenen Erfahrungen folgendermaßen zusammen:
1. Anfallsartiger pelviner **Krampfschmerz** (pelvine Migräne) vor der Menstruation unter dem Bilde der Dysmenorrhö.
2. Durch Krampfschmerz verzögerte, spärliche Menstruation mit intermittierendem Blutabgang. Menstrualblut klumpig und oft mit schleimigen Membranen durchsetzt. Infolge rezidivierender Menstrualkoliken künstlich **verlängerte Menstruation.**
3. Ausbreitung des Krampfschmerzes auf die Nachbarorgane: Dickdarm (**spastische Obstipation**), Harnleiter (**Ureterkoliken**) **vasomotorische Krämpfe in den Oberschenkeln** und Waden.
4. **Vasomotorisches Herzsyndrom** im Sinne von Pulsverlangsamung. Verminderung der Herzschlagfolge mit hypotonischer Kreislaufdysregulation und Neigung zu Kollaps.
5. **Motorische Unruhe** infolge subkortikaler Erregung und zugleich mit der Modalität: vorübergehende Besserung durch Herumgehen.
6. Häufig **konstitutionelle Hypoplasie mit Enteroptose und Hypotonie** sowie zu-

letzt **konstitutionelle Disposition zu allergischer Diathese** (Migräne, Bronchialasthma, spastische Obstipation usw.).
Optimale Wirkungsdosis D 2 und D 3.

Literatur

UNGER: Viburnum opulus als individuelles Therapeutikum bei der pelvinen Migräne (Allg. homöop. Ztg. 206 [1961]: 522).
HUGHES: Cyclopaedia, Bd. IV.
ALLEN: Transact. Amer. Inst. Homoeop. 1881. Dort werden Prüfungen an 19 Personen, darunter 8 Frauen, aufgezählt, die meist mit der Tinktur und D 1 vorgenommen wurden. Alle beteiligten Frauen berichteten über Schmerzen im Genitale.

Arzneimittelprüfung

Bei der Arzneimittelprüfung am Gesunden tritt die Beziehung zu Spasmen, besonders am weiblichen Genitale und am Gefäßsystem, und zu Neuralgien an irgendwelchen Organen, oft mit nervösem Einschlag, sehr deutlich zutage. Der Einfluß auf die Gefäße zeigt sich an den kongestiven Kopfschmerzen sowie der Besserung bei Bewegung im Freien. Eine organotrope Beziehung zu den Ovarien läßt sich an den Regelstörungen mit verfrühter oder verspäteter Regel erkennen. Das Mittel leitet also in doppelter Hinsicht zum weiblichen Genitale hin: durch Spasmen und durch direkten Einfluß auf die Funktion der Ovarien.

Arzneimittelbild

Leitsymptome: *Krampfartige Dysmenorrhö mit nervöser Reizbarkeit. Besserung bei Bewegung und im Freien.*

Geist und Gemüt: Verwirrt und unfähig, sich zu konzentrieren. Benommenheit der Gedanken. – Außerordentliche Anregung der geistigen Leistungsfähigkeit. Eine harte Tagesarbeit scheint ihm wie nichts.

Kopf: Dumpfer, schwerer Kopfschmerz, meistens über den Augen, mit feuerrotem Gesicht, schlimmer beim Husten und Bewegen des Kopfes (Schütteln, Niederbücken, falscher Tritt, Husten). Linksseitiger Kopfschmerz. Schwere über den Augen und den Augäpfeln. Die Augen brennen und tränen. Scharfe zukkende Schmerzen in den Ohren wie von einem Messer.

Verdauungsorgane: Tödliche Übelkeit im Magen bei Nacht, schlimmer bei der geringsten Bewegung. Übelkeit besser durch Essen, nachher aber sofort wieder einsetzend. Heftige Leibschmerzen, besser durch Herumgehen und durch harten Druck, schlimmer beim Linksliegen. Krampfartige Schmerzen im Unterbauch, beinahe unerträglich heftig, plötzlich und mit furchtbarer Heftigkeit auftretend. – Harter, trockener Stuhl, auch wäßriger Durchfall, begleitet von Frost und kalten Schweißen auf der Stirn. Verstopfung mit blutenden Hämorrhoiden und Zusammenschnüren im Rektum und After.

Geschlechtsorgane: Männer: Heftiger Schmerz und Schwellung des Nebenhodens der linken Seite (bei einem Prüfer, der bei Kälte oder Anstrengung dazu geneigt war). Unwillkürlicher Samenerguß.

Dysmenorrhö mit ausstrahlenden Schmerzen. Falsche Wehen vor der Geburt.
Schmerzhafte Nachwehen.
Drohender Abort.
Oligomenorrhö.
Fluor.

Frauen: Heftige herunterziehende Schmerzen in Rücken, Lenden und Unterbauch, wie wenn die Regel eintreten wollte, besser in der frischen Luft und beim Umhergehen. Scharfe, herunterziehende Schmerzen wie bei der Periode, mit ziehenden Schmerzen in den vorderen Muskeln der Schenkel, gelegentlich mit scharfen ziehenden Schmerzen über den Eierstöcken, mit großer Nervosität, kann nicht sitzen oder still liegen vor Schmerzen. Wäßriger Durchfall während der Periode. – Die Periode setzte 2 Wochen zu früh ein, die Blutung dauert 2 Tage lang mit Krampfschmerzen und großer nervöser Ruhelosigkeit.
Die Regel verzögerte sich 10 Tage, die Blutung war scharf, dünn, hellrot und dauerte nur einige Stunden; sie war begleitet von einem Gefühl von Delirium, muß niederliegen. Schwindel beim Aufsitzen.
Weißfluß dünn, gelbweiß, für 2 Tage, auf die Regel folgend.
Während der Periode alle 1 bis 2 Stunden Entleerung von großen Mengen hellen Urins.

Dosierung

Ø bis D 1 bis D 3, 3mal täglich, etwa 5 Tage vor der Regel beginnend, während der Krämpfe auch noch öfter. Bei Fluor 2mal täglich.
Unger betrachtet D 2 bis D 3 als Dosis optimal; er gibt während des Regelkrampfes 6- bis 8mal 5 Tropfen; in extremen Fällen $1/2$- bis 1stündlich 5 Tropfen, bis der Schmerzanfall abgeklungen ist.

Vergleichsmittel

In Intervallen auftretende Krämpfe, mit heftigem Abwärtsdrängen. Blutung heiß, hellrot, übelriechend. Kongestionen zum Kopf: *Belladonna.*

Unerträglichkeit der Schmerzen, verzweifeltes Gebaren; launisch, ärgerlich, explosiv: *Chamomilla.*
Nervöse Frauen voller Angst und Verzweiflung. Vor der Periode Neuralgien und Rheumaschmerzen, die sich mit Eintritt der Periode bessern. Krämpfe in der Gebärmutter während der Periode. Periode zu früh und zu stark, oder selten und spärlich: *Cimicifuga.*
Krämpfe erstrecken sich auf die Gliedmaßen, sie beginnen mit Zuckungen der Finger und Zehen: *Cuprum.*
Krampfwehen mit herabdrängenden Schmerzen: *Caulophyllum.*
Besserung der Krämpfe durch Zusammenkrümmen und Hitzeanwendung: *Magnesium phosphoricum* oder *Magnesium carbonicum, Colocynthis.*
Regelkrämpfe bei zu früher und zu starker Periode, bei ungeduldigen, ausfälligen Frauen. Bei der Periode Verstopfung mit vergeblichem Drang oder beschleunigter Stuhl: *Nux vomica.*
Heftige Gebärmutterkrämpfe mit verfrühter oder verspäteter Periode: *Xanthoxylum.*
Menorrhagie mit Rückenschmerzen und wehenartigen Krämpfen. Periode zu früh, zu stark, hellrot: *Sabina.*
Weinerliches Gemüt; späte, schwache Menses. Besserung durch Bewegung im Freien. Verschlimmerung durch kalte Füße: *Pulsatilla.*
Heftige blaurote Kongestion zum Kopf. Krämpfe sofort besser durch Eintritt der Periode: *Lachesis.*
Gebärmutterkrämpfe, dabei Benommenheit des Kopfes, Schläfrigkeit mit heißem, rotem, schmerzhaftem Kopf: *Gelsemium.*

Vinca

Herkunft des Mittels

Vinca minor, das Immergrün (Fam. nat. Apocynaceae). Verwendet wird die frische zu Beginn der Blüte gesammelte Pflanze.
Inhaltsstoffe: In neuerer Zeit wurden aus dieser Pflanze bisher 40 Alkaloide isoliert. Der Gesamtalkaloidgehalt im Kraut beträgt im Durchschnitt 0,28 %. Ein Hauptalkoloid ist Vincamin. Zwei weitere Alkaloide, das Vincristin und Vinblastin sollen nach neuerer Forschung onkolytisch wirken. Nach älteren Angaben ein Bitterstoff Vincin (Vincosid), Pektin, Carotin und Robinosid.

Pharmakologie

In Vinca minor wurde ein Alkaloid Vincamin festgestellt, das blutdrucksenkende Eigenschaften besitzt. Dieses ist chemisch und pharmakologisch verwandt mit den Rauwolfiaalkaloiden, speziell mit *Reserpin,* was im Hinblick auf die botanische Verwandtschaft interessant ist; beide Gattungen gehören der Familie der Apocynaceae an. Ferner wurde in ausländischen Arbeiten, besonders in Amerika, über eine zytostatische Wirkung der Vinca-Alkaloide, besonders der *Vinca rosea,* berichtet, die sich

mit der von *Colchicin* vergleichen läßt. Es wurde über völlige Remissionen bei Hodgkin, Monozytenleukämie, Hautkarzinom, über partielle Remissionen gelegentlich bei Lymphosarkom und Leukolymphosarkom bereichtet. Eine Heilung konnte zwar nicht erzielt werden, sondern diese Neoplasmen konnten nur aufgehalten werden. Die Erfolge werden durch die toxischen Nebenwirkungen eingeschränkt. (Nach einer persönlichen Mitteilung von Prof. Otto GESSNER.)
Die Wirkstoffe Vinblastin und Vincristin sollen nach neuen Angaben von HOPPE onkolytisch wirken. – Literatur bei NEUSS, N. et al. J. amer. chem. soc. 86 (1964), 1440; Ref. Pharm. Zhalle 104 (1965), Nr. 7.

Anwendung

In der Homöopathie wird es fast nur gegen **nässende Hautausschläge** verordnet. Die Prüfung ist jedoch unvollständig. Auch der Rachen und die Gaumenmandeln sind bevorzugt befallen. Von alters her wird es gegen Blutungen aller Art, wie Nasenbluten, Blutspeien, blutige Ruhr, Gebärmutterblutungen, gebraucht; bei der Prüfung wurden Nasenbluten und Uterusblutungen beobachtet. In der Volksmedizin gegen Diphtherie gebraucht.
In dem sehr alten, wohl fälschlicherweise dem ALBERTUS MAGNUS [1193–1280] zugeschriebenen „ausführlichen Kräuterbuch" findet sich folgende Beschreibung: „Die Blätter wirken blutreinigend, leicht purgierend und stärkend bei Durchfällen... Der Wein getrunken, in welchem das Kraut gesotten worden ist, hebt Abweichen und stillt die rote Ruhr. Das grüne Kraut gestoßen und auf den Kopf gelegt, stillt das Nasenbluten. Mit Wasser gesotten ist es ein vorzügliches Gurgelwasser gegen Halsbeschwerden aller Art. Wunden, mit einer Abkochung ausgewaschen und mit dem zerquetschten Kraut verbunden, heilen rasch."
J. SCHIER, der eine Nachprüfung an 8 Personen vorgenommen hat, konnte dadurch „nicht eine Erweiterung der Resultate der ersten Prüfung, sondern eine Vertiefung einzelner wichtiger Symptome" feststellen. Er „betont, daß die spezifische Verwandtschaft des Mittels zu den Schleimhäuten des Rachens, des Nasenrachenraums, der Nase und der Augen, ferner der Haut und zum Magen-Darm-Kanal, sowie zum Uterus durch unsere Versuche durchaus bestätigt wurde".

Literatur

SCHIER, J.: Allg. homöop. Ztg., Bd. 128.
NOACK u. TRINKS: Arzneimittellehre.
ROSENBERG: Arch. homöop. Heilk. 17, 2: 39.
ROSENBERG: Allg. homöop. Ztg. 17: 39.
SCHIER, J.: Zschr. Berl. Ver. homöop. Ärzte 1894: 162.

Arzneimittelbild

Gemüt: Gedrücktheit und ängstliche Verstimmung.

Augen und Ohren: Katarrhalische Erscheinungen.

(Rachenkatarrh und Kehlkopfkatarrh)

Luftwege: Stockschnupfen, Nasenbluten, Heiserkeit und Rauheit im Kehlkopf, Kitzel im Hals und krampfhafter Husten, Anfälle von Engbrüstigkeit mit Stechen.

(Stomatitis, Mandelentzündung)

Verdauungsorgane: Schwellung und Entzündung der Mundschleimhäute und der Lippen mit kleinen Geschwüren, Zahnschmerzen, Speichelfluß. Halsweh beim Schlingen, Trockenheit im Hals und Schluckreiz, Anschwellung der Gaumenmandeln mit Ungeschicklichkeit beim Schlucken. Erscheinungen von Magen- und Darmkatarrh, galliges Erbrechen.

Gebärmutterblutung

Harn- und Geschlechtsorgane: Verminderte Harnabsonderung, starke und lang anhaltende Regelblutung mit großer Schwäche.

Nässende Ekzeme, Milchschorf, Weichselzopf.

Haut: Heftiges Jucken überall, zum Kratzen nötigend. Die Haut rötet sich beim Reiben leicht und wird wund. Bläschen am Septum der Nase.

Dosierung

Üblich sind die D 1 bis D 6. Als Gurgelmittel nach SCHIER 1 Teil der Tinktur auf 100 oder mehr Teile Wasser.

Vergleichsmittel

Bei Hautausschlägen: *Hepar sulfuris, Mercurius, Mezereum, Oleander, Petroleum.*

Viola tricolor

Anwendung

Viola tricolor, Stiefmütterchen (Fam. nat. Violaceae), wurde als hervorragendes Blutreinigungsmittel gegen die verschiedensten Zustände gebraucht. Die Verwendung als harntreibendes Mittel und gegen **Hautausschläge**, besonders auch skrofulöser Natur, tritt aus dem vielfachen Gebrauch hervor. Es enthält unter anderem Saponine und Salizylsäuremethylester.

Literatur

STAPF: Arch. homöop. Heilk. 7, 2: 173; 8, 2: 182.
ALLEN: Encyclopedia, Bd. X.
HUGHES: Cyclopaedia, Bd. IV.

Arzneimittelbild

Geist und Gemüt: Traurige und verdrießliche Stimmung, Mangel an Arbeitslust.

Kreislauf und Wärmeregulation: Erhöhte Pulszahl, Frostschauer, fliegende Hitze, Nachtschweiße.

Verdauungsorgane: An Magen und Darm katarrhalische Beschwerden.

Harn- und Geschlechtsorgane: Harn sehr übelriechend wie Katzenharn, viel Harndrang, Harndrang mit reichlichem Harnabgang. Brennen in der Harnröhre beim Harnlassen.
Stiche in der Harnröhre, Vorhaut geschwollen, Jucken am Glied, Pollutionen. – Weißfluß.

Skrofulöse **Ekzeme**, trockene und nasse Ekzeme, Milchschorf, Impetigo, Pruritus vulvae.

Haut: Frieselausschlag über den ganzen Körper, Pusteln mit Krustenbildung und Papeln, besonders das Gesicht und die Ohren bevorzugend, stark juckend.
R h e u m a t o i d e S c h m e r z e n im ganzen Körper.

Dosierung

Ø bis D 3.

Vergleichsmittel

Mercurius, Mezereum, Graphites, Petroleum, Staphisagria, Hepar sulfuris, Oleander.

Vipera berus

Herkunft des Mittels

Vipera berus, Kreuzotter (Fam. nat. Viperinae).
Die bei ALLEN sich befindende Symptomensammlung enthält neben den Bißfolgen von Vipera berus, der Kreuzotter, auch solche von *Vipera aspis*, die in Italien vorkommt. Sie sind in ihrer Wirkung sehr ähnlich. Das Arzneimittelbild beruht allein auf der Beobachtung von Bissen. Eine ergänzende AMP wäre sehr wünschenswert.

Toxikologie

Prüfungen am Gesunden wurden mit Vipera nicht angestellt. Aus diesem Grunde ist

die Symptomensammlung auch etwas arm an feineren Zügen, während die drastische Wirkung des Giftes bei Bißfolgen sich stark ausprägt.
Der Verlauf der Folgen eines Kreuzotterbisses ist folgender: Sofort nach dem Biß fängt die Bißstelle heftig an zu schmerzen. Es wird aber auch Anästhesie des gebissenen Gliedes festgestellt. In den nächsten Stunden fängt das gebissene Glied an mächtig zu schwellen auf den doppelten bis 3fachen Umfang. Diese Schwellung ist sehr gespannt und meist von dunkelbläulicher Farbe. Ekchymosen stellen sich ein, auch kann sich an der Bißstelle ein gangränöses Geschwür entwickeln. Die Allgemeinerscheinungen zeigen sich alsbald mit beginnender Resorption. Sie bestehen in heftigem Durst und Erbrechen, Durchfall mit unwillkürlichem Abgang von Stuhl und auch von Harn. Die **Haut** wird kalt und livid und ist von kaltem Schweiß bedeckt. Der Tod erfolgt unter Kreislaufschwäche mit Kollaps.
Bei nicht tödlichem Verlauf schwillt die geschwollene und entzündete Partie langsam wieder ab. In manchen Fällen besteht aber auch monate- und jahrelang eine Schwellung. Dabei besteht die Eigenart, daß sich die Entzündungen oft nach Monaten und Jahren periodisch erneuern und die alten Geschwüre wieder aufbrechen oder die Schmerzen sich wiederholen. Dies ist besonders bei warmem Wetter der Fall.
Bei den **Modalitäten** findet man in der Besserung durch Erbrechen und durch das Auftreten von Schweißen eine Parallele zu der allgemeineren Besserung durch auftretende Sekretionen, die uns bei *Lachesis* als dem bestgeprüften Schlangengift begegnet ist. Die bei *Lachesis* so auffallend deutliche Verschlimmerung durch Schlaf findet sich bei Vipera nicht. Die Leitsymptome „alte Geschwüre brechen wieder auf" und die periodische Wiederkehr finden sich bei beiden Giften. Die blaue Farbe der kranken Teile ist ebenfalls bei beiden vorhanden.
Die Gifte der Vipern, von denen hier Vipera berus L., die Kreuzotter, *Vipera ammocytes L.,* die Sandotter, die Aspisotter oder Redische Viper (sämtlich Europa) und die indische beziehungsweise ostasiatische Viper, *Vipera russellii Shaw,* die Russel- oder Kettenviper (Daboia), genannt seien, enthalten weniger lähmende Neurotoxine, dafür vorwiegend hämolytisch oder koagulierend wirkende Toxine, es überwiegen also die Blut- und Plasmagifte, während stark basische Komponenten fehlen. Die Koagulasen sind nur im Vipergift in größeren Mengen anzutreffen. An Fermenten sind vor allem Phospholipase A, ein direkt hämolysierender Faktor, L-Aminosäurehydrogenase, ein thrombokinaseaktives Enzym und ein toxisches Prinzip zu nennen*.
Infolge des Überwiegens der proteolytischen Enzyme in den Viperngiften ist die Blutgerinnung stark gestört; bei den Vergiftungsberichten wird eine mangelhafte Blutgerinnung hervorgehoben, es kommt besonders zu Blutungen in das Gewebe. Es scheint auch eine Schädigung der Gefäßwandungen, besonders der Venen, vorzuliegen. Bei Tierexperimenten wird eine koagulierende Wirkung unter Bildung abnormen Fibrins beobachtet.
Bei der Lähmung eines oder mehrerer Glieder scheint es sich „nicht um eine echte Nervenlähmung, sondern um eine mangelnde Bewegungsfähigkeit des von der akuten

* SCHINDLER, H.: Pharmaceut. acta Helvet. 39 [1964]: 129–138, 337–356.

Entzündung betroffenen Gliedes oder um eine zurückbleibende Schwäche" zu handeln (LEESER: Tiergifte). Wenn aber doch eine direkte Nervenwirkung vorkommt, so tritt sie jedenfalls gegenüber der hämotoxischen sehr zurück.
Einige Beobachtungen von GRAND-MARAIS über die Folgen des Bisses von *Vipera aspis* verdienen hier erwähnt zu werden: „Er betont die Periodizität in der Wiederkehr der örtlichen und der allgemeinen Symptome, alljährlich um die Zeit des erfolgten Bisses beziehungsweise beim Einsetzen von heißem Wetter. An dem gebissenen Glied erschienen Schmerzen, Schwellung und livide Flecken, die Haut wurde gelblich, das Zahnfleisch wurde in einem Fall schwammig; das allgemeine Krankheitsgefühl äußerte sich in körperlicher und geistiger Erschöpfung, Somnolenz, Frostigkeit, Übelkeit und Verdauungsstörungen. In vielen Fällen zeigt sich nach 18 Monaten bis zu 2 Jahren eine deutliche Tendenz zu Schlaganfall; der Tod erfolgte durch zerebrale Kongestion oder Blutung." LEESER, dem dieses Zitat entnommen ist, fügt hinzu: „Es ist wohl möglich, daß die Vergiftung eine Neigung zu Embolien hinterläßt. Wenn sich das durch weitere Beobachtungen bestätigt, so lassen sich die Exazerbationen bei Einsetzen von heißem Wetter verstehen. Für die Anwendung von Vipera bei chronischen Leiden wäre damit ein Fingerzeig gegeben."

Klinische Anwendung

Die klinische Anwendung erstreckt sich auf Kreislaufkollaps, Angina pectoris und Embolie. Eine besondere Eigenart besitzt Vipera gegenüber den anderen Schlangengiften in seiner Beziehung zu den Venen. Es wird mit Erfolg gegen Phlebitis, Thrombophlebitis und alte schmerzhafte Krampfaderleiden verwendet. Als typisch wird hier das Gefühl angesehen, als ob das Bein beim Herunterhängen und Stehen platzen wollte.
Bei septischen Zuständen einschließlich Peritonitis, bei welchen Vipera ebenfalls genannt wird, dürfte unter den Schlangengiften *Lachesis* und *Crotalus* überlegen sein.

Arzneimittelbild

Leitsymptome: *Namenlose Angst.*
Kreislaufschwäche akuter Art mit Durst, Erbrechen, unwillkürlichem Stuhl- und Harnabgang, Eiseskälte und kalten Schweißen.
Zyanose und enorme Schwellung der gebissenen Teile, Ekchymosen.
Erweiterte Venen, Gefühl, als ob sie bersten wollten. Verschlimmerung beim Herabhängenlassen der Teile.
Periodische Wiederkehr der Beschwerden nach Monaten und Jahren. Alte Narben brechen wieder auf.
Besserung durch Erbrechen und durch auftretenden Schweiß.

Allgemeines: Heftigstes Anschwellen der gebissenen Teile in größter Ausdehnung mit Härte und starker Spannung. Allgemeiner Zusammenbruch mit Durst,

Erbrechen, unwillkürlichem Stuhl- und Harnabgang, Eiseskälte und kalten Schweißen. Bei chronischem Verlauf können die Schwellungen und Geschwüre lange Zeit bestehen bleiben. Es bildet sich ein Zustand von schleichendem Marasmus aus. Dunkelblaue oder dunkelrote, fast purpurrote Verfärbung der kranken Teile ist kennzeichnend.

Geist und Gemüt: Delirium mit Erbrechen, äußerste Depression. Namenlose Angst beherrscht das ganze Befinden. Geistige Verwirrung; Stupor und Verlust des Bewußtseins. Rastlosigkeit und Agitation.

Kopf: Schwindel und Kopfschmerzen mit Erbrechen.

Gesicht: Große Angst prägt sich in den Gesichtszügen aus. Gesicht eingefallen; blaß und livid, mit kaltem Schweiß bedeckt. Enorme Schwellung des Gesichts, der Lippen und der Zunge.

Atmungsorgane: Nasenbluten. Kurzatmigkeit und angstvolle Atmung.

Herz- und Kreislaufschwäche, Angina pectoris, Embolie, Herzinfarkt.

Herz und Kreislauf: Schwere Präkordialangst, großes Schwächegefühl und Stechen am Herzen. Kälte am ganzen Körper und kalte Schweiße. Puls rasch; schwach und aussetzend.

Brechdurchfall, Typhus, Peritonitis, Sepsis. Hepatitis.

Verdauungsorgane: Zunge trocken; belegt oder schwarz. Zunge heftig geschwollen. Großer Durst nach kalten Getränken. Schwellung der Speicheldrüsen. Erbrechen mit Kälte des Körpers. Erbrechen von Galle, Schleim und schwarzem Blut. Erbrechen mit unwillkürlichen Durchfällen und Harnabgang. Leib sehr gespannt und hart. Große Druckempfindlichkeit und Kolikschmerzen. Durchfall mit reichlichem Blut.

Akute und chron. Thrombophlebitis. Krampfadern und Krampfadergeschwüre.
Lymphangitis.
Phlegmasia alba dolens.

Glieder: Lähmung der Glieder, Zittern und Krämpfe. Spannung in den Armen und Beinen; als ob sie platzen wollten (bei Krampfadern). Die Venen sind dabei stark erweitert.

Postthrombotisches Syndrom.
Gangrän.
Erysipel.

Haut: Ekchymosen an den gebissenen Teilen. Die enorm stark geschwollenen Teile sind sehr gespannt, schmerzen heftig oder sind gefühllos.

Empfindlichkeit gegen Berührung. Sie zeigen eine livide, dunkelrote oder blaurote oder schwärzliche Farbe. Im allgemeinen nimmt die Haut später eine gelbliche Farbe an. Nicht selten bilden sich auf der Haut Bläschen und Pusteln oder bildet sich eine erysipelartige Entzündung. Die regionären Lymphdrüsen schwellen an. Die Venen der Haut treten als rote Streifen hervor. Die Lymphstränge sind entzündet. Gangrän der Haut an den Bißstellen.

Wärmeregulation: Kalte Haut und Kälte am ganzen Körper, kalte Schweiße. Herabgesetzte Temperatur. Fieber von intermittierendem Charakter, Hitze im Wechsel mit Frost. Der Ausbruch von Schweiß bessert das Befinden.

Literatur

ALLEN: Encyclopedia, Bd. X.
LEESER: Lehrb. der Homöop. Bd. C: Tierstoffe.

Dosierung

Tiefe Potenzen werden nicht angewendet, es werden Potenzen von D 6 bis Hochpotenzen gebraucht.

Vergleichsmittel

Blaurotes oder schwärzliches Aussehen der betroffenen Teile: *Lachesis, Crotalus, Carbo vegetabilis.*
Verschlimmerung der Schmerzen beim Stehen und Herabhängen der Glieder: *Mandragora, Pulsatilla, Sulfur.*

Beispiel

Eine 72jährige, etwas korpulente Patientin, wurde von mir wegen einer ausgedehnten Thrombophlebitis im Gebiet der Vena saphena des rechten Unterschenkels behandelt, die ohne Schwierigkeiten verlief und ein mäßiges postthrombotisches Syndrom zurückließ. Ein Jahr später trat eine Thrombophlebitis der tiefen Venen im linken Oberschenkel und im Becken auf. Linker Oberschenkel und die linke Hüftgegend sind enorm geschwollen. Der Umfang des linken Oberschenkels ist von mehr als doppeltem Umfang als der rechte. Fieber bis 39,2°. Die Hautfarbe ist blaßblau. Therapie Vipera berus D 12, äußerlich Lehmwickel, die jeweils nach dem Trockenwerden gewechselt werden.
Das Fieber senkte sich vom 3. Tag der Behandlung langsam aber stetig und erreichte innerhalb von 14 Tagen subfebrile Werte. Die pralle Schwellung machte bald einer Lockerung der geschwollenen Teile Platz und verteilte sich innerhalb von 3–4 Wochen ganz. Das Erstaunliche war, daß keinerlei postthrombotisches Syndrom zurückblieb, wie es in dem früher erkrankten rechten Bein der Fall war. Die Patientin ist nach 2 Jahren immer noch in Beobachtung wegen eines Altersherzens. Das linke Bein mit der überstandenen Thrombophlebitis des linken Beins und der Beckenvenen ist völlig intakt.
Die Wahl von Vipera erfolgte allein auf den Befund der Thrombophlebitis mit der enormen Schwellung und der lividen Färbung. [*Beobachtung des Verfassers*]

Viscum album

Herkunft des Mittels

Viscum album, die Mistel (Fam. nat. Loranthaceae), lebt schmarotzend auf Pappeln, Apfel-, seltener auf Eichenbäumen und Nadelhölzern. Sie ist in Europa und dem nördlichen Asien heimisch.
Auf etwa 200 Wirtspflanzen kommt Viscum album vor. Im Schmarotzer wurden chemische Bestandteile festgestellt, die für die Wirtspflanze typisch sind. Die Hypothese, daß Metabolismus und die chemische Zusammensetzung der Mistel von denen der Wirtspflanze abhängt, ist somit erhärtet.

Pharmakologie

Der Hauptwirkstoff ist Viscotoxin, ferner ein Gemisch von Acetylcholin und Cholin. Die bekannte blutdrucksenkende Wirkung der Mistel kommt durch beide Komponenten zustande. Die Wirkung von Acetylcholin und Cholin ist sehr flüchtig und daher unbedeutend; sie kann bei oraler Zufuhr auch nicht zur Wirkung kommen. *Viscotoxin* führt bei intravenöser Injektion zur Auslösung des Bezoldeffekts und damit reflektorisch zu Bradykardie und synchron einsetzender Blutdrucksenkung. Es verursacht elektrokardiographisch gut nachweisbare, hochgradige Myokardstörungen mit Verzögerung der Reizbildung, die in Tachykardie, hochgradige Arrhythmie, heterotope Reizbildung, Sinken der Herzleistung, weiterem Absinken des Blutdrucks und Herzstillstand in tonischer Kontraktur umschlagen kann. Weiterhin ist eine Verengung der Lungengefäße mit folgender Drucksteigerung der Arteria pulmonalis zu beobachten. Der Herzmuskel selbst wird ebenfalls direkt, desgleichen auch die Skelettmuskulatur geschädigt. Toxische Schädigungen durch orale Gaben sind wegen der schlechten Resorbierbarkeit des Viscotoxins nicht zu befürchten. Bei oraler Darreichung müßte die 200- bis 300fache Menge der i. v. wirksamen Dosis verwendet werden.
Der Nutzen beim Gebrauch gegen maligne Tumoren, wie er von der Schule Rudolf Steiners mit *Iscador* und durch das von Madaus entwickelte *Plenosol* entwickelt wurde, wird ebenfalls dem Viscotoxin zugeschrieben. Bei *Iscador* wird je nach der Wirtspflanze unterschieden *Iscador Quercus, Mali Pini, Abietis* und *Ulmi.* Das dabei zu beachtende Vorgehen ist den Schriften der herstellenden Firmen zu entnehmen (Weleda beziehungsweise Madaus).
Als eine weitere tumorhemmende Substanz wurde das Polysacharid Viscumsäure isoliert, aus dem sich 16 Aminosäuren herauslösen lassen.
Die Arzneimittelprüfungen lassen eine deutliche Beeinflussung des Zentralnervensystems mit Kopfkongestionen, Kopfschmerzen und Schwindel sowie Beeinflussung des Gefäßsystems auf dem Wege über das Nervensystem (Nervus vagus) mit Erzeugung von Spasmen am Herzen, ebenso an den Bronchien erkennen. An Muskeln, Gelenken und peripheren Nerven treten Schmerzen auf. Bei den therapeutischen Experimenten läßt sich eine Steigerung der Durchblutung und Beseitigung von Gefäßsperren feststellen. K. A. Kass, der zusammen mit Stockebrand im Jahre 1957 eine Arzneimittelprüfung veröffentlicht hat, verdanken wir auch eine Umreißung der therapeutischen Indikationen. Er hat damit erfolgreich behandelt: Schwindelzustände,

Neuritiden einschließlich Restneuritiden nach Herpes zoster, Angina pectoris, Asthma bronchiale, Arthrosen. Bei Asthma bronchiale und Angina pectoris gebrauchte er intravenöse Injektionen, bei Arthrosen und Neuritiden meist Quaddelungen. Er erklärte in einleuchtender Weise die Wirkung der Viscum-Therapie als Regularisierung des Gefäßsystems und Beseitigung von Gefäßspasmen und dadurch Verbesserung der Durchblutung im erkrankten Gebiet.

Literatur

BLACK: Allg. homöop. Ztg. Bd. 139 und Bd. 128.
PROLL: Allg. homöop. Ztg. 96:70 – Zschr. Berl. Ver. homöop. Ärzte 9:221 – Allg. homöop. Ztg. 130:139.
STÄGER: Zschr. Berl. Ver. homöop. Ärzte 18: 457; 19: 1.
STOCKEBRAND u. KASS: Dtsch. homöop. Mschr. 1957: 497.
KASS: Dtsch. homöop. Mschr. 1958: S. 318, 480.
SCHIER: Viscum quercinum (Allg. homöop. Zschr. 190: 100).
ALLEN: Encyclopedia, Bd. X.
HUGHES: Cyclopaedia, Bd. IV.

Arzneimittelbild

Leitsymptome: *Kopfkongestionen mit Kopfschmerzen und Schwindel.*
Neigung zu Gefäßspasmen mit Angina-pectoris- und Asthma-ähnlichen Zuständen.
Rheumatische Zustände mit Besserung durch Bewegung an der frischen Luft (läßt ebenfalls auf spastisches Verhalten der Gefäße schließen).
Hellrote Blutungen, besonders aus der Gebärmutter.
Hautjucken mit Parästhesien.
Besserung der meisten Beschwerden durch Bewegung im Freien.
Verschlimmerung der nervösen Beschwerden in der Nacht.

Geist und Gemüt: Gedrückte Stimmung, Traurigkeit, Apathie und Mutlosigkeit, Antriebsarmut. Verdrießlichkeit und Ärgerlichkeit, Gereiztheit. Empfindlichkeit gegen Geräusche, Unruhe. Schlimme Ahnungen; Untauglichkeit zu geistiger Arbeit. Gedanken kreisen stundenlang um frühere Ereignisse.

Kraftgefühl, Mitteilungsbedürfnis, Optimismus, abnorme Munterkeit. Unternehmungslust, voll von Plänen.

Epilepsie, Schwindel.

Schwindelanfälle, so daß er taumelt und sich halten muß.

Schwindel tritt nie im Liegen auf, er verschlimmert sich nach Aufstehen, bei Bewegung, bei schneller Kopfbewegung; es besteht Neigung zum Rückwärtsfallen.

Drehschwindel beim Herausschauen aus dem Fenster.

Nervosität und Zappeligkeit, Unruhe.

Unbesinnlichkeit, Versprechen und Verschreiben. Gefühl von Leichtigkeit, wie schwebend (Levitation).

Schlaf: Spätes Einschlafen, frühes Erwachen. Schlaf schlecht trotz Erschöpfung. Lebhafte unruhige Träume von Krieg und Fliegerangriffen. – Tiefer Schlaf. Schlaf trotz mehrerer Tassen Bohnenkaffee.

Kopfschmerzen mit Kopfkongestion, Migräne.

Kopf: „Die größte Anzahl der Symptome zeigt sich am Kopf. 15 der 17 Prüfer bekamen Kopfschmerzen, teilweise sehr heftige. Die Schmerzen sind weit überwiegend am vorderen Kopf lokalisiert, meist in der Stirne, dann in der Schläfe und auf dem Scheitel, gelegentlich ist der ganze Kopf befallen. Die Art des Schmerzes ist meist dumpf und drückend mit Benommenheit, öfter auch kongestiver Art, klopfend, pulsierend oder hämmernd. Er wird schlimmer durch Wärme oder geistige Arbeit, durch Tabakrauch und Aufregung, besser durch Gegendruck, ruhiges Liegen und Bewegung im Freien. Einige haben das Gefühl, als ob der Kopf platzen wolle, einige Male treten Hohl- und Leergefühle auf, dann wieder Kopf wie vollgestopft bei kalten Extremitäten" (KASS). Gefühl, als ob das Gehirn locker säße. Kopfschmerz mit Nackensteifigkeit. Plötzliche heftige Kongestion zum Kopf, dabei jedoch trotz des Hitzegefühls Totenblässe.
Gefühl großer Schwäche, welche durch Genuß einer geringen Menge Wein rasch verschwand.

Augen: Pupillen erweitert, neuralgische Schmerzen, Reizerscheinungen der Bindehaut. Schlechte Akkommodation.

Ohren: Geräuschempfindlichkeit. Ohrensausen und Klingen. Der Herzschlag wird im Kopf wahrgenommen.

Gesicht: Gesicht rot und gedunsen; fleckige Röte.

Atmungsorgane: Katarrhe bei fast allen Prüfern, teils wäßrig, teils eitrig. Nasenbluten.

Bronchialasthma

Im Hals Katarrhe mit Trockenheit, Brennen und glasigem Schleim. Gefühl von Zusammenschnüren im Kehlkopf, Glottiskrampf. Schleimrasseln in den Luftwegen. Husten schmerzhaft, Auswurf zäh, grau oder gelb. Anfall von nervösem Asthma. Beklemmendes Gefühl in der Brust, sobald er geht, Gefühl einer heißen Kohle unter dem rechten Schulterblatt.

Essentielle Hypertonie. Hypertonikerherz. Nervöse Herzstörungen. Stenokardie, Angina pectoris.

Herz und Kreislauf: Herzklopfen, Stolpern, Unruhe und Fibrieren, Zusammenschnürungsgefühl, Druck, fühlbare Extrasystolen und Irregularität. Gefühl, als ob das Herz von einer Hand gepreßt würde.
Puls beschleunigt oder langsam (30 Schläge) mit Todesangst; Pulsieren in Brust, Hals und Oberbauch.
Drohende Ohnmacht mit kaltem Stirnschweiß.
Ansteigen des Blutdrucks zu Anfang, um nachher für längere Zeit abzusinken. Oder sofortiges Absinken, tiefster Wert RR 80/50.

Verdauungsorgane: Übelkeit mit Erleichterung durch Erbrechen, Sodbrennen, schneidende Magenschmerzen, besser durch Essen. Aufstoßen von Luft, Druckgefühl wie Stein.
Heftiges Kollern und schmerzhafte Blähungen, besser durch Abgang der Winde und durch Rückwärtsbeugen. Sitz der Beschwerden besonders im Oberbauch.
Zusammenschnürungsgefühl im After, vergeblicher Stuhldrang und Gefühl des Nichtfertigseins nach dem Stuhl.
Jucken und Brennen am After, auch Splitterschmerz.
Hämorrhoiden bluten.
Stühle wäßrig bis breiförmig, schaumig, stinkend, explosionsartig spritzend, voluminös, treiben nachts aus dem Bett. Stühle knollig und hart.

Harnorgane: Heftiger Harndrang und vermehrter Harnabgang. Blase wie gelähmt, Harn geht nur langsam unter Pressen. Bei Reizhusten unwillkürlicher Harnabgang bei einer Frau. Harn trüb nach dem Erkalten. Übler Geruch des Harns.

Menorrhagie, atonische Blutung nach der Geburt.

Geschlechtsorgane: Vermehrte, auch nachlassende Libido. Priapismus. Atonische Pollutionen. Krampf in der Prostata.
Regel verfrüht, stärker und hellrot und vermehrte Schmerzen.

Arthrosen, Bandscheibenschäden, Schulterarmsyndrom.
Neuritis (Ischias, Neuritis nach Herpes zoster).
Chron. Gelenkrheumatismus.

Bewegungsorgane: Große Müdigkeit, besonders in den Beinen. Steifigkeit und Schmerzen in den Muskeln des Nackens, des Brustkorbs und des Rükkens, Ziehen und Reißen im Knie. Tortikollis; Gehen und starkes Beugen schmerzen; Linderung nach Schweißausbruch. Ziehen und Reißen im Arm. Schmerzen im Hüftnerven, schlimmer nachts, besser durch Umhergehen.
Gefühl, als ob die Oberschenkelbeuger zu kurz wären. Die Beine können nicht still gehalten werden, zuckende und werfende Bewegungen der Arme und Beine wie bei Veitstanz. Brennen der Füße; meist sind die Füße kalt, gelegentlich auffallend warm.

Haut: Gefühlstäuschungen wie Ameisenlaufen und Krabbeln von Insekten. Heftiges Jucken und Brennen der Haut ohne sichtbare Ursache, besser durch Schweißausbruch und abends. ⊙ Urtikaria (Nebenwirkung bei Quaddelungen mit Viscum vom Verfasser beobachtet).

Wärmeregulation: Überlaufen von Frostschauern, plötzliche Hitzewallungen zum Kopf mit Angstgefühl.

Dosierung

KASS empfiehlt bei spastischen Zuständen wie Angina pectoris intravenöse Injektionen in 1wöchentlichem Abstand, absteigend von D 15, D 10, D 6, D 4. Zur Quaddelung bei Arthrosen, Schulterarmsyndrom D 6 bis D 3. Selbstverständlich können auch orale Gaben verordnet werden. Bei Hypertonie werden massive Gaben bevorzugt. RITTER berichtet gute Erfolge bei chronischem Gelenkrheuma mit über lange Zeit fortgesetzter, wöchentlicher Quaddelung der Haut über den betroffenen Gelenken.

Vergleichsmittel

Bei rheumatischen Prozessen und Arthrosen: *Acidum formicicum, Aurum, Aranea ixobola, Strontium carbonicum.*

Beispiele

(KASS: Dtsch. homöop. Mschr. 1958: S. 318)

Bronchialasthma

Herr L., 45 Jahre, seit vielen Jahren schweres Bronchialasthma, jetzt fast Invalide. Seit 3 Jahren erhielt er viele homöopathische Mittel *(Ipecacuanha, Senega, Antimonium arsenicosum, Grindelia, Kalium jodatum, Natrium sulfuricum, Thuja, Kalium bichromicum, Rumex crispus, Acidum sulfuricum, Aralia racemoa, Arsen* und *Dulcamara).* Er bekam zwar Linderung, aber immer wieder mußte er nebenher Taumasthman-Tabletten nehmen, bis es jetzt nicht mehr weiterging. Am 4. 12. 1957 Viscum album D 12 i. v., danach 2 Tage frei von Anfällen. Dann ging ich langsam bis auf D 6 herunter, wonach er eine leichte Anfangsverschlimmerung verspürte. Daraufhin erhielt er 8mal in Abständen von 4 bis 6 Tagen D 8. Da dies dann keine weitere Besserung mehr brachte, injizierte ich D 6, das er dann auch vertrug. Seitdem erhält er in Abständen von rund 1 Woche D 6 i. v. Seit Beginn der Behandlung hat er keine eigentlichen Anfälle mehr gehabt, auch keine Tablette *Taumasthman* mehr genommen; ich habe ihn auf Ehrenwort verpflichtet, mir zu melden, wenn er doch eine Tablette nehmen sollte; bis jetzt hat er ein reines Gewissen! Für die Bronchitis erhält er *Ipecacuanha* oder ein anderes indiziertes Mittel.

Koronarinsuffizienz mit Angina pectoris

Herr F., 48 Jahre, kommt am 20. 1. 1958 und klagt über starke Schmerzen in der Herzgegend, besonders bei Anstrengungen. Das am 21. 1. angefertigte EKG zeigt eine Frequenz von 100/min, eine Überleitungszeit von 0,16 sec, eine ventrikuläre Reizleitungsdauer von 0,1 sec, die ST-Strecke ist in II und III stark gesenkt, die T-Zacken in II und III stark abgeflacht. Es handelt sich also um eine schwere Myokardschädigung bei Koronarinsuffizienz. – Am 22. 1. 1958 erhielt er Viscum album D 15 i. v., am 24. 1. D 12, am 28. 1., 30. 1. und 4. 2. 1958 jedesmal D 10 i. v., zwischendurch Plazebo-Tabletten. Nach jeder Injektion trat 2 Tage später eine leichte Besserung ein, die Beschwerden wurden jedesmal geringer, waren aber noch nicht vorbei. Deshalb injizierte ich am 11. 2. 1958 D 8 i. v.; danach trat gleich am selben Tag eine weitere erhebliche Besserung ein, er hat kaum noch Beschwerden. Das daraufhin am 22. 2. 1958, also 1 Monat nach Beginn der Behandlung, angefertigte Kontroll-EKG zeigte eine erhebliche Besserung, die Frequenz ist auf 66/min, die Überleitungszeit auf 0,12, die ventrikuläre Reizleitungsdauer auf 0,08 zurückgegangen; die ST-Strecken sind in II und III nur noch wenig gesenkt, T II und T III sind ausgeprägt. Das EKG ist also schon fast normal. In 4 Wochen ist also eine ganz außerordentliche, objektive Besserung erzielt worden, die mit dem subjektiven Befund völlig übereinstimmt. Da noch immer leichte Beschwerden bestanden, entschloß ich mich, langsam tiefer zu gehen. Am 1. und 8. 3. 1958 erhielt er Viscum album D 6 und am 14. und 27. 3. D 4 i. v. Seitdem ist er völlig beschwerdefrei. Das am 27. 3. 1958 angefertigte EKG zeigt eine völlig normale Kurve, die ST-Strecken sind jetzt isoelektrisch und die T-Zacken in allen Ableitungen höher geworden.

Wyethia helenoides

Herkunft des Mittels

Eine in Nordamerika wachsende Komposite, deren Wurzel von J. M. SELFRIDGE an 7 Männern und 2 Frauen und später noch an weiteren 3 Personen einer Prüfung unterzogen wurde mit D 1, D 15 und D 30. Zur Tinktur verwendet wird die frische Wurzel.

Pharmakologie

Der Kompositencharakter zeigt sich in der allgemeinen Abgeschlagenheit (*Arnica, Eupatorium, Bellis perennis*), in der Leberbeziehung (*Taraxacum, Carduus marianus*), in der Beziehung zu den Geschlechtsorganen (*Senecio aureus*). Die Empfehlung erstreckt sich auf Retronasalkatarrhe und Pharingitis.

Literatur

ALLEN: Encyclopedia, Bd. X.
CLARKE: Dictionary, Bd. III.

Arzneimittelbild

Leitsymptome: *Starke Schleimhautreizung besonders im Retronasalraum im Rachen und im Kehlkopf mit Trockenheitsgefühl, Brennen und zähem Schleim. Ständiges Bedürfnis zu räuspern, ohne Erfolg.*

Die rechte Seite ist stärker betroffen (Leber).
Verschlimmerung nach dem Essen (Magen).
Verschlimmerung nachmittags.

Allgemeines: Gefühl von Schwäche, nervöser Unruhe und Mißbehagen; Schwäche wie nach einer schweren Krankheit; unfähig zu jeder Anstrengung; die leichteste Anstrengung ruft einen Schweißausbruch hervor. – Alle Symptome sind schlimmer am Nachmittag.

Gemüt: Angst, wie wenn ein Unglück bevorstünde.

Kopf: Schwindel Blutandrang zum Kopf. Heftige Kopfschmerzen. Schmerz in der Stirne über dem rechten Auge, zuerst scharf, später Gefühl von Völle.

Retronasalkatarrh, Heufieber, Laryngitis.

Atmungsorgane: Brennen in den Bronchien. Trockener hackender Husten, durch Kitzel im Kehldeckel erzeugt. Prickelndes trockenes Gefühl in der hinteren Nase, Gefühl, als stecke etwas in den Nasengängen; der Versuch, sie zu reinigen, bleibt erfolglos. Trockenheit der Kehle, ständiges Bedürfnis, sie durch Räuspern zu befreien.

Herz: Puls fällt innerhalb von 10 Stunden von 72 auf 58 in der Minute.

Verdauungsorgane: Gefühl im Munde wie verbrüht. Vermehrter Speichelfluß von zähem, klebrigem Speichel.

Pharyngitis granularis

Hals fühlt sich geschwollen; Kehldeckel trocken, mit brennendem Gefühl; ständiges Bedürfnis zu schlucken, um die Trockenheit zu lindern, doch ohne Erfolg; Schlucken ist erschwert. Das Zäpfchen wird verlängert gefühlt.

Gefühl von Hitze die Speiseröhre herunter, in den Magen, schlimmer beim Essen. Aufstoßen von Luft, abwechselnd mit Schluckauf. Übelkeit und Erbrechen. Schweregefühl im Magen, wie von etwas Unverdaulichem. Schmerz und Herabdrängen in der rechten Bauchseite. Scharfer Schmerz unter den Rippen der rechten Seite.

Hämorrhoiden

Abgang von durchfälligen Stühlen nachts. Zuvor helle Stühle mit Verstopfung werden dunkelgefärbt und weich. Heftige Verstopfung mit Hämorrhoiden. Jukken im After.

Amenorrhö

Geschlechtsorgane: Schmerz in der Gegend des rechten Ovars, herab bis zum Knie. Die Menses erscheinen zum ersten Male wieder 1 Jahr nach der Geburt eines Kindes, purpurrot und scharf, mit heftigen Schmerzen. Leukorrhö.

Glieder: Schmerzen im rechten Arm, mit Steifigkeit der Hand und des Handgelenks.

Wärmeregulation: Kalter Schweiß über den ganzen Körper, in Wellen kommend und gehend. Frost um 11 Uhr, Durst auf Eiswasser im Frost, Durst fehlt aber im Hitzestadium. Heftige Schweiße jede Nacht.

Dosierung

D 1 bis D 6.

Vergleichsmittel

Rachen- und Retronasalkatarrhe: *Arum, Mandragora* (Trockenheit der Schleimhäute, Brennen, Leberbeziehung), *Sanguinaria, Magnesium fluoratum, Kalium bichromicum.*

Xanthoxylum fraxineum

Herkunft des Mittels

Xanthoxylum fraxineum oder americanum (Fam. nat. Rutaceae), Gelbholzbaum, wächst in Nordamerika. Der angewandte Pflanzenteil ist die getrockente Rinde. Stammt aus dem Arzneischatz der Indianer. Enthält Cumarine, vor allem Xanthoxyletin, auch Alkaloide darunter Berberin, das auch in *Berberis* vorkommt.

Klinische Anwendung

Bei Amenorrhö wird bei HALE Heilung bei Fällen, in denen die Periode bis zu 1 Jahr ausgesetzt hatte, berichtet. Diese emmenagoge Wirkung zeigt sich auch in der Arzneimittelprüfung, indem die Periode verfrüht und unter heftigen Krämpfen eintrat. Auf Grund dieser organotropen Beziehung ist die homöopathische Verwendung bei Dysmenorrhö mit verfrühter Periode, bei drohendem Abortus und bei Nachwehen angezeigt.

Nach POTTER, zitiert in MADAUS, Biologische Heilmittel, ist die Anwendung in Nordamerika sehr vielseitig, zum Beispiel gegen Rheumatismus, Syphilis, Lumbago. Außerdem werden noch Gonorrhö, Kolik, Geschwüre aufgezählt. Die Xanthoxyletin- und Berberin-haltige Droge wirkt stimulierend, aromatisch und emmenagog. Sie verursacht profuse Salivation, vermehrte Magen-, Darm-, Leber- und Pankreastätigkeit. In der Homöopathie wurde unter anderem noch Gebrauch bei Rheumatismus, Neuralgie und rheumatischer Lähmung gemacht, auch bei hemiplegischen Lähmungen infolge Apoplexie soll sie sich erfolgreich gezeigt haben.

Literatur

HALE'S New Remedies, S. 656.
ALLEN: Encyclopedia, Bd. X.
HUGHES: Cyclopaedia.
Die Prüfung wurde von 6 Prüfern, darunter 3 Frauen, mit der Tinktur vorgenommen. Zwei weitere Prüferinnen werden bei CLARKE (Dictionary) angeführt.

Arzneimittelbild

Allgemeines: Ein Gefühl von Taubheit über die ganze linke Körperseite von Kopf bis Fuß, die Trennungslinie ist deutlich feststellbar am Kopf, an dem die Nase geteilt ist; dieses Gefühl dauerte 2 bis 3 Minuten. Levitationsgefühl.
Schmerzen wie elektrisierende Schläge durch den ganzen Körper ausströmend.

Geist und Gemüt: Reizbares, schreckhaftes Verhalten. Große Verzweiflung.

Kopf: Kopf fühlt sich schwer und voll. Schwindel, Verwirrung. Druck im Kopf, mit Völle der Venen und Schmerz in allen Teilen des Kopfes. Kopfschmerz, wie mit einem Band eng umschnürt. Die linke Seite des Kopfes und Körpers ist gefühllos, die Trennungslinie läuft über die Nase.

Hemiplegie

Augen: Wäßrige Absonderung der Augen und der Nase. Augen blutunterlaufen, mit roten Rändern, und Gefühl wie Sand in den Augen. Die Atmosphäre erscheint blau, blasse Lichtstrahlen vor den Augen.

Ohren: Geräusche in den Ohren.

Nase: Absonderung von trockenen und blutigen Krusten in der Nase. Schleimige Absonderung.

Gesicht: Heiße Hitzewellen über Kopf und Gesicht.

Atmungsorgane: Heiserkeit mit rauhem Gefühl, muß sich räuspern. Leichter, hackender Husten. Ständiges Bedürfnis, einen tiefen Atemzug zu tun.

Herz: Herztätigkeit beschleunigt.

Verdauungsorgane: Brennen wie Pfeffer in Mund und Hals, bis in den Magen hinunterziehend. Wundheitsgefühl im Hals, mit Auswurf von zähem Schleim. Gefühl eines Knollens im Hals. Übelkeit und Appetitlosigkeit. Leibschneiden mit braunem, durchfälligem Stuhl, mit Schleim vermengt.

Dysmenorrhö, sekundäre Amenorrhö.
Neuralgie in den Ovarien.

Weibliche Geschlechtsorgane: Während der Periode Zunahme der Kopfschmerzen, erwacht nachts an heftigen, kaum zu beschreibenden Schmerzen im Uterus, die sich bis zum Mittag fortsetzten, um dann allmählich nachzulassen. Die Periode erscheint am nächsten Morgen, 1 Woche zu früh, begleitet von starken Schmerzen. ⊙ Amenorrhö von 5 und 6 Monaten und 12 Monaten Dauer, mit ständigen Kopfschmerzen, mit nervösem, sehr gereiztem Zustand, Überempfindlichkeit gegen jedes Geräusch, hysterischem Zustand, Angst, sterben zu müssen, wurde mit C 1 in wenigen Tagen geheilt.
Schmerzen bis in die Leiste und den Unterbauch ausstrahlend. Schlimmer auf der linken Seite, bis in den Oberschenkel ziehend.

Ischias

Glieder: Vielfache rheumatische Schmerzen in allen Teilen.

Dosierung

Hat in der Behandlung der Dysmenorrhö und sekundären Amenorrhö eine gewisse Bedeutung erlangt unter Verwendung der C 1 beziehungsweise D 2.

Vergleichsmittel

Amenorrhö: *Pulsatilla, Asristolochia.*
Dysmenorrhö bei verfrühter oder verspäteter Regel: *Cimicifuga, Viburnum, Nux vomica,* Magnesiumsalze.

Yucca filamentosa

Herkunft des Mittels

Yucca filamentosa (Fam. nat. Liliaceae) wächst im östlichen Teil Nordamerikas. Die Prüfung wurde von ROWELL mit der C 30 an 5 Prüfern vorgenommen.

Bemerkenswertes Lebermittel mit Beeinträchtigung der geistigen Funktionen und mit Kopfschmerzen. Verwendung findet die frische Pflanze. Die Samen und Schößlinge werden in Amerika gegessen. Als Inhaltsstoffe sind Saponine bemerkenswert. Nach Menge wirken sie schweißtreibend, diuretisch und stoffwechselfördernd.

Literatur

ALLEN: Encyclopedia, Bd. X.

Arzneimittelbild

Geist und Gemüt: Verzweifelt; reizbar. Unentschlossen. Kann sich nicht konzentrieren, gebraucht falsche Worte. Kann sich an nichts erinnern. Kann nicht aufnehmen, was man zu ihm sagt.

Kopf: Kopfschmerzen an Stirne und Schläfen, besonders rechts, schlimmer durch Bewegung, durch Geräusch, durch Hitze, aber frostig, sobald er sich vom Ofen entfernt. Klopfen der Temporalarterien.

Gesicht: Gelblich-blaß oder erhitzt.

Leberleiden (mit Kopfschmerzen und nervösen Störungen)

Verdauungsorgane: Fauler Geschmack im Mund. Zunge bläulich-weiß belegt, mit erhabenen Papillen und Zahneindrücken am Rande. Trockenheit im Munde.
Gefühl, als ob etwas von der hinteren Nase herabhinge, kann es nicht herauf- oder herunterbringen.
Magengegend wund und empfindlich. ⊙ Schmerzen durch den oberen Teil der Leber, mehr gegen den Rücken zu; Schmerz in der Mitte der Leber.
Bauch aufgetrieben. Krampfschmerzen im Bauch, gefolgt von Durchfällen. Gelbliche Stühle. Abgang von reichlichen Blähungen.

Harnorgane: Um die Mündung der Harnröhre rote ödematöse Schwellung. Harn vermehrt. Vermehrtes spezifisches Gewicht.

Geschlechtsorgan: Erektionen die ganze Nacht, ohne Pollutionen. Kann nicht studieren, da die Gedanken den ganzen Vormittag an sexuellen Dingen hängen bleiben.

Dosierung

D 1 bis D 6.

Vergleichsmittel

Chelidonium, Taraxacum, Mandragora, Staphisagria, Lycopodium.

Zincum metallicum

Herkunft des Mittels

Zincum steht im periodischen System in einer Gruppe mit *Cadmium* und *Quecksilber;* in seiner physiologischen Wirkung besitzt es jedoch eine größere Verwandtschaft mit *Kupfer,* neben welchem es im periodischen System steht und auf welches es im Atomgewicht folgt. *Kupfer* hat das Atomgewicht 39, Zincum das Atomgewicht 40.

Physiologie und pathologische Physiologie

Zincum gehört zu den lebenswichtigen Spurenelementen und wird in Pflanzen und Tieren regelmäßig gefunden. Der Gehalt an Zincum ist um so größer, je mehr sich die Zellen im Wachstum befinden. Deshalb wird Zink von Jugendlichen stärker ausgenützt und ist der Gehalt in rasch wachsenden Geschwülsten am höchsten.
Der tierische Organismus enthält fast ebensoviel Zink wie Eisen.
Im Boden wird Zink in einer Menge von 2,8 mg% gefunden, Pflanzenasche enthält ungefähr 0,3 bis 0,6% Zink. Auch Wasser enthält regelmäßig einen Gehalt an Zink, für Brunnenwasser wird 8 mg%, für Meerwasser 0,3 bis 0,4 mg% angegeben. Zink befindet sich als Metallproteid sehr reichlich in innersekretorischen Organen: Prostata, Keimdrüsen, Hypophyse und den Langerhansschen Inseln, aber auch in allen anderen Organen.
Die Ausscheidung von Zink erfolgt zu 90% im Stuhl und zu 10% im Harn. Fast 50% des zugeführten Radiozink erscheinen im Pankreassekret.
Eine besondere Bedeutung kommt dem Zink für die hormonale Funktion der Bauchspeicheldrüse zu. Bei der Bildung und Abgabe von Insulin durch die B-Zellen entsteht ein hoher Verbrauch an Zink. Wenn man durch Injektion von *Dithizon* Zink bindet und dadurch das erforderliche Zink entzieht, entsteht ein Diabetes.
Das Produkt der A-Zellen besitzt ebenfalls einen Gehalt an Zink. Im A-Zellensystem verstärkt es die Bildung von Glukagon und begünstigt Blutzuckersteigerung durch Glykogen-Abfall.
Wie Mn, Fe, Co, Ni und Cu ist Zn als ein Oxydationskatalysator aufzufassen.
An der Wirkung der Carboanhydrase ist Zink in besonderem Maße beteiligt. Doch ist diese Wirkung nur eine von zahlreichen Kofermentwirkungen des Zinks. An der Carboanhydrase ist Zink als prosthetische Gruppe gebunden. Was für den Sauerstoffwechsel Hämoglobin bedeutet, ist für den CO_2-Transport die Carboanhydrase. Ohne Carboanhydrase würde die Überführung der freiwerdenden Kohlensäure in Bicarbonat und seine Abspaltung in der Lunge in CO_2 zu langsam verlaufen und die Atmung gefährden. Die bei Vergiftungen beobachtete Dyspnoe ist als eine Hemmung der Carboanhydrase und Blutübersäuerung zu erklären. Wenn der Zinkgehalt künstlich er-

höht wird, ergibt sich eine Hemmung der Reaktionsgeschwindigkeit im Atmungsstoffwechsel.
Die Wirkung der Sulfonamide *(Rastinon, Nadisan)* beim Diabetes wird durch eine Hemmung der Reaktionsgeschwindigkeit der Zink-Carboanhydrase durch die Sulfonamide erklärt.
Auch die exkretorische Funktion des Pankreas scheint in Abhängigkeit von Zink zu stehen. 50% des zugeführten Radiozinks erscheinen im Pankreassaft. Der Leber spricht man eine Verteilerfunktion für Zink zu. Leber, Pankreas, Magen und obere Dünndarmabschnitte weisen einen hohen Zinkumsatz auf, wie durch Versuche mit Radiozink ermittelt wurde.
Bei Vergiftungen durch Zink interessieren uns in erster Linie die Resorptionswirkungen durch orale Aufnahme gelöster Zink-Verbindungen und durch Inhalation von Zink-Dämpfen. Durch Zink-Dämpfe entsteht das bekannte Gießfieber.
Die Symptome bei **Zink-Vergiftung** können folgendermaßen zusammengefaßt werden:
Symptome allgemeiner Art: Nervöse Unruhe und Betriebsamkeit, motorische Unruhe, Tremor, Lidflattern, Müdigkeit und Abgeschlagenheit, Kopfschmerzen, Schlaflosigkeit, Schüttelfrost mit Fieber, Frösteln mit Schweißausbruch, Herabsetzung der Potenz.
Zentralnervensystem: Neuralgien, angioneurotische Störungen wie Frösteln und Kältegefühl, Verschlimmerung der gesamten Symptome durch Alkoholgenuß.
Atmungsorgane: Reizerscheinungen der Schleimhäute der Nase, des Rachens und der Bronchien mit trockenem Husten, zähem, meist eitrigem Schleim.
Verdauungsorgane: Süßlicher oder fader Mundgeschmack, grünlicher Belag am Zahnhals, Magendruck und Erbrechen, Kolikartige Oberbauchbeschwerden, Gastritis und Kolitis, hartnäckige Stuhlverstopfung, öfter als Durchfälle.
Nieren und Harnwege: Blasenreizung, Zystitis, Nierenschädigung.
Blut: Geringe Lymphozytose, Retikulozytenvermehrung bis zu 35%.
Haut: Grünlicher Schweiß, Akne, Psoriasis, Haarausfall.
Interessant ist die Bewegung des Serum-Zinks bei verschiedenen pathologischen Zuständen. Das Serum verhält sich bei verschiedenen Erkrankungen folgendermaßen:

Erhöhung des Serum-Zinks	Senkung des Serum-Zinks
Hyperthyreosen	Myxödem
Essentielle Hypertonie	Addinsonsche Krankheit
Polycythaemia vera	Hypophysäre Kachexie
Bluteosinophilie	akute und chronische Blutungsanämie
Unbehandelte perniziöse Anämie	Hypochrome Anämie
Fieber durch *Pyrifer*	Chlorosen
	Schwerer kardialer Hydrops
	Achylia gastrica, Myelose
	Unbehandelte perniziöse Anämie

Senkung des Serum-Zinks

Akute und chronische Infekte
Akute Hepatitis, Leberzirrhose
Glomerulonephritis
Lymphadenose, Lymphogranulomatose
Maligne Tumoren

Klinisches

Zink wurde von früheren Ärztegenerationen viel als Gehirnmittel, besonders bei Nervenkrämpfen verschiedenster Art, verwendet, zum Beispiel bei Chorea, krampfhaftem Schluckauf, Zahnkrämpfen, Epilepsie, Asthma bronchiale usw. Es genoß einen Ruf bei Krämpfen infolge von unterdrückten Ausschlägen oder bei exanthematischen Infektionskrankheiten, wenn der Ausschlag sich nicht richtig entwickelt und sich Gehirnerscheinungen einstellen, oder bei Durchfallkrankheiten mit ähnlichen Erscheinungen (beispielsweise Cholerine). Große Wertschätzung als einem Heilmittel bei allen Infektionskrankheiten, die von schweren Gehirnerscheinungen, von Delirien, Somnolenz begleitet sind, unter anderem beim Erysipel. Zink ist für RADEMACHER ein Organmittel des Gehirns, besonders für die Denkfunktion desselben, er gab es auch für überarbeitete Menschen, die bei ungenügendem Schlaf zu arbeiten gezwungen sind. Er vergleicht Zink mit dem *Mohnsaft* und nennt es das „metallische Opium", da es mit diesem in bezug auf seine beruhigende Wirkung die größte Ähnlichkeit habe, ohne dessen gefäßerregende Wirkung auch nur im geringsten zu teilen. Er kommt hier der in der Homöopathie geübten Verwendung sehr nahe, das von ihm gebrauchte Präparat war *Zinkacetat.*

Die **Hauptwirkung** auf Grund der Feinsymptomatik der Arzneimittelprüfung erstreckt sich in erster Linie auf das Zentralnervensystem. Müdigkeit und Schwäche, verbunden mit Erregung und Unruhe. Typisch ist vor allem eine Schwächung des Denkvermögens mit erschwerter Auffassungskraft und schlechtem Gedächtnis. Tagsüber trifft man oft eine große Schläfrigkeit an, neben einer großen Unruhe, Betriebsamkeit und nervösen Geschäftigkeit. Dagegen ist der Schlaf in der Nacht sehr gestört. UNGER schreibt von einer Umkehr des Schlaf-Wach-Rhythmus.

Die Symptome von seiten des Magens und Darms wurden seither wenig beachtet. Der Ekel vor Süßigkeiten, welcher sich im Arzneimittelversuch ergeben hat und den UNGER auch beim Dumping-Syndrom Magenresezierter beobachtet hat, veranlaßte diesen Autor dazu, Zink bei diesem Zustand einzusetzen. Das plötzlich auftretende Schwächegefühl und Leeregefühl im Magen, nagender Schmerz im Oberbauch mit krampfhafter Ausstrahlung nach links, Frösteln und Schwitzen usw. gibt dieser Verordnung eine weitere Stütze.

In denselben Symptomen an den Verdauungsorganen kann man auch eine Hypoglykämie erblicken, die nach UNGER wie das Dumping-Syndrom auf eine dienzephal-hypophysär gesteuerte Störung des Kohlehydratstoffwechsels zurückgehen dürfte.

Bei der Unruhe und der dadurch verursachten Schlaflosigkeit findet man eine Unfähigkeit, die Beine stillzuhalten. Kopfschmerzen sind zahlreich vorhanden, ein Druck in der Gegend der Nasenwurzel nach innen ist dabei eine kennzeichnende Empfindung.

Weingenuß verschlimmert die Kopfschmerzen sowie den häufig vorhandenen Schwindel, ebenso auch alle Magenbeschwerden, wie Übelkeit, gierigen Hunger mit Leeregefühl im Magen, Erbrechen.

Das Bild der „Spinalirritation" mit Schmerzhaftigkeit längs der Wirbelsäule wird durch Zink gleichfalls einbezogen. Besonders empfindlich hat sich die Gegend des 1. Lendenwirbels gezeigt. Steifheit mit Schmerzhaftigkeit der Nackenmuskeln, Brennen, Drücken und allgemeines Wehtun, Druckempfindlichkeit der Rückenpartien sind eine häufige Erscheinung. Neuralgien an Kopf und Gliedern werden beobachtet. Neuralgien in den Ovarien und Hoden finden in Zincum nicht selten ihren therapeutischen Gegenspieler. Dysmenorrhö mit Besserung durch Eintritt der Periode wird genannt.

Ausgehend von einer Bemerkung RADEMACHERS, der Zincum bei Ischias empfahl, bezog MÖSSINGER* *Zincum aceticum* in seine Beobachtung ein. Er konnte feststellen, daß 71% seiner Ischiasfälle durch Zincum deutlich gebessert wurden; und zwar waren dies überwiegend die Fälle, welche das Kennzeichen der Besserung durch Bewegung nach kurzer Verschlimmerung zu Anfang der Bewegung aufwiesen. Von Zincum ist nach MÖSSINGER Besserung zu erwarten, wenn das Leiden folgende Zeichen aufweist:
Starker Schmerz zu Beginn der Bewegung,
Besserung durch mäßige Bewegung nach Ingangkommen,
schlimmer in Ruhe, nachts und gegen den frühen Morgen und nach dem morgendlichen Aufstehen,
schlimmer auch nach längerem anstrengendem Gehen und nach allgemeiner körperlicher Anstrengung.

Es besteht also ein Verhaltensmodus, wie wir ihn bei *Rhus toxicodendron* und bei *Pulsatilla* kennen. Es kommt dabei eine Dosierung, welche etwa einer D 1 entspricht, zur Verwendung*(. Dabei sei eine deutliche Besserung, falls eine solche eintritt, schon nach 1 Woche, spätestens nach 14 Tagen, zu erwarten.

Die Reizung der Harnwege mit schmerzhaftem Harnabgang, Brennen und Harndrang, blutigem Harn, selbst Nierenreizung, können für sich allein keine therapeutische Bedeutung beanspruchen, sie können allenfalls die Wahl von Zink im Gesamtbild bekräftigen.

Gelegentlich wurde Zink bei Stirnhöhlenkatarrhen mit dem Druckgefühl an der Nasenwurzel und neuralgischen Schmerzen mit Erfolg verwendet, besonders wenn die Beschwerden sich verschlimmern bei Stocken der Sekretion.

* MÖSSINGER, P.: Beiträge zum Neuaufbau der praktischen Medizin, S. 225. Ulm 1964. Karl F. Haug Verlag.

** *Zincum aceticum, Gummi arabicum* aa 1,0, Aqua ad 10,0, 3- bis 4mal 10 Tropfen, oder aus Geschmacksgründen in Pillenform. *Zincum aceticum, Massa pilulae* qu. s., ut f. pilulae Nr. XXX D.S. 3mal täglich 1 Pille.

Einer besonderen Erwähnung bedarf noch die Beziehung zum Gefäßsystem. Die Erregung des Herzens kann allein schon durch die Nervenbeziehung erklärt werden. Dagegen besteht eine Affinität zu varikösen Zuständen und allgemein venösen Stauungen. Blaurotes Gesicht wird als Prüfungssymptom bei RADEMACHER an sich selbst beobachtet. Die Akren Nase, Ohrläppchen erfrieren leicht, die Finger sterben ab und werden wie tot, blau, gefühllos.

Kapilläre Blutungen werden an den Schleimhäuten beobachtet und deuten auf eine Fragilität dieser Gefäße hin.

Diese Stase im venösen System scheint auf den Gesamthabitus einen Einfluß auszuüben, indem sie die im Prüfungsbild hervortretende Besserung durch Bewegung, vor allem durch fortgesetzte Bewegung hervorruft, auch hier wie in dem Fall der in dieser Hinsicht verwandten *Pulsatilla* ist es vor allem die Bewegung im Freien, welche die wohltuende Besserung der allgemeinen Schwäche wie auch der rheumatoiden Beschwerden erzeugt. Die Unmöglichkeit, die Glieder, vor allem die Beine ruhig zu halten, weist ebenfalls auf Stasen im venösen Gefäßgebiet hin. In den Prüfungsprotokollen findet sich zwar etwa in gleicher Häufigkeit eine Verschlimmerung durch Bewegung. Diese Angabe hat aber keine Bedeutung erlangt, gegenüber der Besserung durch Bewegung, welche bei der auch sonst erkennbaren Venosität (bläuliches Gesicht) führend geworden ist.

An den Beinen und Labien treten Krampfadern hervor.

Die Verschlimmerung während und nach dem Essen ist einwandfrei in der Prüfung belegt, ebenso im weitesten Umfang die durch Weingenuß.

Die Verschlimmerung während und vor den Menses tritt auch mit aller Deutlichkeit heraus. Weniger günstig steht es mit der Besserung durch Ingangkommen von Absonderungen, die sich nicht in der Arzneimittelprüfung findet.

Sehr wahrscheinlich geht diese Modalität auf die Erfahrung der alten Ärzte zurück, nach der Zink geeignet ist, stockende Sekretionen – wo immer es sei – wieder in Gang zu bringen. Besonders das Auftreten zerebraler und meningealer Reizerscheinungen, oder auch nur nervöser Störungen nach dem Vertreiben von Ausschlägen oder das Nichtherauskommen oder ungenügende Erscheinen von Exanthemen bei Scharlach, Frieselausschlägen, Masern und dergleichen gilt in der Homöopathie als eine wertvolle Indikation.

Wir haben in dieser Wirkung das Gegenstück zu der üblichen Anwendung des Zinks als Adstringens bei Sekretionen der Schleimhäute und der äußeren Haut (bei nässenden Ekzemen) zu sehen. Diese Angabe der Besserung durch das Wiederauftreten und Ingangkommen von Sekretionen, die man bei allen homöopathischen Autoren findet, ist also ex usu in morbis entnommen und ist nicht durch die Arzneimittelprüfung gestützt.

Im Gegensatz zu dieser Modalität der Besserung durch Ingangkommen der Sekretionen steht die Verschlimmerung des Befindens vor und während der Periode, die sich bei der Prüfung eindeutig ergeben hat.

Die Verschlimmerung durch Berührung findet in der Gereiztheit der sensiblen

Nerven ihre Erklärung. Eine angebliche Verschlimmerung nachts scheint mir nicht genügend belegt.

Literatur

Die Arzneimittelprüfung HAHNEMANNs wurde in den „Chronischen Krankheiten" veröffentlicht, sie stammt von eigenen Beobachtungen und solchen von 11 seiner Schüler. Diese und weitere Quellen sind zusammengestellt in den Enzyklopädien von ALLEN und von HUGHES. Eine Unterscheidung von *Zincum metallicum, aceticum, carbonicum* und *oxydatum* wurde dabei nicht gemacht.

Weitere Literatur:
BUCHNER: Hygea 14: 481.
FRANZ: Arch. homöop. Heilk. 6, 2: 152.
HARTLAUB u. TRINKS: Reine Arzneimittellehre, Bd. 2.
NORTHROP: Zschr. Berl. Ver. homöop. Ärzte 8: 109.
SCHRETER: N. Arch. homöop. Heilk. 3, 3: 157.
UNGER: 212, 49, 106 (1957).

Arzneimittelbild

Leitsymptome: *Große Müdigkeit, besonders Kopfmüdigkeit und nervöse Abspannung, zugleich mit nervöser Unruhe und Rastlosigkeit. Dabei ist ein Kopfschmerz mit Druck auf die Nasenwurzel oft kennzeichnend.*
Rückenschmerzen besonders im Sitzen, ⊙ lokalisiert in der Gegend des 1. Lendenwirbels.
Große Unruhe in den Beinen, muß sie immer bewegen.
⊙ Hirnreizung in Verlauf von exanthematischen oder anderen Infektionskrankheiten infolge Unfähigkeit und Schwäche zur Hervorbringung von Exanthemen oder als Folge von unterdrückten Exanthemen, Hautausschlägen und aussetzenden Ausscheidungen.
⊙ Verschlimmerungen durch unterdrückte Absonderungen (Menses, Lochien, Harn, Stuhl, Schweiß, Hautausschläge).
Verschlimmerung durch geistige Anstrengung.
Verschlimmerung nach dem Essen und nach Weingenuß.
Verschlimmerung während der Regel.
⊙ Besserung durch Hervortreten unterdrückter Ausschläge.
⊙ Besserung durch Ingangkommen von Sekretionen.

Allgemeines: Leichtes Erfrieren der äußeren Teile (Ohrläppchen, Nasenspitze usw.) bei geringer Kälte. Große Empfindlichkeit gegen Kälte, besonders in den Fingerspitzen und Füßen. Viel sichtbares Fippern und Zucken in verschiedenen Muskeln, auch im Gesicht. Geschwächtes und abgemagertes Aussehen, das Gesicht runzlig und bläulich. Beim Sitzen und in der Ruhe überhaupt kommen die meisten Beschwerden, bei Bewegung und im Freien wird wenig gespürt. Die meisten

Symptome kommen nach dem Mittagessen und am Abend.
Plötzliches Schwächegefühl in den Armen und Beinen, bei Heißhunger, ⊙ besonders um 11 Uhr.

Hypochondrie, Neurasthenie, nervöse Erschöpfung, Schlaflosigkeit, Epilepsie, Gehirnreizung, Meningitis, Meningismus. Hydrozephalusartige Zustände nach akuten Exanthemen. Psychopathische Kinder. Jactatio capitis bzw. corporis nocturna.

Zentrales und peripheres Nervensystem: Depressive, mürrische und schweigsame Stimmung. Ängstlichkeit und Bedrücktheit des Gemütes, als ob er sich eines Verbrechens schuldig wüßte. Sehr reizbar und ärgerlich. Abwechselnd reizbar, zornig, schreckhaft, zornig, verzagt, schwermütig. Schweigsam, ärgert sich, wenn er ein Wort sprechen soll.
Überempfindlichkeit gegen Geräusch. Sprechen anderer greift ihn an und macht ihn mürrisch.
Schwäche, Müdigkeit und Benommenheit des Kopfes, erschwertes Auffassungsvermögen. Eingenommenheit des Kopfes; Schwindel beim Sitzen und Stehen mit Übelkeit. Gedächtnisschwäche.

Schlaf: Große Schlaftrunkenheit am Tage. Nächtliche Schlaflosigkeit mit Zuckungen der Glieder, unruhigen Träumen und großer Unruhe in den Beinen, die immer bewegt werden müssen. Aufschrecken im Schlaf mit Schreien *(Apis, Kalium bromatum, Cypripedium).* ⊙ Kinder rollen den Kopf von einer Seite zur andern oder bohren den Kopf in die Kissen, knirschen mit den Zähnen. Umkehrung des Tag-Nacht-Rhythmus.
Große Empfindlichkeit gegen Geräusch. Vieles Reden anderer Personen macht ihn ungeduldig. ⊙ Fährt zusammen bei jedem Geräusch. Nach jeder kleinen Aufregung langanhaltendes Zittern, wie von Frost.
Übelkeit und Brechreiz ist häufig mit den nervösen Symptomen verbunden.

Neuralgische Kopfschmerzen. Zahnneuralgie.

Kopf: Kopfschmerz vorwiegend drückender Art in verschiedenen Teilen des Kopfes mit Hitzegefühl, besser im Freien und durch kaltes Abwaschen. ⊙ Heftiger Druck über der Nasenwurzel, als ob diese in den Kopf hineingedrückt würde. Schwindel mit der Neigung zu fallen, dabei Übelkeit und Gesichtsverdunkelung, besonders nach dem Mittagessen. Geringster Genuß von Wein verschlimmert die Kopfsymptome, Liegen bringt Erleichterung, ebenso Aufenthalt an der frischen Luft.

Spinalirritation, Neuralgien in Kopf, Gesicht, Armen und Beinen, Nervenentzündung nach Gürtelrose.

Brennen, Schmerz und Schwäche längs des Rückenmarks bis zum Sakrum, ⊙ mit einem Schmerz am letzten Rücken- oder ersten Lendenwirbel beim Sitzen.

Zittern der Hände beim Schreiben, Zittern aller Glieder, Zuckungen in den Gliedern, Arme und Beine wie gelähmt, Kribbeln und Einschlafen der Glieder, Lähmungen der Glieder, Herabfallen des oberen Augenlids, Krampf im Schlund und der Speiseröhre. Neuralgische Schmerzen in allen Teilen, Gesichtsneuralgie, Ischias, Zahnschmerzen.

Augen: Katarrhalische Erscheinungen, Parese des oberen Augenlides. Lichtscheu. Flimmern, Lichterscheinungen, Farberscheinungen vor den Augen.

Gesicht: Blasse bis graue oder bläulich-livide Gesichtsfarbe.

Stirnhöhlenkatarrh.
< Stockende Sekretion.

Atmungsorgane: Flüssiger Schnupfen, Nase verstopft. Gefühl in den Stirnhöhlen, als ob sich die Luft mit Gewalt hineindrängen würde. Druck über der Nasenwurzel. Krampfhafter Husten, Zusammenschnüren auf der Brust, blutstreifiger Auswurf. ⊙ Verschlimmerung des Hustens nach dem Essen.

Nervöse Herzstörungen

Herz: Anfälle von Herzklopfen, Herztätigkeit erregt und beschleunigt.

Nervöse Magen-Darm-Störungen oder Magen-Darm-Katarrhe mit nervösen Begleiterscheinungen. Bleikolik.

Verdauungsorgane: Herpes und Schrunden an den Lippen. Schleimhäute der Zunge und des Mundes wund, leicht blutend, geschwürig.

Zahnschmerzen und Bluten des Zahnfleisches. Zunge weiß oder gelb belegt. Blasen auf der Zunge. Vermehrter Speichelfluß.

Kratzen, Rauheit und Verschleimung im Rachen. Schmerzen im Halse, auch beim Leerschlingen.

Geschmack im Munde bitter, süßlich, salzig, wie nach Käse oder Blut. Reichlicher Durst. Appetit gering oder kaum zu stillen, unersättlicher Hunger und hastiges Schlingen. Plötzliches Schwächegefühl bei Heiß-

hunger, besonders um 11 Uhr. Ekel vor Süßigkeiten. Abneigung gegen Fleisch, Fisch und gekochte Speisen. Nach Genuß von Süßem steigt eine kratzende Schärfe den Hals herauf. Reichliches Aufstoßen.
Übelkeit und Erbrechen, die sich verschlimmern durch Essen, durch die geringste Menge Wein, durch Bewegung, während Abgang von Winden und Stuhlgang die Verdauungsbeschwerden erleichtern.
Schneidende und krampfende Schmerzen, Kollern und Rumpeln mit reichlichen Blähungen und Auftreibung des Leibs. Stuhl durchfällig oder verstopft. Brennen und Jucken im After.

Harnröhren- und Blasenkatarrh, Nierenreizung.
Nervöse Miktionsstörungen.

Harnorgane: Brennen und Schneiden in der Harnröhre, auch mit blutigem Harn. Häufiges Harnlassen. Nephrose bei Zink-Vergiftung. ⊙ Kann den Harn nur in bestimmten Stellungen lassen, zum Beispiel in rückwärtsgebeugter Haltung (Innervationsstörung).

Samenstrangneuralgie.
Dysmenorrhö.
Leukorrhö.

Geschlechtsorgane: Männer: Erregter Geschlechtstrieb. Schmerzen in Penis und Testikeln.
Frauen: Regel verstärkt und zu früh. Schleimiger Weißfluß. Die Zeit vor der Regel ist von allgemeiner Verschlimmerung der Beschwerden begleitet. Jedoch typischer ist: ⊙ Bei Eintritt der Regel hören andere Beschwerden auf.
Trockener Husten weckt sie während der Menses häufig auf. Blutiger Auswurf vor und während der Regel.

Neuralgien, Neuritiden, Ischias, Chorea minor, Beschäftigungskrämpfe.

Glieder, Muskulatur und periphere Nerven (s. auch Nervensystem): Schmerzhafte Steifheit im Nacken, wie nach zu großer Anstrengung. Druck, Brennen und Stechen im Rücken, längs der Wirbelsäule und in der Lendengegend. Schmerzen in der Lendengegend der Wirbelsäule, ⊙ besonders am 1. Lendenwirbel. Schwäche, Steifheit, Krampf und allerlei Schmerzen in den Gliedern, meist verschlimmert durch jede Bewegung; nicht selten jedoch Besserung durch länger fortgesetzte Bewegung.
Zittern der Glieder, Zuckungen in den Muskeln, krampfartige Spannung in Fingern und Händen, Zukken der Glieder im Schlaf. Große Schwäche in den Beinen, die sich beim Gehen bessern. Muß die Beine im Bett ständig bewegen, selbst im Schlaf.

Krampfadern

Hervortreten der Krampfadern an den Beinen und an den Schamlippen. Brennen und Hitze der Fußsohlen.
Krampfartige Spannung der rechten Hand; sie war ganz blau, wie tot, schwer und gefühllos.

Haut: Heftiges Hautjucken am ganzen Körper; mit Blütchen und Papeln, im Gesicht und an allen Körperteilen.

Wärmeregulation: Viel Frösteln und Frieren. Hände und Füße werden leicht kalt, auch blau oder blutlos und abgestorben. Hitze oder Hitze unterbrochen durch Frieren, Schweiße, sauer; Schweiße an Händen und Füßen.

Dosierung

Zincum metallicum wird, wie die anderen Zink-Präparate, meist in den Potenzen D 2 bis D 12 gegeben. STAUFFER jedoch empfiehlt bei Gehirn- und Rückenmarkssymptomen D 30, bei Gefäßerkrankungen D 6 bis D 12, während er bei Neuralgien die D 3 vorzieht. *Zincum valerianicum* wird als Beruhigungs- und Neuralgiemittel meist in D 2 bis D 3 angewendet. Es will mir aber scheinen, daß es oft nicht nötig ist, diese niederen Potenzen des immerhin nicht ungiftigen Metalls zu geben, mit dessen Ausscheidung man den Körper belastet. Bei guter Arzneidiagnose hat man mit höheren Potenzen ausgezeichnete Erfolge. Jedenfalls habe ich bei psychopathischen Kindern mit schlechten Schulleistungen infolge Unfähigkeit, sich zu konzentrieren, mit verängstigtem oder gereiztem Wesen, bei denen man auch oft die wippenden Kopfbewegungen nachts beobachtet, bei längerem Darreichen von höheren Potenzen (von D 12 bis D 30) eine sehr befriedigende Festigung der nervösen Konstitution erreichen können.

Weitere Präparate

Besondere Empfehlungen haben:
Zincum aceticum bei Delirium tremens.
Zincum cyanatum bei Meningitis
Zincum oxydatum bei Epilepsie und Krämpfen.
Zincum phosphoricum bei nervöser Erschöpfung.
Zincum picrinicum bei nervöser Erschöpfung.
Zincum sulfuricum bei Darmkatarrhen, veralteter Ruhr, Augenleiden.
Zincum valerianicum, D 2 bis D 6, bei nervöser Schlaflosigkeit, Neuralgie und Dysmenorrhö.

Verwandte Mittel

Aufschrecken im Schlaf mit Schreien: *Apis, Belladonna, Kalium bromatum, Cypripedium, Calcium phosphoricum, Calcium hypophosphoricum, Cina, Ignatia.*
Kopfrollen der Kinder: *Agaricus, Apis, Belladonna, Hyoscyamus, Stramonium, Tuberculinum.*
Kann die Glieder nicht ruhig halten: *Agaricus.*
Hirnreizung bei nicht herauskommendem Ausschlag: *Stramonium, Sulfur, Cuprum* (Krämpfe).
Auftreten von Sekretionen bessert: *Cimicifuga* (Fluor bessert Rheuma und psychische Symptome), *Kalium bichromicum* (Kopfschmerz besser durch Nasensekretion), *Lachesis* (Besserung durch eintretende Menses), *Pulsatilla* (Besserung durch eintretende Menses oder durch Harnröhrenfluor), *Sulfur* (Hautausschläge, Fußschweiß oder Hämorrhoiden bessern allgemein), *Psorinum* (Hautausschlag), *Thuja* (Harnröhrenfluß, Fußschweiß), *Silicea* (Fußschweiß), *Medorrhinum* (Fluor aus Vagina oder Harnröhre).
Nervöse Erschöpfung: *Acidum phosphoricum, Acidum picrinicum, Strychninum phosphoricum, Argentum nitricum, Kalium phosphoricum, Avena sativa.*
Krampfadern: *Pulsatilla, Aristolochia, Sepia, Sulfur, Aesculus, Acidum fluoricum* und *Calcium fluoratum, Magnesium fluoratum, Mandragora.*
Retardierte geistige Entwicklung der Kinder: *Agaricus, Barium, Calcium phosphoricum, Calcium carbonicum.*

Zingiber

Herkunft des Mittels

Zingiber officinale, Ingwer (Fam. nat. Zingiberaceae), war ursprünglich wohl in Südostasien beheimatet und war schon im alten China und Indien als geschätzte Gewürzpflanze bekannt und wurde später in Mittel- und Südamerika angebaut. Verwendet wird zur Arzneibereitung der getrocknete Wurzelstock.
Die Analyse der Inhaltsstoffe hat ergeben: U. a. Zingiberol. Außerdem nicht flüchtige Scharfstoffe (Harze), bekannt als Gingerol und Shogaol. Bis zu 3 % ätherisches Öl.

Pharmakologie

Ingwer wirkt eingeatmet niesenerregend, auf der Haut eingerieben als Rubefaziens. Im Epigastrium eingerieben ruft es ein Wärmegefühl hervor und fördert den Abgang von Blähungen. Es soll Hämorrhoidenbeschwerden und Harnzwang hervorrufen können. Daß Zingiber ein Heilmittel für die hydrogenoide Konstitution mit Verschlimmerung durch naßkaltes Wetter, wie teilweise angegeben wird, sei, kann aus der Arzneimittelprüfung nicht entnommen werden. Ebensowenig ist die Verwendung bei Sykosis begründet.

Klinische Anwendung

Bei nächtlichem Bronchialasthma und Verdauungsschwäche, bei Unverträglichkeit von Brot. Zu beachten ist auch die Harnstauung.

Literatur

Eine Arzneimittelprüfung geht in der Hauptsache auf eine Arzneimittelprüfung von GUNDELACH zurück, die von FRANZ in Stapfs Archiv, Bd. 13, Teil 1, S. 182, veröffentlicht wurde. Diese Arzneimittelprüfung ist in ALLEN: Encyclopedia, Bd. X, wiedergegeben. Literaturangaben in MADAUS: Biologische Heilmittel.

Arzneimittelbild

Geist und Gemüt: Gutgelaunt. Stärkt das Gedächtnis. Reizbarkeit mit Frösteln während der Periode.

Kopf: Kopfschmerzen mit Blutandrang, schlimmer beim Bücken, beim Sprechen, gefolgt von Übelkeit.

Bronchialasthma mit Magenbeschwerden

Atmungsorgane: Wäßriger Schnupfen, im Freien stärker fließend, mit Verstopfung der Nase. Der hintere Teil der Nase ist vollkommen verstopft. Schmerzgefühl unter dem Kehlkopf, gefolgt von Husten mit Schleimauswurf. Erwacht nachts aus dem Schlaf mit Atemnot und Stechen über dem unteren Teil der rechten Lunge, so daß sie aufsitzen mußte; ein trockener, harter Husten machte die Atemnot noch viel schlimmer, am Morgen reichlicher Auswurf. ⊙ Trotz der Heftigkeit des Asthmaanfalls kein Angstgefühl.

Dyspepsie, Diarrhö mit viel Blähungen, Brotallergie.

Verdauungsorgane: Der Atem riecht faul, von ihr selbst empfunden. Reichlicher Speichelfluß. Morgens Trockenheit im Mund und Schwierigkeit zu schlucken. Trockener Mund mit viel Durst. Verliert die Lust zu rauchen. Brot verursacht Druck im Magen. Kann nicht einschlafen wegen eines Druckes im Magen wie ein Stein, mit Krämpfen in den Fußsohlen und Heiserkeit. Leib aufgetrieben mit Rumpeln und Krampfen. Rötung und Entzündung um den Anus und höher hinauf gegen den Rücken. Hämorrhoidenknoten, heiß und schmerzhaft. Durchfall schleimig, mehrfach am Tage, mit Abgang von reichlichen Winden.

Anurie bzw. Oligurie

Harnorgane: Harn dick, trüb, dunkelbraun, übelriechend und in der Menge vermindert, oder Vermehrung der Harnmenge. Stechend-brennender Schmerz in der Harnröhrenmündung.

Passive Metrorrhagie (VOISIN)

Geschlechtsorgane: Libido vermehrt, Pollutionen. Periode zu früh und verstärkt, dunkel und klumpig.

Glieder: Rheumatische Schmerzen in allen Bewegungsorganen, ohne besonderes Charakteristikum.

Dosierung

D 1 bis D 6.

Vergleichsmittel

Abneigung gegen Brot: *Natrium muriaticum* (Schwarzbrot).
Verschlimmerung durch Brot: *Bryonia, China, Pulsatilla.*

Verzeichnis der homöopathischen Arzneimittel

B

C

D

E

K

L

M

N

O

Q

R

S

Klinisches Verzeichnis

Vorbemerkung: Die Wahl des homöopathischen Arzneimittels — dessen wolle man sich beständig bewußt sein — wird nicht auf die klinische Diagnose hin, sondern nach dem Reaktionstypus in der persönlichen Ausprägung, wie man ihn bei jedem einzelnen Patienten vorfindet, gewählt. Viele Arzneimittelbilder jedoch weisen mit manchen Krankheitszuständen eine tiefgreifende pathophysiologische Ähnlichkeit auf, so daß sie bei diesen bevorzugt in Frage kommen. Insofern ist es berechtigt, bei bestimmten Krankheitsbildern gewisse Arzneimittelbilder in den Vordergrund zu stellen und sie — wenn sie sich bewährt haben — zu empfehlen. Die Beachtung des persönlichen Reaktionstypus auf Grund der Leitsymptome, der psychischen Symptome und der Modalitäten wird aber oft genug zur Wahl eines Arzneimittels führen, welches keine auffallende pathotrope und organotrope Verwandtschaft erkennen läßt, jedoch die Wahl eines Arzneimittels bestimmt, auch wenn die hier folgenden klinischen Indikationen im Arzneimittelbild nicht anzugeben sind.

Weitere Vorbemerkung: Um festzustellen, bei welchem Arzneimittel sich ein bestimmtes Symptom, dem man für die Wahl besondere Bedeutung beimißt, findet, bediene man sich der Symptomenregister oder Repertorien des homöopathischen Schrifttums.

A

C

D

H

I

J

K

L

S